The Hematologic Diseases Volume

Interpretation
of Clinical Pathway
and Therapeutic Drugs

2018年 版

临床路径治疗药物释义
INTERPRETATION OF CLINICAL PATHWAY AND THERAPEUTIC DRUGS
血液病分册

《临床路径治疗药物释义》专家组 编

 中国协和医科大学出版社

图书在版编目（CIP）数据

临床路径治疗药物释义·血液病分册/《临床路径治疗药物释义》专家组编. —北京：中国协和医科大学出版社，2018.8

ISBN 978-7-5679-1144-4

Ⅰ. ①临…　Ⅱ. ①临…　Ⅲ. ①血液病-用药法　Ⅳ. ①R452

中国版本图书馆 CIP 数据核字（2018）第 139285 号

临床路径治疗药物释义·血液病分册

编　　　　者：	《临床路径治疗药物释义》专家组
责任编辑：	许进力　王朝霞
丛书总策划：	林丽开
本书策划：	刘　雪　许进力

出版发行：**中国协和医科大学出版社**
　　　　　　（北京东单三条九号　邮编100730　电话65260431）

网　　址：	www. pumcp. com
经　　销：	新华书店总店北京发行所
印　　刷：	北京文昌阁彩色印刷有限责任公司

开　　本：	787×1092　1/16 开
印　　张：	49.25
字　　数：	980 千字
版　　次：	2018 年 8 月第 1 版
印　　次：	2018 年 8 月第 1 次印刷
定　　价：	197.00 元

ISBN 978-7-5679-1144-4

血液病临床路径及相关释义编审专家名家

（按姓氏笔画排序）

于　伟　成都市第三人民医院
王　迎　中国医学科学院血液学研究所血液病医院
王　昱　北京大学人民医院
王建祥　中国医学科学院血液学研究所血液病医院
王峰蓉　北京大学人民医院
王健民　上海长海医院
平凌燕　北京大学肿瘤医院
朱　军　北京大学肿瘤医院
刘爱民　中国医学科学院北京协和医院
江　浩　北京大学人民医院
李军民　上海交通大学医学院附属瑞金医院
李建勇　江苏省人民医院
李莉娟　兰州大学第二医院
吴　梦　北京大学肿瘤医院
吴德沛　苏州大学附属第一医院
邹　萍　华中科技大学同济医学院附属协和医院
宋　嘉　天津医科大学总医院
张连生　兰州大学第二医院
陈　丽　上海交通大学医学院附属瑞金医院
陈　俐　成都市第三人民医院
邵宗鸿　天津医科大学总医院
苗　瞄　苏州大学附属第一医院
林宁晶　北京大学肿瘤医院
金　洁　浙江大学医学院附属第一医院
周道斌　中国医学科学院北京协和医院
郑　文　北京大学肿瘤医院
赵永强　中国医学科学院北京协和医院
郝正栋　兰州大学第二医院
胡　豫　华中科技大学同济医学院附属协和医院
侯　明　山东齐鲁医院
侯　健　上海交通大学医学院附属仁济医院
洪　梅　华中科技大学同济医学院附属协和医院
秦　平　山东大学齐鲁医院

秦安京　首都医科大学附属复兴医院
贾晋松　北京大学人民医院
黄晓军　北京大学人民医院
颜灵芝　苏州大学附属第一医院

《临床路径治疗药物释义》编审专家名单

编写指导专家

金有豫　首都医科大学
孙忠实　中国人民解放军海军总医院
李大魁　中国医学科学院北京协和医院
王汝龙　首都医科大学附属北京友谊医院
孙春华　北京医院
贡联兵　中国人民解放军第305医院
李玉珍　北京大学人民医院
王育琴　首都医科大学宣武医院
汤致强　中国医学科学院肿瘤医院
郭代红　中国人民解放军总医院
胡　欣　北京医院
史录文　北京大学医学部
翟所迪　北京大学第三医院
赵志刚　首都医科大学附属北京天坛医院
梅　丹　中国医学科学院北京协和医院
崔一民　北京大学第一医院

编　委（按姓氏笔画排序）

丁玉峰　华中科技大学同济医学院附属同济医院
卜书红　南方医科大学南方医院
马满玲　哈尔滨医科大学附属第一医院
王伟兰　中国人民解放军总医院
王咏梅　首都医科大学附属北京佑安医院
王晓玲　首都医科大学附属北京儿童医院
方建国　华中科技大学同济医学院附属同济医院
史亦丽　中国医学科学院北京协和医院
吕迁洲　复旦大学附属中山医院
朱　珠　中国医学科学院北京协和医院
朱　曼　中国人民解放军总医院
刘丽宏　首都医科大学附属北京朝阳医院
刘丽萍　中国人民解放军第302医院
刘皋林　上海交通大学附属第一人民医院
孙路路　首都医科大学附属北京世纪坛医院

杜　光	南方医科大学南方医院
杜广清	首都医科大学附属北京康复医院
李　静	煤炭总医院
李国辉	中国医学科学院肿瘤医院
李雪宁	复旦大学附属中山医院
杨会霞	清华大学第二附属医院
杨莉萍	北京医院
吴建龙	深圳市第二人民医院
沈　素	首都医科大学附属北京友谊医院
张　渊	上海交通大学附属第六人民医院
张相林	中日友好医院
张艳华	北京大学肿瘤医院
陆奇志	广西壮族自治区江滨医院
陆瑶华	上海交通大学附属第六人民医院
陈瑞玲	首都医科大学附属北京天坛医院
林　阳	首都医科大学附属北京安贞医院
周　颖	北京大学第一医院
屈　建	安徽省立医院
侯　宁	山东省立医院
侯连兵	南方医科大学南方医院
徐小薇	中国医学科学院北京协和医院
郭海飞	北京大学第六医院
陶　玲	中山大学附属第三医院
蔡　芸	中国人民解放军总医院

《临床路径治疗药物释义·血液病分册》参编专家名单

（按姓氏笔画排序）

丁玉峰	卜书红	于　伟	马满玲	王　迎	王　昱	王伟兰	王汝龙
王咏梅	王育琴	王建祥	王晓玲	王峰蓉	王健民	方建国	平凌燕
史亦丽	史录文	吕迁洲	朱　军	朱　珠	朱　曼	刘丽宏	刘丽萍
刘爱民	刘皋林	江　浩	汤致强	孙忠实	孙春华	孙路路	贡联兵
杜　光	杜广清	李　静	李大魁	李玉珍	李军民	李国辉	李建勇
李莉娟	李雪宁	杨会霞	杨莉萍	吴建龙	吴　梦	吴德沛	邹　萍
宋　嘉	沈　素	张　渊	张连生	张相林	张艳华	陆奇志	陆瑶华
陈　丽	陈　俐	陈瑞玲	邵宗鸿	苗　瞄	林宁晶	林　阳	金有豫
金　洁	周道斌	郑　文	周　颖	屈　建	赵永强	赵志刚	郝正栋
胡　欣	胡　豫	侯　宁	侯连兵	侯　明	侯　健	洪　梅	秦平梅
秦安京	贾晋松	徐小薇	郭代红	郭海飞	陶　玲	黄晓军	丹
崔一民	蔡　芸	翟所迪	颜灵芝				

序 一

作为公立医院改革试点工作的重要任务之一，实施临床路径管理对于促进医疗服务管理向科学化、规范化、专业化、精细化发展，落实国家基本药物制度，降低不合理医药费用，和谐医患关系，保障医疗质量和医疗安全等都具有十分重要的意义，是继医院评审、"以患者为中心"医院改革之后第三次医院管理的新发展。

临床路径是应用循证医学证据，综合多学科、多专业主要临床干预措施所形成的"疾病医疗服务计划标准"，是医院管理深入到病种管理的体现，主要功能是规范医疗行为、增强治疗行为和时间计划、提高医疗质量和控制不合理治疗费用，具有很强的技术指导性。它既包含了循证医学和"以患者为中心"等现代医疗质量管理概念，也具有重要的卫生经济学意义。临床路径管理起源于西方发达国家，至今已有30余年的发展历史。美国、德国等发达国家以及我国台湾、香港地区都已经应用了大量常见病、多发病的临床路径，并取得了一些成功的经验。20世纪90年代中期以来，我国北京、江苏、浙江和山东等部分医院也进行了很多有益的尝试和探索。截至目前，全国8400余家公立医院开展了临床路径管理工作，临床路径管理范围进一步扩大；临床路径累计印发数量达到1212个，涵盖30余个临床专业，基本实现临床常见、多发疾病全覆盖，基本满足临床诊疗需要。国内外的实践证明，实施临床路径管理，对于规范医疗服务行为，促进医疗质量管理从粗放式的质量管理进一步向专业化、精细化的全程质量管理转变，具有十分重要的作用。

经过一段时间临床路径试点与推广工作，我们对适合我国国情的临床路径管理制度、工作模式、运行机制以及质量评估和持续改进体系进行了探索。希望通过《临床路径释义》一书，对临床路径相关内容进行答疑解惑及补充说明，帮助医护人员和管理人员准确地理解、把握和正确运用临床路径，起到一定的作用。

马晓伟

中华医学会　会长

序 二

2009 年 3 月，《中共中央国务院关于深化医药卫生体制改革的意见》和国务院《医药卫生体制改革近期重点实施方案（2009-2011 年）》发布以来，医药卫生体制改革五项重点改革取得明显进展。

为了把医药卫生体制改革持续推向深入，"十二五"期间，要以建设符合我国国情的基本医疗卫生制度为核心，加快健全全民医保体系，巩固完善基本药物制度和基层医疗卫生机构运行新机制，积极推进公立医院改革，建立现代化医院管理制度，规范诊疗行为，调动医务人员积极性。

开展临床路径工作是用于医务保健优化、系统化、标准化和质量管理的重要工具之一。临床路径在医疗机构中的实施可为医院管理提供标准和依据，是医院内涵建设的基础。

为更好地贯彻国务院办公厅关于开展医疗卫生体制改革的有关精神，帮助各级医疗机构开展临床路径管理，保证临床路径试点工作顺利进行，受国家卫生和计划生育委员会委托，中国医学科学院承担了组织编写《临床路径释义》的工作。其中《临床路径治疗药物释义》一书，笔者深感尤其值得推荐。本书就临床路径及释义的"治疗方案选择""选择用药方案"中所涉及药物相关信息做了详尽阐述，既是临床路径标准化的参考依据，也是帮助临床医师了解药物知识的最佳平台。

本书由金有豫教授主持并组织国内专家编写。在通读全书后，我认为本书有几个非常鲜明的特点：一是开创性。作为一本临床指导类图书，《临床路径治疗药物释义》在紧密结合临床用药实践指导合理用药和个体化给药，整合"医"和"药"方面做了开创性的工作。二是包容性极强。这本书既可为临床医师提供切实可行的指导，对药学工作者也颇具参考价值。书中对药品信息资料进行了系统整理，涵盖了药品的政策和学术来源。三是延伸性。《临床路径治疗药物释义》这本书对路径病种所对应的选择用药提供了拓展阅读，指出资料来源与出处，便于临床医师进一步查阅详细内容。

笔者相信，随着更多有关《临床路径释义》及《临床路径治疗药物释义》的图书不断问世，医护人员和卫生管理人员将能更准确地理解、把握和运用临床路径，从而结合本院实际情况合理配置医疗资源，规范医疗行为，提高医疗质量，保证医疗安全。

中国工程院　院士
中国药学会　理事长

序 三

开展临床路径工作是用于医务保健优化、系统化、标准化和质量管理的重要工具之一。临床路径在医疗机构中的实施为医院管理提供标准和依据，是医院管理的抓手，是实实在在的医院内涵建设的基础，是一场重要的医院管理革命。

在医院管理实践中，规范医疗行为、提高医疗质量、降低医疗费用、防止过度医疗是世界各国都在努力解决的问题。研究与实践证明，临床路径管理是解决上述问题的有效途径，尤其在整合优化资源、节省成本、避免不必要检查与药物应用、建立较好医疗组合、减少文书作业、减少人为疏失、提高医疗服务质量等诸多方面具有明显优势。因此，实施临床路径管理在医改中扮演着重要角色。国家卫生和计划生育委员会（原卫生部）于2011年1月公布的《2011年卫生工作要点》中特别把"继续制定常见病、多发病临床路径，增加实施病种数量，扩大临床路径实施覆盖面"作为一项公立医院的改革任务来布置。到目前为止，临床路径试点工作已进行两年多。对绝大多数医院而言，这是一项全新的、有挑战性的工作，不可避免地会遇到若干问题，既有临床方面的问题，也有管理方面的问题，尤其对临床路径的理解需要统一思想，在实践中探索解决问题的最佳方案。

为更好地贯彻国务院办公厅医药卫生体制改革的有关精神，帮助各级医疗机构开展临床路径管理，保证临床路径试点工作顺利进行，受卫生部委托，中国医学科学院承担了组织编写《临床路径释义》的工作。中国协和医科大学出版社在组织专家编写《临床路径释义》过程中，根据《临床路径》及《临床路径释义》内容，又组织国内临床药学、药理专家共同编写了《临床路径治疗药物释义》，就临床路径及释义的"治疗方案选择""选择用药方案"中所涉及药物相关信息做了补充说明。

这本《临床路径治疗药物释义·血液病分册》就是该丛书中的重要一本。众所周知，伴随着我国经济社会发展模式的转型，老龄化和环境污染等因素导致血液病的发生率激增，严重威胁着我国居民的健康。例如，血细胞减少症，特别是免疫性血小板减少症已成为最常见的出血性疾病，尤以儿童和老年人群发病率最高。又如，近年来我国白血病的发病率逐年增高，在我国的发病率已达 3~4/10 万人，在各种肿瘤中居第 6 位，在青少年中更位列恶性肿瘤的第一位。然而，由于历史、教育、培训、管理等方方面面的原因，血液病的临床管理缺乏有效规范，总体上不容乐观。这本"药物释义"的问世可以帮助血液病从业人员更加准确地理解、解读临床路径的每一个具体操作流程，把握和正确运用临床路径，使临床路径的实施真正起到规范医疗行为、提高医疗质量的作用。

中国工程院　院士

江苏省血液研究所　所长

前 言

　　临床路径是由医院管理人员、医师、护师、药师、医技师等多学科专家共同参与，针对特定病种或病例组合的诊疗流程，整合检查、检验、诊断、治疗和护理等多种诊疗措施而制定的标准化、表格化的诊疗规范。开展临床路径工作是实现医疗保健优化、系统化、标准化和全程质量管理的重要途径。

　　为更好地贯彻国务院办公厅医药卫生体制改革的有关精神，帮助各级医疗机构开展临床路径管理，保证临床路径工作顺利开展，受国家卫生和计划生育委员会委托，中国医学科学院承担了组织编写《临床路径释义》的工作。在此基础上，中国协和医科大学出版社组织国内临床药学、药理学等领域的专家共同编写了《临床路径治疗药物释义》，就临床路径及相关释义中涉及药物的部分进行了补充释义和拓展阅读。

　　参加本书编写的专家大多数亲身经历了医院临床路径试点工作。他们根据临床路径各病种的具体特点，设计了便于临床医师在诊疗过程中查阅的药品表单，对药物信息进行了系统、简明阐述。全书涵盖了药品的政策和学术来源，并在临床路径及相关释义中，对"治疗方案选择""选择用药方案""术前、术中、术后"用药、"医师表单医嘱用药"等项下涉及相关药物的信息进行了归纳整理。

　　随着医药科技的不断进步，临床路径将根据循证医学的原则动态修正；与此同时，不同地域的不同医疗机构也应根据自身情况，合理制定适合本地区、本院实际情况的临床路径。因时间和条件限制，书中的不足之处在所难免，欢迎同行诸君批评指正。

编 者

2018 年 5 月

目 录

第一篇

血液病
临床路径及相关释义

Interpretation
of Clinical Pathway

第一章

缺铁性贫血临床路径释义

一、缺铁性贫血编码

1. 国家卫生和计划生育委员会原编码：

疾病名称及编码：缺铁性贫血（ICD-10：D50.902）

2. 修改编码：

疾病名称及编码：缺铁性贫血（ICD-10：D50）

二、临床路径检索方法

D50

三、缺铁性贫血临床路径标准住院流程

（一）适用对象

第一诊断为缺铁性贫血（IDA）（ICD-10：D50.902）。

> 释义
>
> ■ 缺铁性贫血指缺铁引起的小细胞低色素性贫血及相关的缺铁异常，是血红素合成异常性贫血的一种。病程包括铁缺乏（iron deficiency, ID），缺铁性红细胞生成（iron deficient erythropoiesis）及缺铁性贫血三阶段。

（二）诊断依据

根据《血液病诊断和疗效标准（第3版）》（张之南、沈悌主编，科学出版社），《临床诊疗指南·血液病学分册》（中华医学会编著，人民卫生出版社），《血液病诊疗规范》（王建祥主编，中国协和医科大学出版社）。

1. 明确的铁缺乏病因和临床表现。

2. 小细胞低色素性贫血：血红蛋白男性低于120g/L，女性低于110g/L，孕妇低于100g/L；红细胞平均体积（MCV）小于80fl，红细胞平均血红蛋白量（MCH）小于27pg，红细胞平均血红蛋白浓度（MCHC）小于320g/L；网织红细胞平均血红蛋白量（CHr）小于28pg/cell；红细胞中心淡染区扩大。

3. 血清铁蛋白（SF）低于12μg/L。

4. 血清铁（S1）<8.95μmol/L（50μg/dl），总铁结合力（TIBC）>64.44μmol/L（360μg/dl），转铁蛋白饱和度（TS）低于15%。

5. 骨髓涂片铁染色显示骨髓小粒或块团中可染铁（细胞外铁）消失，铁粒幼红细胞少于15%。

> **释义**
>
> ■病因学诊断：引起缺铁性贫血原因主要有铁摄入不足、吸收障碍、丢失过多三种情况，其中吸收障碍、丢失过多可能隐藏更严重的疾病，如肿瘤、感染及出血性疾病，需要尽早对原发病进行治疗，即使符合缺铁性贫血诊断标准，有些病例不宜进入临床路径。
>
> ■实验室检查：
>
> 1. 血常规：IDA 患者血红蛋白（Hb）、平均红细胞体积（MCV）、平均红细胞血红蛋白含量（MCH）和平均红细胞血红蛋白浓度（MCHC）均降低。
>
> 2. 血清铁蛋白：血清铁蛋白是反映体内铁储备最具特异性的生化指标，是评估 ID 最有效和最简易的标准。
>
> 3. 其他评价铁状态指标：①血清铁（SI）、转铁蛋白（总铁结合力，TIBC）和转铁蛋白饱和度（SI/TIBC）：ID 导致 SI 降低、TIBC 升高及转铁蛋白饱和度降低。由于 SI 及转铁蛋白饱和度受昼夜变化影响显著，因此应用上述指标评价 ID 意义有限。但转铁蛋白饱和度在筛查遗传性血色病时具有重要作用；②骨髓铁：骨髓铁染色是评估体内铁储备的金指标。该方法为有创检查，适用于贫血原因诊断不明的复杂病例。

（三）选择治疗方案的依据

根据《临床诊疗指南·血液病学分册》（中华医学会编著，人民卫生出版社）。

1. 去除病因：应予营养知识教育和治疗基础疾病。

2. 补充铁剂：

（1）口服铁剂：宜选用二价铁盐，治疗剂量为元素铁 100~150mg/d。常用的有：硫酸亚铁，琥珀酸亚铁，葡萄糖酸亚铁及富马酸亚铁。疗程一般应在血红蛋白恢复正常后再服用 2~3 个月。如有条件可测定血清铁蛋白，在血清铁蛋白>30μg/L（女性）或 50μg/L（男性）后停药。

（2）注射铁剂：如患者不能口服和不能忍受口服铁剂的胃肠道反应，或持续失血一时不易控制时，可用肌内或静脉注射铁剂。用前应计算所需注射的总剂量。所需注射的总剂量（mg）=［150-患者血红蛋白（g/L）］×体重（kg）×0.3，分次使用。

3. 输血：缺铁性贫血一般不需要输血，仅在患者出现严重贫血而又有不易控制的出血或组织明显缺氧时应用。

> **释义**
>
> ■治疗一般原则：轻、中度贫血者以口服铁剂治疗为主，并改善饮食，进食富含铁的食物。重度贫血者口服铁剂或注射铁剂治疗，还可以少量多次输注浓缩红细胞。极重度贫血者首选输注浓缩红细胞，待 Hb 达到 60g/L，症状改善后，可改为口服铁剂或注射铁剂治疗。
>
> ■病因治疗：明确病因是治疗 IDA 的前提，若引起缺铁性贫血的病因严重或需尽快治疗，或治疗措施可能影响补铁治疗效果，一般不宜进入路径。
>
> ■口服铁剂：治疗效果取决于补铁开始时的 Hb 水平、铁储存状态、持续丢失量和铁吸收量。如果存在营养素缺乏、感染、慢性肾炎等情况时会影响疗效。补铁治疗血红蛋白上升较慢，因此口服铁剂治疗的一些病例可能需要延长住院时间或调整治

疗方案，甚至发生变异情况而退出路径。

■注射铁剂：不能耐受口服铁剂、依从性不确定或口服铁剂无效者可选择注射铁剂。注射铁剂可更快地恢复铁储存，升高 Hb 水平。建议重度及极重度贫血采取静脉补铁治疗，可缩短住院时间，并可能在铁注射总剂量未达到理论计算剂量时，可能出现 Hb 明显升高，提前完成路径。

■输注浓缩红细胞是治疗重度贫血的重要方法之一。Hb<60g/L 者建议输血；Hb 在 60~100g/L 之间，根据患者手术与否和心脏功能等因素，决定是否需要输血。所有输血均应获得书面知情同意。

（四）临床路径标准住院日

16 天。

> 释义
>
> ■如果患者补铁治疗效果显著并且贫血症状明显改善，住院时间可以低于上述住院天数。

（五）进入路径标准

1. 第一诊断必须符合 ICD-10：D50.902 缺铁性贫血疾病编码。
2. 临床表现及血液检查指标符合需要住院指征：血红蛋白<90×10⁹/L，或血红蛋白进行性下降。
3. 当患者同时具有其他疾病诊断，但在住院期间不需要特殊处理，也不影响第一诊断的临床路径流程实施时，可以进入路径。

> 释义
>
> ■患者同时具有其他疾病影响第一诊断的临床路径流程实施时均不宜进入临床路径。
>
> ■患者由于严重贫血引起的其他系统或脏器严重受损，并且需要尽早治疗，不宜进入临床路径。
>
> ■经入院常规检查发现以往未发现疾病，而该疾病可能对患者健康影响更为严重，或该疾病可能影响本路径实施的，暂不宜进入路径。如既往患有上述疾病，经合理治疗后达稳定，抑或目前需要持续用药，但不影响本病预后和路径实施的，则可进入路径。但可能会增加医疗费用，延长住院时间。

（六）明确诊断及入院常规检查

2~3 天（工作日）。

1. 必须的检查项目：
（1）血常规、尿常规、大便常规+隐血。

（2）铁代谢指标，叶酸，维生素 B_{12} 浓度、肝肾功能、电解质、凝血功能、输血前检查（严重贫血患者：血红蛋白<60g/L）、自身免疫系统疾病筛查（同时有白细胞、血小板减少）、甲状腺功能、实体肿瘤免疫性标志物。

（3）X 线胸片、心电图、心脏超声、上下腹部增强 CT、胃镜、肠镜。

2. 发热或疑有感染者可选择：病原微生物培养、影像学检查。

3. 骨髓形态学检查。

> **释义**
>
> ■ 部分检查可以在门诊完成。
>
> ■ 根据病情部分检查可以暂不执行，例如评估无必要输血，可暂时不进行血型鉴定及传染病检测等输血相关检查；或已知疾病在近期已做相关检查及评价可暂时不进行类似检查。
>
> ■ 病因检查可根据患者实际情况调整，例如高度怀疑存在消化道疾患继发贫血，则消化系统为检查重点。

（七）治疗开始时间

完善骨髓细胞学检查后第 1 天。

（八）治疗选择

1. 明确去除病因。

2. 补充铁剂：

（1）琥珀酸亚铁片：饭后或饭时口服，每次 100mg，每日 3 次。

（2）维生素 C：200mg，每日 3 次。

（3）维铁缓释片：饭后口服，每次 1 片，每日 1 次。

（4）多糖铁复合物胶囊：口服，每次 1~2 片，每日 1 次。

3. 输注红细胞悬液（有指征时）。

> **释义**
>
> ■ 轻、中度贫血者以口服铁剂治疗为主，并改善饮食，进食富含铁的食物。可与维生素 C 共同服用增加吸收率。应避免与其他药物同时服用。
>
> ■ 输血：①Hb<60g/L，建议输注浓缩红细胞；②Hb 在 60~100g/L，根据患者手术与否和心脏功能等因素，决定是否输注浓缩红细胞。输血同时可口服或注射铁剂。

（九）出院标准

明确并去除病因，经铁剂治疗后血红蛋白上升至少 15g/L 以上。

> **释义**
>
> ■ 病因可未完全去除，但不影响患者转归。
>
> ■ 明确为经铁剂治疗有效，而非输血治疗有效。

　　■如治疗过程中虽血红蛋白上升大于15g/L，但有明显贫血症状，不宜出院，可继续治疗、观察。

　　■如果出现并发症，是否需要继续住院处理，由主管医师具体决定。

（十）变异及原因分析

经治疗后，贫血无明显改善，大于2周，则退出该路径。

释义

　　■微小变异：因为医院检验项目的及时性，不能按照要求完成检查；因为节假日不能按照要求完成检查；患者不愿配合完成相应检查，短期不愿按照要求出院随诊。

　　■重大变异：因基础疾病需要进一步诊断和治疗；因各种原因需要其他治疗措施；医院与患者或家属发生医疗纠纷，患者要求离院或转院；不愿按照要求出院随诊而导致入院时间明显延长。

四、缺铁性贫血临床路径给药方案

见表1。

表1　缺铁性贫血用药选择

名称	规格	元素铁含量	补充元素铁量
多糖铁复合物	150 毫克/片	150 毫克/片	150～300mg/d
富马酸亚铁	200 毫克/片	60 毫克/片	60～120 毫克/次，3 次/天
琥珀酸亚铁	100 毫克/片	30 毫克/片	60 毫克/次，3 次/天
硫酸亚铁	300 毫克/片	60 毫克/片	60 毫克/次，3 次/天
硫酸亚铁控释片	525 毫克/片	100 毫克/片	100mg/d
葡萄糖酸亚铁	300 毫克/片	36 毫克/片	36～72 毫克/次，3 次/天
蛋白琥珀酸口服溶液	15ml：40 毫克/支	40 毫克/支	40～80mg/d

【用药选择】

1. 口服铁剂：一旦储存铁耗尽，仅通过食物难以补充足够的铁，通常需要补充铁剂。口服补铁有效、价廉且安全。

2. 注射铁剂：可更快的恢复铁储存，升高 Hb 水平，相比较口服铁剂可更快的出现血液学治疗反应。

【注意事项】

铁剂治疗无效者，应进一步检查是否存在吸收障碍、依从性差、失血及叶酸缺乏症等情况，广东、广西、海南、湖南、湖北、四川及重庆等地中海贫血高发地区，应在检查时常规筛查地中海贫血。

【药学提示】

1. 口服铁剂的患者约有1/3出现剂量相关的不良反应。补充元素铁≥200mg/d 时容易出现恶心和上腹部不适等胃肠道症状。较低铁含量制剂可减轻胃肠道症状。

2. 注射铁剂的主要不良反应为注射部位疼痛，还可有头痛和头晕等症状，偶有致命性过敏反应。由于游离铁可能导致氧自由基产生，引起组织毒性，故在决定使用注射铁剂前，应检测血清铁蛋白水平，确诊铁缺乏。

五、推荐表单

（一）医师表单

缺铁性贫血临床路径医师表单

适用对象：第一诊断为缺铁性贫血（ICD-10：D50.902）

患者姓名：		性别： 年龄： 门诊号：	住院号：
住院日期： 年 月 日		出院日期： 年 月 日	标准住院日：16 天

时间	住院第 1 天	住院第 2 天
主要诊疗工作	□ 询问病史及体格检查 □ 完成病历书写 □ 开实验室检查单 □ 上级医师查房，初步确定诊断 □ 骨髓穿刺术（形态学检查） □ 对症支持治疗 □ 向患者家属告知病重或病危并签署病重或病危通知书（必要时） □ 患者家属签署输血知情同意书、骨髓穿刺同意书	□ 上级医师查房 □ 完成入院检查 □ 继续对症支持治疗 □ 完成必要的相关科室会诊 □ 完成上级医师查房记录等病历书写 □ 向患者及家属交代病情及其注意事项
重点医嘱	**长期医嘱** □ 血液病护理常规 □ 二级护理 □ 饮食：普通饮食/糖尿病饮食/其他 □ 视病情通知病重或病危 □ 患者既往基础用药 □ 其他医嘱 **临时医嘱** □ 血常规、尿常规、大便常规+隐血、大便找虫卵 □ 肝肾功能、电解质、血沉、凝血功能、血型，输血前检查（必要时）、自身免疫系统疾病筛查、实体肿瘤免疫标志物、叶酸、维生素 B_{12} 浓度、铁代谢指标 □ X 线胸片、心电图、心脏超声、上下腹部增强 CT、胃镜、肠镜、腹部 B 超、妇科 B 超（必要时）、输注红细胞悬液（有指征时） □ 骨髓形态学 □ 其他医嘱	**长期医嘱** □ 琥珀酸亚铁片：口服，每次 100mg，每日 3 次 □ 维生素 C：口服，每次 200mg，每日 3 次 □ 维铁缓释片：口服，每次 1 片，每日 1 次 □ 多糖铁复合物胶囊：口服，每次 1～2 片，每日 1 次 □ 患者既往基础用药 □ 其他医嘱 **临时医嘱** □ 输注红细胞悬液（有指征时） □ 其他医嘱
主要护理工作	□ 介绍病房环境、设施和设备 □ 入院护理评估 □ 宣教	□ 观察患者病情变化
病情变异记录	□ 无 □ 有，原因： 1. 2.	□ 无 □ 有，原因： 1. 2.
护士签名		
医师签名		

时间	住院第 3 天	住院第 4 天	住院第 5 天
主要诊疗工作	□ 上级医师查房 □ 复查血常规 □ 观察血红蛋白变化 □ 根据体检、骨髓检查结果和既往资料，进行鉴别诊断和确定诊断 □ 根据其他检查结果进行鉴别诊断，判断是否合并其他疾病 □ 开始治疗 □ 完成病程记录	□ 上级医师查房，进行评估，确定有无并发症情况，明确是否出院 □ 完成出院记录、病案首页、出院证明书等 □ 向患者交代出院后的注意事项，如返院复诊的时间、地点等	□ 上级医师查房 □ 观察患者皮肤黏膜情况 □ 继续补铁治疗 □ 完成病程记录
重点医嘱	**长期医嘱（视情况可第 2 天起开始治疗）** □ 琥珀酸亚铁片：口服，每次 100mg，每日 3 次 □ 维生素 C：口服，每次 200mg，每日 3 次 □ 维铁缓释片：口服，每次 1 片，每日 1 次 □ 多糖铁复合物胶囊：口服，每次 1～2 片，每日 1 次 □ 对症处理等 □ 其他医嘱 **临时医嘱** □ 复查血常规 □ 复查血生化、电解质 □ 复查粪常规+隐血、虫卵（必要时） □ 输注红细胞悬液（有指征时） □ 对症支持 □ 其他医嘱	**出院医嘱** □ 琥珀酸亚铁片：口服，每次 100mg，每日 3 次 □ 维生素 C：口服，每次 200mg，每日 3 次 □ 维铁缓释片：口服，每次 1 片，每日 1 次 □ 多糖铁复合物胶囊：口服，每次 1～2 片，每日 1 次 □ 对症处理等 □ 其他医嘱	**长期医嘱** □ 琥珀酸亚铁片：口服，每次 100mg，每日 3 次 □ 维生素 C：口服，每次 200mg，每日 3 次 □ 维铁缓释片：口服，每次 1 片，每日 1 次 □ 多糖铁复合物胶囊：口服，每次 1～2 片，每日 1 次 □ 对症处理等 □ 其他医嘱 **临时医嘱** □ 对症支持 □ 其他医嘱
护理工作	□ 观察患者病情变化	□ 观察患者病情变化	□ 观察患者病情变化
病情变异记录	□ 无 □ 有，原因： 1. 2.	□ 无 □ 有，原因： 1. 2.	□ 无 □ 有，原因： 1. 2.
护士签名			
医师签名			

时间	住院第 6 天	住院第 7 天	住院第 8 天
主要诊疗工作	□ 上级医师查房 □ 观察患者皮肤黏膜情况 □ 继续叶酸、维生素 B_{12} 治疗 □ 完成病程记录	□ 上级医师查房 □ 复查血常规 □ 观察血红蛋白变化 □ 开始治疗 □ 完成病程记录	□ 上级医师查房 □ 复查血常规 □ 观察血红蛋白变化 □ 开始治疗 □ 完成病程记录
重点医嘱	**长期医嘱** □ 琥珀酸亚铁片：口服，每次 100mg，每日 3 次 □ 维生素 C：口服，每次 200mg，每日 3 次 □ 维铁缓释片：口服，每次 1 片，每日 1 次 □ 多糖铁复合物胶囊：口服，每次 1~2 片，每日 1 次 □ 对症处理等 □ 其他医嘱 **临时医嘱** □ 对症支持 □ 其他医嘱	**长期医嘱（视情况可第 2 天起开始治疗）** □ 琥珀酸亚铁片：口服，每次 100mg，每日 3 次 □ 维生素 C：口服，每次 200mg，每日 3 次 □ 维铁缓释片：口服，每次 1 片，每日 1 次 □ 多糖铁复合物胶囊：口服，每次 1~2 片，每日 1 次 □ 对症处理等 □ 其他医嘱 **临时医嘱** □ 复查血常规 □ 复查血生化、电解质 □ 输注红细胞悬液（有指征时） □ 对症支持 □ 其他医嘱	**长期医嘱（视情况可第 2 天起开始治疗）** □ 琥珀酸亚铁片：口服，每次 100mg，每日 3 次 □ 维生素 C：口服，每次 200mg，每日 3 次 □ 维铁缓释片：口服，每次 1 片，每日 1 次 □ 多糖铁复合物胶囊：口服，每次 1~2 片，每日 1 次 □ 对症处理等 □ 其他医嘱 **临时医嘱** □ 复查血常规 □ 复查血生化、电解质 □ 输注红细胞悬液（有指征时） □ 对症支持 □ 其他医嘱
护理工作	□ 观察患者病情变化	□ 观察患者病情变化	□ 观察患者病情变化
病情变异记录	□ 无 □ 有，原因： 1. 2.	□ 无 □ 有，原因： 1. 2.	□ 无 □ 有，原因： 1. 2.
护士签名			
医师签名			

时间	住院第 9 天	住院第 10 天	住院第 11 天
主要诊疗工作	□ 上级医师查房 □ 观察患者皮肤黏膜情况 □ 继续补铁治疗 □ 完成病程记录	□ 上级医师查房 □ 观察患者皮肤黏膜情况 □ 继续补铁治疗 □ 完成病程记录	□ 上级医师查房 □ 复查血常规 □ 观察血红蛋白变化 □ 根据体检、骨髓检查结果和既往资料，进行鉴别诊断和确定诊断 □ 根据其他检查结果进行鉴别诊断，判断是否合并其他疾病 □ 开始治疗 □ 完成病程记录
重点医嘱	**长期医嘱（视血常规情况而定）** □ 琥珀酸亚铁片：口服，每次100mg，每日3次 □ 维生素 C：口服，每次200mg，每日3次 □ 维铁缓释片：口服，每次1片，每日1次 □ 多糖铁复合物胶囊：口服，每次1~2片，每日1次 □ 对症处理等 □ 其他医嘱 **临时医嘱** □ 复查血常规 □ 复查血生化、电解质 　输注红细胞悬液（有指征时） □ 对症支持 □ 其他医嘱	**长期医嘱（视血常规情况而定）** □ 琥珀酸亚铁片：口服，每次100mg，每日3次 □ 维生素 C：口服，每次200mg，每日3次 □ 维铁缓释片：口服，每次1片，每日1次 □ 多糖铁复合物胶囊：口服，每次1~2片，每日1次 □ 对症处理等 □ 其他医嘱 **临时医嘱** □ 复查血常规 □ 复查血生化、电解质 □ 输注红细胞悬液（有指征时） □ 对症支持 □ 其他医嘱	**长期医嘱（视血常规情况而定）** □ 琥珀酸亚铁片：口服，每次100mg，每日3次 □ 维生素 C：口服，每次200mg，每日3次 □ 维铁缓释片：口服，每次1片，每日1次 □ 多糖铁复合物胶囊：口服，每次1~2片，每日1次 □ 对症处理等 □ 其他医嘱 **临时医嘱** □ 复查血常规 □ 复查血生化、电解质 □ 输注红细胞悬液（有指征时） □ 对症支持 □ 其他医嘱
护理工作	□ 观察患者病情变化	□ 观察患者病情变化	□ 观察患者病情变化
病情变异记录	□ 无　□ 有，原因： 1. 2.	□ 无　□ 有，原因： 1. 2.	□ 无　□ 有，原因： 1. 2.
护士签名			
医师签名			

时间	住院第 12 天	住院第 13 天	住院第 14 天
主要诊疗工作	□ 上级医师查房，进行评估，确定有无并发症情况，明确是否出院 □ 完成出院记录、病案首页、出院证明书等 □ 向患者交待出院后的注意事项，如返院复诊的时间、地点等	□ 上级医师查房，进行评估，确定有无并发症情况，明确是否出院 □ 完成出院记录、病案首页、出院证明书等 □ 向患者交待出院后的注意事项，如返院复诊的时间、地点等	□ 上级医师查房 □ 复查血常规 □ 观察血红蛋白变化 □ 根据体检、骨髓检查结果和既往资料，进行鉴别诊断和确定诊断 □ 根据其他检查结果进行鉴别诊断，判断是否合并其他疾病 □ 开始治疗 □ 完成病程记录
重点医嘱	**长期医嘱**（视血常规情况而定） □ 琥珀酸亚铁片：口服，每次100mg，每日 3 次 □ 维生素 C：口服，每次200mg，每日 3 次 □ 维铁缓释片：口服，每次 1片，每日 1 次 □ 多糖铁复合物胶囊：口服，每次 1~2 片，每日 1 次 □ 对症处理等 □ 其他医嘱 **临时医嘱** □ 复查血常规 □ 复查血生化、电解质 □ 输注红细胞悬液（有指征时） □ 对症支持 □ 其他医嘱	**长期医嘱**（视血常规情况而定） □ 琥珀酸亚铁片：口服，每次100mg，每日 3 次 □ 维生素 C：口服，每次200mg，每日 3 次 □ 维铁缓释片：口服，每次 1片，每日 1 次 □ 多糖铁复合物胶囊：口服，每次 1~2 片，每日 1 次 □ 对症处理等 □ 其他医嘱 **临时医嘱** □ 复查血常规 □ 复查血生化、电解质 □ 输注红细胞悬液（有指征时） □ 对症支持 □ 其他医嘱	**长期医嘱**（视情况可第 2 天起开始治疗） □ 琥珀酸亚铁片：口服，每次100mg，每日 3 次 □ 维生素 C：口服，每次200mg，每日 3 次 □ 维铁缓释片：口服，每次1 片，每日 1 次 □ 多糖铁复合物胶囊：口服，每次 1~2 片，每日1 次 □ 对症处理等 □ 其他医嘱 **临时医嘱** □ 复查血常规 □ 复查血生化、电解质 □ 输注红细胞悬液（有指征时） □ 对症支持 □ 其他医嘱
护理工作	□ 观察患者病情变化	□ 观察患者病情变化	□ 观察患者病情变化
病情变异记录	□ 无　□ 有，原因： 1. 2.	□ 无　□ 有，原因： 1. 2.	□ 无　□ 有，原因： 1. 2.
护士签名			
医师签名			

时间	住院第 15 天	住院第 16 天 （出院日）
主要诊疗工作	□ 上级医师查房 □ 复查血常规 □ 观察血红蛋白变化 □ 根据体检、骨髓检查结果和既往资料，进行鉴别诊断和确定诊断 □ 根据其他检查结果进行鉴别诊断，判断是否合并其他疾病 □ 开始治疗 □ 完成病程记录	□ 上级医师查房，进行评估，确定有无并发症情况，明确是否出院 □ 完成出院记录、病案首页、出院证明书等 □ 向患者交代出院后的注意事项，如返院复诊的时间、地点等
重点医嘱	**长期医嘱（视情况可第 2 天起开始治疗）** □ 琥珀酸亚铁片：口服，每次 100mg，每日 3 次 □ 维生素 C：口服，每次 200mg，每日 3 次 □ 维铁缓释片：口服，每次 1 片，每日 1 次 □ 多糖铁复合物胶囊：口服，每次 1~2 片，每日 1 次 □ 对症处理等 □ 其他医嘱 **临时医嘱** □ 复查血常规 □ 复查血生化、电解质 □ 输注红细胞悬液（有指征时） □ 对症支持 □ 其他医嘱	**出院医嘱** □ 出院带药 □ 定期门诊随访 □ 监测血常规
护理工作	□ 观察患者病情变化	□ 指导患者办理出院手续
病情变异记录	□ 无　□ 有，原因： 1. 2.	□ 无　□ 有，原因： 1. 2.
护士签名		
医师签名		

（二）护士表单

缺铁性贫血临床路径护士表单

适用对象：第一诊断为缺铁性贫血（ICD-10：D50.902）

患者姓名：	性别：　年龄：　门诊号：	住院号：
住院日期：　　年　月　日	出院日期：　　年　月　日	标准住院日：16 天

时间	住院第1~2天	住院第3~13天	住院第14~16天
健康教育	□ 介绍主管医师、护士 □ 介绍环境、设施 □ 介绍住院注意事项 □ 向患者宣教戒烟、戒酒的重要性，及减少二手烟的吸入 □ 预防血栓 □ 预防感染 □ 避免剧烈活动 □ 饮食建议	□ 指导患者正确留取标本 □ 主管护士与患者沟通，了解并指导心理应对 □ 宣教疾病知识、用药知识及特殊检查操作过程 □ 告知检查及操作前后饮食、活动及探视注意事项及应对方式	□ 定时复查 □ 出院带药服用方法 □ 饮食休息等注意事项指导 □ 讲解增强体质的方法，减少感染的机会
护理处置	□ 核对患者姓名，佩戴腕带 □ 建立入院护理病历 □ 卫生处置：剪指甲、洗澡、更换病号服 □ 卧床	□ 随时观察患者病情变化 □ 遵医嘱补充铁剂治疗（如静脉补铁需密切观察） □ 协助医师完成各项检查化验	□ 办理出院手续 □ 书写出院小结
基础护理	□ 二级或三级护理 □ 晨晚间护理 □ 患者安全管理	□ 二级或三级护理 □ 晨晚间护理 □ 患者安全管理	□ 三级护理 □ 晨晚间护理 □ 患者安全管理
专科护理	□ 护理查体 □ 心率、血压监测 □ 需要时填写跌倒及压疮防范表 □ 需要时请家属陪护 □ 心理护理 □ 必要时吸氧	□ 遵医嘱完成相关检查 □ 心理护理 □ 提供并发症征象的依据	□ 病情观察：评估患者生命体征 □ 心理护理
重点遗嘱	□ 详见医嘱执行单	□ 详见医嘱执行单	□ 详见医嘱执行单
病情变异记录	□ 无　□ 有，原因： 1. 2.	□ 无　□ 有，原因： 1. 2.	□ 无　□ 有，原因： 1. 2.
护士签名			

（三）患者表单

缺铁性贫血临床路径患者表单

适用对象：第一诊断为缺铁性贫血（ICD-10：D50.902）

患者姓名：	性别： 年龄： 门诊号：	住院号：
住院日期： 年 月 日	出院日期： 年 月 日	标准住院日：16 天

时间	住院第 1 天	住院第 2～13 天	住院第 14～16 天
医患配合	□ 配合询问病史、收集资料，请务必详细告知既往史、用药史、过敏史 □ 配合进行体格检查 □ 有任何不适告知医师	□ 配合完善相关检查、化验，如采血、骨髓穿刺、留尿、心电图、X 线胸片等 □ 医师向患者及家属介绍病情，如有异常检查结果需进一步查 □ 配合用药及治疗 □ 配合医师调整用药 □ 有任何不适告知医师	□ 接受出院前指导 □ 知道复查程序 □ 获取出院诊断书
护患配合	□ 配合测量体温、脉搏、呼吸、血压、血氧饱和度、体重 □ 配合完成入院护理评估单（简单询问病史、过敏史、用药史） □ 接受入院宣教（环境介绍、病室规定、订餐制度、贵重物品保管等） □ 有任何不适告知护士	□ 随时观察患者病情变化 □ 遵医嘱正确使用抗菌药物 □ 协助医师完成各项检查化验	□ 接受出院宣教 □ 办理出院手续 □ 获取出院带药 □ 知道服药方法、作用、注意事项 □ 知道复印病历方法
饮食	□ 普通饮食	□ 普通饮食	□ 普通饮食
排泄	□ 正常排尿便	□ 正常排尿便	□ 正常排尿便
活动	□ 适量活动 □ 卧床	□ 适量活动 □ 卧床	□ 适量活动

附：原表单（2016 年版）

缺铁性贫血临床路径表单

适用对象：第一诊断为缺铁性贫血（ICD-10：D50.902）

患者姓名：		性别：　　年龄：　　门诊号：	住院号：
住院日期：　　年　月　日		出院日期：　　年　月　日	标准住院日：16 天

时间	住院第 1 天	住院第 2 天
主要诊疗工作	□ 询问病史及体格检查 □ 完成病历书写 □ 开实验室检查单 □ 上级医师查房，初步确定诊断 □ 骨髓穿刺术（形态学检查） □ 对症支持治疗 □ 向患者家属告知病重或病危并签署病重或病危通知书（必要时） □ 患者家属签署输血知情同意书、骨髓穿刺同意书	□ 上级医师查房 □ 完成入院检查 □ 继续对症支持治疗 □ 完成必要的相关科室会诊 □ 完成上级医师查房记录等病历书写 □ 向患者及家属交代病情及其注意事项
重点医嘱	**长期医嘱** □ 血液病护理常规 □ 二级护理 □ 饮食：普通饮食/糖尿病饮食/其他 □ 视病情通知病重或病危 □ 患者既往基础用药 □ 其他医嘱 **临时医嘱** □ 血常规、尿常规、大便常规+隐血、大便找虫卵 □ 肝肾功能、电解质、血沉、凝血功能、血型，输血前检查（必要时）、自身免疫系统疾病筛查、实体肿瘤免疫标志物、叶酸、维生素 B_{12} 浓度、铁代谢指标 □ X 线胸片、心电图、心脏超声、上下腹部增强 CT、胃镜、肠镜、腹部 B 超、妇科 B 超（必要时）、输注红细胞悬液（有指征时） □ 骨髓形态学 □ 其他医嘱	**长期医嘱** □ 琥珀酸亚铁片：口服，每次 100mg，每日 3 次 □ 维生素 C：口服，每次 200mg，每日 3 次 □ 维铁缓释片：口服，每次 1 片，每日 1 次 □ 多糖铁复合物胶囊：口服，每次 1～2 片，每日 1 次 □ 患者既往基础用药 □ 其他医嘱 **临时医嘱** □ 输注红细胞悬液（有指征时） □ 其他医嘱
主要护理工作	□ 介绍病房环境、设施和设备 □ 入院护理评估 □ 宣教	□ 观察患者病情变化
病情变异记录	□ 无　□ 有，原因： 1. 2.	□ 无　□ 有，原因： 1. 2.
护士签名		
医师签名		

时间	住院第 3 天	住院第 4 天	住院第 5 天
主要诊疗工作	□ 上级医师查房 □ 复查血常规 □ 观察血红蛋白变化 □ 根据体检、骨髓检查结果和既往资料，进行鉴别诊断和确定诊断 □ 根据其他检查结果进行鉴别诊断，判断是否合并其他疾病 □ 开始治疗 □ 完成病程记录	□ 上级医师查房，进行评估，确定有无并发症情况，明确是否出院 □ 完成出院记录、病案首页、出院证明书等 □ 向患者交代出院后的注意事项，如返院复诊的时间、地点等	□ 上级医师查房 □ 观察患者皮肤黏膜情况 □ 继续补铁治疗 □ 完成病程记录
重点医嘱	**长期医嘱（视情况可第 2 天起开始治疗）** □ 琥珀酸亚铁片：口服，每次 100mg，每日 3 次 □ 维生素 C：口服，每次 200mg，每日 3 次 □ 维铁缓释片：口服，每次 1 片，每日 1 次 □ 多糖铁复合物胶囊：口服，每次 1~2 片，每日 1 次 □ 对症处理等 □ 其他医嘱 **临时医嘱** □ 复查血常规 □ 复查血生化、电解质 □ 复查粪常规+隐血、虫卵（必要时） □ 输注红细胞悬液（有指征时） □ 对症支持 □ 其他医嘱	**出院医嘱** □ 琥珀酸亚铁片：口服，每次 100mg，每日 3 次 □ 维生素 C：口服，每次 200mg，每日 3 次 □ 维铁缓释片：口服，每次 1 片，每日 1 次 □ 多糖铁复合物胶囊：口服，每次 1~2 片，每日 1 次 □ 对症处理等 □ 其他医嘱	□ 琥珀酸亚铁片：口服，每次 100mg，每日 3 次 □ 维生素 C：口服，每次 200mg，每日 3 次 □ 维铁缓释片：口服，每次 1 片，每日 1 次 □ 多糖铁复合物胶囊：口服，每次 1~2 片，每日 1 次 □ 对症处理等 □ 其他医嘱 **临时医嘱** □ 对症支持 □ 其他医嘱
主要护理工作	□ 观察患者病情变化	□ 观察患者病情变化	□ 观察患者病情变化
病情变异记录	□ 无 □ 有，原因： 1. 2.	□ 无 □ 有，原因： 1. 2.	□ 无 □ 有，原因： 1. 2.
护士签名			
医师签名			

时间	住院第 6 天	住院第 7 天	住院第 8 天
主要诊疗工作	□ 上级医师查房 □ 观察患者皮肤黏膜情况 □ 继续叶酸、维生素 B$_{12}$ 治疗 □ 完成病程记录	□ 上级医师查房 □ 复查血常规 □ 观察血红蛋白变化 □ 开始治疗 □ 完成病程记录	□ 上级医师查房 □ 复查血常规 □ 观察血红蛋白变化 □ 开始治疗 □ 完成病程记录
重点医嘱	**长期医嘱** □ 琥珀酸亚铁片：口服，每次 100mg，每日 3 次 □ 维生素 C：口服，每次 200mg，每日 3 次 □ 维铁缓释片：口服，每次 1 片，每日 1 次 □ 多糖铁复合物胶囊：口服，每次 1~2 片，每日 1 次 □ 对症处理等 □ 其他医嘱 **临时医嘱** □ 对症支持 □ 其他医嘱	**长期医嘱（视情况可第 2 天起开始治疗）** □ 琥珀酸亚铁片：口服，每次 100mg，每日 3 次 □ 维生素 C：口服，每次 200mg，每日 3 次 □ 维铁缓释片：口服，每次 1 片，每日 1 次 □ 多糖铁复合物胶囊：口服，每次 1~2 片，每日 1 次 □ 对症处理等 □ 其他医嘱 **临时医嘱** □ 复查血常规 □ 复查血生化、电解质 □ 输注红细胞悬液（有指征时） □ 对症支持 □ 其他医嘱	**长期医嘱（视情况可第 2 天起开始治疗）** □ 琥珀酸亚铁片：口服，每次 100mg，每日 3 次 □ 维生素 C：口服，每次 200mg，每日 3 次 □ 维铁缓释片：口服，每次 1 片，每日 1 次 □ 多糖铁复合物胶囊：口服，每次 1~2 片，每日 1 次 □ 对症处理等 □ 其他医嘱 **临时医嘱** □ 复查血常规 □ 复查血生化、电解质 □ 输注红细胞悬液（有指征时） □ 对症支持 □ 其他医嘱
主要护理工作	□ 观察患者病情变化	□ 观察患者病情变化	□ 观察患者病情变化
病情变异记录	□ 无　□ 有，原因： 1. 2.	□ 无　□ 有，原因： 1. 2.	□ 无　□ 有，原因： 1. 2.
护士签名			
医师签名			

时间	住院第 9 天	住院第 10 天	住院第 11 天
主要诊疗工作	□ 上级医师查房 □ 观察患者皮肤黏膜情况 □ 继续补铁治疗 □ 完成病程记录	□ 上级医师查房 □ 观察患者皮肤黏膜情况 □ 继续补铁治疗 □ 完成病程记录	□ 上级医师查房 □ 复查血常规 □ 观察血红蛋白变化 □ 根据体检、骨髓检查结果和既往资料，进行鉴别诊断和确定诊断 □ 根据其他检查结果进行鉴别诊断，判断是否合并其他疾病 □ 开始治疗 □ 完成病程记录
重点医嘱	**长期医嘱（视血常规情况而定）** □ 琥珀酸亚铁片：口服，每次100mg，每日 3 次 □ 维生素 C：口服，每次200mg，每日 3 次 □ 维铁缓释片：口服，每次 1 片，每日 1 次 □ 多糖铁复合物胶囊：口服，每次 1~2 片，每日 1 次 □ 对症处理等 □ 其他医嘱 **临时医嘱** □ 复查血常规 □ 复查血生化、电解质 □ 输注红细胞悬液（有指征时） □ 对症支持 □ 其他医嘱	**长期医嘱（视血常规情况而定）** □ 琥珀酸亚铁片：口服，每次100mg，每日 3 次 □ 维生素 C：口服，每次200mg，每日 3 次 □ 维铁缓释片：口服，每次 1 片，每日 1 次 □ 多糖铁复合物胶囊：口服，每次 1~2 片，每日 1 次 □ 对症处理等 □ 其他医嘱 **临时医嘱** □ 复查血常规 □ 复查血生化、电解质 □ 输注红细胞悬液（有指征时） □ 对症支持 □ 其他医嘱	**长期医嘱（视血常规情况而定）** □ 琥珀酸亚铁片：口服，每次100mg，每日 3 次 □ 维生素 C：口服，每次200mg，每日 3 次 □ 维铁缓释片：口服，每次 1 片，每日 1 次 □ 多糖铁复合物胶囊：口服，每次 1~2 片，每日 1 次 □ 对症处理等 □ 其他医嘱 **临时医嘱** □ 复查血常规 □ 复查血生化、电解质 □ 输注红细胞悬液（有指征时） □ 对症支持 □ 其他医嘱
主要护理工作	□ 观察患者病情变化	□ 观察患者病情变化	□ 观察患者病情变化
病情变异记录	□ 无 □ 有，原因： 1. 2.	□ 无 □ 有，原因： 1. 2.	□ 无 □ 有，原因： 1. 2.
护士签名			
医师签名			

时间	住院第 12 天	住院第 13 天	住院第 14 天
主要诊疗工作	□ 上级医师查房，进行评估，确定有无并发症情况，明确是否出院 □ 完成出院记录、病案首页、出院证明书等 □ 向患者交代出院后的注意事项，如返院复诊的时间、地点等	□ 上级医师查房，进行评估，确定有无并发症情况，明确是否出院 □ 完成出院记录、病案首页、出院证明书等 □ 向患者交代出院后的注意事项，如返院复诊的时间、地点等	□ 上级医师查房 □ 复查血常规 □ 观察血红蛋白变化 □ 根据体检、骨髓检查结果和既往资料，进行鉴别诊断和确定诊断 □ 根据其他检查结果进行鉴别诊断，判断是否合并其他疾病 □ 开始治疗 □ 完成病程记录
重点医嘱	**长期医嘱（视血常规情况而定）** □ 琥珀酸亚铁片：口服，每次 100mg，每日 3 次 □ 维生素 C：口服，每次 200mg，每日 3 次 □ 维铁缓释片：口服，每次 1 片，每日 1 次 □ 多糖铁复合物胶囊：口服，每次 1~2 片，每日 1 次 □ 对症处理等 □ 其他医嘱 **临时医嘱** □ 复查血常规 □ 复查血生化、电解质 □ 输注红细胞悬液（有指征时） □ 对症支持 □ 其他医嘱	**长期医嘱（视血常规情况而定）** □ 琥珀酸亚铁片：口服，每次 100mg，每日 3 次 □ 维生素 C：口服，每次 200mg，每日 3 次 □ 维铁缓释片：口服，每次 1 片，每日 1 次 □ 多糖铁复合物胶囊：口服，每次 1~2 片，每日 1 次 □ 对症处理等 □ 其他医嘱 **临时医嘱** □ 复查血常规 □ 复查血生化、电解质 □ 输注红细胞悬液（有指征时） □ 对症支持 □ 其他医嘱	**长期医嘱（视情况可第 2 天起开始治疗）** □ 琥珀酸亚铁片：口服，每次 100mg，每日 3 次 □ 维生素 C：口服，每次 200mg，每日 3 次 □ 维铁缓释片：口服，每次 1 片，每日 1 次 □ 多糖铁复合物胶囊：口服，每次 1~2 片，每日 1 次 □ 对症处理等 □ 其他医嘱 **临时医嘱** □ 复查血常规 □ 复查血生化、电解质 □ 输注红细胞悬液（有指征时） □ 对症支持 □ 其他医嘱
护理工作	□ 观察患者病情变化	□ 观察患者病情变化	□ 观察患者病情变化
病情变异记录	□ 无 □ 有，原因： 1. 2.	□ 无 □ 有，原因： 1. 2.	□ 无 □ 有，原因： 1. 2.
护士签名			
医师签名			

时间	住院第 15 天	住院第 16 天 （出院日）
主要诊疗工作	□ 上级医师查房 □ 复查血常规 □ 观察血红蛋白变化 □ 根据体检、骨髓检查结果和既往资料，进行鉴别诊断和确定诊断 □ 根据其他检查结果进行鉴别诊断，判断是否合并其他疾病 □ 开始治疗 □ 完成病程记录	□ 上级医师查房，进行评估，确定有无并发症情况，明确是否出院 □ 完成出院记录、病案首页、出院证明书等 □ 向患者交代出院后的注意事项，如返院复诊的时间、地点等
重点医嘱	**长期医嘱（视情况可第 2 天起开始治疗）** □ 琥珀酸亚铁片：口服，每次 100mg，每日 3 次 □ 维生素 C：口服，每次 200mg，每日 3 次 □ 维铁缓释片：口服，每次 1 片，每日 1 次 □ 多糖铁复合物胶囊：口服，每次 1~2 片，每日 1 次 □ 对症处理等 □ 其他医嘱 **临时医嘱** □ 复查血常规 □ 复查血生化、电解质 □ 输注红细胞悬液（有指征时） □ 对症支持 □ 其他医嘱	**出院医嘱** □ 出院带药 □ 定期门诊随访 □ 监测血常规
护理工作	□ 观察患者病情变化	□ 指导患者办理出院手续
病情变异记录	□ 无 □ 有，原因： 1. 2.	□ 无 □ 有，原因： 1. 2.
护士签名		
医师签名		

第二章

巨幼细胞性贫血临床路径释义

一、巨幼细胞性贫血编码

1. 国家卫生和计划生育委员会原编码：

疾病名称及编码：巨幼细胞遗传性贫血（ICD-10：D51.100）

2. 修改编码：

疾病名称及编码：巨幼细胞遗传性贫血（ICD-10：D51.101）

营养性巨幼细胞性贫血（ICD-10：D52.001）

巨幼细胞性贫血（ICD-10：D53.1）

二、临床路径检索方法

D51.101/D52.001/D53.1

三、巨幼细胞性贫血临床路径标准住院流程

（一）适用对象

第一诊断为巨幼细胞性贫血。

释义

■ 适用对象疾病名称及编码：巨幼细胞性贫血 ICD-10：D53.100。

■ 巨幼细胞性贫血是由叶酸和（或）维生素 B_{12} 缺乏导致细胞 DNA 合成障碍和分裂延缓，以致骨髓幼红细胞和粒细胞无效造血与巨变，外周血表现为异质性高色素性大红细胞，常伴白细胞和血小板减少的一种有血液形态学独特特征的贫血。

（二）诊断依据

根据《血液病诊断和疗效标准（第3版）》（张之南、沈悌主编，科学出版社）。

诊断标准：

1. 临床表现：

（1）贫血症状。

（2）消化道症状及舌痛、乳突消失、表面光滑。

（3）神经系统症状，下肢对称性深部感觉及振动感消失，平衡失调及步行障碍，周围神经病变及精神忧郁。

2. 实验室检查：

（1）大细胞性贫血，MCV>100fl，网织红细胞常减低。

（2）白细胞和血小板常减少，中性粒细胞核分叶过多。

（3）骨髓呈典型的巨幼红细胞生成，巨幼红细胞>10%，粒细胞系统及巨核细胞系统亦有巨型变。

（4）生化检查：血清叶酸测定<6.91nmol/L，血清维生素 B_{12} 测定<74～103pmol/L。

释义

■ 本路径的制订主要参考国内权威相关书籍和诊疗指南。更多参考文献见：《血液病诊疗规范》（王建祥主编，中国协和医科大学出版社）；《血液内科诊疗常规》（黄晓军主编，中国医药科技出版社）；《贫血诊断学》（卢兴国主编，人民卫生出版社）。

■ 维生素 B_{12} 与叶酸均是 DNA 合成过程中的重要辅酶，两者其一或都缺乏时造成 DNA 合成受阻，细胞核停滞在 S 期（DNA 合成期），形成体积大，核浆发育不平衡的巨幼红细胞，维生素 B_{12} 的另一生理作用是作为丙二酰辅酶 A-琥珀酸辅酶 A 变位酶的辅酶，当维生素 B_{12} 缺乏时，上述反应受阻，产生非生理性脂肪酸而可影响神经髓鞘磷脂形成，导致神经脱髓鞘改变，从而出现神经精神症状。

■ 根据近年的诊疗进展，巨幼细胞性贫血的诊断，在有条件的情况下，应同时检测红细胞叶酸。因红细胞叶酸不受摄入食物中叶酸等因素影响，比血清叶酸更能反映组织的叶酸水平。加之维生素 B_{12} 缺乏时，叶酸亦降低，因此，理想方法是血清叶酸、红细胞叶酸和血清维生素 B_{12} 同时测定。

■ 因此，实验室检查中的生化检查项目可更新为：

（1）血清叶酸测定<6.91μmol/L（3ng/ml）。

（2）红细胞叶酸测定<227nmol/L（<100ng/ml）。

（3）血清维生素 B_{12}<74～103pmol/L（100～140ng/ml）。

■ 具备生化检查（1）及（2）项，诊断为叶酸缺乏，叶酸缺乏患者，如有临床表现（1）、（2）项者，加上实验室检查（1）及（3）或（2）者，诊断为叶酸缺乏性巨幼细胞性贫血。具备生化检查（3）项者，诊断为维生素 B_{12} 缺乏，维生素 B_{12} 缺乏者，同时伴有临床表现（1）（2）（3）项或仅有（3）项，加上实验室检查（1）及（1）或（2）者，诊断为维生素 B_{12} 缺乏性贫血。

■ 治疗试验性诊断即给予小剂量的叶酸或维生素 B_{12} 观察疗效反应7～10天，若4～6天后，网织红细胞上升，应考虑为相应物质缺乏，注意小剂量叶酸对于维生素 B_{12} 缺乏巨幼细胞性贫血无效，而改用药理量叶酸也可改善维生素 B_{12} 缺乏巨幼细胞性贫血，但药理剂量的叶酸会增加造血系统对维生素 B_{12} 的利用而加重维生素 B_{12} 缺乏，从而使患者原有神经症状不改善或加重。

■ 巨幼细胞性贫血需要与其他大细胞性贫血、其他全血细胞性贫血、类巨变细胞性贫血及溶血性贫血相鉴别，主要有骨髓增生异常综合征、再生障碍性贫血、溶血性贫血、骨髓增殖性肿瘤、急性失血性贫血、慢性肝病、红白血病、脾切除术后、白血病化疗缓解造血恢复期等。

（三）治疗方案的选择

根据《邓家栋临床血液学》（邓家栋主编，上海科学技术出版社）、《内科学》（叶任高、陆再英主编，人民卫生出版社）、《内科学（第2版）》（王吉耀主编，人民卫生出版社）。

1. 对因治疗（饮食、胃肠道肿瘤）。

2. 口服叶酸10mg，每日3次，口服或肌内注射维生素 B_{12} 或甲钴胺。

3. 必要时输血。

释义

■ 巨幼细胞性贫血的原因主要有以下5大原因（表2），在补充叶酸和（或）维生素 B_{12} 的同时，应注意对以下病因的明确及治疗。

表2 巨幼细胞性贫血的原因

原因分类	叶酸缺乏或利用不良	维生素B_{12}缺乏或利用不良
1. 摄入不足	食物中缺少蔬菜或过度烹煮，长期嗜酒等	缺少动物食品摄入，严格素食者
2. 需求增加	妊娠及哺乳、婴幼儿及青少年发育期、溶血性贫血、甲状腺功能亢进症、肿瘤患者等	妊娠及哺乳、婴幼儿及青少年发育期
3. 吸收减少	慢性肠炎（如克罗恩病）、胃/空肠手术或肿瘤、服用抗癫痫药、抗结核药、抗疟疾药等	胃酸缺乏（萎缩性胃炎）、内因子缺乏（胃全切手术）、胰蛋白酶缺乏（严重的慢性胰腺疾病）、小肠疾患（回肠炎症/手术切除/肿瘤性浸润）、药物导致吸收障碍（二甲双胍）
4. 丢失过多	长期血液透析、慢性腹泻等	
5. 利用障碍	叶酸拮抗剂（甲氨蝶呤、氨苯蝶啶、乙氨嘧啶）	先天性维生素 B_{12} 代谢酶缺乏症等

■ 人体不能合成叶酸和维生素 B_{12}，主要靠食物提供，正常人叶酸的日需要量为 $50 \sim 70 \mu g$，体内平均储存量约为 5mg（通常只储存 $2 \sim 3$ 个月的生理用量），由于叶酸储存量少，低叶酸饮食（每日 $5 \mu g$），经过4个月即可发生巨幼细胞性贫血，正常成人维生素 B_{12} 的每日需要量为 $2 \sim 5 \mu g$ 以下，维生素 B_{12} 的储存量约 5mg（可供机体使用5年甚至更长），故维生素 B_{12} 缺乏性巨幼细胞性贫血发生需要更长的时间。

■ 红细胞输注适用于贫血症状明显，心血管系统不稳定，需立即干预者。

（四）标准住院日

30天内。

释义

■ 一般巨幼细胞性贫血患者在进行治疗后很快得到反应，临床症状迅速改善，神经系统症状恢复缓慢或不恢复。网织红细胞在治疗后 $5 \sim 7$ 天开始升高，血红蛋白可在 $1 \sim 2$ 个月恢复正常，粒细胞和血小板计数及其他实验室异常一般 $7 \sim 10$ 天恢复正常。注意有原发病（如胃肠道疾病、自身免疫性疾病等），应积极治疗原发病，合并缺铁性贫血时注意同时补充铁剂，药物继发巨幼细胞性贫血者应酌情停药。

（五）进入路径标准

1. 第一诊断必须符合巨幼细胞性贫血疾病编码。
2. 当患者同时具有其他疾病诊断，但住院期间不需要特殊处理也不影响第一诊断的临床路径流程实施时，可以进入路径。

> **释义**
>
> ■ 进入本路径的患者为第一诊断为巨幼细胞性贫血。
>
> ■ 存在严重的感染、出血等合并症而需要其他医疗干预者不适合进入临床路径。
>
> ■ 患有除第一诊断外的其他疾病的患者，如该疾病住院期间需要干预治疗者不适合进入临床路径。
>
> ■ 患者就诊时如已出现因长期贫血导致的相关脏器功能损害，如心功能不全、神经系统功能障碍等，不适合进入临床路径。
>
> ■ 明确为第一诊断的患者，如查明原发病（如胃肠道疾病、自身免疫性疾病）需要干预治疗者，不适合进入临床路径。

（六）住院期间检查项目

1. 必须的检查项目：

（1）血常规+血涂片形态学分析、网织红细胞、尿常规、大便常规+隐血。

（2）骨髓穿刺：形态学、细胞化学、免疫表型分析、细胞/分子遗传学。

（3）骨髓活检：形态学、免疫组织化学。

（4）肝肾功能、电解质、输血前检查、血型、叶酸、维生素 B_{12}、血清铁蛋白、贫血四项。

（5）X 线胸片、心电图、腹部彩超、心脏超声、胃镜、结肠镜。

2. 根据患者情况可选择的检查项目：白血病相关基因检测、凝血功能、溶血相关检查、^{14}C 呼气试验、感染部位病原菌培养等。

> **释义**
>
> ■ 血常规、尿常规、便常规+隐血是最基本的三大常规检查，进入路径的患者均需完成。网织红细胞可提示骨髓红系造血情况，外周血涂片及骨髓穿刺等相关检查辅助疾病的诊断及鉴别诊断，肝肾功能、电解质、凝血功能、心电图、X 线胸片、心脏 B 超可评估有无基础疾病及胃肠镜准备，胃镜、结肠镜用于排查胃肠道疾病，血型、输血前检查用于输血制品前准备。
>
> ■ 内因子测定、维生素 B_{12} 吸收试验有助于诊断恶性贫血，判断治疗药物治疗剂型及疗程。有实验室条件可同时检测红细胞叶酸。因红细胞叶酸不受摄入食物中叶酸等因素影响。

（七）治疗开始时间

诊断明确后第 1 天。

（八）治疗方案与药物选择

1. 支持、对症治疗。

2. 口服叶酸。

3. 口服或肌内注射维生素 B_{12} 或甲钴胺。

> **释义**
>
> ■ 同时有维生素 B_{12} 缺乏者如果单用叶酸治疗会加重维生素 B_{12} 缺乏，警惕出现神经系统症状的发生或加重，需同时补充维生素 B_{12}。
>
> ■ 叶酸经肠道叶酸还原酶或血中还原剂生成四氢叶酸（THF），后者经甲基化反应生成5-甲基四氢叶酸，成为血液循环的主要形式。故不能口服患者可通过肌内注射四氢叶酸钙治疗。

（九）出院标准

1. 一般情况良好。
2. 没有需要住院处理的并发症和（或）合并症。

（十）变异及原因分析

治疗中、后有感染、出血及其他合并症者，进行相关的诊断和治疗，可适当延长住院时间或退出路径。

> **释义**
>
> ■ 对于治疗过程中、后出现的感染、出血或其他合并症难以控制者或原发病治疗无效者，退出路径。
>
> ■ 因患者方面的主观原因导致执行路径出现变异，需医师在表单中予以说明。

四、巨幼细胞性贫血临床路径给药方案

【用药选择】

1. 口服或肌内注射叶酸。
2. 口服或肌内注射维生素 B_{12}。

【药学提示】

1. 对于同时有维生素 B_{12} 缺乏患者如果单用叶酸治疗会加重维生素 B_{12} 缺乏，甚至诱发或加重

神经系统症状。

2. 维生素 B_{12} 缺乏伴神经症状者对治疗反应不一，有时需大剂量（500～1000μg，每周1次）长时间（半年以上）的治疗。

3. 严重巨幼细胞性贫血在补充治疗后续警惕低血钾发生，因为在贫血恢复过程中，大量的血钾进入新生的细胞内，会突然出现低钾血症，对于老年患者、有心血管疾患或食欲缺乏者应注意监测血钾并及时补充钾盐。

【注意事项】

对于叶酸、维生素 B_{12} 同时缺乏患者，叶酸与维生素 B_{12} 需同时补充治疗。对诊为维生素 B_{12} 缺乏患者经维生素 B_{12} 治疗后如血象改进不明显或虽有改善但继续治疗，血象不继续上升到正常水平时应考虑合并叶酸缺乏或同伴有缺铁性贫血的可能，上述情况如存在，必须同时给予相应的治疗。应用干扰核苷酸合成药物治疗的患者，应同时补充叶酸和维生素 B_{12}。

五、推荐表单

（一）医师表单

巨幼细胞性贫血临床路径医师表单

适用对象：第一诊断为巨幼细胞性贫血

患者姓名：		性别：　　年龄：　　门诊号：　　住院号：		
住院日期：　　年　月　日		出院日期：　　年　月　日		标准住院日：10 天

时间	住院第 1 天	住院第 2 天
主要诊疗工作	□ 完成询问病史和体格检查，按要求完成病历书写 □ 开实验室检查单 □ 结合化验检查初步确定诊断 □ 对症支持治疗 □ 病情告知，必要时向患者家属告知病重或病危并签署病重、病危通知书 □ 患者家属签署输血知情同意书	□ 上级医师查房 □ 继续完成入院检查 □ 骨髓穿刺术（形态学、病理、免疫分型、细胞、分子遗传学检查等） □ 继续对症支持治疗 □ 完成必要的相关科室会诊 □ 完成上级医师查房记录 □ 向患者及家属交代病情及其注意事项
重点医嘱	**长期医嘱** □ 血液科护理常规 □ 级别护理（根据病情决定护理） □ 饮食 □ 视病情通知病重或病危 □ 其他医嘱 **临时医嘱** □ 血、尿、便常规+隐血 □ 肝肾功能、电解质、凝血功能、血型、输血前检查、叶酸、维生素 B_{12}、血清铁及总铁结合力测定，溶血相关检查 □ 红细胞叶酸测定，内因子抗体测定、维生素 B_{12} 吸收试验 □ 心电图、X 线胸片、腹部 B 超、心脏 B 超、胃镜及结肠镜（必要时） □ 输注红细胞（有输血指征时） □ 其他医嘱	**长期医嘱** □ 血液科护理常规 □ 级别护理（根据病情决定护理） □ 饮食 □ 患者既往基础用药 □ 其他医嘱 **临时医嘱** □ 血常规 □ 骨髓穿刺 □ 骨髓相关检查 □ 输注红细胞（有输血指征时） □ 其他医嘱
病情变异记录	□ 无　□ 有，原因： 1. 2.	□ 无　□ 有，原因： 1. 2.
医师签名		

时间	住院第 3~9 天	住院第 10 天 （出院日）
主要诊疗工作	□ 上级医师查房 □ 根据体检、骨髓检查结果和既往资料，进行鉴别诊断和确定诊断 □ 根据其他检查结果判断是否合并其他疾病，寻找并去除病因，确定给药途径，制订治疗方案 □ 完成三级查房记录 □ 必要时请相关科室会诊 □ 隔日复查血常规+网织红细胞、血钾 □ 对症治疗	□ 上级医师查房，进行治疗有效性评估，确定有无并发症情况，明确能否出院 □ 通知患者及家属准备出院 □ 完成出院记录、病案首页、出院证明书等 □ 向患者及家属交代出院后注意事项，如返院复诊的时间、地点、发生紧急情况时的处理等
重点医嘱	**长期医嘱（诊断明确立即开始治疗）** □ 补充叶酸、维生素 B$_{12}$ □ 针对病因治疗（必要时） □ 其他医嘱 **临时医嘱** □ 输血（必要时） □ 隔日复查血常规+网织红细胞、血钾 □ 其他医嘱	**临时医嘱** □ 出院带药 □ 定期门诊随诊 □ 监测血常规、血生化
病情变异记录	□ 无　□ 有，原因： 1. 2.	□ 无　□ 有，原因： 1. 2.
医师签名		

（二）护士表单

巨幼细胞性贫血临床路径护士表单

适用对象：第一诊断为巨幼细胞性贫血

患者姓名：		性别： 年龄： 住院号：	
住院日期： 年 月 日		出院日期： 年 月 日	标准住院日：10 天

时间	住院第 1 天	住院第 2~9 天	住院第 10 天 （出院日）
健康宣教	□ 入院宣教 　介绍主管医师、护士 　介绍环境、设施 　介绍住院注意事项 　介绍探视和陪护制度 　介绍贵重物品制度	□ 向患者宣教实验室检查的必要性及意义 □ 主管护士与患者沟通，消除患者紧张情绪 □ 宣教疾病知识、用药知识 □ 营养膳食教育	□ 出院宣教 □ 告知出院手续办理、病历复印方法 □ 指导出院带药的用药方法、作用、注意事项
护理处置	□ 核对患者姓名，佩戴腕带 □ 建立入院护理病历 □ 协助患者留取各种标本	□ 随时观察患者病情变化 □ 遵医嘱正确服用或肌内注射药物 □ 协助医师完成各项检查化验	□ 办理出院手续 □ 书写出院小结
基础护理	□ 一级或二级护理 □ 晨晚间护理 □ 排泄管理 □ 患者安全管理	□ 一级或二级护理 □ 晨晚间护理 □ 排泄管理 □ 患者安全管理	□ 二级护理 □ 晨晚间护理 □ 患者安全管理
专科护理	□ 护理查体 □ 需要时，请家属陪护 □ 确定饮食种类 □ 心理护理	□ 遵医嘱完成相关检查 □ 心理护理 □ 必要时吸氧 □ 遵医嘱准确及时发放或肌内注射药物 □ 观察病情，注意有无神志精神改变	□ 病情观察 □ 心理护理
重点医嘱	□ 详见医嘱执行单	□ 详见医嘱执行单	□ 详见医嘱执行单
病情变异记录	□ 无 □ 有，原因： 1. 2.	□ 无 □ 有，原因： 1. 2.	□ 无 □ 有，原因： 1. 2.
护士签名			

（三）患者表单

巨幼细胞性贫血临床路径患者表单

适用对象：第一诊断为巨幼细胞性贫血

患者姓名：	性别： 年龄： 门诊号：	住院号：
住院日期： 年 月 日	出院日期： 年 月 日	标准住院日：10 天

时间	住院第 1 天	住院第 2～9 天	住院第 10 天（出院日）
医患配合	□ 配合询问病史、收集资料，请务必详细告知既往史、用药史、过敏史 □ 配合进行体格检查 □ 有任何不适请告知医师	□ 配合完善相关检查、化验，如采血、留尿、心电图、X 线胸片、B 超、胃肠镜等 □ 医师与患者及家属介绍病情，如有异常结果需要进一步检查 □ 配合用药及治疗 □ 配合医师调整用药 □ 有任何不适告知医师	□ 接受出院前指导 □ 知道复查程序 □ 获取出院诊断书
护患配合	□ 配合测量体温、脉搏、呼吸 3 次、血压、体重 1 次 □ 配合完成入院护理评估（简单询问病史、过敏史、用药史） □ 接受入院宣教（环境介绍、病室规定、订餐制度、贵重物品保管等） □ 配合执行探视和陪护制度 □ 有任何不适请告知护士	□ 配合测量体温、脉搏、呼吸 3 次、询问大便 1 次 □ 接受相关化验检查前宣教，正确留取标本，配合检查 □ 有任何不适告知护士 □ 接受输液、服药治疗 □ 注意活动安全，避免坠床或跌倒 □ 配合执行探视及陪护 □ 接受药物宣教	□ 接受出院宣教 □ 办理出院手续 □ 获取出院带药 □ 知道用药方法、作用、注意事项 □ 知道复印病历方法
饮食	□ 遵医嘱饮食	□ 遵医嘱饮食	□ 遵医嘱饮食
排泄	□ 正常排尿便	□ 正常排尿便	□ 正常排尿便
活动	□ 正常活动	□ 正常活动	□ 正常活动

附：原表单（2016 年版）

巨幼细胞性贫血临床路径表单

适用对象：第一诊断为巨幼细胞性贫血

患者姓名：		性别：	年龄：	门诊号：	住院号：

住院日期： 年 月 日	出院日期： 年 月 日	标准住院日：30 天

时间	住院第 1 天	住院第 2 天
主要诊疗工作	□ 询问病史及体格检查 □ 完成病历书写 □ 开实验室检查单 □ 对症支持治疗 □ 病情告知，必要时向患者家属告知病重或病危，并签署病重或病危通知书 □ 患者家属签署输血知情同意书、骨髓穿刺同意书	□ 上级医师查房 □ 完成入院检查 □ 骨髓穿刺术（形态学、病理、免疫分型、细胞、分子遗传学检查等） □ 继续对症支持治疗 □ 完成必要的相关科室会诊 □ 完成上级医师查房记录等病历书写 □ 向患者及家属交代病情及其注意事项
重点医嘱	**长期医嘱** □ 血液病护理常规 □ 一级或二级护理 □ 饮食 □ 视病情通知病重或病危 □ 其他医嘱 **临时医嘱** □ 血常规、尿常规、大便常规+隐血 □ 肝肾功能、电解质、凝血功能、血型、输血前检查、叶酸、维生素 B_{12}、血清铁蛋白、贫血四项 □ X 线胸片、心电图、腹部彩超、心脏超声、胃镜、结肠镜 □ 输注红细胞（有指征时） □ 溶血相关检查 □ 感染部位病原学检查（必要时）、^{14}C 呼气试验 □ 其他医嘱	**长期医嘱** □ 患者既往基础用药 □ 其他医嘱 **临时医嘱** □ 血常规 □ 骨髓穿刺 □ 骨髓相关检查 □ 输注红细胞（有指征时） □ 其他医嘱
主要护理工作	□ 介绍病房环境、设施和设备 □ 入院护理评估 □ 宣教	□ 观察患者病情变化
病情变异记录	□ 无　□ 有，原因： 1. 2.	□ 无　□ 有，原因： 1. 2.
护士签名		
医师签名		

时间	住院第 3 ~ 5 天	住院第 6 ~ 21 天
主要诊疗工作	□ 上级医师查房 □ 复查血常规 □ 观察血红蛋白、白细胞、血小板计数变化 □ 根据体检、骨髓检查结果和既往资料，进行鉴别诊断和确定诊断 □ 根据其他检查结果进行鉴别诊断，判断是否合并其他疾病 □ 开始治疗 □ 保护重要脏器功能 □ 注意观察药物的不良反应，并对症处理，完成病程记录	□ 上级医师查房，注意病情变化 □ 住院医师完成病历书写 □ 复查血常规 □ 注意观察体温、血压、体重等 □ 成分输血、抗感染等支持治疗（必要时） □ 造血生长因子（必要时）
重点医嘱	**长期医嘱（视情况可第 2 天起开始治疗）** □ 其他医嘱 **临时医嘱** □ 复查血常规 □ 复查血生化、电解质 □ 输血医嘱（有指征时） □ 对症支持 □ 其他医嘱 □ 口服叶酸，10mg，每日 3 次 □ 口服或肌内注射：维生素 B_{12} 或甲钴胺，0.5mg，每日 1 次，肌内注射 □ 其他医嘱	**长期医嘱** □ 洁净饮食 □ 抗感染等支持治疗（必要时） □ 其他医嘱 **临时医嘱** □ 血、尿、便常规 □ 血生化、电解质 □ 输血医嘱（必要时） □ 影像学检查（必要时） □ 病原微生物培养（必要时） □ 血培养（高热时） □ 静脉插管维护、换药 □ 骨髓穿刺（可选） □ 骨髓形态学（可选） □ 其他医嘱
主要护理工作	□ 随时观察患者病情变化 □ 心理与生活护理 □ 嘱患者多饮水	□ 随时观察患者情况 □ 心理与生活护理 □ 嘱患者多饮水
病情变异记录	□ 无　□ 有，原因： 1. 2.	□ 无　□ 有，原因： 1. 2.
护士签名		
医师签名		

时间	住院第 22～29 天	住院第 30 天 （出院日）
主要 诊疗 工作	□ 上级医师查房 □ 住院医师完成常规病历书写 □ 根据血常规情况，决定复查骨髓穿刺	□ 上级医师查房，进行评估，确定有无并发症情况，明确是否出院 □ 完成出院记录、病案首页、出院证明书等 □ 向患者交代出院后的注意事项，如返院复诊的时间、地点、发生紧急情况时的处理等
重 点 医 嘱	**长期医嘱** □ 洁净饮食 □ 停用抗菌药物（根据体温及症状、体征及影像学） □ 其他医嘱 **临时医嘱** □ 骨髓穿刺 □ 骨髓形态学、微小残留病检测 □ 血、尿、便常规 □ 输血医嘱（必要时） □ 其他医嘱	**出院医嘱** □ 出院带药 □ 定期门诊随访 □ 监测血常规
主要 护理 工作	□ 观察患者病情变化	□ 指导患者办理出院手续
病情 变异 记录	□ 无 □ 有，原因： 1. 2.	□ 无 □ 有，原因： 1. 2.
护士 签名		
医师 签名		

第三章

再生障碍性贫血临床路径释义

一、再生障碍性贫血编码

疾病名称及编码：再生障碍性贫血（ICD-10：D61）

二、临床路径检索方法

D61

三、再生障碍性贫血临床路径标准住院流程

（一）适用对象

第一诊断为 AA（ICD-10：D61）。

> 释义
>
> ■ 再生障碍性贫血（aplastic anemia，AA）是指多种病因、多种发病机制引起的
> 一种骨髓造血衰竭症（BMF），主要表现为骨髓有核细胞增生低下、全血细胞减少以
> 及由其导致的贫血、出血和感染。目前国内外公认的分型方法按照疾病严重程度分
> 型，分为重型（SAA）和非重型 AA（NSAA）。
>
> ■ 本路径适用于 SAA 和 NSAA。SAA 进入路径-1，NSAA 进入路径-2。

（二）诊断依据

根据《血液病诊断及疗效标准（第3版）》（张之南、沈悌主编，科学出版社）、《Guidelines
for the diagnosis and management of aplasticanemia》（2009）、《再生障碍性贫血诊断治疗专家共
识》（中华医学会血液学分会编著，临床内科杂志，2010）。

诊断标准：

1. AA：

（1）外周血：全血细胞减少，淋巴细胞比例升高，网织红细胞校正值减少；至少符合以下三
项中两项：Hb<100g/L；PLT<50 × 10^9/L；中性粒细胞绝对值（ANC）<1.5×10^9/L。

（2）骨髓涂片：多部位（不同平面）骨髓增生减低或重度减低；小粒空虚，非造血细胞
（淋巴细胞、网状细胞、浆细胞、肥大细胞等）比例增高；巨核细胞明显减少或缺如；红系、
粒系细胞均明显减少。

（3）骨髓活检（髂骨）：全切片增生减低，造血组织减少，脂肪组织和（或）非造血细胞增
多，网硬蛋白不增加，无异常细胞。

（4）除外检查：必须除外先天性和其他获得性、继发性骨髓衰竭性疾病。

■ 全血细胞减少的标准：至少符合以下 3 项中 2 项：Hb<100g/L，PLT<50×10⁹/L，ANC<1.50×10⁹/L。

■ 骨髓检查：强调多部位骨髓增生减低或重度减低，巨核细胞明显减少或缺如，最好结合骨髓活检明确诊断，骨髓病理检查能明确发现病态造血，有利于与低增生骨髓增生异常综合征鉴别。

■ AA 鉴别诊断：AA 应与其他引起全血细胞减少的疾病相鉴别。AA 属于 BMF，BMF 分为先天性和获得性两种，前者如 Fanconi 贫血、先天性角化不良综合征、MonoMac 综合征等，后者又分为原发性和继发性，如原发 BMF 包括阵发性睡眠性血红蛋白尿（PNH）、低增生性骨髓增生异常综合征/急性髓细胞白血病（MDS/AML），自身抗体介导的全血细胞减少，意义未明的血细胞减少（ICUS）［包括非克隆性 ICUS、意义未明克隆性血细胞减少（CCUS）］；继发性 BMF 包括造血系统肿瘤，如毛细胞白血病（HAL）、T 细胞型大颗粒淋巴细胞白血病（T-LGLL）、多发性骨髓瘤（MM）、霍奇金淋巴瘤或非霍奇金淋巴瘤，其他系统肿瘤浸润骨髓，原发性骨髓纤维化，神经性厌食或长期饥饿，急性造血功能停滞、肿瘤性疾病因放化疗所致骨髓抑制等。此外，还需与分枝杆菌感染及原发免疫性血小板减少症鉴别。

2. AA 程度确定（分型）：

（1）重型 AA 诊断标准（Camitta 标准）：①骨髓细胞增生程度<正常的 25%；如≥正常的 25%但<50%，则残存的造血细胞应<30%；②血常规：需具备下列 3 项中的 2 项：ANC<0.5×10⁹/L；校正的网织红细胞<1%或绝对值<20×10⁹/L；PLT<20×10⁹/L；③若 ANC<0.2×10⁹/L 为极重型 AA。

（2）非重型 AA 诊断标准：未达到重型标准的 AA。

■ 根据骨髓增生程度和外周血象情况，满足以上重型 AA 标准的即诊断为重型 AA，再根据中性粒细胞数量如<0.2×10⁹/L 为极重型 AA，否则就判定为非重型（NSAA）。

（三）治疗方案的选择

根据《内科学（第 7 版）》（叶任高、陆再英主编，人民卫生出版社）、《内科学》（王吉耀主编，人民卫生出版社）、《Guidelines for the diagnosis and management of aplasticanemia》（2009）、《再生障碍性贫血诊断治疗专家共识》（中华医学会血液学分会编著，临床内科杂志，2010）。

首先进行诊断分型，根据分型确定治疗方案。

■ 根据疾病严重程度治疗方案的选择分为路径-1 适用于 SAA 和路径-2 适用于 NSAA。

■路径-1针对SAA患者，包括：

1. 支持治疗：

（1）成分血输注：①纠正贫血：红细胞输血指征一般为血红蛋白（Hb）<60g/L。或老年（≥60岁）、代偿反应能力低（如伴有心、肺疾患）、需氧量增加（如感染、发热、疼痛等）、氧气供应缺乏加重（如失血、肺炎等）时可放宽输血阈值至Hb≤80g/L；尽量输注红细胞悬液；拟行异基因造血干细胞移植者应输注辐照或过滤后的红细胞和血小板悬液；②输注血小板：存在血小板消耗危险因素者（感染、出血、使用抗菌药物或ATG/ALG等）或SAA预防性血小板输注指征为PLT<20×10^9/L，病情稳定者为10×10^9/L，出现严重出血者则不受上述标准限制；③粒细胞输注：粒细胞缺乏伴不能控制的细菌和真菌感染，广谱抗菌药物及抗真菌药物治疗无效可以考虑粒细胞输注治疗，粒细胞寿命仅6~8小时，建议连续输注3天以上，输注治疗过程中应密切注意相关不良反应，如输血相关性急性肺损伤、同种异体免疫反应及发热反应。

（2）感染治疗与预防：发热患者按照"中性粒细胞减少伴发热"的治疗原则处理。欲行移植及IST治疗者建议给予预防性抗细菌、抗病毒及抗真菌治疗；造血干细胞移植后需预防卡氏肺孢子菌感染，如使用复方磺胺甲噁唑。

（3）祛铁治疗：长期反复输血超过20U和（或）血清铁蛋白水平增高达铁过载标准的患者，可酌情予祛铁治疗。

（4）其他保护措施：SAA患者应予以保护性隔离，有条件者入住层流床或病房；避免出血，减少活动；必要的心理护理。需注意饮食卫生。

（5）疫苗接种：已有一些报道提示接种疫苗可导致BMF或AA复发，除非绝对需要否则不主张接种疫苗。

2. SAA的标准治疗：

（1）异基因造血干细胞移植：①HLA相合同胞供者干细胞移植：适用于年龄≤35岁且有HLA相合同胞供者的SAA；②HLA相合的无关供者造血干细胞移植：对于曾经抗胸腺强化免疫抑制治疗（IST）失败的年轻SAA患者如无亲缘全相合供者，也可考虑无关全相合异基因移植；③亦有研究显示单倍体造血干细胞移植应用于SAA治疗有效（如行骨髓移植则退出本临床路径）。

（2）免疫抑制治疗：①IST［环孢素（CsA）+抗胸腺细胞球蛋白（ATG）/抗淋巴细胞球蛋白（ALG）］：适用于>35岁或年龄虽≤35岁但无HLA相合同胞供者的重型或极重型AA患者、输血依赖的非重型AA；CsA联合促造血治疗6个月无效者也可考虑。兔源ATG（ATG-R）2.5~3.5mg/（kg·d）或猪源ALG（ALG-P）20~30mg/（kg·d），连用共5天，静脉持续滴注12~18小时。输注之前均应按照相应药品制剂说明进行皮试和（或）静脉试验，试验阴性方可接收ATG/ALG治疗。每日使用ATG/ALG时应同步应用肾上腺糖皮质激素防止过敏反应。急性不良反应包括超敏反应、发热、僵直、皮疹、高血压或低血压及液体潴留。血清病反应（关节痛、肌痛、皮疹、轻度蛋白尿和血小板减少）一般出现在ATG/ALG治疗后1周左右，因此激素应足量用至15天，随后逐渐减量，一般2周后减停；CsA：联合ATG/ALG用于SAA，口服剂量3~5mg/（kg·d），口服，与ATG应用同时开始或ATG开始后的第4周起。第1次ATG/ALG治疗无效或复发患者推荐第2次ATG/ALG治疗。两次间隔3~6个月，第2个疗程的ATG/ALG，选择另一动物种属来源的ATG/ALG，以减少发生过敏反应和严重血清病风险。CsA 治疗 AA 的确切有效浓度并不明确,有效血药浓度较大,一般目标血药浓度(谷浓度)成人为 150~250ng/ml,儿童 100~150ng/ml,每周监测 CsA 血浓度 1~2 次。临床可根据药物浓度及疗效调整 CsA 的应用剂量。CsA 减量过快会增加复发风险,一般建议逐渐缓慢减量,疗效达平台期后持续服药至少 12 个月。服用 CsA 期间应定期监测血压、肝肾功能;②其他免疫抑制剂:大剂量环磷酰胺:由于大剂量环磷酰胺 [45mg/(kg·d)×4 天] 的高致死率和严重毒性,不推荐其用于不做造血干细胞移植的初诊患者或 ATG 联合 CsA 治疗失败的 AA 患者。麦考酚酸吗乙酯(MMF):对于该药的研究主要集中于治疗难治性 AA,但多个中心研究表明 MMF 对难治性 AA 无效。他克莫司(FK506):与 CsA 抑制 T 细胞活化的信号通路相同但作用更强、肾毒性更小,且无牙龈增生,因此被用来替换 CsA 用于 AA 的治疗,初步效果令人鼓舞,值得临床探索。雷帕霉素(西罗莫司):在抑制 T 细胞免疫方面与 CsA 有协同作用,但最新研究显示,在 ATG 联合 CsA 基础上加用雷帕霉素不能提高患者的治疗反应率。雷帕霉素联合 CsA 治疗难治/复发 AA 的临床研究正在进行。抗 CD52 单抗:已有部分学者应用 CD52 单克隆抗体治疗复发 SAA,但仍缺乏大规模的临床病例来肯定该药物疗效,故目前仅推荐考虑作为二线方案,应用于治疗复发 SAA。

3. 促进造血治疗:①雄激素可以刺激骨髓红系造血,减轻女性患者月经期出血过多,是 AA 治疗的基础促造血用药。其与 CsA 配伍,治疗 NSAA 有一定疗效。一般应用司坦唑醇、十一酸睾酮或达那唑,应定期复查肝功能。②据报道 GM-CSF、G-CSF 配合免疫抑制剂使用可发挥促造血作用。也有人主张加用促红细胞生成素(EPO)。重组人血小板生成素(TPO)及白细胞介素 11(IL-11)据报道也可与 IST 联合有效治疗 AA。③艾曲波帕是血小板受体激动剂,美国 FDA 已批准应用于重型再生障碍性贫血免疫抑制治疗未痊愈患者的治疗。

■ 路径-2 针对 NSAA 患者,包括:

1. 支持治疗:纠正贫血、治疗感染、祛铁治疗及其他保护措施同路径-1。

2. NSAA 治疗:分输血依赖和非输血依赖 NSAA,前者可以选择 IST 及促进造血治疗;后者可选择促进造血和(或)CsA 治疗,治疗 6 个月无效的患者可按 SAA 治疗进入路径-1(如选择移植则退出本路径)。CsA 可单独或联合雄激素用于 NSAA 患者,剂量及监测同路径-1。

3. 促进造血治疗:同路径-1。

■ 特殊类型 AA 的治疗:

1. 出现异常克隆 AA 患者的处理:少部分 AA 患者在诊断时存在细胞遗传学克隆异常,常见有:+8、+6、13 号染色体异常。一般异常克隆仅占总分裂相的很小部分,可能为一过性,可以自行消失。一些研究显示有无上述遗传学异常的 AA 对 IST 的反应类似。有异常核型的 AA 患者应该每隔 3~6 个月做 1 次骨髓细胞遗传学分析,异常分裂象增多提示疾病转化。

2. 伴有明显 PNH 克隆的 AA 患者的处理:在 AA 患者可检测到少量 PNH 克隆,患者骨髓细胞减少但并不出现溶血。通常仅单核细胞和中性粒细胞单独受累,并且仅占很小部分。推荐对这些患者的处理同无 PNH 克隆的 AA 患者。伴有明显 PNH 克隆(>50%),及伴溶血临床及生化指标的 AA 患者慎用 ATG/ALG 治疗。AA-PNH 或 PNH-AA 综合征患者治疗以针对 PNH 为主,兼顾 AA。推荐对于 PNH 克隆进行长期监测。

3. 妊娠AA患者的处理：AA可发生于妊娠过程中，有些患者需要支持治疗。AA患者妊娠后，疾病可能进展。妊娠AA患者主要是给予支持治疗，输注血小板维持患者血小板计数在20×10^9/L以上。不推荐妊娠期使用ATG/ALG，可予CsA治疗。妊娠期间应该严密监测患者孕情、血常规和重要脏器功能。

4. 肝炎相关性AA的处理：肝炎相关性再生障碍性贫血大都在肝炎发生后的2～3个月发病。如果发病前有黄疸史（通常为发病前的2～3个月）则提示可能为肝炎相关性再生障碍性贫血。肝功能检查有利于发现肝炎相关性再生障碍性贫血。肝炎相关性AA的肝炎病原学检查可为阴性。应该检测甲型肝炎抗体、乙型肝炎表面抗原、丙型肝炎抗体及EBV。合并肝炎的AA病情一般较重，对治疗反应差，预后不良。

5. 老年AA的治疗：IST仍为首选，ATG治疗AA无年龄限制，但老年AA患者治疗前要评估合并症。ATG/ALG治疗老年AA患者时，出血、感染和心血管事件发生风险相对年轻患者较高，因此需要注意老年患者的心功能、肝功能、血脂、糖耐量等方面问题。鉴于肾毒性和高血压的风险，建议老年AA患者的CsA治疗血药谷浓度在100～150μg/L。部分有同基因供者的患者可以考虑造血干细胞移植。尽管对于NSAA患者，ATG联合CsA比单用CsA疗效更好，但是，对于老年患者ATG治疗的相关不良反应更大，风险更高，因此是否应用仍需谨慎。其他治疗包括单药CsA，雄激素及阿仑单抗。不耐受或拒绝免疫抑制治疗的患者可给予中医中药等支持对症治疗。

（四）标准住院日

30天（NSAA），90天内（SAA）。

> **释义**
>
> ■ SAA患者入院后，完善外周血及骨髓检查3～7天，一旦明确诊断，尽早给予治疗。
>
> ■ SAA可根据患者选择免疫抑制联合治疗，待血象回升并脱离粒细胞缺乏同时血小板脱离输注并>20×10^9/L，无临床出血表现可予以出院，住院时间不超过90天均符合路径要求。如果经上述方法治疗后患者条件允许，住院时间可以低于上述住院天数。
>
> ■ NSAA非输血依赖患者可选择单用CsA治疗，服用后监测不良反应及血药浓度，待达到治疗浓度并可耐受可予以出院，住院时间可低于上述30天。

（五）进入路径标准

1. 第一诊断必须符合ICD-10：D61再生障碍性贫血（AA）疾病编码。

2. 当患者同时具有其他疾病诊断，但住院期间不需要特殊处理也不影响第一诊断的临床路径流程实施时，可以进入路径。

释义

■ 经入院常规检查发现以往所没有发现的疾病，而该疾病可能影响本路径实施的暂不宜进入本路径。

■ 对于入院时合并致命性感染，经广谱抗菌药物应用 1 周后感染有加重，或合并有脏器功能不全、基本生命体征不稳定的患者不适合进入本临床路径。

■ 同时合并重要脏器出血如颅内出血、大量消化道出血、肺出血等不适合进入本临床路径。

（六）住院期间检查项目

1. 必须的检查项目：

（1）血常规+血涂片形态学分析、网织红细胞、血型、凝血功能、尿常规、大便常规+隐血。

（2）骨髓穿刺：形态学（髂骨和胸骨双部位）、细胞化学、免疫表型分析、细胞/分子遗传学。

（3）骨髓活检：形态学、免疫组织化学和嗜银染色。

（4）肝肾功能、电解质、输血前相关检查：HIV、梅毒和病毒性肝炎标志物（需要输注血制品时）。

（5）X 线胸片、心电图、腹部 B 超、心脏超声。

2. 根据患者情况可选择的检查项目：骨髓祖细胞培养、HLA 配型、免疫全项和风湿抗体、淋巴细胞免疫表型、甲状腺功能、GPI 锚链蛋白检测等溶血相关检查、骨髓细胞抗体、先天性骨髓衰竭症筛查试验（如 MMC 试验等）、叶酸、维生素 B_{12}、铁蛋白、铁代谢相关检查、感染部位病原菌培养等。

释义

■ 尿、大便常规有助于明确有无感染和出血的存在，用于评估患者感染部位和出血的情况。

■ 网织红细胞计数有助于明确骨髓造血衰竭程度，如网织红细胞计数不低，一般不考虑为 SAA，除非 NSAA 治疗恢复期或 AA-PNH 综合征；输血患者需明确 ABO 血型；血涂片细胞学分类有助于明确血细胞分类比例及形态变化；血常规检查可区分 SAA 和 NSAA，并作为是否需要进行成分输血指标；肝肾功能及电解质有助于判断患者脏器功能情况，是否合并其他疾病，并了解患者一般情况；感染性疾病筛查有助于明确再生障碍性贫血发病原因及是否合并感染，有助临床针对感染采取治疗；凝血分析全项有助于判断是否合并凝血功能异常，了解患者出血风险；抗人球蛋白试验明确是否合并免疫性溶血性贫血；免疫球蛋白、抗核抗体和抗双链 DNA 抗体有助于明确鉴别诊断。

■ 骨髓检查包括穿刺涂片、活检及细胞遗传学检查，有助于了解骨髓衰竭程度，细胞形态及比例，非造血细胞情况，有无染色体异常及先天性再生障碍性贫血的存在，对于诊断及鉴别诊断至关重要。多部位骨髓穿刺：至少包括髂骨和胸骨，骨髓涂片分析：造血细胞增生程度；粒、红、淋巴系细胞形态和阶段百分比；巨核细胞数目和形态；小粒造血细胞面积；是否有异常细胞等。骨髓活检：至少取 2cm 骨髓组织（髂骨）标本用以评估骨髓增生程度、各系细胞比例、造血组织分布（有无灶性 CD34$^+$细胞分布等）情况，以及是否存在骨髓浸润、骨髓纤维化等。

■ 相关病毒包括微小病毒 B19、EB 病毒及 CMV 病毒等检测有助于明确 AA 发病原因，并可采取有效抗病毒治疗。

■ 胸部 X 线检查有助于了解肺部情况，是否合并感染及严重程度；腹部超声波检查用于明确患者是否存在肝脾肿大及其他腹部脏器病变情况。

■ 血、尿、便、咽培养及影像学检查有助于明确感染病原学及感染部位；维生素 B$_{12}$和叶酸测定有助于排除巨幼细胞性贫血导致的全血细胞减少；酸溶血试验和（或）流式细胞学检测 CD55、CD59（必要时有条件者可行 FLAER 检查）及血红蛋白电泳有助于排除 PNH 和遗传性贫血病。

■ T 细胞亚群测定（如 CD4$^+$、CD8$^+$、Th1、Th2、Treg 等）及细胞因子（如 IFN-γ、IL-4、IL-10 等）、自身抗体和风湿抗体、造血干细胞及大颗粒 T 淋巴细胞相关标志检测，有助于明确是否存在 T 细胞免疫异常，免疫相关指标检测有利于鉴别免疫相关全血细胞减少及 T-LGLL。

■ 细胞遗传学：常规核型分析、荧光原位杂交 [del（5q33）、del（20q）等] 以及遗传性疾病筛查（儿童或有家族史者推荐做染色体断裂试验），胎儿血红蛋白检测。

■ 可选检测项目：有条件的医院可开展以下项目：骨髓造血细胞膜自身抗体检测；血清 TPO 水平测定；端粒长度及端粒酶活性检测、端粒酶基因点突变检测、体细胞基因突变检测，有利于短端粒综合征与 CCUS、MDS 的鉴别诊断及对治疗方式的选择。

（七）治疗开始时间

诊断明确后第 1 天。

（八）治疗方案与药物选择

1. 支持对症治疗。

2. 联合免疫抑制治疗：可选择下列药物进行单药或联合治疗。如环孢素、抗胸腺细胞球蛋白/抗淋巴细胞球蛋白等。

3. 促造血治疗：如雄激素、血小板生成素/血小板生成素类似物、重组人粒细胞刺激因子、重组人红细胞生成素等。

> **释义**
>
> ■ 支持治疗为再生障碍性贫血治疗过程中的基础治疗，为进一步治疗奠定基础；红细胞输注可快速有效改善贫血，提高患者耐受性，血小板输注可预防出血，降低重要脏器出血导致死亡的风险；治疗和预防感染可减少重症感染发生率，为后续治疗创造有利条件；对症处理可以改善患者不适。
>
> ■ 应用 ATG-R 和 ALG-P 治疗的患者需注意过敏及血清病的预防；CsA 治疗过程中需检测血清药物浓度，注意药物所致的不良反应；对于肾上腺皮质激素的使用应慎重；免疫调节药主要用于 NSAA，如脾多肽注射液等免疫双向调节剂，可调节淋巴细胞和巨噬细胞功能、刺激骨髓细胞增殖，产生大量白细胞，提高造血功能，改善

机体细胞免疫功能。

■ 雄激素可选择十一酸睾酮、司坦唑醇或达那唑。治疗中需定期检测肝肾功能，注意因雄性激素所致不良反应，对于肌内注射雄激素需警惕注射部位的局灶感染及出血的发生。

■ 中医药如复方皂矾丸等对于 AA 和肿瘤放化疗致白细胞、血小板减少等骨髓抑制具有良好疗效。

■ 对于配合上述治疗的同时造血生长因子刺激造血至关重要，EPO 的使用可以减少因过多红细胞的输注而导致的铁过载；TPO 和 IL-11 可以刺激血小板生成，减少因血小板抗体产生导致的血小板输注无效；重组人集落刺激因子可以刺激粒细胞回升。脱氧核苷酸钠注射液能增进骨骼造血功能，可用于血小板减少症及再生障碍性贫血等支持治疗。

■ 艾曲波帕是血小板受体激动剂，美国 FDA 已批准应用于重型再生障碍性贫血免疫抑制治疗未痊愈患者的治疗。

■ 接受 ATG/ALG 和 CsA 治疗的患者应密切随访，定期检查以便及时评价疗效和不良反应（包括演变为克隆性疾病如 PNH、MDS 和 AML 等）。建议随访观察点为 ATG/ALG 用药后 3 个月、6 个月、9 个月、1 年、1.5 年、2 年、2.5 年、3 年、3.5 年、4 年、5 年、10 年。

（九）出院标准

1. 一般情况良好。
2. 没有需要住院处理的并发症和（或）合并症。

> **释义**
>
> ■ 对于 SAA 需达到粒细胞>0.5×10⁹/L，无输血情况下血小板>20×10⁹/L，病情稳定，无明显贫血、出血症状及高热的患者可予以出院。
>
> ■ NSAA 患者经明确诊断后可以制定治疗方案后出院定期门诊随访。

（十）变异及原因分析

1. 治疗中、后有感染、贫血、出血及其他合并症者，进行相关的诊断和治疗，可适当延长住院时间或退出路径。
2. 已明确诊断并决定进行造血干细胞移植的患者退出此路径。

> **释义**
>
> ■ 对于进行免疫抑制剂治疗无效的 SAA 患者，如需进一步治疗如寻找到合适供者进行移植，则退出本临床路径。
>
> ■ 治疗过程中因出现各种合并症需要继续住院治疗的可适当延长住院日，若出现严重并发症影响本路径实施的可退出本路径。

四、再生障碍性贫血临床路径给药方案

纠正贫血 → 输血指征为Hb<60g/L，或老年（≥60岁）、代偿反应能力低（如伴有心、肺疾患）、需氧量增加（如感染、发热、疼痛等）、氧气供应缺乏加重（如失血、肺炎等）时可放宽输血阈值至Hb≤80g/L

输注血小板 → 存在血小板消耗危险因素者或SAA预防性血小板输注阈值<20×10⁹/L，而病情稳定者为10×10⁹/L，出现严重出血者则不受上述标准限制

治疗感染 → 按照"中性粒细胞减少伴发热"的治疗原则处理，需注意真菌感染的预防及治疗

祛铁治疗 → 长期输血导致血清铁蛋白水平超过1000ng/L时予以祛铁治疗

其他保护措施 → SAA患者应予以保护性隔离，有条件者入住层流床或病房；避免出血，减少活动；杜绝使用对骨髓有损伤作用和抑制血小板功能的药物；必要的心理护理

SAA → 环孢素+ATG/ALG：适用于年龄>35岁或年龄虽≤35岁，但无合适供者的SAA、输血依赖的NSAA且CsA联合促造血治疗6个月的无效者，ATG-R 2.5~3.5mg/（kg·d）或ALG-P 20~30mg/（kg·d），连用共5天，CsA 3~5mg/（kg·d），口服，与ATG应用同时开始或ATG开始后的第四周起，每周监测CsA血浓度1~2次，目标血药浓度（谷浓度）为150~250ng/ml

NSAA → 输血依赖者可选择环孢素+ATG/ALG及促造血治疗；非输血依赖者可选择促造血和（或）CsA治疗，剂量及监测同上

中医药 → 治宜补肾为本，兼益气活血，如复方皂矾丸、再障生血片等

促造血治疗 → 雄激素：丙酸睾丸酮50~100mg/d肌内注射，司坦唑酮6~12mg/d，口服；十一酸睾酮120~160mg/d，口服；混合睾酮酯250mg，每周二次肌内注射造血生长因子EPO、G-CSF、GM、CSF和TPO等使用

【用药选择】

1. 一旦确诊SAA应尽早开始针对本病的治疗，同时进行支持治疗，如有感染存在应选用广谱抗菌药物治疗感染，并进行相关病原学检查，如治疗无效应根据药敏试验结果调整抗菌药物的应用；抗细菌治疗无效或最初有效而再次发热者应给予抗真菌治疗。对于进行免疫抑制治疗的患者建议给予预防性抗病毒治疗。

2. SAA患者入院后有贫血及出血症状的患者应立即予成分输血支持，有条件的应输注辐照或过滤后的红细胞和血小板悬液。因产生抗血小板抗体而导致无效输注者应输注HLA配型相

合的血小板；粒细胞缺乏伴严重感染危及生命者在联合抗菌药物与 G-CSF 疗效欠佳时可以考虑输注粒细胞。

3. NSAA 患者可单独或联合雄激素及中药治疗。

【药学提示】

1. ATG/ALG 使用需注意过敏反应及血清病的发生，使用前和同时同步应用肾上腺糖皮质激素防止过敏反应。急性期不良反应包括超敏反应、发热、僵直、皮疹、高血压或低血压及液体潴留，患者床旁应备气管切开包、肾上腺素。血清病反应一般出现在 ATG/ALG 治疗后 1 周左右，临床表现为关节痛、肌痛、皮疹、轻度蛋白尿和血小板减少，因此糖皮质激素应足量用至 15 天，随后逐渐减量至 2 周后停用。应用 ATG/ALG 期间建议使血小板维持 $>10\times10^9$/L。

2. 环孢素使用过程中需定期检测血药浓度，一般目标血药浓度（谷浓度）为 $150\sim250\mu g$/L。环孢素的主要不良反应为消化道症状、齿龈增生、色素沉着、肌肉震颤、多毛、肝肾功能损害，少数出现头痛和血压变化，多数患者对症处理后减轻，必要时减量甚至停药。环孢素减量过快会增加复发风险，一般推荐维持治疗至少 12 个月。服用环孢素期间定期检测肝肾功能及血压。注意在合并药物时有些药物会影响环孢素血浓度，应根据血药浓度调整用药剂量。

3. 雄激素的不良反应为肝肾功能损害、男性化，应用过程中需定期检测肝功能。

4. 造血因子联合上述药物的使用可发挥促造血作用，疗程应根据患者血常规反应而定，一般不宜过短。

【注意事项】

免疫抑制剂联合治疗存在远期克隆性疾病的发生如 PNH、MDS 发生的可能。

国外研究显示一些因素可以预测 IST 治疗有效性，如：①年龄小疗效好；②病情较轻疗效好；③网织红细胞绝对值 $>25\times10^9$/L 且淋巴细胞绝对值 $>1.0\times10^9$/L 疗效好；④染色体异常+8 或 del（13q）疗效好；⑤存在 PNH 克隆疗效好；⑥端粒长度虽不能预测血液学反应，但长端粒组 IST 治疗后总体生存率较好。

五、推荐表单

(一) 医师表单

再生障碍性贫血临床路径医师表单-1

适用对象：第一诊断为再生障碍性贫血 (ICD-10：D61)，并符合 2010 年《再生障碍性贫血诊断专家共识》[中华医学会血液学分会红细胞疾病 (贫血) 血组] 的 SAA 诊断标准

患者姓名：	性别： 年龄： 门诊号： 住院号：
住院日期： 年 月 日	出院日期： 年 月 日	标准住院日：90 天

时间	住院第 1 天	住院第 2 天
主要诊疗工作	□ 询问病史及体格检查 □ 完成病历书写 □ 开实验室检查单 □ 对症支持治疗 □ 病情告知，必要时向患者家属告知病重或病危，并签署病重或病危通知书 □ 患者家属签署输血知情同意书、骨髓穿刺同意书	□ 上级医师查房 □ 完成入院检查 □ 骨髓穿刺术 (形态学、病理、免疫分型、细胞、分子遗传学检查等) □ 继续对症支持治疗 □ 完成必要的相关科室会诊 □ 完成上级医师查房记录等病历书写 □ 向患者及家属交代病情及其注意事项
重点医嘱	**长期医嘱** □ 血液病护理常规 □ 一级护理 □ 饮食 □ 视病情通知病重或病危 □ 其他医嘱 **临时医嘱** □ 血常规、尿常规、大便常规+隐血 □ 肝肾功能、电解质、凝血功能、血型、输血前检查 □ X 线胸片、心电图、腹部 B 超、心脏超声 □ 输注红细胞或血小板 (有指征时) □ 溶血相关检查 □ 感染部位病原学检查 (必要时) □ 其他医嘱	**长期医嘱** □ 患者既往基础用药 □ 其他医嘱 **临时医嘱** □ 血常规 □ 骨髓穿刺 □ 骨髓相关检查 □ T 细胞亚群测定 □ 输注红细胞或血小板 (有指征时) □ 其他医嘱
病情变异记录	□ 无 □ 有，原因： 1. 2.	□ 无 □ 有，原因： 1. 2.
医师签名		

时间	住院第 3~7 天	住院第 8~30 天
主要诊疗工作	□ 上级医师查房 □ 复查血常规 □ 观察血红蛋白、白细胞、血小板计数变化 □ 根据体检、骨髓检查结果和既往资料，进行鉴别诊断和确定诊断 □ 根据其他检查结果进行鉴别诊断，判断是否合并其他疾病 □ 开始治疗 □ 保护重要脏器功能 □ 注意观察药物的不良反应，并对症处理，完成病程记录	□ 上级医师查房，注意病情变化 □ 住院医师完成病历书写 □ 复查血常规 □ 注意观察体温、血压、体重等 □ 成分输血、抗感染等支持治疗（必要时） □ 造血生长因子（必要时）
重点医嘱	**长期医嘱（视情况可第 2 天起开始治疗）** □ CsA 3~5mg/（kg·d）；定期监测 CsA 血药浓度，维持血药浓度 150~250ng/ml □ 十一酸睾酮 40mg，tid；司坦唑醇片 2mg，tid □ 其他医嘱 **临时医嘱** □ 复查血常规 □ 复查血生化、电解质 □ 输血医嘱（有指征时） □ 对症支持 □ 其他医嘱 □ 兔 ATG 方案： 　ATG 2.5~3.5mg/（kg·d），第 1~5 天；糖皮质激素、马来酸氯苯那敏、苯海拉明等抗过敏。应用前需要过敏试验 □ 猪 ALG 方案： 　ALG 20~30mg/（kg·d），第 1~5 天；糖皮质激素、马来酸氯苯那敏、苯海拉明等抗过敏。应用前需要过敏试验 □ G-CSF 5~10μg/（kg·d）（必要时） □ TPO 1.5 万 U，每周 3 次（必要时） □ EPO 3000~10000U 每周 3 次（必要时）	**长期医嘱** □ 洁净饮食 □ CsA 3~5mg/（kg·d）；定期监测 CsA 血药浓度，维持血药浓度 150~250ng/ml □ 十一酸睾酮 40mg，tid；司坦唑醇片 2mg，tid □ 抗感染等支持治疗（必要时） □ 其他医嘱 **临时医嘱** □ 血、尿、便常规 □ 血生化、电解质 □ 输血医嘱（必要时） □ 影像学检查（必要） □ 病原微生物培养（必要时） □ 血培养（高热时） □ 静脉插管维护、换药 □ 骨髓穿刺（可选） □ 骨髓形态学（可选） □ 其他医嘱
病情变异记录	□ 无　□ 有，原因： 1. 2.	□ 无　□ 有，原因： 1. 2.
医师签名		

时间	住院第 30 ~ 89 天	住院第 90 天 （出院日）
主要 诊疗 工作	□ 上级医师查房 □ 住院医师完成常规病历书写 □ 根据血常规情况，决定复查骨髓穿刺	□ 上级医师查房，进行评估，确定有无并 　发症情况，明确是否出院 □ 完成出院记录、病案首页、出院证明 　书等 □ 向患者交待出院后的注意事项，如返院 　复诊的时间、地点、发生紧急情况时的 　处理等
重 点 医 嘱	**长期医嘱** □ 洁净饮食 □ CsA 3 ~ 5mg/（kg·d）；定期监测 CsA 血药浓度， 　维持血药浓度 150 ~ 250ng/ml □ 十一酸睾酮　40mg, tid；或司坦唑醇片　2mg, tid □ 停用抗菌药物（根据体温及症状、体征及影像学） □ 其他医嘱 **临时医嘱** □ 骨髓穿刺 □ 骨髓形态学、PNH 克隆检测 □ 血、尿、便常规 □ HLA 配型（符合造血干细胞移植条件者） □ G-CSF：5 ~ 10μg/（kg·d）（必要时） □ TPO：1.5 万 U，每周 3 次（必要时） □ 输血医嘱（必要时） □ 其他医嘱	**出院医嘱** □ 出院带药 □ 定期门诊随访 □ 监测血常规
病情 变异 记录	□ 无　□ 有，原因： 1. 2.	□ 无　□ 有，原因： 1. 2.
医师 签名		

再生障碍性贫血临床路径医师表单-2

适用对象：第一诊断为再生障碍性贫血（ICD-10：D61），并符合2010年《再生障碍性贫血诊断专家共识》[中华医学会血液学分会红细胞疾病（贫血）血组] 的 NSAA 诊断标准

患者姓名：	性别： 年龄： 门诊号：	住院号：
住院日期： 年 月 日	出院日期： 年 月 日	标准住院日：30 天

时间	住院第 1 天	住院第 2 天
主要诊疗工作	□ 询问病史与体格检查 □ 开出常规检查、实验室检查单 □ 上级医师查房评估病情 □ 患者家属签署输血同意书、骨髓穿刺，及 PICC 插管同意书（必要时） □ 向患者家属告知并签署病重通知 □ 完成首次病程纪录和大病历 □ 对症处理：预防感染、止血、输血（必要时） □ 完成上级医师查房纪录	□ 上级医师查房：分型、治疗方案和预后评估 □ 完成上级医师查房纪录 □ 完成入院检查 □ 骨髓检查 □ 完成必要的相关科室会诊 □ 对症处理：止血、预防感染、成分输血（必要时）
重要医嘱	**长期医嘱** □ 血液病护理常规，二级护理 □ 饮食：普通饮食/糖尿病饮食、其他 □ 抗菌药物（必要时） **临时医嘱** □ 急查血常规+血型、网织红细胞计数、血涂片、凝血分析 □ 尿常规+镜检、抗人球蛋白试验、抗核抗体、免疫球蛋白、肝肾功能、感染性疾病筛查 □ 胸部 X 线片、腹部超声 □ 必要时作血红蛋白电泳、维生素 B_{12} 和叶酸、酸溶血试验和（或）流式细胞学检测 CD55、CD59、微小病毒 B19、EB 病毒、CMV 病毒、咽拭子培养、血培养等	**长期医嘱** □ 患者既往基础用药 □ 抗菌药物（必要时） **临时医嘱** □ 骨髓细胞学分类，有条件者作骨髓活检、染色体核型分析、流式细胞学检测 CD55、CD59、输血医嘱（必要时） □ 血常规
病情变异记录	□ 无 □ 有，原因： 1. 2.	□ 无 □ 有，原因： 1. 2.
医师签名		

时间	住院第 3~7 天	治疗第 1~5 天
主要诊疗工作	□ 根据初步骨髓结果制定治疗方案 □ 患者家属签署免疫治疗知情同意书 □ 雄激素治疗 □ 免疫抑制剂治疗 □ 住院医师完成病程记录 □ 上级医师查房 □ 对症处理：止血、预防感染、成分输血（必要时）	□ 上级医师查房，注意病情变化 □ 住院医师完成常规病例书写 □ 复查血细胞分析 □ 注意观察生命体征 □ 输血、抗炎等支持治疗（必要时）
重要医嘱	**长期医嘱** □ 雄激素治疗 □ 免疫抑制剂 □ 造血细胞因子（必要时） □ 抗菌药物（必要时） **临时医嘱** □ 输血医嘱（必要时） □ 每周复查 2 次血生化（肝肾功能）及电解质 □ 血培养、X 线胸片（必要时） □ 其他特殊医嘱	**长期医嘱** □ 普通饮食 □ 雄激素治疗 □ 免疫抑制剂（必要时） □ 保肝治疗（必要时） **临时医嘱** □ 全血细胞分析、尿便常规 □ 血生化全项、电解质 □ 输血、抗炎等支持治疗（必要时）
病情变异记录	□ 无　□ 有，原因： 1. 2.	□ 无　□ 有，原因： 1. 2.
医师签名		

时间	治疗第 5~10 天	住院第 14~30 天 （出院日）
主要诊疗工作	□ 上级医师查房，注意病情变化 □ 住院医师完成常规病例书写 □ 复查血细胞分析 □ 注意观察体温、血压等 □ 输血、抗炎等支持治疗（必要时） □ 监测环孢素浓度（必要时）	□ 上级医师查房，确定有无并发症情况，明确是否出院 □ 完成出院记录、病案首页、出院证明书 □ 向患者交待出院后的注意事项
重要医嘱	**长期医嘱** □ 普通饮食 □ 雄激素治疗 □ 免疫抑制剂（必要时） □ 保肝治疗（必要时） **临时医嘱** □ 全血细胞分析、尿便常规 □ 血生化全项、电解质 □ 输血、抗炎等支持治疗（必要时）	**出院医嘱** □ 出院带药：雄激素、免疫抑制药（必要时）、中药、保肝药物（必要时）
病情变异记录	□ 无 □ 有，原因： 1. 2.	□ 无 □ 有，原因： 1. 2.
医师签名		

（二）护士表单

再生障碍性贫血临床路径护士表单-1

适用对象：第一诊断为再生障碍性贫血（ICD-10：D61），并符合 2010 年《再生障碍性贫血诊断专家共识》[中华医学会血液学分会红细胞疾病（贫血）血组] 的 SAA 诊断标准

患者姓名：		性别： 年龄： 门诊号：	住院号：
住院日期： 年 月 日	出院日期： 年 月 日		标准住院日：90 天

时间	住院第 1 天	住院第 2 天
健康宣教	□ 入院宣教：医院相关制度及保护性消毒隔离制度、主管医师和护士 □ 介绍病室环境、设施，床单元，呼叫器使用方法 □ 安全宣教 □ 告知各项检查的目的及注意事项 □ 做好心理安慰，减轻患者入院后焦虑、紧张的情绪	□ 宣教疾病知识 □ 指导漱口和坐浴的方法 □ 指导日常饮食、卫生、活动等 □ 介绍骨髓穿刺、骨髓活检的目的、方法和注意事项 □ 完善治疗前检查的内容、方法和注意事项 □ 介绍 PICC 置管目的、方法及配合事项 □ 做好用药指导 □ 心理疏导
护理处置	□ 入院护理评估：询问病史；护理查体评估感染、贫血、出血部位、程度；了解入院当日实验室检查结果；评估营养状况及饮食习惯 □ 测量并记录生命体征 □ 建立护理记录（病危、重患者） □ 完成各项实验室检查的准备（加急实验室检查及时采集标本并送检） □ 建立静脉通路（必要时） □ 卫生处置：剪指（趾）甲、沐浴（条件允许时），更换病员服	□ 遵医嘱完成各项实验室检查标本的留取并及时送检 □ 遵医嘱协助并完成治疗前相关检查 □ 测量并记录生命体征 □ 对症护理 □ 遵医嘱给予静脉治疗
基础护理	□ 根据患者病情和生活自理能力确定护理级别（遵医嘱执行） □ 安全治疗环境维护 □ 口腔护理 □ 肛周护理	□ 执行分级护理 □ 安全治疗环境维护 □ 皮肤护理 □ 口腔护理 □ 肛周护理
专科护理	□ 执行血液病一般护理常规 □ 病情观察 □ 填写患者危险因素评估表（必要时） □ 感染、出血护理 □ 输血护理（必要时） □ 心理护理	□ 观察患者病情变化 □ 感染、出血护理（必要时） □ 输血护理（必要时） □ 静脉治疗护理 □ 倾听、心理疏导
重点医嘱	□ 详见医嘱执行单	□ 详见医嘱执行单
病情变异记录	□ 无 □ 有，原因： 1. 2.	□ 无 □ 有，原因： 1. 2.
护士签名		

时间	住院第 3~7 天	住院第 8~30 天
健康宣教	□ 免疫抑制剂、雄激素治疗宣教 告知用药及注意事项 免疫治疗期间患者饮食、个人卫生 免疫治疗期间嘱患者多饮水的意义 对陪护家属的健康指导 □ PICC 置管后宣教 □ 并发症及预防措施 □ 局部活动的意义和方法 □ 安全宣教	□ 免疫抑制剂使用期间宣教：预防感染 □ 造血细胞集落刺激因子治疗宣教 □ 安全宣教 □ 饮食指导 □ 指导做好个人卫生工作
护理处置	□ 遵照医嘱完成治疗前各项检查 □ 遵照医嘱及时给予对症治疗 □ 测量并记录生命体征 □ PICC 导管维护 □ 执行保护性隔离措施	□ 遵照医嘱完成治疗相关检查 □ 遵照医嘱及时给予对症治疗 □ 免疫抑制剂治疗期间生命体征监护并记录 □ PICC 导管维护 □ 执行保护性隔离措施
基础护理	□ 环境护理 □ 执行分级护理 □ 皮肤护理 □ 口腔护理 □ 肛周护理	□ 环境护理 □ 执行分级护理 □ 口腔护理 □ 皮肤护理 □ 肛周护理
专科护理	□ 病情观察 □ 饮食护理 □ 祛铁治疗 □ 感染、出血护理 □ 输血护理（必要时） □ 心理护理	□ 观察患者病情变化，重点观察免疫抑制剂的不良反应 □ 感染、出血护理 □ 生命体征监测，必要时做好重症记录 □ 输血护理（必要时） □ 心理护理
重点医嘱	□ 详见医嘱执行单	□ 详见医嘱执行单
病情变异记录	□ 无 □ 有，原因： 1. 2.	□ 无 □ 有，原因： 1. 2.
护士签名		

时间	住院第 30~89 天	住院第 90 天 （出院日）
健康宣教	□ 加强感染和出血的预防宣教 □ 饮食指导 □ 造血集落刺激因子治疗目的、方法和意义 □ 再次介绍骨髓穿刺、骨髓活检的目的方法和注意事项	□ 出院宣教：用药、饮食、卫生、休息、监测血常规、生化等 □ PICC 院外维护宣教 □ PICC 拔管（必要时） □ 指导办理出院手续 □ 告知患者科室联系电话 □ 定期门诊随访
护理处置	□ 遵照医嘱完成相关检查 □ 遵照医嘱注射造血集落刺激因子 □ 遵照医嘱给予对症、支持治疗 □ 症状护理 □ PICC 导管维护 □ 执行保护性隔离措施	□ 协助患者取拿出院带药 □ 协助患者整理用物 □ 进行用药指导 □ 发放 PICC 院外维护手册 □ 床单位终末消毒
基础护理	□ 执行分级护理 □ 环境、安全护理 □ 皮肤护理 □ 口腔护理 □ 肛周护理	□ 安全护理（护送出院）
专科护理	□ 密切观察病情 □ 感染、出血护理 □ 免疫抑制剂用药后不良反应，如血清病的观察与护理 □ 输血护理（必要时） □ 心理护理	□ 对症治疗与护理 □ 指导院外自我监护
重点医嘱	□ 详见医嘱执行单	□ 详见医嘱执行单
病情变异记录	□ 无　□ 有，原因： 1. 2.	□ 无　□ 有，原因： 1. 2.
护士签名		

再生障碍性贫血临床路径护士表单-2

适用对象：第一诊断为再生障碍性贫血（ICD-10：D61），并符合2010年《再生障碍性贫血诊断专家共识》（中华医学会血液学分会红细胞疾病（贫血）血组）的 NSAA 诊断标准

患者姓名：	性别： 年龄： 门诊号：	住院号：
住院日期： 年 月 日	出院日期： 年 月 日	标准住院日：30 天

时间	住院第 1 天	住院第 2 天
健康宣教	□ 入院宣教：介绍病房环境、设施、医院相关制度、主管医师和护士 □ 介绍病室环境、床单元、呼叫器的使用方法 □ 指导饮食、卫生、活动等 □ 指导漱口和坐浴的方法 □ 安全宣教	□ 宣教疾病知识 □ 指导预防感染和出血 □ 告知各项检查的目的及注意事项，介绍骨髓穿刺、骨髓活检的目的、方法和注意事项 □ 安全宣教
护理处置	□ 协助办理入院手续 □ 入院护理评估：询问病史、护理体检、检查报告、营养状况等 □ 监测和记录生命体征 □ 卫生处置：剪指（趾）甲、沐浴（条件允许时），更换病服 □ 完成各项实验室检查的准备（加急实验室检查及时采集标本并送检）	□ 完成各项实验室检查标本的留取并及时送检 □ 遵医嘱完成相关检查 □ 监测和记录生命体征 □ 建立静脉治疗通路（必要时）
基础护理	□ 根据患者病情和生活自理能力确定护理级别（遵医嘱执行） □ 安全护理 □ 口腔护理 □ 肛周护理	□ 执行分级护理 □ 皮肤护理 □ 安全护理 □ 口腔护理 □ 肛周护理
专科护理	□ 执行血液病一般护理常规 □ 病情观察 □ 填写患者危险因素评估表（必要时） □ 感染、出血护理 □ 输血护理（必要时） □ 心理护理，减轻患者入院后焦虑、紧张的情绪	□ 观察患者病情变化 □ 对症护理 □ 特殊检查护理 □ 输血护理（必要时） □ 心理护理
重点医嘱	□ 详见医嘱执行单	□ 详见医嘱执行单
病情变异记录	□ 无 □ 有，原因： 1. 2.	□ 无 □ 有，原因： 1. 2.
护士签名		

时间	住院第 3~7 天	治疗第 1~5 天
健康宣教	□ 免疫抑制剂、雄激素治疗宣教 　 告知用药及注意事项 　 免疫治疗期间患者饮食、个人卫生 　 免疫治疗期间嘱患者适当多饮水 　 对陪护家属健康指导 □ 指导预防感染和出血 □ 安全指导	□ 免疫抑制治疗期间宣教：预防感染和出血 □ 饮食指导 □ 指导做好个人卫生工作
护理处置	□ 遵医嘱完成相关检查 □ 遵照医嘱及时给予对症治疗（必要时） □ 祛铁治疗、护理 □ 执行保护性隔离措施（必要时）	□ 遵照医嘱定时监测与用药相关的各项实验指标 □ 遵照医嘱及时给予对症支持治疗（必要时） □ 执行保护性隔离措施（必要时）
基础护理	□ 执行分级护理 □ 安全护理 □ 皮肤护理 □ 口腔护理 □ 肛周护理	□ 执行分级护理 □ 安全护理 □ 皮肤护理 □ 口腔护理 □ 肛周护理
专科护理	□ 病情观察 □ 特殊检查后护理 □ 感染、出血护理（必要时） □ 输血护理（必要时） □ 心理护理	□ 观察患者病情变化 □ 感染、出血护理（必要时） □ 输血护理（必要时） □ 心理护理
重点医嘱	□ 详见医嘱执行单	□ 详见医嘱执行单
病情变异记录	□ 无 □ 有，原因： 1. 2.	□ 无 □ 有，原因： 1. 2.
护士签名		

时间	治疗第 5～10 天	住院第 14～30 天 （出院日）
健康宣教	□ 个人防护 □ 饮食指导 □ 免疫抑制剂使用期间宣教 □ 活动指导	□ 出院宣教：用药、饮食、卫生、休息、监测血常规、生化等 □ 指导办理出院手续 □ 告知患者科室联系电话 □ 定期门诊随访
护理处置	□ 遵医嘱完成相关检查 □ 遵照医嘱给予对症、支持治疗 □ 遵照医嘱给予静脉治疗 □ 饮食、排便护理	□ 为患者领取出院带药并予用药指导 □ 协助患者整理用物 □ 床单元终末处理
基础护理	□ 执行分级护理 □ 安全护理 □ 皮肤护理 □ 口腔护理 □ 肛周护理	□ 安全护理（护送出院）
专科护理	□ 密切观察病情 □ 感染等症状护理（必要时） □ 输血护理（必要时） □ 心理护理	□ 用药并发症的自我监护方法 □ 心理护理
重点医嘱	□ 详见医嘱执行单	□ 详见医嘱执行单
病情变化记录	□ 无　□ 有，原因： 1. 2.	□ 无　□ 有，原因： 1. 2.
护士签名		

（三）患者表单

再生障碍性贫血临床路径患者表单-1

适用对象：第一诊断为再生障碍性贫血（ICD-10：D61），并符合2010年《再生障碍性贫血诊断专家共识》（中华医学会血液学分会红细胞疾病（贫血）血组）的SAA诊断标准

患者姓名：	性别： 年龄： 门诊号：	住院号：
住院日期： 年 月 日	出院日期： 年 月 日	标准住院日：90天

时间	住院第 1 天	住院第 2 天
医患配合	□ 接受询问病史、收集资料，务必详细告知既往史、用药史、过敏史 □ 明确告知既往用药情况 □ 配合进行体格检查 □ 有任何不适告知医师 □ 配合进行相关检查 □ 签署相关知情同意书	□ 配合完成相关检查（B 超、心电图、X 线胸片等） □ 配合完成各项实验室检查 □ 配合骨髓穿刺、活检等 □ 有任何不适告知医师
护患配合	□ 配合测量体温、脉搏、呼吸、血压、身高体重 □ 配合完成入院护理评估（回答护士询问病史、过敏史、用药史） □ 接受入院宣教（环境介绍、病室规定、探视陪护制度、送餐订餐制度、贵重物品保管等） □ 配合完成紧急的各项检查 □ 配合护士选择静脉通路，接受 PICC 置管 □ 有任何不适告知护士	□ 配合测量体温、脉搏、呼吸，询问排便 □ 配合各项检查（需要空腹的遵照执行） □ 配合采集血标本 □ 接受疾病知识介绍 □ 接受骨髓穿刺、活检宣教 □ 接受用药指导 □ 接受 PICC 维护 □ 接受预防感染和出血指导 □ 接受心理护理 □ 接受基础护理 □ 有任何不适告知护士
饮食	□ 遵照医嘱饮食配合	□ 遵照医嘱饮食配合
排泄	□ 尿便异常时及时告知医护人员	□ 尿便异常时及时告知医护人员
活动	□ 根据病情适当活动 □ 有出血倾向的卧床休息，减少活动	□ 根据病情适当活动 □ 有出血倾向的卧床休息，减少活动

时间	住院第 3~7 天	住院第 8~30 天
医患配合	□ 配合相关检查 □ 配合用药 □ 配合签署免疫抑制治疗知情同意书 □ 有任何不适告知医师	□ 配合相关检查 □ 配合用药 □ 配合各种支持治疗 □ 有任何不适告知医师
护患配合	□ 配合定时测量生命体征、每日询问排便 □ 配合各种相关检查 □ 配合采集血标本 □ 接受疾病知识介绍 □ 接受用药指导 □ 接受 PICC 维护 □ 接受预防感染和出血指导 □ 接受保护性隔离措施 □ 接受心理护理 □ 接受基础护理 □ 有任何不适告知护士	□ 配合定时测量生命体征、每日询问排便 □ 配合各种相关检查 □ 配合采集血标本 □ 接受疾病知识介绍 □ 接受用药指导 □ 接受 PICC 维护 □ 接受预防感染和出血指导 □ 接受保护性隔离措施 □ 接受心理护理 □ 接受基础护理 □ 有任何不适告知护士
饮食	□ 遵照医嘱饮食	□ 洁净饮食
排泄	□ 尿便异常时及时告知医护人员	□ 尿便异常时及时告知医护人员
活动	□ 根据病情适当活动 □ 有出血倾向的卧床休息，减少活动	□ 根据病情适当活动 □ 有出血倾向的卧床休息，减少活动

时间	住院第 30 ~ 89 天	住院第 90 天 （出院日）
医患配合	□ 配合相关检查 □ 配合用药 □ 配合各种治疗 □ 配合骨髓穿刺 □ 有任何不适告知医师	□ 接受出院前指导 □ 遵医嘱出院后用药 □ 知道复查时间 □ 获取出院诊断书
护患配合	□ 配合定时测量生命体征、每日询问排便 □ 配合各种相关检查 □ 配合采集血标本 □ 接受疾病知识介绍 □ 接受用药指导 □ 接受 PICC 维护 □ 接受预防感染和出血指导 □ 接受保护性隔离措施 □ 接受心理护理 □ 接受基础护理 □ 有任何不适告知护士	□ 接受出院宣教 □ 办理出院手续 □ 获取出院带药 □ 知道服药方法、作用、注意事项 □ 知道预防感染、出血措施 □ 知道复印病历方法 □ 接受 PICC 院外维护指导 □ 签署 PICC 院外带管协议
饮食	□ 洁净饮食	□ 普通饮食 □ 避免进生、冷、硬、辛辣和刺激饮食
排泄	□ 便尿异常时及时告知医护人员	□ 便尿异常（出血时）及时就诊
活动	□ 根据病情适当活动 □ 有出血倾向的卧床休息，减少活动	□ 适当活动，避免疲劳 □ 注意保暖，避免感冒 □ 注意安全，减少出血

再生障碍性贫血临床路径患者表单-2

适用对象：第一诊断为再生障碍性贫血（ICD-10：D61），并符合2010年《再生障碍性贫血诊断专家共识》［中华医学会血液学分会红细胞疾病（贫血）血组］的 NSAA 诊断标准

患者姓名：		性别： 年龄： 门诊号：	住院号：
住院日期： 年 月 日		出院日期： 年 月 日	标准住院日：30 天

时间	住院第 1 天	住院第 2 天
医患配合	□ 接受询问病史、收集资料，务必详细告知既往史、用药史、过敏史 □ 明确告知既往用药情况 □ 配合进行体格检查 □ 有任何不适告知医师 □ 配合进行相关检查 □ 签署相关知情同意书	□ 配合完成相关检查（B 超、心电图、X 线胸片等） □ 配合完成各项实验室检查 □ 配合骨髓穿刺、活检等 □ 有任何不适告知医师
护患配合	□ 配合测量体温、脉搏、呼吸、血压、身高体重 □ 配合完成入院护理评估（回答护士询问病史、过敏史、用药史） □ 接受入院宣教（环境介绍、病室规定、探视陪护制度、送餐订餐制度、贵重物品保管等） □ 配合完成紧急的各项检查 □ 配合护士选择静脉通路，接受 PICC 置管 □ 有任何不适告知护士	□ 配合测量体温、脉搏、呼吸，询问排便 □ 配合各项检查（需要空腹的遵照执行） □ 配合采集血标本 □ 接受疾病知识介绍 □ 接受骨髓穿刺、活检宣教 □ 接受用药指导 □ 接受 PICC 维护 □ 接受预防感染和出血指导 □ 接受心理护理 □ 接受基础护理 □ 有任何不适告知护士
饮食	□ 遵照医嘱饮食配合	□ 遵照医嘱饮食配合
排泄	□ 尿便异常时及时告知医护人员	□ 尿便异常时及时告知医护人员
活动	□ 根据病情适当活动 □ 有出血倾向的卧床休息，减少活动	□ 根据病情适当活动 □ 有出血倾向的卧床休息，减少活动

时间	住院第 3~7 天	治疗第 1~5 天
医患配合	□ 配合相关检查 □ 配合用药 □ 配合签署免疫抑制治疗知情同意书 □ 有任何不适告知医师	□ 配合相关检查 □ 配合用药 □ 配合各种治疗 □ 有任何不适告知医师
护患配合	□ 配合定时测量生命体征、每日询问排便 □ 配合各种相关检查 □ 配合采集血标本 □ 接受疾病知识介绍 □ 接受用药指导 □ 接受 PICC 维护 □ 接受预防感染和出血指导 □ 接受保护性隔离措施 □ 接受心理护理 □ 接受基础护理 □ 有任何不适告知护士	□ 配合定时测量生命体征、每日询问排便 □ 配合各种相关检查 □ 配合采集血标本 □ 接受疾病知识介绍 □ 接受用药指导 □ 接受 PICC 维护 □ 接受预防感染和出血指导 □ 接受保护性隔离措施 □ 接受心理护理 □ 接受基础护理 □ 有任何不适告知护士
饮食	□ 遵照医嘱饮食	□ 遵照医嘱饮食
排泄	□ 尿便异常时及时告知医护人员	□ 尿便异常时及时告知医护人员
活动	□ 根据病情适当活动 □ 有出血倾向的卧床休息，减少活动	□ 根据病情适当活动 □ 有出血倾向的卧床休息，减少活动

时间	治疗第 5~10 天	住院第 14~30 天 （出院日）
医患配合	□ 配合相关检查 □ 配合用药 □ 配合各种治疗 □ 配合骨髓穿刺 □ 有任何不适告知医师	□ 接受出院前指导 □ 遵医嘱出院后用药 □ 知道复查时间 □ 获取出院诊断书
护患配合	□ 配合定时测量生命体征、每日询问排便 □ 配合各种相关检查 □ 配合采集血标本 □ 接受疾病知识介绍 □ 接受用药指导 □ 接受 PICC 维护 □ 接受预防感染和出血指导 □ 接受保护性隔离措施 □ 接受心理护理 □ 接受基础护理 □ 有任何不适告知护士	□ 接受出院宣教 □ 办理出院手续 □ 获取出院带药 □ 知道服药方法、作用、注意事项 □ 知道预防感染、出血措施 □ 知道复印病历方法 □ 接受 PICC 院外维护指导 □ 签署 PICC 院外带管协议
饮食	□ 洁净饮食	□ 普通饮食 □ 避免进生、冷、硬、辛辣和刺激饮食
排泄	□ 便尿异常时及时告知医护人员	□ 便尿异常（出血时）及时就诊
活动	□ 根据病情适当活动 □ 有出血倾向的卧床休息，减少活动	□ 适当活动，避免疲劳 □ 注意保暖，避免感冒 □ 注意安全，减少出血

附：原表单（2016 年版）

再生障碍性贫血临床路径表单

适用对象：第一诊断为再生障碍性贫血（ICD-10：D61）

患者姓名：	性别： 年龄： 门诊号：	住院号：
住院日期： 年 月 日	出院日期： 年 月 日	标准住院日：30 天（NSAA）；90 天（SAA）

时间	住院第 1 天	住院第 2 天
主要诊疗工作	□ 询问病史及体格检查 □ 完成病历书写 □ 开实验室检查单 □ 对症支持治疗 □ 病情告知，必要时向患者家属告知病重或病危，并签署病重或病危通知书 □ 患者家属签署输血知情同意书、骨髓穿刺同意书	□ 上级医师查房 □ 完成入院检查 □ 骨髓穿刺术（形态学、病理、免疫分型、细胞、分子遗传学检查等） □ 继续对症支持治疗 □ 完成必要的相关科室会诊 □ 完成上级医师查房记录等病历书写 □ 向患者及家属交待病情及其注意事项
重点医嘱	**长期医嘱** □ 血液病护理常规 □ 一级护理 □ 饮食 □ 视病情通知病重或病危 □ 其他医嘱 **临时医嘱** □ 血常规、尿常规、大便常规+隐血 □ 肝肾功能、电解质、凝血功能、血型、输血前检查 □ X 线胸片、心电图、腹部 B 超、心脏超声 □ 输注红细胞或血小板（有指征时） □ 溶血相关检查 □ 感染部位病原学检查（必要时） □ 其他医嘱	**长期医嘱** □ 患者既往基础用药 □ 其他医嘱 **临时医嘱** □ 血常规 □ 骨髓穿刺 □ 骨髓相关检查 □ 输注红细胞或血小板（有指征时） □ 其他医嘱
主要护理工作	□ 介绍病房环境、设施和设备 □ 入院护理评估 □ 宣教	□ 观察患者病情变化
病情变异记录	□ 无 □ 有，原因： 1. 2.	□ 无 □ 有，原因： 1. 2.
护士签名		
医师签名		

时间	住院第 3~7 天	住院第 8~30 天
主要诊疗工作	□ 上级医师查房 □ 复查血常规 □ 观察血红蛋白、白细胞、血小板计数变化 □ 根据体检、骨髓检查结果和既往资料，进行鉴别诊断和确定诊断 □ 根据其他检查结果进行鉴别诊断，判断是否合并其他疾病 □ 开始治疗 □ 保护重要脏器功能 □ 注意观察药物的不良反应，并对症处理，完成病程记录	□ 上级医师查房，注意病情变化 □ 住院医师完成病历书写 □ 复查血常规 □ 注意观察体温、血压、体重等 □ 成分输血、抗感染等支持治疗（必要时） □ 造血生长因子（必要时）
重点医嘱	长期医嘱（视情况可第 2 天起开始治疗） □ CsA：CsA 3~5mg/（kg·d）；定期监测 CsA 血药浓度，维持血药浓度 200~400ng/ml。 □ 十一酸睾酮 40mg, tid；司坦唑醇片 2mg, tid □ 其他医嘱 临时医嘱 □ 复查血常规 □ 复查血生化、电解质 □ 输血医嘱（有指征时） □ 对症支持 □ 其他医嘱 □ 兔 ATG 方案：ATG 2.5~3.5mg/（kg·d），第 1~5 天；糖皮质激素、马来酸氯苯那敏、苯海拉明等抗过敏。应用前需要过敏试验 □ 猪 ALG 方案：ALG 20~30mg/（kg·d），第 1~5 天；糖皮质激素、马来酸氯苯那敏、苯海拉明等抗过敏。应用前需要过敏试验 □ G-CSF 5~10μg/（kg·d）（必要时） □ TPO 1.5 万 U，每周 3 次（必要时） □ EPO 3000~10 000U，每周 3 次（必要时）	长期医嘱 □ 洁净饮食 □ CsA：CsA 3~5mg/（kg·d）；定期监测 CsA 血药浓度，维持血药浓度 200~400ng/ml □ 十一酸睾酮 40mg, tid；司坦唑醇片 2mg, tid □ 抗感染等支持治疗（必要时） □ 其他医嘱 临时医嘱 □ 血、尿、便常规 □ 血生化、电解质 □ 输血医嘱（必要时） □ 影像学检查（必要） □ 病原微生物培养（必要时） □ 血培养（高热时） □ 静脉插管维护、换药 □ 骨髓穿刺（可选） □ 骨髓形态学（可选） □ 其他医嘱
主要护理工作	□ 随时观察患者病情变化 □ 心理与生活护理 □ 化疗期间嘱患者多饮水	□ 随时观察患者情况 □ 心理与生活护理 □ 化疗期间嘱患者多饮水
病情变异记录	□ 无　□ 有，原因： 1. 2.	□ 无　□ 有，原因： 1. 2.
护士签名		
医师签名		

时间	住院第 30～89 天	住院第 90 天 （出院日）
主要 诊疗 工作	□ 上级医师查房 □ 住院医师完成常规病历书写 □ 根据血常规情况，决定复查骨髓穿刺	□ 上级医师查房，进行评估，确定有无并 　发症情况，明确是否出院 □ 完成出院记录、病案首页、出院证明书等 □ 向患者交待出院后的注意事项，如返院 　复诊的时间、地点、发生紧急情况时的 　处理等
重 点 医 嘱	**长期医嘱** □ 洁净饮食 □ CsA：CsA 3～5mg/（kg·d）；定期监测 CsA 血药 　浓度，维持血药浓度 200～400ng/ml □ 十一酸睾酮 40mg，tid；或司坦唑醇片 2mg，tid □ 停用抗菌药物（根据体温及症状、体征及影像学） □ 其他医嘱 **临时医嘱** □ 骨髓穿刺 □ 骨髓形态学、PNH 克隆检测 □ 血、尿、便常规 □ HLA 配型（符合造血干细胞移植条件者） □ G-CSF 5～10μg/（kg·d）（必要时） □ TPO 1.5 万 U，每周 3 次（必要时） □ 输血医嘱（必要时） □ 其他医嘱	**出院医嘱** □ 出院带药 □ 定期门诊随访 □ 监测血常规
主要 护理 工作	□ 观察患者病情变化	□ 指导患者办理出院手续
病情 变异 记录	□ 无　□ 有，原因： 1. 2.	□ 无　□ 有，原因： 1. 2.
护士 签名		
医师 签名		

第四章

成人纯红细胞再生障碍性贫血临床路径释义

一、纯红细胞再生障碍性贫血编码

疾病名称及编码：纯红细胞再生障碍性贫血（ICD-10：D60）

二、临床路径检索方法

D60

三、纯红细胞再生障碍性贫血临床路径标准住院流程

（一）诊断目的和范围

1. 目的：确立纯红细胞再生障碍性贫血一般诊疗的标准操作规程，确保患者诊疗的正确性和规范性。

2. 范围：适用纯红细胞再生障碍性贫血的诊疗。

> **释义**
>
> ■ 纯红细胞再生障碍性贫血（purered cell aplasia，PRCA）是一种以正细胞正色素贫血、网织红细胞减低和骨髓幼红细胞显著减少或缺如为特征的综合征，包括先天性 PRCA（Diamond-Blackfan 贫血，DBA）和获得性 PRCA。
>
> ■ DBA 是由核糖体蛋白结构基因突变导致核糖体生物合成异常，为红细胞内源性生成缺陷所致，常伴有先天发育异常，多在幼儿阶段发病。
>
> ■ 获得性 PRCA 又可分为原发性和继发性，原发性 PRCA 可能与 T 细胞功能亢进等自身免疫有关；继发性 PRCA 常继发于不同疾病，如胸腺瘤、血液系统肿瘤、病毒或细菌感染、造血干细胞移植后，或者继发于使用某些药物或化学制剂等。
>
> ■ 本路径适用于成人患者。

（二）诊断和鉴别诊断

1. 诊断：根据《血液病诊断及疗效标准（第3版）》（张之南、沈悌主编，科学出版社）。

2. 鉴别诊断：

（1）Diamond-Blackfan 贫血（DBA）：本病为先天型遗传性疾病，绝大多数在出生后 1 年内起病。除贫血、网织红细胞减少、骨髓红系增生减低外，可有阳性家族史、身体畸形、染色体或基因异常以鉴别。

（2）儿童一过性幼红细胞减少症（TEC）：多见于 1～3 岁的正常儿童。发病前有感染前驱症状，病因不明，但和微小病毒 B19 无关。除贫血、网织红细胞减少、骨髓红系增生减低外，极少数出现癫痫、神经系统异常等并发症，病情于数周内可自愈。

（3）一过性再生障碍性贫血危象（TAC）：多见于年轻人。慢性溶血性贫血病史基础上发生微小病毒 B19 感染。患者可有胆红素升高、黄疸病史，骨髓涂片可见比较特异的巨大幼稚红细胞，提示微小病毒 B19 感染，病程持续几周，呈自限性。

（4）其他继发性纯红再生障碍性贫血：纯红再生障碍性贫血可继发于胸腺瘤、T 细胞大颗粒淋巴细胞白血病、慢性淋巴细胞白血病、血管胶原病、药物、ABO 不相合骨髓移植、EPO 抗体产生、妊娠等，仔细的病史询问，体格检查和针对性实验室项目有助鉴别。

释义

1. 诊断标准：

临床表现：①贫血症状和体征：如心悸、气短、皮肤苍白等；②无出血、无发热；③无肝脾大。

2. 实验室检查：

（1）血常规：血红蛋白低于正常值（男性<120g/L，女性<110g/L）；网织红细胞<1%，绝对值减少；白细胞计数及血小板计数均在正常范围内（少数患者可有轻度的白细胞或血小板减少）；白细胞分类正常，红细胞及血小板形态正常。血细胞比容较正常减少。红细胞平均体积（MCV）、红细胞平均血红蛋白量（MCH）、红细胞平均血红蛋白浓度（MCHC）在正常范围内。

（2）骨髓象：骨髓红细胞系统各阶段显著低于正常值。幼稚红细胞应少于5%，粒系及巨核系的各阶段在正常范围内。红系严重减少，粒系的百分比相对增加，但各阶段比例正常。三系细胞无病态造血，罕有遗传学异常，无髓外造血。

（3）Ham 试验及 Coombs 试验阴性，尿 Rous 试验阴性，无 PNH 克隆。血清铁、总铁结合力及铁蛋白可增加。

2. 抗 EPO 抗体相关 PRCA：长期应用重组人红细胞生成素（rhEPO）可导致患者体内产生抗 EPO 抗体，既可针对外源性，也可针对内源性 EPO，最终导致红细胞生成障碍。诊断标准：①rhEPO 治疗 4 周以上，在 rhEPO 剂量不变或增加的情况下，血红蛋白突然下降达每周 5~10g/L 或每周需要输注 1~2U 的红细胞才能维持血红蛋白水平；②网织红细胞绝对值<10×10^9/L，白细胞及血小板计数正常；③骨髓涂片可见红系严重增生不良，幼红细胞<5%；④抗 EPO 抗体检测阳性。

（三）入院检查

1. 必要检查：

（1）常规：血常规（含网织红细胞计数及白细胞分类）、尿常规+尿 Rous、大便常规+隐血、血型。

（2）溶血：①游离血红蛋白、结合珠蛋白；②Coombs 试验、酸化血清溶血试验。

（3）骨髓：①骨髓形态学分类；②染色体核型分析；③N-ALP、PAS、铁染色；④骨髓活检病理；⑤祖细胞培养（BFU-E、CFU-E、CFU-GM、CFU-Mix）。

（4）生化：①肝肾功能、空腹血糖；②电解质六项；③血清铁四项。

（5）免疫学：①乙型肝炎两对半、丙肝抗体、甲型肝炎抗体、HIV；②免疫球蛋白定量；③ENA 抗体谱；④风湿三项（ASO、RF、CRP）；⑤抗核抗体（ANA），循环免疫复合物（CIC）；⑥转铁蛋白及受体。

（6）流式细胞仪免疫表型分析：①GPI 锚蛋白（外周血）；②大颗粒淋巴细胞免疫表型（外周）；③TCR vβ（外周血）。

（7）分子生物学：TCR/IgH 融合基因。

（8）核医学：①血清铁蛋白；②叶酸、维生素 B_{12} 水平；③促红细胞生成素水平。

（9）出凝血：①凝血八项；②特殊检查：心电图、胸部 X 线片、腹部 B 超、心脏彩超。

2. 需要检查：

（1）微小病毒 B19 检测（B19 抗原/抗体，B19 DNA）。

（2）彗星实验、染色体断裂试验（伴白细胞减少时需同 Fanconi 贫血鉴别）。

（3）胸腹部 CT（考虑继发于淋巴系统增殖性疾病或实体瘤时）。

（4）可选检查：①如患者服用环保菌素 A，检测血药浓度；②如有条件行基因检测。

释义

■ 获得性 PRCA 的辅助实验室检查分为几大类：

（1）明确是否存在纯红细胞再生障碍：包括血常规、白细胞分类和网织红细胞比例及绝对值；骨髓穿刺及活检，造血细胞的集落培养等，检查红系的造血情况。

（2）除外其他引起贫血的疾病：除外 PNH，如酸溶血、CD55、CD59、尿 Rous 试验、GPI 锚连蛋白等；除外自身免疫性溶血性贫血：Coombs 试验、游离血红蛋白、结合珠蛋白等；除外营养性贫血：铁代谢的指标，如血清铁、铁蛋白、转铁蛋白饱和度等，血清叶酸、维生素 B_{12} 的水平等。

（3）免疫检查项目：自身抗体谱筛查、风湿抗体、免疫球蛋白定量等。

（4）病毒血检查：乙型肝炎病毒、EB 病毒、CMV 病毒、微小病毒 B19 等。

（5）遗传学和分子生物学检查项目：IgH/TCR 重排、常规染色体检查等。

（6）流式细胞的相关检查：除外血液系统疾病继发的 PRCA。

（7）影像学检查：超声、CT 等除外胸腺瘤、血液系统肿瘤及其他实体肿瘤等。

（四）治疗

1. 支持治疗：血红蛋白<80g/L 或出现贫血相关症状者输注浓缩红细胞。

2. 病因治疗：伴有胸腺瘤者行手术切除，疑似药物、感染相关者停止一切可能药物并控制感染，考虑微小病毒 B19 感染者应用丙种球蛋白，继发于淋巴系统增殖性疾病者治疗基础病。

3. 免疫抑制治疗：

（1）糖皮质激素：泼尼松起始剂量 1mg/（kg·d），定期监测网织红细胞水平和红细胞比容（Hct），Hct≥35% 后逐渐减量并维持最小有效剂量。若连续服用 2～3 个月无效，应考虑更换其他治疗方案。此外，糖皮质激素有效但需大剂量维持者可与其他免疫抑制剂合用以减少糖皮质激素用量。

（2）环孢菌素 A：推荐每日剂量 3～5mg/kg，每日两次给药，根据血药浓度进一步调整剂量，维持谷浓度 200～300ng/ml，疗程不应短于 3 个月。

（3）细胞毒免疫抑制药物：糖皮质激素无效或需大剂量维持着可换用环磷酰胺（CTX）或硫唑嘌呤（6-MP），联合小剂量糖皮质激素（泼尼松 20～30mg/d）可以提高疗效。起始剂量 50mg/d，每周（或每 2 周）增加 50mg/d 至最大 150mg/d，有效者先由糖皮质激素开始减药。

4. 其他：

（1）静脉免疫球蛋白：慢性 B19 感染患者可试验性应用，剂量 0.4g/（kg·d），疗程 5～10 天。

（2）抗胸腺细胞免疫球蛋白（ATG）：可用于难治性病例，兔抗人 ATG 3～5 mg/（kg·d），连续应用 5 天，联合小剂量糖皮质激素（泼尼松 20～30mg/d）。

（3）抗 CD20 单克隆抗体、抗 CD52 单克隆抗体、抗 IL-2R 单克隆抗体限于治疗继发于淋巴细胞增殖性疾病的患者，或者对常规免疫抑制治疗无效者。

（4）血浆置换：上述免疫抑制治疗均无效者可试用，每周至少置换3次，至少维持2～3周，直至起效。

5. 祛铁治疗：治疗无效者需长期输注红细胞，有出现继发性血色病可能。定期监测铁蛋白水平，必要时行祛铁治疗。

【释义】

■ 获得性PRCA治疗，有基础疾病者注意原发疾病的治疗；难以找到原发疾病者，一般以免疫抑制治疗为主，此类患者治疗期间需要密切注意各种感染并发症。

■ 抗人胸腺/淋巴细胞球蛋白（ATG/ALG）：对部分获得性PRCA有效，但价格较贵。

■ 单克隆抗体治疗：可在CTX和CsA疗效欠佳的患者中试用。

■ 抗EPO抗体相关PRCA的治疗：一经确诊立即停用rhEPO，给予输血支持治疗及免疫抑制治疗。首选方案为泼尼松 $1mg/(kg \cdot d)$，联合CTX，其次为CsA，持续至抗体转阴。Hematide是一种合成多肽类EPO受体激动剂，刺激红系造血，Hematide与抗EPO抗体无交叉反应，可用于治疗由抗rhEPO导致的PRCA。

■ 获得性PRCA的疗效标准

（1）基本治愈：贫血症状消失，血红蛋白上升，男性达到120g/L，女性达到110g/L。白细胞计数及血小板计数正常。骨髓象恢复正常。停药随访1年以上无复发。

（2）缓解：症状消失。男性血红蛋白达到120g/L，女性达到110g/L。白细胞计数及血小板计数正常。骨髓象恢复正常。停药随访3个月稳定或继续进步。

（3）明显进步：症状好转，不输血。血红蛋白较治疗前增加30g/L以上，维持3个月不下降。

（4）无效：治疗后血红蛋白不增加，或增加不到30g/L。

四、成人纯红细胞再生障碍性贫血临床路径给药方案

【用药选择】

糖皮质激素是治疗 PRCA 的一线药物，常用剂量为泼尼松 0.5～1.0mg/（kg·d），起效时间是 1～3 周，溶血严重、极重度贫血和 Evans 综合征等患者需要应用甲泼尼龙 100～200 mg/d，10～14 天；或者 250～1000mg/d，起效多在第 2 周，如果 3 周无效，后期起效的可能性很小，需要考虑二线治疗。

环孢素：一般常规剂量为 3～5mg/（kg·d）。

环磷酰胺和硫唑嘌呤：一般从小剂量开始，需要监测骨髓抑制的不良反应。

丙种球蛋白：静脉注射，常用剂量 0.4g/（kg·d），连用 5 天，对于应用微小病毒 B19 感染诱发的 PRCA 疗效好。

抗胸腺细胞球蛋白（ATG）：目前国内有两种不同生物来源的产品，一是兔源性，常用剂量 3~5mg/（kg·d），连用 5 天；另外一种是国产的猪源性，25~35mg/（kg·d），连用 5 天，一般用于难治性 PRCA。

单克隆抗体：抗 CD20 单克隆抗体、抗 CD52 单克隆抗体等，一般用于难治性 PRCA 患者。

【药学提示】

糖皮质激素：可抑制机体的免疫功能，长期应用常可诱发感染或加重感染；长期大量应用糖皮质激素可引起物质代谢和水盐代谢紊乱，出现类肾上腺皮质功能亢进综合征，如水肿、低血钾、高血压、糖尿、皮肤变薄、满月脸、水牛背、向心性肥胖、多毛、痤疮、肌无力和肌萎缩等症状；由于可导致钠、水潴留和血脂升高，可诱发高血压和动脉粥样硬化；糖皮质激素可刺激胃酸、胃蛋白酶的分泌并抑制胃黏液分泌，降低胃黏膜的反抗力，可诱发或加剧消化性溃疡；骨质疏松及椎骨压迫性骨折是各种年龄患者应用糖皮质激素治疗中严重的并发症。糖皮质激素还可引起多种形式的行为异常，如欣快现象等，又如神经过敏、激动、失眠、情感改变或甚至出现明显的精神病症状。此外，糖皮质激素也可能诱发癫痫发作。

二线免疫抑制剂：①环孢素：疗效与血药浓度相关，应用期间需要监测血药浓度，并监测肝肾功能的影响；②环磷酰胺：大剂量可以引起出血性膀胱炎，需要注意预防，近期可以引起骨髓抑制，远期不良反应有致突变作用，需要注意监测；③硫唑嘌呤：骨髓抑制和肝肾功能的损伤，需要监测。

抗胸腺细胞球蛋白：滴注后可有短暂高热、寒战、关节疼痛、低血压、心率增快、血小板及中性粒细胞减少，用药 1 周时可见血清病，通常用糖皮质激素防治有效。

利妥昔单抗：有明显心脏病如心绞痛、心力衰竭、哮喘、低血压等患者慎用；输注速度不可过快，也不可进行静脉注射；用药期间如发生变态反应或其他严重反应，应考虑减量或停药。可能引起低血压，在开始使用本品时，应暂停使用抗高血压药或减量。

【注意事项】

多克隆抗体：可引起或加重感染；注意随访患者是否有克隆型疾病的转化。

五、推荐表单

（一）医师表单

成人纯红细胞再生障碍性贫血临床路径医师表单

适用对象：第一诊断为成人纯红细胞再生障碍性贫血

患者姓名：	性别： 年龄： 门诊号：	住院号：
住院日期： 年 月 日	出院日期： 年 月 日	标准住院日：21 天

时间	住院第 1 天	住院第 2 天
主要诊疗工作	□ 询问病史及体格检查 □ 完成病历书写 □ 开实验室检查单 □ 对症支持治疗 □ 病情告知，必要时向患者家属告知病重或病危，并签署病重或病危通知书 □ 患者家属签署输血及骨髓穿刺知情同意书血 □ 根据血常规决定是否成分输血	□ 上级医师查房 □ 完成入院检查 □ 骨髓穿刺：骨髓形态学检查、细胞遗传学、组织化学、干细胞培养和 GPI □ 完成必要的相关科室会诊 □ 免疫学检查 □ 细菌、病毒等卫生物感染的证据 □ 营养性贫血和溶血性贫血的鉴别 □ 完成上级医师查房记录等病历书写 □ 向患者及家属交代病情及其注意事项
重点医嘱	**长期医嘱** □ 血液病一级护理常规 □ 饮食 □ 视病情通知病重或病危 □ 其他医嘱 **临时医嘱** □ 血常规、网织红细胞、分类、血型、血生化、电解质、凝血功能、输血前检查 □ X 线胸片、心电图、腹部 B 超 □ 超声心动（视患者情况而定） □ 输血医嘱（必要时） □ 其他医嘱	**长期医嘱** □ 患者既往基础用药 □ 其他医嘱 **临时医嘱** □ 骨髓形态学检查、细胞遗传学、组织化学、干细胞培养和 GPI □ 血常规及网织红细胞 □ ENA 抗体谱、风湿三项（ASO、RF、CRP）、抗核抗体（ANA）、免疫球蛋白定量、循环免疫复合物（CIC）等 □ 铁蛋白、叶酸和维生素 B_{12} 测定 □ 溶血相关指标的检查 □ 输血医嘱（必要时） □ 其他医嘱
病情变异记录	□ 无 □ 有，原因： 1. 2.	□ 无 □ 有，原因： 1. 2.
医师签名		

时间	住院第 3~20 天	住院第 21 天 （出院日）
主要诊疗工作	□ 上级医师查房 □ 复查血常规及网织红细胞 □ 根据体检、骨髓检查和辅助检查进行诊断和鉴别诊断 □ 根据其他结果进行诊断和鉴别诊断 □ 积极处理并发症 □ 注意观察体温、血压、体重等 □ 成分输血（必要时） □ 加用环孢菌素，注意监测环孢菌素 A 浓度 □ 保护重要脏器功能 □ 完成病程记录	□ 上级医师查房，进行疗效评估，确定有无并发症情况，明确是否出院 □ 完成出院记录、病案首页、出院证明书等 □ 向患者交代出院后的注意事项，如返院复诊的时间、地点，发生紧急情况时的处理等
重点医嘱	**长期医嘱（视情况可第 1 天起开始治疗）** □ 糖皮质激素：常规剂量 □ 环孢素 [3~5mg/（kg·d）] □ 重要脏器保护：抑酸、补钙等 □ 其他医嘱 **临时医嘱** □ 免疫抑制治疗医嘱 □ 血、尿、便常规 □ 血生化、电解质 □ 输血医嘱（必要时） □ 影像学检查（必要） □ 静脉插管维护、换药 □ 其他医嘱	出院医嘱 □ 出院带药 □ 定期门诊随访 □ 监测血常规、血生化、电解质、血压
病情变异记录	□ 无　□ 有，原因： 1. 2.	□ 无　□ 有，原因： 1. 2.
医师签名		

（二）护士表单

成人纯红细胞再生障碍性贫血临床路径护士表单

适用对象：第一诊断为成人纯红细胞再生障碍性贫血

患者姓名：	性别：　年龄：　门诊号：	住院号：
住院日期：　　年　月　日	出院日期：　　年　月　日	标准住院日：21 天

时间	住院第 1 天	住院第 2 天
健康宣教	□ 介绍主管医师、护士 □ 介绍环境、设施 □ 介绍住院注意事项 □ 向患者宣教健康基本常识，如戒烟、戒酒等	□ 指导患者正确留取标本 □ 主管护士与患者沟通，了解并指导心理应对 □ 宣教疾病知识、用药知识及饮食注意事项 □ 告知骨髓穿刺术的相关内容 □ 进行输血相关教育
护理处置	□ 核对患者姓名，佩戴腕带 □ 建立入院护理病历 □ 卫生处置：剪指甲、洗澡、更换病号服 □ 根据实验室检查单完成相关检查	□ 观察患者病情变化 □ 遵医嘱继续对症支持治疗 □ 协助患者完成各项检查化验 □ 完善护理记录
基础护理	□ 一级护理 □ 晨晚间护理 □ 患者安全管理	□ 一级护理 □ 晨晚间护理 □ 患者安全管理
专科护理	□ 护理查体 □ 需要时填写跌倒及压疮防范表 □ 需要时请家属陪护 □ 心理护理	□ 遵医嘱完成相关检查 □ 心理护理 □ 遵医嘱正确给药 □ 提供并发症依据
重点医嘱	□ 详见医嘱执行单	□ 详见医嘱执行单
病情变异记录	□ 无　□ 有，原因： 1. 2.	□ 无　□ 有，原因： 1. 2.
护士签名		

时间	住院第 3~20 天	住院第 21 天 （出院日）
健康宣教	□ 向患者讲解糖皮质激素的作用和不良反应 □ 主管护士与患者沟通，了解并指导心理应对 □ 向患者宣教复查血常规、网织红细胞、肝功能的必要性	□ 对患者进行出院评估 □ 出院带药服用方法 □ 出院宣教，向患者交待出院后的注意事项，如复诊的时间，院外病情发生变化时的处理
护理处置	□ 观察患者的病情变化 □ 遵医嘱应用各种药物 □ 完善护理记录	□ 办理出院手续 □ 完成床单位的终末消毒
基础护理	□ 一级护理 □ 晨晚间护理 □ 患者安全管理	□ 二级护理 □ 晨晚间护理 □ 患者安全管理
专科护理	□ 遵医嘱完成相关检查 □ 观察患者骨髓穿刺术后穿刺点的观察和处理 □ 需要时填写跌倒及压疮防范表 □ 需要时请家属陪护 □ 心理护理	□ 评估患者的生命体征 □ 心理护理
重点医嘱	□ 详见医嘱执行单	□ 详见医嘱执行单
病情变异记录	□ 无　□ 有，原因： 1. 2.	□ 无　□ 有，原因： 1. 2.
护士签名		

（三）患者表单

成人纯红细胞再生障碍性贫血临床路径患者表单

适用对象：第一诊断为成人纯红细胞再生障碍性贫血

患者姓名：	性别： 年龄： 门诊号：	住院号：
住院日期： 年 月 日	出院日期： 年 月 日	标准住院日：21 天

时间	住院第 1 天	住院第 2 ~ 20 天	住院第 21 天 （出院日）
医患配合	□ 配合医师询问病史、既往史、用药史及过敏史收集资料 □ 配合医师进行体格检查 □ 配合完成相关检查，如心电图等 □ 有任何不适告知医师	□ 配合完善如采血、留尿、心电图、X 线等相关检查等 □ 医师向患者及家属介绍病情，如有异常结果需进一步检查 □ 配合完成骨髓穿刺术 □ 配合用药及治疗 □ 配合医师调整用药 □ 有任何不适告知医师	□ 接受出院指导 □ 了解复查程序 □ 获得出院小结和诊断证明
护患配合	□ 配合测量体重、体温、脉搏、呼吸、血压、血氧饱和度等 □ 配合护士完成护理评估单 □ 接受入院宣教（环境介绍、病室规定、贵重物品管理、病区管理等） □ 配合完成医嘱实验室检查单 □ 有不适随时告诉护士	□ 配合测量体温、脉搏、呼吸、血压、询问每日排便情况等 □ 接受相关化验检查宣教，正确留取标本，配合检查 □ 接受输液、服药治疗 □ 注意活动安全，避免跌倒或坠床 □ 配合执行探视及陪护制度 □ 接受疾病及用药等相关知识指导 □ 有不适随时告诉护士	□ 接受出院宣教 □ 办理出院手续 □ 获取出院带药 □ 知道服药方法、作用、注意事项 □ 知道复印病历方法
饮食	□ 正常饮食	□ 正常饮食	□ 正常饮食
排泄	□ 正常排尿便	□ 正常排尿便	□ 正常排尿便
活动	□ 适量活动	□ 适量活动	□ 适量活动

附：原表单（2016 年版）

成人纯红细胞再生障碍性贫血临床路径表单

适用对象：第一诊断为成人纯红细胞再生障碍性贫血

患者姓名：	性别：　　年龄：　　门诊号：	住院号：
住院日期：　　年　月　日	出院日期：　　年　月　日	标准住院日：21 天

时间	住院第 1 天	住院第 2 天
主要诊疗工作	□ 向家属告知病重或病危并签署病重或病危通知书 □ 患者家属签署骨髓穿刺同意书、输血知情同意书 □ 询问病史及体格检查 □ 完成病历书写 □ 开实验室检查单 □ 上级医师查房 □ 根据血象及凝血象决定是否成分输血	□ 上级医师查房 □ 完成入院检查 □ 骨髓穿刺：骨髓形态学检查、细胞遗传学、组织化学、干细胞培养和 GPI □ 根据骨髓、血象及凝血象决定是否成分输血 □ 完成必要的相关科室会诊 □ 住院医师完成上级医师查房记录等病历书写
重要医嘱	**长期医嘱** □ 血液病一级护理常规 □ 饮食：普通饮食/糖尿病饮食/其他 □ 补液治疗（必要时） □ 其他医嘱 **临时医嘱** □ 血、尿、便常规，血型，血生化，电解质，凝血功能，输血前检查 □ X 线胸片、心电图、腹部 B 超 □ 超声心动（视患者情况而定） □ 输血医嘱（必要时） □ 其他医嘱	**长期医嘱** □ 患者既往基础用药 □ 补液治疗（必要时） □ 其他医嘱 **临时医嘱** □ 骨髓穿刺 □ 骨髓形态学检查、细胞遗传学、组织化学、干细胞培养和 GPI □ 血常规 □ 输血医嘱（必要时） □ 其他医嘱
主要护理工作	□ 介绍病房环境、设施和设备 □ 入院护理评估	□ 宣教（血液病知识）
病情变异记录	□ 无　□ 有，原因： 1. 2.	□ 无　□ 有，原因： 1. 2.
护士签名		
医师签名		

时间	住院第 3~5 天
主要 诊疗 工作	□ 根据初步骨髓结果制定治疗方案 □ 患者家属签署治疗知情同意书 □ 重要脏器保护 □ 上级医师查房 □ 住院医师完成病程记录
重 要 医 嘱	**长期医嘱** □ 免疫抑制治疗 □ 每天检测血压 □ 补液治疗（必要时） □ 重要脏器功能保护：保肝等 □ 其他医嘱 **临时医嘱** □ 输血医嘱（必要时） □ 心电监护（必要时） □ 每周复查血生化、电解质 □ 每天复查血常规 □ 静脉插管及维护、换药（如需要） □ 其他医嘱
主要 护理 工作	□ 随时观察患者病情变化 □ 心理与生活护理 □ 治疗期间嘱患者多饮水
病情 变异 记录	□ 无　□ 有，原因： 1. 2.
护士 签名	
医师 签名	

时间	住院第 6 ~ 20 天	住院第 21 天 （出院日）
主要诊疗工作	□ 上级医师查房，注意病情变化 □ 住院医师完成病历书写 □ 每日或隔日复查血常规 □ 注意观察体温、血压、体重等 □ 成分输血（必要时） □ 加用环孢素，注意监测环孢素 A 浓度	□ 上级医师查房，进行疗效评估，确定有无并发症情况，明确是否出院 □ 完成出院记录、病案首页、出院证明书等 □ 向患者交代出院后的注意事项，如返院复诊的时间、地点，发生紧急情况时的处理等
重要医嘱	**长期医嘱** □ 洁净饮食 □ 其他医嘱 **临时医嘱** □ 免疫抑制治疗医嘱 □ 血、尿、便常规 □ 血生化、电解质 □ 输血医嘱（必要时） □ 影像学检查（必要） □ 静脉插管维护、换药 □ 其他医嘱	**出院医嘱** □ 出院带药 □ 定期门诊随访 □ 监测血常规、血生化、电解质、血压
护理工作	□ 随时观察患者情况 □ 心理与生活护理	□ 指导患者办理出院手续
病情变异记录	□ 无　□ 有，原因： 1. 2.	□ 无　□ 有，原因： 1. 2.
护士签名		
医师签名		

第五章

地中海贫血临床路径释义

一、地中海贫血编码

疾病名称及编码：地中海贫血（ICD-10：D56）

二、临床路径检索方法

D56

三、地中海贫血临床路径标准住院流程

（一）地中海贫血诊断

1. 目的：确立地中海贫血（Thalassanemia，简称地贫）一般诊疗的标准操作规程，确保患者诊疗的正确性和规范性。

2. 范围：适用于地贫患者的诊断及其治疗

> **释义**
>
> ■ 珠蛋白生成障碍性贫血又称地中海贫血，是珠蛋白基因变异导致珠蛋白生成障碍而引起的溶血性贫血，呈常染色体隐性遗传。
>
> ■ 根据所缺乏的珠蛋白链种类及缺乏程度进行分类，α珠蛋白链缺乏者称为α珠蛋白生成障碍性贫血，β珠蛋白链缺乏者称为β珠蛋白生成障碍性贫血，遗传性胎儿血红蛋白持续存在综合征（HPFH）。

3. 诊断依据：根据《血液病诊断及疗效标准（第3版）》（张之南、沈悌主编，科学出版社）及《血液病学（第3版）》（张之南等主编，人民卫生出版社）。

> **释义**
>
> ■ 诊断主要依据临床表现、血液学改变、遗传学和分子生物学检查确定，血红蛋白电泳是确诊的主要依据，遗传学检查可确定是杂合子、纯合子还是双重杂合子，分子生物学检查能明确基因突变的类型。
>
> ■ 依据临床轻重程度不同又可以分为静止型、轻型、中间型、重型。

4. 进入路径标准：

（1）第一诊断为地中海贫血。

（2）当患者同时具有其他疾病诊断，但在住院期间不需要特殊处理，也不影响第一诊断的临床路径流程实施时，可以进入路径。

5. 分型：

（1）α珠蛋白生成障碍性贫血（α地中海贫血）是α珠蛋白链合成不足的结果，α珠蛋白基因缺失数目多少与α珠蛋白链缺乏程度及临床表现严重性平行。当正常人与α地中海贫血基因携带者结合，或是夫妇双方都是α地中海贫血基因携带者，就会产生四种表现型：

1）α$^+$基因与正常α基因携带者结合，α/β链合成比值基本正常，产生静止型α地中海贫血（α$_2$杂合子）。

2）α$_0$基因与正常α基因携带者结合，α/β链合成比值减少到0.7，产生α地中海贫血特征（α$_1$杂合子）。静止型携带者及α地中海贫血特征者无任何症状及特征。

3）HbH病（α$_1$与α$_2$双重杂合子）：HbH患者出生时与正常婴儿一样，未满1岁前多无贫血症状，随着年龄增长逐渐出现典型的HbH病特征，表现为轻至中度的慢性贫血，约2/3以上患者有肝脾肿大，无地中海贫血外貌，生长发育正常。

4）Hb Bart's胎儿水肿综合征：α$_0$基因的纯合子，往往在妊娠30～40周成为死胎，流产或早产后胎儿绝大部分在数小时内死亡。

（2）β珠蛋白生成障碍性贫血（β地中海贫血）是由于β珠蛋白基因突变导致β珠蛋白链合成不足而引起的贫血。

1）轻型β地中海贫血：为杂合子β地中海贫血，多数患者无贫血，贫血可因感染、妊娠等情况加重，脾脏可轻度肿大。

2）中间型β地中海贫血：不依赖输血，临床表现介于重型与轻型β地中海贫血之间。

3）重型β地中海贫血：为纯合子β地中海贫血，β珠蛋白链合成完全被抑制（β^{0}地中海贫血），须定期输血维持生命。发育缓慢，肝脾进行性肿大，贫血进行性加重，身体矮小、肌肉无力，骨骼变形，头颅增大，形成典型的"地中海贫血外貌"。

> **释义**
>
> ■ 根据临床表现和血液学检查，结合家系调查可做出正确诊断，但基因诊断是确诊的依据。
>
> ■ 诊断疾病时应该明确分型。
>
> ■ 若合并的并发症不需要处理，可以进入该路径。

6. 病史采集：现病史应包括患者症状（贫血、感染等相关症状），初始时间、严重程度以及相关治疗情况。既往史、个人史应详细询问有无家族史（非常重要），询问其他重要脏器疾病史。体检应包括：贫血、出血相关体征，有无面容、躯体畸形，有无感染病灶等。

> **释义**
>
> ■ 患儿出生时无症状，3～12个月开始发病，进行性贫血，面色苍白伴发育不良，常伴黄疸，症状随年龄增长而加重。
>
> ■ 重型的患儿，生长发育迟缓、身体矮小、肌肉无力、骨骼变形，头颅增大，额部、顶部、枕部及颧骨隆起，鼻梁塌陷，眼距增宽，上颌及牙齿前突，形成典型的"地中海贫血外貌"。查体可有脾大。
>
> ■ 地中海贫血是遗传性疾病，既往史及家族史对于诊断有很重要的作用。
>
> ■ 感染会加重溶血发作，应该积极预防和治疗各类感染。

7. 检查项目：

（1）常规：①血常规（含网织红细胞计数及白细胞分类）；②尿常规试验；③大便常规；④血型；⑤病毒感染相关标志物检测。

（2）溶血相关检查：①外周血涂片瑞氏染色（观察成熟红细胞形态）；②血浆游离血红蛋白（FHb）、血浆结合珠蛋白（HP）测定；③酸化血清溶血试验（Ham's）、Coombs 试验（直接、间接），如为阳性，则测定亚型；④红细胞盐水渗透脆性试验（EOF），含孵育后 EOF；⑤酸化甘油溶血试验（AGLT50）；⑥蔗糖高渗冷溶血试验（SHTCL）；⑦葡萄糖 6 磷酸脱氢酶（G6PD）、丙酮酸激酶（PK）、葡萄糖磷酸异构酶（GPI）、嘧啶 5'-核苷酸酶（P5'N）活性测定；⑧热不稳定试验（HIT）；⑨异丙醇试验（IPT）；⑩高铁血红蛋白还原试验（MHb-RT）；⑪抗碱血红蛋白测定（HbF）、血红蛋白 A2 定量（HbA2）；⑫血红蛋白电泳；⑬α/β 肽链合成比例分析；⑭SDS-PAGE 红细胞膜蛋白电泳；⑮地中海贫血基因缺陷全套分析。

（3）骨髓：①形态学分类；②骨髓病理活检+嗜银染色；③N-ALP（血涂片）、有核红细胞 PAS 染色、铁染色；④骨髓透射电镜检查（有核红细胞超微结构异常）；⑤染色体核型。

（4）生化检查：①肝肾功能、血糖；②电解质六项；③乳酸脱氢酶及同工酶；④血清铁四项；⑤血清铁蛋白、叶酸、维生素 B_{12} 水平。

（5）免疫学：①免疫学全套检查（抗核抗体、ENA 抗体谱、循环免疫复合物、抗链 O、类风湿因子、C 反应蛋白、IgG、IgA、IgM、C3、C4）；②淋巴细胞亚群；③甲功全项。

（6）其他：①心电图；②X 线胸片；③腹部超声；④泌尿系超声；⑤心脏彩超；⑥心脏、肝脏 MRI，评价脏器铁负荷。

> **释义**
>
> ■ 血常规、骨髓象和血红蛋白电泳分析对于诊断地中海贫血是必要的检查项目。
>
> ■ 铁代谢指标有利于鉴别缺铁性贫血；叶酸及维生素 B_{12} 的含量测定除外营养性贫血。
>
> ■ 溶血相关的检查项目，如游离血红蛋白、结合珠蛋白、Coombs 试验除外自身免疫性溶血性贫血；酸溶血、CD55、CD59 等除外阵发性睡眠性血红蛋白尿，葡萄糖 6 磷酸脱氢酶（G6PD）、丙酮酸激酶（PK）、葡萄糖磷酸异构酶（GPI）、嘧啶 5'-核苷酸酶（P5'N）活性测定除外血红蛋白酶病所致的溶血性贫血。
>
> ■ 基因诊断是地中海贫血诊断的"金标准"，采用限制性内切酶片段长度多态性（RFLP）连锁分析、PCR-限制酶切法、等位基因特异性寡核苷酸探针（PCR-ASO）点杂交、反向点杂交（RDB）和 DNA 测序等方法检测地贫基因缺陷的类型和位点。
>
> ■ 影像学检查有利于评估患者的一般情况，尤其应该关注铁过载的脏器损害的评价。

（二）地中海贫血的治疗

1. 地中海贫血分型治疗：

（1）静止型携带者及 α 地中海贫血特征无需治疗。

（2）HbH 病患者有急性溶血症状、贫血严重时可以输血。

（3）贫血不严重的无需治疗，贫血严重、经常发生感染或溶血加重者可考虑作脾切除术或脾动脉栓塞治疗，疗效良好。

（4）Hb Bart's 胎儿水肿综合征多于出生前死亡，目前无治疗办法，重点在于预防。

2. β 地中海贫血分型治疗：轻型 β 地中海贫血无需治疗，中间型及重型 β 地中海贫血采用以下措施治疗：

（1）输血：维持患儿的正常血红蛋白水平，以防慢性血氧不足。重型 β 地中海贫血主张采用高输血法维持患者 Hb 在 100～120g/L 之间。中间型 β 地中海贫血大多数平时无需依赖长期规则输血，若感染后，暂时的 Hb 下降，输血后可回升，对孕妊娠期间的中间型 β 地中海贫血患者，需规则输血。

（2）铁螯合剂治疗：长期反复输血及骨髓红系细胞造血过盛，体内铁负荷过重，可引起血色病。接受输血 10 单位红细胞或血清铁蛋白浓度在 1000μg/L 以上时应开始应用祛铁治疗。目前可选择的铁螯合剂有：祛铁胺（Desferrioxamine，DFO），祛铁酮（Deferiprone，L1），及地拉罗司（Deferasirox，Exjade）。

（3）脾切除及脾动脉栓塞：对巨脾或（和）脾功能亢进者可行脾切除术或脾动脉栓塞术，以减轻溶血。

（4）抗氧化剂：如维生素 E 50mg/d，维生素 C 100～200mg/d；阿魏酸钠（当归的成分之一），剂量为 150～300mg/d 等能稳定红细胞膜，减轻溶血。

（5）γ 珠蛋白基因活化剂：如羟基脲（Hydroxycarbamide）剂量为 25～50 mg/（kg·d），5-氮胞苷（Azacytidine，5-Aza）、白消安（Busulfan）、丁酸钠类等药物，能活化 γ 珠蛋白基因的表达，增加 γ 珠蛋白链的合成，增加 HbF 的合成，改善贫血症状。该类药物对中间型 β 地中海贫血效果较好，但对重型 β 地中海贫血效果较差。

（6）造血干细胞移植：异基因骨髓移植、外周血干细胞移植及脐带血移植是目前根治重型 β 地中海贫血的唯一方法。

> 释义
>
> ■ 红细胞输注：规范性终身输血是治疗的关键措施，维持血红蛋白>90～105g/L 才能基本保证患儿正常生长发育，允许正常的日常活动，抑制骨髓及髓外造血；① Hb<90g/L 时启动输血计划；②输血后 Hb 维持在 90～140g/L，使患儿的生长发育接近正常、防止骨骼病变。但是容易导致继发性血色病。
>
> ■ 祛铁治疗：血清铁蛋白是反映机体铁负荷状况最简单实用的方法，血清铁蛋白升高提示铁负荷增加，但需排除感染、肝炎或肝损害。输血次数≥10 次，或血清铁蛋白>1000μg/L 开始祛铁治疗，开始治疗后每 3～6 个月监测血清铁蛋白，血清铁蛋白< 1000μg/L 时暂停祛铁治疗。常用祛铁药物：①祛铁胺：三价铁离子螯合剂，能与三价铁离子结合成铁胺复合物，半衰期为 20～30 分钟，代谢后主要通过尿液排出；②祛铁酮：口服铁螯合剂，药物代谢半衰期为 3～4 小时，经葡萄糖醛酸化代谢失活，最终主要经尿液排出。标准剂量为 75mg/（kg·d），分 3 次口服，每日最大剂量不超过 100mg/kg。常见的不良反应是关节痛、一过性的丙氨酸转移酶（ALT）升高，还有胃肠道反应和锌缺乏、粒细胞减少症和缺乏症，密切监测血常规。③地拉罗司：三价铁口服螯合剂，药物代谢半衰期 8～16 小时，24 小时达血药峰值，3 天后浓度达稳定状态，代谢后主要经粪便排出。常用剂量为 20mg/（kg·d）。常见不良反应：胃肠道反应、皮疹以及谷丙转氨酶升高，偶有听觉减退；可引起血肌酐升高。建议定期检查肾功能，肾功能不全时慎用。
>
> ■ 脾切除对中间型地中海贫血的疗效较好，重型效果差；脾切除可致严重感染，应在 8 岁以后施行并严格掌握适应证。

　　■ 造血干细胞移植（hematopoietic stem cell transplantation，HSCT）是重型地中海贫血患者唯一的治愈措施。但地中海贫血移植的清髓、免疫清除都较恶性血液病患者更困难，造血干细胞移植后不易植活，移植排斥率增高，移植相关病死率（transplantation related mortality，TRM）高。

（三）标准住院日

8～10 天内。

（四）治疗开始时间

诊断后第 1 天。

（五）出院标准

1. 一般情况良好。
2. 没有需要住院处理的并发症和（或）合并症。

> 释义
>
> 　　■ 地中海贫血患者常因铁过载会有心脏、肝脏和内分泌的功能异常，出院期间尽量保证患者的重要脏器的功能。

（六）变异及原因分析

溶血危象、再障危象、常规治疗无效、发生严重并发症等，则退出该路径。

> 释义
>
> 　　■ 发生严重溶血的地中海贫血患者病情重，住院时间长，花费大，退出该路径。

四、地中海贫血临床路径给药方案

【用药选择】

抗氧化剂：维生素 E、维生素 C 既可以稳定细胞膜，又可以抗氧化作用，减轻氧化剂对红细胞的破坏作用。

γ 珠蛋白基因活化剂：常用羟基脲、白消安、5-杂氮胞苷等能增加 γ 珠蛋白的合成。

异基因造血干细胞移植：不易植活，移植排斥率高，移植相关病死率高给治疗造成一定的困难。

祛铁治疗：对于输血依赖，血清铁蛋白>1000μg/L 时，或存在血色病的患者需要进行祛铁治疗。

【药学提示】

γ 珠蛋白基因活化剂：常用羟基脲、白消安、5-杂氮胞苷等，这些药物会抑制骨髓造血，远期不良反应大。

【注意事项】

祛铁剂常见不良反应：胃肠道反应、皮疹；以及谷丙转氨酶升高，偶有听觉减退；可引起血肌酐升高，建议定期检查肾功能，肾功能不全时慎用。

五、推荐表单

（一）医师表单

地中海贫血临床路径医师表单

适用对象：第一诊断为地中海贫血

患者姓名：	性别：	年龄：	门诊号：	住院号：
住院日期：　　年　月　日	出院日期：　　年　月　日		标准住院日：8～10 天	

时间	住院第 1 天	住院第 2 天
主要诊疗工作	□ 询问病史及体格检查 □ 完成病历书写 □ 开实验室检查单 □ 对症支持治疗 □ 病情告知，必要时向患者家属告知病重或病危，并签署病重或病危通知书 □ 患者家属签署输血及骨髓穿刺知情同意书	□ 上级医师查房 □ 完成入院检查 □ 骨髓穿刺术（形态学检查） □ 继续对症支持治疗 □ 完成必要的相关科室会诊 □ 完成上级医师查房记录等病历书写 □ 向患者及家属交代病情及其注意事项
重点医嘱	**长期医嘱** □ 血液病一级护理 □ 饮食 □ 视病情通知病重或病危 □ 其他医嘱 **临时医嘱** □ 血常规、网织及分类、网织红细胞、尿常规、大便常规+隐血 □ 肝肾功能、电解质、血沉、凝血功能、抗"O"、C 反应蛋白、血型、输血前检查 □ X 线胸片、心电图、腹部 B 超 □ 输注红细胞（有指征时） □ 其他医嘱	**长期医嘱** □ 患者既往基础用药 □ 其他医嘱 **临时医嘱** □ 血常规及网织 □ 骨髓穿刺：骨髓形态学 □ 输注红细胞（有指征时） □ 溶血相关检查：网织红细胞、血浆游离血红蛋白和结合珠蛋白、HBF、HBA2 等、胆红素、尿胆原、尿含铁血黄素；免疫球蛋白和补体、抗人球蛋白试验、冷凝集试验；单价抗体测红细胞膜附着的 IgG、A、M 和 C3；冷热溶血试验 □ 地中海贫血基因全套检查 □ 凝血功能 □ 病原微生物培养、影像学检查（必要时） □ 其他医嘱
病情变异记录	□ 无　□ 有，原因： 1. 2.	□ 无　□ 有，原因： 1. 2.
医师签名		

时间	住院第 3~7 天	住院第 8~10 天 （出院日）
主要诊疗工作	□ 上级医师查房 □ 复查血常规及网织红细胞，观察血红蛋白变化 □ 根据体检、辅助检查、骨髓检查结果和既往资料，进行鉴别诊断和确定诊断 □ 根据其他检查结果进行鉴别诊断，判断是否合并其他疾病 □ 开始治疗，积极处理并发症 □ 保护重要脏器功能 □ 完成病程记录	□ 上级医师查房，进行评估，确定有无并发症情况，明确是否出院 □ 完成出院记录、病案首页、出院证明书等 □ 向患者交代出院后的注意事项，如返院复诊的时间、地点、发生紧急情况时的处理等
重点医嘱	**长期医嘱（视情况可第 1 天起开始治疗）** □ 如有感染，积极控制 □ 贫血严重，积极输血 □ 如有必要，开始祛铁治疗 □ 重要脏器保护 □ 其他医嘱 **临时医嘱** □ 复查血常规 □ 复查血生化、电解质 □ 对症支持 □ 其他医嘱	**出院医嘱** □ 出院带药 □ 定期门诊随访 □ 监测血常规和网织红细胞
病情变异记录	□ 无　□ 有，原因： 1. 2.	□ 无　□ 有，原因： 1. 2.
医师签名		

（二）护士表单

地中海贫血临床路径护士表单

适用对象：第一诊断为地中海贫血

患者姓名：	性别：　　年龄：　　门诊号：	住院号：
住院日期：　　年　月　日	出院日期：　　年　月　日	标准住院日：8～10 天

时间	住院第 1～3 天	住院第 4～7 天	住院第 8～10 天
健康宣教	□ 介绍主管医师、护士 □ 介绍环境、设施 □ 介绍住院注意事项 □ 向患者宣教健康基本常识	□ 指导患者正确留取标本 □ 主管护士与患者沟通，了解并指导心理应对 □ 宣教疾病知识、用药知识及特殊检查操作过程 □ 告知检查及操作前后饮食、活动及探视注意事项及应对方式	□ 康复和锻炼 □ 定时复查 □ 出院带药服用方法 □ 饮食等注意事项
护理处置	□ 核对患者姓名，佩戴腕带 □ 建立入院护理病历 □ 卫生处置：剪指甲、洗澡、更换病号服	□ 随时观察患者病情变化 □ 遵医嘱 □ 协助患者完成各项检查化验	□ 办理出院手续 □ 办理出院小结
基础护理	□ 一级护理 □ 患者安全管理	□ 二级护理 □ 晨晚间护理 □ 患者安全管理	□ 三级护理 □ 晨晚间护理 □ 患者安全管理
专科护理	□ 护理查体 □ 需要时填写跌倒及压疮防范表 □ 需要时请家属陪护 □ 心理护理	□ 遵医嘱完成相关检查 □ 心理护理 □ 遵医嘱正确给药 □ 提供并发症依据	□ 病情观察：评估患者生病体征 □ 心理护理
重点医嘱	□ 详见医嘱执行单	□ 详见医嘱执行单	□ 详见医嘱执行单
病情变异记录	□ 无　□ 有，原因： 1. 2.	□ 无　□ 有，原因： 1. 2.	□ 无　□ 有，原因： 1. 2.
护士签名			

（三）患者表单

地中海贫血临床路径患者表单

适用对象：第一诊断为地中海贫血

患者姓名：	性别： 年龄： 门诊号：	住院号：
住院日期： 年 月 日	出院日期： 年 月 日	标准住院日：8~10天

时间	入院当日	住院第2~7天	住院第8~10天
医患配合	□ 配合医师询问病史、既往史、用药史及过敏史收集资料 □ 配合医师进行体格检查 □ 有任何不适告知医师	□ 配合完善如采血、留尿、心电图、X线等相关检查等 □ 医师向患者及家属介绍病情，如有异常结果需进一步检查 □ 配合用药及治疗 □ 配合医师调整用药 □ 有任何不适告知医师	□ 接受出院指导 □ 了解复查程序 □ 获得出院小结和诊断证明
护患配合	□ 配合测量体重、体温、脉搏、呼吸、血压、血氧饱和度等 □ 配合护士完成护理评估单 □ 接受入院宣教（环境介绍、病室规定、贵重物品管理、病区管理等） □ 有不适随时告诉护士	□ 配合测量体温、脉搏、呼吸、血压、询问每日排便情况等 □ 接受相关化验检查宣教，正确留取标本，配合检查 □ 接受输液、服药治疗 □ 注意活动安全，避免跌倒或坠床 □ 配合执行探视及陪护制度 □ 接受疾病及用药等相关知识指导 □ 有不适随时告诉护士	□ 接受出院宣教 □ 办理出院手续 □ 获取出院带药 □ 知道服药方法、作用、注意事项 □ 知道复印病历方法
饮食	□ 正常饮食	□ 正常饮食	□ 正常饮食
排泄	□ 正常排尿便	□ 正常排尿便	□ 正常排尿便
活动	□ 适量活动	□ 适量活动	□ 适量活动

附：原表单（2016 年版）

地中海贫血临床路径表单

适用对象：第一诊断为地中海贫血

患者姓名：	性别： 年龄： 门诊号：	住院号：
住院日期： 年 月 日	出院日期： 年 月 日	标准住院日：8～10 天内

时间	住院第 1 天	住院第 2 天
主要诊疗工作	□ 询问病史及体格检查 □ 完成病历书写 □ 开实验室检查单 □ 对症支持治疗 □ 病情告知，必要时向患者家属告知病重或病危，并签署病重或病危通知书 □ 患者家属签署输血及骨髓穿刺知情同意书	□ 上级医师查房 □ 完成入院检查 □ 骨髓穿刺术（形态学检查） □ 继续对症支持治疗 □ 完成必要的相关科室会诊 □ 完成上级医师查房记录等病历书写 □ 向患者及家属交代病情及其注意事项
重点医嘱	**长期医嘱** □ 血液病护理常规 □ 一级或二级护理 □ 饮食 □ 视病情通知病重或病危 □ 其他医嘱 **临时医嘱** □ 血常规、网织及分类、网织红细胞、尿常规、大便常规+隐血、输血前的感染相关标志物 □ 肝肾功能、电解质、血沉、凝血功能、抗 "O"、C 反应蛋白、血型、输血前检查 □ X 线胸片、心电图、腹部 B 超 □ 输注红细胞（有指征时） □ 其他医嘱	**长期医嘱** □ 患者既往基础用药 □ 其他医嘱 **临时医嘱** □ 血常规及网织 □ 骨髓穿刺：骨髓形态学 □ 输注红细胞（有指征时） □ 溶血相关检查：网织红细胞、血浆游离血红蛋白和结合珠蛋白、HBF、HBA2 等、胆红素、尿胆原、尿含铁血黄素；免疫球蛋白和补体、抗人球蛋白试验、冷凝集试验；单价抗体测红细胞膜附着的 IgG、A、M 和 C3；冷热溶血试验 □ 地中海贫血基因全套检查 □ 凝血功能 □ 病原微生物培养、影像学检查（必要时） □ 其他医嘱
主要护理工作	□ 介绍病房环境、设施和设备 □ 入院护理评估 □ 宣教	□ 观察患者病情变化
病情变异记录	□ 无 □ 有，原因： 1. 2.	□ 无 □ 有，原因： 1. 2.
护士签名		
医师签名		

时间	住院第 3~6 天	住院第 7~10 天 （出院日）
主要诊疗工作	□ 上级医师查房 □ 复查血常规及网织红细胞，观察血红蛋白变化 □ 根据体检、辅助检查、骨髓检查结果和既往资料，进行鉴别诊断和确定诊断 □ 根据其他检查结果进行鉴别诊断，判断是否合并其他疾病 □ 开始治疗，积极处理并发症 □ 保护重要脏器功能 □ 完成病程记录	□ 上级医师查房，进行评估，确定有无并发症情况，明确是否出院 □ 完成出院记录、病案首页、出院证明书等 □ 向患者交代出院后的注意事项，如返院复诊的时间、地点、发生紧急情况时的处理等
重点医嘱	**长期医嘱（视情况可第 1 天起开始治疗）** □ 如有感染，积极控制 □ 贫血严重，积极输血 □ 如有必要，开始祛铁治疗 □ 重要脏器保护：抑酸、补钙等 □ 其他医嘱 **临时医嘱** □ 复查血常规 □ 复查血生化、电解质 □ 对症支持 □ 其他医嘱	**出院医嘱** □ 出院带药 □ 定期门诊随访 □ 监测血常规和网织红细胞
主要护理工作	□ 观察患者病情变化	□ 指导患者办理出院手续
病情变异记录	□ 无　□ 有，原因： 1. 2.	□ 无　□ 有，原因： 1. 2.
护士签名		
医师签名		

第六章

自身免疫性溶血性贫血临床路径释义

一、自身免疫性溶血性贫血编码

1. 国家卫生和计划生育委员会原编码：

疾病名称及编码：自身免疫性溶血性贫血（ICD-10：D59.101/D59.603）

2. 修改编码：

疾病名称及编码：药物性自身免疫性溶血性贫血（ICD-10：D59.0）

自身免疫性溶血性贫血，其他的（ICD-10：D59.1）

阵发性夜间血红蛋白尿（ICD-10：D59.5）

血红蛋白尿，其他外因性溶血症引起的（ICD-10：D59.6）

二、临床路径检索方法

D59.1/ D59.1/ D59.5/D59.6

三、自身免疫性溶血性贫血临床路径标准住院流程

（一）适用对象

第一诊断为自身免疫性溶血性贫血（ICD-10：D59.101/ D59.601）。

> **释义**
>
> ■ 自身免疫性溶血性贫血（Autoimmune Hemolytic Anemia，AIHA）是免疫功能异常导致 B 细胞功能亢进产生自身红细胞的抗体，红细胞吸附自身抗体和（或）补体，致使红细胞破坏加速、寿命缩短的一组溶血性贫血。根据自身抗体与红细胞最适反应温度，AIHA 可分为温抗体型（37℃，占 60%~80%）、冷抗体型（20℃，占 20%~30%）和温冷抗体混合型（约占 5%）。
>
> ■ AIHA 分为原发性和继发性。约 50% 的温抗体型 AIHA 为继发性，可继发于造血及淋巴细胞增殖性疾病，如慢性淋巴细胞白血病、非霍奇金淋巴瘤、霍奇金淋巴瘤、Castleman 病、骨髓纤维化等、实体瘤、免疫性疾病、感染、药物、原发免疫缺陷病、妊娠以及异基因造血干细胞移植后等。

（二）诊断依据

根据《血液病诊断和疗效标准（第 3 版）》（张之南、沈悌主编，科学出版社）、《临床诊疗指南·血液病学分册》（中华医学会编著，人民卫生出版社）。

1. 温抗体型自身免疫性溶血性贫血（AIHA）：

（1）符合溶血性贫血的临床和实验室表现。

（2）直接 Coombs 试验阳性。

（3）如广谱 Coombs 试验阴性，但临床表现符合，肾上腺皮质激素等免疫抑制治疗有效，又能除外其他溶血性贫血，可考虑为 Coombs 试验阴性的自身免疫性溶血性贫血。

（4）需除外系统性红斑狼疮（SLE）或其他疾病，如 CLL、Lymphoma 引起的继发性自身免疫性溶血。

2. 冷凝集素综合征：

（1）符合溶血性贫血的临床和实验室表现：寒冷环境下出现耳郭、鼻尖及手指发绀，加温后消失，可有贫血或黄疸的体征；实验室检查发现胆红素升高，反复发作者有含铁血黄素尿等。

（2）冷凝集素阳性。

（3）直接 Coombs 试验几乎均为补体 C3 型。

3. 阵发性冷性血红蛋白尿症：

（1）符合溶血性贫血的临床和实验室表现：如受凉后血红蛋白尿发作，发作时出现贫血且进展迅速，实验室检查发现胆红素升高，反复发作者有含铁血黄素尿等。

（2）冷热溶血试验阳性。

（3）直接 Coombs 试验为补体 C3 型阳性。

> **释义**

■ 病史：应该注意询问现病史、既往史、个人史和家族史。需要了解贫血的出现时间、严重程度，溶血发作是否与温度有关？是否与口服药物有关？详细询问伴随症状，如消瘦、乏力、发热、感染、脱发、皮疹、关节痛及口腔溃疡等。既往史应该询问患者是否存在自身免疫性疾病的病史、有无射线、药物及毒物接触史。

■ 临床表现：依据临床起病的急缓，温抗体型 AIHA 分为急性和慢性，急性溶血发作症状重，寒战、高热、呕吐、腰背痛等，严重者有休克表现。慢性者可仅有轻度乏力、黄疸。

■ 贫血一般为正细胞、正色素性贫血，网织红细胞的比例及绝对值明显增高，血涂片中红细胞碎片易见。

■ 骨髓象：红系增生活跃，粒系比例相对下降，部分红细胞伴随病态造血，注意与骨髓增生异常综合征（MDS）鉴别。

■ 感染可诱发慢性 AIHA 发生溶血危象，需要与再生障碍性贫血鉴别。

■ 抗人球蛋白试验，又称 Coombs 试验，是诊断 AIHA 的重要依据。直接试验是检查被检红细胞上有无不完全抗体，间接试验是检查血清中游离的不完全抗体。直接 Coombs 试验较间接试验对 AIHA 更有诊断价值，大多数为 IgG+C3。

■ 部分患者 Coombs 试验阴性，能充分排除其他溶血性贫血，可试用肾上腺糖皮质激素，若有效，可诊断为 Coombs 阴性的 AIHA。常见假阴性的情况：①红细胞表面自身抗体数量低于检测阈值；②红细胞表面自身抗体亲和力低，在预处理过程中被洗脱；③由 IgA 或 IgM 致敏红细胞介导溶血，而无补体参与。

■ 冷凝集素综合征（CAS）：自身免疫性溶血性贫血的一种类型，在较低的温度下，自身抗体（多数为 IgM）作用于患者自身红细胞，红细胞发生凝集，阻塞末梢微循环，发生手足发绀症或溶血。自身抗体与抗原发生作用的最适宜温度是 0～4℃，在 37℃ 或 31～32℃ 以上的温度，抗体与红细胞抗原发生完全可逆的分解，症状迅速消失。本综合征可以是特发性，但多数为继发性，如可继发于淋巴系统的恶性肿瘤、支原体或 EB 病毒感染等。

■ 阵发性冷性血红蛋白尿症（PCH）：是一种很少见的溶血性疾病，患者体内产生一种冷反应性 IgG 型抗体（D-L 抗体），当温度低于 20℃ 时 D-L 抗体结合于红细胞表面，温度升至37℃时，发生溶血，一般受寒后急性发病，严重贫血，血红蛋白尿；冷热溶血试验阳性；Coombs试验阳性C3型。可以是特发性，或继发于麻疹、腮腺炎、水痘、流行性感冒、传染性单核细胞增多症等病毒感染。

（三）治疗方案的选择

根据《邓家栋临床血液学》（邓家栋主编，上海科学技术出版社）、《临床诊疗指南·血液病学分册》（中华医学会编著，人民卫生出版社）。

1. 肾上腺皮质激素。
2. 其他免疫抑制剂。
3. 脾切除：药物治疗效果不满意，且反复发作者。
4. 输血：输血须谨慎，必要时输注洗涤红细胞。
5. 其他治疗：
（1）达那唑。
（2）静脉输注丙种球蛋白。
（3）血浆置换疗法。

> **释义**
>
> ■ 糖皮质激素为治疗温抗体型AIHA的一线药物，治疗3周无效或需要泼尼松15mg/d以上才能维持者，应改换其他疗法。二线免疫抑制药物：环磷酰胺、硫唑嘌呤、长春新碱、环孢素等可抑制自身抗体合成。抗CD20单克隆抗体-利妥昔单抗治疗AIHA有不错的疗效。
>
> ■ 脾切除是二线治疗方案，可以通过切除脾脏减少自身抗体的产生，同时去除破坏致敏红细胞的主要器官，但目前尚无预测手术疗效的可靠方法，其适应证：①糖皮质激素治疗无效；②有糖皮质激素应用的禁忌证或不能耐受者；③糖皮质激素维持剂量≥15mg/d者。
>
> ■ 输血：因输血有可能加重溶血，需要慎重，一般只用于溶血危象或出现心肺功能障碍者，应输注洗涤红细胞，要缓慢输注。
>
> ■ CAS和PCH对于糖皮质激素无效，应加强对症支持治疗。

（四）标准住院日

14天内。

（五）进入路径标准

1. 第一诊断必须符合ICD-10：D59.101/D59.601自身免疫性溶血性贫血疾病编码。
2. 当患者同时具有其他疾病诊断，但在住院期间不需要特殊处理，也不影响第一诊断的临床路径流程实施时，可以进入路径。

> **释义**
>
> ■ 继发性 AIHA 患者需寻找原发病并积极处理。
>
> ■ 不影响 AIHA 诊断的并发症并不影响患者进入路径，可能延长住院时间、增加医疗费用。

（六）住院期间检查项目

1. 必须的检查项目：

（1）血常规及分类、尿常规、大便常规+隐血。

（2）肝肾功能、电解质、输血前检查、血沉、抗"O"、C 反应蛋白、血型、自身免疫系统疾病筛查。

（3）网织红细胞、血浆游离血红蛋白和结合珠蛋白、胆红素、尿胆原、尿含铁血黄素。

（4）免疫球蛋白和补体、抗人球蛋白试验（Coombs 直接试验）。

（5）骨髓形态学检查。

（6）X 线胸片、心电图、腹部 B 超。

2. 根据患者病情可选择的检查项目：

（1）单价抗体测红细胞膜附着的 IgG、A、M 和 C3。

（2）冷凝集素测定。

（3）冷热溶血试验，若阳性应做梅毒、病毒等有关检查。

（4）凝血功能、尿游离血红蛋白。

3. 发热或疑有感染者可选：病原微生物培养、影像学检查。

> **释义**
>
> ■ 血常规能够明确贫血的性质，若血小板减少，应除外 Evans 综合征，血涂片可以明确红细胞形态，除外先天性溶血性贫血，如遗传性球形红细胞增多症、遗传性口形红细胞增多症。
>
> ■ Coombs 试验对于明确 AIHA 的诊断有决定性作用。
>
> ■ 感染相关检查、肿瘤相关检查、骨髓检查了解是否为继发性 AIHA。
>
> ■ 肝肾功能了解患者的基本情况，了解是否存在并发症。
>
> ■ 免疫学指标检查：除外继发于自身免疫性疾病的 AIHA。
>
> ■ 溶血相关检查：CD55、CD59、Flear 检查能除外阵发性睡眠性血红蛋白尿（PNH）、葡萄糖-6-磷酸脱氢酶（G6PD）、丙酮酸激酶（PK）的活性除外红细胞酶缺陷引发的溶血性贫血，血红蛋白电泳除外珠蛋白生成异常致的溶血性贫血。
>
> ■ 输血前的相关检查（乙型肝炎、丙型肝炎、梅毒和 HIV）和血型鉴定需要备用，严重溶血患者需要输注洗涤红细胞。

（七）治疗开始时间

诊断后第 1 天。

（八）治疗方案与药物选择

1. 糖皮质激素作为首选治疗：

（1）常规起始剂量〔泼尼松 1mg/（kg·d）〕。

（2）视病情可选用短疗程大剂量给药。

2. 急症治疗：适用于严重贫血、溶血危象、需要紧急手术或分娩者。

（1）静脉输注丙种球蛋白：0.4g/（kg·d）×5 天或 1.0g/（kg·d）×2 天。

（2）输注红细胞，有条件输注洗涤红细胞。

（3）血浆置换。

> **释义**
>
> ■ 溶血难以控制、严重贫血导致重要脏器功能衰竭时需要考虑输血，输注洗涤红细胞能在短时间内迅速补充患者血红蛋白浓度，改善患者缺氧症状，洗涤红细胞能去除红细胞以外的血液成分（白细胞、血小板、血浆蛋白等），降低非溶血性输血反应。
>
> ■ 糖皮质激素是治疗温抗体 AIHA 的一线药物，常用剂量为泼尼松 0.5～1.0 mg/（kg·d），起效时间是 1～3 周，溶血严重、极重度贫血和 Evans 综合征等患者需要应用甲泼尼龙 100～200 mg/d，10～14 天；或者 250～1000mg/d，起效多在第 2 周，如果 3 周无效，后期起效的可能性很小，需要考虑二线治疗。糖皮质激素治疗的有效率为 70%～85%，但治愈率只有 20%～30%。治疗达标后，泼尼松剂量应在几周内减至 20～30mg/d，总治疗时间应>6 个月，治疗时间少于 6 个月的复发率高和疗效持续时间短。
>
> ■ 丙种球蛋白：0.4g/（kg·d），连用 5 天，或 1.0 g/（kg·d），连用 2 天，可有一定疗效，但疗效短暂。
>
> ■ 脾切除：应用大剂量糖皮质激素治疗后 2 周后溶血和贫血无改善；或每日需较大剂量泼尼松（≥15mg/d）者；或不能耐受泼尼松、免疫抑制剂治疗，或有禁忌证者应考虑脾切除治疗。脾切除前最好做 Cr 红细胞寿命和扣留试验，判断切脾疗效。
>
> ■ 利妥昔单抗治疗 AIHA 具有良好疗效，目前已经作为首选的二线治疗方案，老年人、有手术禁忌或评估手术风险过高、意愿非手术治疗以及激素治疗依赖性温抗体型 AIHA 患者更是如此，一些中心已经将其联合糖皮质激素作为 AIHA 的一线治疗方案。每周 375mg/m² ，共 4 次。每次 100 毫克/周，4 周，治疗也获得良好疗效。利妥昔单抗常见不良反应主要是输注过敏反应，少见进行性多灶性白质脑病、乙型病毒性肝炎病毒激活和感染。

（九）出院标准

1. 一般情况良好。

2. 没有需要住院处理的并发症和（或）合并症。

> **释义**
>
> ■ 若无明显并发症，可以考虑院外继续口服糖皮质激素，定期门诊随诊。若存在并发症，是否需要继续住院治疗由主管医师决定。
>
> ■ 糖皮质激素治疗期间，注意预防该药的不良反应：高血糖、高血压、感染、骨质疏松等。

（十）变异及原因分析

溶血危象、常规治疗无效、发生严重并发症等，则退出该路径。

释义

- 糖皮质激素疗效欠佳时，应该对患者的病情重新进行评估。
- 存在溶血危象或再生障碍危象的患者，需要采用非常规治疗，退出该路径。
- 出现严重合并症和并发症，干扰 AIHA 的诊疗进程，退出该路径。
- 继发性 AIHA 预后与基础疾病明显相关，基础疾病决定了 AIHA 的预后，需要退出该路径。
- 糖皮质激素和脾切除治疗冷抗体型 AIHA 无效，退出该路径。建议：可给予环磷酰胺、利妥昔单抗等药物。

四、自身免疫性溶血性贫血临床路径给药方案

【用药选择】

糖皮质激素是治疗温抗体 AIHA 的一线药物，常用剂量为泼尼松 0.5 ~ 1.0 mg/（kg·d），起效时间是 1 ~ 3 周，溶血严重、极重度贫血和 Evans 综合征等患者需要应用甲泼尼龙 100 ~ 200 mg/d，10 ~ 14 天；或者 250 ~ 1000mg/d，起效多在第 2 周，如果 3 周无效，后期起效的可能性很小，需要考虑二线治疗。

环孢素：可以巩固糖皮质激素的疗效，减少 AIHA 的复发率，一般常规剂量为 3 ~ 5mg/（kg·d）。

环磷酰胺：可用于治疗难治、复发 AIHA。

利妥昔单抗：用于难治、复发 AIHA 的治疗，文献中有两种剂量应用，一种是标准的 375mg/

（m^2·周），另外一种是小剂量，每周100mg，目前尚无统一标准。

【药学提示】

糖皮质激素：可抑制机体的免疫功能，长期应用常可诱发感染或加重感染；长期大量应用糖皮质激素可引起物质代谢和水盐代谢紊乱，出现类肾上腺皮质功能亢进综合征，如水肿、低血钾、高血压、糖尿、皮肤变薄、满月脸、水牛背、向心性肥胖、多毛、痤疮、肌无力和肌萎缩等症状；由于可导致钠、水潴留和血脂升高，可诱发高血压和动脉粥样硬化；糖皮质激素可刺激胃酸、胃蛋白酶的分泌并抑制胃黏液分泌，降低胃黏膜的反抗力，可诱发或加剧消化性溃疡；骨质疏松及椎骨压迫性骨折是各种年龄患者应用糖皮质激素治疗中严重的合并症。糖皮质激素还可引起多种形式的行为异常，如欣快现象等，又如神经过敏、激动、失眠、情感改变或甚至出现明显的精神病症状。此外，糖皮质激素也可能诱发癫痫发作。

二线免疫抑制剂：①环孢素：疗效与血药浓度相关，应用期间需要监测血药浓度，并监测肝肾功能的影响；②环磷酰胺：大剂量可以引起出血性膀胱炎，需要注意预防，近期可以引起骨髓抑制，远期不良反应有致突变作用，需要注意监测；③硫唑嘌呤：骨髓抑制和肝肾功能的损伤，需要监测。

利妥昔单抗：有明显心脏病如心绞痛、心力衰竭、哮喘、低血压等患者慎用；输注速度不可过快，也不可进行静脉注射；用药期间如发生变态反应或其他严重反应，应考虑减量或停药。可能引起低血压，在开始使用本品时，应暂停使用抗高血压药或减量。

【注意事项】

利妥昔单抗：①可以引起肝炎病毒的复制，活动性肝炎禁用；②治疗AIHA尚属超适应证使用。

五、推荐表单

（一）医师表单

自身免疫性溶血性贫血临床路径医师表单

适用对象：第一诊断为自身免疫性溶血性贫血（ICD-10：D59.101/D59.601）

患者姓名：	性别：	年龄：	门诊号：	住院号：
住院日期： 年 月 日	出院日期： 年 月 日		标准住院日：14 天	

时间	住院第 1 天	住院第 2 天
主要诊疗工作	□ 询问病史及体格检查 □ 完成病历书写 □ 开实验室检查单 □ 对症支持治疗 □ 病情告知，必要时向患者家属告知病重或病危，并签署病重或病危通知书 □ 患者家属签署输血及骨髓穿刺知情同意书	□ 上级医师查房 □ 完成入院检查 □ 骨髓穿刺术（形态学检查） □ 继续对症支持治疗 □ 完成必要的相关科室会诊 □ 完成上级医师查房记录等病历书写 □ 向患者及家属交代病情及其注意事项
重点医嘱	**长期医嘱** □ 血液病护理常规 □ 一级护理 □ 饮食 □ 视病情通知病重或病危 □ 其他医嘱 **临时医嘱** □ 血常规、网织及分类、网织红细胞、尿常规、便常规+隐血 □ 肝肾功能、电解质、血沉、凝血功能、抗"O"、C 反应蛋白、血型、输血前检查 □ X 线胸片、心电图、腹部 B 超 □ 输注红细胞（有指征时） □ 其他医嘱	**长期医嘱** □ 患者既往基础用药 □ 其他医嘱 **临时医嘱** □ 血常规及网织 □ 骨髓穿刺：骨髓形态学 □ 输注红细胞（有指征时） □ 溶血相关检查：网织红细胞、血浆游离血红蛋白和结合珠蛋白、HBF、HBA2 等、胆红素、尿胆原、尿含铁血黄素；免疫球蛋白和补体、抗人球蛋白试验、冷凝集试验；单价抗体测红细胞膜附着的 IgG、A、M 和 C3；冷热溶血试验 □ 凝血功能 □ 病原微生物培养、影像学检查（必要时） □ 其他医嘱
病情变异记录	□ 无 □ 有，原因： 1. 2.	□ 无 □ 有，原因： 1. 2.
医师签名		

时间	住院第 3 ~ 13 天	住院第 14 天 （出院日）
主要诊疗工作	□ 上级医师查房 □ 复查血常规及网织红细胞，观察血红蛋白变化 □ 根据体检、辅助检查、骨髓检查结果和既往资料，进行鉴别诊断和确定诊断 □ 根据其他检查结果进行鉴别诊断，判断是否合并其他疾病 □ 开始治疗，积极处理并发症 □ 保护重要脏器功能 □ 注意糖皮质激素的不良反应，并对症处理 □ 完成病程记录	□ 上级医师查房，进行评估，确定有无并发症情况，明确是否出院 □ 完成出院记录、病案首页、出院证明书等 □ 向患者交代出院后的注意事项，如返院复诊的时间、地点、发生紧急情况时的处理等
重点医嘱	**长期医嘱（视情况可第 1 天起开始治疗）** □ 糖皮质激素：常规剂量 □ 环孢素 [3 ~ 5mg/ （kg·d）] □ 重要脏器保护：祛黄、抑酸、补钙等 □ 其他医嘱 **临时医嘱** □ 复查血常规 □ 复查血生化、电解质 □ 对症支持 □ 其他医嘱	**出院医嘱** □ 出院带药 □ 定期门诊随访 □ 监测血常规和网织红细胞
病情变异记录	□ 无　□ 有，原因： 1. 2.	□ 无　□ 有，原因： 1. 2.
医师签名		

（二）护士表单

自身免疫性溶血性贫血临床路径护士表单

适用对象：第一诊断为自身免疫性溶血性贫血（ICD-10：D59.101/ D59.601）

患者姓名：	性别：　　年龄：　　门诊号：　　住院号：	
住院日期：　　年　月　日	出院日期：　　年　月　日	标准住院日：14 天

时间	住院第 1 天	住院第 2 天
健康宣教	□ 介绍主管医师、护士 □ 介绍环境、设施 □ 介绍住院注意事项 □ 向患者宣教健康基本常识，如戒烟、戒酒等	□ 指导患者正确留取标本 □ 主管护士与患者沟通，了解并指导心理应对 □ 宣教疾病知识、用药知识及饮食注意事项 □ 告知骨髓穿刺术的相关内容 □ 进行输血相关教育
护理处置	□ 核对患者姓名，佩戴腕带 □ 建立入院护理病历 □ 卫生处置：剪指甲、洗澡、更换病号服 □ 根据实验室检查单、检查单完成相关检查	□ 随时观察患者病情变化 □ 遵医嘱继续对症支持治疗 □ 协助患者完成各项检查化验 □ 完善护理记录
基础护理	□ 一级护理 □ 晨晚间护理 □ 患者安全管理	□ 一级护理 □ 晨晚间护理 □ 患者安全管理
专科护理	□ 护理查体 □ 需要时填写跌倒及压疮防范表 □ 需要时请家属陪护 □ 心理护理	□ 遵医嘱完成相关检查 □ 心理护理 □ 遵医嘱正确给药 □ CAS 和 PCH 患者做好保暖，必要时输液加温 □ 提供并发症依据
重点医嘱	□ 详见医嘱执行单	□ 详见医嘱执行单
病情变异记录	□ 无　□ 有，原因： 1. 2.	□ 无　□ 有，原因： 1. 2.
护士签名		

时间	住院第 3～13 天	住院第 14 天 （出院日）
健康宣教	□ 向患者讲解糖皮质激素的作用和不良反应 □ 主管护士与患者沟通，了解并指导心理应对 □ 向患者宣教复查血常规、网织红细胞、肝功能的必要性	□ 对患者进行出院评估 □ 出院带药服用方法 □ 出院宣教，向患者交待出院后的注意事项，如复诊的时间，院外病情发生变化时的处理
护理处置	□ 观察患者的病情变化 □ 遵医嘱应用各种药物 □ 完善护理记录	□ 办理出院手续 □ 完成床单位的终末消毒
基础护理	□ 一级护理 □ 晨晚间护理 □ 患者安全管理	□ 二级护理 □ 晨晚间护理 □ 患者安全管理
专科护理	□ 遵医嘱完成相关检查 □ 观察患者骨髓穿刺术后穿刺点的观察和处理 □ CAS 和 PCH 患者做好保暖，必要时输液加温 □ 需要时填写跌倒及压疮防范表 □ 需要时请家属陪护 □ 心理护理	□ 评估患者的生命体征 □ 心理护理
重点医嘱	□ 详见医嘱执行单	□ 详见医嘱执行单
病情变异记录	□ 无　□ 有，原因： 1. 2.	□ 无　□ 有，原因： 1. 2.
护士签名		

（三）患者表单

自身免疫性溶血性贫血临床路径患者表单

适用对象：第一诊断为自身免疫性溶血性贫血（ICD-10：D59.101/ D59.601）

患者姓名：	性别： 年龄： 门诊号：	住院号：
住院日期： 年 月 日	出院日期： 年 月 日	标准住院日：14 天

时间	住院第 1 天	住院第 2~13 天	住院第 14 天（出院日）
医患配合	□ 配合医师询问病史、既往史、用药史及过敏史收集资料 □ 配合医师进行体格检查 □ 配合完成相关检查，如心电图等 □ 有任何不适告知医师	□ 配合完善如采血、留尿、心电图、X线等相关检查等 □ 医师向患者及家属介绍病情，如有异常结果需进一步检查 □ 配合完成骨髓穿刺术 □ 配合用药及治疗 □ 配合医师调整用药 □ 有任何不适告知医师	□ 接受出院指导 □ 了解复查程序 □ 获得出院小结和诊断证明
护患配合	□ 配合测量体重、体温、脉搏、呼吸、血压、血氧饱和度等 □ 配合护士完成护理评估单 □ 接受入院宣教（环境介绍、病室规定、贵重物品管理、病区管理等） □ 配合完成医嘱实验室检查单 □ 有不适随时告诉护士	□ 配合测量体温、脉搏、呼吸、血压、询问每日排便情况等 □ 接受相关化验检查宣教，正确留取标本，配合检查 □ 接受输液、服药治疗 □ 注意活动安全，避免跌倒或坠床 □ 配合执行探视及陪护制度 □ 接受疾病及用药等相关知识指导 □ 有不适随时告诉护士	□ 接受出院宣教 □ 办理出院手续 □ 获取出院带药 □ 知道服药方法、作用、注意事项 □ 知道复印病历方法
饮食	□ 正常饮食	□ 正常饮食	□ 正常饮食
排泄	□ 正常排尿便	□ 正常排尿便	□ 正常排尿便
活动	□ 适量活动	□ 适量活动	□ 适量活动

附：原表单（2016 年版）

自身免疫性溶血性贫血临床路径表单

适用对象：第一诊断为自身免疫性溶血性贫血（ICD-10：D59.101/ D59.601）

患者姓名：	性别：	年龄：	门诊号：	住院号：
住院日期：　　年　月　日	出院日期：　　年　月　日			标准住院日：14 天

时间	住院第 1 天	住院第 2 天
主要诊疗工作	□ 询问病史及体格检查 □ 完成病历书写 □ 开实验室检查单 □ 对症支持治疗 □ 病情告知，必要时向患者家属告知病重或病危，并签署病重或病危通知书 □ 患者家属签署输血及骨髓穿刺知情同意书	□ 上级医师查房 □ 完成入院检查 □ 骨髓穿刺术（形态学检查） □ 继续对症支持治疗 □ 完成必要的相关科室会诊 □ 完成上级医师查房记录等病历书写 □ 向患者及家属交代病情及其注意事项
重点医嘱	**长期医嘱** □ 血液病护理常规 □ 一级护理 □ 饮食 □ 视病情通知病重或病危 □ 其他医嘱 **临时医嘱** □ 血常规、网织及分类、网织红细胞、尿常规、大便常规+隐血 □ 肝肾功能、电解质、血沉、凝血功能、抗"O"、C 反应蛋白、血型、输血前检查 □ X 线胸片、心电图、腹部 B 超 □ 输注红细胞（有指征时） □ 血浆置换（必要时） □ 其他医嘱	**长期医嘱** □ 患者既往基础用药 □ 其他医嘱 **临时医嘱** □ 血常规及网织 □ 骨髓穿刺：骨髓形态学 □ 输注红细胞（有指征时） □ 自身免疫系统疾病筛查 □ 溶血相关检查：网织红细胞、血浆游离血红蛋白和结合珠蛋白、胆红素、尿胆原、尿含铁血黄素；免疫球蛋白和补体、抗人球蛋白试验、冷凝集试验；单价抗体测红细胞膜附着的 IgG、A、M 和 C3；尿游离血红蛋白、冷热溶血试验 □ 梅毒、病毒等有关检查 □ 凝血功能 □ 病原微生物培养、影像学检查（必要时） □ 其他医嘱
主要护理工作	□ 介绍病房环境、设施和设备 □ 入院护理评估 □ 宣教	□ 观察患者病情变化
病情变异记录	□ 无　□ 有，原因： 1. 2.	□ 无　□ 有，原因： 1. 2.
护士签名		
医师签名		

时间	住院第 3～13 天	住院第 14 天 （出院日）
主要诊疗工作	□ 上级医师查房 □ 复查血常规及网织红细胞，观察血红蛋白变化 □ 根据体检、辅助检查、骨髓检查结果和既往资料，进行鉴别诊断和确定诊断 □ 根据其他检查结果进行鉴别诊断，判断是否合并其他疾病 □ 开始治疗 □ 保护重要脏器功能 □ 注意观察皮质激素的不良反应，并对症处理 □ 完成病程记录	□ 上级医师查房，进行评估，确定有无并发症情况，明确是否出院 □ 完成出院记录、病案首页、出院证明书等 □ 向患者交待出院后的注意事项，如返院复诊的时间、地点、发生紧急情况时的处理等
重点医嘱	**长期医嘱（视情况可第 1 天起开始治疗）** □ 糖皮质激素：常规起始剂量［泼尼松 1mg/（kg·d）］或短疗程大剂量给药 □ 丙种球蛋白 0.4g/（kg·d）×5 天或 1.0g/（kg·d）×2 天（必要时） □ 达那唑 □ 重要脏器保护：抑酸、补钙等 □ 其他医嘱 **临时医嘱** □ 复查血常规 □ 复查血生化、电解质 □ 输注红细胞（有指征时） □ 血浆置换（必要时） □ 对症支持 □ 其他医嘱	**出院医嘱** □ 出院带药 □ 定期门诊随访 □ 监测血常规和网织红细胞
主要护理工作	□ 观察患者病情变化	□ 指导患者办理出院手续
病情变异记录	□ 无 □ 有，原因： 1. 2.	□ 无 □ 有，原因： 1. 2.
护士签名		
医师签名		

第七章

急性髓系白血病临床路径释义

一、急性髓系白血病编码

1. 国家卫生和计划生育委员会原编码：

疾病名称及编码：急性髓系白血病（ICD-10：M9840/3；M9861/3；M9867/3；M9870-4/3；M9891-7/3；M9910/3；M9920/3）

2. 修改编码：

疾病名称及编码：急性髓样白血病（ICD-10：C92.0）

亚急性髓样白血病（ICD-10：C92.2）

髓样肉瘤（ICD-10：C92.3）

急性早幼粒细胞白血病（ICD-10：C92.4）

急性粒-单核细胞白血病（ICD-10：C92.5）

嗜碱粒细胞白血病（ICD-10：C92.703）

急性单核细胞白血病（ICD-10：C93.0）

亚急性单核细胞白血病（ICD-10：C93.2）

急性红细胞增多症和红白血病（ICD-10：C94.0）

急性原巨核细胞白血病（ICD-10：C94.2）

急性全骨髓增殖症（ICD-10：C94.4）

急性骨髓纤维化（ICD-10：C94.5）

二、临床路径检索方法

C92.0/C92.2/ C92.3/C92.4/C92.5/C92.703/C93.0/C93.2/C94.0/C94.2/C94.4/C94.5

三、急性髓系白血病临床路径标准住院流程

（一）适用对象

第一诊断急性髓系白血病（ICD-10：M9840/3；M9861/3；M9867/3；M9870-4/3；M9891-7/3；M9910/3；M9920/3）。

> 释义
>
> ■急性髓系白血病（acute myeloid leukemia，AML）是一种临床上常见的血液系统的恶性肿瘤性疾病，以骨髓、外周血或其他组织中髓系原始细胞克隆性增殖为其主要的疾病特点。

（二）诊断依据

根据《World Health Organization Classification of Tumors. Pathology and Genetic of Tumors of Haematopoietic and Lymphoid Tissue》（GN Fuller 主编，Advances in Anatomic Pathology），《血液病诊断及疗效标准（第 3 版）》（张之南等主编，科学出版社）。

1. 体检有或无以下体征：发热、皮肤黏膜苍白、皮肤出血点及淤斑、淋巴结及肝脾大、胸骨压痛等。
2. 血细胞计数及分类。
3. 骨髓检查：形态学（包括组化），活检（必要时）。
4. 免疫分型。
5. 细胞遗传学：核型分析、FISH（必要时）。
6. 有条件时行组合融合基因和预后相关基因突变检测。

> **释义**
>
> ■ 本临床路径制订主要依据国内和国际的权威指南，上述临床资料及实验室检查是正确诊断 AML 的主要依据。
>
> ■ 诊断要点：
>
> 急性髓系白血病诊断主要根据临床症状、体征及实验室检查来确定，其中最主要的是骨髓/外周血细胞形态学改变。骨髓或外周血髓系原始细胞比例 20% 以上即可明确急性髓系白血病的诊断，某些伴有重现性染色体异常者，例如 t（8；21）（q22；q22）、t（16；16）（p13；q22）、inv（16）（p13；q22）、t（15；17）（q22；q12），髓系原始细胞比例即使低于 20%，亦应当诊断为 AML。细胞化学、细胞免疫表型分析以及遗传学检查对进一步明确诊断、白血病分型及预后判断具有重要意义。
>
> ■ 临床表现：所有临床表现由于正常骨髓造血衰竭以及白血病细胞浸润引起的相关症状，包括贫血、出血、感染以及髓外浸润等相关症状和体征。
>
> ■ 实验室检查：
>
> 血常规：多数患者存在不同程度的贫血、白细胞增高以及血小板减少。多数患者白细胞分类可见不同比例原始/幼稚细胞。
>
> 骨髓形态学：多数病例骨髓象有核细胞显著增多，主要是白血病性的原幼细胞，偶有患者先表现全血细胞减少，骨髓增生低下，但细胞成分以髓系原始/幼稚细胞为主。
>
> ■ AML 分型：依照 WHO2008。
>
> 1. 伴有重现性染色体异常 AML，包括伴 t（8；21）（q22；q22）/AML1-ETO、t（16；16）（p13；q22）或 inv（16）（p13；q22）/CBFβ-MYH11、t（15；17）（q22；q12）/PML-RARα、t（9；11）（p22；q23）/MLLT3-MLL、t（6；9）（p23；q34）/OEK-NUP214、inv（3）（q21q26.2）或 t（3；3）（q21；q26.2）/RPN1-EVI1、t（1；22）（p13；q13）/RBM15-MKL1、NPM1 突变、CEBPA 双突变的 AML。
>
> 2. 具有 MDS 特点的 AML/治疗相关的 AML。
>
> 3. 其他非特指型 AML：既往 FAB 分型提出 AML 微分化型（M0）、AML 未成熟型（M1）、AML 成熟型（M2）、粒单核细胞 AML（M4）、单核细胞型 AML（M5）、红白血病（M6）、巨核细胞型 AML（M7）、嗜碱粒细胞型 AML、全骨髓增殖症伴骨髓纤维化。

（三）选择治疗方案的依据

根据《急性髓系白血病治疗的专家共识》（中华医学会血液学分会白血病学组，中华血液学杂志，2009，30（6）：429-461）。

1. 诱导化疗：

（1）18~59 岁患者：

1）HAD：高三尖杉酯碱（HHT）2~2.5mg/（m^2·d）×7 天。阿糖胞苷（Ara-C）100~200mg/（m^2·d）×7 天。柔红霉素（DNR）40~60mg/（m^2·d）×3 天。

2）HAA：HHT 2~2.5mg/（m^2·d）×7 天。阿克拉霉素（ACR）20mg/d×7 天。Ara-C 100~200mg/（m^2·d）×7 天。

3）DA：DNR 45~60mg/（m^2·d）×3 天。Ara-C 100~200mg/（m^2·d）×7 天。

4）HA：HHT 2~2.5mg/（m^2·d）×7 天。Ara-C 100~200mg/（m^2·d）×7 天。

（2）60~69 岁患者：

1）HAD：HHT 2~2.5mg/（m^2·d）×7 天。DNR 40~45mg/（m^2·d）×3 天。Ara-C 100~200mg/（m^2·d）×7 天。

2）HAA：HHT 2~2.5mg/（m^2·d）×7 天。ACR 20mg/d×7 天。Ara-C 100~200mg/（m^2·d）×7 天。

3）DA：DNR 45mg/（m^2·d）×3 天。Ara-C 100~200mg/（m^2·d）×7 天。

4）HA：HHT 2~2.5mg/（m^2·d）×7 天，Ara-C 100~200mg/（m^2·d）×7 天。

> 释义
> ■ 详见初治 AML 治疗路径。

2. 缓解后化疗：

（1）18~59 岁患者：可行 6~8 个疗程的化疗，中剂量 Ara-C 的方案不超过 4 个疗程。

1）中剂量阿糖胞苷单药化疗方案（ID-Ara-C）：Ara-C 1.0~2.0g/m^2，q12h×3 天。

2）标准剂量阿糖胞苷：Ara-C 100~200mg/m^2×7 天联合下列药物之一：①DNR 45mg/（m^2·d）×3 天；②米托蒽醌（MTZ）6~10mg/（m^2·d）×3 天；③HHT 2~2.5mg/（m^2·d）×7 天；④安吖啶（Amsa）70mg/（m^2·d）×5 天；⑤ACR 20mg/d×7 天；⑥替尼泊苷（VM-26）100~165mg/（m^2·d）×3 天。

（2）60~69 岁患者：可行 2~4 个疗程的化疗，标准剂量阿糖胞苷 Ara-C 75~100mg/（m^2·d）×5~7天联合下列药物之一：①DNR 40~45mg/（m^2·d）×3 天；②MTZ 6~10mg/（m^2·d）×3 天；③HHT 2~2.5mg/（m^2·d）×7 天；④Amsa 70mg/（m^2·d）×5 天；⑤ACR 20mg/d×7 天；⑥VM-26 100~165mg/（m^2·d）×3 天。

> 释义
> ■ 详见完全缓解的 AML 治疗路径。

3. 中枢神经白血病（CNSL）的防治：CNSL 的预防应从患者获得完全缓解后开始，每 1~2 个月 1 次，腰椎穿刺及鞘内注射至少 4~6 次，确诊 CNSL 退出本路径。鞘注方案如下：

甲氨蝶呤（MTX）10~15mg。

Ara-C 40~50mg。

地塞米松（DXM）5mg。

释义

■ 详见完全缓解的 AML 治疗路径。

4. 符合条件行造血干细胞移植（HSCT）的患者进行 HSCT。

释义

■ 预后中等和预后不良组的患者，缓解后治疗可行异基因造血干细胞移植；另外，预后良好组的患者在治疗过程中出现残留病水平下降不理想或者升高，也应考虑行异基因造血干细胞移植。进行 HLA 配型，寻找合适供者。

（四）根据患者的疾病状态及年龄选择路径

1. 18 ~ 59 岁初治 AML（非 APL）临床路径。
2. 60 ~ 69 岁初治 AML（非 APL）临床路径。
3. 18 ~ 59 岁完全缓解（CR）的 AML（非 APL）临床路径。
4. 60 ~ 69 岁完全缓解（CR）的 AML（非 APL）临床路径。

释义

■ 不同年龄段初治以及完全缓解的 AML 患者治疗策略不同，应依照疾病状态及年龄进入相应的临床路径。

（五）费用估算

总费用 10 万人民币。

释义

■ 不同患者即使同样治疗方案也会由于并发症的多少、严重程度不同而产生不同的治疗金额，10 万仅作为大多数患者治疗费用的预估。

第一节 18 ~ 59 岁初治 AML（非 APL）临床路径释义

一、18 ~ 59 岁初治 AML（非 APL）临床路径标准住院流程

（一）临床路径标准住院日

32 天内。

> **释义**
>
> ■ 90%的初治 AML 患者接受诱导化疗后可于入院后 32 天内判断疗效：获得血液学缓解，病情稳定者出院；获得血液学缓解但因合并症需进行相关的诊断和治疗者，可适当延长住院时间；未获得缓解者需再诱导化疗，可延长住院日 30 天，2 个疗程诱导未达完全缓解则退出路径。

（二）进入路径标准

1. 第一诊断必须符合急性髓系白血病（AML）疾病编码（ICD-10：M9840/3；M9861/3；M9867/3；M9870-4/3；M9891-7/3；M9910/3；M9920/3）。
2. 患者年龄（18~59 岁）。
3. 经以上检查确诊为急性早幼粒细胞白血病（APL）则进入 APL 路径。
4. 当患者同时具有其他疾病诊断时，但在住院期间不需要特殊处理也不影响第一诊断的临床路径流程实施时，可以进入路径。

> **释义**
>
> ■ 由于 APL 治疗与其他类型 AML 具有显著的不同，确诊为非 APL 的 AML 患者进入本路径。

（三）明确诊断及入院常规检查

需 3~5 天（指工作日）。

必须的检查项目：

1. 常规化验：血、尿、便常规、血型、血生化、电解质、输血前检查、凝血功能。
2. X 线胸片、心电图、腹部 B 超、CT 和 MRI（必要时）。
3. 发热或疑有感染者可选择：病原微生物培养、影像学检查。
4. 骨髓检查（形态学包括组化、必要时活检）、免疫分型、细胞遗传学、组合融合基因和预后相关基因突变检测（有条件时）。
5. 患者及家属签署以下同意书：病重或病危通知书、化疗知情同意书、输血知情同意书、骨髓穿刺同意书、腰椎穿刺同意书、静脉插管同意书（有条件时）。

> **释义**
>
> ■ 上述常规化验检查所有患者均应完成。血常规检查可了解患者血红蛋白、血小板水平，及时进行成分输血改善患者临床症状；白细胞水平高的患者应及时给予羟基脲或阿糖胞苷降低肿瘤负荷；尿便常规有助于了解是否存在消化系、泌尿系的小量出血；凝血功能检测有助于了解患者是否存在出凝血紊乱，尽管 AML 患者出现凝血紊乱的情况并不像 APL 那样常见，仍有部分 AML 患者初诊时存在出凝血紊乱，需要积极纠正；肝肾功能、电解质检测可了解患者是否存在肝肾基础疾病及水电解质紊乱，改善肝肾功能状况以及电解质紊乱对于 AML 本病的治疗得以顺利进行具有重要意义；输血前感染性疾病的筛查可为安全输血及化疗的顺利进行提供保障。

■ 由于正常造血功能受抑，AML 患者就诊时多数存在不同程度的贫血可能影响心功能，尤其存在心脏基础疾病者，并且 AML 常规化疗方案中的部分药物存在心脏毒性，X 线胸片、心电图、心脏超声、心肌酶谱检查可评价患者心肺基础疾病。腹部 B 超检查有助于发现严重的肝脏疾病。

■ AML 患者中性粒细胞减少，易合并不同部位感染发热，尤其化疗抑制期感染易加重，病原微生物培养以及影像学检查（CT 等）有助于明确感染部位以及致病菌，指导抗菌药物的合理使用，有利于后期治疗的顺利进行。若存在严重感染可能影响路径实施的患者不宜进入本路径。

■ 细胞形态学和免疫表型提供 FAB 诊断的依据，尽早开始诱导化疗。细胞遗传学、白血病基因组合等检查为进一步的 WHO 诊断及预后危险度分组提供依据，指导今后的治疗，因此上述检查缺一不可。

■ 签署上述知情同意书的同时，告知患者诊断及治疗过程中的相关风险及获益，加强医患沟通，有助于患者及其家属进一步理解病情，积极配合治疗。

（四）化疗前准备

1. 发热患者建议立即进行病原微生物培养并使用抗菌药物，可选用头孢类（或青霉素类）±氨基糖苷类抗炎治疗，3 天后发热不缓解者，可考虑更换碳青霉烯类和（或）糖肽类和（或）抗真菌治疗；有明确脏器感染患者应根据感染部位及病原微生物培养结果选用相应抗菌药物。

> **释义**
>
> ■ 发热是白血病患者就诊时及治疗过程中最主要的症状之一，部分患者感染部位及病原菌均难以明确，早期经验性使用广谱抗菌药物可避免感染的进一步加重，保证后期治疗的顺利进行。抗菌药物的选择应当参照所在医院病原学监控数据。

2. Hb<80g/L，PLT<20×10^9/L 或有活动性出血，分别输浓缩红细胞和单采血小板，若存在弥散性血管内凝血（DIC）倾向则 PLT<50×10^9/L 即应输注单采血小板。有心功能不全者可放宽输血指征。

> **释义**
>
> ■ 积极成分输血保证 Hb>80g/L，可明显改善患者一般状况，维持心肺功能的正常，对于心功能基础差的患者，应当维持 Hb 在 90~100g/L 及以上，避免心功能不全的发生或加重，保证化疗的顺利进行；维持 PLT>20×10^9/L 可明显降低致命性出血的发生。

3. 高白细胞患者可行白细胞分离术。

> **释义**
>
> ■ 高白细胞的 AML 患者有可能出现白细胞淤滞，进行白细胞分离术可以快速降低外周血白细胞负荷，减少发生高白细胞瘀滞的风险。如需进行白细胞分离术，应维持血小板计数至少不低于 30×10^9/L。

（五）化疗开始时间

入院第 2~5 天。

> **释义**
>
> ■ 通过细胞形态学和免疫表型确定 FAB 诊断后，即应尽早开始诱导化疗。

（六）化疗方案

1. HAD：HHT 2~2.5mg/（m²·d）×7 天。DNR 40~60mg/（m²·d）×3 天。Ara-C 100~200mg/（m²·d）×7 天。
2. HAA：HHT 2~2.5mg/（m²·d）×7 天。ACR 20mg/d×7 天。Ara-C 100~200mg/（m²·d）×7 天。
3. HA：HHT 2~2.5mg/（m²·d）×7 天。Ara-C 100~200mg/（m²·d）×7 天。
4. DA：DNR 40~60m/（m²·d）×3 天，Ara-C 100~200mg/（m²·d）×7 天。

> **释义**
>
> ■ 治疗方案的选择参照《急性髓系白血病治疗的专家共识》（中华医学会血液学分会白血病学组）以及美国癌症综合网（NCCN）指南。
>
> （1）阿糖胞苷＋蒽环类药物为基础的方案是国际通用的 AML 诱导化疗标准方案，例如 DA（3+7），完全缓解率为 60%~80%。近年来有多个研究显示，与标准剂量 DNR 相比较，大剂量 DNR 联合标准剂量 Ara-C 诱导治疗年轻初治 AML 可提高完全缓解（CR）率，并改善长期生存。目前 NCCN 指南对于年轻初治 AML 患者建议采用 DNR 60~90 mg/（m²·d）×3 天联合 100~200 mg/（m²·d）Ara-C ×7 天作为一线诱导方案。
>
> （2）阿糖胞苷与其他药物联合以提高 AML 疗效的探索，多年来一直在进行，中国医学科学院血液病医院血液学研究所从 80 年代开始将高三尖杉酯碱（HHT）引入诱导化疗方案，组成 HA 方案，诱导治疗完全缓解率与标准的 DA 方案类似。此后将 HHT 加入 DA 方案组成 HAD 三药方案，完全缓解率为 80%~90%，包含 HHT 的化疗方案成为具有中国特色的诱导治疗方案。另外，HHT 亦可与阿糖胞苷组成两药方案（HA），或与阿克拉霉素及阿糖胞苷组成三药诱导治疗方案（HAA）。
>
> （3）化疗药物剂量见给药方案。

（七）化疗后恢复期

21 天内。

必须复查的检查项目：

1. 血常规，血生化、电解质。

> **释义**
>
> ■ 初诊 AML 患者接受诱导化疗后将进入骨髓抑制期，定期监测全血细胞分析为成分输血等支持治疗提供依据；骨髓恢复期，血细胞分析为疗效判定提供依据。生化、电解质的监测有助于观察化疗相关不良反应，例如肝功能损伤、电解质紊乱等，以便及时处理。

2. 脏器功能评估。

> **释义**
>
> ■ 化疗药物的常见不良反应，包括对各脏器功能的损伤，例如肝功能损伤、肾功能损伤、肠道损伤、心功能损伤等，在观察化疗相关不良反应时应及时进行脏器功能评估，以便尽早发现及时处理。

3. 骨髓检查（如 21 天时血象仍处于恢复过程中，可延长至出院日之前）。

> **释义**
>
> ■ 多数患者在诱导治疗结束后的 3 周内可以通过骨髓检查判断疗效，少数患者可能需要延迟到化疗结束后 4 周左右。若患者血象恢复良好，也可等第二次住院时再行骨髓检查。

4. 微小残留病变检测（有条件时）。

> **释义**
>
> ■ 微小残留病的检测通常采用流式细胞术，伴有重现性染色体异常的 AML 患者，如伴 t（8；21）（q22；q22）/（AML1-ETO）；inv（16）（p13q22）或 t（16；16）（p13；q22）/（CBFβ-MYH11），应同时通过 PCR 检测相应融合基因定量，如单位有条件开展 NPM1 定量，也应检测。

（八）化疗中及化疗后治疗

1. 感染防治：发热患者建议立即进行病原微生物培养并使用抗菌药物，可选用头孢类（或青霉素类）±氨基糖苷类抗炎治疗，3 天后发热不缓解者，可考虑更换碳青霉烯类和（或）糖肽类和（或）抗真菌治疗；有明确脏器感染患者应根据感染部位及病原微生物培养结果选用相应抗菌药物。

2. 脏器功能损伤的相应防治：止吐、保肝、水化、碱化、防治尿酸肾病（别嘌呤醇）、抑酸剂等。

3. 成分输血：Hb<80g/L，PLT<20×10^9/L 或有活动性出血，分别输浓缩红细胞和单采血小板，若存在 DIC 倾向则 PLT<50×10^9/L 即应输注血小板。有心功能不全者可放宽输血指征。

4. 造血生长因子：化疗后中性粒细胞绝对值（ANC）≤1.0×10^9/L，可使用粒细胞集落刺激因子（G-CSF）5μg/（kg·d）。

> 释义
>
> ■ 上述支持治疗是顺利完成诱导治疗的重要保证。抗菌药物、血制品应用意义见前。治疗过程中充分的水化、碱化减轻治疗的不良反应。G-CSF 使用可缩短化疗后中性粒细胞缺乏的时间，减少严重感染的发生，避免住院时间延长。

（九）出院标准

1. 一般情况良好。
2. 没有需要住院处理的并发症和（或）合并症。

> 释义
>
> ■ 临床症状改善，获得血液学缓解且不需要静脉输液的患者可出院，2 个疗程诱导化疗未达血液学完全缓解的患者应退出本路径。
>
> ■ 治疗反应的定义
>
> 1. 形态学无白血病状态：骨髓穿刺涂片中幼稚细胞<5%（至少计数 200 个有核细胞），无 Auer 小体和髓外白血病持续存在。
>
> 2. 形态学完全缓解（CR）：患者应达形态学无白血病状态，脱离输血，无髓外白血病表现。中性粒细胞绝对计数>1.0×10^9/L，血小板>100×10^9/L。
>
> （1）细胞遗传学完全缓解（CRc）：治疗前有染色体异常的患者缓解后染色体恢复为正常核型。
>
> （2）分子水平完全缓解（CRm）：指分子生物学检测结果。治疗后转为阴性。
>
> （3）形态学完全缓解而血细胞计数未完全恢复（CRi）：符合 CR 的临床和骨髓标准，但仍有中性粒细胞减少（<1.0×10^9/L）或血小板减少（<100×10^{9}L）。
>
> 3. 部分缓解（PR）：血细胞计数符合 CR 标准，骨髓幼稚细胞比例 5%～25%（同时应较治疗前下降 50% 以上）。若仍可见 Auer 小体，即使幼稚细胞<5% 也定为 PR。
>
> 4. 治疗失败：包括治疗后未能达 CR，甚至达不到 PR 标准的患者。
>
> 5. 复发：
>
> （1）形态学复发：CR 患者外周血中又出现白血病细胞，骨髓中幼稚细胞≥5%。髓外出现形态学可证实的白血病细胞亦为复发。
>
> （2）分子和（或）遗传学复发：已达细胞遗传学或分子水平完全缓解的患者又出现细胞遗传学或分子学异常。

（十）有无变异及原因分析

1. 根据治疗需要延长诱导化疗日，或诱导化疗未缓解需再诱导化疗（延长住院日不超过 30 天），2 个疗程诱导未达 CR 则退出路径。
2. 化疗后有发热、感染、出血或其他合并症者需进行相关的诊断和治疗，可适当延长住院时间。

3. 若腰椎穿刺后脑脊液检查示存在脑白，建议隔日腰椎穿刺鞘注化疗药物直至脑脊液检查正常，同时退出此途径，进入相关途径。

释义

■ 治疗过程中因出现各种合并症需要继续住院的患者可适当延长住院日，若出现严重并发症影响本路径实施可退出本路径。

二、18~59 岁初治 AML（非 APL）临床路径给药方案

【用药选择】

1. 抗菌药物的使用：发热患者建议立即进行血培养并使用抗菌药物，根据患者是否存在咳嗽咳痰、腹泻、尿路感染等症状留取相应的标本送相应病原微生物培养。可选用头孢类（或青霉素类）±氨基糖苷类抗炎治疗，3 天后发热不缓解者，可考虑更换碳青霉烯类和（或）糖肽类和（或）抗真菌治疗；有明确脏器感染患者应根据感染部位及病原微生物培养结果选用相应抗菌药物，同时治疗用药的选择应综合患者病情及抗菌药物特点制定。单一药物可有效治疗的感染，可以不需联合用药。严重感染、单一用药不易控制的混合细菌感染、需长疗程且易产生耐药性的感染可联合用药。中性粒细胞减少患者感染进展快，一旦出现发热应尽早应用抗菌药物；中性粒细胞减少患者有感染的症状、体征，应早期应用抗菌药物；选择经验性用药时应考虑到本病区（医院）患者目前分离到的细菌种类、发生频率、抗菌药物敏感情况；住院时间较长或反复住院治疗的患者应考虑到其既往感染的致病菌及抗菌药物使用情况；中性粒细胞减少患者，单纯考虑一种病原菌感染而采用窄谱抗菌药物是不够的，必须使用广谱抗菌药物，尽可能选择杀菌药物而非抑菌药物。万古霉素和利奈唑胺不宜单一用药。有持续性发热但无明确感染来源、血流动力学不稳定患者，应将抗菌方案扩展至能够覆盖耐药性革兰阴性菌和革兰阳性菌以及厌氧菌和真菌。抗真菌的经验治疗，一般选择抗菌谱较广的抗真菌药，如伊曲康唑、两性霉素 B、卡泊芬净、米卡芬净、伏立康唑、泊沙康唑等。

2. 化疗期间脏器功能损伤的相应防治：止吐、保肝、水化、碱化、防治尿酸肾病（别嘌呤醇）、抑酸剂等。

3. 血制品输注：Hb<80g/L 或贫血症状明显建议输注浓缩红细胞（拟选择 HSCT 的患者输注辐照血），有心功能不全者可放宽输血指征；PLT<20×10^9/L 或有活动性出血时建议输注单采血小板。

4. 肿瘤溶解综合征的预防：在利尿的同时加强水化及碱化，注意水电解质的平衡。白血病细胞计数升高迅速、高尿酸、出现肾功能损伤迹象的患者在化疗期间可考虑使用别嘌呤醇或拉布立海。

5. 造血生长因子：化疗后中性粒细胞绝对值（ANC）≤1.0×10^9/L，可使用粒细胞集落刺激因子（G-CSF）5μg/（kg·d）。

6. 化疗前后肝炎病毒监测：联合化疗、免疫抑制性治疗均可能激活患者体内肝炎病毒复制，尤其是乙型肝炎病毒的激活导致暴发性乙型肝炎危及生命。化疗前应常规进行肝炎病毒筛查，对于 HBeAg 阳性或存在 HBV-DNA 复制的慢性乙型肝炎患者或病毒携带者在接受化疗期间应当接受有效的抗病毒治疗。目前常用药物有拉米夫定、恩替卡韦等。治疗期间应当定期监测病毒复制以及肝功能情况。

7. 常用化疗方案：

（1）HAD：HHT 2~2.5mg/（m^2·d）×7 天。DNR 40~60mg/（m^2·d）×3 天。Ara-C 100~200mg/（m^2·d）×7 天。

（2）HAA：HHT 2~2.5mg/（m^2·d）×7 天。ACR 20mg/d×7 天。Ara-C 100~200mg/（m^2·d）×7 天。

（3）DA：DNR 45~60mg/（m^2·d）×3 天。Ara-C 100~200mg/（m^2·d）×7 天。

（4）HA：HHT 2~2.5mg/（m^2·d）×7 天。Ara-C 100~200mg/（m^2·d）×7 天。

【药学提示】

1. 抗菌药物及抗真菌药物治疗期间注意药物的肝肾毒性及生化指标变化，特别是糖肽类抗菌药物、两性霉素 B 等。

2. 高白细胞的处理：多数患者在诊断明确后通过药物治疗可迅速降低白血病细胞负荷，但少数患者因高白细胞淤滞导致生命危险时可行白细胞分离术。

3. 肾功能损伤：如果出现肿瘤溶解导致的血肌酐升高，立即停用化疗直至肌酐水平恢复正常。

4. 发热：部分患者使用阿糖胞苷治疗过程中出现非感染相关的发热，可对症应用糖皮质激素。输注前或阿糖胞苷配制液中加入小剂量糖皮质激素可明显降低发热的发生。

【注意事项】

AML 患者初诊及化疗抑制期，因中性粒细胞减少易合并不同部位感染，抗菌药物的合理使用十分重要。

三、推荐表单

(一) 医师表单

18～59 岁初治 AML (非 APL) 临床路径医师表单

适用对象：18～59 岁第一诊断为急性髓性白血病（初治非 APL）（ICD－10：M9840/3；
　　　　　M9861/3；M9867/3；M9870-4/3；M9891-7/3；M9910/3；M9920/3）
　　　　　行诱导化疗

患者姓名：		性别：	年龄：	门诊号：	住院号：
住院日期：	年　月　日	出院日期：	年　月　日		标准住院日：32 天内

时间	住院第 1 天	住院第 2 天
主要诊疗工作	□ 向患者家属告知病重或病危并签署病重或病危通知书 □ 患者家属签署骨髓穿刺同意书、腰椎穿刺同意书、输血知情同意书、乙型肝炎检测同意书、静脉插管同意书（条件允许时） □ 询问病史及体格检查 □ 完成病历书写 □ 开实验室检查单 □ 上级医师查房与化疗前评估 □ 根据血象及凝血象决定是否成分输血、是否白细胞单采、是否用羟基脲	□ 上级医师查房 □ 完成入院检查 □ 骨髓：骨髓形态学检查、免疫分型、细胞遗传学、组合融合基因和预后相关基因突变检测（有条件时） □ 根据血象及凝血象决定是否成分输血、是否白细胞单采、是否用羟基脲 □ 完成必要的相关科室会诊 □ 住院医师完成上级医师查房记录等病历书写
重点医嘱	**长期医嘱** □ 血液病一级护理常规 □ 饮食：普通饮食/糖尿病饮食/其他 □ 健康宣教 □ 抗菌药物（必要时） □ 补液治疗（水化、碱化） □ 其他医嘱 **临时医嘱** □ 血、尿、便常规、血型、血生化、电解质、凝血功能、输血前检查 □ X 线胸片、心电图、腹部 B 超 □ 超声心动（视患者情况而定） □ 静脉插管术（条件允许时） □ 病原微生物培养（必要时） □ 输血医嘱（必要时） □ 白细胞单采术（必要时） □ 羟基脲（必要时） □ 其他医嘱	**长期医嘱** □ 患者既往基础用药 □ 抗菌药物（必要时） □ 补液治疗（水化、碱化） □ 防治尿酸肾病（别嘌呤醇） □ 其他医嘱 **临时医嘱** □ 骨髓穿刺 □ 骨髓形态学、免疫分型、细胞遗传学、组合融合基因和预后相关基因突变检测（有条件时） □ 血常规 □ 输血医嘱（必要时） □ 白细胞单采术（必要时） □ 羟基脲（必要时） □ 其他医嘱
病情变异记录	□ 无　□ 有，原因： 1. 2.	□ 无　□ 有，原因： 1. 2.
医师签名		

时间	住院第 3~5 天	住院第 6~21 天
主要诊疗工作	□ 根据初步骨髓结果制定治疗方案 □ 患者家属签署化疗知情同意书 □ 化疗 □ 住院医师完成病程记录 □ 上级医师查房 □ 重要脏器保护 □ 止吐	□ 上级医师查房，注意病情变化 □ 住院医师完成病历书写 □ 每日复查血常规 □ 注意观察体温、血压、体重等 □ 成分输血、抗感染等支持治疗（必要时） □ 造血生长因子（必要时） □ 骨髓检查（化疗后 7 天可选）

重要医嘱	**长期医嘱**
	□ 化疗医嘱（以下方案选一）
	□ HAD：HHT 2~2.5mg/（m² · d）×7 天
	     DNR 45~60mg/（m² · d）×3 天
	     Ara-C 100~200mg/（m² · d）×7 天
	□ HAA：HHT 2~2.5mg/（m² · d）×7 天
	     ACR 20mg/d×7 天
	     Ara-C 100~200mg/（m² · d）×7 天
	□ HA：HHT 2~2.5mg/（m² · d）×7 天
	     Ara-C 100~200mg/（m² · d）×7 天
	□ DA：DNR 45~60mg/（m² · d）×3 天
	     Ara-C 100~200mg/（m² · d）×7 天
	□ 止吐、抗感染等对症支持治疗医嘱
	□ 补液治疗（水化、碱化）
	□ 重要脏器功能保护：防治尿酸肾病（别嘌呤醇）、保肝等
	□ 其他医嘱
	临时医嘱
	□ 输血医嘱（必要时）
	□ 心电监护（必要时）
	□ 每周复查血生化、电解质
	□ 隔日复查血常规（必要时可每天复查）
	□ 血培养（高热时）
	□ 静脉插管维护、换药
	□ 其他医嘱
		长期医嘱
		□ 洁净饮食
		□ 抗感染等支持治疗（必要时）
		□ 其他医嘱
		临时医嘱
		□ 血、尿、便常规
		□ 血生化、电解质
		□ 输血医嘱（必要时）
		□ G-CSF 5μg/（kg · d）（必要时）
		□ 影像学检查（必要）
		□ 病原微生物培养（必要时）
		□ 血培养（高热时）
		□ 静脉插管维护、换药
		□ 骨髓穿刺（可选）
		□ 骨髓形态学、微小残留病灶（可选）
		□ 其他医嘱

病情变异记录	□ 无 □ 有，原因： 1. 2.	□ 无 □ 有，原因： 1. 2.
医师签名		

时间	住院第 22~31 天	出院日
主要诊疗工作	□ 上级医师查房 □ 住院医师完成常规病历书写 □ 根据血常规情况，决定复查骨髓穿刺	□ 上级医师查房，进行疗效（根据骨髓穿刺）评估，确定有无并发症情况，明确是否出院 □ 完成出院记录、病案首页、出院证明书等 □ 向患者交代出院后的注意事项，如返院复诊的时间、地点，发生紧急情况时的处理等
重点医嘱	**长期医嘱** □ 洁净饮食 □ 停用抗菌药物（根据体温、症状、体征、血象及影像学） □ 其他医嘱 **临时医嘱** □ 骨髓穿刺 □ 骨髓形态学、微小残留病检测 □ 血、尿、便常规 □ HLA 配型（符合造血干细胞移植条件者） □ G-CSF 5μg/（kg·d）（必要时） □ 输血医嘱（必要时） □ 完全缓解后可行腰椎穿刺，鞘内注射（MTX 10~15mg，Ara-C 40~50mg，DXM 5mg） □ 脑脊液常规、生化、甩片（有条件时） □ 其他医嘱	**出院医嘱** □ 出院带药 □ 定期门诊随访 □ 监测血常规、血生化、电解质
病情变异记录	□ 无　□ 有，原因： 1. 2.	□ 无　□ 有，原因： 1. 2.
医师签名		

（二）护士表单

18～59 岁初治 AML（非 APL）临床路径护士表单

适用对象：18～59 岁第一诊断为急性髓性白血病（初治非 APL）（ICD-10：M9840/3；
M9861/3；M9867/3；M9870-4/3；M9891-7/3；M9910/3；M9920/3）
行诱导化疗

患者姓名：	性别：　　　年龄：　　　门诊号：	住院号：
住院日期：　　年　月　日	出院日期：　　年　月　日	标准住院日：32 天内

时间	住院第 1 天	住院第 2 天
健康宣教	□ 入院宣教：介绍病房环境、设施、医院相关制度、主管医师和护士 □ 告知各项检查、化验的目的及注意事项 □ 指导饮食、卫生、活动等 □ 指导漱口和坐浴的方法 □ 安全宣教、化疗宣教 □ 静脉插管介绍 　　做好心理安慰，减轻患者及家属入院后焦虑、紧张的情绪	□ 宣教疾病知识 □ 指导预防感染和出血 □ 静脉插管维护宣教 □ 介绍骨髓穿刺的目的、方法和注意事项 □ 做好用药指导 □ 化疗宣教
护理处置	□ 入院护理评估：询问病史、相关查体、血常规、检查皮肤黏膜有无出血、营养状况、血管情况等 □ 监测和记录生命体征 □ 建立护理记录（病危、重患者） □ 卫生处置：剪指（趾）甲、洗澡（条件允许时），更换病号服 □ 完成各项化验检查的准备（加急化验及时采集标本并送检） □ 静脉插管术（条件允许时），术前签署静脉插管知情同意书	□ 完成各项化验标本的留取并及时送检 □ 遵医嘱完成相关检查 □ 静脉插管导管维护 □ 遵医嘱准确记录 24 小时出入量
基础护理	□ 根据患者病情和生活自理能力确定护理级别（遵医嘱执行） □ 晨晚间护理 □ 安全护理 □ 口腔护理 □ 肛周护理	□ 执行分级护理 □ 晨晚间护理 □ 安全护理 □ 口腔护理 □ 肛周护理
专科护理	□ 执行血液病护理常规 □ 观察病情、用药后的不良反应 □ 填写患者危险因素评估表（需要时） □ 感染、出血护理 □ 输血护理（需要时） □ 化疗护理、心理护理	□ 观察患者病情变化，重点观察有无出血倾向、化疗不良反应 □ 感染、出血护理 □ 输血护理（需要时） □ 化疗护理 □ 心理护理
重点医嘱	□ 详见医嘱执行单	□ 详见医嘱执行单
病情变异记录	□ 无　□ 有，原因： 1. 2.	□ 无　□ 有，原因： 1. 2.
护士签名		

时间	住院第 3~5 天	住院第 6~21 天
健康宣教	□ 化疗宣教 　告知用药及注意事项 　化疗期间患者饮食、卫生 　化疗期间嘱患者适当多饮水 　对陪护家属健康指导 □ 指导预防感染和出血 □ 介绍药物作用、不良反应 □ 心理指导	□ 骨髓抑制期宣教：预防感染和出血，维护病室环境清洁、整齐 □ 指导进高压饮食（高压锅准备的食物以达到无菌饮食的目的） □ 心理指导
护理处置	□ 遵医嘱完成相关化验检查 □ 遵照医嘱及时给予对症治疗 □ 静脉插管导管维护 □ 遵医嘱准确记录 24 小时出入量 □ 执行保护性隔离措施	□ 遵医嘱完成相关化验检查 □ 遵照医嘱及时给予对症治疗 □ 静脉插管导管维护 □ 执行保护性隔离措施
基础护理	□ 执行分级护理 □ 晨晚间护理 □ 安全护理 □ 口腔护理 □ 肛周护理	□ 执行分级护理 □ 晨晚间护理 □ 安全护理 □ 口腔护理 □ 肛周护理
专科护理	□ 观察患者病情变化，重点观察有无出血倾向、化疗不良反应、有无胸闷憋气、胸痛、水肿等 □ 感染、出血护理 □ 输血护理（需要时） □ 化疗护理 □ 心理护理	□ 观察患者病情变化，观察有无感染和出血倾向、有无胸闷憋气、胸痛等 □ 感染、出血护理 □ 输血护理（需要时） □ 化疗护理 □ 心理护理
重点医嘱	□ 详见医嘱执行单	□ 详见医嘱执行单
病情变异记录	□ 无　□ 有，原因： 1. 2.	□ 无　□ 有，原因： 1. 2.
护士签名		

时间	住院第 22～31 天	出院日
健康宣教	□ 宣教预防感染和出血 □ 指导进高压饮食（高压锅准备的食物以达到无菌饮食的目的） □ 介绍腰椎穿刺、鞘注的目的、方法和注意事项 □ 心理指导	□ 出院宣教：用药、饮食、卫生、休息、监测血常规、生化等 □ 静脉插管院外维护宣教 □ 指导办理出院手续 □ 告知患者科室联系电话 □ 定期门诊随访
护理处置	□ 遵医嘱完成相关化验检查 □ 遵照医嘱及时给予对症治疗 □ 静脉插管导管维护 □ 执行保护性隔离措施	□ 为患者领取出院带药 □ 协助整理患者用物 □ 发放静脉插管导管院外维护手册 □ 床单位终末消毒
基础护理	□ 执行分级护理 □ 晨晚间护理 □ 安全护理 □ 口腔护理 □ 肛周护理	□ 安全护理（护送出院）
专科护理	□ 密切观察病情观察 □ 感染、出血护理 □ 输血护理（需要时） □ 化疗护理 □ 心理护理	□ 预防感染和出血指导 □ 心理护理
重点医嘱	□ 详见医嘱执行单	□ 详见医嘱执行单
病情变异记录	□ 无 □ 有，原因： 1. 2.	□ 无 □ 有，原因： 1. 2.
护士签名		

（三）患者表单

18～59 岁初治 AML（非 APL）临床路径患者表单

适用对象：18～59 岁第一诊断为急性髓性白血病（初治非 APL）（ICD-10：M9840/3；
　　　　　M9861/3；M9867/3；M9870-4/3；M9891-7/3；M9910/3；M9920/3）
　　　　　行诱导化疗

患者姓名：		性别：　　　年龄：　　　门诊号：	住院号：
住院日期：　　年　月　日		出院日期：　　年　月　日	标准住院日：32 天内

时间	住院第 1 天	住院第 2 天
医患配合	□ 接受询问病史、收集资料，请务必详细告知既往史、用药史、过敏史 □ 请明确告知既往用药情况 □ 配合进行体格检查 □ 有任何不适请告知医师 □ 配合进行相关检查 □ 签署相关知情同意书	□ 配合完成相关检查（B 超、心电图、X 线胸片等） □ 配合完成化验：血常规、生化等 □ 配合骨髓穿刺、活检等 □ 配合用药 □ 有任何不适请告知医师
护患配合	□ 配合测量体温、脉搏、呼吸、血压、身高体重 □ 配合完成入院护理评估（回答护士询问病史、过敏史、用药史） □ 接受入院宣教（环境介绍、病室规定、探视陪护制度、送餐订餐制度、贵重物品保管等） □ 配合采集血、尿、便标本 □ 配合护士选择静脉通路，接受静脉置管 □ 接受用药指导 □ 接受化疗知识指导 □ 接受预防感染和出血指导 □ 有任何不适请告知护士	□ 配合测量体温、脉搏、呼吸，询问大便情况 □ 配合各项检查（需要空腹的请遵照执行） □ 配合采集血标本 □ 接受疾病知识介绍 □ 接受骨髓穿刺、活检宣教 □ 接受用药指导 □ 接受静脉导管维护 □ 接受化疗知识指导 □ 接受预防感染和出血指导 □ 接受心理护理 □ 接受基础护理 □ 有任何不适请告知护士
饮食	□ 遵照医嘱饮食	□ 遵照医嘱饮食
排泄	□ 大、小便异常时及时告知医护人员	□ 大、小便异常时及时告知医护人员
活动	□ 根据病情适当活动 □ 有出血倾向的卧床休息，减少活动	□ 根据病情适当活动 □ 有出血倾向的卧床休息，减少活动

时间	住院第 3~5 天	住院第 6~21 天
医患配合	□ 配合相关检查 □ 配合用药 □ 配合化疗 □ 有任何不适请告知医师	□ 配合相关检查 □ 配合用药 □ 配合各种治疗 □ 有任何不适请告知医师
护患配合	□ 配合定时测量生命体征、每日询问大便 □ 配合各种相关检查 □ 配合采集血标本 □ 接受疾病知识介绍 □ 接受用药指导 □ 接受静脉导管维护 □ 接受化疗知识指导 □ 接受预防感染和出血指导 □ 接受保护性隔离措施 □ 接受心理护理 □ 接受基础护理 □ 有任何不适请告知护士	□ 配合定时测量生命体征、每日询问大便 □ 配合各种相关检查 □ 配合采集血标本 □ 接受疾病知识介绍 □ 接受用药指导 □ 接受静脉导管维护 □ 接受预防感染和出血指导 □ 接受保护性隔离措施 □ 接受心理护理 □ 接受基础护理 □ 有任何不适请告知护士
饮食	□ 遵照医嘱饮食	□ 高压饮食（高压锅准备的食物以达到无菌饮食的目的）
排泄	□ 大、小便异常时及时告知医护人员	□ 大、小便异常时及时告知医护人员
活动	□ 根据病情适当活动 □ 有出血倾向的卧床休息，减少活动	□ 根据病情适当活动 □ 有出血倾向的卧床休息，减少活动

时间	住院第 22 ~ 31 天	住院第 32 天 （出院日）
医患配合	□ 配合相关检查 □ 配合用药 □ 配合各种治疗 □ 配合腰椎穿刺 □ 有任何不适请告知医师	□ 接受出院前指导 □ 遵医嘱出院后用药 □ 知道复查时间 □ 获取出院诊断书
护患配合	□ 配合定时测量生命体征、每日询问大便 □ 配合各种相关检查 □ 配合采集血标本 □ 接受疾病知识介绍 □ 接受用药指导 □ 接受腰椎穿刺、鞘注宣教 □ 接受静脉导管维护 □ 接受预防感染和出血指导 □ 接受保护性隔离措施 □ 接受心理护理 □ 接受基础护理 □ 有任何不适请告知护士	□ 接受出院宣教 □ 办理出院手续 □ 获取出院带药 □ 知道服药方法、作用、注意事项 □ 知道预防感染、出血措施 □ 知道复印病历方法 □ 接受静脉导管院外维护指导 □ 签署静脉导管院外带管协议
饮食	□ 高压饮食（高压锅准备的食物以达到无菌饮食的目的）	□ 普通饮食 □ 避免进生、冷、硬、辛辣和刺激饮食
排泄	□ 大、小便异常时及时告知医护人员	□ 大、小便异常（出血时）及时就诊
活动	□ 根据病情适当活动 □ 有出血倾向的卧床休息，减少活动	□ 适当活动，避免疲劳 □ 注意保暖，避免感冒 □ 注意安全，减少出血

附：原表单（2016 年版）
18～59 岁初治 AML（非 APL）临床路径表单

适用对象：18～59 岁第一诊断为急性髓性白血病（初治非 APL）（ICD-10：M9840/3；M9861/3；M9867/3；M9870-4/3；M9891-7/3；M9910/3；M9920/3）
行诱导化疗

患者姓名：	性别： 年龄： 门诊号：	住院号：
住院日期： 年 月 日	出院日期： 年 月 日	标准住院日：32 天内

时间	住院第 1 天	住院第 2 天
主要诊疗工作	□ 向家属告知病重或病危并签署病重或病危通知书 □ 患者家属签署骨髓穿刺同意书、腰椎穿刺同意书、输血知情同意书、静脉插管同意书（条件允许时） □ 询问病史及体格检查 □ 完成病历书写 □ 开实验室检查单 □ 上级医师查房与化疗前评估 □ 根据血象及凝血象决定是否成分输血、是否白细胞单采、是否用羟基脲	□ 上级医师查房 □ 完成入院检查 □ 骨髓穿刺：骨髓形态学检查、免疫分型、细胞遗传学、组合融合基因和预后相关基因突变检测（有条件时） □ 根据血象及凝血象决定是否成分输血、是否白细胞单采、是否用羟基脲 □ 完成必要的相关科室会诊 □ 住院医师完成上级医师查房记录等病历书写
重要医嘱	**长期医嘱** □ 血液病一级护理常规 □ 饮食：普通饮食/糖尿病饮食/其他 □ 抗菌药物（必要时） □ 补液治疗（水化、碱化） □ 其他医嘱 **临时医嘱** □ 血、尿、便常规、血型、血生化、电解质、凝血功能、输血前检查 □ X 线胸片、心电图、腹部 B 超 □ 超声心动（视患者情况而定） □ 静脉插管术（条件允许时） □ 病原微生物培养（必要时） □ 输血医嘱（必要时） □ 白细胞单采术（必要时） □ 羟基脲（必要时） □ 其他医嘱	**长期医嘱** □ 患者既往基础用药 □ 抗菌药物（必要时） □ 补液治疗（水化、碱化） □ 防治尿酸肾病（别嘌呤醇） □ 其他医嘱 **临时医嘱** □ 骨髓穿刺 □ 骨髓形态学、免疫分型、细胞遗传学、组合融合基因和预后相关基因突变检测（有条件时） □ 血常规 □ 输血医嘱（必要时） □ 白细胞单采术（必要时） □ 羟基脲（必要时） □ 其他医嘱
主要护理工作	□ 介绍病房环境、设施和设备 □ 入院护理评估	□ 宣教（血液病知识）
病情变异记录	□ 无 □ 有，原因： 1. 2.	□ 无 □ 有，原因： 1. 2.
护士签名		
医师签名		

时间	住院第 3~5 天	
主要 诊疗 工作	□ 根据初步骨髓结果制定治疗方案 □ 患者家属签署化疗知情同意书 □ 住院医师完成病程记录 □ 上级医师查房	□ 化疗 □ 重要脏器保护 □ 止吐
重 要 医 嘱	**长期医嘱** □ 化疗医嘱（以下方案选一） □ HAD：HHT 2~2.5mg/（m² · d）×7 天 　　　　DNR 45~60mg/（m² · d）×3 天 　　　　Ara-C 100~200mg/（m² · d）×7 天 □ HAA：HHT 2~2.5mg/（m² · d）×7 天 　　　　ACR 20mg/d×7 天 　　　　Ara-C 100~200mg/（m² · d）×7 天 □ HA：HHT 2~2.5mg/（m² · d）×7 天 　　　　Ara-C 100~200mg/（m² · d）×7 天 □ DA：DNR 45~60mg/（m² · d）×3 天 　　　　Ara-C 100~200mg/（m² · d）×7 天 □ 止吐、抗感染等对症支持治疗医嘱 □ 补液治疗（水化、碱化） □ 重要脏器功能保护：防治尿酸肾病（别嘌呤醇）、保肝等 □ 其他医嘱 **临时医嘱** □ 输血医嘱（必要时） □ 心电监护（必要时） □ 每周复查血生化、电解质 □ 隔日复查血常规（必要时可每天复查） □ 血培养（高热时） □ 静脉插管维护、换药 □ 其他医嘱	
主要 护理 工作	□ 随时观察患者病情变化 □ 心理与生活护理 □ 化疗期间嘱患者多饮水	
病情 变异 记录	□ 无　□ 有，原因： 1. 2.	
护士 签名		
医师 签名		

时间	住院第6~21天	住院第22~31天	住院第32天 （出院日）
主要诊疗工作	□ 上级医师查房，注意病情变化 □ 住院医师完成病历书写 □ 每日复查血常规 □ 注意观察体温、血压、体重等 □ 成分输血、抗感染等支持治疗（必要时） □ 造血生长因子（必要时） □ 骨髓检查（化疗后7天可选）	□ 上级医师查房 □ 住院医师完成常规病历书写 □ 根据血常规情况，决定复查骨髓穿刺	□ 上级医师查房，进行化疗（根据骨髓穿刺）评估，确定有无并发症情况，明确是否出院 □ 完成出院记录、病案首页、出院证明书等 □ 向患者交代出院后的注意事项，如返院复诊的时间、地点，发生紧急情况时的处理等
重要医嘱	**长期医嘱** □ 洁净饮食 □ 抗感染等支持治疗（必要时） □ 其他医嘱 **临时医嘱** □ 血、尿、便常规 □ 血生化、电解质 □ 输血医嘱（必要时） □ G-CSF 5μg/（kg·d）（必要时） □ 影像学检查（必要） □ 病原微生物培养（必要时） □ 血培养（高热时） □ 静脉插管维护、换药 □ 骨髓穿刺（可选） □ 骨髓形态学（可选） □ 其他医嘱	**长期医嘱** □ 洁净饮食 □ 停用抗菌药物（根据体温及症状、体征及影像学） □ 其他医嘱 **临时医嘱** □ 骨髓穿刺 □ 骨髓形态学、微小残留病检测 □ 血、尿、便常规 □ HLA配型（符合造血干细胞移植条件者） □ G-CSF 5μg/（kg·d）（必要时） □ 输血医嘱（必要时） □ 完全缓解后可行腰椎穿刺，鞘内注射（MTX 10~15mg, Ara-C 40~50mg, DXM 5mg） □ 脑脊液常规、生化、甩片（有条件时） □ 其他医嘱	**出院医嘱** □ 出院带药 □ 定期门诊随访 □ 监测血常规、血生化、电解质
主要护理工作	□ 随时观察患者情况 □ 心理与生活护理 □ 化疗期间嘱患者多饮水	□ 随时观察患者情况 □ 心理与生活护理 □ 指导患者生活护理	□ 指导患者办理出院手续
病情变异记录	□ 无 □ 有，原因： 1. 2.	□ 无 □ 有，原因： 1. 2.	□ 无 □ 有，原因： 1. 2.
护士签名			
医师签名			

第二节 60～69岁初治AML（非APL）临床路径释义

一、60～90岁初治AML（非APL）临床路径标准住院流程

（一）临床路径标准住院日

32天内。

> **释义**
>
> ■90%的初治AML患者接受诱导化疗后可于入院后32天内判断疗效：获得血液学缓解，病情稳定者出院；获得血液学缓解但因合并症需进行相关的诊断和治疗者，可适当延长住院时间；未获得缓解者需再诱导化疗，可延长住院日30天，2疗程诱导未达完全缓解则退出路径。

（二）进入路径标准

1. 第一诊断必须符合急性髓系白血病（AML）疾病编码（ICD-10：M9840/3；M9861/3；M9867/3；M9870-4/3；M9891-7/3；M9910/3；M9920/3）。
2. 患者年龄（60～69岁）。
3. 经以上检查确诊为急性早幼粒细胞白血病（APL）则进入APL路径。
4. 当患者同时具有其他疾病诊断时，但在住院期间不需要特殊处理也不影响第一诊断的临床路径流程实施时，可以进入路径。

> **释义**
>
> ■由于APL治疗与其他类型AML具有显著的不同，确诊为非APL的AML患者进入本路径。

（三）明确诊断及入院常规检查

需3～5天（指工作日）。

必须的检查项目：

1. 常规化验：血、尿、便常规、血型、血生化、电解质、输血前检查、凝血功能。
2. X线胸片、心电图、腹部B超、CT和MRI（必要时）。
3. 发热或疑有感染者可选择：病原微生物培养、影像学检查。
4. 骨髓检查（形态学包括组化、必要时活检）、免疫分型、细胞遗传学、组合融合基因和预后相关基因突变检测（有条件时）。
5. 患者及家属签署以下同意书：病重或病危通知书、化疗知情同意书、输血知情同意书、骨髓穿刺同意书、腰椎穿刺同意书、乙型肝炎静脉插管同意书（有条件时）。

释义

■ 上述常规化验检查所有患者均应完成。血常规检查可了解患者血红蛋白、血小板水平，及时进行成分输血改善患者临床症状；白细胞水平高的患者应及时给予羟基脲或阿糖胞苷降低肿瘤负荷；尿便常规有助于了解是否存在消化系、泌尿系的小量出血；凝血功能检测有助于了解患者是否存在出凝血紊乱，尽管 AML 患者出现凝血紊乱的情况并不像 APL 那样常见，仍有部分 AML 患者初诊时存在出凝血紊乱，需要积极纠正；肝肾功能、电解质检测可了解患者是否存在肝肾基础疾病及水电解质紊乱，改善肝肾功能状况以及电解质紊乱对于 AML 本病的治疗得以顺利进行具有重要意义；输血前感染性疾病的筛查可为安全输血及化疗的顺利进行提供保障。

■ 由于正常造血功能受抑，AML 患者就诊时多数存在不同程度的贫血可能影响心功能，尤其存在心脏基础疾病者，并且 AML 常规化疗方案中的部分药物存在心脏毒性，X 线胸片、心电图、心脏超声、心肌酶谱检查可评价患者心肺基础疾病。腹部 B 超检查有助于发现严重的肝脏疾病。

■ AML 患者中性粒细胞减少，易合并不同部位感染发热，尤其化疗抑制期感染易加重，病原微生物培养以及影像学检查（CT 等）有助于明确感染部位以及致病菌，指导抗菌药物的合理使用，有利于后期治疗的顺利进行。若存在严重感染可能影响路径实施的患者不宜进入本路径。

■ 细胞形态学和免疫表型提供 FAB 诊断的依据，尽早开始诱导化疗。细胞遗传学、白血病基因组合等检查为进一步的 WHO 诊断及预后危险度分组提供依据，指导今后的治疗，因此上述检查缺一不可。

■ 签署上述知情同意书的同时，告知患者诊断及治疗过程中的相关风险及获益，加强医患沟通，有助于患者及其家属进一步理解病情，积极配合治疗。

■ 对于老年 AML 患者，需要完善化疗前基础状况、合并症、心肺功能、认知及体能状态等一般情况评估。上述评估项目可根据各单位实际情况进行选择。完善的评估对于老年患者用药期间耐受情况及可能出现的并发症有一定的提示作用。

（四）化疗前准备

1. 发热患者建议立即进行病原微生物培养并使用抗菌药物，可选用头孢类（或青霉素类）±氨基糖苷类抗炎治疗，3 天后发热不缓解者，可考虑更换碳青霉烯类和（或）糖肽类和（或）抗真菌治疗；有明确脏器感染患者应根据感染部位及病原微生物培养结果选用相应抗菌药物。

释义

■ 发热是白血病患者就诊时及治疗过程中最主要的症状之一，部分患者感染部位及病原菌均难以明确，早期经验性使用广谱抗菌药物可避免感染的进一步加重，保证后期治疗的顺利进行。抗菌药物的选择应当参照所在医院病原学监控数据。

2. Hb<80g/L，PLT<20×10^9/L 或有活动性出血，分别输浓缩红细胞和单采血小板，若存在弥散性血管内凝血（DIC）倾向则 PLT<50×10^9/L 即应输注单采血小板。有心功能不全者可放宽输血指征。

> **释义**
>
> ■积极成分输血保证 Hb>80g/L，可明显改善患者一般状况，维持心肺功能的正常，对于老年患者及心功能基础差的患者，应当维持 Hb 在 90～100g/L 及以上，避免心功能不全的发生或加重，保证化疗的顺利进行；维持 PLT>20×10^9/L 可明显降低致命性出血的发生。

3. 高白细胞患者可行白细胞分离术。

> **释义**
>
> ■高白细胞的 AML 患者有可能出现白细胞淤滞，进行白细胞分离术可以快速降低外周血白细胞负荷，减少发生高白细胞淤滞的风险。如需进行白细胞分离术，应维持血小板计数至少不低于 30×10^9/L。

（五）化疗开始时间

入院第 2～5 天。

> **释义**
>
> ■通过细胞形态学和免疫表型确定 FAB 诊断并且完善各项一般情况评估排除禁忌证后，即应尽早开始诱导化疗。

（六）化疗方案

1. HAD：HHT 2～2.5mg/（m^2·d）×7 天。DNR 40～45mg/（m^2·d）×3 天。Ara-C 100～200mg/（m^2·d）×7 天。

2. HAA：HHT 2～2.5mg/（m^2·d）×7 天。ACR 20mg/d×7 天。Ara-C 100～200mg/（m^2·d）×7 天。

3. HA：HHT 2～2.5mg/（m^2·d）×7 天。Ara-C 100～200mg/（m^2·d）×7 天。

4. DA：DNR 45mg/（m^2·d）×3 天。Ara-C 100～200mg/（m^2·d）×7 天。

> **释义**
>
> ■治疗方案的选择参照《急性髓系白血病治疗的专家共识》（中华医学会血液学分会白血病学组）以及美国癌症综合网（NCCN）指南。
>
> （1）阿糖胞苷+蒽环类药物为基础的方案是国际通用的 AML 诱导化疗标准方案，例如 DA（3+7），完全缓解率为 60%～80%。近年来有多个研究显示，与标准剂量 DNR 相比较，大剂量 DNR 联合标准剂量 Ara-C 诱导治疗年轻初治 AML 可提高完全缓解（CR）率，并改善长期生存。目前 NCCN 指南对于年轻初治 AML 患者建议

采用 DNR 60～90 mg/（m² · d）×3 天，联合 100～200mg/（m² · d）Ara-C×7 天，作为一线诱导方案。但是，在本路径中，考虑到老年患者的耐受性，DA 方案采用标准剂量 DNR［45mg/（m² · d）×3 天］。除了 DNR，去甲氧柔红霉素（IDA）也可与阿糖胞苷联合诱导治疗，国际多项研究发现采用 IDA 的方案较传统 DNR 方案 CR 率更高。对于老年 AML 患者，考虑到其耐受性，目前建议采用 IDA 6～10 mg/（m² · d）×3 天。

（2）阿糖胞苷与其他药物联合以提高 AML 疗效的探索，多年来一直在进行，中国医学科学院血液病医院血液学研究所从 80 年代开始将高三尖杉酯碱（HHT）引入诱导化疗方案，组成 HA 方案，诱导治疗完全缓解率与标准的 DA 方案类似。此后将 HHT 加入 DA 方案组成 HAD 三药方案，完全缓解率为 80%～90%，包含 HHT 的化疗方案成为具有中国特色的诱导治疗方案。另外，HHT 亦可与阿糖胞苷组成两药方案（HA），或与阿克拉霉素及阿糖胞苷组成三药诱导治疗方案（HAA）。同样，考虑到老年患者的耐受性，在本路径中 HAD 方案采用标准剂量 DNR［40～45mg/（m² · d）×3 天］。

（3）化疗药物剂量见给药方案。

（七）化疗后恢复期

21 天内。

必须复查的检查项目：

1. 血常规，血生化、电解质。

> **释义**
>
> ■ 初诊 AML 患者接受诱导化疗后将进入骨髓抑制期，定期监测血常规为成分输血等支持治疗提供依据；骨髓恢复期，血常规为疗效判定提供依据。生化、电解质的监测有助于观察化疗相关不良反应，例如肝肾功能损伤、电解质紊乱等，以便及时处理。

2. 脏器功能评估。

> **释义**
>
> ■ 化疗药物的常见不良反应包括对各脏器功能的损伤，例如肝功能损伤、肾功能损伤、肠道损伤、心功能损伤等，在观察化疗相关不良反应时应及时进行脏器功能评估，以便尽早发现及时处理。

3. 骨髓检查（如 21 天时血象仍处于恢复过程中，可延长至出院日之前）。

> **释义**
>
> ■ 多数患者在诱导治疗结束后的3周内可以通过骨髓检查判断疗效,少数患者可能需要延迟到化疗结束后4周左右。

4. 微小残留病变检测(有条件时)。

> **释义**
>
> ■ 微小残留病的检测通常采用流式细胞术,伴有重现性染色体异常的 AML 患者,如伴 t(8;21)(q22;q22)/(AML1-ETO);inv(16)(p13q22)或 t(16;16)(p13;q22)/(CBFβ-MYH11),应同时通过 PCR 检测相应融合基因定量,如单位有条件开展 NPM1 定量,也应检测。

(八)化疗中及化疗后治疗

1. 感染防治:发热患者建议立即进行病原微生物培养并使用抗菌药物,可选用头孢类(或青霉素类)±氨基糖苷类抗炎治疗,3 天后发热不缓解者,可考虑更换碳青霉烯类和(或)糖肽类和(或)抗真菌治疗;有明确脏器感染患者应根据感染部位及病原微生物培养结果选用相应抗菌药物。

2. 脏器功能损伤的相应防治:止吐、保肝、水化、碱化、防治尿酸肾病(别嘌呤醇)、抑酸剂等。

3. 成分输血:Hb<80g/L,PLT<$20×10^9$/L 或有活动性出血,分别输浓缩红细胞和单采血小板,若存在 DIC 倾向则 PLT<$50×10^9$/L 即应输注血小板。有心功能不全者可放宽输血指征。

4. 造血生长因子:化疗后中性粒细胞绝对值(ANC)≤$1.0×10^9$/L,可使用粒细胞集落刺激因子(G-CSF)5μg/(kg·d)。

> **释义**
>
> ■ 上述支持治疗是顺利完成诱导治疗的重要保证。抗菌药物、血制品应用意义见前。治疗过程中充分的水化、碱化减轻治疗的不良反应。G-CSF 使用可缩短化疗后中性粒细胞缺乏的时间,减少严重感染的发生,避免住院时间延长。

(九)出院标准

1. 一般情况良好。
2. 没有需要住院处理的并发症和(或)合并症。

> **释义**
>
> ■ 临床症状改善,获得血液学缓解且不需要静脉输液的患者可出院,2 个疗程诱导化疗未达血液学完全缓解的患者应退出本路径。

■ 治疗反应的定义

1. 形态学无白血病状态：骨髓穿刺涂片中幼稚细胞<5%（至少计数 200 个有核细胞），无 Auer 小体和髓外白血病持续存在。

2. 形态学完全缓解（CR）：患者应达形态学无白血病状态，脱离输血，无髓外白血病表现。中性粒细胞绝对计数>$1.0×10^9$/L，血小板>$100×10^9$/L。

（1）细胞遗传学完全缓解（CRc）：治疗前有染色体异常的患者缓解后染色体恢复为正常核型。

（2）分子水平完全缓解（CRm）：指分子生物学检测结果。治疗后转为阴性。

（3）形态学完全缓解而血细胞计数未完全恢复（Cri）：符合 CR 的临床和骨髓标准，但仍有中性粒细胞减少（<$1.0×10^9$/L）或血小板减少（<$100×10^9$/L）。

3. 部分缓解（PR）：血细胞计数符合 CR 标准，骨髓幼稚细胞比例 5%～25%（同时应较治疗前下降 50% 以上）。若仍可见 Auer 小体，即使幼稚细胞<5% 也应定为 PR。

4. 治疗失败：包括治疗后未能达 CR，甚至达不到 PR 标准的患者。

5. 复发：

（1）形态学复发：CR 患者外周血中又出现白血病细胞，骨髓中幼稚细胞≥5%。髓外出现形态学可证实的白血病细胞亦为复发。

（2）分子和（或）遗传学复发：已达细胞遗传学或分子水平完全缓解的患者又出现细胞遗传学或分子学异常。

（十）有无变异及原因分析

1. 根据治疗需要延长诱导化疗日，或诱导化疗未缓解需再诱导化疗（延长住院日不超过 30 天），2 个疗程诱导未达 CR 则退出路径。

2. 化疗后有发热、感染、出血或其他合并症者需进行相关的诊断和治疗，可适当延长住院时间。

3. 若腰椎穿刺后脑脊液检查示存在脑白，建议隔日腰椎穿刺鞘注化疗药物直至脑脊液检查正常，同时退出此途径，进入相关途径。

释义

■ 治疗过程中因出现各种合并症需要继续住院的患者可适当延长住院日，若出现严重并发症影响本路径实施可退出本路径。

二、60~69岁初治AML（非APL）临床路径给药方案

【用药选择】

1. 抗菌药物的使用：发热患者建议立即进行血培养并使用抗菌药物，根据患者是否存在咳嗽咳痰，腹泻，尿路感染等症状留取相应的标本送相应病原微生物培养。可选用头孢类（或青霉素类）±氨基糖苷类抗炎治疗，3天后发热不缓解者，可考虑更换碳青霉烯类和（或）糖肽类和（或）抗真菌治疗；有明确脏器感染患者应根据感染部位及病原微生物培养结果选用相应抗菌药物，同时治疗用药的选择应综合患者病情及抗菌药物特点制定。单一药物可有效治疗的感染，可以不需联合用药。严重感染、单一用药不易控制的混合细菌感染、需长疗

程且易产生耐药性的感染可联合用药。中性粒细胞减少患者感染进展快，一旦出现发热应尽早应用抗菌药物；中性粒细胞减少患者有感染的症状、体征，应早期应用抗菌药物；选择经验性用药时应考虑到本病区（医院）患者目前分离到的细菌种类、发生频率、抗菌药物敏感情况；住院时间较长或反复住院治疗的患者应考虑到其既往感染的致病菌及抗菌药物使用情况；中性粒细胞减少患者，单纯考虑一种病原菌感染而采用窄谱抗菌药物是不够的，必须使用广谱抗菌药物，尽可能选择杀菌药物而非抑菌药物。万古霉素和利奈唑胺不宜单一用药。有持续性发热但无明确感染来源、血流动力学不稳定患者，应将抗菌方案扩展至能够覆盖耐药性革兰阴性菌和革兰阳性菌以及厌氧菌和真菌。抗真菌的经验治疗，一般选择抗菌谱较广的抗真菌药，如伊曲康唑、两性霉素 B、卡泊芬净、米卡芬净、伏立康唑、泊沙康唑等。

2. 化疗期间脏器功能损伤的相应防治：止吐、保肝、水化、碱化、防治尿酸肾病（别嘌呤醇）、抑酸剂等。

3. 血制品输注：Hb<80g/L 或贫血症状明显建议输注浓缩红细胞（拟选择 HSCT 的患者输注辐照血），老年患者或有心功能不全者可放宽输血指征；PLT<20×10^9/L 或有活动性出血时建议输注单采血小板。

4. 肿瘤溶解综合征的预防：在利尿的同时加强水化及碱化，注意水电解质的平衡。白血病细胞计数升高迅速、高尿酸、出现肾功能损伤迹象的患者在化疗期间可考虑使用别嘌呤醇或拉布立海。

5. 造血生长因子：化疗后中性粒细胞绝对值（ANC）≤1.0×10^9/L，可使用粒细胞集落刺激因子（G-CSF）5μg/（kg·d）。

6. 化疗前后肝炎病毒监测：联合化疗、免疫抑制性治疗均可能激活患者体内肝炎病毒复制，尤其是乙型肝炎病毒的激活导致暴发性乙型肝炎危及生命。化疗前应常规进行肝炎病毒筛查，对于 HBeAg 阳性或存在 HBV-DNA 复制的慢性乙型肝炎患者或病毒携带者在接受化疗期间应当接受有效的抗病毒治疗。目前常用药物有拉米夫定、恩替卡韦等。治疗期间应当定期监测病毒复制以及肝功能情况。

7. 常用化疗方案：

（1）HAD：HHT 2~2.5mg/（m²·d）×7 天。DNR 40~45mg/（m²·d）×3 天。Ara-C 100~200mg/（m²·d）×7 天。

（2）HAA：HHT 2~2.5mg/（m²·d）×7 天。ACR 20mg/d×7 天。Ara-C 100~200mg/（m²·d）×7 天。

（3）DA：DNR 45mg/（m²·d）×3 天。Ara-C 100~200mg/（m²·d）×7 天。

（4）HA：HHT 2~2.5mg/（m²·d）×7 天。Ara-C 100~200mg/（m²·d）×7 天。

【药学提示】

1. 抗菌药物及抗真菌药物治疗期间注意药物的肝肾毒性及生化指标变化，特别是糖肽类抗菌药物、两性霉素 B 等。三唑类抗真菌药物用药期间应注意患者心功能变化。

2. 高白细胞的处理：多数患者在诊断明确后通过药物治疗可迅速降低白血病细胞负荷，但少数患者因高白细胞淤滞导致生命危险时可行白细胞分离术。

3. 肾功能损伤：如果出现肿瘤溶解导致的血肌酐升高，立即停用化疗直至肌酐水平恢复正常。

4. 发热：部分患者使用阿糖胞苷治疗过程中出现非感染相关的发热，可对症应用糖皮质激素。输注前或阿糖胞苷配制液中加入小剂量糖皮质激素可明显降低发热的发生。

【注意事项】

AML 患者初诊及化疗抑制期，因中性粒细胞减少易合并不同部位感染，抗菌药物的合理使用十分重要。老年患者往往存在慢性病，应注意慢性病的控制。

三、推荐表单

（一）医师表单

60 ~ 69 岁初治 AML（非 APL）临床路径医师表单

适用对象：60 ~ 69 岁第一诊断为急性髓性白血病（初治非 APL）（ICD-10：M9840/3；M9861/3；M9867/3；M9870-4/3；M9891-7/3；M9910/3；M9920/3）

行诱导化疗

患者姓名：	性别：	年龄：	门诊号：	住院号：

住院日期： 年 月 日	出院日期： 年 月 日	标准住院日：32 天内

时间	住院第 1 天	住院第 2 天
主要诊疗工作	□ 向患者家属告知病重或病危并签署病重或病危通知书 □ 患者家属签署骨髓穿刺同意书、腰椎穿刺同意书、输血知情同意书、乙型肝炎检测同意书、静脉插管同意书（条件允许时） □ 询问病史及体格检查 □ 完成病历书写 □ 开实验室检查单 □ 上级医师查房与化疗前评估 □ 根据血象及凝血象决定是否成分输血、是否白细胞单采、是否用羟基脲	□ 上级医师查房 □ 完成入院检查 □ 骨髓：骨髓形态学检查、免疫分型、细胞遗传学、组合融合基因和预后相关基因突变检测（有条件时） □ 根据血象及凝血象决定是否成分输血、是否白细胞单采、是否用羟基脲 □ 完成必要的相关科室会诊 □ 住院医师完成上级医师查房记录等病历书写
重点医嘱	**长期医嘱** □ 血液病一级护理常规 □ 饮食：普通饮食/糖尿病饮食/其他 □ 健康宣教 □ 抗菌药物（必要时） □ 补液治疗（水化、碱化） □ 其他医嘱 **临时医嘱** □ 血、尿、便常规、血型、血生化、电解质、凝血功能、输血前检查 □ X 线胸片、心电图、腹部 B 超、超声心动 □ 静脉插管术（条件允许时） □ 病原微生物培养（必要时） □ 输血医嘱（必要时） □ 白细胞单采术（必要时） □ 羟基脲（必要时） □ 其他医嘱	**长期医嘱** □ 患者既往基础用药 □ 抗菌药物（必要时） □ 补液治疗（水化、碱化） □ 防治尿酸肾病（别嘌呤醇） □ 其他医嘱 **临时医嘱** □ 骨髓穿刺 □ 骨髓形态学、免疫分型、细胞遗传学、组合融合基因和预后相关基因突变检测（有条件时） □ 血常规 □ 输血医嘱（必要时） □ 白细胞单采术（必要时） □ 羟基脲（必要时） □ 其他医嘱
病情变异记录	□ 无 □ 有，原因： 1. 2.	□ 无 □ 有，原因： 1. 2.
医师签名		

时间	住院第 3～5 天	住院第 6～21 天
主要诊疗工作	□ 根据初步骨髓结果制定治疗方案 □ 患者家属签署化疗知情同意书 □ 化疗 □ 住院医师完成病程记录 □ 上级医师查房 □ 重要脏器保护 □ 止吐	□ 上级医师查房，注意病情变化 □ 住院医师完成病历书写 □ 每日复查血常规 □ 注意观察体温、血压、体重等 □ 成分输血、抗感染等支持治疗（必要时） □ 造血生长因子（必要时） □ 骨髓检查（化疗后 7 天可选）
重要医嘱	**长期医嘱** □ 化疗医嘱（以下方案选一） □ HAD：HHT 2～2.5mg/（m^2·d）×7 天 　　　　DNR 40～45mg/（m^2·d）×3 天 　　　　Ara-C 100～200mg/（m^2·d）×7 天 □ HAA：HHT 2～2.5mg/（m^2·d）×7 天 　　　　ACR 20mg/d×7 天 　　　　Ara-C 100～200mg/（m^2·d）×7 天 □ HA：HHT 2～2.5mg/（m^2·d）×7 天 　　　Ara-C 100～200mg/（m^2·d）×7 天 □ DA：DNR 45mg/（m^2·d）×3 天 　　　Ara-C 100～200mg/（m^2·d）×7 天 □ 止吐、抗感染等对症支持治疗医嘱 □ 补液治疗（水化、碱化） □ 重要脏器功能保护：防治尿酸肾病（别嘌呤醇）、保肝等 □ 其他医嘱 **临时医嘱** □ 输血医嘱（必要时） □ 心电监护（必要时） □ 每周复查血生化、电解质 □ 隔日复查血常规（必要时可每天复查） □ 血培养（高热时） □ 静脉插管维护、换药 □ 其他医嘱	**长期医嘱** □ 洁净饮食 □ 抗感染等支持治疗（必要时） □ 其他医嘱 **临时医嘱** □ 血、尿、便常规 □ 血生化、电解质 □ 输血医嘱（必要时） □ G-CSF 5μg/（kg·d）（必要时） □ 影像学检查（必要） □ 病原微生物培养（必要时） □ 血培养（高热时） □ 静脉插管维护、换药 □ 骨髓穿刺（可选） □ 骨髓形态学、微小残留病灶（可选） □ 其他医嘱
病情变异记录	□ 无　□ 有，原因： 1. 2.	□ 无　□ 有，原因： 1. 2.
医师签名		

时间	住院第 22 ~ 31 天	住院第 32 天 （出院日）
主要 诊疗 工作	□ 上级医师查房 □ 住院医师完成常规病历书写 □ 根据血常规情况，决定复查骨髓穿刺	□ 上级医师查房，进行化疗（根据骨髓穿刺）评估，确定有无并发症情况，明确是否出院 □ 完成出院记录、病案首页、出院证明书等 □ 向患者交待出院后的注意事项，如返院复诊的时间、地点，发生紧急情况时的处理等
重点医嘱	**长期医嘱** □ 洁净饮食 □ 停用抗菌药物（根据体温及症状、体征及影像学） □ 其他医嘱 **临时医嘱** □ 骨髓穿刺 □ 骨髓形态学、微小残留病检测 □ 血、尿、便常规 □ HLA 配型（符合造血干细胞移植条件者） □ G-CSF 5μg/（kg·d）（必要时） □ 输血医嘱（必要时） □ 完全缓解后可行腰椎穿刺，鞘内注射（MTX 10 ~ 15mg，Ara-C 40 ~ 50mg，DXM 5mg） □ 脑脊液常规、生化、甩片（有条件时） □ 其他医嘱	**出院医嘱** □ 出院带药 □ 定期门诊随访 □ 监测血常规、血生化、电解质
病情 变异 记录	□ 无　□ 有，原因： 1. 2.	□ 无　□ 有，原因： 1. 2.
医师 签名		

（二）护士表单

60~69 岁初治 AML（非 APL）临床路径护士表单

适用对象：60~69 岁第一诊断为急性髓性白血病（初治非 APL）（ICD-10：M9840/3；M9861/3；M9867/3；M9870-4/3；M9891-7/3；M9910/3；M9920/3）
行诱导化疗

患者姓名：	性别： 年龄： 门诊号：	住院号：
住院日期： 年 月 日	出院日期： 年 月 日	标准住院日：32 天内

时间	住院第 1 天	住院第 2 天
健康宣教	□ 入院宣教：介绍病房环境、设施、医院相关制度、主管医师和护士 □ 告知各项检查、化验的目的及注意事项 □ 指导饮食、卫生、活动等 □ 指导漱口和坐浴的方法 □ 安全宣教、化疗宣教 □ 静脉插管介绍 □ 做好心理安慰，减轻患者及家属入院后焦虑、紧张的情绪	□ 宣教疾病知识 □ 指导预防感染和出血 □ 静脉插管维护宣教 □ 介绍骨髓穿刺的目的、方法和注意事项 □ 做好用药指导 □ 化疗宣教
护理处置	□ 入院护理评估：询问病史、相关查体、血常规、检查皮肤黏膜有无出血、营养状况、血管情况等 □ 监测和记录生命体征 □ 建立护理记录（病危、重患者） □ 卫生处置：剪指（趾）甲、洗澡（条件允许时），更换病服 □ 完成各项化验检查的准备（加急化验及时采集标本并送检） □ 静脉插管术（条件允许时），术前签署静脉插管知情同意书	□ 完成各项化验标本的留取并及时送检 □ 遵医嘱完成相关检查 □ 静脉插管导管维护 □ 遵医嘱准确记录 24 小时出入量
基础护理	□ 根据患者病情和生活自理能力确定护理级别（遵医嘱执行） □ 晨晚间护理 □ 安全护理 □ 口腔护理 □ 肛周护理	□ 执行分级护理 □ 晨晚间护理 □ 安全护理 □ 口腔护理 □ 肛周护理
专科护理	□ 执行血液病护理常规 □ 观察病情、用药后的不良反应 □ 填写患者危险因素评估表（需要时） □ 感染、出血护理 □ 输血护理（需要时） □ 化疗护理、心理护理	□ 观察患者病情变化，重点观察有无出血倾向、化疗不良反应 □ 感染、出血护理 □ 输血护理（需要时） □ 化疗护理 □ 心理护理
重点医嘱	□ 详见医嘱执行单	□ 详见医嘱执行单
病情变异记录	□ 无 □ 有，原因： 1. 2.	□ 无 □ 有，原因： 1. 2.
护士签名		

时间	住院第 3～5 天	住院第 6～21 天
健康宣教	□ 化疗宣教 　告知用药及注意事项 　化疗期间患者饮食、卫生 　化疗期间嘱患者适当多饮水 　对陪护家属健康指导 □ 指导预防感染和出血 □ 介绍药物作用、不良反应 □ 心理指导	□ 骨髓抑制期宣教：预防感染和出血，维护病室环境清洁、整齐 □ 指导进高压饮食（高压锅准备的食物以达到无菌饮食的目的） □ 心理指导
护理处置	□ 遵医嘱完成相关化验检查 □ 遵照医嘱及时给予对症治疗 □ 静脉插管导管维护 □ 遵医嘱准确记录 24 小时出入量 □ 执行保护性隔离措施	□ 遵医嘱完成相关化验检查 □ 遵照医嘱及时给予对症治疗 □ 静脉插管导管维护 □ 执行保护性隔离措施
基础护理	□ 执行分级护理 □ 晨晚间护理 □ 安全护理 □ 口腔护理 □ 肛周护理	□ 执行分级护理 □ 晨晚间护理 □ 安全护理 □ 口腔护理 □ 肛周护理
专科护理	□ 观察患者病情变化，重点观察有无出血倾向、化疗不良反应、有无胸闷憋气、胸痛等 □ 感染、出血护理 □ 输血护理（需要时） □ 化疗护理 □ 心理护理	□ 观察患者病情变化，观察有无感染和出血倾向、有无胸闷憋气、胸痛等 □ 感染、出血护理 □ 输血护理（需要时） □ 化疗护理 □ 心理护理
重点医嘱	□ 详见医嘱执行单	□ 详见医嘱执行单
病情变异记录	□ 无　□ 有，原因： 1. 2.	□ 无　□ 有，原因： 1. 2.
护士签名		

时间	住院第 22~31 天	住院第 32 天 （出院日）
健康宣教	□ 宣教预防感染和出血 □ 指导进高压饮食（高压锅准备的食物以达到无菌饮食的目的） □ 介绍腰椎穿刺、鞘注的目的、方法和注意事项 □ 心理指导	□ 出院宣教：用药、饮食、卫生、休息、监测血常规、生化等 □ 静脉插管院外维护宣教 □ 指导办理出院手续 □ 告知患者科室联系电话 □ 定期门诊随访
护理处置	□ 遵医嘱完成相关化验检查 □ 遵照医嘱及时给予对症治疗 □ 静脉插管导管维护 □ 执行保护性隔离措施	□ 为患者领取出院带药 □ 协助整理患者用物 □ 发放静脉插管导管院外维护手册 □ 床单位终末消毒
基础护理	□ 执行分级护理 □ 晨晚间护理 □ 安全护理 □ 口腔护理 □ 肛周护理	□ 安全护理（护送出院）
专科护理	□ 密切观察病情观察 □ 感染、出血护理 □ 输血护理（需要时） □ 化疗护理 □ 心理护理	□ 预防感染和出血指导 □ 心理护理
重点医嘱	□ 详见医嘱执行单	□ 详见医嘱执行单
病情变异记录	□ 无 □ 有，原因： 1. 2.	□ 无 □ 有，原因： 1. 2.
护士签名		

（三）患者表单

60 ~ 69 岁初治 AML（非 APL）临床路径患者表单

适用对象：60 ~ 69 岁第一诊断为急性髓性白血病（初治非 APL）（ICD - 10：M9840/3；M9861/3；M9867/3；M9870-4/3；M9891-7/3；M9910/3；M9920/3）

行诱导化疗

患者姓名：	性别： 年龄： 门诊号：	住院号：
住院日期： 年 月 日	出院日期： 年 月 日	标准住院日：32 天内

时间	住院第 1 天	住院第 2 天
医患配合	□ 接受询问病史、收集资料，请务必详细告知既往史、用药史、过敏史 □ 请明确告知既往用药情况 □ 配合进行体格检查 □ 有任何不适请告知医师 □ 配合进行相关检查 □ 签署相关知情同意书	□ 配合完成相关检查（B 超、心电图、X 线胸片等） □ 配合完成化验：血常规、生化等 □ 配合骨髓穿刺、活检等 □ 配合用药 □ 有任何不适请告知医师
护患配合	□ 配合测量体温、脉搏、呼吸、血压、身高体重 □ 配合完成入院护理评估（回答护士询问病史、过敏史、用药史） □ 接受入院宣教（环境介绍、病室规定、探视陪护制度、送餐订餐制度、贵重物品保管等） □ 配合采集血、尿标本 □ 配合护士选择静脉通路，接受静脉置管 □ 接受用药指导 □ 接受化疗知识指导 □ 接受预防感染和出血指导 □ 有任何不适请告知护士	□ 配合测量体温、脉搏、呼吸，询问大便情况 □ 配合各项检查（需要空腹的请遵照执行） □ 配合采集血标本 □ 接受疾病知识介绍 □ 接受骨髓穿刺、活检宣教 □ 接受用药指导 □ 接受静脉导管维护 □ 接受化疗知识指导 □ 接受预防感染和出血指导 □ 接受心理护理 □ 接受基础护理 □ 有任何不适请告知护士
饮食	□ 遵照医嘱饮食	□ 遵照医嘱饮食
排泄	□ 大、小便异常时及时告知医护人员	□ 大、小便异常时及时告知医护人员
活动	□ 根据病情适当活动 □ 有出血倾向的卧床休息，减少活动	□ 根据病情适当活动 □ 有出血倾向的卧床休息，减少活动

时间	住院第 3~5 天	住院第 6~21 天
医患配合	□ 配合相关检查 □ 配合用药 □ 配合化疗 □ 有任何不适请告知医师	□ 配合相关检查 □ 配合用药 □ 配合各种治疗 □ 有任何不适请告知医师
护患配合	□ 配合定时测量生命体征、每日询问大便 □ 配合各种相关检查 □ 配合采集血标本 □ 接受疾病知识介绍 □ 接受用药指导 □ 接受静脉导管维护 □ 接受化疗知识指导 □ 接受预防感染和出血指导 □ 接受保护性隔离措施 □ 接受心理护理 □ 接受基础护理 □ 有任何不适请告知护士	□ 配合定时测量生命体征、每日询问大便 □ 配合各种相关检查 □ 配合采集血标本 □ 接受疾病知识介绍 □ 接受用药指导 □ 接受静脉导管维护 □ 接受预防感染和出血指导 □ 接受保护性隔离措施 □ 接受心理护理 □ 接受基础护理 　　有任何不适请告知护士
饮食	□ 遵照医嘱饮食	□ 高压饮食（高压锅准备的食物以达到无菌饮食的目的）
排泄	□ 大、小便异常时及时告知医护人员	□ 大、小便异常时及时告知医护人员
活动	□ 根据病情适当活动 □ 有出血倾向的卧床休息，减少活动	□ 根据病情适当活动 □ 有出血倾向的卧床休息，减少活动

时间	住院第22~31天	住院第32天 （出院日）
医患配合	□ 配合相关检查 □ 配合用药 □ 配合各种治疗 □ 配合腰椎穿刺 □ 有任何不适请告知医师	□ 接受出院前指导 □ 遵医嘱出院后用药 □ 知道复查时间 □ 获取出院诊断书
护患配合	□ 配合定时测量生命体征、每日询问大便 □ 配合各种相关检查 □ 配合采集血标本 □ 接受疾病知识介绍 □ 接受用药指导 □ 接受腰椎穿刺、鞘注宣教 □ 接受静脉导管维护 □ 接受预防感染和出血指导 □ 接受保护性隔离措施 □ 接受心理护理 □ 接受基础护理 □ 有任何不适请告知护士	□ 接受出院宣教 □ 办理出院手续 □ 获取出院带药 □ 知道服药方法、作用、注意事项 □ 知道预防感染、出血措施 □ 知道复印病历方法 □ 接受静脉导管院外维护指导 □ 签署静脉导管院外带管协议
饮食	□ 高压饮食（高压锅准备的食物以达到无菌饮食的目的）	□ 普通饮食 □ 避免进生、冷、硬、辛辣和刺激饮食
排泄	□ 大、小便异常时及时告知医护人员	□ 大、小便异常（出血时）及时就诊
活动	□ 根据病情适当活动 □ 有出血倾向的卧床休息，减少活动	□ 适当活动，避免疲劳 □ 注意保暖，避免感冒 □ 注意安全，减少出血

附：原表单（2016 年版）
60~69 岁初治 AML（非 APL）临床路径表单

适用对象：60 ~ 69 岁第一诊断为急性髓性白血病（初治非 APL）（ICD-10：M9840/3；
M9861/3；M9867/3；M9870-4/3；M9891-7/3；M9910/3；M9920/3）
行诱导化疗

患者姓名：	性别： 年龄： 门诊号：	住院号：
住院日期： 年 月 日	出院日期： 年 月 日	标准住院日：32 天内

时间	住院第 1 天	住院第 2 天
主要诊疗工作	□ 向家属告知病重或病危并签署病重或病危通知书 □ 患者家属签署骨髓穿刺同意书、腰椎穿刺同意书、输血知情同意书、静脉插管同意书（条件允许时） □ 询问病史及体格检查 □ 完成病历书写 □ 开实验室检查单 □ 上级医师查房与化疗前评估 □ 根据血象及凝血象决定是否成分输血、是否白细胞单采、是否用羟基脲	□ 上级医师查房 □ 完成入院检查 □ 骨髓穿刺：骨髓形态学检查、免疫分型、细胞遗传学、组合融合基因和预后相关基因突变检测（有条件时） □ 根据血象及凝血象决定是否成分输血、是否白细胞单采、是否用羟基脲 □ 完成必要的相关科室会诊 □ 住院医师完成上级医师查房记录等病历书写
重要医嘱	**长期医嘱** □ 血液病一级护理常规 □ 饮食：普通饮食/糖尿病饮食/其他 □ 抗菌药物（必要时） □ 补液治疗（水化、碱化） □ 其他医嘱 **临时医嘱** □ 血、尿、便常规、血型、血生化、电解质、凝血功能、输血前检查 □ X 线胸片、心电图、腹部 B 超 □ 超声心动（视患者情况而定） □ 静脉插管术（条件允许时） □ 病原微生物培养（必要时） □ 输血医嘱（必要时） □ 白细胞单采术（必要时） □ 羟基脲（必要时） □ 其他医嘱	**长期医嘱** □ 患者既往基础用药 □ 抗菌药物（必要时） □ 补液治疗（水化、碱化） □ 防治尿酸肾病（别嘌呤醇） □ 其他医嘱 **临时医嘱** □ 骨髓穿刺 □ 骨髓形态学、免疫分型、细胞遗传学、组合融合基因和预后相关基因突变检测（有条件时） □ 血常规 □ 输血医嘱（必要时） □ 白细胞单采术（必要时） □ 羟基脲（必要时） □ 其他医嘱
主要护理工作	□ 介绍病房环境、设施和设备 □ 入院护理评估	□ 宣教（血液病知识）
病情变异记录	□ 无 □ 有，原因： 1. 2.	□ 无 □ 有，原因： 1. 2.
护士签名		
医师签名		

时间	住院第 3~5 天	
主要 诊疗 工作	□ 根据初步骨髓结果制定治疗方案 □ 患者家属签署化疗知情同意书 □ 住院医师完成病程记录 □ 上级医师查房	□ 化疗 □ 重要脏器保护 □ 止吐
重 要 医 嘱	**长期医嘱** □ 化疗医嘱（以下方案选一） □ HAD：HHT 2~2.5mg/（m^2·d）×7 天 　　　　 DNR 40~45mg/（m^2·d）×3 天 　　　　 Ara-C 100~200mg/（m^2·d）×7 天 □ HAA：HHT 2~2.5mg/（m^2·d）×7 天 　　　　 ACR 20mg/d×7 天 　　　　 Ara-C 100~200mg/（m^2·d）×7 天 □ HA：HHT 2~2.5mg/（m^2·d）×7 天 　　　 Ara-C 100~200mg/（m^2·d）×7 天 □ DA：DNR 45mg/（m^2·d）×3 天 　　　 Ara-C 100~200mg/（m^2·d）×7 天 □ 止吐、抗感染等对症支持治疗医嘱 □ 补液治疗（水化、碱化） □ 重要脏器功能保护：防治尿酸肾病（别嘌呤醇）、保肝等 □ 其他医嘱 **临时医嘱** □ 输血医嘱（必要时） □ 心电监护（必要时） □ 每周复查血生化、电解质 □ 隔日复查血常规（必要时可每天复查） □ 血培养（高热时） □ 静脉插管维护、换药 □ 其他医嘱	
主要 护理 工作	□ 随时观察患者病情变化 □ 心理与生活护理 □ 化疗期间嘱患者多饮水	
病情 变异 记录	□ 无　□ 有，原因： 1. 2.	
护士 签名		
医师 签名		

时间	住院第 6~21 天	住院第 22~31 天	住院第 32 天 （出院日）
主要诊疗工作	□ 上级医师查房，注意病情变化 □ 住院医师完成病历书写 □ 每日复查血常规 □ 注意观察体温、血压、体重等 □ 成分输血、抗感染等支持治疗（必要时） □ 造血生长因子（必要时） □ 骨髓检查（化疗后 7 天可选）	□ 上级医师查房 □ 住院医师完成常规病历书写 □ 根据血常规情况，决定复查骨髓穿刺	□ 上级医师查房，进行化疗（根据骨髓穿刺）评估，确定有无并发症情况，明确是否出院 □ 完成出院记录、病案首页、出院证明书等 □ 向患者交代出院后的注意事项，如返院复诊的时间、地点，发生紧急情况时的处理等
重要医嘱	长期医嘱 □ 洁净饮食 □ 抗感染等支持治疗（必要时） □ 其他医嘱 临时医嘱 □ 血、尿、便常规 □ 血生化、电解质 □ 输血医嘱（必要时） □ G-CSF 5μg（kg·d）（必要时） □ 影像学检查（必要） □ 病原微生物培养（必要时） □ 血培养（高热时） □ 静脉插管维护、换药 □ 骨髓穿刺（可选） □ 骨髓形态学（可选） □ 其他医嘱	长期医嘱 □ 洁净饮食 □ 停用抗菌药物（根据体温及症状、体征及影像学） □ 其他医嘱 临时医嘱 □ 骨髓穿刺 □ 骨髓形态学、微小残留病检测 □ 血、尿、便常规 □ HLA 配型（符合造血干细胞移植条件者） □ G-CSF 5μg（kg·d）（必要时） □ 输血医嘱（必要时） □ 完全缓解后可行腰椎穿刺，鞘内注射（MTX 10~15mg，Ara-C 40~50mg，DXM 5mg） □ 脑脊液常规、生化、甩片（有条件时） □ 其他医嘱	出院医嘱 □ 出院带药 □ 定期门诊随访 □ 监测血常规、血生化、电解质
主要护理工作	□ 随时观察患者情况 □ 心理与生活护理 □ 化疗期间嘱患者多饮水	□ 随时观察患者情况 □ 心理与生活护理 □ 指导患者生活护理	□ 指导患者办理出院手续
病情变异记录	□ 无　□ 有，原因： 1. 2.	□ 无　□ 有，原因： 1. 2.	□ 无　□ 有，原因： 1. 2.
护士签名			
医师签名			

第三节 18～59 岁完全缓解的 AML（非 APL）临床路径释义

一、18～59 岁完全缓解的 AML（非 APL）临床路径标准住院流程

（一）临床路径标准住院日

21 天内。

（二）进入路径标准

1. 第一诊断必须符合急性髓系白血病（AML）（非 APL）疾病编码（ICD-10：M9840/3；M9861/3；M9867/3；M9870-4/3；M9891-7/3；M9910/3；M9920/3）。

2. 患者年龄（18～59 岁）。

3. 经诱导化疗达 CR。

4. 当患者同时具有其他疾病诊断时，但在住院期间不需要特殊处理，也不影响第一诊断的临床路径流程实施时，可以进入路径。

> **释义**
>
> ■ 诊断明确且诱导化疗获得完全缓解的 18～59 岁 AML 患者进入本路径，复发患者应退出本路径。

（三）完善入院常规检查

需 2 天（指工作日）。

必须的检查项目：

1. 常规化验：血、尿、便常规、血型、血生化、电解质、输血前检查、凝血功能。

2. X 线胸片、心电图、腹部 B 超。

> **释义**
>
> ■ 1、2 项检查内容的完善指导临床医师正确评价患者主要脏器功能，保证本路径治疗的顺利进行。

3. 发热或疑有某系统感染者可选择：病原微生物培养、影像学检查。

> **释义**
>
> ■ 巩固治疗前积极控制处理潜在感染，避免巩固治疗后期尤其骨髓抑制期出现严重感染而影响本路径的实施。

4. 骨髓检查（形态学、必要时活检）、微小残留病变检测。

释义

■ 骨髓形态学检查明确患者处于完全缓解状态并进入本路径，若骨髓形态提示复发应退出本路径。

5. 患者及家属签署以下同意书：化疗知情同意书、输血知情同意书、乙型肝炎骨髓穿刺同意书、腰椎穿刺同意书、静脉插管知情同意书。

释义

■ 签署各项知情同意书，加强医患沟通，不仅有利于患者及其家属了解疾病现状及后续治疗，亦有助于保障医疗安全。

（四）化疗开始时间

入院第 3 天内。

释义

■ 前述主要入院检查应于 2 天内完成，入院 3 日内应开始化疗。

（五）缓解后巩固化疗

可行 6 ~ 8 个疗程化疗，中剂量 Ara-C 的方案不超过 4 个疗程，具体方案如下：

1. 中剂量 Ara-C 单药化疗方案（ID-Ara-C）：Ara-C $1.0 ~ 2.0g/m^2$，q12h×3 天。

2. 标准剂量联合化疗方案：

（1）DA：DNR 45mg/（$m^2 \cdot d$）×3 天，Ara-C 100 ~ 200mg/（$m^2 \cdot d$）×7 天。

（2）MA：MTZ 6 ~ 10mg/（$m^2 \cdot d$）×3 天，Ara-C 100 ~ 200mg/（$m^2 \cdot d$）×7 天。

（3）HA：HHT 2 ~ 2.5mg/（$m^2 \cdot d$）×7 天，Ara-C 100 ~ 200mg/（$m^2 \cdot d$）×7 天。

（4）AmA：Amsa 70mg/（$m^2 \cdot d$）×5 天，Ara-C 100 ~ 200mg/（$m^2 \cdot d$）×7 天。

（5）AcA：ACR 20mg/d×7 天，Ara-C 100 ~ 200mg/（$m^2 \cdot d$）×7 天。

（6）TA：VM-26 100 ~ 165mg/（$m^2 \cdot d$）×3 天，Ara-C 100 ~ 200mg/（$m^2 \cdot d$）×7 天。

释义

■ 治疗方案的选择参照《急性髓系白血病治疗的专家共识》（中华医学会血液学分会白血病学组编著，中华血液学杂志）以及美国癌症综合网（NCCN）指南。巩固强化治疗目的在于进一步清除残留白血病，获得持久的缓解。多个研究表明在 AML 巩固治疗中采用 3 ~ 4 个疗程中大剂量阿糖胞苷可改善患者长期生存，降低复发率，其后可再给予适当的标准剂量阿糖胞苷与蒽环类或蒽醌类或鬼臼类、吖啶类等药物联合组成巩固化疗方案。缓解后总化疗周期 6 ~ 8 个疗程，其中中剂量 Ara-C 的方案不超过 4 个疗程。对于细胞遗传学或分子遗传学预后良好组患者，也可以给予 1 ~ 2 个疗程含中剂量阿糖胞苷方案巩固化疗后，行自体造血干细胞移植；对于细胞遗传学或分子遗传学预后中等组患者，也可以给予 1~2 个疗程含中剂量阿糖胞苷方案巩固化疗后，行配型相合异基因造血干细胞移植或自体造血干细胞移植；对于细胞遗传学或分子遗传学预后不良组患者，应行异基因造血干细胞移植，在寻找供者期间可行至少 1 个疗程中剂量阿糖胞苷方案巩固化疗。

3. 中枢神经白血病（CNSL）的防治：CNSL 的预防从患者获得 CR 后开始，每 1~2 个月 1 次，腰椎穿刺及鞘内注射至少 4~6 次，确诊 CNSL 退出本路径。鞘注方案如下：

甲氨蝶呤（MTX）10~15mg。

Ara-C 40~50mg。

地塞米松（DXM）5mg。

> **释义**
>
> ■ AML 患者中枢神经系统白血病的发生率明显低于急性淋巴细胞白血病患者，参考 NCCN 指南，不建议在诊断时即对无症状的患者进行腰椎穿刺检查。已达完全缓解的患者，尤其是治疗前 WBC≥$100×10^9$/L 或单核细胞白血病（AML-M4 和 M5）患者，建议行腰椎穿刺、鞘注化疗药物 1 次，以进行 CNSL 的筛查。如脑脊液检查阳性但无症状者，则给予化疗药物鞘注，每周 2 次，直至脑脊液正常，以后每周 1 次，共 4~6 次。如脑脊液检查阴性，每个疗程鞘注化疗药物 1~2 次，共 4~6 次。

4. 符合条件行造血干细胞移植（HSCT）的患者进行 HSCT。

> **释义**
>
> ■ 预后中等和预后不良组的患者，有合适供者，缓解后治疗可行异基因造血干细胞移植；另外，预后良好组的患者在治疗过程中出现残留病水平下降不理想或者升高，也应考虑行异基因造血干细胞移植。诱导治疗阶段进行 HLA 配型，寻找合适供者。

（六）化疗后恢复期复查的检查项目

1. 血常规、血生化、电解质。

> **释义**
>
> ■ AML 患者接受巩固化疗后将进入骨髓抑制期，定期监测血常规为成分输血等支持治疗提供依据；骨髓恢复期，血常规为疗效判定提供依据。生化、电解质的监测有助于观察化疗相关不良反应，例如肝功能损伤、电解质紊乱等，以便及时处理。

2. 脏器功能评估。

> **释义**
>
> ■ 化疗药物的常见不良反应包括对各脏器功能的损伤，例如肝功能损伤、肾功能损伤、肠道损伤、心功能损伤等，在观察化疗相关不良反应时应及时进行脏器功能评估，以便尽早发现及时处理。

3. 骨髓检查（必要时）。

> **释义**
>
> ■ 巩固治疗中每个疗程均应复查骨髓，复发患者应退出本路径。

4. 微小残留病变检测（必要时）。

> **释义**
>
> ■ 微小残留病的检测通常采用流式细胞术，伴有重现性染色体异常的 AML 患者，如伴 t（8；21）（q22；q22）/（AML1-ETO）；inv（16）（p13q22）或 t（16；16）（p13；q22）/（CBFβ-MYH11），应同时通过 PCR 检测相应融合基因定量，如单位有条件开展 NPM1 定量，也应检测。

（七）化疗中及化疗后治疗

1. 感染防治：发热患者建议立即进行病原微生物培养并使用抗菌药物，可选用头孢类（或青霉素类）±氨基糖苷类抗炎治疗，3 天后发热不缓解者，可考虑更换碳青霉烯类和（或）糖肽类和（或）抗真菌治疗；有明确脏器感染患者应根据感染部位及病原微生物培养结果选用相应抗菌药物。
2. 脏器功能损伤的相应防治：止吐、保肝、水化、碱化。
3. 成分输血：Hb<80g/L，PLT<20×10⁹/L 或有活动性出血，分别输浓缩红细胞和单采血小板。有心功能不全者可放宽输血指征。
4. 造血生长因子：化疗后中性粒细胞绝对值（ANC）≤1.0×10⁹/L，可使用 G-CSF 5μg/（kg·d）。

> **释义**
>
> ■ 详见初治 AML 患者路径。

（八）出院标准

1. 一般情况良好。
2. 没有需要住院处理的并发症和（或）合并症。

> **释义**
>
> ■ 临床症状改善，ANC≥$0.5×10^9$/L、PLT≥$20×10^9$/L 且脱离输血，不需要静脉输液的患者可出院，出现其他合并症需要治疗者可适当延长住院时间。

（九）有无变异及原因分析

1. 化疗后有发热、感染、出血或其他合并症者需进行相关的诊断和治疗，可适当延长住院时间。

2. 若腰椎穿刺后脑脊液检查示存在脑白，建议隔日腰椎穿刺鞘注化疗药物直至脑脊液检查正常，同时退出此路径，进入相关路径。

> **释义**
>
> ■ 治疗过程中因出现各种合并症需要继续住院的患者可适当延长住院日，若出现严重并发症影响本路径实施可退出本路径。若腰椎穿刺显示存在 CNSL，亦应退出此路径，进入相关路径。

二、18~59 岁完全缓解的 AML 临床路径给药方案

【用药选择】

1. 抗菌药物的使用：发热患者建议立即进行血培养并使用抗菌药物，根据患者是否存在咳嗽咳痰、腹泻、尿路感染等症状留取相应的标本送相应病原微生物培养。可选用头孢类（或青霉素类）±氨基糖苷类抗炎治疗，3 天后发热不缓解者，可考虑更换碳青霉烯类和（或）糖肽类和（或）抗真菌治疗；有明确脏器感染患者应根据感染部位及病原微生物培养结果选用相应抗菌药物，同时治疗用药的选择应综合患者病情及抗菌药物特点制定。单一药物可有效治疗的感染，可以不需联合用药。严重感染、单一用药不易控制的混合细菌感染、需长疗程且易产生耐药性的感染可联合用药。中性粒细胞减少患者感染进展快，一旦出现发热应尽早应用抗菌药物；中性粒细胞减少患者有感染的症状、体征，应早期应用抗菌药物；选择经验性用药时应考虑到本病区（医院）患者目前分离到的细菌种类、发生频率、抗菌药物敏感情况；住院时间较长或反复住院治疗的患者应考虑到其既往感染的致病菌及抗菌药物使用情况；中性粒细胞减少患者，单纯考虑一种病原菌感染而采用窄谱抗菌药物是不够的，必须使用广谱抗菌药物，尽可能选择杀菌药物而非抑菌药物。万古霉素和利奈唑胺不宜单一用药。有持续性发热但无明确感染来源、血流动力学不稳定患者，应将抗菌方案扩展至能够覆盖耐药性革兰阴性菌和革兰阳性菌以及厌氧菌和真菌。抗真菌的经验治疗，一般选择抗菌谱较广的抗真菌药，如伊曲康唑、两性霉素 B、卡泊芬净、米卡芬净、伏立康唑、泊沙康唑等。

2. 化疗期间脏器功能损伤的相应防治：止吐、保肝、水化、碱化、抑酸剂等。

3. 血制品输注：Hb<80g/L 或贫血症状明显建议输注浓缩红细胞（拟选择 HSCT 的患者输注辐照血），有心功能不全者可放宽输血指征；PLT<$20×10^9$/L 或有活动性出血时建议输注单采血小板。

4. 造血生长因子：化疗后中性粒细胞绝对值（ANC）≤$1.0×10^9$/L，可使用粒细胞集落刺激因子（G-CSF）5μg/（kg·d）。

5. 化疗前后肝炎病毒监测：联合化疗、免疫抑制性治疗均可能激活患者体内肝炎病毒复制，尤其是乙型肝炎病毒的激活导致暴发性乙型肝炎危及生命。化疗前应常规进行肝炎病毒筛查，对于 HBeAg 阳性或存在 HBV-DNA 复制的慢性乙型肝炎患者或病毒携带者在接受化疗期间应当接受有效的抗病毒治疗。目前常用药物有拉米夫定、恩替卡韦等。治疗期间应当定期监测病毒复制以及肝功能情况。

6. 常用化疗方案：

（1）中剂量 Ara-C 单药化疗方案（ID-Ara-C）：Ara-C 1.0～2.0g/m^2，q12h×3 天。

（2）标准剂量联合化疗方案：

1）DA：DNR 45mg/（m^2·d）××天，Ara-C 100～200mg/（m^2·d）××天。

2）MA：MTZ 6～10mg/（m^2·d）××天，Ara-C 100～200mg/（m^2·d）××天。

3）HA：HHT 2～2.5mg/（m^2·d）××天，Ara-C 100～200mg/（m^2·d）××天。

4）AmA：Amsa 70mg/（m^2·d）××天，Ara-C 100～200mg/（m^2·d）×0 天。

5）AcA：ACR 20mg/d×7 天，Ara-C 100～200mg/（m^2·d）×0 天。

6）TA：VM-26 100～165mg/（m^2·d）×3 天，Ara-C 100～200mg/（m^2·d）×7 天。

【药学提示】

1. 抗菌药物及抗真菌药物治疗期间注意药物的肝肾毒性及生化指标变化，特别是糖肽类抗菌药物、两性霉素 B 等。三唑类抗真菌药物用药期间应注意患者心功能变化。

2. 注意监测蒽环类药物心脏累积毒性。

3. 中剂量阿糖胞苷：①中枢神经系统毒性：尤其是肾功能损伤的患者接受中剂量阿糖胞苷治疗时应当注意中枢神经系统毒性。每次治疗前应当检查患者是否存在眼球震颤、口齿不清以及不对称运动等。如果患者出现中枢神经系统毒性应当立即停药，后续治疗中不应当再次尝试。②发热：部分患者治疗过程中出现非感染相关的发热，可对症应用糖皮质激素。输注前或阿糖胞苷配制液中加入小剂量糖皮质激素可明显降低发热的发生。③结膜炎：部分患者治疗过程中出现结膜炎，多为非感染性。中剂量阿糖胞苷使用过程中常规使用皮质醇类眼药水可预防和治疗结膜炎。

【注意事项】

AML 患者化疗后骨髓抑制期，因中性粒细胞减少易合并不同部位感染，抗菌药物的合理使用十分重要。巩固治疗前积极控制处理潜在感染，避免骨髓抑制期出现严重感染而影响本路径的实施。

三、推荐表单

（一）医师表单

18～59 岁完全缓解的 AML 临床路径医师表单

适用对象：18～59 岁第一诊断为急性髓系白血病（非 APL 获 CR 者）（ICD-10：M9840/3；M9861/3；M9867/3；M9870-4/3；M9891-7/3；M9910/3；M9920/3）

拟行巩固化疗

患者姓名：	性别： 年龄： 门诊号：	住院号：
住院日期： 年 月 日	出院日期： 年 月 日	标准住院日：21 天

时间	住院第 1 天	住院第 2 天
主要诊疗工作	□ 患者家属签署输血同意书、骨髓穿刺同意书、腰椎穿刺同意书、静脉插管同意书 □ 询问病史及体格检查 □ 完成病历书写 □ 开实验室检查单 □ 上级医师查房与化疗前评估	□ 上级医师查房 □ 完成入院检查 □ 骨髓穿刺（骨髓形态学检查、微小残留病变检测） □ 腰椎穿刺+鞘内注射 □ 完成必要的相关科室会诊 □ 住院医师完成上级医师查房记录等病历书写 □ 确定化疗方案和日期
重点医嘱	**长期医嘱** □ 血液病二级护理常规 □ 饮食：普通饮食/糖尿病饮食/其他 □ 健康宣教 □ 抗菌药物（必要时） □ 其他医嘱 **临时医嘱** □ 血、尿、便常规、血型、血生化、电解质、凝血功能、输血前检查 □ X 线胸片、心电图、腹部 B 超 □ 超声心动（视患者情况而定） □ 静脉插管术（有条件时） □ 病原微生物培养（必要时） □ 其他医嘱	**长期医嘱** □ 患者既往基础用药 □ 抗菌药物（必要时） □ 其他医嘱 **临时医嘱** □ 骨髓穿刺 □ 骨髓形态学、微小残留病检测 □ 骨髓分子生物学/细胞遗传学检测（有条件时） □ 血常规 □ 腰椎穿刺，鞘内注射（MTX 10～15mg，Ara-C 40～50mg，DXM 5mg） □ 脑脊液常规、生化、细胞形态（有条件时） □ 其他医嘱
病情变异记录	□ 无 □ 有，原因： 1. 2.	□ 无 □ 有，原因： 1. 2.
医师签名		

时间	住院第 3 天	住院第 4～20 天	住院第 21 天（出院日）
主要诊疗工作	□ 患者家属签署化疗知情同意书 □ 住院医师完成病程记录 □ 上级医师查房、制订化疗方案 □ 化疗 □ 重要脏器保护 □ 止吐	□ 上级医师查房，注意病情变化 □ 住院医师完成常规病历书写 □ 复查血常规 □ 注意观察体温、血压、体重等 □ 成分输血、抗感染等支持治疗（必要时） □ 造血生长因子（必要时）	□ 上级医师查房，确定有无并发症情况，明确是否出院 □ 完成出院记录、病案首页、出院证明书等，向患者交待出院后的注意事项，如返院复诊的时间、地点，发生紧急情况时的处理等
重点医嘱	**长期医嘱** □ 化疗医嘱（以下方案选一） □ ID-Ara-C：Ara-C 1.0～2.0g/m^2，q12h×3 天 □ DA：DNR 45mg/（m^2·d）×3 天 　　　Ara-C 100～200mg/（m^2·d）×7 天 □ MA：MTZ 6～10mg/（m^2·d）×3 天 　　　Ara-C 100～200mg/（m^2·d）×7 天 □ HA：HHT 2～2.5mg/（m^2·d）×7 天 　　　Ara-C 100～200mg/（m^2·d）×7 天 □ AmA：Amsa 70mg/（m^2·d）×5 天 　　　Ara-C 100～200mg/（m^2·d）×7 天 □ AcA：ACR 20mg/d×7 天 　　　Ara-C 100～200mg/（m^2·d）×7 天 □ TA：VM-26 100～165mg/（m^2·d）×3 天 　　　Ara-C 100～200mg/（m^2·d）×7 天 □ 补液治疗（水化、碱化） □ 止吐、保肝、抗感染等医嘱 □ 其他医嘱 **临时医嘱** □ 输血医嘱（必要时） □ 心电监护（必要时） □ 每周复查血生化、电解质 □ 隔日复查血常规（必要时可每日复查） □ 血培养（高热时） □ 静脉插管维护、换药 □ 其他医嘱	**长期医嘱** □ 洁净饮食 □ 抗感染等支持治疗 □ 其他医嘱 **临时医嘱** □ 血、尿、便常规 □ 血生化、电解质 □ 输血医嘱（必要时） □ G-CSF 5μg/（kg·d）（必要时） □ 影像学检查（必要时） □ 病原微生物培养（必要时） □ 静脉插管维护、换药 □ 其他医嘱	**出院医嘱** □ 出院带药 □ 定期门诊随访 □ 监测血常规、血生化、电解质
病情变异记录	□ 无　□ 有，原因： 1. 2.	□ 无　□ 有，原因： 1. 2.	□ 无　□ 有，原因： 1. 2.
医师签名			

（二）护士表单

18～59 岁完全缓解的 AML 临床路径护士表单

适用对象：18～59 岁第一诊断急性髓系白血病（非 APL 获 CR 者）（ICD－10：M9840/3；
　　　　　M9861/3；M9867/3；M9870－4/3；M9891－7/3；M9910/3；M9920/3）
　　　　　拟行巩固化疗

患者姓名：	性别：　　年龄：　　门诊号：	住院号：
住院日期：　　年　月　日	出院日期：　　年　月　日	标准住院日：21 天

时间	住院第 1 天	住院第 2 天
健康宣教	□ 入院宣教：介绍病房环境、设施、医院相关制度、主管医师和护士 □ 告知各项检查、化验的目的及注意事项 □ 指导饮食、卫生、活动等 □ 指导漱口和坐浴的方法、安全宣教 □ 静脉插管介绍（如入院时带管，进行静脉插管评价和宣教） □ 做好心理安慰，减轻患者入院后焦虑、紧张的情绪	□ 宣教疾病知识 □ 指导预防感染和出血 □ 静脉插管维护宣教 □ 介绍骨髓穿刺、腰椎穿刺的目的、方法和注意事项 □ 做好用药指导
护理处置	□ 入院护理评估：询问病史、相关查体、检查皮肤黏膜有无出血、营养状况、血管情况等 □ 监测和记录生命体征 □ 建立护理记录（病危、重患者） □ 卫生处置：剪指（趾）甲、洗澡、更换病号服 □ 完成各项化验检查的准备 □ 静脉插管术，术前签署静脉插管知情同意书（带管者进行静脉插管维护）	□ 完成各项化验检查标准的留取并及时送检 □ 遵医嘱完成相关检查 □ 静脉插管维护
基础护理	□ 根据患者病情和生活自理能力确定护理级别（遵医嘱执行） □ 晨晚间护理 □ 安全护理 □ 口腔护理 □ 肛周护理	□ 执行分级护理 □ 晨晚间护理 □ 安全护理 □ 口腔护理 □ 肛周护理
专科护理	□ 执行血液病护理常规 □ 病情观察 □ 填写患者危险因素评估表（必要时） □ 感染、出血护理（必要时） □ 心理护理	□ 观察患者病情变化 □ 感染、出血护理（必要时） □ 化疗护理 □ 心理护理
重点医嘱	□ 详见医嘱执行单	□ 详见医嘱执行单
病情变异记录	□ 无　□ 有，原因： 1. 2.	□ 无　□ 有，原因： 1. 2.
护士签名		

时间	住院第 3 天	住院第 4 ~ 20 天	住院第 21 天 （出院日）
健康宣教	□ 化疗宣教 　告知用药及注意事项 　化疗期间患者饮食、卫生 　化疗期间嘱患者适当多饮水 　对陪护家属健康指导 □ 指导预防感染和出血 □ 介绍药物作用、不良反应 □ 心理指导	□ 骨髓抑制期宣教：预防感染和出血，维护病室环境清洁、整齐 □ 指导进高压饮食（高压锅准备的食物以达到无菌饮食的目的） □ 心理指导	□ 出院宣教：用药、饮食、卫生、休息、监测血常规、生化等 □ 静脉插管带出院外宣教 □ 指导办理出院手续 □ 告知患者科室联系电话 □ 定期门诊随访
护理处置	□ 遵医嘱完成相关化验检查 □ 遵照医嘱及时给予对症治疗 □ 静脉插管维护 □ 执行保护性隔离措施	□ 遵医嘱完成相关化验检查 □ 遵照医嘱及时给予对症治疗 □ 静脉插管维护 □ 执行保护性隔离措施	□ 为患者领取出院带药 □ 协助整理患者用物 □ 床单位终末消毒
基础护理	□ 执行分级护理 □ 晨晚间护理 □ 安全护理 □ 口腔护理 □ 肛周护理	□ 执行分级护理 □ 晨晚间护理 □ 安全护理 □ 口腔护理 □ 肛周护理	□ 安全护理（护送出院）
专科护理	□ 观察患者病情变化，重点观察有无出血倾向、化疗不良反应 □ 感染、出血护理 □ 化疗护理 □ 心理护理	□ 观察患者病情变化，观察有无感染和出血倾向、有无胸闷憋气、胸痛等 □ 感染、出血护理 □ 输血护理（需要时） □ 化疗护理 □ 心理护理	□ 预防感染和出血指导 □ 心理护理
重点医嘱	□ 详见医嘱执行单	□ 详见医嘱执行单	□ 详见医嘱执行单
病情变异记录	□ 无　□ 有，原因： 1. 2.	□ 无　□ 有，原因： 1. 2.	□ 无　□ 有，原因： 1. 2.
护士签名			

（三）患者表单

18～59 岁完全缓解的 AML 临床路径患者表单

适用对象：18～59 岁第一诊断急性髓系白血病（非 APL 获 CR 者）（ICD-10：M9840/3；
M9861/3；M9867/3；M9870-4/3；M9891-7/3；M9910/3；M9920/3）
拟行巩固化疗

患者姓名：		性别：　　年龄：　　门诊号：	住院号：
住院日期：　　年　月　日		出院日期：　　年　月　日	标准住院日：21 天

时间	住院第 1 天	住院第 2 天
医患配合	□ 接受询问病史、收集资料，请务必详细告知既往史、用药史、过敏史 □ 请明确告知既往用药情况 □ 配合进行体格检查 □ 有任何不适请告知医师 □ 配合进行相关检查 □ 签署相关知情同意书	□ 配合完成相关检查（B 超、心电图、X 线胸片等） □ 配合完成化验：血常规、生化等 □ 配合骨髓穿刺、活检 □ 配合腰椎穿刺、鞘注 □ 配合用药 □ 有任何不适请告知医师
护患配合	□ 配合测量体温、脉搏、呼吸、血压、身高体重 □ 配合完成入院护理评估（回答护士询问病史、过敏史、用药史） □ 接受入院宣教（环境介绍、病室规定、探视陪护制度、送餐订餐制度、贵重物品保管等） □ 配合采集血标本 □ 配合护士选择静脉通路，接受静脉置管（带管者接受静脉插管评价、宣教与维护） □ 接受用药指导 □ 接受预防感染和出血指导 □ 有任何不适请告知护士	□ 配合测量体温、脉搏、呼吸，询问大便 □ 配合各项检查（需要空腹的请遵照执行） □ 配合采集血标本 □ 接受疾病知识介绍 □ 接受骨髓穿刺、活检宣教 □ 接受腰椎穿刺、鞘注宣教 □ 接受用药指导 □ 接受静脉插管维护 □ 接受预防感染和出血指导 □ 接受心理护理 □ 接受基础护理 □ 有任何不适请告知护士
饮食	□ 遵照医嘱饮食	□ 遵照医嘱饮食
排泄	□ 大、小便异常时及时告知医护人员	□ 大、小便异常时及时告知医护人员
活动	□ 根据病情适当活动 □ 有出血倾向的卧床休息，减少活动	□ 根据病情适当活动 □ 有出血倾向的卧床休息，减少活动

时间	住院第 3 天	住院第 4~20 天	住院第 21 天（出院日）
医患配合	□ 配合相关检查 □ 配合用药 □ 配合化疗 □ 有任何不适请告知医师	□ 配合相关检查 □ 配合用药 □ 配合各种治疗 □ 有任何不适请告知医师	□ 接受出院前指导 □ 遵医嘱出院后用药 □ 知道复查时间 □ 获取出院诊断书
护患配合	□ 配合定时测量生命体征、每日询问大便 □ 配合各种相关检查 □ 配合采集血标本 □ 接受疾病知识介绍 □ 接受用药指导 □ 接受静脉插管维护 □ 接受化疗知识指导 □ 接受预防感染和出血指导 □ 接受保护性隔离措施 □ 接受心理护理 □ 接受基础护理 □ 有任何不适请告知护士	□ 配合定时测量生命体征、每日询问大便 □ 配合各种相关检查 □ 配合采集血标本 □ 接受疾病知识介绍 □ 接受用药指导 □ 接受静脉插管维护 □ 接受预防感染和出血指导 □ 接受保护性隔离措施 □ 接受心理护理 □ 接受基础护理 □ 有任何不适请告知护士	□ 接受出院宣教 □ 办理出院手续 □ 获取出院带药 □ 知道服药方法、作用、注意事项 □ 知道预防感染、出血措施 □ 知道复印病历方法 □ 接受静脉插管院外维护指导 □ 签署静脉插管院外带管协议
饮食	□ 遵照医嘱饮食	□ 高压饮食（高压锅准备的食物以达到无菌饮食的目的）	□ 普通饮食 □ 避免进生、冷、硬、辛辣和刺激饮食
排泄	□ 大、小便异常时及时告知医护人员	□ 大、小便异常时及时告知医护人员	□ 大、小便异常（出血时）及时就诊
活动	□ 根据病情适当活动 □ 有出血倾向的卧床休息，减少活动	□ 根据病情适当活动 □ 有出血倾向的卧床休息，减少活动	□ 适当活动，避免疲劳 □ 注意保暖，避免感冒 □ 注意安全，减少出血

附：原表单（2016 年版）
18 ~ 59 岁完全缓解的 AML 临床路径表单

适用对象：18 ~ 59 岁第一诊断为急性髓系白血病（非 APL 获 CR 者）（ICD-10：M9840/3；M9861/3；M9867/3；M9870-4/3；M9891-7/3；M9910/3；M9920/3）

拟行巩固化疗

患者姓名：	性别：	年龄：	门诊号：	住院号：
住院日期： 年 月 日	出院日期： 年 月 日			标准住院日：21 天

时间	住院第 1 天	住院第 2 天
主要诊疗工作	□ 患者家属签署输血同意书、骨髓穿刺同意书、腰椎穿刺同意书、静脉插管同意书 □ 询问病史及体格检查 □ 完成病历书写 □ 开实验室检查单 □ 上级医师查房与化疗前评估	□ 上级医师查房 □ 完成入院检查 □ 骨髓穿刺（骨髓形态学检查、微小残留病变检测） □ 腰椎穿刺+鞘内注射 □ 根据血象决定是否成分输血 □ 完成必要的相关科室会诊 □ 住院医师完成上级医师查房记录等病历书写 □ 确定化疗方案和日期
重要医嘱	**长期医嘱** □ 血液病二级护理常规 □ 饮食：普通饮食/糖尿病饮食/其他 □ 抗菌药物（必要时） □ 其他医嘱 **临时医嘱** □ 血、尿、便常规、血型、血生化、电解质、凝血功能、输血前检查 □ X 线胸片、心电图、腹部 B 超 □ 超声心动（视患者情况而定） □ 静脉插管术（有条件时） □ 病原微生物培养（必要时） □ 输血医嘱（必要时） □ 其他医嘱	**长期医嘱** □ 患者既往基础用药 □ 抗菌药物（必要时） □ 其他医嘱 **临时医嘱** □ 骨髓穿刺 □ 骨髓形态学、微小残留病检测 □ 血常规 □ 腰椎穿刺，鞘内注射（MTX 10 ~ 15mg，Ara-C 40 ~ 50mg，DXM 5mg） □ 脑脊液常规、生化、细胞形态（有条件时） □ 输血医嘱（必要时） □ 其他医嘱
主要护理工作	□ 介绍病房环境、设施和设备 □ 入院护理评估	□ 宣教（血液病知识）
病情变异记录	□ 无 □ 有，原因： 1. 2.	□ 无 □ 有，原因： 1. 2.
护士签名		
医师签名		

时间	住院第 3 天
主要诊疗工作	□ 患者家属签署化疗知情同意书 □ 住院医师完成病程记录 □ 上级医师查房、制定化疗方案 □ 化疗 □ 重要脏器保护 □ 止吐
重要医嘱	**长期医嘱** □ 化疗医嘱（以下方案选一） □ DA：DNR 45mg/（m² · d）×3 天 □ ID-Ara-C：Ara-C 100～200mg/（m² · d）×7 天 　　　　　　Ara-C 1.0～2.0g/m²，q12h×3 天 □ MA：MTZ 6～10mg/（m² · d）×3 天 　　　　Ara-C 100～200mg/（m² · d）×7 天 □ HA：HHT 2～2.5mg/（m² · d）×7 天 　　　　Ara-C 100～200mg/（m² · d）×7 天 □ AmA：Amsa 70mg/（m² · d）×5 天 　　　　　Ara-C 100～200mg/（m² · d）×7 天 □ AcA：ACR 20mg/d×7 天 　　　　Ara-C 100～200mg/（m² · d）×7 天 □ TA：VM-26 100～165mg/（m² · d）×3 天 　　　　Ara-C 100～200mg/（m² · d）×7 天 □ 补液治疗（水化、碱化） □ 止吐、保肝、抗感染等医嘱 □ 其他医嘱 **临时医嘱** □ 输血医嘱（必要时） □ 心电监护（必要时） □ 每周复查血生化、电解质 □ 隔日复查血常规（必要时可每日复查） □ 血培养（高热时） □ 静脉插管维护、换药 □ 其他医嘱
主要护理工作	□ 随时观察患者病情变化 □ 心理与生活护理 □ 化疗期间嘱患者多饮水
病情变异记录	□ 无　□ 有，原因： 1. 2.
护士签名	
医师签名	

时间	住院第 4~20 天	住院第 21 天 （出院日）
主要诊疗工作	□ 上级医师查房，注意病情变化 □ 住院医师完成常规病历书写 □ 复查血常规 □ 注意观察体温、血压、体重等 □ 成分输血、抗感染等支持治疗（必要时） □ 造血生长因子（必要时）	□ 上级医师查房，确定有无并发症情况，明确是否出院 □ 完成出院记录、病案首页、出院证明书等，向患者交待出院后的注意事项，如返院复诊的时间、地点，发生紧急情况时的处理等
重要医嘱	**长期医嘱** □ 洁净饮食 □ 抗感染等支持治疗 □ 其他医嘱 **临时医嘱** □ 血、尿、便常规 □ 血生化、电解质 □ 输血医嘱（必要时） □ G-CSF 5μg/（kg·d）（必要时） □ 影像学检查（必要时） □ 病原微生物培养（必要时） □ 静脉插管维护、换药 □ 其他医嘱	**出院医嘱** □ 出院带药 □ 定期门诊随访 □ 监测血常规、血生化、电解质
主要护理工作	□ 随时观察患者情况 □ 心理与生活护理 □ 化疗期间嘱患者多饮水	□ 指导患者办理出院手续
病情变异记录	□ 无　□ 有，原因： 1. 2.	□ 无　□ 有，原因： 1. 2.
护士签名		
医师签名		

第四节 60~69岁完全缓解的AML（非APL）临床路径释义

一、60~90岁完全缓解的AML（非APL）临床路径标准住院流程

（一）临床路径标准住院日

21天内。

（二）进入路径标准

1. 第一诊断必须符合急性髓系白血病（AML）（非APL）疾病编码（ICD-10：M9840/3；M9861/3；M9867/3；M9870-4/3；M9891-7/3；M9910/3；M9920/3）。

2. 患者年龄（60~69岁）。

3. 经诱导化疗达CR。

4. 当患者同时具有其他疾病诊断时，但在住院期间不需要特殊处理，也不影响第一诊断的临床路径流程实施时，可以进入路径。

> **释义**
>
> ■ 诊断明确且诱导化疗获得完全缓解的60~69岁AML患者进入本路径，复发患者应退出本路径。

（三）完善入院常规检查

需2天（指工作日）。

必须的检查项目：

1. 常规化验：血、尿、便常规、血型、血生化、电解质、输血前检查、凝血功能。

2. X线胸片、心电图、腹部B超。

> **释义**
>
> ■ 除上述检查外，还应包括心脏超声检查。
>
> ■ 1、2项检查内容的完善指导临床医师正确评价患者主要脏器功能，保证本路径治疗的顺利进行。

3. 发热或疑有某系统感染者可选择：病原微生物培养、影像学检查。

> **释义**
>
> ■ 巩固治疗前积极控制处理潜在感染，避免巩固治疗后期尤其骨髓抑制期出现严重感染而影响本路径的实施。

4. 骨髓检查（形态学、必要时活检）、微小残留病变检测。

释义

■骨髓形态学检查明确患者处于完全缓解状态并进入本路径，若骨髓形态提示复发应退出本路径。

5. 患者及家属签署以下同意书：化疗知情同意书、输血知情同意书、骨髓穿刺同意书、腰椎穿刺同意书、静脉插管知情同意书。

释义

■签署各项知情同意书，加强医患沟通，不仅有利于患者及其家属了解疾病现状及后续治疗，亦有助于保障医疗安全。

（四）化疗开始时间

入院第3天内。

释义

■前述主要入院检查应于2天内完成，入院3日内应开始化疗。

（五）缓解后巩固化疗

可行2~4疗程以标准剂量阿糖胞苷为基础的化疗。

1. 标准剂量阿糖胞苷为基础的化疗，具体方案如下：

(1) DA：DNR 45mg/（$m^2 \cdot d$）×3天，Ara-C 75~100mg/（$m^2 \cdot d$）×5~7天。

(2) MA：MTZ 6~10mg/（$m^2 \cdot d$）×3天，Ara-C 75~100mg/（$m^2 \cdot d$）×5~7天。

(3) HA：HHT 2~2.5mg/（$m^2 \cdot d$）×7天，Ara-C 75~100mg/（$m^2 \cdot d$）×5~7天。

(4) AmA：Amsa 70mg/（$m^2 \cdot d$）×5天，Ara-C 75~100mg/（$m^2 \cdot d$）×5~7天。

(5) AcA：ACR 20mg/d×7天，Ara-C 75~100mg/（$m^2 \cdot d$）×5~7天。

(6) TA：VM-26 100~165mg/（$m^2 \cdot d$）×3天，Ara-C 75~100mg/（$m^2 \cdot d$）×5~7天。

释义

■治疗方案的选择参照《急性髓系白血病治疗的专家共识》（中华医学会血液学分会白血病学组编著，中华血液学杂志）以及美国癌症综合网（NCCN）指南。巩固强化治疗目的在于进一步清除残留白血病，获得持久的缓解。尽管多个研究表明在AML巩固治疗中采用3~4个疗程中大剂量阿糖胞苷可改善患者长期生存，降低复发率，考虑到老年患者的耐受性，老年AML患者CR后的巩固治疗仍以标准剂量阿糖胞苷与蒽环或蒽醌类或鬼臼类、吖啶类等药物联合组成巩固化疗方案为主。若老年患者一般情况良好，也可考虑接受1~2个疗程的中剂量Ara-c方案巩固：Ara-C 1.0~1.5g/m^2，q12h×3天。缓解后总化疗周期2~4个疗程。对于细胞遗传学或分子遗传学预后中等或不良组患者，如果身体条件允许，可以考虑行减低预处理剂量的异基因造血干细胞移植。

2. 中枢神经白血病（CNSL）的防治：CNSL 的预防从患者获得 CR 后开始，每 1~2 个月 1 次，腰椎穿刺及鞘内注射至少 4~6 次，确诊 CNSL 退出本路径。鞘注方案如下：甲氨蝶呤（MTX）10~15mg。Ara-C 40~50mg。地塞米松（DXM）5mg。

> **释义**
>
> ■ AML 患者中枢神经系统白血病的发生率明显低于急性淋巴细胞白血病患者，参考 NCCN 指南，不建议在诊断时即对无症状的患者进行腰椎穿刺检查。已达完全缓解的患者，尤其是治疗前 WBC≥$100×10^9$/L 或单核细胞白血病（AML-M4 和 M5）患者，建议行腰椎穿刺、鞘注化疗药物 1 次，以进行 CNSL 的筛查。如脑脊液检查阳性但无症状者，则给予化疗药物鞘注，每周 2 次，直至脑脊液正常，以后每周 1 次，共 4~6 次。如脑脊液检查阴性，每个疗程鞘注化疗药物 1~2 次，共 4~6 次。

3. 符合条件行减低预处理剂量的造血干细胞移植（HSCT）的患者进行 HSCT。

> **释义**
>
> ■ 预后中等和预后不良组的患者，有合适供者，患者身体条件允许，缓解后治疗可行减低预处理剂量的异基因造血干细胞移植。进行 HLA 配型，寻找合适供者。

（六）化疗后恢复期复查的检查项目

1. 血常规、血生化、电解质。

> **释义**
>
> ■ AML 患者接受巩固化疗后将进入骨髓抑制期，定期监测血常规为成分输血等支持治疗提供依据；骨髓恢复期，血常规为疗效判定提供依据。生化、电解质的监测有助于观察化疗相关不良反应，例如肝功能损伤、电解质紊乱等，以便及时处理。

2. 脏器功能评估。

> **释义**
>
> ■ 化疗药物的常见不良反应包括对各脏器功能的损伤，例如肝功能损伤、肾功能损伤、肠道损伤、心功能损伤等，在观察化疗相关不良反应时应及时进行脏器功能评估，以便尽早发现及时处理。

3. 骨髓检查（必要时）。

> **释义**
>
> ■ 巩固治疗中每个疗程均应复查骨髓，复发患者应退出本路径。

4. 微小残留病变检测（必要时）。

> **释义**
>
> ■ 微小残留病的检测通常采用流式细胞术，伴有重现性染色体异常的 AML 患者，如伴 t (8；21) (q22；q22) / (AML1-ETO)；inv (16) (p13q22) 或 t (16；16) (p13；q22) / (CBFβ-MYH11)，应同时通过 PCR 检测相应融合基因定量，如单位有条件开展 NPM1 定量，也应检测。

（七）化疗中及化疗后治疗

1. 感染防治：发热患者建议立即进行病原微生物培养并使用抗菌药物，可选用头孢类（或青霉素类）±氨基糖苷类抗炎治疗，3 天后发热不缓解者，可考虑更换碳青霉烯类和（或）糖肽类和（或）抗真菌治疗；有明确脏器感染患者应根据感染部位及病原微生物培养结果选用相应抗菌药物。
2. 脏器功能损伤的相应防治：止吐、保肝、水化、碱化。
3. 成分输血：Hb<80g/L，PLT<20×10^9/L 或有活动性出血，分别输浓缩红细胞和单采血小板。有心功能不全者可放宽输血指征。
4. 造血生长因子：化疗后中性粒细胞绝对值（ANC）≤1.0×10^9/L，可使用 G-CSF 5μg/（kg·d）。

> **释义**
>
> ■ 详见初治 AML 患者路径。

（八）出院标准

1. 一般情况良好。
2. 没有需要住院处理的并发症和（或）合并症。

> **释义**
>
> ■ 临床症状改善，ANC≥0.5×10^9/L、PLT≥20×10^9/L 且脱离输血，不需要静脉输液的患者可出院，出现其他合并症需要治疗者可适当延长住院时间。

（九）有无变异及原因分析

1. 化疗后有发热、感染、出血或其他合并症者需进行相关的诊断和治疗，可适当延长住院时间。
2. 若腰椎穿刺后脑脊液检查示存在白血病中枢神经系统侵犯，建议隔日腰椎穿刺鞘注化疗药物直至脑脊液检查正常，同时退出此路径，进入相关路径。

> **释义**
>
> ■ 治疗过程中因出现各种合并症需要继续住院的患者可适当延长住院日，若出现严重并发症影响本路径实施可退出本路径。若腰椎穿刺显示存在 CNSL，亦应退出此路径，进入相关路径。

二、60~69岁完全缓解的 AML 临床路径给药方案

【用药选择】

1. 抗菌药物的使用：发热患者建议立即进行血培养并使用抗菌药物，根据患者是否存在咳嗽咳痰，腹泻，尿路感染等症状留取相应的标本送相应病原微生物培养。可选用头孢类（或青霉素类）±氨基糖苷类抗炎治疗，3 天后发热不缓解者，可考虑更换碳青霉烯类和（或）糖肽类和（或）抗真菌治疗；有明确脏器感染患者应根据感染部位及病原微生物培养结果选用相应抗菌药物，同时治疗用药的选择应综合患者病情及抗菌药物特点制定。单一药物可有效治疗的感染，可以不需联合用药。严重感染、单一用药不易控制的混合细菌感染、需长疗程且易产生耐药性的感染可联合用药。中性粒细胞减少患者感染进展快，一旦出现发热应尽早应用抗菌药物；中性粒细胞减少患者有感染的症状、体征，应早期应用抗菌药物；选择经验性用药时应考虑到本病区（医院）患者目前分离到的细菌种类、发生频率、抗菌药物敏感情况；住院时间较长或反复住院治疗的患者应考虑到其既往感染的致病菌及抗菌药物使用情况；中性粒细胞减少患者，单纯考虑一种病原菌感染而采用窄谱抗菌药物是不够的，必须使用广谱抗菌药物，尽可能选择杀菌药物而非抑菌药物。万古霉素和利奈唑胺不宜单一用药。有持续性发热但无明确感染来源、血流动力学不稳定患者，应将抗菌方案扩展至能够覆盖耐药性革兰阴性菌和革兰阳性菌以及厌氧菌和真菌。抗真菌的经验治疗，一般选择抗菌谱较广的抗真菌药，如伊曲康唑、两性霉素 B、卡泊芬净、米卡芬净、伏立康唑、泊沙康唑等。

2. 化疗期间脏器功能损伤的相应防治：止吐、保肝、水化、碱化、抑酸剂等。

3. 血制品输注：Hb<80g/L 或贫血症状明显建议输注浓缩红细胞（拟选择 HSCT 的患者输注辐照血），有心功能不全者可放宽输血指征；PLT<20×10⁹/L 或有活动性出血时建议输注单采血小板。

4. 造血生长因子：化疗后中性粒细胞绝对值（ANC）≤1.0×10⁹/L，可使用粒细胞集落刺激因子（G-CSF）5μg/（kg·d）。

5. 化疗前后肝炎病毒监测：联合化疗、免疫抑制性治疗均可能激活患者体内肝炎病毒复制，尤其是乙型肝炎病毒的激活导致暴发性乙型肝炎危及生命。化疗前应常规进行肝炎病毒筛查，对于 HBeAg 阳性或存在 HBV-DNA 复制的慢性乙型肝炎患者或病毒携带者在接受化疗期间应当接受有效的抗病毒治疗。目前常用药物有拉米夫定、恩替卡韦等。治疗期间应当定期监测病毒复制以及肝功能情况。

6. 常用化疗方案：

（1）DA：DNR 45mg/（m²·d）××天，Ara-C 75～100mg/（m²·d）××～7 天。

（2）MA：MTZ 6～10mg/（m²·d）××天，Ara-C 75～100mg/（m²·d）××～7 天。

（3）HA：HHT 2～2.5mg/（m²·d）××天，Ara-C 75～100mg/（m²·d）××～7 天。

（4）AmA：Amsa 70mg/（m²·d）××天，Ara-C 75～100mg/（m²·d）××～7 天。

（5）AcA：ACR 20mg/d×7 天，Ara-C 75～100mg/（m²·d）××～7 天。

（6）TA：VM-26 100～165mg/（m²·d）×3 天，Ara-C 75～100mg/（m²·d）×5～7 天。

【药学提示】

1. 抗菌药物及抗真菌药物治疗期间注意药物的肝肾毒性及生化指标变化，特别是糖肽类抗菌药物、两性霉素 B 等。三唑类抗真菌药物用药期间应注意患者心功能变化。

2. 注意监测蒽环类药物心脏累积毒性，老年患者尤其需注意心功能。

3. 发热：部分患者使用阿糖胞苷治疗过程中出现非感染相关的发热，可对症应用糖皮质激素。输注前或阿糖胞苷配制液中加入小剂量糖皮质激素可明显降低发热的发生。

【注意事项】

AML 患者化疗后骨髓抑制期，因中性粒细胞减少易合并不同部位感染，抗菌药物的合理使用十分重要。巩固治疗前积极控制处理潜在感染，避免骨髓抑制期出现严重感染而影响本路径的实施。老年患者往往存在慢性病，应注意慢性病的控制。

三、推荐表单

（一）医师表单

60～69 岁完全缓解的 AML 临床路径医师表单

适用对象：60～69 岁第一诊断为急性髓系白血病（非 APL 获 CR 者）（ICD-10：M9840/3；M9861/3；M9867/3；M9870-4/3；M9891-7/3；M9910/3；M9920/3）

拟行巩固化疗

患者姓名：	性别：　　　年龄：　　　门诊号：	住院号：
住院日期：　　　年　月　日	出院日期：　　　年　月　日	标准住院日：21 天

时间	住院第 1 天	住院第 2 天
主要诊疗工作	□ 患者家属签署输血同意书、骨髓穿刺同意书、腰椎穿刺同意书、静脉插管同意书 □ 询问病史及体格检查 □ 完成病历书写 □ 开实验室检查单 □ 上级医师查房与化疗前评估	□ 上级医师查房 □ 完成入院检查 □ 骨髓穿刺（骨髓形态学检查、微小残留病变检测） □ 腰椎穿刺+鞘内注射 □ 完成必要的相关科室会诊 □ 住院医师完成上级医师查房记录等病历书写 □ 确定化疗方案和日期
重点医嘱	**长期医嘱** □ 血液病二级护理常规 □ 饮食：普通饮食/糖尿病饮食/其他 □ 健康宣教 □ 抗菌药物（必要时） □ 其他医嘱 **临时医嘱** □ 血、尿、便常规、血型、血生化、电解质、凝血功能、输血前检查 □ X 线胸片、心电图、腹部 B 超、超声心动 □ 静脉插管术（有条件时） □ 病原微生物培养（必要时） □ 其他医嘱	**长期医嘱** □ 患者既往基础用药 □ 抗菌药物（必要时） □ 其他医嘱 **临时医嘱** □ 骨髓穿刺 □ 骨髓形态学、微小残留病检测 □ 血常规 □ 腰椎穿刺，鞘内注射（MTX 10～15mg，Ara-C 40～50mg，DXM 5mg） □ 脑脊液常规、生化、细胞形态（有条件时） □ 其他医嘱
病情变异记录	□ 无　□ 有，原因： 1. 2.	□ 无　□ 有，原因： 1. 2.
医师签名		

时间	住院第 3 天	住院第 4～20 天	出院日
主要诊疗工作	□ 患者家属签署化疗知情同意书 □ 住院医师完成病程记录 □ 上级医师查房、制订化疗方案 □ 化疗 □ 重要脏器保护 □ 止吐	□ 上级医师查房，注意病情变化 □ 住院医师完成常规病历书写 □ 复查血常规 □ 注意观察体温、血压、体重等 □ 成分输血、抗感染等支持治疗（必要时） □ 造血生长因子（必要时）	□ 上级医师查房，确定有无并发症情况，明确是否出院 □ 完成出院记录、病案首页、出院证明书等，向患者交代出院后的注意事项，如返院复诊的时间、地点，发生紧急情况时的处理等

重点医嘱	**长期医嘱**
	□ 化疗医嘱（以下方案选一）
	□ DA：DNR 45mg/（$m^2 \cdot d$）×3 天
	    Ara-C 75～100mg/（$m^2 \cdot d$）×5～7 天
	□ MA：MTZ 6～10mg/（$m^2 \cdot d$）×3 天
	    Ara-C 75～100mg/（$m^2 \cdot d$）×5～7 天
	□ HA：HHT 2～2.5mg/（$m^2 \cdot d$）×7 天
	    Ara-C 75～100mg/（$m^2 \cdot d$）×5～7 天
	□ AmA：Amsa 70mg/（$m^2 \cdot d$）×5 天
	    Ara-C 75～100mg/（$m^2 \cdot d$）×5～7 天
	□ AcA：ACR 20mg/d×7 天
	    Ara-C 75～100mg/（$m^2 \cdot d$）×5～7 天
	□ TA：VM-26 100～165mg/（$m^2 \cdot d$）×3 天
	    Ara-C 75～100mg/（$m^2 \cdot d$）×5～7 天
	□ 补液治疗（水化、碱化）
	□ 止吐、保肝、抗感染等医嘱
	□ 其他医嘱
	临时医嘱
	□ 输血医嘱（必要时）
	□ 心电监护（必要时）
	□ 每周复查血生化、电解质
	□ 隔日复查血常规（必要时可每日复查）
	□ 血培养（高热时）
	□ 静脉插管维护、换药
	□ 其他医嘱
		长期医嘱
		□ 洁净饮食
		□ 抗感染等支持治疗
		□ 其他医嘱
		临时医嘱
		□ 血、尿、便常规
		□ 血生化、电解质
		□ 输血医嘱（必要时）
		□ G-CSF 5μg/（kg·d）（必要时）
		□ 影像学检查（必要时）
		□ 病原微生物培养（必要时）
		□ 静脉插管维护、换药
		□ 其他医嘱
			出院医嘱
			□ 出院带药
			□ 定期门诊随访
			□ 监测血常规、血生化、电解质

病情变异记录	□ 无 □ 有，原因： 1. 2.	□ 无 □ 有，原因： 1. 2.	□ 无 □ 有，原因： 1. 2.
医师签名			

（二）护士表单

60~69 岁完全缓解的 AML 临床路径护士表单

适用对象：60~69 岁第一诊断为急性髓系白血病（非 APL 获 CR 者）（ICD-10：M9840/3；M9861/3；M9867/3；M9870-4/3；M9891-7/3；M9910/3；M9920/3）

拟行巩固化疗

患者姓名：	性别：　　年龄：　　门诊号：	住院号：
住院日期：　　年　月　日	出院日期：　　年　月　日	标准住院日：21 天

时间	住院第 1 天	住院第 2 天
健康宣教	□ 入院宣教：介绍病房环境、设施、医院相关制度、主管医师和护士 □ 告知各项检查、化验的目的及注意事项 □ 指导饮食、卫生、活动等 □ 指导漱口和坐浴的方法、安全宣教 □ 静脉插管介绍（如入院时带管，进行静脉插管评价和宣教） □ 做好心理安慰，减轻患者入院后焦虑、紧张的情绪	□ 宣教疾病知识 □ 指导预防感染和出血 □ 静脉插管维护宣教 □ 介绍骨髓穿刺、腰椎穿刺的目的、方法和注意事项 □ 做好用药指导
护理处置	□ 入院护理评估：询问病史、相关查体、检查皮肤黏膜有无出血、营养状况、血管情况等 □ 监测和记录生命体征 □ 建立护理记录（病危、重患者） □ 卫生处置：剪指（趾）甲、洗澡，更换病服 □ 完成各项化验检查的准备 □ 静脉插管术，术前签署静脉插管知情同意书（带管者进行静脉插管维护）	□ 完成各项化验检查标准的留取并及时送检 □ 遵医嘱完成相关检查 □ 静脉插管维护
基础护理	□ 根据患者病情和生活自理能力确定护理级别（遵医嘱执行） □ 晨晚间护理 □ 安全护理 □ 口腔护理 □ 肛周护理	□ 执行分级护理 □ 晨晚间护理 □ 安全护理 □ 口腔护理 □ 肛周护理
专科护理	□ 执行血液病护理常规 □ 病情观察 □ 填写患者危险因素评估表（必要时） □ 感染、出血护理（必要时） □ 心理护理	□ 观察患者病情变化 □ 感染、出血护理（必要时） □ 化疗护理 □ 心理护理
重点医嘱	□ 详见医嘱执行单	□ 详见医嘱执行单
病情变异记录	□ 无　□ 有，原因： 1. 2.	□ 无　□ 有，原因： 1. 2.
护士签名		

时间	住院第 3 天	住院第 4~20 天	出院日
健康宣教	□ 化疗宣教 告知用药及注意事项 化疗期间患者饮食、卫生 化疗期间嘱患者适当多饮水 对陪护家属健康指导 □ 指导预防感染和出血 □ 介绍药物作用、不良反应 □ 心理指导	□ 骨髓抑制期宣教：预防感染和出血，维护病室环境清洁、整齐 □ 指导进高压饮食（高压锅准备的食物以达到无菌饮食的目的） □ 心理指导	□ 出院宣教：用药、饮食、卫生、休息、监测血常规、生化等 □ 静脉插管带出院外宣教 □ 指导办理出院手续 □ 告知患者科室联系电话 □ 定期门诊随访
护理处置	□ 遵医嘱完成相关化验检查 □ 遵照医嘱及时给予对症治疗 □ 静脉插管维护 □ 执行保护性隔离措施	□ 遵医嘱完成相关化验检查 □ 遵照医嘱及时给予对症治疗 □ 静脉插管维护 □ 执行保护性隔离措施	□ 为患者领取出院带药 □ 协助整理患者用物 □ 床单位终末消毒
基础护理	□ 执行分级护理 □ 晨晚间护理 □ 安全护理 □ 口腔护理 □ 肛周护理	□ 执行分级护理 □ 晨晚间护理 □ 安全护理 □ 口腔护理 □ 肛周护理	□ 安全护理（护送出院）
专科护理	□ 观察患者病情变化，重点观察有无出血倾向、化疗不良反应 □ 感染、出血护理 □ 输血护理（需要时） □ 化疗护理 □ 心理护理	□ 观察患者病情变化，观察有无感染和出血倾向、有无胸闷憋气、胸痛等 □ 感染、出血护理 □ 输血护理（需要时） □ 化疗护理 □ 心理护理	□ 预防感染和出血指导 □ 心理护理
重点医嘱	□ 详见医嘱执行单	□ 详见医嘱执行单	□ 详见医嘱执行单
病情变异记录	□ 无　□ 有，原因： 1. 2.	□ 无　□ 有，原因： 1. 2.	□ 无　□ 有，原因： 1. 2.
护士签名			

（三）患者表单

60~69 岁完全缓解的 AML 临床路径患者表单

适用对象：60~69 岁第一诊断急性髓系白血病（非 APL 获 CR 者）（ICD-10：M9840/3；
　　　　　M9861/3；M9867/3；M9870-4/3；M9891-7/3；M9910/3；M9920/3）
　　　　拟行巩固化疗

患者姓名：		性别：	年龄：	门诊号：	住院号：
住院日期：	年 月 日	出院日期：	年 月 日		标准住院日：21 天

时间	住院第 1 天	住院第 2 天
医患配合	□ 接受询问病史、收集资料，请务必详细告知既往史、用药史、过敏史 □ 请明确告知既往用药情况 □ 配合进行体格检查 □ 有任何不适请告知医师 □ 配合进行相关检查 □ 签署相关知情同意书	□ 配合完成相关检查（B 超、心电图、X 线胸片等） □ 配合完成化验：血常规、生化等 □ 配合骨髓穿刺、活检 □ 配合腰椎穿刺、鞘注 □ 配合用药 □ 有任何不适请告知医师
护患配合	□ 配合测量体温、脉搏、呼吸、血压、身高体重 □ 配合完成入院护理评估（回答护士询问病史、过敏史、用药史） □ 接受入院宣教（环境介绍、病室规定、探视陪护制度、送餐订餐制度、贵重物品保管等） □ 配合采集血标本 □ 配合护士选择静脉通路，接受静脉置管（带管者接受静脉插管评价、宣教与维护） □ 接受用药指导 □ 接受预防感染和出血指导 □ 有任何不适请告知护士	□ 配合测量体温、脉搏、呼吸，询问大便 □ 配合各项检查（需要空腹的请遵照执行） □ 配合采集血标本 □ 接受疾病知识介绍 □ 接受骨髓穿刺、活检宣教 □ 接受腰椎穿刺、鞘注宣教 □ 接受用药指导 □ 接受静脉插管维护 □ 接受预防感染和出血指导 □ 接受心理护理 □ 接受基础护理 □ 有任何不适请告知护士
饮食	□ 遵照医嘱饮食	□ 遵照医嘱饮食
排泄	□ 大、小便异常时及时告知医护人员	□ 大、小便异常时及时告知医护人员
活动	□ 根据病情适当活动 □ 有出血倾向的卧床休息，减少活动	□ 根据病情适当活动 □ 有出血倾向的卧床休息，减少活动

时间	住院第 3 天	住院第 4~20 天	出院日
医患配合	□ 配合相关检查 □ 配合用药 □ 配合化疗 □ 有任何不适请告知医师	□ 配合相关检查 □ 配合用药 □ 配合各种治疗 □ 有任何不适请告知医师	□ 接受出院前指导 □ 遵医嘱出院后用药 □ 知道复查时间 □ 获取出院诊断书
护患配合	□ 配合定时测量生命体征、每日询问大便 □ 配合各种相关检查 □ 配合采集血标本 □ 接受疾病知识介绍 □ 接受用药指导 □ 接受静脉插管维护 □ 接受化疗知识指导 □ 接受预防感染和出血指导 □ 接受保护性隔离措施 □ 接受心理护理 □ 接受基础护理 □ 有任何不适请告知护士	□ 配合定时测量生命体征、每日询问大便 □ 配合各种相关检查 □ 配合采集血标本 □ 接受疾病知识介绍 □ 接受用药指导 □ 接受静脉插管维护 □ 接受预防感染和出血指导 □ 接受保护性隔离措施 □ 接受心理护理 □ 接受基础护理 □ 有任何不适请告知护士	□ 接受出院宣教 □ 办理出院手续 □ 获取出院带药 □ 知道服药方法、作用、注意事项 □ 知道预防感染、出血措施 □ 知道复印病历方法 □ 接受静脉插管院外维护指导 □ 签署静脉插管院外带管协议
饮食	□ 遵照医嘱饮食	□ 高压饮食（高压锅准备的食物以达到无菌饮食的目的）	□ 普通饮食 □ 避免进生、冷、硬、辛辣和刺激饮食
排泄	□ 大、小便异常时及时告知医护人员	□ 大、小便异常时及时告知医护人员	□ 大、小便异常（出血时）及时就诊
活动	□ 根据病情适当活动 □ 有出血倾向的卧床休息，减少活动	□ 根据病情适当活动 □ 有出血倾向的卧床休息，减少活动	□ 适当活动，避免疲劳 □ 注意保暖，避免感冒 □ 注意安全，减少出血

附：原表单（2016 年版）

60～69 岁完全缓解的 AML 临床路径表单

适用对象：60～69 岁第一诊断急性髓系白血病（非 APL 获 CR 者）（ICD-10：M9840/3；M9861/3；M9867/3；M9870-4/3；M9891-7/3；M9910/3；M9920/3）

拟行巩固化疗

患者姓名：	性别： 年龄： 门诊号：	住院号：
住院日期： 年 月 日	出院日期： 年 月 日	标准住院日：21 天

时间	住院第 1 天	住院第 2 天
主要诊疗工作	□ 患者家属签署输血同意书、骨髓穿刺同意书、腰椎穿刺同意书、静脉插管同意书 □ 询问病史及体格检查 □ 完成病历书写 □ 开实验室检查单 □ 上级医师查房与化疗前评估	□ 上级医师查房 □ 完成入院检查 □ 骨髓穿刺（骨髓形态学检查、微小残留病变检测） □ 腰椎穿刺+鞘内注射 □ 根据血象决定是否成分输血 □ 完成必要的相关科室会诊 □ 住院医师完成上级医师查房记录等病历书写 □ 确定化疗方案和日期
重要医嘱	**长期医嘱** □ 血液病二级护理常规 □ 饮食：普通饮食/糖尿病饮食/其他 □ 抗菌药物（必要时） □ 其他医嘱 **临时医嘱** □ 血、尿、便常规、血型、血生化、电解质、凝血功能、输血前检查 □ X 线胸片、心电图、腹部 B 超 □ 超声心动（视患者情况而定） □ 静脉插管术（有条件时） □ 病原微生物培养（必要时） □ 输血医嘱（必要时） □ 其他医嘱	**长期医嘱** □ 患者既往基础用药 □ 抗菌药物（必要时） □ 其他医嘱 **临时医嘱** □ 骨髓穿刺 □ 骨髓形态学、微小残留病检测 □ 血常规 □ 腰椎穿刺，鞘内注射（MTX 10～15mg，Ara-C 40～50mg，DXM 5mg） □ 脑脊液常规、生化、细胞形态（有条件时） □ 输血医嘱（必要时） □ 其他医嘱
主要护理工作	□ 介绍病房环境、设施和设备 □ 入院护理评估	□ 宣教（血液病知识）
病情变异记录	□ 无 □ 有，原因： 1. 2.	□ 无 □ 有，原因： 1. 2.
护士签名		
医师签名		

时间	住院第 3 天
主要诊疗工作	□ 患者家属签署化疗知情同意书 □ 住院医师完成病程记录 □ 上级医师查房、制订化疗方案 □ 化疗 □ 重要脏器保护 □ 止吐
重要医嘱	**长期医嘱** □ 化疗医嘱（以下方案选一） □ DA：DNR 45mg/（m^2·d）×3 天 　　　　Ara-C 75~100mg/（m^2·d）×5~7 天 □ MA：MTZ 6~10mg/（m^2·d）×3 天 　　　　Ara-C 75~100mg/（m^2·d）×5~7 天 □ HA：HHT 2~2.5mg/（m^2·d）×7 天 　　　　Ara-C 75~100mg/（m^2·d）×5~7 天 □ AmA：Amsa 70mg/（m^2·d）×5 天 　　　　　Ara-C 75~100mg/（m^2·d）×5~7 天 □ AcA：ACR 20mg/d×7 天 　　　　　Ara-C 75~100mg/（m^2·d）×5~7 天 □ TA：VM-26 100~165mg/（m^2·d）×3 天 　　　　Ara-C 75~100mg/（m^2·d）×5~7 天 □ 补液治疗（水化、碱化） □ 止吐、保肝、抗感染等医嘱 □ 其他医嘱 **临时医嘱** □ 输血医嘱（必要时） □ 心电监护（必要时） □ 每周复查血生化、电解质 □ 隔日复查血常规（必要时可每日复查） □ 血培养（高热时） □ 静脉插管维护、换药 □ 其他医嘱
主要护理工作	□ 随时观察患者病情变化 □ 心理与生活护理 □ 化疗期间嘱患者多饮水
病情变异记录	□ 无　□ 有，原因： 1. 2.
护士签名	
医师签名	

时间	住院第 4 ~ 20 天	出院日
主要诊疗工作	□ 上级医师查房，注意病情变化 □ 住院医师完成常规病历书写 □ 复查血常规 □ 注意观察体温、血压、体重等 □ 成分输血、抗感染等支持治疗（必要时） □ 造血生长因子（必要时）	□ 上级医师查房，确定有无并发症情况，明确是否出院 □ 完成出院记录、病案首页、出院证明书等，向患者交代出院后的注意事项，如返院复诊的时间、地点，发生紧急情况时的处理等
重要医嘱	长期医嘱 □ 洁净饮食 □ 抗感染等支持治疗 □ 其他医嘱 临时医嘱 □ 血、尿、便常规 □ 血生化、电解质 □ 输血医嘱（必要时） □ G-CSF 5μg/（kg·d）（必要时） □ 影像学检查（必要时） □ 病原微生物培养（必要时） □ 静脉插管维护、换药 □ 其他医嘱	出院医嘱 □ 出院带药 □ 定期门诊随访 □ 监测血常规、血生化、电解质
主要护理工作	□ 随时观察患者情况 □ 心理与生活护理 □ 化疗期间嘱患者多饮水	□ 指导患者办理出院手续
病情变异记录	□ 无　□ 有，原因： 1. 2.	□ 无　□ 有，原因： 1. 2.
护士签名		
医师签名		

第八章

成人急性早幼粒细胞白血病临床路径释义

一、成人急性早幼粒细胞白血病编码

疾病名称及编码：急性早幼粒细胞白血病（ICD-10：C92.4，M9866/3）

二、临床路径检索方法

C92.4+M9866/3（≥16岁）

三、成人急性早幼粒细胞白血病临床路径标准住院流程

（一）适用对象

第一诊断为急性早幼粒细胞白血病（ICD-10：C92.4，M9866/3）的成人（≥16岁）患者。

> **释义**
>
> ■ 急性早幼粒细胞白血病（APL）是急性髓系白血病（AML）FAB分型中所指的M3型，在初发AML中占10%～15%。在细胞遗传学上以15号和17号染色体平衡易位形成的PML/RARα融合基因为特征。病初临床表现凶险，进展迅速，容易发生出血和栓塞而引起死亡。全反式维甲酸（ATRA）和砷剂可以直接作用于PML/RARα，诱导细胞分化和凋亡，开启了血液肿瘤靶向治疗的先河，使APL成为目前可以治愈的白血病之一。

（二）诊断依据

按《World Health Organization Classification of Tumors. Pathology and Genetic of Tumors of Haematopoietic and Lymphoid Tissue》（SA Hoda等主编，Advances in Anatomic Pathology）和《血液病诊断及疗效标准（第3版）》（张之南，沈悌主编，科学出版社）诊断。具体为：

1. 有或无以下症状、体征：发热、皮肤黏膜苍白、皮肤出血点及淤斑、淋巴结及肝脾肿大、胸骨压痛等。

2. 血细胞计数及分类发现异常早幼粒细胞和（或）幼稚细胞、贫血、血小板减少。

3. 骨髓检查：形态学（包括组化）。

4. 免疫分型。

5. 细胞遗传学：核型分析［t（15；17）及其变异型］，FISH（必要时）。

6. 分子生物学检查检测到PML/RARα融合基因，部分可伴有FLT3-ITD基因突变（非典型APL显示为少见的PLZF-RARα、NuMA-RARα、NPM-RARα、Stat5b-RARα等分子改变）。

> **释义**
>
> ■ 本临床路径制订主要依据国内和国际的权威指南，上述临床资料及实验室检查是正确诊断APL的主要依据。

■APL起病急，出血倾向显著，常易合并弥散性血管内凝血（DIC）及原发性纤溶亢进，早期病死率高。尽早予以维甲酸治疗可明显降低出血风险，因而早期拟诊并及时干预非常重要。当临床遇有不明原因的出血、贫血、发热、感染，尤以淤点淤斑、鼻出血、齿龈出血、月经过多甚至呼吸道、消化道等出血症状为主要表现时，应高度怀疑APL，首先检查血常规（包括外周血涂片找异常细胞）和凝血指标。

■APL起病时外周血白细胞（WBC）计数不一，可伴有不同程度的血红蛋白（Hb）和血小板（PLT）降低。起病时外周血细胞的检测对预后分析具有重要意义。根据WBC和PLT水平将初发APL患者分为低危（WBC$\leq10\times10^9$/L且PLT>40×10^9/L）、中危（WBC$\leq10\times10^9$/L且PLT$\leq40\times10^9$/L）、高危（WBC>10×10^9/L）。其中以中危患者最多，约占APL患者的50%，低危、高危各占25%左右。

■APL骨髓中以异常早幼粒细胞为主，占有核细胞的30%～90%。按照细胞形态的不同，FAB分型又将其分为M3a、M3b和M3v三类。

■典型的APL表达CD13、CD33、CD117和MPO，不表达或弱表达CD3、CD7、CD14、CD64、HLA-DR、CD34、CD56。

■98%以上的APL有染色体t（15；17）易位和（或）PML/RARα融合基因，PML/RARα融合基因的检测是诊断APL最特异、敏感的方法之一，也是APL治疗方案选择、疗效分析、预后分析和复发预测最可靠的指标。此外，2%的APL表现为t（11；17）（q23；q12-21）/PLZF，t（5；17）（q35；q12-21）/NPM，t（11；17）（q13；q21）/NuMA和der（17）/STAT5b等分子改变。文献报道约30%APL伴有FLT3-ITD突变，可能与预后不良相关。非典型APL不进入本临床路径。

（三）选择治疗方案的依据

根据《中国急性早幼粒细胞白血病诊疗指南（2014年版）》（中华医学会血液学分会、中国医师协会血液学医师分会编著，中华血液学杂志）确定治疗方案和疗程。

1. 诱导治疗：根据诱导前外周血（WBC、PLT）进行危险分层。

（1）低/中危组（诱导前外周血WBC$\leq10\times10^9$/L）：①全反式维甲酸（ATRA）+柔红霉素（DNR）或去甲氧柔红霉素（IDA）；②ATRA+亚砷酸或口服砷剂+蒽环类药物；③ATRA+亚砷酸或口服砷剂。

（2）高危组（诱导前外周血WBC>10×10^9/L）：①ATRA+亚砷酸或口服砷剂+蒽环类药物；②ATRA+蒽环类药物；③ATRA+蒽环类药物±阿糖胞苷（Ara-C）。

药物使用剂量（根据患者具体情况适当调整）：

ATRA 20mg/（m^2·d）口服至血液学完全缓解（CR）。

亚砷酸0.16mg/（kg·d）静脉滴注至CR。

口服砷剂60mg/（kg·d）口服至CR。

DNR 25～45mg/（m^2·d）静脉注射，第2、4、6或第8天。

IDA 8～12mg/（m^2·d）静脉注射，第2、4、6或第8天。

Ara-C 150mg/（m^2·d）静脉注射，第1～7天。

诱导阶段评估：诱导治疗后较早行骨髓评价可能不能反映实际情况，一般在第4～6周、血细胞恢复后进行骨髓评价。此时，细胞遗传学一般正常。分子学反应一般在巩固2个疗程后判断。诱导治疗失败患者的治疗退出本临床路径。

释义
- 详见初治急性早幼粒细胞白血病治疗路径。

2. 缓解后巩固治疗：依据危险分层［高危组患者（包括 WBC>10×10^9/L 或 FLT3-ITD 阳性）、低/中危组患者（WBC≤10×10^9/L）］进行治疗。

（1）ATRA+蒽环类药物达到 CR 者：

1）低/中危组：ATRA+蒽环类药物×3 天，共 2 个疗程。

2）高危组：①ATRA+亚砷酸+蒽环类药物×3 天+Ara-C 150mg/（m^2·d）×7 天，共 2~4 个疗程；②ATRA+高三尖杉酯碱（HHT）2mg/（m^2·d）×3 天+ Ara-C 1g/m^2，q12h×3 天，1~2 个疗程。

以上每个疗程中 ATRA 用法为 20mg/（m^2·d），口服 14 天。

（2）ATRA+亚砷酸或口服砷剂达到 CR 者：

1）ATRA+亚砷酸×14 天，共巩固治疗 4~6 个疗程。

2）蒽环类药物×3 天+Ara-C 100mg/（m^2·d）×5 天，共 3 个疗程。

巩固治疗结束后进行骨髓融合基因的定性或定量 PCR 检测。融合基因阴性者进入维持治疗；融合基因阳性者 4 周内复查，复查阴性者进入维持治疗；复查阳性者按复发处理。

释义
- 详见完全缓解的急性早幼粒细胞白血病治疗路径。

3. 维持治疗。依据危险度分层进行。

（1）低/中危组：

1）ATRA 20mg/（m^2·d）×14 天，间歇 14 天（第 1 个月）；亚砷酸 0.16mg/（kg·d）×14 天，间歇 14 天后同等剂量×14 天（第 2~3 个月）；完成 5 个循环周期。

2）ATRA 20mg/（m^2·d）×14 天，间歇 14 天（第 1 个月）；口服砷剂 60m/（kg·d）×14 天，间歇 14 天后同等剂量×14 天（第 2~3 个月）；完成 8 个循环周期（2 年）。

（2）高危组：

1）ATRA 20 mg/（m^2·d）×14 天，间歇 14 天（第 1 个月）；亚砷酸 0.16mg/（kg·d）×14 天，间歇 14 天后同等剂量×14 天（第 2~3 个月）或亚砷酸 0.16mg/（kg·d）×28 天（第 2 个月）；甲氨蝶呤（MTX）15mg/m^2，qw×4 次，或者 6-巯基嘌呤（6-MP）50mg/（m^2·d）共 2~4 周（第 3 个月）。完成 5 个循环周期。

2）ATRA 20mg/（m^2·d）×14 天，间歇 14 天（第 1 个月）；口服砷剂 60mg/（kg·d）×14 天，间歇 14 天后同等剂量×14 天（第 2~3 个月）；完成 8 个循环周期（2 年）。

释义
- 详见完全缓解的急性早幼粒细胞白血病治疗路径。

4. 中枢神经系统白血病（CNSL）的防治。

CNSL 的预防，诊断时为低/中危患者，应进行 3 次预防性鞘内治疗；诊断时为高危或复发患者，应进行 6 次预防性鞘内治疗。确诊 CNSL 退出本路径。鞘注方案如下：

甲氨蝶呤（MTX）10～15mg。

Ara-C 40～50mg。

地塞米松（DXM）5mg。

> **释义**
>
> ■ 详见完全缓解的急性早幼粒细胞白血病治疗路径。

5. 维持治疗期间的随访监测治疗：维持治疗期间应每月复查血细胞计数及分类，如有异常应于 1 周后再次复查，确定为血常规异常的应立即行骨髓穿刺检查。2 年内每 3 个月应用 PCR 检测融合基因，融合基因持续阴性者继续维持治疗，融合基因阳性者 4 周内复查，复查阴性者继续维持治疗，确实阳性者按复发处理。

> **释义**
>
> ■ 详见完全缓解的急性早幼粒细胞白血病治疗路径。

（四）根据患者的疾病状态选择路径

初治急性早幼粒细胞白血病的临床路径和完全缓解的急性早幼粒细胞白血病临床路径（附后）。

> **释义**
>
> ■ 初治和完全缓解的急性早幼粒细胞白血病患者治疗策略不同，应依照疾病状态进入相应的临床路径。

第一节 成人初治急性早幼粒细胞白血病临床路径释义

一、成人初治急性早幼粒细胞白血病临床路径标准住院流程

（一）标准住院日

40 天内。

> **释义**
>
> ■ APL 细胞对蒽环类药物敏感，95% 的初治 APL 患者应用维甲酸联合蒽环/蒽醌类药物诱导治疗在 40 天内获得血液学缓解，病情稳定达到出院标准。血液学缓解但因合并症需要进行相关治疗的患者可适当延长住院时间。
>
> ■ 20 世纪 90 年代初期开始使用的三氧化二砷（ATO）不仅对难治/复发患者有显著疗效，也改善了初发患者的临床预后。含 ATO 的诱导治疗方案于 2014 年列入美

国国立综合癌症网络（NCCN）指南，成为 APL 诱导治疗的 I 类推荐。《中国急性早幼粒细胞白血病诊疗指南（2014 年版）》也将砷剂（包括口服砷剂）列为 APL 诱导治疗的一线用药。

■ 诱导治疗 40 天内无法获得血液学缓解需要延长住院时间的患者需要退出本路径。

（二）进入路径标准

1. 第一诊断必须符合 ICD-10：C92.4，M9866/3 急性早幼粒细胞白血病（APL）疾病编码。
2. 当患者同时具有其他疾病诊断时，但在住院期间不需要特殊处理，也不影响第一诊断的临床路径流程实施时，可以进入路径。

释义

　　■ APL 治疗与其他类型 AML 具有显著的不同，尽早使用诱导分化剂对于改善患者预后具有重要意义。临床症状疑似、细胞形态学提示 APL 诊断的患者可进入本临床路径，5 日内分子/细胞遗传学检测证实 APL 诊断者继续按照本路径制定原则进行治疗。若分子/细胞遗传学检测排除 APL 诊断则应当退出本路径。

（三）明确诊断及入院常规检查

需 3~5 天（指工作日）。
必须的检查项目：
1. 血常规、尿常规、大便常规。
2. 肝肾功能、电解质、凝血功能、血型、输血前检查。
3. X 线胸片、心电图、超声检查（包括浅表淋巴结、腹部 B 超、心动超声）、眼底检查。
4. 发热或疑有感染者可选择：病原微生物培养、影像学检查。
5. 骨髓检查（形态学包括组化）、免疫分型、细胞遗传学、白血病相关基因（PML/RARα，或少见的 PLZF-RARα、NuMA-RARα、NPM-RARα、Stsb5-RARα，以及 FLT3-ITD 基因）突变等检测。
6. 根据情况可选择的检查项目：头颅、颈胸腹部 MRI 或 CT、血气分析等。
7. 患者及家属签署以下同意书：授权书、病重或病危通知书、骨髓穿刺同意书、腰椎穿刺及鞘内注射同意书、化疗知情同意书、输血知情同意书、静脉插管同意书（有条件时）等。

释义

　　■ 上述常规化验所有患者均应完成。血常规检查可了解患者危险分层，及时进行成分输血改善患者临床状况；白细胞水平高的患者应及时使用皮质醇激素防治诱导分化综合征；尿粪常规有助于了解是否存在消化系、泌尿系的少量出血，若存在严重的泌尿系出血应避免使用抗纤溶药物；凝血功能检测有助于了解患者出凝血紊乱情况，积极纠正出凝血紊乱有助于改善临床出血症状，减少早期死亡；生化、电解质检测可了解患者是否存在肝肾基础疾病，改善肝肾功能和电解质紊乱对于 APL 治疗的顺利进行具有重要意义；砷剂使用期间注意维持电解质正常，尤其是血钾、血镁及血钙的正常，避免因此而导致的心脏不良事件；输血前病原学检测可为安全输血提供保障。

■ 高白细胞的患者会由于白细胞淤滞而影响心肺功能，X 线胸片检查可评价患者心肺基础疾病。由于正常造血功能受抑以及出血情况的存在，APL 患者就诊时多数存在不同程度的贫血亦可影响心肺功能，尤其存在心脏基础病变的患者。B 超检查有助于了解有无浅表淋巴结肿大，肝脾大或严重的肝脏疾病。心电图检查提示QTC 间期显著延长者应避免使用 ATO。眼底检查了解有无眼底出血和浸润。

■ APL 患者中性粒细胞减少，易合并不同部位感染发热，尤其化疗抑制期感染易加重，病原微生物培养以及影像学（CT 等）检查有助于明确感染部位和致病菌，指导抗菌药物的合理使用，有利于后期治疗的顺利进行。若存在严重感染可能影响路径实施的患者不宜进入本路径。

■ 相对于其他类型白血病，APL 细胞形态学以及免疫表型具有鲜明特点，细胞形态学为早期诊断提供依据，但是 APL 诊断最终的确立依靠遗传学检测发现 t（15；17）易位和（或）PML/RARα 融合基因或其变异型，因此上述检查缺一不可。

■ 病程中若出现头痛、剧烈呕吐、口齿不利、肢体活动障碍等情况怀疑脑出血时，可行头颅 CT 或 MRI 予以明确诊断。持续发热、感染原因不明，或需要评价肺部感染、腹部疾病时酌情行颈胸、腹盆部 CT/MRI 检查。胸闷、呼吸困难、氧饱和度低下或怀疑存在酸碱平衡紊乱的患者应予以血气分析检查。

■ 签署上述知情同意书时，应告知患者诊断及治疗过程中的相关风险及获益，加强医患沟通，有助于患者及其家属进一步理解病情，积极配合治疗。

（四）化疗前准备

1. 发热患者立即进行病原微生物培养并使用抗菌药物，可选用头孢类（或青霉素类）±氨基糖苷类抗炎治疗，3 天后发热不缓解者，可考虑更换碳青霉烯类和（或）糖肽类和（或）抗真菌治疗；有明确脏器感染患者应根据感染部位及病原微生物培养结果选用相应抗菌药物。

> **释义**
>
> ■ 发热是白血病患者就诊及治疗过程中最主要的症状之一，由于免疫功能低下，感染症状和体征常不明显，感染部位及病原菌常常难以明确，早期广谱抗菌药物的使用可避免感染进一步加重，保证后期治疗的顺利进行。抗菌药物的选择应当综合评估患者感染危险度、本单位/科室病原学监控数据以及抗菌药物本身等多方面因素，选择具有杀菌活性、抗假单胞菌活性且安全性良好的广谱抗菌药物。
>
> ■ 不同感染部位的致病菌谱有明显差异，如血流感染以大肠埃希菌、肺炎克雷伯菌、表皮葡萄球菌、铜绿假单胞菌和白色念珠菌为主；肺部感染则以铜绿假单胞菌、嗜麦芽窄食单胞菌、黄曲霉和鲍曼不动杆菌为主。
>
> ■ 如果发热和临床症状在 72 小时内无好转，应重新评估并调整广谱抗菌药物，或加用糖肽类药物。

　　■在抗菌药物治疗无效时，应考虑真菌和其他病原菌感染的可能性，参照血液病患者的真菌诊治指南尽早开始抗真菌或抗其他病原菌治疗。

　　■对于明确病原菌的患者，可根据药敏结果采用窄谱抗菌药物治疗；检出细菌如为耐药菌，可酌情选择替加环素、磷霉素、利奈唑胺、达托霉素等药物。

2. 对于 Hb<80g/L，PLT<30×10^9/L 或有活动性出血的患者，分别输浓缩红细胞和单采血小板，若存在弥散性血管内凝血（DIC）倾向时，当 PLT<50×10^9/L 即应输注单采血小板。有心功能不全者可放宽输血指征。

> 释义

　　■积极成分输血保证 Hb>80g/L，可明显改善患者一般状况，维持心肺功能的正常，对于心功能基础差的患者，建议维持 Hb 在 90～100g/L 及以上，避免心功能不全的发生或加重，保证化疗的顺利进行；维持 PLT>30×10^9/L 可明显降低致命出血的发生；存在 DIC 的患者，血小板消耗增加，血小板输注应更积极并维持适当水平，避免出血症状的恶化；合并内部脏器出血情况应当积极输注血小板维持血小板水平>50×10^9/L。

3. 对于有凝血功能异常的患者，输注相应血液制品。纤维蛋白原<1.5g/L 时，输新鲜血浆或浓缩纤维蛋白原。

> 释义

　　■APL 患者出血倾向除了与血小板水平低下有关，出凝血紊乱更加重了临床出血症状。凝血因子以及纤维蛋白原因消耗明显减低，新鲜血浆或浓缩纤维蛋白原/凝血酶原复合物的适当应用可维持凝血因子在合理安全的水平，避免致命的出血。应当密切监测凝血功能直至出凝血紊乱得以纠正。

（五）化疗起始时间

低危组患者可于 ATRA 诱导治疗 72 小时后开始，高危组患者可考虑与 ATRA 或双诱导治疗同时进行。

> 释义

　　■低危患者白细胞较低，出血症状相对较轻，应先予以 ATRA 诱导分化，促进异常早幼粒细胞向正常白细胞转化。通常在诱导 3 天以后再考虑化疗。

　　■高危患者白细胞高，出血倾向显著，病情危急进展迅速，若不及时处理可能会发生白细胞淤积等严重并发症，故而考虑化疗与 ATRA 或双诱导治疗同时进行。

（六）化疗方案

1. 诱导治疗：根据诱导前外周血（WBC、PLT）进行危险分层。

（1）低/中危组（诱导前外周血 WBC≤$10×10^9$/L）：

1）全反式维甲酸（ATRA）+柔红霉素（DNR）或去甲氧柔红霉素（IDA）。

2）ATRA+亚砷酸或口服砷剂+蒽环类药物。

3）ATRA+亚砷酸或口服砷剂。

（2）高危组（诱导前外周血 WBC>$10×10^9$/L）：

1）ATRA+亚砷酸或口服砷剂+蒽环类药物。

2）ATRA+蒽环类药物。

3）ATRA+蒽环类药物±阿糖胞苷（Ara-C）。

2. 药物使用剂量（根据患者具体情况适当调整）：

ATRA 20mg/（m^2·d），口服至血液学完全缓解（CR）。

亚砷酸 0.16mg/（kg·d），静脉滴注至 CR。

口服砷剂 60mg/（kg·d），口服至 CR。

DNR 25～45mg/（m^2·d），静脉注射，第 2、4、6 或第 8 天。

IDA 8～12mg/（m^2·d），静脉注射，第 2、4、6 或第 8 天。

Ara-C 150mg/（m^2·d），静脉注射，第 1～7 天。

释义

■ 研究表明初始高白的 APL 患者累积复发率高。自 2010 年起，以起病时外周血白细胞计数为标准的分层治疗成为 APL 治疗的国际指南标准。

（1）诱导治疗中单独使用维甲酸缓解率在 70%～85%，加入蒽环类药物可使缓解率提高至 90% 以上。"上海方案"的结果肯定了砷剂在诱导和维持治疗中的地位。目前国内外指南均推荐维甲酸、蒽环类药物和砷剂作为 APL 的一线诱导治疗药物。

（2）对于低中危患者，建议三种诱导方案，究其本质实为 ATRA 联合化疗和砷剂。欧洲 APL0493 临床试验结果证实对于非高危患者 ATRA+ATO 的一线治疗方案优于传统的 ATRA+化疗方案。

（3）此外，对于无法耐受蒽环类药物的患者，也推荐使用 ATRA 及砷剂双诱导治疗，治疗过程中可加用羟基脲避免白细胞进一步升高，减少分化综合征的发生。

（4）对于高危患者，建议在以 ATRA+蒽环类药物化疗的基础上加用砷剂或阿糖胞苷。诱导治疗中加入阿糖胞苷的利弊目前还存在着争议，需要进一步探索研究。

（5）在国内，不仅静脉砷剂在临床上广泛使用，口服砷剂经大量的临床验证后也被应用于临床。北京大学人民医院 APL 团队研究结果指出口服砷剂方便经济，疗效和安全性与静脉砷剂相当，可以替代静脉砷剂。

（6）由于 APL 常伴有严重的出凝血功能障碍，高白细胞患者一般不推荐白细胞分离术。

（七）治疗后必须复查的检查项目

1. 血常规，肝肾功能、电解质，凝血功能。

释义

■ 对于初诊及治疗过程中白细胞明显升高（尤其白细胞大于 $30 \times 10^9/L$）的患者，及时应用足量糖皮质激素（如地塞米松）防治分化综合征，可明显降低早期死亡率；砷剂会引起肝功能损害，使用期间需注意肝功能，并维持电解质正常，尤其是血钾、血镁及血钙的正常，避免电解质紊乱导致的心脏不良事件；因此必须进行血常规、血生化监控。

2. 脏器功能评估。

释义

■ 维甲酸、砷剂、蒽环类药物对患者心肝肾等重要脏器功能可造成不同程度的损伤，诱导分化综合征亦可导致多脏器功能障碍，因此治疗过程中定期评估脏器功能可指导临床对症支持治疗。必要时可暂停使用维甲酸、砷剂。

3. 骨髓形态学检查，有条件者做微小残留病变和遗传学检测。

释义

■ 多数患者诱导治疗30天可获得完全血液学缓解，少数患者延迟至40天左右。PML/RARα 融合基因为 APL 的致病基础，亦是残留病灶检测的最佳指标。

4. 治疗前有白血病细胞浸润改变的各项检查。

释义

■ 高白细胞患者起病时可伴有白血病细胞浸润，中枢、肺部是最常见的浸润部位。头颅、胸部 CT 或 MRI 检查有助于评估白血病浸润范围及治疗疗效。起病时伴中枢浸润的患者退出本临床路径。

5. 出现感染时，各种体液或分泌物培养、病原学检查、相关影像学检查需多次重复。

释义

■ 出现感染时，遵循"及时留取合格样本"原则，多次重复进行各种体液或分泌物病原微生物检查，有助于提高致病菌检出率；影像学（CT 等）检查有助于明确感染灶和感染性质，必要时多次检查动态评估病情变化及疗效。上述检查对于抗菌药物的合理使用具有指导作用，以保证后期治疗的顺利进行。

（八）化疗中及化疗后治疗

1. 感染防治：发热患者建议立即进行病原微生物培养并使用抗菌药物，可选用头孢类（或青霉素类）±氨基糖苷类抗炎治疗；3 天后发热不缓解者，可考虑更换碳青霉烯类和（或）糖肽类和（或）抗真菌治疗；有明确脏器感染患者应根据感染部位及病原微生物培养结果选用相应抗菌药物。

2. 脏器功能损伤的相应防治：止吐、保肝、水化、碱化、防治尿酸肾病（别嘌呤醇）、治疗诱导分化综合征（地塞米松）、抑酸剂等。

3. 成分输血：适用于 Hb<80g/L，PLT<30×10^9/L 或有活动性出血的患者，分别输浓缩红细胞和单采血小板，若存在 DIC 倾向则 PLT<50×10^9/L 即应输注血小板。有心功能不全者可放宽输血指征。对于有凝血功能异常的患者，输注相应血液制品。纤维蛋白原<1.5g/L 时，输新鲜血浆或浓缩纤维蛋白原。

4. 造血生长因子：诱导治疗期间一般不主张应用粒细胞集落刺激因子（G-CSF），但出现严重粒细胞缺乏伴发感染也可酌情应用。

> **释义**
>
> ■ 上述支持治疗是顺利完成诱导阶段的重要保障。
>
> （1）抗菌药物、血制品应用意义见"化疗前准备"。预计中性粒细胞减少持续大于 1 周的患者推荐抗真菌预防治疗。
>
> （2）治疗过程中应充分的水化、碱化以减轻治疗的不良反应。
>
> （3）G-CSF 使用可缩短化疗后中性粒细胞绝对值低下的时间，减少严重感染的发生，避免住院时间延长。但在诱导治疗期间，除非粒细胞缺乏患者感染，一般不推荐使用粒细胞集落刺激因子（G-CSF）。

（九）出院标准

1. 般情况良好。
2. 没有需要住院处理的并发症和（或）合并症。

> **释义**
>
> ■ 临床症状改善，获得血液学缓解且不需要静脉输液的患者可出院，超过 40 天仍未获得血液学缓解患者应退出本路径。

（十）有无变异及原因分析

1. 治疗过程中出现感染、贫血、出血及其他合并症者，需进行相关的诊断和治疗，可适当延长住院时间并致费用增加。
2. 诱导分化治疗 40 天未达完全缓解者退出路径。
3. 若腰椎穿刺后脑脊液检查示存在白血病神经系统侵犯，建议隔日腰椎穿刺鞘注化疗药物直至脑脊液检查正常，同时退出此途径，进入相关途径。

> **释义**
>
> ■ 治疗过程中因出现各种合并症需要继续住院的患者可适当延长住院日，若出现严重并发症影响本路径实施可退出本路径。

二、成人初治急性早幼粒细胞白血病临床路径给药方案

原发病治疗药物具体用法如下：

ATRA 20mg /（$m^2 \cdot d$），口服至 CR。

ATO（静脉）0.16mg/（kg · d），静脉滴注至 CR（28~35 天）。

ATO（口服）60mg/（kg · d），口服至 CR。

DNR 25~45mg /（$m^2 \cdot d$），静脉滴注，第 2、4、6 或 8 天。

IDA 8~12mg /（$m^2 \cdot d$），静脉滴注，第 2、4、6 或 8 天。

Ara-c 150mg /（$m^2 \cdot d$），静脉滴注，第 1~7 天。

【用药选择】

1. 临床上疑似 APL 患者应尽早口服维甲酸，同时密切监测血常规。骨髓形态学明确为 APL 时，可以考虑加用蒽环类化疗药物（DNR/IDA）和（或）砷剂。低中危患者可以选择不含化疗的诱导方案；高危患者建议在诱导治疗中加入蒽环类药物化疗。

2. 急性白血病患者免疫功能低下，感染特征不明显，感染相关死亡率高，是一组特殊的疾病人群。严重的感染如败血症会加剧 APL 患者 DIC 的发生发展，早期使用广谱抗菌药物可以避免感染进一步加重，保证后期治疗的顺利进行。临床上引起白血病患者感染发热常见的革兰阴性菌有：大肠埃希菌，肺炎克雷伯菌，铜绿假单胞菌、鲍曼不动杆菌，嗜麦芽窄食单胞菌。有效的经验性治疗应选择具有杀菌活性、抗假单胞菌活性和安全性良好的药物。对于病情较为危重的患者可采取降阶梯策略，药物选择应覆盖可能引起严重并发症、威胁生命的常见和毒力较强病原菌的药物，直至获得准确的病原学培养结果。鉴于耐药菌比例日益增加，疑有耐药菌感染时，也可以经验性选择替加环素、磷霉素等抗菌药物。持续性发热但无明确感染来源、血流动力学不稳定患者，应将抗菌方案扩展至能够覆盖耐药性革兰阴性菌和革兰阳性菌以及厌氧菌和真菌。抗真菌的经验治疗，一般选择抗菌谱较广的抗真菌药，如伊曲康唑、伏立康唑、泊沙康唑、卡泊芬净、米卡芬净及两性霉素 B。

3. 对于发热或化疗后粒缺的患者应多次送检血培养。如患者经验性抗菌治疗后仍持续发热，可以每间隔 2 天重复 1 次血培养。此外，根据患者是否存在咳嗽咳痰，腹痛腹泻，尿路感染等症状及时留取相应标本送相应病原微生物培养。

4. 防治相应脏器功能的损伤选用止吐、保肝、水化、碱化的药物。砷剂治疗期间不推荐使用还原性谷胱甘肽。高白细胞患者化疗时尤其需要允分水化碱化，监测尿量和肾功能。及时应用地塞米松防治分化综合征。

5. Hb<80g/L，PLT<30×10^9/L 或有活动性出血患者，分别输注浓缩红细胞和单采血小板。若存在 DIC 倾向则 PLT<50×10^9/L 即应输注血小板。凝血功能异常时，输注冷沉淀、纤维蛋白原、凝血酶原复合物或冷冻血浆，输至纤维蛋白原在 1.5g/L 以上，PT、APTT 值接近正常。如有器官大出血，可试用重组人凝血因子ⅤⅡa，但目前缺乏较多的证据来支持ⅤⅡa 的疗效，不推荐作为常规治疗。

6. 诱导治疗期间，除非粒细胞缺乏症患者感染，一般不推荐使用粒细胞集落刺激因子。

【药学提示】

1. 维甲酸是维生素 A 的衍生物，通过与 PML/RARα 融合蛋白的 RARα 部位结合，引起细胞周期蛋白依赖性激酶活化激酶（CAK）与 RARα 的解离，导致 RARα 的低磷酸化，解除 PML/RARα 融合蛋白的抑制作用，使 RARα 信号通路恢复，最终使 APL 细胞分化成熟。维甲酸诱导期间应警惕分化综合征的发生，尤其是起病时高白细胞的患者，应尽早使用地塞米松，病情需要时可以暂停维甲酸的使用。

2. 三氧化二砷的不良反应主要与个体对砷化物的解毒和排泄功能以及对砷的敏感性有关，近期常见不良反应有：分化综合征，体液潴留，肝脏损害，心电图变化或致心律失常。砷剂治疗前应评估有无 QTc 间期延长，治疗期间定期复查心电图监测 QTc 间期。同时监测肝肾功能电解质，维持水电解质平衡，防止因电解质紊乱引起心脏不良事件。

3. 口服砷剂指为复方黄黛片，主要成分为青黛、雄黄、太子参、丹参。雄黄以毒攻毒，青黛能除热解毒，兼可凉血，协助雄黄增强清热解毒效力。临床和实验研究表明青黛配伍雄黄能显著增强其对白血病细胞的杀伤率，减少雄黄用量，降低毒性。丹参和太子参同用可逐瘀，益气，生血。常见不良反应为恶心，呕吐，腹痛，腹泻等消化道症状。

4. 心脏毒性是蒽环类药物最为严重的不良反应。临床研究和实践观察都显示蒽环类药物导致的心脏毒性往往呈进展性和不可逆性，严重者甚至可能危及生命，因而在治疗前应充分评估患者心脏功能，特别是老年、伴有心脏病、高血压等基础疾病的患者。根据评估结果可适当调整用药剂量或方案，或采用其他剂型（如脂质体剂型），加强心功能监测等。大量循证医学证据表明：右丙亚胺（雷佐生，DZR）是唯一可以有效地预防蒽环类药物所致心脏毒性的药物，建议有条件的患者第一次使用蒽环类药物前就使用右丙亚胺。

5. 选择抗菌药物时应注意不同药物的抗菌特性，根据感染部位及抗菌需求恰当选择。如替加环素抗菌谱广，但在铜绿假单胞菌感染时，需与 β-内酰胺酶抑制剂复合制剂联合使用；利奈唑胺在肺、皮肤软组织等的组织穿透性高且肾脏安全性好；达托霉素不适用于肺部感染，但对革兰阳性菌血流感染和导管相关感染作用较强。

6. 抗菌药物及抗真菌药物治疗期间需注意药物的肝肾毒性等不良反应，如糖肽类抗菌药物，肾功能不全患者应根据肌酐清除率减量或延长给药时间。伊曲康唑不可用于充血性心力衰竭以及有充血性心力衰竭病史的患者，对于重度贫血、心功能不全、分化综合征患者应谨慎使用。

【注意事项】

由于 APL 治疗与其他类型 AML 具有显著的不同，尽早使用诱导分化剂对于改善患者预后具有重要意义。

三、推荐表单

（一）医师表单

成人初治急性早幼粒细胞白血病临床路径医师表单

适用对象：第一诊断为初治急性早幼粒细胞白血病（ICD-10：C92.4，M9866/3）

拟行诱导化疗

患者姓名：	性别：　　年龄：　　门诊号：	住院号：
住院日期：　　年　月　日	出院日期：　　年　月　日	标准住院日：40 天内

时间	住院第 1 天	住院第 2 天
主要诊疗工作	□ 询问病史及体格检查 □ 完成病历书写 □ 开实验室检查单 □ 上级医师查房与化疗前评估 □ 根据血象及凝血象决定是否成分输血 □ 向家属告知病重或病危并签署病重或病危通知书 □ 患者家属签署骨髓穿刺同意书、腰椎穿刺同意书、输血知情同意书、静脉插管同意书（条件允许时） □ 确定治疗方案和日期	□ 上级医师查房 □ 完成入院检查 □ 骨髓穿刺：骨髓形态学检查、免疫分型、细胞遗传学、白血病相关基因（PML/RARα 及其变异型）检测 □ 根据血象及凝血象决定是否成分输血 □ 完成必要的相关科室会诊 □ 住院医师完成上级医师查房记录等病历书写 □ 患者家属签署化疗知情同意书
重要医嘱	**长期医嘱** □ 血液病一级护理常规 □ 饮食：普通饮食/糖尿病饮食/其他 □ 抗菌药物（必要时） □ 补液治疗（水化、碱化） □ ATRA 20mg/（m^2·d） □ 亚砷酸 0.16mg/（kg·d）或口服砷剂 60mg/（kg·d）（可选） □ 重要脏器功能保护：防治尿酸肾病（别嘌呤醇）、保肝等 □ 其他医嘱 **临时医嘱** □ 血、尿、大便常规、血型、肝肾功能、电解质、凝血功能、输血前检查 □ X 线胸片、心电图、B 超（多部位） □ 头颅、颈胸腹部 MRI 或 CT、超声心动、血气分析（必要时） □ 静脉插管术（条件允许时） □ 病原微生物培养（必要时） □ 输血医嘱（必要时） □ 眼科会诊（眼底检查） □ 其他医嘱	**长期医嘱** □ 患者既往基础用药 □ 抗菌药物（必要时） □ 补液治疗（水化、碱化） □ ATRA 20mg/（m^2·d） □ 亚砷酸 0.16mg/（kg·d）或口服砷剂 60mg/（kg·d）（可选） □ DNR 25~45mg/（m^2·d） □ IDA 8~12mg/（m^2·d）（高危患者可选） □ Ara-C 150mg/（m^2·d）（高危患者可选） □ 重要脏器功能保护：防治尿酸肾病（别嘌呤醇）、保肝、止吐等 □ 地塞米松防治诱导分化综合征（必要时） □ 其他医嘱 **临时医嘱** □ 骨髓穿刺 □ 骨髓形态学、免疫分型、染色体核型、FISH（必要时）、白血病相关基因（PML/RARα 及其变异型）检测 □ 血常规 □ 输血医嘱（必要时） □ 其他医嘱

续　表

时间	住院第 1 天	住院第 2 天
主要护理工作	□ 介绍病房环境、设施和设备 □ 入院护理评估	□ 宣教（血液病知识）
病情变异记录	□ 无　□ 有，原因： 1. 2.	□ 无　□ 有，原因： 1. 2.
护士签名		
医师签名		

时间	住院第 3~7 天	住院第 8~21 天
主要诊疗工作	□ 根据初步骨髓结果制定治疗方案 □ 患者家属签署化疗知情同意书 □ 复查血常规、凝血功能 □ 住院医师完成病程记录 □ 上级医师查房 □ 重要脏器保护	□ 上级医师查房，注意病情变化 □ 住院医师完成病历书写 □ 每日复查血常规 □ 复查凝血功能、肝肾功能、电解质 □ 注意观察体温、血压、体重等，防治并发症 □ 成分输血、抗感染等支持治疗（必要时） □ 造血生长因子（必要时）
重要医嘱	**长期医嘱** □ ATRA 20mg/（$m^2 \cdot$ d） □ 亚砷酸 0.16mg/（kg·d）或口服砷剂 60mg/（kg·d）（可选） □ DNR 25~45mg/（$m^2 \cdot$ d）或 IDA 8~12mg/（$m^2 \cdot$ d）qd/qod×3~4 次（可选） □ Ara-C 150mg/（$m^2 \cdot$ d）×7 天（可选） □ 地塞米松防治诱导分化综合征（必要时） □ 羟基脲（可选） □ 重要脏器功能保护：防治尿酸肾病（别嘌呤醇）、止吐、保肝等 □ 抗感染等支持治疗（必要时） □ 其他医嘱 **临时医嘱** □ 输血医嘱（必要时） □ 心电监护（必要时） □ 每周复查血生化、电解质、凝血功能 1~2 次 □ 每天复查血常规 □ 影像学检查（必要时） □ 血培养（高热时） □ 病原微生物培养（必要时） □ 静脉插管维护、换药 □ 其他医嘱 □ 随时观察患者病情变化心理与生活护理	**长期医嘱** □ 洁净饮食 □ 羟基脲（可选） □ 地塞米松（治疗诱导分化综合征） □ 重要脏器功能保护：保肝、抑酸等 □ 抗感染等支持治疗（必要时） □ 其他医嘱 **临时医嘱** □ 输血医嘱（必要时） □ 血、尿、大便常规 □ 肝肾功能、电解质、凝血功能 □ 心电图 □ G-CSF 5μg/（kg·d）（必要时） □ 影像学检查（必要时） □ 血培养（高热时） □ 病原微生物培养（必要时） □ 静脉插管维护、换药 □ 其他医嘱
主要护理工作	□ 随时观察患者病情变化 □ 心理与生活护理 □ 化疗期间嘱患者多饮水	□ 随时观察患者病情变化 □ 心理与生活护理 □ 化疗期间嘱患者多饮水
病情变异记录	□ 无　□ 有，原因： 1. 2.	□ 无　□ 有，原因： 1. 2.
护士签名		
医师签名		

时间	住院第 22~39 天	出院日
主要诊疗工作	□ 上级医师查房 □ 住院医师完成常规病历书写 □ 根据血常规情况，决定复查骨髓穿刺	□ 上级医师查房，进行化疗（根据骨髓穿刺）评估，确定有无并发症情况，明确是否出院 □ 完成出院记录、病案首页、出院证明书等 □ 向患者交代出院后的注意事项，如返院复诊的时间、地点，发生紧急情况时的处理等
重要医嘱	**长期医嘱** □ 洁净饮食 □ ATRA 20mg/（m^2·d） □ 亚砷酸 0.16mg/（kg·d）或口服砷剂 60mg/（kg·d）（可选） □ 停用抗菌药物（根据体温及症状、体征及影像学） □ 其他医嘱 **临时医嘱** □ 骨髓穿刺 □ 骨髓形态学、微小残留病检测 □ 血、尿、大便常规 □ 肝肾功能、电解质 □ 心电图 □ 输血医嘱（必要时） □ G-CSF 5μg/（kg·d）（必要时） □ 完全缓解后可行腰椎穿刺，鞘内注射（MTX 10~15mg，Ara-C 40~50mg，DXM 5mg） □ 脑脊液常规、生化、流式、甩片（有条件时） □ 其他医嘱	**出院医嘱** □ 出院带药 □ 定期门诊随访 □ 监测血常规、肝肾功能、电解质等
主要护理工作	□ 随时观察患者病情变化 □ 心理与生活护理 □ 化疗期间嘱患者多饮水	□ 指导患者办理出院手续
病情变异记录	□ 无　□ 有，原因： 1. 2.	□ 无　□ 有，原因： 1. 2.
护士签名		
医师签名		

（二）护士表单

成人初治急性早幼粒细胞白血病临床路径护士表单

适用对象：第一诊断为成人初治急性早幼粒细胞白血病（ICD-10：C92.4，M9866/3）
　　　　　行诱导缓解化疗

患者姓名：		性别：　　年龄：　　住院号：	
住院日期：　　年　月　日		出院日期：　　年　月　日	标准住院日：35 天内

时间	住院第 1 天	住院第 2 天
健康宣教	□ 入院宣教：介绍病房环境、设施、医院相关制度、主管医师和护士 □ 告知各项检查、化验的目的及注意事项 □ 指导饮食、卫生、活动等 □ 指导漱口和坐浴的方法 □ 安全宣教 □ PICC 置管介绍 □ 化疗宣教 □ 口服维 A 酸的作用、不良反应 □ 做好心理安慰，减轻患者入院后焦虑、紧张的情绪	□ 宣教疾病知识 □ 指导预防感染和出血 □ PICC 维护宣教 □ 介绍骨髓穿刺的目的、方法和注意事项 □ 做好用药指导 □ 化疗宣教
护理处置	□ 入院护理评估：询问病史、相关查体、血常规、检查皮肤黏膜有无出血、营养状况、血管情况等 □ 监测和记录生命体征 □ 建立护理记录（病危、重患者） □ 卫生处置：剪指（趾）甲、沐浴（条件允许时），更换病号服 □ 完成各项化验检查的准备（加急化验及时采集标本并送检） □ PICC 置管术（条件允许时），术前签署 PICC 置管知情同意书	□ 完成各项化验标本的留取并及时送检 □ 遵医嘱完成相关检查 □ PICC 导管维护 □ 遵医嘱准确记录 24 小时出入量
基础护理	□ 根据患者病情和生活自理能力，确定护理级别（遵医嘱执行） □ 晨晚间护理 □ 安全护理 □ 口腔护理 □ 肛周护理	□ 执行分级护理 □ 晨晚间护理 □ 安全护理 □ 口腔护理 □ 肛周护理
专科护理	□ 执行血液病护理常规 □ 观察病情、用药后的不良反应 □ 填写患者危险因素评估表（需要时） □ 感染、出血护理 □ 输血护理（需要时） □ 化疗护理 □ 心理护理	□ 观察患者病情变化，重点观察有无出血倾向、化疗不良反应 □ 感染、出血护理 □ 输血护理（需要时） □ 化疗护理 □ 心理护理
重点医嘱	□ 详见医嘱执行单	□ 详见医嘱执行单
病情变异记录	□ 无　□ 有，原因： 1. 2.	□ 无　□ 有，原因： 1. 2.
护士签名		

时间	住院第 3~5 天	住院第 6~21 天
健康宣教	□ 化疗宣教 　告知用药及注意事项 　化疗期间患者饮食、卫生 　化疗期间嘱患者适当多饮水 　对陪护家属健康指导 □ 指导预防感染和出血 □ 介绍药物作用、不良反应 □ 心理指导	□ 骨髓抑制期宣教：预防感染和出血，维护 　病室环境清洁、整齐 □ 指导进洁净饮食 □ 心理指导
护理处置	□ 遵医嘱完成相关化验检查 □ 遵照医嘱及时给予对症治疗 □ PICC 导管维护 □ 遵医嘱准确记录 24 小时出入量 □ 执行保护性隔离措施	□ 遵医嘱完成相关化验检查 □ 遵照医嘱及时给予对症治疗 □ PICC 导管维护 □ 执行保护性隔离措施
基础护理	□ 执行分级护理 □ 晨晚间护理 □ 安全护理 □ 口腔护理 □ 肛周护理	□ 执行分级护理 □ 晨晚间护理 □ 安全护理 □ 口腔护理 □ 肛周护理
专科护理	□ 观察患者病情变化，重点观察有无出血倾向、化 　疗不良反应、有无胸闷憋气、胸痛等 □ 感染、出血护理 □ 输血护理（需要时） □ 化疗护理 □ 心理护理	□ 观察患者病情变化，观察有无感染和出血 　倾向、有无胸闷憋气、胸痛等 □ 感染、出血护理 □ 输血护理（需要时） □ 化疗护理 □ 心理护理
重点医嘱	□ 详见医嘱执行单	□ 详见医嘱执行单
病情变异记录	□ 无　□ 有，原因： 1. 2.	□ 无　□ 有，原因： 1. 2.
护士签名		

时间	住院第 22 ~ 34 天	住院第 35 天 （出院日）
健康宣教	□ 宣教预防感染和出血 □ 指导进高蛋白饮食 □ 介绍腰椎穿刺、鞘注的目的、方法和注意事项 □ 心理指导	□ 出院宣教：用药、饮食、卫生、休息、监测血常规、生化等 □ PICC 院外维护宣教 □ 指导办理出院手续 □ 告知患者科室联系电话 □ 定期门诊随访
护理处置	□ 遵医嘱完成相关化验检查 □ 遵照医嘱及时给予对症治疗 □ PICC 导管维护 □ 执行保护性隔离措施	□ 为患者领取出院带药 □ 协助整理患者用物 □ 发放 PICC 院外维护手册 □ 床单位终末消毒
基础护理	□ 执行分级护理 □ 晨晚间护理 □ 安全护理 □ 口腔护理 □ 肛周护理	□ 安全护理（护送出院）
专科护理	□ 密切观察病情 □ 感染、出血护理 □ 输血护理（需要时） □ 化疗护理 □ 心理护理	□ 预防感染和出血指导 □ 心理护理
重点医嘱	□ 详见医嘱执行单	□ 详见医嘱执行单
病情变异记录	□ 无　□ 有，原因： 1. 2.	□ 无　□ 有，原因： 1. 2.
护士签名		

（三）患者表单

成人初治急性早幼粒细胞白血病临床路径患者表单

适用对象：第一诊断为成人初治急性早幼粒细胞白血病

行诱导缓解化疗

患者姓名：	性别： 年龄： 住院号：	
住院日期： 年 月 日	出院日期： 年 月 日	标准住院日：35 天内

时间	住院第 1 天	住院第 2 天
医患配合	□ 接受询问病史、收集资料，请务必详细告知既往史、用药史、过敏史 □ 请明确告知既往用药情况 □ 配合进行体格检查 □ 有任何不适请告知医师 □ 配合进行相关检查 □ 签署相关知情同意书	□ 配合完成相关检查（B 超、心电图、X 线胸片等） □ 配合完成化验：血常规、生化等 □ 配合骨髓穿刺、活检等 □ 配合用药 □ 有任何不适请告知医师
护患配合	□ 配合测量体温、脉搏、呼吸、血压、身高体重 □ 配合完成入院护理评估（回答护士询问病史、过敏史、用药史） □ 接受入院宣教（环境介绍、病室规定、探视陪护制度、送餐订餐制度、贵重物品保管等） □ 配合采集血、尿标本 □ 配合护士选择静脉通路，接受 PICC 置管 □ 接受用药指导 □ 接受化疗知识指导 □ 接受预防感染和出血指导 □ 有任何不适请告知护士	□ 配合测量体温、脉搏、呼吸，询问排便情况 □ 配合各项检查（需要空腹的请遵照执行） □ 配合采集血标本 □ 接受疾病知识介绍 □ 接受骨髓穿刺、活检宣教 □ 接受用药指导 □ 接受 PICC 维护 □ 接受化疗知识指导 □ 接受预防感染和出血指导 □ 接受心理护理 □ 接受基础护理 □ 有任何不适请告知护士
饮食	□ 遵照医嘱饮食	□ 遵照医嘱饮食
排泄	□ 尿便异常时及时告知医护人员	□ 尿便异常时及时告知医护人员
活动	□ 根据病情适当活动 □ 有出血倾向的卧床休息，减少活动	□ 根据病情适当活动 □ 有出血倾向的卧床休息，减少活动

时间	住院第 3~5 天	住院第 6~21 天
医患配合	□ 配合相关检查 □ 配合用药 □ 配合化疗 □ 有任何不适请告知医师	□ 配合相关检查 □ 配合用药 □ 配合各种治疗 □ 有任何不适请告知医师
护患配合	□ 配合定时测量生命体征、每日询问排便 □ 配合各种相关检查 □ 配合采集血标本 □ 接受疾病知识介绍 □ 接受用药指导 □ 接受 PICC 维护 □ 接受化疗知识指导 □ 接受预防感染和出血指导 □ 接受保护性隔离措施 □ 接受心理护理 □ 接受基础护理 □ 有任何不适请告知护士	□ 配合定时测量生命体征、每日询问排便 □ 配合各种相关检查 □ 配合采集血标本 □ 接受疾病知识介绍 □ 接受用药指导 □ 接受 PICC 维护 □ 接受预防感染和出血指导 □ 接受保护性隔离措施 □ 接受心理护理 □ 接受基础护理 □ 有任何不适请告知护士
饮食	□ 遵照医嘱饮食	□ 洁净饮食
排泄	□ 尿便异常时及时告知医护人员	□ 尿便异常时及时告知医护人员
活动	□ 根据病情适当活动 □ 有出血倾向的卧床休息，减少活动	□ 根据病情适当活动 □ 有出血倾向的卧床休息，减少活动

时间	住院第 22～34 天	住院第 35 天 （出院日）
医患配合	□ 配合相关检查 □ 配合用药 □ 配合各种治疗 □ 配合腰椎穿刺 □ 有任何不适请告知医师	□ 接受出院前指导 □ 遵医嘱出院后用药 □ 知道复查时间 □ 获取出院诊断书
护患配合	□ 配合定时测量生命体征、每日询问排便 □ 配合各种相关检查 □ 配合采集血标本 □ 接受疾病知识介绍 □ 接受用药指导 □ 接受腰椎穿刺、鞘注宣教 □ 接受 PICC 维护 □ 接受预防感染和出血指导 □ 接受保护性隔离措施 □ 接受心理护理 □ 接受基础护理 □ 有任何不适请告知护士	□ 接受出院宣教 □ 办理出院手续 □ 获取出院带药 □ 知道服药方法、作用、注意事项 □ 知道预防感染、出血措施 □ 知道复印病历方法 □ 接受 PICC 院外维护指导 □ 签署 PICC 院外带管协议
饮食	□ 洁净饮食	□ 普通饮食 □ 避免进生、冷、硬、辛辣和刺激饮食
排泄	□ 便尿异常时及时告知医护人员	□ 便尿异常（出血时）及时就诊
活动	□ 根据病情适当活动 □ 有出血倾向的卧床休息，减少活动	□ 适当活动，避免疲劳 □ 注意保暖，避免感冒 □ 注意安全，减少出血

附：原表单（2016 年版）

成人初治急性早幼粒细胞白血病临床路径表单

适用对象：第一诊断为成人初治急性早幼粒细胞白血病

行诱导缓解化疗

患者姓名：	性别： 年龄： 住院号：	
住院日期： 年 月 日	出院日期： 年 月 日	标准住院日：40 天内

时间	住院第 1 天	住院第 2 天
主要诊疗工作	□ 询问病史及体格检查 □ 完成病历书写 □ 开实验室检查单 □ 上级医师查房与化疗前评估 □ 根据血象及凝血象决定是否成分输血 □ 向家属告知病重或病危并签署病重或病危通知 □ 患者家属签署骨髓穿刺同意书、腰椎穿刺同意书、输血知情同意书、静脉插管同意书（条件允许时） □ 确定治疗方案和日期	□ 上级医师查房 □ 完成入院检查 □ 骨髓穿刺：骨髓形态学检查、免疫分型、细胞遗传学、白血病相关基因（PML/RARα 及其变异型）检测 □ 根据血象及凝血象决定是否成分输血 □ 完成必要的相关科室会诊 □ 住院医师完成上级医师查房记录等病历书写 □ 患者家属签署化疗知情同意书
重要医嘱	**长期医嘱** □ 血液病一级护理常规 □ 饮食：普通饮食/糖尿病饮食/其他 □ 抗菌药物（必要时） □ 补液治疗（水化、碱化） □ ATRA 20mg/（m² · d） □ 亚砷酸 0.16mg/（kg · d）或口服砷剂 60mg/（kg d）（可选） □ 重要脏器功能保护：防治尿酸肾病（别嘌呤醇）、保肝等 □ 其他医嘱 **临时医嘱** □ 血、尿、大便常规、血型、肝肾功能、电解质、凝血功能、输血前检查 □ X 线胸片、心电图、B 超（多部位） □ 头颅、颈胸腹部 MRI 或 CT、超声心动、血气分析（必要时） □ 静脉插管术（条件允许时） □ 病原微生物培养（必要时） □ 输血医嘱（必要时） □ 眼科会诊（眼底检查） □ 其他医嘱	**长期医嘱** □ 患者既往基础用药 □ 抗菌药物（必要时） □ 补液治疗（水化、碱化） □ ATRA 20mg/（m² · d） □ 亚砷酸 0.16mg/（kg · d）或口服砷剂 60mg/（kg · d）（可选） □ DNR 25～45mg/（m² · d） □ IDA 8～12mg/（m² · d）（高危患者可选） □ Ara-C 150mg/（m² · d）（高危患者可选） □ 重要脏器功能保护：防治尿酸肾病（别嘌呤醇）、保肝、止吐等 □ 地塞米松防治诱导分化综合征（必要时） □ 其他医嘱 **临时医嘱** □ 骨髓穿刺 □ 骨髓形态学、免疫分型、染色体核型、FISH（必要时）、白血病相关基因（PML/RARα 及其变异型）检测 □ 血常规 □ 输血医嘱（必要时） □ 其他医嘱
主要护理工作	□ 介绍病房环境、设施和设备 □ 入院护理评估	□ 宣教（血液病知识）

续　表

时间	住院第 1 天	住院第 2 天
病情 变异 记录	□无　□有，原因： 1. 2.	□无　□有，原因： 1. 2.
护士 签名		
医师 签名		

时间	住院第 3~7 天	住院第 8~21 天
主要诊疗工作	□ 根据初步骨髓结果制定治疗方案 □ 患者家属签署化疗知情同意书 □ 复查血常规、凝血功能 □ 住院医师完成病程记录 □ 上级医师查房 □ 重要脏器保护	□ 上级医师查房，注意病情变化 □ 住院医师完成病历书写 □ 每日复查血常规 □ 复查凝血功能、肝肾功能、电解质 □ 注意观察体温、血压、体重等，防治并发症 □ 成分输血、抗感染等支持治疗（必要时） □ 造血生长因子（必要时）
重要医嘱	**长期医嘱** □ ATRA 20mg/（m^2·d） □ 亚砷酸 0.16mg/（kg·d）或口服砷剂 60mg/（kg·d）（可选） □ DNR 25~45mg/（m^2·d）或 IDA 8~12mg/（m^2·d）qd/qod×3~4 次（可选） □ Ara-C 150mg/（m^2·d）×7 天（可选） □ 地塞米松防治诱导分化综合征（必要时） □ 羟基脲（可选） □ 重要脏器功能保护：防治尿酸肾病（别嘌呤醇）、止吐、保肝等 □ 抗感染等支持治疗（必要时） □ 其他医嘱 **临时医嘱** □ 输血医嘱（必要时） □ 心电监护（必要时） □ 每周复查血生化、电解质、凝血功能 1~2 次 □ 每天复查血常规 □ 影像学检查（必要时） □ 血培养（高热时） □ 病原微生物培养（必要时） □ 静脉插管维护、换药 □ 其他医嘱 □ 随时观察患者病情变化心理与生活护理	**长期医嘱** □ 洁净饮食 □ 羟基脲（可选） □ 地塞米松（治疗诱导分化综合征） □ 重要脏器功能保护：保肝、抑酸等 □ 抗感染等支持治疗（必要时） □ 其他医嘱 **临时医嘱** □ 输血医嘱（必要时） □ 血、尿、大便常规 □ 肝肾功能、电解质、凝血功能 □ 心电图 □ G-CSF 5μg/（kg·d）（必要时） □ 影像学检查（必要时） □ 血培养（高热时） □ 病原微生物培养（必要时） □ 静脉插管维护、换药 □ 其他医嘱
主要护理工作	□ 随时观察患者病情变化 □ 心理与生活护理 □ 化疗期间嘱患者多饮水	□ 随时观察患者病情变化 □ 心理与生活护理 □ 化疗期间嘱患者多饮水
病情变异记录	□ 无 □ 有，原因： 1. 2.	□ 无 □ 有，原因： 1. 2.
护士签名		
医师签名		

时间	住院第 22 ~ 39 天	出院日
主要 诊疗 工作	□ 上级医师查房 □ 住院医师完成常规病历书写 □ 根据血常规情况，决定复查骨髓穿刺	□ 上级医师查房，进行化疗（根据骨髓穿刺） 　评估，确定有无并发症情况，明确是否出院 □ 完成出院记录、病案首页、出院证明书等 □ 向患者交代出院后的注意事项，如返院复诊 　的时间、地点，发生紧急情况时的处理等
重 要 医 嘱	**长期医嘱** □ 洁净饮食 □ ATRA 20mg/（m^2·d） □ 亚砷酸 0.16mg/（kg·d）或口服砷剂 60mg/ 　（kg·d）（可选） □ 停用抗菌药物（根据体温及症状、体征及影像 　学） □ 其他医嘱 **临时医嘱** □ 骨髓穿刺 □ 骨髓形态学、微小残留病检测 □ 血、尿、大便常规 □ 肝肾功能、电解质 □ 心电图 □ 输血医嘱（必要时） □ G-CSF 5μg/（kg·d）（必要时） □ 完全缓解后可行腰椎穿刺，鞘内注射（MTX 10 ~ 　15mg，Ara-C 40 ~50mg，DXM 5mg） □ 脑脊液常规、生化、流式、甩片（有条件时） □ 其他医嘱	**出院医嘱** □ 出院带药 □ 定期门诊随访 □ 监测血常规、肝肾功能、电解质等
主要 护理 工作	□ 随时观察患者病情变化 □ 心理与生活护理 □ 化疗期间嘱患者多饮水	□ 指导患者办理出院手续
病情 变异 记录	□ 无　□ 有，原因： 1. 2.	□ 无　□ 有，原因： 1. 2.
护士 签名		
医师 签名		

第二节　完全缓解的成人急性早幼粒细胞白血病临床路径释义

一、完全缓解的成人急性早幼粒细胞白血病临床路径标准住院流程

（一）临床路径标准住院日

28 天内。

（二）进入路径标准

1. 第一诊断必须符合 ICD-10：C92.4，M9866/3 急性早幼粒细胞白血病（APL）疾病编码。

2. 经诱导化疗达完全缓解（CR）。

3. 当患者同时具有其他疾病诊断时，但在住院期间不需要特殊处理也不影响第一诊断的临床路径流程实施时，可以进入路径。

> 释义
>
> ■ 诊断明确且诱导分化治疗获得完全血液学缓解的 APL 患者进入本路径，未达完全缓解或复发患者应退出本路径。

（三）完善入院常规检查

需 2 天（指工作日）。

必须的检查项目：

1. 常规化验：血、尿、大便常规、血型、肝肾功能、电解质、凝血功能、输血前检查。

2. X 线胸片、心电图、腹部 B 超、超声心动（可选）。

> 释义
>
> ■ 1，2 项检查内容的完善指导临床医师正确评价患者主要脏器功能，保证本路径治疗的顺利进行。

3. 发热或疑有某系统感染者可选择：病原微生物培养、影像学检查。

> 释义
>
> ■ 巩固治疗前积极控制处理潜在感染，避免巩固治疗后期尤其骨髓抑制期出现严重感染而影响本路径的实施。

4. 骨髓检查（形态学、必要时活检）、微小残留病变检测。

> 释义
>
> ■ 骨髓形态学检测明确患者处于完全血液学缓解（CR）状态进入本路径，若骨髓形态学提示未缓解或复发应退出本路径。

■血液学缓解标准：血象：中性粒细胞>$1.0×10^9/L$，血小板≥$100×10^9/L$。骨髓象：早幼粒细胞<5%，无典型APL细胞，无含有Auer小体的早幼粒细胞。无髓外白血病证据。

■骨髓PML/RARα融合基因检测评价患者是否达到分子水平缓解。

5. 患者及家属签署以下同意书：化疗知情同意书、骨髓穿刺同意书、腰椎穿刺同意书、输血知情同意书、静脉插管知情同意书。

> **释义**
>
> ■签订各项知情同意书，加强医患沟通，不仅有利于患者及其家属了解疾病现状及后续治疗，亦有助于保障医疗安全。

（四）治疗开始时间

入院第3天内。

> **释义**
>
> ■前述主要入院检查于2日内完成。

（五）治疗方案

1. 缓解后依据危险分层［高危组患者（包括WBC>$10×10^9/L$或FLT3-ITD阳性）、低/中危组患者（WBC≤$10×10^9/L$）］进行巩固治疗。

（1）ATRA+蒽环类药物达到CR者：

1）低/中危组：ATRA+蒽环类药物×3天，共2个疗程。

2）高危组：①ATRA+亚砷酸+蒽环类药物×3天+Ara-C 150mg/（$m^2·d$）×7天，共2~4个疗程；②ATRA+高三尖杉酯碱（HHT）2mg/（$m^2·d$）×3天+ Ara-C 1g/m^2，q12h×3天，1~2个疗程。

以上每个疗程中ATRA用法为20mg/（$m^2·d$），口服14天。

（2）ATRA+亚砷酸或口服砷剂达到CR者：

1）ATRA+亚砷酸×14天，共巩固治疗4~6个疗程。

2）蒽环类药物×3天+Ara-C 100mg/（$m^2·d$）×5天，共3个疗程。

巩固治疗结束后进行骨髓融合基因的定性或定量PCR检测。融合基因阴性者进入维持治疗；融合基因阳性者4周内复查，复查阴性者进入维持治疗；复查阳性者按复发处理。

> **释义**
>
> ■巩固强化治疗目的在于进一步清除残留白血病细胞，获得持久的分子遗传学缓解。

■ 巩固治疗仍按照危险分层进行：低/中危患者巩固治疗方案与诱导治疗方案一致，如以 ATRA+蒽环类诱导者继续应用该方案 2 个疗程巩固治疗，以 ATRA+ATO 诱导治疗者继续使用 ATRA+ATO 6~8 个疗程巩固治疗。高危患者巩固治疗一般以 ATRA+联合化疗 3~4 个疗程，化疗可应用蒽环类+阿糖胞苷或高三尖杉酯碱+中剂量阿糖胞苷。部分学者研究证实相对于单用蒽环类药物作为巩固治疗，联合阿糖胞苷可改善患者长期生存，降低复发率，使高危患者获益明显。

■ 95%以上患者经巩固治疗后都能达到分子遗传学缓解进入维持治疗。极少数未达分子遗传学缓解的患者退出本路径，按复发患者处理。

2. 中枢神经系统白血病（CNSL）的防治：CNSL 的预防，诊断时为低/中危患者，应进行 3 次预防性鞘内治疗；诊断时为高危或复发患者，应进行 6 次预防性鞘内治疗。确诊 CNSL 退出本路径。鞘注方案如下：MTX 10~15mg；Ara-C 40~50mg；DXM 5mg。

释义

■ 中枢神经系统白血病的出现明显降低 APL 患者长期生存率，上述三联药物的鞘注方案对于防治中枢神经系统白血病具有重要作用。

3. 缓解后维持治疗，依据危险度分层进行。
（1）低/中危组：
1）ATRA 20mg/（m² · d）×14 天，间歇 14 天（第 1 个月）；亚砷酸 0.16mg/（kg · d）×14 天，间歇 14 天后同等剂量×14 天（第 2~3 个月）；完成 5 个循环周期。
2）ATRA 20mg/（m² · d）×14 天，间歇 14 天（第 1 个月）；口服砷剂 60mg/（kg · d）×14 天，间歇 14 天后同等剂量×14 天（第 2~3 个月）；完成 8 个循环周期（2 年）。
（2）高危组：
1）ATRA 20mg/（m² · d）×14 天，间歇 14 天（第 1 个月）；亚砷酸 0.16mg/（kg · d）×14 天，间歇 14 天后同等剂量×14 天（第 2~3 个月）或亚砷酸 0.16mg/（kg · d）×28 天（第 2 个月）；甲氨蝶呤（MTX）15mg/m²，qw×4 次，或者 6-巯基嘌呤（6-MP）50mg/（m² · d）共 2~4 周（第 3 个月）。完成 5 个循环周期。
2）ATRA 20mg/（m² · d）×14 天，间歇 14 天（第 1 个月）；口服砷剂 60mg/（kg · d）×14 天，间歇 14 天后同等剂量×14 天（第 2~3 个月）；完成 8 个循环周期（2 年）。

释义

■ 巩固治疗结束后获得完全分子遗传学缓解的患者进入维持治疗。巩固治疗结束后未进行维持治疗的 APL 患者复发率高达 35%，特别是高危患者。

■ 维持治疗延续了分层治疗模式，在"上海方案"的基础上，为减少药物远期不良反应，在保证疗效的前提下，低中危患者由维持 5 个周期改为 3 个周期，同时去除了维持期间的小化疗。高危患者维持原来 5 个周期的 ATRA+ATO 联合 MM（6-MP+MTX）方案的序贯治疗。

　　■口服砷剂安全方便，无需住院，可以用来代替静脉砷剂，对维持期患者来说也是一种不错的选择。

4. 维持治疗期间的随访监测治疗：维持治疗期间应每月复查血细胞计数及分类，如有异常应于1周后再次复查，确定为血常规异常的应立即行骨髓穿刺检查。2年内每3个月应用PCR检测融合基因，融合基因持续阴性者继续维持治疗，融合基因持续阳性者4周内复查，复查阴性者继续维持治疗，确实阳性者按复发处理。

> 释义
>
> 　　■维持期间定期复查血常规、骨髓融合基因检查，有助于尽早发现问题并进行干预措施。

（六）治疗后恢复期复查的检查项目

1. 血常规、肝肾功能、电解质。
2. 脏器功能评估。

> 释义
>
> 　　■进一步评估患者主要脏器功能，合并严重脏器功能障碍需要治疗者可退出本路径并进入相应治疗路径。

3. 骨髓检查（必要时）。
4. 微小残留病变检测（必要时）。

> 释义
>
> 　　■巩固治疗中适时复查骨髓，形态学及分子遗传学复发者、三疗程巩固治疗结束后未获得完全分子遗传学缓解者应退出本路径。

（七）化疗中及化疗后治疗

1. 感染防治：发热患者建议立即进行病原微生物培养并使用抗菌药物，可选用头孢类（或青霉素类）±氨基糖苷类抗炎治疗，3天后发热不缓解者，可考虑更换碳青霉烯类和（或）糖肽类和（或）抗真菌治疗；有明确脏器感染患者应根据感染部位及病原微生物培养结果选用相应抗菌药物。
2. 脏器功能损伤的相应防治：止吐、保肝、水化、碱化、防治尿酸肾病（别嘌呤醇）等。
3. 成分输血：适用于 Hb<80g/L，PLT<$30×10^9$/L 或有活动性出血的患者，分别输浓缩红细胞和单采血小板，若存在 DIC 倾向则 PLT<$50×10^9$/L 即应输注血小板。有心功能不全者可放宽输血指征。对于有凝血功能异常的患者，输注相应血液制品。纤维蛋白原<1.5g/L 时，输新鲜血浆或浓缩纤维蛋白原。

4. 造血生长因子：化疗后中性粒细胞绝对值（ANC）≤$1.0×10^9$/L，可酌情使用 G-CSF。

> **释义**
>
> ■ 详见初治 APL 患者治疗路径。
> ■ 维甲酸联合砷剂的巩固治疗方案，骨髓抑制程度相对较轻，病程中一般无需成分输血。对于砷剂引起的白细胞减少一般也不推荐使用 G-CSF。
> ■ 不少患者使用砷剂后会出现不同程度的脂代谢异常，建议调整饮食，必要时予以降脂药物治疗。

（八）出院标准

1. 一般情况良好。
2. 没有需要住院处理的并发症和（或）合并症。

> **释义**
>
> ■ 临床症状改善，ANC>$0.5×10^9$/L、PLT>$20×10^9$/L 且脱离输血，不需要静脉输液的患者可出院，出现其他合并症需要治疗者可适当延长住院时间。

（九）有无变异及原因分析

1. 治疗中、后有感染、贫血、出血及其他合并症者进行相关的诊断和治疗，并适当延长住院时间并致费用增加。
2. 若腰椎穿刺后脑脊液检查示存在中枢神经白血病，建议隔日腰椎穿刺鞘注化疗药物直至脑脊液检查正常，同时退出此途径，进入相关途径。
3. 治疗期间髓内和（或）髓外复发者退出此路径。

> **释义**
>
> ■ 治疗过程中因出现各种合并症需要继续住院的患者可适当延长住院日，若出现严重并发症影响本路径实施可退出本路径。

二、完全缓解的成人急性早幼粒细胞白血病临床路径给药方案

【用药选择】

1. 缓解后患者仍然按照危险分层进行后续治疗，中低危、高危患者分别选择相应的巩固、维持治疗方案。低中危的巩固治疗方案延续诱导治疗方案。高危患者在巩固治疗中可以加入高三尖杉酯碱和（或）中剂量阿糖胞苷。维持阶段分别予以 3~5 个周期的维甲酸+砷剂±（6-MP+MTX）的序贯治疗。

2. 发热患者参照"初治 APL 诱导治疗给药方案"。

3. 防治相应脏器功能的损伤选用止吐、保肝、水化、碱化的药物。砷剂治疗期间不建议使用还原性谷胱甘肽。

4. 蒽环类药物、高三尖杉酯碱、砷剂对心脏均有损伤，酌情选用保护心脏药物。

5. Hb<80g/L，PLT<30×10^9/L 或有活动性出血者，分别输注浓缩红细胞和单采血小板。

6. 化疗后中性粒细胞绝对值（ANC）≤1.0×10^9/L，可使用 G-CSF 5μg/（kg·d）。

【药学提示】

1. 砷剂治疗前与治疗中应监测心电图评估有无 QTc 间期延长。维持水电解质平衡，防止因电解质紊乱如低钾引起心脏不良事件。

2. 蒽环类药物导致的心脏毒性可以分成急性、慢性和迟发性。慢性和迟发性心脏毒性与其累积剂量呈正相关，高危和老年患者尤其需要注意。建议每次给药前行心脏超声检查评价心脏功能。

3. 高三尖杉酯碱也有心脏毒性，心功能不全或心律失常患者应谨慎使用或避免使用。

【注意事项】

1. 巩固治疗前积极控制处理潜在感染，避免巩固治疗后期尤其骨髓抑制期出现严重感染而影响本路径的实施。

2. 诱导期间合并侵袭性真菌病的患者抗真菌治疗疗程较长，一般在 6～12 周或以上，用药期间需定期复查肝肾功能、评价疗效，掌握停药指征，勿过早停药，以免感染反复影响后续白血病治疗。

三、推荐表单

（一）医师表单

完全缓解的成人急性早幼粒细胞白血病临床路径医师表单

适用对象：第一诊断为急性早幼粒细胞白血病达 CR 者

拟行缓解后续治疗

患者姓名：	性别：　　年龄：　　门诊号：	住院号：
住院日期：　　年　月　日	出院日期：　　年　月　日	标准住院日：21 天内

时间	住院第 1 天	住院第 2 天
主要诊疗工作	□ 询问病史及体格检查 □ 完成病历书写 □ 开实验室检查单 □ 上级医师查房与化疗前评估 □ 患者家属签署输血同意书、骨髓穿刺同意书、腰椎穿刺同意书、静脉插管同意书	□ 上级医师查房 □ 完成入院检查 □ 骨髓穿刺（骨髓形态学检查、微小残留病变检测） □ 腰椎穿刺+鞘内注射 □ 根据血象决定是否成分输血 □ 完成必要的相关科室会诊 □ 完成上级医师查房记录等病历书写 □ 确定化疗方案和日期
重点医嘱	**长期医嘱** □ 血液病护理常规 □ 二级护理 □ 饮食：普通饮食/糖尿病/其他 □ 抗菌药物（必要时） □ 其他医嘱 **临时医嘱** □ 血常规、尿常规、大便常规 □ 肝肾功能、电解质、血型、凝血功能、输血前检查 □ X 线胸片、心电图、腹部 B 超 □ 头颅、颈胸腹部 MRI 或 CT、血气分析、超声心动（视患者情况而定） □ 静脉插管术（有条件时） □ 病原微生物培养（必要时） □ 输血医嘱（必要时） □ 其他医嘱	**长期医嘱** □ 患者既往基础用药 □ 抗菌药物（必要时） □ 其他医嘱 **临时医嘱** □ 骨髓穿刺 □ 骨髓形态学、微小残留病检测 □ 腰椎穿刺，鞘内注射（MTX 10～15mg，Ara-C 40～50mg，DXM 5mg） □ 脑脊液常规、生化、流式、细胞形态（有条件时） □ 输血医嘱（必要时） □ 其他医嘱
主要护理工作	□ 介绍病房环境、设施和设备 □ 入院护理评估	□ 宣教（血液病知识）
病情变异记录	□ 无　□ 有，原因： 1. 2.	□ 无　□ 有，原因： 1. 2.
护士签名		
医师签名		

时间	住院第 3 天
主要 诊疗 工作	□ 患者家属签署化疗知情同意书 □ 上级医师查房，制定化疗方案 □ 住院医师完成病程记录
重 点 医 嘱	**长期医嘱** □ 化疗医嘱（以下方案选一，药物具体剂量详见住院流程） □ ATRA+蒽环类药物达到 CR 者： 　　低/中危组：ATRA+蒽环类药物×3 天 　　高危组：ATRA+亚砷酸+蒽环类药物×3 天+Ara-C 150mg/（m^2·d）×7 天 　　ATRA+HHT 2mg/（m^2·d）×3 天+ Ara-C 1g/m^2，q12h×3 天 □ ATRA+亚砷酸或口服砷剂达到 CR 者： 　　ATRA+亚砷酸×28 天 　　ATRA+亚砷酸×14 天 　　蒽环类药物×3 天+Ara-C 100mg/（m^2·d）×5 天 　　亚砷酸 0.15mg/（kg·d），每周 5 天，共 4 周，ATRA 45mg/（m^2·d）×14 天 □ 补液治疗（水化、碱化） □ 止吐、保肝、抗感染等医嘱 □ 其他医嘱 **临时医嘱** □ 输血医嘱（必要时） □ 心电监护（必要时） □ 血常规 □ 血培养（高热时） □ 静脉插管维护、换药 □ 其他医嘱
主要 护理 工作	□ 观察患者病情变化 □ 心理与生活护理 □ 化疗期间嘱患者多饮水
病情 变异 记录	□ 无　□ 有，原因： 1. 2.
护士 签名	
医师 签名	

时间	住院第 4~20 天	住院第 21 天 （出院日）
主要诊疗工作	□ 上级医师查房，注意病情变化 □ 住院医师完成常规病历书写 □ 复查血常规、肝肾功能、电解质、凝血功能 □ 注意观察体温、血压、体重等，防治并发症 □ 成分输血、抗感染等支持治疗（必要时） □ 造血生长因子（必要时）	□ 上级医师查房，确定有无并发症情况，明确是否出院 □ 完成出院记录、病案首页、出院证明书等 □ 向患者交待出院后的注意事项，如返院复诊的时间、地点，发生紧急情况时的处理等
重点医嘱	**长期医嘱** □ 洁净饮食 □ 抗感染等支持治疗 □ 其他医嘱 **临时医嘱** □ 血常规、尿常规、大便常规 □ 肝肾功能、电解质 □ 输血医嘱（必要时） □ G-CSF 5μg/（kg·d）（必要时） □ 影像学检查（必要时） □ 血培养（高热时） □ 病原微生物培养（必要时） □ 静脉插管维护、换药 □ 腰椎穿刺，鞘内注射 □ 脑脊液常规、生化、流式、细胞形态（有条件时） □ 其他医嘱	**出院医嘱** □ 出院带药 □ 定期门诊随访 □ 监测血常规、肝肾功能、电解质等
主要护理工作	□ 观察患者情况 □ 心理与生活护理 □ 化疗期间嘱患者多饮水	□ 指导患者办理出院手续
病情变异记录	□ 无　□ 有，原因： 1. 2.	□ 无　□ 有，原因： 1. 2.
护士签名		
医师签名		

（二）护士表单

成人完全缓解的急性早幼粒细胞白血病临床路径护士表单

适用对象：第一诊断为急性早幼粒细胞白血病（APL 获 CR 者）

拟行巩固化疗

患者姓名：	性别：　　年龄：　　门诊号：	住院号：
住院日期：　　年　月　日	出院日期：　　年　月　日	标准住院日：21 天

时间	住院第 1 天	住院第 2 天
健康宣教	□ 入院宣教：介绍病房环境、设施、医院相关制度、主管医师和护士 □ 告知各项检查、化验的目的及注意事项 □ 指导饮食、卫生、活动等 □ 指导漱口和坐浴的方法 □ 安全宣教 □ PICC 置管介绍（如入院时带管，进行 PICC 导管评价和宣教） □ 做好心理安慰，减轻患者入院后焦虑、紧张的情绪	□ 宣教疾病知识 □ 指导预防感染和出血 □ PICC 维护宣教 □ 介绍骨髓穿刺、腰椎穿刺的目的、方法和注意事项 □ 做好用药指导
护理处置	□ 入院护理评估：询问病史、相关查体、检查皮肤黏膜有无出血、营养状况、血管情况等 □ 监测和记录生命体征 □ 建立护理记录（病危、重患者） □ 卫生处置：剪指（趾）甲、沐浴，更换病服 □ 完成各项化验检查的准备 □ PICC 置管术，术前签署 PICC 置管知情同意书（带管者进行 PICC 导管维护）	□ 完成各项化验检查标准的留取并及时送检 □ 遵医嘱完成相关检查 □ PICC 导管维护
基础护理	□ 根据患者病情和生活自理能力确定护理级别（遵医嘱执行） □ 晨晚间护理 □ 安全护理 □ 口腔护理 □ 肛周护理	□ 执行分级护理 □ 晨晚间护理 □ 安全护理 □ 口腔护理 □ 肛周护理
专科护理	□ 执行血液病护理常规 □ 病情观察 □ 填写患者危险因素评估表（必要时） □ 感染、出血护理（必要时） □ 输血护理（需要时） □ 心理护理	□ 观察患者病情变化 □ 感染、出血护理（必要时） □ 输血护理（需要时） □ 化疗护理 □ 心理护理
重点医嘱	□ 详见医嘱执行单	□ 详见医嘱执行单
病情变异记录	□ 无　□ 有，原因： 1. 2.	□ 无　□ 有，原因： 1. 2.
护士签名		

时间	住院第 3 天	住院第 4～20 天	住院第 21 天 （出院日）
健康 宣 教	□ 化疗宣教 　告知用药及注意事项 　化疗期间患者饮食、卫生 　化疗期间嘱患儿适当多饮水 □ 对陪护家属健康指导 □ 指导预防感染和出血 □ 介绍药物作用、不良反应 □ 指导患儿休息与活动 □ 心理指导	□ 骨髓抑制期宣教：预防感染 　和出血，维护病室环境清洁、 　整齐 □ 指导进洁净饮食 □ 心理指导	□ 出院宣教：用药、饮食、 　卫生、休息、监测血常 　规、生化等 □ PICC 带出院外宣教 □ 指导办理出院手续 □ 告知患者科室联系电话 □ 定期门诊随访
护理 处 置	□ 遵医嘱完成相关化验检查 □ 遵照医嘱及时给予对症治疗 □ PICC 导管维护 □ 执行保护性隔离措施	□ 遵医嘱完成相关化验检查 □ 遵照医嘱及时给予对症治疗 □ PICC 导管维护 □ 执行保护性隔离措施	□ 为患者领取出院带药 □ 协助整理患者用物 □ 床单位终末消毒
基 础 护 理	□ 执行分级护理 □ 晨晚间护理 □ 安全护理 □ 口腔护理 □ 肛周护理	□ 执行分级护理 □ 晨晚间护理 □ 安全护理 □ 口腔护理 □ 肛周护理	□ 安全护理（护送出院）
专 科 护 理	□ 观察患者病情变化，注意观 　察体温、血压、体重等，防 　止并发症发生 □ 观察化疗药不良反应 □ 感染、出血护理 □ 输血护理（需要时） □ 化疗护理 □ 心理护理	□ 观察患者病情变化，注意观 　察体温、血压、体重等，防 　止并发症发生 □ 感染、出血护理 □ 输血护理（需要时） □ 化疗护理 □ 心理护理	□ 预防感染和出血指导 □ 心理护理
重点 医嘱	□ 详见医嘱执行单	□ 详见医嘱执行单	□ 详见医嘱执行单
病情 变异 记录	□ 无　□ 有，原因： 1. 2.	□ 无　□ 有，原因： 1. 2.	□ 无　□ 有，原因： 1. 2.
护士 签名			

（三）患者表单

成人完全缓解的急性早幼粒细胞白血病临床路径患者表单

适用对象：第一诊断为急性早幼粒细胞白血病（APL 获 CR 者）

　　　　拟行巩固化疗

患者姓名：	性别：　　年龄：　　门诊号：	住院号：
住院日期：　　年　月　日	出院日期：　　年　月　日	标准住院日：21 天

时间	住院第 1 天	住院第 2 天
医患配合	□ 接受询问病史、收集资料，请务必详细告知既往史、用药史、过敏史 □ 请明确告知既往用药情况 □ 配合进行体格检查 □ 有任何不适请告知医师 □ 配合进行相关检查 □ 签署相关知情同意书	□ 配合完成相关检查（B 超、心电图、X 线胸片等） □ 配合完成化验：血常规、生化等 □ 配合骨髓穿刺、活检 □ 配合腰椎穿刺、鞘注 □ 配合用药 □ 有任何不适请告知医师
护患配合	□ 配合测量体温、脉搏、呼吸、血压、身高体重 □ 配合完成入院护理评估（回答护士询问病史、过敏史、用药史） □ 接受入院宣教（环境介绍、病室规定、探视陪护制度、送餐订餐制度、贵重物品保管等） □ 配合采集血标本 □ 配合护士选择静脉通路，接受 PICC 置管（带管者接受 PICC 导管评价、宣教与维护） □ 接受用药指导 □ 接受预防感染和出血指导 □ 有任何不适请告知护士	□ 配合测量体温、脉搏、呼吸，询问排便情况 □ 配合各项检查（需要空腹的请遵照执行） □ 配合采集血标本 □ 接受疾病知识介绍 □ 接受骨髓穿刺、活检宣教 □ 接受腰椎穿刺、鞘注宣教 □ 接受用药指导 □ 接受 PICC 维护 □ 接受预防感染和出血指导 □ 接受心理护理 □ 接受基础护理 □ 有任何不适请告知护士
饮食	□ 遵照医嘱饮食	□ 遵照医嘱饮食
排泄	□ 尿便异常时及时告知医护人员	□ 尿便异常时及时告知医护人员
活动	□ 根据病情适当活动 □ 有出血倾向的卧床休息，减少活动	□ 根据病情适当活动 □ 有出血倾向的卧床休息，减少活动

时间	住院第 3 天	住院第 4～20 天	住院第 21 天 （出院日）
医患配合	□ 配合相关检查 □ 配合用药 □ 配合化疗 □ 有任何不适请告知医师	□ 配合相关检查 □ 配合用药 □ 配合各种治疗 □ 有任何不适请告知医师	□ 接受出院前指导 □ 遵医嘱出院后用药 □ 明确复查时间 □ 获取出院诊断书
护患配合	□ 配合定时测量生命体征、每日询问大便 □ 配合各种相关检查 □ 配合采集血标本 □ 接受疾病知识介绍 □ 接受用药指导 □ 接受 PICC 维护 □ 接受化疗知识指导 □ 接受预防感染和出血指导 □ 接受保护性隔离措施 □ 接受心理护理 □ 接受基础护理 □ 有任何不适请告知护士	□ 配合定时测量生命体征、每日询问大便 □ 配合各种相关检查 □ 配合采集血标本 □ 接受疾病知识介绍 □ 接受用药指导 □ 接受 PICC 维护 □ 接受预防感染和出血指导 □ 接受保护性隔离措施 □ 接受心理护理 □ 接受基础护理 □ 有任何不适请告知护士	□ 接受出院宣教 □ 办理出院手续 □ 获取出院带药 □ 熟悉服药方法、作用、注意事项 □ 掌握预防感染、出血措施 □ 指导复印病历方法 □ 接受 PICC 院外维护指导 □ 签署 PICC 院外带管协议
饮食	□ 遵照医嘱饮食	□ 洁净饮食	□ 普通饮食 □ 避免进生、冷、硬、辛辣和刺激饮食
排泄	□ 尿便异常时及时告知医护人员	□ 尿便异常时及时告知医护人员	□ 尿便异常（出血时）及时就诊
活动	□ 根据病情适当活动 □ 有出血倾向的卧床休息，减少活动	□ 根据病情适当活动 □ 有出血倾向的卧床休息，减少活动	□ 适当活动，避免疲劳 □ 注意保暖，避免感冒 □ 注意安全，减少出血

附：原表单（2016 年版）

成人完全缓解的急性早幼粒细胞白血病临床路径表单

适用对象：第一诊断为急性早幼粒细胞白血病（APL 获 CR 者）
　　　　　拟行巩固化疗

患者姓名：	性别：	年龄：	门诊号：	住院号：
住院日期： 　年　月　日	出院日期： 　年　月　日		标准住院日：21 天	

时间	住院第 1 天	住院第 2 天
主要诊疗工作	□ 询问病史及体格检查 □ 完成病历书写 □ 开实验室检查单 □ 上级医师查房与化疗前评估 □ 患者家属签署输血同意书、骨髓穿刺同意书、腰椎穿刺同意书、静脉插管同意书	□ 上级医师查房 □ 完成入院检查 □ 骨髓穿刺（骨髓形态学检查、微小残留病变检测） □ 腰椎穿刺+鞘内注射 □ 根据血象决定是否成分输血 □ 完成必要的相关科室会诊 □ 完成上级医师查房记录等病历书写 □ 确定化疗方案和日期
重点医嘱	**长期医嘱** □ 血液病护理常规 □ 二级护理 □ 饮食：普通饮食/糖尿病/其他 □ 抗菌药物（必要时） □ 其他医嘱 **临时医嘱** □ 血常规、尿常规、大便常规 □ 肝肾功能、电解质、血型、凝血功能、输血前检查 □ X 线胸片、心电图、腹部 B 超 □ 头颅、颈胸腹部 MRI 或 CT、血气分析、超声心动（视患者情况而定） □ 静脉插管术（有条件时） □ 病原微生物培养（必要时） □ 输血医嘱（必要时） □ 其他医嘱	**长期医嘱** □ 患者既往基础用药 □ 抗菌药物（必要时） □ 其他医嘱 **临时医嘱** □ 骨髓穿刺 □ 骨髓形态学、微小残留病检测 □ 腰椎穿刺、鞘内注射（MTX 10～15mg，Ara-C 40～50mg，DXM 5mg） □ 脑脊液常规、生化、流式、细胞形态（有备件时） □ 输血医嘱（必要时） □ 其他医嘱
主要护理工作	□ 介绍病房环境、设施和设备 □ 入院护理评估	□ 宣教（血液病知识）
病情变异记录	□ 无　□ 有，原因： 1. 2.	□ 无　□ 有，原因： 1. 2.
护士签名		
医师签名		

时间	住院第 3 天
主要 诊疗 工作	□ 患者家属签署化疗知情同意书 □ 上级医师查房，制定化疗方案 □ 住院医师完成病程记录

重
点
医
嘱
	长期医嘱
	□ 化疗医嘱（以下方案选一，药物具体剂量详见住院流程）
	□ ATRA+蒽环类药物达到 CR 者：
	    低/中危组：ATRA+蒽环类药物×3 天
	    高危组：ATRA+亚砷酸+蒽环类药物×3 天+Ara-C 150mg/（m^2·d）×7 天
	          ATRA+HHT 2mg/（m^2·d）×3 天+ Ara-C 1g/m^2，q12h×3 天
	□ ATRA+亚砷酸或口服砷剂达到 CR 者：
	    ATRA+亚砷酸×28 天
	    ATRA+亚砷酸×14 天
	    蒽环类药物×3 天+Ara-C 100mg/（m^2·d）×5 天
	    亚砷酸 0.15mg/（kg·d），每周 5 天，共 4 周，ATRA 45mg/（m^2·d）×14 天
	□ 补液治疗（水化、碱化）
	□ 止吐、保肝、抗感染等医嘱
	□ 其他医嘱
	临时医嘱
	□ 输血医嘱（必要时）
	□ 心电监护（必要时）
	□ 血常规
	□ 血培养（高热时）
	□ 静脉插管维护、换药
	□ 其他医嘱

主要 护理 工作	□ 观察患者病情变化 □ 心理与生活护理 □ 化疗期间嘱患者多饮水
病情 变异 记录	□ 无 □ 有，原因： 1. 2.
护士 签名	
医师 签名	

时间	住院第 4~20 天	住院第 21 天 （出院日）
主要诊疗工作	□ 上级医师查房，注意病情变化 □ 住院医师完成常规病历书写 □ 复查血常规、肝肾功能、电解质、凝血功能 □ 注意观察体温、血压、体重等，防治并发症 □ 成分输血、抗感染等支持治疗（必要时） □ 造血生长因子（必要时）	□ 上级医师查房，确定有无并发症情况，明确是否出院 □ 完成出院记录、病案首页、出院证明书等 □ 向患者交代出院后的注意事项，如返院复诊的时间、地点，发生紧急情况时的处理等
重点医嘱	**长期医嘱** □ 洁净饮食 □ 抗感染等支持治疗 □ 其他医嘱 **临时医嘱** □ 血常规、尿常规、大便常规 □ 肝肾功能、电解质 □ 输血医嘱（必要时） □ G-CSF 5μg/（kg·d）（必要时） □ 影像学检查（必要时） □ 血培养（高热时） □ 病原微生物培养（必要时） □ 静脉插管维护、换药 □ 腰椎穿刺，鞘内注射 □ 脑脊液常规、生化、流式、细胞形态（有条件时） □ 其他医嘱	**出院医嘱** □ 出院带药 □ 定期门诊随访 □ 监测血常规、肝肾功能、电解质等
主要护理工作	□ 观察患者情况 □ 心理与生活护理 □ 化疗期间嘱患者多饮水	□ 指导患者办理出院手续
病情变异记录	□ 无　□ 有，原因： 1. 2.	□ 无　□ 有，原因： 1. 2.
护士签名		
医师签名		

第九章

成人 Ph−急性淋巴细胞白血病临床路径释义

一、成人 Ph−急性淋巴细胞白血病编码

1. 国家卫生和计划生育委员会原编码：

疾病名称及编码：成人 Ph−急性淋巴细胞白血病（ALL）（ICD−10：C91.000）

注：在国标库中无法区分"成人 Ph+急性淋巴细胞白血病（ALL）"和"成人 Ph−急性淋巴细胞白血病（ALL）"编码都为急性淋巴细胞白血病 C91.0，M9821/3，建议在国标库中扩展。

2. 修改编码：

疾病名称及编码：成人 Ph−急性淋巴细胞白血病（ALL）（ICD−10：C91.008，M9821/3）

二、临床路径检索方法

C91.008（≥16 岁）

三、成人 Ph−急性淋巴细胞白血病临床路径标准住院流程

（一）适用对象

第一诊断为 Ph⁻急性淋巴细胞白血病（ICD−10：C91.000）的成人（≥16 岁）患者。

> 释义
>
> ■急性淋巴细胞白血病（Acute Lymphoblastic Leukemia，ALL）是一种起源于单克隆 B 或 T 淋巴细胞前体细胞的恶性肿瘤，是最常见的成人急性白血病之一，在成人急性白血病中 ALL 占 20% ~30%。ALL 确切的病因和发病机制尚未明确，可能是由于机体存在遗传易感性，在环境因素作用下导致淋巴前体细胞在某个发育阶段发生多步骤的体细胞突变而改变了细胞的功能，包括自我更新能力的增强、正常增殖失控、分化阻滞以及对死亡信号（凋亡）抵抗增加，引起原始、幼稚淋巴细胞在骨髓内的异常增殖和聚积，使正常造血受抑，最终导致贫血、血小板减少和中性粒细胞减少。现阶段临床工作中，ALL 患者在诊断时必须通过细胞和分子遗传学检查确认是否存在 Ph 染色体和（或）BCR−ABL 融合基因，进而将其区分为 Ph+ALL 或 Ph−ALL，Ph+ALL 在治疗期间联合使用酪氨酸激酶抑制剂类药物可获得更高的缓解率和长期生存，具有十分重要的意义，故此类患者需进入 Ph+ALL 临床路径。
>
> ■尽管成人 ALL 的治疗方案一般是参考儿童 ALL 而制定，但基于儿童良好的耐受性，儿童 ALL 方案在药物的组成、剂量等方面均显示出更大的治疗强度。国内外多中心研究结果一致提示发病年龄越轻的青少年采用儿童 ALL 方案进行治疗能获得更佳的长期生存，故建议<16 岁的 ALL 患者应按儿童方案进行治疗，不适合进入成人 ALL 的临床治疗路径。

（二）诊断依据

按《World Health Organization Classification of Tumors. Pathology and Genetic of Tumors of Haematopoietic and Lymphoid Tissue》（2016）和《血液病诊断及疗效标准（第 3 版）》（张之南主编，科学出版社）诊断。具体为：

1. 有或无以下症状、体征：发热、皮肤黏膜苍白、皮肤出血点及淤斑、淋巴结及肝脾大、胸骨压痛等。
2. 血细胞计数及分类发现原始和幼稚淋巴细胞、贫血、血小板减少。
3. 骨髓细胞形态学和细胞化学染色确定为急性淋巴细胞白血病（原始、幼稚淋巴细胞比例超过 25%）。
4. 白血病细胞的免疫学分型明确为前体 B- 或 T- 细胞型。
5. 细胞和分子遗传学检测除外 t（9；22）/BCR-ABL1 融合基因阳性。

释义

■ ALL 的临床表现不同，症状可能表现比较隐蔽或呈急性，一般反映了骨髓衰竭的程度和髓外浸润的范围。

■ 新近诊断的 ALL 患者一般伴有贫血、中性粒细胞减少和血小板减少，其严重性反映了白血病细胞替代骨髓的程度。外周血涂片检查提示绝大多数患者的血液循环中有未成熟的白血病细胞。初诊时白细胞计数的范围很广，从（0.1~1500）×10^9/L 不等［中位数为（10~12）×10^9/L］，初诊时白细胞计数在 B-ALL 患者超过 30×10^9/L、T-ALL 患者超过 100×10^9/L 时即属于一项高危因素，提示疾病预后不良。

■ 骨髓穿刺检查：怀疑急性白血病的患者在初次行骨髓穿刺检查时必须完善形态学（morphology）、免疫学（immunology）、细胞遗传学（cytogenetics）及分子生物学（molecular biology）四个方面（即 MICM）的项目，初诊时的这些资料对于判断预后、指导治疗及 MRD 的检测均有着十分重要的意义。部分患者在初诊时骨髓可能干抽无法获取丰富的骨髓液标本进行上述化验，此时若外周血中可见较多的原始和（或）幼稚细胞，也可用外周血标本来替代从而完善上述检查，但此时必须同时加做骨髓的活组织病理检查。

■ ALL 诊断分型目前采用 WHO 2016 标准。最低标准应进行细胞形态学、免疫表型检查，以保证诊断的可靠性。该路径中规定骨髓中原始、幼稚淋巴细胞比例超过 25% 才可以诊断 ALL；若原始/幼稚细胞比例小于 25%，应积极进行淋巴或骨髓组织活检明确是否为恶性淋巴瘤的骨髓侵犯期（即Ⅳ期）。免疫分型应采用多参数流式细胞术来鉴定，尽管根据 B 系列（早前 B、普通型 B、前 B 及成熟 B）和 T 系列（早期前 T、前 T、皮质 T 及成熟 T）正常成熟步骤可将病例进一步细分，但现阶段，对临床治疗策略选择有重要意义的主要是前体 B 细胞、成熟 B 细胞及 T 细胞三大类分型。诊断分型目前临床多参考欧洲白血病免疫学分型协作组（EGIL）标准，同时需要参照 WHO 2008 分类标准排除混合表型急性白血病（需同时具有至少两种系列的抗原表达）（表 3）。成熟 B 细胞 ALL 即 Burkitt 淋巴瘤/白血病，由于其高度侵袭性，治疗相对特殊，不适宜本路径的治疗模式，在此不作讨论。

■ 初诊时骨髓液样本，可以通过染色体显带技术、荧光原位杂交（FISH）技术和（或）聚合酶链反应（PCR）的方法来确认是否存在 Ph 染色体和（或）BCR-ABL 融合基因。成人 ALL 中约 25%~30% 的患者系 Ph+ALL，尤其免疫表型已确认为

B 系 ALL 者，可以通过在骨髓液涂片上行 FISH 检测来进行快速（24 小时内可有结果）鉴定。若具有上述特殊异常改变，则不能进入该临床路径。

■ ALL 分型：依照 WHO（2016）造血和淋巴组织肿瘤分类。

1. 原始 B 淋巴细胞白血病（表 4）。

2. 原始 T 淋巴细胞白血病：根据抗原表达可以划分为不同的阶段：早期前 T、前 T、皮质 T、髓质 T。建议分类：早期前体 T 淋巴细胞白血病（EarlyT-cellprecursorlymphoblasticleukemia，ETP）。

表3　混合表型急性白血病的 WHO 2008 诊断标准

系列诊断标准
髓系 MPO 阳性（流式、免疫组化或细胞化学）或单核分化特征（NSE、CD11c、CD14、CD64、溶菌酶至少两种阳性）
T 细胞系胞质 CD3（CyCD3，流式或免疫组化）或膜 CD3 阳性（混合型急性白血病中少见）
B 细胞系①CD19 强表达，另外 CD79a、CyCD22、CD10 至少一种强阳性（需要多种抗原）②CD19 弱表达，另外 CD79a、CyCD22、CD10 至少两种强阳性

表4　WHO 2016 版原始 B 淋巴细胞白血病分型

1. 原始 B 淋巴细胞白血病（NOS，非特指型）
2. 伴有重现性遗传学异常的原始 B 淋巴细胞白血病
伴 t（9；22）（q34.1；q11.2）/BCR-ABL1 的原始 B 淋巴细胞白血病（不能进入该临床路径）
伴 t（v；11q23.3）/KMT2A 重排的原始 B 淋巴细胞白血病
伴 t（12；21）（p13.2；q22.1）/ETV6-RUNX1 的原始 B 淋巴细胞白血病
伴超二倍体的原始 B 淋巴细胞白血病
伴亚二倍体的原始 B 淋巴细胞白血病
伴 t（5；14）（q31.1；q32.3）/IL3-IGH 的原始 B 淋巴细胞白血病
伴 t（1；19）（q23；p13.3）/TCF3-PBX1 的原始 B 淋巴细胞白血病
3. 建议分类：
BCR-ABL1 样原始 B 淋巴细胞白血病
伴 iAMP21 的原始 B 淋巴细胞白血病

（三）选择治疗方案的依据

根据《中国成人急性淋巴细胞白血病诊断与治疗专家共识》（中华医学会血液学分会、中国抗癌协会血液肿瘤专业委员会编著，中华血液学杂志）确定治疗方案和疗程。

释义

　　■ 患者一经确诊，即应尽快开始治疗。化学治疗是 ALL 最主要的治疗方法，分为两大阶段：①诱导缓解治疗：目的是迅速、大量减少体内白血病细胞负荷，恢复正常造血，达到缓解；②缓解后治疗（包括所谓的巩固强化治疗和维持治疗）：目的是消灭体内残存白血病，以预防复发、延长生存。CNS-L 的防治贯穿 ALL 治疗的整个过程。美国国立癌症研究网络（NCCN）于 2012 年首次公布了 ALL 的诊断治疗指南，我国于 2012 年发表中国第一版《成人 ALL 诊断与治疗的专家共识》，得到了国内同行的认可。再于 2016 年 10 月份在《中华血液学杂志》更新了 2016 新版本。本路径中列举的化疗参照中国成人急性淋巴细胞白血病协作组（CALLG）——CALLG-2008 治疗方案。

1. 预治疗（CP）：白细胞≥30×10^9/L 或者髓外肿瘤细胞负荷大（肝脾、淋巴结肿大明显者）的，建议给予预治疗以防止肿瘤溶解综合征。同时注意水化、碱化和利尿。泼尼松（PDN）1mg/（kg·d），3～5 天，可以和环磷酰胺（CTX）联合应用［200mg/（m^2·d），静滴，3～5天］。

2. 诱导化疗方案：VDCP（长春新碱、柔红霉素、环磷酰胺、泼尼松）、VDLP（长春新碱、柔红霉素、左旋门冬酰胺酶、泼尼松）或 VDCLP（长春新碱、柔红霉素、环磷酰胺、左旋门冬酰胺酶、泼尼松）。

长春新碱（VCR）：1.4mg/（m^2·d），最大剂量不超过 2 毫克/次，第 1、8、15、22 天。

柔红霉素（DNR）：40mg/（m^2·d），第 1～3 天，第 15～16 天。

环磷酰胺（CTX）：750mg/（m^2·d），第 1 天、第 15 天（单次用量超过 1g 的可给予等量美司钠分次解救）。

左旋门冬酰胺酶（L-asp）：6000 IU/m^2，第 11、14、17、20、23 和 26 天。

泼尼松（PDN）：1mg/（kg·d），第 1～14 天；0.5 mg/（kg·d），第 15～28 天。

根据当地医院具体情况确定诱导治疗方案（VDCP、VDLP 或 VDCLP）。年龄大于 55 岁的患者左旋门冬酰胺酶治疗获益较少，还可能出现严重不良反应，可用不含左旋门冬酰胺酶的方案。

诱导治疗第 14 天行骨髓穿刺检查预测疗效，必要时调整治疗；如骨髓增生活跃或以上、原始/幼稚淋巴细胞比例达 10% 以上，可于第 15～16 天给予 DNR 40 mg/（m^2·d）。诱导治疗第 28（±7）天复查骨髓形态学、流式细胞术微小残留病（MRD）和遗传学检测，以判断血液学和分子学疗效。未达形态学 CR 的患者给予挽救治疗，CR 的患者则进入缓解后巩固强化治疗。

诱导治疗后期，如外周血原始细胞消失、WBC≥1×10^9/L、PLT≥50×10^9/L，可给予 1～2 次诊断性腰椎穿刺和鞘注化疗以防治中枢神经系统白血病（CNSL）。

释义
■ 详见初治成人 Ph-急性淋巴细胞白血病临床路径。

3. 缓解后治疗：达 CR 患者应尽快接受缓解后的巩固强化治疗。每个疗程之间的间隔时间不宜过久。根据危险度分层和病情判断是否需要进行异基因干细胞移植（Allo-SCT）。需行 Allo-SCT 者应积极寻找合适的供体。

早期强化治疗：

（1）CAM：CTX：750mg/（m^2·d），第 1 天，第 8 天（美司钠解救）；阿糖胞苷（Ara-C）：

100 mg/（m²·d），第 1~3 天，第 8~10 天；巯嘌呤（6-MP）：60mg/（m²·d），第 1~7 天。

血象恢复后（白细胞≥1×10⁹/L，血小板≥50×10⁹/L），行预防性三联鞘注（MTX 10mg、Ara-C 50mg 和 Dex 10mg）1~2 次。

（2）大剂量甲氨蝶呤（HD-MTX）+L-asp：MTX 3.0g/（m²·d），第 1 天；行三联鞘注 1 次。L-asp 6000 IU/（m²·d），第 3、4 天。

（3）MA 方案：米托蒽醌（MTZ）8mg/（m²·d），静脉滴注，第 1~3 天。阿糖胞苷（Ara-C）0.75 g/m²，q12h，静脉滴注，第 1~3 天。

4. 晚期强化：

（1）VDCD 或 VDLD 方案：长春新碱（VCR）：1.4mg/（m²·d），最大剂量不超过 2 毫克/次，第 1、8、15、22 天。柔红霉素（DNR）：40mg/（m²·d），第 1~3 天。CTX：750mg/（m²·d），第 1 天，第 8 天（美司钠解救）；左旋门冬酰胺酶（L-asp）：6000IU/m²，第 11、14、17、20、23 和 26 天。地塞米松（DXM）：8mg/（m²·d），口服或静脉注射，第 1~7 天，第 15~21 天。

根据当地医院具体情况确定此次强化治疗方案（VDCD 或 VDLD）。年龄大于 55 岁的患者左旋门冬酰胺酶治疗获益较少，还可能出现严重不良反应，推荐 VDCD 方案。

血象恢复后（白细胞≥1×10⁹/L，血小板≥50×10⁹/L），行三联鞘注（MTX 10mg、Ara-C 50mg 和 Dex 10mg）1~2 次。

（2）COATD 方案：CTX：750mg/（m²·d），第 1 天（美司钠解救）；VCR：1.4mg/（m²·d），最大剂量不超过 2 mg/次，第 1 天；Ara-C：100mg/（m²·d）（分 2 次），静脉滴注，第 1~7 天；替尼泊苷（VM-26）：100mg/（m²·d），第 1~4 天；地塞米松（DXM）：6mg/（m²·d），口服或静脉滴注，第 1~7 天。

血象恢复后（白细胞≥1×10⁹/L，血小板≥50×10⁹/L），行三联鞘注 1~2 次。

（3）大剂量甲氨碟呤（MTX）+L-asp：MTX：3.0g/（m²·d），第 1 天；行三联鞘注 1 次。L-asp 6000IU/（m²·d），第 3、4 天。

（4）TA 方案：替尼泊苷（VM-26）100mg/（m²·d），第 1~4 天；阿糖胞苷（Ara-C）100mg/（m²·d）（分 2 次），静脉滴注，第 1~7 天。

血象恢复后（白细胞≥1×10⁹/L，血小板≥50×10⁹/L），行三联鞘注 1~2 次。

5. 维持治疗：每月 1 个疗程，直到缓解后 3 年。每 6 个月给予 1 次强化治疗。维持治疗期间每 3 个月复查骨髓细胞形态及微小残留病检查。

维持治疗方案：

MM 方案（根据血象和肝功能调整用量和用药时间）：6-MP 60mg/（m²·d），晚服，第 1~7 天。MTX 20mg/（m²·d），口服，第 8 天。

维持治疗期间的强化治疗方案：

MOACD 方案：米托蒽醌（MTZ）8mg/（m²·d），静脉滴注，第 1~2 天。VCR 1.4mg/（m²·d），最大剂量不超过 2mg/次，第 1 天；阿糖胞苷（Ara-C）100mg/（m²·d）（分 2 次），静脉滴注，第 1~5 天。CTX 600mg/（m²·d），第 1 天；地塞米松（DXM）6mg/（m²·d），口服或静脉滴注，第 1~7 天。

高危组、未行头颅照射的患者，每 6 个月强化治疗的同时，给予三联鞘注 1 次。

6. 中枢神经系统白血病（CNSL）预防治疗：任何类型的成人 ALL 均应强调 CNSL 的早期预防。包括鞘内注射化疗、放射治疗、大剂量全身化疗等。低危组共鞘注 12 次，高危组 16 次。

（1）三联鞘注：三联鞘注是 CNSL 的预防及治疗的主要方式。病程中未诊断 CNSL 的低危组患者总共应完成 12 次鞘注，高危组为 16 次。诱导治疗后期血象恢复后（中性粒细胞≥1×

10^9/L，血小板≥$50×10^9$/L，外周血无原始细胞）应进行首次腰椎穿刺及三联（MTX 10mg、Ara-C 50mg 和 Dex 10mg）鞘内注射，并行脑脊液常规、生化和流式细胞术白血病细胞分析。

（2）预防性头颅放疗：拟行 HSCT 者移植前不建议行颅脑放疗预防 CNSL。非移植患者中，18 岁以上的高危组患者或 35 岁以上的患者，可在缓解后的巩固化疗期间进行预防性头颅放疗，照射部位为单纯头颅，总剂量 1800~2000cGy，分次（10~12 次）完成。18 岁以下患者一般不建议预防性头颅放疗。

（3）CNSL 治疗：确诊为 CNSL 者，建议先行腰椎穿刺鞘注治疗。应每周鞘注 2 次直至症状体征好转、脑脊液检测正常，此后每周 1 次、连续 6 周。也可在鞘注化疗至脑脊液白细胞数正常、症状体征好转后再行放疗（头颅+脊髓），头颅放疗剂量为 2000~2400cGy，脊髓放疗剂量为 1800~2000cGy，分次（10~12 次）完成。进行过预防性头颅放疗的原则上不再进行二次放疗。

7. 维持治疗期间的随访监测治疗：维持治疗期间应每月复查血细胞计数及分类，如有异常应于 1 周后再次复查，确定为血常规异常的应立即行骨髓穿刺检查。每 3 个月复查骨髓细胞形态及微小残留病（如：流式细胞术和 PCR）检查。

> **释义**
>
> ■ 详见完全缓解的成人 Ph-急性淋巴细胞白血病临床路径。

第一节　初治成人 Ph-急性淋巴细胞白血病临床路径释义

一、初治成人 Ph-急性淋巴细胞白血病编码

ICD-10：C91.000

二、临床路径检索方法

疾病名称及编码：ICD-10：C91.000

三、初治成人 Ph-急性淋巴细胞白血病临床路径标准住院流程

（一）临床路径标准住院日

35 天内。

> **释义**
>
> ■ 90%~95% 的初治 Ph-ALL 患者在接受 3~5 种药物组合的诱导化疗后可于入院后 35 天内判断疗效，获得血液学缓解，病情稳定者出院；获得血液学缓解但因合并症需要进行相关的处理者，可适当延长住院时间；未获得缓解者则退出路径。

（二）进入路径标准

1. 第一诊断必须符合成人 Ph-急性淋巴细胞白血病（ALL）疾病编码（ICD-10：C91.000）的患者。

2. 当患者同时具有其他疾病诊断时，但在住院期间不需要特殊处理也不影响第一诊断的临床路径流程实施时，可以进入路径。

> **释义**
>
> ■ 由于 Ph+ALL 化疗中强调联合应用酪氨酸激酶抑制剂，与其他类型 Ph-ALL 方案具有显著不同，所以必须排除合并 Ph/BCR-ABL 融合基因阳性，确诊为 Ph-ALL 且年龄≥16 岁的成人患者才进入本路径。

（三）明确诊断及入院常规检查

需 3~5 天（指工作日）。

必须的检查项目：

1. 血常规、尿常规、大便常规。

2. 肝肾功能、电解质、血型、凝血功能、输血前检查。

3. X 线胸片、心电图、超声检查（包括颈、腋下、腹股沟、心脏和腹部、睾丸等）、眼底检查。

4. 发热或疑有感染者可选择：病原微生物培养、影像学检查。

5. 骨髓检查（形态学包括组化）、免疫分型、细胞遗传学、白血病相关基因检测。

6. 根据情况可选择的检查项目：头颅、颈胸腹盆部 MRI 或 CT、脊柱侧位片、脑电图、血气分析等。

7. 患者及家属签署以下同意书：授权书、病重或病危通知书、骨髓穿刺同意书、腰椎穿刺及鞘内注射同意书、化疗知情同意书、输血知情同意书、静脉插管同意书（有条件时）等。

> **释义**
>
> ■ 上述常规化验检查所有患者均应积极尽快完善。血常规检查可了解患者血红蛋白、血小板水平，及时进行成分输血改善患者的临床症状；白细胞水平高的患者应及时给予糖皮质激素和（或）CTX 预处理以降低肿瘤负荷，若白细胞超过 $100 \times 10^9/L$ 或合并白细胞淤滞表现时也可采用白细胞单采术来迅速减低循环负荷，单采前要关注血小板计数和血凝指标，评估单采中的出血风险（尽管风险较 AML 相对小）；尿、便常规有助于了解是否存在泌尿系统和消化系统的少量出血；凝血功能检测有助于了解患者是否存在出凝血紊乱，发现存在异常的需要积极输注血浆等处理进行纠正；肝肾功能、电解质检测可了解患者是否存在肝肾基础疾病、肿瘤溶解及水电解质紊乱等情况，改善脏器功能及维持水电解质平衡对于 ALL 本病的治疗得以顺利进行具有至关重要的意义；输血前感染性疾病的筛查可为安全输血及化疗的顺利进行提供保障。
>
> ■ 由于正常造血功能受到抑制，ALL 患者就诊时多数存在不同程度的贫血可能影响心功能，尤其存在心脏基础疾病者，并且 Ph-ALL 化疗方案中的部分药物存在心脏毒性，胸部 X 线或 CT、心电图及心脏超声波的检查可评估患者心肺基础疾病。腹部 B 超检查有助于发现严重的肝脏等疾病，若有白血病细胞浸润，还可以评估肝脾大小。
>
> ■ Ph-ALL 患者中性粒细胞减少，易合并不同部位的感染发热，尤其化疗抑制期感染易加重，病原微生物培养和影像学检查（肺部 CT 等）有助于明确感染部位及致

病菌，指导抗感染药物的合理应用，有助于后期治疗的顺利进行。若存在严重感染可能影响 Ph-ALL 的成人患者的化疗，则不宜进入本路径。

■ 细胞形态学和免疫表型一旦明确，FISH 或 PCR 鉴定排除存在 BCR-ABL 融合基因，则尽早开始按照本路径进行诱导化疗。细胞遗传学、白血病融合基因等检查为进一步的 WHO 诊断及预后危险度分层提供依据，指导缓解后的进一步治疗，因此上述检查缺一不可。有条件的单位可以增加 FISH 等项目筛查 Ph 样 ALL 和伴 21 号染色体内部扩增的 B-ALL。

■ 签署上述知情同意书的同时，需要告知患者及其家属在诊断以及治疗过程中的相关风险、获益甚至费用预算，加强医患沟通，有助于患者及其家属进一步理解病情，积极配合治疗，提高依从性。

（四）治疗前准备

1. 发热患者建议立即进行病原微生物培养并使用抗菌药物经验性抗细菌治疗；根据疗效和病原微生物培养结果合理调整抗菌药物治疗。建议给予抗真菌预防。有侵袭性真菌感染时应及时给予抗真菌治疗。

释义

■ 发热是白血病患者就诊时和治疗过程中最主要的症状之一。白血病患者任何阶段的发热，均必须详细评估患者是否存在感染、感染的部位以及病原菌种类，部分患者的感染可能难以明确，细菌培养阳性率较低。这些患者的感染可能进展很快，甚至威胁生命。早期经验性使用抗菌药物可避免感染的进一步加重，保证后期治疗的顺利进行。《中国中性粒细胞缺乏伴发热患者抗菌药物临床应用指南（2016 年版）》（以下简称"中国粒缺指南 2016 年版"）对血液科医师临床实践具有重要的指导意义。Ph-ALL 诱导治疗期间由于粒缺持续时间一般大于 7 天，一旦出现发热，应按照"中国粒缺指南 2016 年版"中的高危患者来处理，经验性初始抗菌药物中推荐单一使用的有哌拉西林-他唑巴坦、头孢哌酮-舒巴坦、碳青霉烯类、头孢吡肟和头孢他啶。在一些特定情形下，初始用药中需要加入抗革兰阳性菌活性的药物，包括：①血流动力学不稳定或其他严重血流感染证据；②影像学确诊的肺炎；③血培养初步鉴定为革兰阳性菌，但尚未知具体菌种和药敏；④临床疑有严重导管相关感染；⑤任何部位的皮肤或软组织感染；⑥耐甲氧西林金黄色葡萄球菌、耐万古霉素肠球菌或耐青霉素肺炎链球菌定植；⑦已预防应用氟喹诺酮类药物且经验性应用头孢他啶治疗时出现严重黏膜炎。可以选择的药物包括万古霉素、替考拉宁或利奈唑胺。而具体选择应根据院内微生物监测、药敏及耐药的情况而定。

■ Ph-ALL 诱导阶段粒细胞缺乏并同时接受大剂量糖皮质激素治疗，是发生侵袭性真菌感染（IFI）的高危患者，具有预防 IFI 的指征，预防性治疗的疗程长短不一，推荐预防治疗的药物有伊曲康唑和氟康唑，而具体选择应根据院内真菌、药敏及耐药的情况而定。

2. 有贫血（Hb<80g/L）、活动性出血或 PLT<20×10⁹/L，应及时给予浓缩红细胞和血小板输

注；弥散性血管内凝血（DIC）时，建议 PLT 维持在 $50 \times 10^9/L$ 以上。心功能不全者可适当放宽输血指征。

有凝血异常时应及时补充相关血液制品。纤维蛋白原<1.5g/L 时，输新鲜血浆或浓缩纤维蛋白原。必要时肝素抗凝或 EACA 等抗纤溶治疗。

> **释义**
>
> ■ 积极输注浓缩红细胞成分血保证 Hb 在 70g/L 以上，可以改善患者的一般症状，维护基本正常的心肺功能。对于心肺功能差的患者，适当放宽输血指征。维持 PLT 在 $20 \times 10^9/L$ 以上可明显降低重要脏器致命性出血的风险。

（五）治疗开始时间

诊断第 1~5 天。

> **释义**
>
> ■ 通过细胞形态学和免疫表型确诊，排除合并 Ph/BCR-ABL 阳性 ALL 者，即应尽早按本路径开始诱导化疗。

（六）治疗方案

1. 预治疗（CP）：白细胞$\geq 30 \times 10^9/L$ 或者髓外肿瘤细胞负荷大（肝脾、淋巴结肿大明显者）的，建议给予预治疗以防止肿瘤溶解综合征。同时注意水化、碱化利尿。泼尼松（PDN）1mg/（kg·d），3~5 天，可联合环磷酰胺（CTX）200mg/（m^2·d），静脉滴注，3~5 天。

> **释义**
>
> ■ 鼓励初诊 ALL 患者多饮水，预处理前即可以开始应用别嘌呤醇进行降尿酸处理，防止高尿酸肾病的发生。肿瘤负荷高的患者保证每天入量在 $3L/m^2$ 以上，同时充分碱化尿液（PH>7.0），维持尿量在 100~150ml/h，在给予足够液体后，如果未达到理想尿量，可静脉给予呋塞米 20mg 利尿处理。每天监测一次肾功能、电解质、血糖、血凝等指标，维持水、电解质的平衡，血凝明显异常者要输注血制品纠正。

2. 诱导化疗方案（VDCP、VDLP 或 VDCLP）：长春新碱（VCR）：1.4mg/（m^2·d），最大剂量不超过 2 mg/次，第 1、8、15、22 天。柔红霉素（DNR）：40 mg/（m^2·d），第 1~3 天，第 15~16 天。环磷酰胺（CTX）：750mg/（m^2·d），第 1 天、第 15 天（单次用量超过 1g 的可给予等量美司钠分次解救）。左旋门冬酰胺酶（L-asp）：6000 IU/m^2，第 11、14、17、20、23 和 26 天。泼尼松（PDN）：1 mg/（kg·d），第 1~14 天；0.5mg/（kg·d），第 15~28 天。

根据当地医院具体情况确定诱导治疗方案（VDCP、VDLP 或 VDCLP）。年龄大于 55 岁的患者左旋门冬酰胺酶治疗获益较少，还可能出现严重不良反应，可用不含左旋门冬酰胺酶方案。

诱导治疗第 14 天行骨髓穿刺检查预测疗效，调整治疗；如骨髓增生活跃或以上，或原始/幼稚淋巴细胞比例达 10% 以上，可于第 15 ~ 16 天给予 DNR 40 mg/（m^2·d）。诱导治疗第 28（±7）天复查骨髓形态学、流式细胞术微小残留病（MRD）和遗传学检测，以判断血液学和分子学疗效。未达形态学 CR 的患者给予挽救治疗，CR 的患者则进入缓解后巩固强化治疗。

> **释义**
>
> ■ Ph-ALL 的初次诱导化疗一般以 4 周方案为基础。至少应予长春新碱（VCR）或长春地辛（VDS）、蒽环/蒽醌类药物 [如 DNR、IDA、多柔比星（阿霉素，ADM）、MIT 等]、糖皮质激素（如 PDN 或 DXM）为基础的方案（VDP）诱导治疗。推荐采用 VDP 方案联合 CTX 和 L-asp/培门冬酶组成的 VDCLP 方案。也可以采用 hyper-CVAD 方案。

（七）治疗后必须复查的检查项目

1. 血常规、肝肾功能、血糖、电解质和凝血功能。
2. 脏器功能评估。
3. 化疗第 14 天及诱导化疗后（可选）骨髓形态学，有条件者做微小残留病变和遗传学检测。
4. 治疗前有白血病细胞浸润改变的各项检查。
5. 出现感染时，各种体液或分泌物培养、病原学检查、相关影像学检查需多次重复。

> **释义**
>
> ■ 初诊 Ph-ALL 患者在接受诱导化疗后将进入骨髓抑制期，定期监测血细胞计数为成分输血等支持治疗提供依据；骨髓恢复期，血细胞分析为疗效判定提供依据。化疗期间定期复查肝肾功能、血糖、电解质和血凝指标，给予及时的对症支持处理，以利于化疗的顺利进行，是治疗取得成功的重要保障。期间还需要定期评估脏器功能，尤其肝、肾、心和肺脏器的功能。
>
> ■ 诱导治疗第 14 天的中期评估可预测疗效，此时多数患者处于重度骨髓抑制期，血细胞三系列均重度低下水平，评估骨髓形态时有时会出现标本血稀的现象，此时留取骨髓液采用流式细胞仪分析白血病相关免疫表型（LAIP）来检测残留病灶（MRD）判断疗效显得尤为重要。在诱导治疗结束时除评估骨髓形态和流式 MRD 外，对于有特殊染色体或融合基因异常者（如 E2A-PBX1），可同时检测此类特异标记来判断患者疾病缓解的深度。
>
> ■ 如果初诊时患者合并有白血病细胞脏器浸润的表现，在诱导治疗结束时需要同时评估。尤其 T-ALL 患者初诊时部分患者会合并纵隔病变，此部位的疗效判断则依赖胸部 CT 和 PET-CT。完全缓解（CR）：CT 检查纵隔肿大完全消失或 PET 阴性。部分缓解（PR）：肿大的纵隔病变最大垂直直径的乘积（SPD）缩小 50% 以上。疾病进展（PD）：SPD 增加 25% 以上。未缓解（NR）：不满足部分缓解和 PD。复发：取得 CR 的患者又出现纵隔肿大。
>
> ■ 出现感染时，病原学和必要的影像学需要全面评估，必要时需要间断多次重复，根据"中国粒缺指南 2016 年版"进行相应处理。

（八）化疗中及化疗后治疗

1. 感染防治：发热患者建议立即进行病原微生物培养并使用抗菌药物经验性抗细菌治疗；

根据疗效和病原微生物培养结果合理调整抗菌药物治疗。建议给予抗真菌预防。有侵袭性真菌感染时应及时给予抗真菌治疗。

2. 脏器功能损伤的相应防治：止吐、保肝、抑酸、水化、碱化、防治尿酸肾病（别嘌呤醇）等。

3. 成分输血：适用于 Hb<80g/L，PLT<20×10⁹/L 或有活动性出血患者，分别输浓缩红细胞和单采血小板；若存在 DIC 倾向则 PLT<50×10⁹/L 即应输注血小板。有凝血功能异常的患者，输注相应血液制品。纤维蛋白原<1.5g/L 时，输注新鲜血浆或浓缩纤维蛋白原。必要时给予肝素抗凝、抗纤溶治疗。有心功能不全者可适当放宽输血指征。

4. 造血生长因子：诱导治疗骨髓抑制期可给予粒细胞集落刺激因子（G-CSF）。

释义

　　■上述支持治疗是顺利完成诱导治疗的重要保证。在诱导治疗期间特殊的预防能够减少感染的危险性，特别是对黏膜炎的患者，这一预防包括保护性隔离、空气过滤、去除感染和潜在感染食品、用杀菌剂刷牙和洗澡。抗菌药物、血制品应用意义见前。G-CSF 的应用能促进中性粒细胞减少症的恢复，减少严重感染的发生，避免住院时间延长。

　　■成人 Ph-ALL 患者长期生存率明显差于儿童 ALL，尤其是高危 Ph-ALL 患者（如细胞遗传学分析为亚二倍体者；MLL 基因重排阳性者；WBC≥30×10⁹/L 的前 B-ALL 和 WBC≥100×10⁹/L 的 T-ALL；获 CR 时间>4~6 周），缓解后治疗可行异基因造血干细胞移植，应积极进行 HLA 配型，寻找合适的供者。

（九）出院标准

1. 一般情况良好。

2. 没有需要住院处理的并发症和（或）合并症。

释义

　　■临床症状改善，获得血液学缓解且不需要静脉输液的患者可出院，诱导化疗结束未获得 CR 的患者应退出本路径。

　　■治疗反应的定义

　　1. 完全缓解（complete remission，CR）：①外周血无原始细胞，无髓外白血病；②骨髓三系造血恢复，原始细胞<5%；③外周血 ANC>1.0×10⁹/L；④外周血 PLT>100×10⁹/L；⑤4 周内无复发。

　　2. CR 伴血细胞不完全恢复（CRi）：PLT<100×10⁹/L 和（或）ANC<1.0×10⁹/L。其他应满足 CR 的标准。总反应率（ORR）= CR+CRi。

　　3. 难治性疾病：诱导治疗结束未能取得 CR。

（十）有无变异及原因分析

1. 治疗期间有感染、贫血、出血及其他合并症者，需进行相关的诊断和治疗，可能延长住院时间并致费用增加。

2. 诱导治疗未达完全缓解者退出路径。

释义

■ 治疗过程中因出现各种并发症需要继续住院的患者可适当延长住院日，若出现严重并发症影响本路径实施可退出本路径。

四、初治成人 Ph−急性淋巴细胞白血病临床路径给药方案

【用药选择】

1. 抗白血病治疗：

（1）蒽环/蒽醌类药物：可以连续应用（连续 2～3 天，第 1、3 周，或仅第一周用药）；也可以每周用药 1 次。若柔红霉素用其他药物替代，参考剂量：IDA 6～10mg/（m² · d）×2～3 天，米托蒽醌 6～10mg/（m² · d）×2～3 天。

（2）长春碱类：用于 Ph−ALL 治疗的长春碱类药物主要为长春新碱和长春地辛，二者作用机制相似。此类药物通过与微管蛋白结合，阻止微管装配并阻碍纺锤体形成，使细胞分裂停止于 M 期，因此是 M 期细胞周期特异性药物。大剂量长春新碱亦可杀伤 S 期细胞，长春新碱的骨髓抑制作用相对轻。

（3）糖皮质激素：ALL 诱导化疗中应用的糖皮质激素包括泼尼松和地塞米松。儿童 ALL 的研究表明地塞米松的抗白血病作用比泼尼松强 7 倍，且半衰期长，血浆浓度高，可透过血脑屏障，因此，在诱导治疗期使用有助于防治中枢神经系统白血病，显著降低骨髓及中枢神经系统复发率，但可能增加发生感染的风险。激素诱导试验是在诱导缓解化疗的前一周予以糖皮质激素包括泼尼松（50～60mg/m²）或地塞米松（8～10mg/m²），第 8 天复查外周血幼稚细胞计数的临床评价方法。目前很多方案均将其作为临床危险度分型的一个重要因素。

（4）左旋门冬酰胺酶（L−Asp）：20 世纪 70 年代开始应用于临床，由于对白血病细胞作用的特异性，已逐步成为治疗儿童 ALL 中最有效、不可替代的药物。目前主要有两类产品，分别来自大肠杆菌（E. Coli）与欧文菌（Erwinase）。一般在诱导缓解方案中 L−Asp 5000～6000U/m²，2～3 次/周，共 6～8 次。到 80 年代，出现聚乙烯二醇化学修饰 L−ASP，并发出新药培门冬酰胺酶（PEG−Asp），儿童 ALL 一次用量为 2500U/m²，鉴于成人的耐受性较儿童差，NCCN 推荐成人 Ph−ALL 用量可为 2000～2500U/m²，其半衰期较长，只需 2 周 1 次，可达到满意疗效，亦可减少抗 Asp 抗体产生，在目前的 NCCN 指南中已经取代 L−asp 成为一线用药，缺点是价格昂贵。

2. 对症支持治疗：包括感染的预防和治疗、输血、保护脏器功能等多种合并症或并发症的处理，用药原则及种类详见前述部分。

【药学提示】

1. 蒽环类药物：DNR 可使患者左心肌顺应性降低，左室壁变薄，收缩期末室壁张力增高。急性或亚急性心脏毒性可发生在单次 DNR 治疗后或一个疗程结束后。多表现为心电图的异常，如非特异性 ST−T 改变、QT 间期延长、短暂的心律失常等，极少数可有心肌炎、心包炎综合征、急性左心衰等严重表现。大量的临床研究表明，DNR 引起的心脏毒性与其累积剂量有关，但个体对 DNR 的敏感性不同，故引起心脏毒性的剂量也存在着很大差异。成人使用 DNR 出现心脏毒性的累积剂量界限为 400～500mg/m²。

2. L−Asp：由于 L−Asp 为异体蛋白制剂及其独特的作用机制，使用过程中常可致多种不良反应，部分具有致死性。其不良反应主要包括以下几方面：①L−Asp 本身为异体蛋白制剂，介导变态反应主要包括过敏性休克、荨麻疹等过敏反应和由于抗体产生而导致的 L−Asp 活性降

低；②具有阻碍蛋白合成的作用，故影响蛋白合成丰富的肝脏、胰腺等器官功能，出现低蛋白（白蛋白、纤维蛋白原等）血症、胰腺炎、凝血系统异常（血栓或出血）、肝功能障碍、高脂血症和糖耐量异常等；③抑制凝血与抗凝系统中多种因子的合成，如凝血因子Ⅱ、Ⅶ、Ⅸ、Ⅹ或纤维蛋白原、AT-Ⅲ、蛋白 S 的合成，出现凝血障碍，表现为出血倾向或高凝血栓形成，尤其中央静脉插管、使用泼尼松和蒽环类药物可增加血栓发生的可能。积极预防 L-Asp 不良反应尤为关键，一般应用 L-Asp 的 3 天前开始改为低脂饮食，直至停药后 1 周。用药过程中应密切监测血象、肝功能、凝血机制、血和尿淀粉酶、血糖和尿糖等，尽早发现异常，及时处理。

3. 糖皮质激素：Ph-ALL 诱导化疗期间激素应用剂量大，且时间长，必须高度重视并积极防治其可能造成的相应不良反应，包括诱发或加重感染、水及电解质代谢紊乱、心血管系统（钠、水潴留和血脂升高，可诱发高血压和动脉粥样硬化）、消化系统（诱发或加剧消化性溃疡导致出血和穿孔，少数还可以诱发胰腺炎或脂肪肝）、骨质疏松或骨折和股骨头坏死、精神异常等。

【注意事项】

1. 蒽环/蒽醌类药物使用时应警惕蒽环类药物的心脏毒性，用药前应测定心脏功能，包括心电图、心肌酶谱、心脏超声等，动态监测 LVEF（左心室射血分数）和 PEP 与 LVEF 之比，对了解心功能最为有效，有条件的可行心肌活检。

2. 单次应用 CTX 剂量较大时（超过 1g）可予以美司钠解救。

3. 长春碱类主要不良反应为末梢神经炎和便秘，ALL 诱导化疗期间应慎用唑类抗真菌药物，以防增加肠道并发症或低钠血症的发生风险。

4. 尽早开始腰椎穿刺和鞘内注射预防 CNSL（可选择在血细胞计数达安全水平时进行）。

五、推荐表单

（一）医师表单

初治成人 Ph–急性淋巴细胞白血病临床路径医师表单

适用对象：第一诊断为初治成人 Ph–急性淋巴细胞白血病（ICD–10：C91.000）
　　　　　拟行诱导化疗

患者姓名：	性别：　　　年龄：　　　门诊号：	住院号：
住院日期：　　年　月　日	出院日期：　　年　月　日	标准住院日：35 天内

时间	住院第 1 天	住院第 2 天
主要诊疗工作	□ 询问病史及体格检查 □ 完成病历书写 □ 开实验室检查单 □ 上级医师查房与化疗前评估 □ 根据血象及凝血象决定是否成分输血 □ 向家属告知病重或病危并签署病重或病危通知书 □ 患者家属签署授权书、骨髓穿刺同意书、腰椎穿刺同意书、输血知情同意书、静脉插管同意书（条件允许时） □ 根据血象决定是否白细胞单采、是否使用 CTX/激素预治疗	□ 上级医师查房 □ 完成入院检查 □ 骨髓穿刺：骨髓形态学检查、免疫分型、细胞遗传学、和白血病相关基因及突变检测（有条件时） □ 根据血象及凝血象决定是否成分输血 □ 控制感染等对症支持治疗 □ 完成必要的相关科室会诊 □ 住院医师完成上级医师查房记录等病历书写 □ 根据血象决定是否白细胞单采、是否使用 CTX/激素预治疗
重要医嘱	**长期医嘱** □ 血液病一级护理 □ 饮食：普通饮食/其他 □ 抗菌药物（必要时） □ 补液治疗（水化、碱化） □ 其他医嘱 **临时医嘱** □ 血常规、尿常规、大便常规 □ 肝肾功能、电解质、血型、凝血、输血前检查 □ X 线胸片、心电图、B 超（多部位） □ 头颅、颈胸部 MRI 或 CT、脊柱侧位片、脑电图、血气分析（必要时） □ 静脉插管术（条件允许时） □ 病原微生物培养（必要时） □ 输血医嘱（必要时） □ 眼底检查 □ 白细胞单采术（必要时） □ CTX、激素（必要时） □ 其他医嘱	**长期医嘱** □ 患者既往基础用药 □ 防治尿酸肾病（别嘌呤醇） □ 抗菌药物（必要时） □ 补液治疗（水化、碱化） □ 其他医嘱 **临时医嘱** □ 骨髓穿刺 □ 骨髓形态学、免疫分型、细胞遗传学、和白血病相关基因及突变检测（有条件时） 　血常规 □ 输血医嘱（必要时） □ 白细胞单采术（必要时） □ CTX、激素（必要时） □ 其他医嘱
病情变异记录	□ 无　□ 有，原因： 1. 2.	□ 无　□ 有，原因： 1. 2.
医师签名		

时间	住院第 3~5 天
主要 诊疗 工作	□ 根据初步骨髓结果制定治疗方案　　□ 化疗 □ 患者家属签署化疗知情同意书　　□ 重要脏器保护 □ 住院医师完成病程记录　　□ 止吐 □ 上级医师查房
重要医嘱	**长期医嘱** □ 化疗医嘱（以下方案选一） □ 预治疗：CP：CTX 200mg/（m²·d），第-4 天~第 0 天；PDN 1mg/（kg·d），第-4 天~第 0 天 □ VDCLP：VCR 1.4mg/（m²·d），最大剂量不超过 2 毫克/次，第 1、8、15、22 天 　　　　　　DNR 40mg/（m²·d），第 1~3，15~16 天（可选） 　　　　　　CTX 750mg/（m²·d），第 1 天（减去预治疗剂量），第 15 天（美司钠解救） 　　　　　　L-asp 6000IU/m²，第 11、14、17、20、23 和 26 天 　　　　　　PDN 1mg/（kg·d），第 1~14 天，第 15~28 天减量 1/2 □ VDLP：VCR 1.4mg/（m²·d），最大剂量不超过 2 毫克/次，第 1、8、15、22 天 　　　　　DNR 40mg/（m²·d），第 1~3，15~16 天（可选） 　　　　　L-asp 6000IU/m²，第 11、14、17、20、23 和 26 天（减少用药次数） 　　　　　PDN 1mg/（kg·d），第 1~14 天，第 15~28 天减量 1/2 □ VDCP：VCR 1.4mg/（m²·d），最大剂量不超过 2 毫克/次，第 1、8、15、22 天（≥55 岁） 　　　　　DNR 40mg/（m²·d），第 1~3，15~16 天（可选） 　　　　　CTX 750mg/（m²·d），第 1 天（减去预治疗剂量），第 15 天（美司钠解救） 　　　　　PDN 1mg/（kg·d），第 1~14 天，第 15~28 天减量 1/2 □ 止吐、抗感染等对症支持治疗医嘱　　□ 补液治疗（水化、碱化） □ 重要脏器功能保护：防治尿酸肾病　　□ 其他医嘱 　　（别嘌呤醇）、保肝、抑酸等 **临时医嘱** □ 输血医嘱（必要时） □ 心电监护（必要时） □ 复查肝肾功能、电解质 □ 隔日复查血常规（必要时可每天复查） □ 血培养（高热时） □ 出现感染时，各种体液或分泌物病原学检查及相关影像学检查需多次重复 □ 静脉插管维护、换药 □ 腰椎穿刺，鞘内注射（具体剂量见住院流程） □ 脑脊液常规、生化和细胞形态学检查 □ 其他医嘱
病情 变异 记录	□ 无　□ 有，原因： 1. 2.
医师 签名	

时间	住院第 6~34 天	住院第 35 天（出院日）
主要诊疗工作	□ 上级医师查房，注意病情变化 □ 住院医师完成病历书写 □ 复查血常规 □ 注意观察体温、血压、体重等，防治并发症 □ 成分输血、抗感染等支持治疗（必要时） □ 造血生长因子（必要时） □ 骨髓检查 □ 腰椎穿刺，鞘内注射	□ 上级医师查房，进行化疗（根据骨髓穿刺）评估，确定有无并发症情况，明确是否出院 □ 完成出院记录、病案首页、出院证明书等 □ 向患者交代出院后的注意事项，如返院复诊的时间、地点，发生紧急情况时的处理等
重要医嘱	**长期医嘱** □ 洁净饮食 □ 抗感染等支持治疗（必要时） □ 其他医嘱 **临时医嘱** □ 血、尿、便常规 □ 肝肾功能、电解质、凝血功能 □ 输血医嘱（必要时） □ 第 14 天骨髓形态学、残留病检测 □ 诱导治疗后骨髓形态学、残留病检测（可选） □ 腰椎穿刺，鞘内注射（具体剂量见住院流程） □ 脑脊液常规、生化和细胞形态学检查 □ 复查治疗前有白血病细胞浸润改变的各项检查 □ G-CSF 5μg/（kg·d）（必要时） □ 影像学检查（必要） □ 病原微生物培养（必要时） □ 血培养（高热时） □ 静脉插管维护、换药 □ 其他医嘱	**出院医嘱** □ 出院带药 □ 定期门诊随访 □ 监测血常规、肝肾功能、电解质等
病情变异记录	□ 无　□ 有，原因： 1. 2.	□ 无　□ 有，原因： 1. 2.
医师签名		

（二）护士表单

初治成人 Ph-急性淋巴细胞白血病临床路径护士表单

适用对象：第一诊断为初治成人 Ph-急性淋巴细胞白血病（ICD-10：C91.000）
拟行诱导化疗

患者姓名：	性别： 年龄： 门诊号：	住院号：
住院日期： 年 月 日	出院日期： 年 月 日	标准住院日：35 天内

时间	住院第 1~3 天	住院第 4~34 天	住院第 35 天（出院日）
健康宣教	□ 介绍主管医师、护士 □ 介绍环境、设施 □ 介绍住院注意事项 □ 向患者宣教健康基本常识 □ 指导患者正确留取标本 □ 告知检查及操作前后饮食、活动及探视注意事项及应对方式	□ 主管护士与患者沟通，了解并指导心理应对 □ 宣教疾病知识、用药知识 □ 指导患者化疗期间饮食、作息和活动 □ 告知用药期间加强个人卫生，并宣教相关知识 □ 告知患者化疗期间多饮水	□ 康复和锻炼 □ 定时复查 □ 出院带药服用方法 □ 饮食等注意事项
护理处置	□ 核对患者姓名，佩戴腕带 □ 建立入院护理病历 □ 卫生处置：剪指甲、洗澡、更换病号服	□ 随时观察患者病情变化 □ 遵医嘱 □ 协助患者完成各项检查化验	□ 办理出院手续
基础护理	□ 一级护理 □ 患者安全管理	□ 一级护理 □ 晨晚间护理 □ 患者安全管理	□ 患者安全管理
专科护理	□ 护理查体 □ 需要时填写跌倒及压疮防范表 □ 需要时请家属陪护 □ 心理护理	□ 遵医嘱完成相关检查 □ 心理护理 □ 遵医嘱正确给药 □ 静脉置管的维护 □ 提供并发症依据	□ 病情观察：评估患者生病体征 □ 心理护理
重点医嘱	□ 详见医嘱执行单	□ 详见医嘱执行单	□ 详见医嘱执行单
病情变异记录	□ 无 □ 有，原因： 1. 2.	□ 无 □ 有，原因： 1. 2.	□ 无 □ 有，原因： 1. 2.
护士签名			

（三）患者表单

初治成人 Ph-急性淋巴细胞白血病临床路径患者表单

适用对象：第一诊断为初治成人 Ph-急性淋巴细胞白血病（ICD-10：C91.000）
拟行诱导化疗

患者姓名：	性别： 年龄： 门诊号：	住院号：
住院日期： 年 月 日	出院日期： 年 月 日	标准住院日：35 天内

时间	住院 1~3 天	住院第 4~34 天	住院第 35 天（出院日）
医患配合	□ 配合医师询问病史、既往史、用药史及过敏史收集资料 □ 配合医师进行体格检查 □ 有任何不适告知医师 □ 配合完善如采血、留尿、心电图、X 线等相关检查等	□ 医师向患者及家属介绍病情，如有异常结果需进一步检查 □ 配合用药及治疗 □ 配合医师调整用药 □ 有任何不适告知医师	□ 接受出院指导 □ 了解复查程序及下次治疗时间 □ 获得出院小结和诊断证明
护患配合	□ 配合测量体重、体温、脉搏、呼吸、血压、血氧饱和度等 □ 配合护士完成护理评估单 □ 接受入院宣教（环境介绍、病室规定、贵重物品管理、病区管理等） □ 有不适随时告诉护士	□ 配合测量体温、脉搏、呼吸、血压、询问每日排便情况等 □ 接受相关化验检查宣教，正确留取标本，配合检查 □ 接受输液、服药治疗 □ 注意活动安全，避免跌倒或坠床 □ 配合执行探视及陪护制度 □ 接受疾病及用药等相关知识指导 □ 有不适随时告诉护士	□ 接受出院宣教 □ 办理出院手续 □ 获取出院带药 □ 知道服药方法、作用、注意事项 □ 知道复印病历的方法
饮食	□ 洁净、易消化饮食	□ 清净、易消化饮食	□ 洁净饮食
排泄	□ 正常排尿便，必要时床上或床边进行	□ 正常排尿便，必要时床上或床边进行	□ 正常排尿便
活动	□ 遵医嘱及护理指导	□ 遵医嘱及护理指导	□ 适量活动

附：原表单（2016 年版）

初治成人 Ph–ALL 急性淋巴细胞白血病临床路径表单

适用对象：第一诊断为初治成人 Ph-急性淋巴细胞白血病（ICD-10：C91.000）
　　　　　拟行诱导化疗

| 患者姓名： | | 性别：　　　年龄：　　　门诊号：　　　住院号： | |
| 住院日期：　　年　月　日 | | 出院日期：　　年　月　日 | 标准住院日：35 天内 |

时间	住院第 1 天	住院第 2 天
主要诊疗工作	□ 询问病史及体格检查 □ 完成病历书写 □ 开实验室检查单 □ 上级医师查房与化疗前评估 □ 根据血象及凝血象决定是否成分输血 □ 向家属告知病重或病危并签署病重或病危通知书 □ 患者家属签署授权书、骨髓穿刺同意书、腰椎穿刺同意书、输血知情同意书、静脉插管同意书（条件允许时） □ 根据血象决定是否白细胞单采、是否使用 CTX/激素预治疗	□ 上级医师查房 □ 完成入院检查 □ 骨髓穿刺：骨髓形态学检查、免疫分型、细胞遗传学、和白血病相关基因及突变检测（有条件时） □ 根据血象及凝血象决定是否成分输血 □ 控制感染等对症支持治疗 □ 完成必要的相关科室会诊 □ 住院医师完成上级医师查房记录等病历书写 □ 根据血象决定是否白细胞单采、是否使用 CTX/激素预治疗
重要医嘱	**长期医嘱** □ 血液病护理常规 □ 饮食：普通饮食/其他 □ 抗菌药物（必要时） □ 补液治疗（水化、碱化） □ 其他医嘱 **临时医嘱** □ 血常规、尿常规、大便常规 □ 肝肾功能、电解质、血型、凝血、输血前检查 □ X 线胸片、心电图、B 超（多部位） □ 头颅、颈胸部 MRI 或 CT、脊柱侧位片、脑电图、血气分析（必要时） □ 静脉插管术（条件允许时） □ 病原微生物培养（必要时） □ 输血医嘱（必要时） □ 眼底检查 □ 白细胞单采术（必要时） □ CTX、激素（必要时） □ 其他医嘱	**长期医嘱** □ 患者既往基础用药 □ 防治尿酸肾病（别嘌呤醇） □ 抗菌药物（必要时） □ 补液治疗（水化、碱化） □ 其他医嘱 **临时医嘱** □ 骨髓穿刺 □ 骨髓形态学、免疫分型、细胞遗传学、和白血病相关基因及突变检测（有条件时） □ 血常规 □ 输血医嘱（必要时） □ 白细胞单采术（必要时） □ CTX、激素（必要时） □ 其他医嘱
主要护理工作	□ 介绍病房环境、设施和设备 □ 入院护理评估	□ 宣教（血液病知识）

续　表

时间	住院第 1 天	住院第 2 天
病情 变异 记录	□无　□有，原因： 1. 2.	□无　□有，原因： 1. 2.
护士 签名		
医师 签名		

时间	住院第 3~5 天
主要 诊疗 工作	□ 根据初步骨髓结果制定治疗方案　　□ 化疗 □ 患者家属签署化疗知情同意书　　□ 重要脏器保护 □ 住院医师完成病程记录　　□ 止吐 □ 上级医师查房

重要医嘱

长期医嘱

□ 化疗医嘱（以下方案选一）

□ 预治疗 CP：CTX 200mg/（$m^2 \cdot d$），3~5 天；PDN 1mg/（$kg \cdot d$），第-4 天~第 0 天

□ VDCLP：VCR 1.4mg/（$m^2 \cdot d$），最大剂量不超过 2 毫克/次，第 1、8、15、22 天

       DNR 40mg/（$m^2 \cdot d$），第 1~3、15~16 天（可选）

       CTX 750mg/（$m^2 \cdot d$），第 1 天（减去预治疗剂量），第 15 天（美司钠解救）

       L-asp 6000IU/m^2，第 11、14、17、20、23 和 26 天

       PDN 1mg/（$kg \cdot d$），第 1~14 天，第 15~28 天减量 1/2

□ VDLP：VCR 1.4mg/（$m^2 \cdot d$），最大剂量不超过 2 毫克/次，第 1、8、15、22 天

       DNR 40mg/（$m^2 \cdot d$），第 1~3、15~16 天（可选）

       L-asp 6000IU/m^2，第 11、14、17、20、23 和 26 天（减少用药次数）

       PDN 1mg/（$kg \cdot d$），第 1~14 天，第 15~28 天减量 1/2

□ VDCP：VCR 1.4mg/（$m^2 \cdot d$），最大剂量不超过 2 毫克/次，第 1、8、15、22 天（≥55 岁）

       DNR 40mg/（$m^2 \cdot d$），第 1~3、15~16 天（可选）

       CTX 750mg/（$m^2 \cdot d$），第 1 天（减去预治疗剂量），第 15 天（美司钠解救）

       PDN 1mg/（$kg \cdot d$），第 1~14 天，第 15~28 天减量 1/2

□ 止吐、抗感染等对症支持治疗医嘱　　□ 补液治疗（水化、碱化）

□ 重要脏器功能保护：防治尿酸肾病　　□ 其他医嘱
  （别嘌呤醇）、保肝、抑酸等

临时医嘱

□ 输血医嘱（必要时）

□ 心电监护（必要时）

□ 复查肝肾功能、电解质

□ 隔日复查血常规（必要时可每天复查）

□ 血培养（高热时）

□ 出现感染时，各种体液或分泌物病原学检查及相关影像学检查需多次重复

□ 静脉插管维护、换药

□ 腰椎穿刺，鞘内注射（具体剂量见住院流程）

□ 脑脊液常规、生化和细胞形态学检查

□ 其他医嘱

主要 护理 工作	□ 随时观察患者病情变化 □ 心理与生活护理 □ 化疗期间嘱患者多饮水
病情 变异 记录	□ 无　□ 有，原因： 1. 2.
护士 签名	
医师 签名	

时间	住院第 6～34 天	住院第 35 天 （出院日）
主要诊疗工作	□ 上级医师查房，注意病情变化 □ 住院医师完成病历书写 □ 复查血常规 □ 注意观察体温、血压、体重等，防治并发症 □ 成分输血、抗感染等支持治疗（必要时） □ 造血生长因子（必要时） □ 骨髓检查 □ 腰椎穿刺，鞘内注射	□ 上级医师查房，进行化疗（根据骨髓穿刺）评估，确定有无并发症情况，明确是否出院 □ 完成出院记录、病案首页、出院证明书等 □ 向患者交代出院后的注意事项，如返院复诊的时间、地点，发生紧急情况时的处理等
重要医嘱	**长期医嘱** □ 洁净饮食 □ 抗感染等支持治疗（必要时） □ 其他医嘱 **临时医嘱** □ 血、尿、便常规 □ 肝肾功能、电解质、凝血功能 □ 输血医嘱（必要时） □ 第 14 天骨髓形态学、残留病检测 □ 诱导治疗后骨髓形态学、残留病检测（可选） □ 腰椎穿刺，鞘内注射（具体剂量见住院流程） □ 脑脊液常规、生化和细胞形态学检查 □ 复查治疗前有白血病细胞浸润改变的各项检查 □ G-CSF 5μg/（kg·d）（必要时） □ 影像学检查（必要） □ 病原微生物培养（必要时） □ 血培养（高热时） □ 静脉插管维护、换药 □ 其他医嘱	**出院医嘱** □ 出院带药 □ 定期门诊随访 □ 监测血常规、肝肾功能、电解质等
主要护理工作	□ 随时观察患者情况 □ 心理与生活护理 □ 化疗期间嘱患者多饮水	□ 指导患者办理出院手续
病情变异记录	□ 无　□ 有，原因： 1. 2.	□ 无　□ 有，原因： 1. 2.
护士签名		
医师签名		

第二节　完全缓解的成人 Ph-急性淋巴细胞白血病临床路径释义

一、完全缓解的成人 Ph-急性淋巴细胞白血病编码

疾病名称及编码：成人 Ph-急性淋巴细胞白血病（ALL）（ICD-10：C91.000）

二、临床路径检索方法

C91.000

三、完全缓解的成人 Ph-急性淋巴细胞白血病临床路径标准住院流程

（一）临床路径标准住院日

21~28 天内。

（二）进入路径标准

1. 第一诊断必须符合成人 Ph-急性淋巴细胞白血病（ALL）疾病编码（ICD-10：C91.000）的患者。
2. 经诱导化疗达完全缓解（CR）。
3. 当患者同时具有其他疾病诊断、在住院期间不需特殊处理也不影响第一诊断临床路径流程的实施时，可以进入路径。

> 释义
>
> ■ 诊断明确且诱导化疗获得 CR 的成人（≥16 岁）Ph-ALL 患者进入本路径，未获得 CR 或复发患者不宜进入本路径。

（三）完善入院常规检查

需 2 天（指工作日）。
必须的检查项目：
1. 血常规、尿常规、大便常规。
2. 肝肾功能、电解质、血型、凝血功能、输血前检查。

> 释义
>
> ■ 主要为指导临床医师正确评价患者主要脏器的功能，保证本路径治疗的顺利进行。

3. X 线胸片、心电图、腹部 B 超。
4. 发热或疑有某系统感染者可选择：病原微生物培养、影像学检查。

> 释义
>
> ■ 巩固治疗前应积极控制处理潜在的感染，避免巩固治疗后骨髓抑制期出现感染扩散、加重而影响本路径的顺利实施。

5. 骨髓涂片或（及）活检（必要时）、微小残留病变检测（有条件时）。

6. 复查治疗前有白血病细胞浸润改变的各项检查。

> **释义**
>
> ■ 骨髓形态学检查明确患者处于 CR 状态并进入本路径，若骨髓形态提示复发应退出本路径。
>
> ■ 影像学或超声检查评估治疗前有白血病浸润的病变，便于评估骨髓外病灶的转归。

7. 患者及家属签署以下同意书：授权书、化疗知情同意书、骨髓穿刺同意书、腰椎穿刺及鞘内注射同意书、输血知情同意书、静脉插管知情同意书。

> **释义**
>
> ■ 签署各项知情同意书，加强医患沟通，不仅有利于患者及其家属了解疾病现状及后续治疗，亦有助于保障医疗安全。

（四）治疗开始时间

入院第 3 天内。

> **释义**
>
> ■ 前述主要入院检查于 3 天内完成。

（五）治疗方案

1. 早期巩固强化化疗：

（1）CAM：CTX：750 mg/（$m^2 \cdot d$），第 1 天，第 8 天（美司钠解救）；阿糖胞苷（Ara-C）：100mg/（$m^2 \cdot d$）（分 2 次），第 1 ~ 3 天，第 8 ~ 10 天；巯嘌呤（6-MP）：60mg/（$m^2 \cdot d$），第 1 ~ 7 天。

血象恢复后（白细胞 $\geqslant 1 \times 10^9$/L，血小板 $\geqslant 50 \times 10^9$/L），行预防性三联鞘注 1 ~ 2 次。

（2）大剂量甲氨蝶呤（HD-MTX）+L-asp：MTX 3.0g/（$m^2 \cdot d$），第 1 天；行三联鞘注 1 次。

L-asp 6000 IU（$m^2 \cdot d$），第 3、4 天。

（3）MA 方案：米托蒽醌（MTZ）8mg/（$m^2 \cdot d$），静脉滴注，第 1 ~ 3 天。阿糖胞苷（AraC）0.75 g/m^2，q12h，静脉滴注，第 1 ~ 3 天。

2. 晚期巩固强化化疗：

（1）VDCD 或 VDLD 方案：长春新碱（VCR）：1.4mg/（$m^2 \cdot d$），最大剂量不超过 2mg/次，第 1、8、15、22 天。柔红霉素（DNR）：40mg/（$m^2 \cdot d$），第 1 ~ 3 天。环磷酰胺（CTX）：750mg/（$m^2 \cdot d$），第 1、8 天；或左旋门冬酰胺酶（L-asp）：6000IU/m^2，第 11、14、17、20、23 和 26 天。地塞米松（DXM）：8mg/（$m^2 \cdot d$），口服或静脉注射，第 1 ~ 7 天，第 15 ~ 21 天。

血象恢复后（白细胞 $\geqslant 1 \times 10^9$/L，血小板 $\geqslant 50 \times 10^9$/L），行三联鞘注 1 ~ 2 次。

（2）COATD 方案：CTX：750mg/（m²·d），第1天（美司钠解救）；VCR：1.4mg/（m²·d），最大剂量不超过2mg/次，第1天；Ara-C：100mg/（m²·d）（分2次），静脉滴注，第1～7天；替尼泊苷（VM-26）100mg/（m²·d），第1～4天；地塞米松（DXM）6mg/（m²·d），口服或静脉滴注，第1～7天。

血象恢复后（白细胞≥1×10⁹/L，血小板≥50×10⁹/L），行三联鞘注1～2次。

（3）大剂量甲氨碟呤（MTX）+L-asp：MTX：3.0g/（m²·d），第1天；行三联鞘注1次。L-asp 6000IU/（m²·d），第3、4天。

（4）TA 方案：替尼泊苷（VM-26）100mg/（m²·d），第1～4天；阿糖胞苷（Ara-C）：100/（m²·d）（分2次），静脉滴注，第1～7天。

血象恢复后（白细胞≥1×10⁹/L，血小板≥50×10⁹/L），行三联鞘注1～2次。

3. 维持治疗：每月1个疗程，直到缓解后3年。每6个月给予1次强化治疗。维持治疗期间每3个月复查骨髓细胞形态及 MRD 检查。

维持治疗方案：

MM 方案（根据血象和肝功能调整用量和用药时间）：6-MP：60mg/（m²·d），晚服，第1～7天。MTX：20mg/（m²·d），口服，第8天。

维持治疗期间的强化治疗方案：

MOACD 方案：米托蒽醌（MTZ）8mg/（m²·d），静脉滴注，第1～2天。VCR：1.4mg/（m²·d），最大剂量不超过2毫克/次，第1天；阿糖胞苷（Ara-C）100mg/（m²·d）（分2次），静脉滴注，第1～5天。CTX：600mg/（m²·d），第1天；地塞米松（DXM）：6mg（m²·d），口服或静脉滴注，第1～7天。

释义

■ 缓解后的治疗一般分强化巩固和维持治疗两个阶段。强化巩固治疗主要有化疗和 HSCT 两种方式，目前化疗多数采用间歇重复原诱导方案，并定期给予强化治疗。强化治疗时化疗药物剂量宜大，不同种类要交替轮换使用以避免蓄积毒性，如高剂量甲氨蝶呤（HD-MTX）、Ara-C、6-巯基嘌呤（6-MP）和 L-ASP。

对于 Ph-ALL，即使经过强烈诱导和巩固治疗，仍必须给予维持治疗。口服 6-MP 和 MTX 的同时间断给予 VP 方案化疗是普遍采用的有效维持治疗方案。如未行异基因 HSCT，ALL 在缓解后的巩固维持治疗一般需持续3年，定期检测 MRD 并根据 ALL 亚型决定巩固和维持治疗的强度和时间。

ALL 整个治疗期间应强调规范的 MRD 监测，并根据 MRD 监测结果进行危险度和治疗调整。MRD 检测方法有：①Ig/TCR 的定量 PCR 检测；②流式细胞术 MRD 检测：4～6色或≥8色的二代流式技术；③特异融合基因转录本的定量 PCR。

早期监测：诱导治疗期间（第14天）和（或）结束时（第28天左右），用于预后的判断。

缓解后定期监测：应保证治疗第16、22周左右的 MRD 监测。缓解后 MRD 水平高的患者具有较高的复发风险，应进行较强的缓解后治疗，如 HSCT，以改善长期疗效。

HSCT 对治愈成人 ALL 至关重要。allo-HSCT 可使40%～65%的患者长期存活。主要适应证为：①复发难治 ALL；②CR2 期 ALL；③CR1 期高危 ALL：Ph-ALL 患者中如细胞遗传学分析为亚二倍体者；MLL 基因重排阳性者；WBC≥30×10⁹/L 的前 B-ALL 和 WBC≥100×10⁹/L 的 T-ALL；获 CR 时间>4～6周；CR 后在巩固维持治疗期间 MRD 持续存在或仍不断升高者。

4. 中枢神经系统白血病（CNSL）预防治疗：任何类型的成人 ALL 均应强调 CNSL 的早期预防。包括鞘内注射化疗、放射治疗、大剂量全身化疗等。低危组共鞘注 12 次，高危组 16 次。

（1）三联鞘注：三联鞘注是 CNSL 的预防及治疗的主要方式。病程中未诊断 CNSL 的低危组患者总共应完成 12 次鞘注，高危组为 16 次。诱导治疗后期血象恢复后（中性粒细胞 $\geq 1 \times 10^9$/L，血小板 $\geq 50 \times 10^9$/L，外周血无原始细胞）应进行首次腰椎穿刺及三联鞘内注射，并行脑脊液常规、生化和流式细胞术白血病细胞分析。

（2）预防性头颅放疗：拟行 HSCT 者移植前不建议行颅脑放疗预防 CNSL。非移植患者中，18 岁以上的高危组患者或 35 岁以上的患者，可在缓解后的巩固化疗期间进行预防性头颅放疗，照射部位为单纯头颅，总剂量 1800 ~ 2000cGy，分次（10 ~ 12 次）完成。18 岁以下患者一般不建议预防性头颅放疗。

（3）CNSL 治疗：确诊为 CNSL 者，建议先行腰椎穿刺鞘注治疗。应每周鞘注 2 次直至症状体征好转、脑脊液检测正常，此后每周 1 次，连续 4 ~ 6 周。也可在鞘注化疗至脑脊液白细胞数正常、症状体征好转后再行放疗（头颅+脊髓），头颅放疗剂量为 2000 ~ 2400cGy，脊髓放疗剂量为 1800 ~ 2000cGy，分次（10 ~ 12 次）完成。进行过预防性头颅放疗的原则上不再进行二次放疗。

> 释义
>
> ■ "庇护所"白血病的预防是 ALL 治疗必不可少的环节。CNSL 的防治措施包括颅脊椎照射、鞘内注射化疗（如 MTX、Ara-C、糖皮质激素）和（或）高剂量的全身化疗（如 HD-MTX、Ara-C）。颅脊椎照射疗效确切，但其不良反应如认知障碍、继发肿瘤、内分泌受损和神经毒性（如白质脑病）限制了应用。现在多采用早期强化全身治疗和鞘注化疗预防 CNSL 发生，而颅脊椎照射作为 CNSL 发生时的挽救治疗。对于睾丸白血病患者，即使仅有单侧睾丸白血病也要进行双侧照射和全身化疗。

5. 巩固治疗结束后的随访监测治疗：患者维持治疗期间定期检测血象、骨髓形态、染色体及流式残留病检测，每 3 月复查 1 次。

（六）治疗后恢复期复查的检查项目

1. 血常规、肝肾功能、电解质。
2. 脏器功能评估。
3. 骨髓检查（必要时）。
4. 微小残留病变检测（必要时）。

> 释义
>
> ■ 监测血细胞和脏器功能为成分输血和保护脏器功能处理提供依据，同时也可评估下一疗程用药开始的时间。
>
> ■ 巩固维持治疗中适时复查骨髓，复发患者应退出本路径。

（七）化疗中及化疗后治疗

1. 感染防治：发热患者建议立即进行病原微生物培养并使用抗菌药物经验性抗细菌治疗；

根据疗效和病原微生物培养结果合理调整抗菌药物治疗。建议给予抗真菌预防。有侵袭性真菌感染时应及时给予抗真菌治疗。

2. 脏器功能损伤的相应防治：止吐、保肝、抑酸、水化、碱化、防治尿酸肾病（别嘌呤醇）等。

3. 成分输血：适用于 Hb<80g/L，PLT<20×10^9/L 或有活动性出血患者，分别输浓缩红细胞和单采血小板；若存在 DIC 倾向则 PLT<50×10^9/L 即应输注血小板。有凝血功能异常的患者，输注相应血液制品。纤维蛋白原<1.5g/L 时，输注新鲜血浆或浓缩纤维蛋白原。必要时给予肝素抗凝、抗纤溶治疗。有心功能不全者可适当放宽输血指征。

4. 造血生长因子：化疗后骨髓抑制期可给予粒细胞集落刺激因子（G-CSF）。

> **释义**
>
> ■ 详见初治成人 Ph-急性淋巴细胞白血病临床路径。

（八）出院标准

1. 一般情况良好。
2. 没有需要住院处理的并发症和（或）合并症。

> **释义**
>
> ■ 临床症状改善，ANC≥0.5×10^9/L、PLT≥20×10^9/L，不需要静脉输液的患者可以出院，出现其他合并症需要治疗者可适当延长住院时间。

（九）有无变异及原因分析

1. 治疗中、后有感染、贫血、出血及其他合并症者进行相关的诊断和治疗，可能延长住院时间并致费用增加。
2. 若治疗过程中出现 CNSL，退出此路径，进入相关路径。
3. 治疗期间髓内和（或）髓外复发者退出此路径。

> **释义**
>
> ■ 治疗过程中因出现各种合并症需要继续住院的患者可适当延长住院日，若出现严重并发症影响本路径可退出本路径。
>
> ■ CNS-L 状态分类：
>
> CNS-1：白细胞分类无原始淋巴细胞（不考虑脑脊液白细胞计数）。
>
> CNS-2：脑脊液白细胞计数<5 个/μl，可见原始淋巴细胞。
>
> CNS-3：脑脊液白细胞计数≥5 个/μl，可见原始淋巴细胞。
>
> CNSL 诊断标准：目前 CNSL 尚无统一诊断标准。1985 年在罗马讨论关于 ALL 预后差的危险因素是提出下列 CNSL 诊断标准：脑脊液白细胞计数≥5 个/μl，离心标本证明细胞为原始细胞者，即可诊断 CNSL。
>
> 髓内/外复发：已取得 CR 的患者外周血或骨髓又出现原始细胞（比例>5%），或出现髓外疾病如 CNSL 或新发髓外浸润包块。

四、完全缓解的成人 Ph-急性淋巴细胞白血病临床路径给药方案

【用药选择】

1. 甲氨蝶呤：属于抗叶酸类抗肿瘤药，选择性地作用于 S 期，属细胞周期特异性药物。主要通过对二氢叶酸还原酶的抑制而达到阻碍肿瘤细胞 DNA 的合成，而抑制肿瘤细胞的生长与繁殖。使用大剂量 MTX 时，对嘌呤核苷酸的合成也有影响，由于正常人体细胞利用嘌呤的功能远较瘤细胞为强，因此建议大剂量 MTX（一次量>1g，一般用 3～10g）静脉滴注。

2. 巯嘌呤：属于抑制嘌呤合成途径的细胞周期特异性药物，化学结构与次黄嘌呤相似，因而能竞争性地抑制次黄嘌呤的转变过程，本品进入体内，在细胞内必须由磷酸核糖转移酶转为 6-巯基嘌呤核糖核苷酸后才具有活性。6-MP 晚上用药效果更好，可以用硫鸟嘌呤（6-TG）替代 6-MP。

3. 替尼泊苷：为表鬼臼毒的半合成衍生物，是一周期特异性细胞毒药物。主要作用于细胞周期 S 期和 G2 期，使细胞不能进行有丝分裂。其作用机制主要与抑制拓扑异构酶 II 从而导致 DNA 单链或双链断裂有关。本品与依托泊苷（VP-16）具有交叉耐药性。由于该药物可以透过血脑脊液屏障，常与其他药物联合应用进行 ALL 患者的巩固或再诱导治疗。

【药学提示】

大剂量（HD）：MTX 的主要不良反应为黏膜炎，肝肾功能损害。所用 MTX 剂量的大小、静脉滴注时间长短、开始用 CF 等药解救的迟早均与疗效和毒性相关；静脉滴注时间愈长毒性愈大；开始用 CF 愈迟毒性愈大；有胸腹腔等积液时也会增加大剂量 MTX 治疗的毒性。有条件的单位可以在使用 HD-MTX 前检测患者甲氨蝶呤的基因多态性，来预测患者对 MTX 药物的代谢，若为代谢缓慢型，必要时可适当下调 MTX 用量以降低治疗 TRM 风险。

【注意事项】

1. HD-MTX 治疗时需要充分水化、碱化，推荐在使用 HD-MTX 前 12 小时即开始进行水化和碱化，以降低 MTX 发生严重肝肾毒性的风险。

2. CNSL 的预防要贯穿于 ALL 治疗的整个过程。

五、推荐表单

（一）医师表单

<h4 style="text-align:center">完全缓解的成人 Ph-急性淋巴细胞白血病临床路径医师表单</h4>

适用对象：第一诊断为成人 Ph-急性淋巴细胞白血病达 CR 者（ICD-10：C91.000）
　　　　　拟行缓解后续化疗

患者姓名：	性别：　　年龄：　　门诊号：	住院号：
住院日期：　　年　月　日	出院日期：　　年　月　日	标准住院日：21 天内

时间	住院第 1 天	住院第 2 天
主要诊疗工作	□ 询问病史及体格检查 □ 完成病历书写 □ 开实验室检查单 □ 上级医师查房与化疗前评估 □ 患者家属签署授权书、输血同意书、骨髓穿刺同意书、腰椎穿刺同意书、静脉插管同意书	□ 上级医师查房 □ 完成入院检查 □ 骨髓穿刺（骨髓形态学检查、微小残留病变检测） □ 腰椎穿刺+鞘内注射 □ 根据血象决定是否成分输血 □ 完成必要的相关科室会诊 □ 完成上级医师查房记录等病历书写 □ 确定化疗方案和日期
重要医嘱	**长期医嘱** □ 血液病护理常规 □ 饮食：普通饮食/其他 □ 抗菌药物（必要时） □ 其他医嘱 **临时医嘱** □ 血常规、尿常规、大便常规 □ 肝肾功能、电解质、血型、凝血功能、输血前检查 □ X 线胸片、心电图、腹部 B 超 □ 头颅、颈胸部 MRI 或 CT、脊柱侧位片、脑电图、血气分析、超声心动（视患者情况而定） □ 复查治疗前有白血病细胞浸润改变的各项检查 □ 静脉插管术（有条件时） □ 病原微生物培养（必要时） □ 输血医嘱（必要时） □ 其他医嘱	**长期医嘱** □ 患者既往基础用药 □ 抗菌药物（必要时） □ 其他医嘱 **临时医嘱** □ 骨髓穿刺（需要时） □ 骨髓形态学、染色体、微小残留病检测 □ 腰椎穿刺，鞘内注射（具体剂量见住院流程） □ 脑脊液常规、生化、细胞形态 □ 输血医嘱（必要时） □ 其他医嘱
病情变异记录	□ 无　□ 有，原因： 1. 2.	□ 无　□ 有，原因： 1. 2.
医师签名		

时间	住院第 3 天

主要 诊疗 工作	□ 患者家属签署化疗知情同意书　　□ 化疗 □ 上级医师查房，制定化疗方案　　□ 重要脏器保护 □ 住院医师完成病程记录　　　　　　□ 止吐

重 要 医 嘱	**长期医嘱** □ 化疗医嘱（以下方案选一） □ CAM： CTX 750mg/（m² · d），第 1、8 天（美司钠解救） Ara-C 100mg/（m² · d），第 1~3、8~10 天 6-MP 60mg/（m² · d），第 1~7 天　　　　　　　　　　□ COATD： 　　　　　　　　　　CTX 750mg/（m² · d），第 1 天（美司钠解救） 　　　　　　　　　　VCR 1.4mg/（m² · d）（不超过 2mg），第 1 天 　　　　　　　　　　Ara-C 100mg/（m² · d），第 1~7 天 　　　　　　　　　　VM-26 100mg/（m² · d），第 1~4 天 　　　　　　　　　　DXM 6mg/（m² · d），第 1~7 天 □ HD-MTX + L-asp： MTX 3.0g/（m² · d） CF 15mg/m²，6 小时 1 次，3~8 次，根据 MTX 血药浓度给予调整 L-asp 6000IU/（m² · d），第 3、4 天 □ MA： MTZ 8mg/（m² · d）（5 毫克/支），第 1~3 天 AraC 0.75g/m²，q12h，第 1~3 天 □ VDLD： VCR 1.4mg/（m² · d）（不超过 2 mg），第 1、8、15、22 天 DNR 40mg/（m² · d），第 1~3 天 L-asp 6000IU/（m² · d），第 11、14、17、20、23 和 26 天 DXM 8mg/（m² · d），第 1~7，15~21 天 □ VDCD： VCR 1.4mg/（m² · d）（不超过 2 mg），第 1、8、15、22 天 DNR 40mg/（m² · d），第 1~3 天 CTX 750mg/（m² · d），第 1、8 天 DXM 8mg/（m² · d），第 1~7，15~21 天 □ TA： VM-26 100mg/（m² · d），第 1~4 天 Ara-C 100mg/（m² · d），第 1~7 天 □ 补液治疗（水化、碱化）　　□ 止吐、保肝、抗感染等医嘱　　□ 其他医嘱 **临时医嘱** □ 输血医嘱（必要时）　　　　　　　　　　□ 血常规 □ 心电监护（必要时）　　　　　　　　　　□ 血培养（高热时） □ 静脉插管维护、换药　　　　　　　　　　□ 其他医嘱

病情 变异 记录	□ 无　□ 有，原因： 1. 2.

医师 签名	

时间	住院第 4~20 天	住院第 21 天（出院日）
主要诊疗工作	□ 上级医师查房，注意病情变化 □ 住院医师完成常规病历书写 □ 复查血常规、肝肾功能、电解质、凝血功能 □ 注意血药浓度监测（必要时） □ 注意观察体温、血压、体重等，防治并发症 □ 成分输血、抗感染等支持治疗（必要时） □ 造血生长因子（必要时）	□ 上级医师查房，确定有无并发症情况，明确是否出院 □ 完成出院记录、病案首页、出院证明书等，向患者交代出院后的注意事项，如返院复诊的时间、地点，发生紧急情况时的处理等
重要医嘱	**长期医嘱** □ 洁净饮食 □ 抗感染等支持治疗 □ 其他医嘱 **临时医嘱** □ 血常规、尿常规、大便常规 □ 肝肾功能、电解质 □ 输血医嘱（必要时） □ G-CSF 5μg/（kg·d）（必要时） □ 血培养（高热时） □ 出现感染时，各种体液或分泌物病原学检查及相关影像学检查需多次重复 □ 血药浓度监测（必要时） □ 静脉插管维护、换药 □ 腰椎穿刺，鞘内注射（具体剂量见住院流程） □ 脑脊液常规、生化、细胞形态 □ 其他医嘱	**出院医嘱** □ 出院带药 □ 定期门诊随访 □ 监测血常规、肝肾功能、电解质等
病情变异记录	□ 无 □ 有，原因： 1. 2.	□ 无 □ 有，原因： 1. 2.
医师签名		

（二）护士表单

完全缓解的成人 Ph-急性淋巴细胞白血病临床路径护士表单

适用对象：第一诊断为成人 Ph-急性淋巴细胞白血病达 CR 者（ICD-10：C91.000）
拟行缓解后续化疗

患者姓名：	性别： 年龄： 门诊号：	住院号：
住院日期： 年 月 日	出院日期： 年 月 日	标准住院日：21 天内

时间	住院第 1~2 天	住院第 3~20 天	住院第 21 天 （出院日）
健康宣教	□ 介绍主管医师、护士 □ 介绍环境、设施 □ 介绍住院注意事项 □ 向患者宣教健康基本常识 □ 指导患者正确留取标本 □ 告知检查及操作前后的饮食、活动、体位等注意事项	□ 主管护士与患者沟通，了解并指导心理应对 □ 宣教疾病知识、用药知识 □ 指导化疗期间多饮水 □ 告知化疗期间及化疗后加强个人卫生管理，并宣教相关知识	□ 康复和锻炼 □ 定时复查 □ 出院带药服用方法 □ 饮食等注意事项
护理处置	□ 核对患者姓名，佩戴腕带 □ 建立入院护理病历 □ 卫生处置：剪指甲、洗澡、更换病号服	□ 随时观察患者病情变化 □ 遵医嘱 □ 协助患者完成各项检查化验	□ 办理出院手续
基础护理	□ 二级护理 □ 患者安全管理	□ 一级护理 □ 晨晚间护理 □ 患者安全管理 □ 静脉置管的维护	□ 患者安全管理
专科护理	□ 护理查体 □ 需要时填写跌倒及压疮防范表 □ 需要时请家属陪护 □ 心理护理	□ 遵医嘱完成相关检查 □ 心理护理 □ 遵医嘱正确给药 □ 提供并发症依据	□ 病情观察：评估患者生病体征 □ 心理护理
重点医嘱	□ 详见医嘱执行单	□ 详见医嘱执行单	□ 详见医嘱执行单
病情变异记录	□ 无 □ 有，原因： 1. 2.	□ 无 □ 有，原因： 1. 2.	□ 无 □ 有，原因： 1. 2.
护士签名			

（三）患者表单

完全缓解的成人 Ph−急性淋巴细胞白血病临床路径患者表单

适用对象：第一诊断为成人 Ph−急性淋巴细胞白血病达 CR 者（ICD−10：C91.000）
　　　　　拟行缓解后续化疗

| 患者姓名： | | 性别：　　年龄：　　门诊号： | 住院号： |
| 住院日期：　　年　月　日 | | 出院日期：　　年　月　日 | 标准住院日：21 天内 |

时间	住院第 1~2 天	住院第 3~20 天	住院第 21 天（出院日）
医患配合	□ 配合医师询问病史、既往史、用药史及过敏史收集资料 □ 配合医师进行体格检查 □ 有任何不适告知医师 □ 配合完善如采血、留尿、心电图、X 线等相关检查等	□ 医师向患者及家属介绍病情，如有异常结果需进一步检查 □ 配合用药及治疗 □ 配合医师调整用药 □ 有任何不适告知医师	□ 接受出院指导 □ 了解复查程序及下次治疗时间 □ 获得出院小结和诊断证明
护患配合	□ 配合测量体重、体温、脉搏、呼吸、血压、血氧饱和度等 □ 配合护士完成护理评估单 □ 接受入院宣教（环境介绍、病室规定、贵重物品管理、病区管理等） □ 有不适随时告诉护士	□ 配合测量体温、脉搏、呼吸、血压、询问每日排便情况等 □ 接受相关化验检查宣教，正确留取标本，配合检查 □ 接受输液、服药治疗 □ 注意活动安全，避免跌倒或坠床 □ 配合执行探视及陪护制度 □ 接受疾病及用药等相关知识指导 □ 有不适随时告诉护士	□ 接受出院宣教 □ 办理出院手续 □ 获取出院带药 □ 知道服药方法、作用、注意事项 □ 知道复印病历的程序
饮食	□ 洁净饮食	□ 洁净、易消化饮食	□ 洁净饮食
排泄	□ 正常排尿便，必要时床上或床边进行	□ 正常排尿便，必要时床上或床边进行	□ 正常排尿便
活动	□ 遵医嘱及护理指导	□ 遵医嘱及护理指导	□ 适量活动

附：原表单（2016 年版）

完全缓解的成人 Ph-急性淋巴细胞白血病临床路径表单

适用对象：第一诊断为成人 Ph-急性淋巴细胞白血病达 CR 者（ICD-10：C91.000）
拟行缓解后续化疗

患者姓名：	性别：	年龄：	门诊号：	住院号：
住院日期：　年　月　日	出院日期：　年　月　日		标准住院日：21 天内	

时间	住院第 1 天	住院第 2 天
主要诊疗工作	□ 询问病史及体格检查 □ 完成病历书写 □ 开实验室检查单 □ 上级医师查房与化疗前评估 □ 患者家属签署授权书、输血同意书、骨髓穿刺同意书、腰椎穿刺同意书、静脉插管同意书	□ 上级医师查房 □ 完成入院检查 □ 骨髓穿刺（骨髓形态学检查、微小残留病变检测） □ 腰椎穿刺+鞘内注射 □ 根据血象决定是否成分输血 □ 完成必要的相关科室会诊 □ 完成上级医师查房记录等病历书写 □ 确定化疗方案和日期
重要医嘱	**长期医嘱** □ 血液病护理常规 □ 饮食：普通饮食/其他 □ 抗菌药物（必要时） □ 其他医嘱 **临时医嘱** □ 血常规、尿常规、大便常规 □ 肝肾功能、电解质、血型、凝血功能、输血前检查 □ X 线胸片、心电图、腹部 B 超 □ 头颅、颈胸部 MRI 或 CT、脊柱侧位片、脑电图、血气分析、超声心动（视患者情况而定） □ 复查治疗前有白血病细胞浸润改变的各项检查 □ 静脉插管术（有条件时） □ 病原微生物培养（必要时） □ 输血医嘱（必要时） □ 其他医嘱	**长期医嘱** □ 患者既往基础用药 □ 抗菌药物（必要时） □ 其他医嘱 **临时医嘱** □ 骨髓穿刺（需要时） □ 骨髓形态学、染色体、微小残留病检测 □ 腰椎穿刺，鞘内注射（具体剂量见住院流程） □ 脑脊液常规、生化、细胞形态 □ 输血医嘱（必要时） □ 其他医嘱
主要护理工作	□ 介绍病房环境、设施和设备 □ 入院护理评估	□ 宣教（血液病知识）
病情变异记录	□ 无　□ 有，原因： 1. 2.	□ 无　□ 有，原因： 1. 2.
护士签名		
医师签名		

时间	住院第 3 天
主要 诊疗 工作	□ 患者家属签署化疗知情同意书　　□ 化疗 □ 上级医师查房，制订化疗方案　　□ 重要脏器保护 □ 住院医师完成病程记录　　　　　□ 止吐
重 要 医 嘱	**长期医嘱** □ 化疗医嘱（以下方案选一） □ CAM：　　　　　　　　　　　　　　　　　□ COATD： CTX 750 mg/（m²·d），第 1、8 天（美司钠解救）　CTX 750mg/（m²·d），第 1 天（美司钠解救） Ara-C 100mg/（m²·d），第 1~3，8~10 天　　VCR 1.4mg/（m²·d）（不超过 2 mg），第 1 天 6-MP 60mg/（m²·d），第 1~7 天　　　　　Ara-C 100mg/（m²·d），第 1~7 天 　　　　　　　　　　　　　　　　　　　　　VM-26 100mg/（m²·d），第 1~4 天 □ HD-MTX + L-asp： MTX 3.0g/（m²·d） DXM 6mg/（m²·d），第 1~7 天 CF 15mg/m²，6 小时 1 次，3~8 次 根据 MTX 血药浓度给予调整 L-asp 6000IU/（m²·d），第 3，4 天 □ MA： MTZ 8mg/（m²·d）（5 毫克/支），第 1~3 天 AraC 0.75g/m²，q12h，第 1~3 天 □ VDLD： VCR 1.4mg/（m²·d）（不超过 2mg），第 1、8、15、22 天 DNR 40mg/（m²·d），第 1~3 天 L-asp 6000IU/（m²·d），第 11、14、17、20、23 和 26 天 DXM 8mg/（m²·d），第 1~7，15~21 天 □ VDCD： VCR 1.4mg/（m²·d）（不超过 2mg），第 1、8、15、22 天 DNR 40mg/（m²·d），第 1~3 天 CTX 750mg/（m²·d），第 1、8 天 DXM 8mg/（m²·d），第 1~7，15~21 天 □ TA： VM-26 100mg/（m²·d），第 1~4 天 Ara-C 100mg/（m²·d），第 1~7 天 □ 补液治疗（水化、碱化）　□ 止吐、保肝、抗感染等医嘱　□ 其他医嘱 **临时医嘱** □ 输血医嘱（必要时）　　　　　　□ 血常规 □ 心电监护（必要时）　　　　　　□ 血培养（高热时） □ 静脉插管维护、换药　　　　　　□ 其他医嘱
主要 护理 工作	□ 随时观察患者病情变化 □ 心理与生活护理 □ 化疗期间嘱患者多饮水
病情 变异 记录	□ 无　□ 有，原因： 1. 2.
护士 签名	
医师 签名	

时间	住院第 4~20 天	住院第 21 天 （出院日）
主要诊疗工作	□ 上级医师查房，注意病情变化 □ 住院医师完成常规病历书写 □ 复查血常规、肝肾功能、电解质、凝血功能 □ 注意血药浓度监测（必要时） □ 注意观察体温、血压、体重等，防治并发症 □ 成分输血、抗感染等支持治疗（必要时） □ 造血生长因子（必要时）	□ 上级医师查房，确定有无并发症情况，明确是否出院 □ 完成出院记录、病案首页、出院证明书等，向患者交待出院后的注意事项，如返院复诊的时间、地点，发生紧急情况时的处理等
重要医嘱	**长期医嘱** □ 洁净饮食 □ 抗感染等支持治疗 □ 其他医嘱 **临时医嘱** □ 血常规、尿常规、大便常规 □ 肝肾功能、电解质 □ 输血医嘱（必要时） □ G-CSF 5μg/（kg·d）（必要时） □ 血培养（高热时） □ 出现感染时，各种体液或分泌物病原学检查及相关影像学检查需多次重复 □ 血药浓度监测（必要时） □ 静脉插管维护、换药 □ 腰椎穿刺，鞘内注射（具体剂量见住院流程） □ 脑脊液常规、生化、细胞形态 □ 其他医嘱	**出院医嘱** □ 出院带药 □ 定期门诊随访 □ 监测血常规、肝肾功能、电解质等
主要护理工作	□ 随时观察患者情况 □ 心理与生活护理 □ 化疗期间嘱患者多饮水	□ 指导患者办理出院手续
病情变异记录	□ 无 □ 有，原因： 1. 2.	□ 无 □ 有，原因： 1. 2.
护士签名		
医师签名		

第十章

成人 Ph+急性淋巴细胞白血病临床路径释义

一、成人 Ph+急性淋巴细胞白血病编码

疾病名称及编码：成人 Ph+急性淋巴细胞白血病（ALL）（ICD-10：C91.007，M9821/3）

注：在国标库中无法区分"成人 Ph+急性淋巴细胞白血病（ALL）"和"成人 Ph-急性淋巴细胞白血病（ALL）"编码都为急性淋巴细胞白血病 C91.0，M9821/3，建议在国标库中扩展。

二、临床路径检索方法

C91.007（≥16 岁）

三、成人 Ph+急性淋巴细胞白血病临床路径标准住院流程

（一）适用对象

第一诊断成人 Ph+急性淋巴细胞白血病患者。

> **释义**
>
> ■ 急性淋巴细胞白血病（acute lymphoblastic leukemia；ALL），是最常见的成人急性白血病之一，以骨髓、外周血或其他组织中淋系原始和幼稚细胞克隆性增殖为主要的临床疾病特点，包括 B-ALL 及 T-ALL，其中 B-ALL 中 20%～30% 患者伴 t（9；22）（q34；q11.2）/BCR/ABL 重现性遗传学异常，称为 Ph+ALL。

（二）诊断依据

根据《World Health Organization Classification of Tumors. Pathology and Genetic of Tumors of Haematopoietic and Lymphoid Tissue》（2008），《血液病诊断及疗效标准（第 3 版）》（张之南主编，科学出版社）。

1. 体检有或无以下体征：发热、皮肤黏膜苍白、皮肤出血点及淤斑、淋巴结及肝脾大、胸骨压痛等。
2. 血细胞计数及分类。
3. 骨髓检查：形态学（包括组化检查）。
4. 免疫分型。
5. 遗传学：核型分析发现 t（9；22）Ph 染色体，FISH（必要时）。
6. 白血病相关基因（BCR/ABL 融合基因）。

> **释义**
>
> ■ 本临床路径制订主要依据国内和国际的权威指南，上述临床资料及实验室检查是正确诊断 Ph+ALL 的主要依据。

■ 诊断要点：Ph+急性淋巴细胞白血病诊断主要根据临床症状、体征及实验室检查来确定，其中最主要的是骨髓/外周血细胞形态学及分子生物学（BCR/ABL 融合基因）、细胞遗传学 t（9；22）改变。骨髓或外周血淋系原始和幼稚细胞比例 20% 以上即可明确急性淋巴细胞白血病的诊断。

■ 临床表现：所有临床表现系由于正常骨髓造血受抑及白血病细胞浸润引起的相关症状，包括贫血、出血、感染及髓外浸润等相关症状和体征。

■ 实验室检查：

血常规：多数患者存在不同程度的贫血、白细胞增高及血小板减少。多数患者外周血白细胞分类可见不同比例原始细胞和（或）幼稚细胞。

骨髓形态学：多数病例骨髓象有核细胞显著增多，主要是白血病性的原幼细胞，偶有患者先表现全血细胞减少，骨髓增生低下，但细胞成分以淋系原始幼稚细胞为主。组织化学染色示：原始幼稚细胞 POX 阴性；PAS 阳性。

细胞免疫学：Ph+ALL 流式细胞学呈 CD10$^+$、CD19$^+$ 和 TDT$^+$。部分病例同时表达髓系相关抗原 CD13 和 CD33，而不表达 CD117。成人 CD25 与伴 t（9；22）的 B-ALL 密切相关。极少的 t（9；22）ALL 有前驱 T 细胞表型。

分子生物学与细胞遗传学：t（9；22）导致 22q11.2 上的 BCR 基因和 9q34 上的胞质酪氨酸激酶基因 ABL 发生融合，从而产生 BCR/ABL 融合蛋白，形成 Ph 染色体。大约 1/2 的成人 Ph+ALL 病例中，产生 p210KD 的融合蛋白，其余者产生 p190。两种不同的基因产物并没有产生明显的临床差异。

（三）选择治疗方案的依据

根据《中国成人急性淋巴细胞白血病诊断与治疗专家共识》（中华医学会血液学分会、中国抗癌协会血液肿瘤专业委员会编著，中华血液学杂志）。

1. 预治疗（CP）：环磷酰胺（CTX）200mg/（m^2·d），第-2~0 天，泼尼松（PDN）1mg/（kg·d）第-2~0 天。白细胞大于 30×10^9/L 或者髓外肿瘤细胞负荷大（肝脾、淋巴结肿大明显者）的患者建议接受预治疗避免肿瘤溶解综合征。同时注意水化、碱化利尿。

> **释义**
> ■ 详见初治成人 Ph+急性淋巴细胞白血病临床路径释义。

2. 诱导化疗方案（VDCP+IM）：长春新碱（VCR）：1.4mg/（m^2·d），最大剂量不超过 2 毫克/次，第 1、8、15、22 天。柔红霉素（DNR）：30~40mg/（m^2·d），第 1~3 天，第 15~16 天（依照血常规、第 14 天骨髓情况以及患者临床情况进行调整）。环磷酰胺（CTX）：750~1000mg/（m^2·d），第 1 天、第 15 天（美司钠解救）。泼尼松（PDN）：1mg/（kg·d），第 1~14 天，0.5mg/（kg·d），第 15~28 天。伊马替尼（IM）400~600mg/d，第 8 天或第 15 天开始加用。

若诱导治疗获得完全缓解则持续应用至造血干细胞移植（HSCT）；若诱导治疗未缓解，行 BCR/ABL 突变分析，调整 TKI 的使用，进入挽救治疗。诱导治疗缓解患者行巩固治疗。

若患者年龄≥55 岁或严重的脏器功能不良或疾病时，可选用 IM 联合 VP（VCR+PDN）或

VDP（VCR+DNR+PDN）方案作为诱导方案，剂量及使用方法同前述 VDCP+IM 方案。
诱导治疗疗效的判断：所有患者诱导治疗第 14 天行骨髓穿刺，预测疗效，调整治疗，28～
35 天行骨髓形态学、遗传学检测，判断血液学和分子学疗效。诱导治疗缓解者尽快行三联
鞘注 1～2 次。

释义

■ 详见初治成人 Ph+ 急性淋巴细胞白血病临床路径释义。

3. 早期巩固强化化疗（巩固强化期间应持续应用伊马替尼）：
(1) CAM：CTX：750mg/（$m^2 \cdot d$），第 1 天，第 8 天（美司钠解救）；阿糖胞苷（Ara-C）：
75～100mg/（$m^2 \cdot d$），第 1～3 天，第 8～10 天；巯嘌呤（6-MP）：60mg/（$m^2 \cdot d$），第 1～7
天，血象恢复后（白细胞≥$1×10^9$/L，血小板≥$50×10^9$/L）行三联鞘注 1～2 次。
(2) 大剂量甲氨蝶呤（HD-MTX）：MTX：2.0～3.0g/（$m^2 \cdot d$），第 1、8、22 天；第 1、8、
22 天行三联鞘注；前次用药后肝功能仍异常、血细胞计数仍处于抑制状态者可适当顺延
用药。

释义

■ 详见完全缓解的成人 Ph+ 急性淋巴细胞白血病临床路径释义。

4. 晚期强化：治疗分层：有条件进行异基因 HSCT 者早期强化结束后尽早接受移植。
(1) 异基因干细胞移植（allo-HSCT）：有 HLA 配型相合同胞供者或无关供者，HLA 部分相
合的家族供者，行异基因 HSCT，伊马替尼 400～600mg/d，持续服用至预处理方案开始（估
计用药周期为 5～6 个月）。在治疗过程中，每疗程均监测 BCR/ABL 融合基因水平，有继续
下降趋势的可在完成 3 个疗程的强化治疗后行干细胞移植；若融合基因表达呈上升趋势则直
接进行移植。不能行干细胞移植治疗者，继续接受巩固强化化疗和伊马替尼的联合治疗。不
能使用伊马替尼的患者按计划化疗，化疗结束后予干扰素维持治疗。
(2) 联合化疗/自体干细胞移植：
1) COATD 方案：CTX：750mg/（$m^2 \cdot d$），第 1 天（美司钠解救）；VCR：1.4mg/（$m^2 \cdot d$），最大剂量不超过 2 毫克/次，第 1 天；Ara-C：75～100mg/（$m^2 \cdot d$），第 1～5 天；替尼
泊苷（VM-26）：100mg/（$m^2 \cdot d$），第 1～3 天；地塞米松（DXM）：6～8mg/（$m^2 \cdot d$），第
1～7 天（口服或静脉滴注）。
血象恢复后（白细胞≥$1×10^9$/L，血小板≥$50×10^9$/L），行三联鞘注 1～2 次。
2) 自体干细胞移植（auto-HSCT）：COATD 方案治疗结束后分子学阴性的患者可选择 auto-
HSCT，auto-HSCT 后的患者可予继续伊马替尼+VP 方案维持治疗 2 年，不再进行剩余疗程的
化疗。
未接受 allo-SCT 或 auto-HSCT 的患者接受以下方案治疗。
3) VDCD 方案：VCR：1.4mg/（$m^2 \cdot d$），最大剂量不超过 2 毫克/次，第 1、8、15、22 天；
DNR：30mg/（$m^2 \cdot d$），第 1～3 天；CTX：750mg/（$m^2 \cdot d$），第 1、15 天（美司钠解救）；
DXM：6～8mg/（$m^2 \cdot d$），第 1～7 天，第 15～21 天（口服或静脉滴注）。
血象恢复后（白细胞≥$1×10^9$/L，血小板≥$50×10^9$/L），行三联鞘注 1～2 次。
4) TA 方案：VM-26：100mg/（$m^2 \cdot d$），第 1～3 天；Ara-C：75～100mg/（$m^2 \cdot d$），第

1~5天。

血象恢复后（白细胞≥1×10^9/L，血小板≥50×10^9/L），行三联鞘注1~2次。

> **释义**
>
> ■ 详见完全缓解的成人Ph+急性淋巴细胞白血病临床路径释义。

5. 维持治疗：

（1）含伊马替尼维持治疗方案：未行allo-HSCT者建议使用伊马替尼联合VP方案作为维持治疗，伊马替尼400~600mg/d持续应用，VP方案每月1次，持续至完全缓解后2年。

VP方案：VCR：1.4mg/（m^2·d），最大剂量不超过2毫克/次，第1天。Pred：1mg/（kg·d），第1~5天。

（2）不包含伊马替尼的维持治疗方案：无条件使用伊马替尼者采用干扰素维持治疗，300万单位/次，1次/隔日，可联合VP方案（同上）每月1次，持续至缓解后至少2年。

> **释义**
>
> ■ 详见完全缓解的成人Ph+急性淋巴细胞白血病临床路径释义。

6. 中枢神经系统白血病（CNSL）预防治疗：

（1）三联鞘注：三联鞘注为CNSL的预防及治疗的主要方式，病程中未诊断CNSL的患者，应完成鞘注8~12次。诱导治疗结束血象恢复后（中性粒细胞≥1×10^9/L，血小板≥50×10^9/L，外周血无原始细胞）进行首次鞘内注射（三联，每周鞘注不超过2次）并用流式细胞术进行脑脊液白血病细胞分析。

病程中出现CNSL者，应每周鞘注2次直至症状体征好转、脑脊液检测正常，此后每周1次连续4~6周，未行颅脑放射预防者行颅脑脊髓分次放疗24Gy。

鞘注方案如下：液体量不足时用生理盐水补充；MTX 10~15mg+Ara-C 30~50mg+DXM 10mg。

（2）颅脑/脊髓放疗：拟行HSCT者移植前不建议行颅脑放疗预防CNSL，无移植条件的30岁以上的患者一般巩固强化治疗全部结束后进行颅脑分次（10~12次）照射，总量18~20Gy；如行脊髓照射，剂量为12Gy。有CNSL的证据者头颅照射剂量为20~24Gy，脊髓照射剂量为18~20Gy，分次完成。进行过预防性头颅放疗的患者原则上不进行二次放疗。

> **释义**
>
> ■ 详见完全缓解的成人Ph+急性淋巴细胞白血病临床路径释义。

7. 诱导以及巩固治疗结束后的随访监测治疗：患者维持治疗期间定期检测血象、骨髓形态、染色体、BCR/ABL融合基因及流式残留病检测，每3个月复查1次。

第一节　初治成人 Ph+ 急性淋巴细胞白血病临床路径释义

一、初治成人 Ph+ 急性淋巴细胞白血病临床路径标准住院流程

（一）临床路径标准住院日

35 天内。

> **释义**
>
> ■ 90% 的初治 Ph+ALL 患者接受诱导化疗后可于入院后 35 天内判断疗效，获得血液学缓解，病情稳定者出院；获得血液学缓解但因合并症需要进行相关的诊断和治疗者，可适当延长住院时间；未获得缓解者则退出路径。

（二）进入路径标准

1. 第一诊断必须符合成人 Ph+ 急性淋巴细胞白血病（ALL）疾病编码的患者。
2. 当患者同时具有其他疾病诊断时，但在住院期间不需要特殊处理也不影响第一诊断的临床路径流程实施时，可以进入路径。

> **释义**
>
> ■ 由于 Ph-ALL 治疗与 Ph+ALL 在策略上显著不同，确诊为 Ph+All 患者进入本路径。

（三）明确诊断及入院常规检查

需 3~5 天（指工作日）。
必须的检查项目：

1. 血常规、尿常规、大便常规。
2. 肝肾功能、电解质、血型、凝血功能、输血前检查。
3. X 线胸片、心电图、超声检查（包括颈、纵隔、心脏和腹部、睾丸等）、眼底检查。
4. 发热或疑有感染者可选择：病原微生物培养、影像学检查。
5. 骨髓检查（形态学包括组化）、免疫分型、细胞遗传学、白血病相关基因检测。
6. 根据情况可选择的检查项目：头颅、颈胸部 MRI 或 CT、脊柱侧位片、脑电图、血气分析等。
7. 患者及家属签署以下同意书：授权书、病重或病危通知书、骨髓穿刺同意书、腰椎穿刺及鞘内注射同意书、化疗知情同意书、输血知情同意书、静脉插管同意书（有条件时）等。

> **释义**
>
> ■ 上述常规化验检查所有患者均须完成。血常规检查可了解患者血红蛋白、血小板水平需要时则及时进行成分输血改善患者临床症状；白细胞水平高的患者应及时给予糖皮质激素±环磷酰胺降低肿瘤负荷；白细胞计数明显升高或合并高黏滞血症

者，应同时积极进行白细胞单采术协助降低肿瘤负荷；尿、便常规有助于了解是否存在消化系统、泌尿系统的小量出血；凝血功能有助于了解患者是否存在凝血功能紊乱；肝肾功能、电解质检测可了解患者是否存在肝肾基础疾病及电解质紊乱，改善肝肾功能状况和电解质紊乱对于Ph+ALL本病的治疗得以顺利进行具有重要意义；输血前感染性疾病的筛查可为安全输血及化疗的顺利进行提供保障。

■ 由于正常造血功能受抑，Ph+ALL患者就诊时多数存在不同程度的贫血可能影响心功能，尤其存在心脏基础疾病者，并且Ph+ALL化疗方案中部分药物存在心脏毒性，X线胸片、心电图检查可评价患者心肺基础疾病。腹部B超检查有助于发现严重的肝脏疾病。

■ Ph+ALL患者中性粒细胞减少，易合并不同部位感染发热，尤其化疗抑制期感染易加重，病原微生物培养和影像学检查（CT等）有助于明确感染部位及致病菌，指导抗菌药物的合理使用，有利于后期治疗的顺利进行。若存在严重感染可能影响路径实施的患者不宜进入本路径。

■ 免疫表型提供免疫学分型的依据，细胞遗传学、白血病融合基因和基因突变等检查为预后危险度分组提供依据，指导今后的治疗。

■ 签署上述知情同意书的同时，告知患者诊断及治疗过程中的相关风险及获益，加强医患沟通，有助于患者及家属进一步了解病情，积极配合治疗。

（四）治疗前准备

1. 发热患者建议立即进行病原微生物培养并使用抗菌药物，可选用头孢类（或青霉素类）±氨基糖苷类抗炎治疗，3天后发热不缓解者，可考虑更换碳青霉烯类和（或）糖肽类和（或）抗真菌治疗；有明确脏器感染患者应根据感染部位及病原微生物培养结果选用相应抗菌药物。

> 释义
>
> ■ 发热是白血病患者就诊时及治疗过程中最主要的症状之一，部分患者感染部位及病原菌均难以明确，早期经验性使用广谱抗菌药物可避免感染的进一步加重，保证后期治疗的顺利进行。抗菌药物的选择应当参照所在医院病原学监控数据。

2. Hb<80g/L，PLT<20×10⁹/L或有活动性出血，分别输浓缩红细胞和单采或多采血小板，若存在弥散性血管内凝血（DIC）倾向则PLT<50×10⁹/L即应输注单采或多采血小板并使用肝素等其他DIC治疗药物。有心功能不全者可放宽输血指征。

> 释义
>
> ■ 积极成分输血保证Hb>80g/L，可明显改善患者一般状况，维持心肺功能的正常，对于心功能基础差的患者，应当维持Hb在90～100g/L及以上，避免心功能不全的发生或加重，保证化疗的顺利进行；维持PLT>20×10⁹/L可明显降低致命性出血的发生。

3. 有凝血异常，输相关血液制品。纤维蛋白原<1.5g/L，输新鲜血浆或浓缩纤维蛋白原。

（五）治疗开始时间

诊断第1~5天。

> **释义**
>
> ■ 通过细胞形态学和免疫表型确定诊断后，即应尽早开始诱导化疗。

（六）治疗方案

1. 预治疗（CP）：环磷酰胺（CTX）200mg/（m²·d），第-2~0天，泼尼松（PDN）1mg/（kg·d）第-2~0天。白细胞大于30×10⁹/L或者髓外肿瘤细胞负荷大（肝脾、淋巴结肿大明显者）的患者建议接受预治疗避免肿瘤溶解综合征。同时注意水化、碱化利尿。

> **释义**
>
> ■ 预治疗可避免因肿瘤负荷过大而发生肿瘤溶解综合征，预治疗过程中需监测血常规、电解质、肾功能、LDH等。《中国成人急性淋巴细胞白血病诊断与治疗指南2016版》中推荐：Ph+ALL患者，若WBC≥30×10⁹/L，或者肝脾、淋巴结肿大明显或有发生肿瘤溶解特征时可采用预治疗方案。具体为：糖皮质激素（如泼尼松、地塞米松等）口服或静脉给药，连续3~5天。可以和环磷酰胺（CTX）联合应用［200mg/（m²·d），连续3~5天］，白细胞明显升高或合并高黏滞血症者，应同时进行白细胞单采术帮助降低肿瘤负荷。

2. 诱导化疗方案（VDCP+IM）：长春新碱（VCR）：1.4mg/（m²·d），最大剂量不超过2毫克/次，第1、8、15、22天。柔红霉素（DNR）：30~40mg/（m²·d），第1~3天，第15~16天（依照血常规、第14天骨髓情况以及患者临床情况进行调整）。环磷酰胺（CTX）：750~1000mg/（m²·d）第1天、第15天（美司钠解救）。泼尼松（PDN）：1mg/（kg·d），第1~14天，0.5mg/（kg·d），第15~28天。伊马替尼（IM）400~600mg/d，第8天或第15天开始加用。

若诱导治疗获得完全缓解则伊马替尼持续应用至造血干细胞移植（HSCT）；若诱导治疗未缓解，行BCR/ABL突变分析，调整TKI的使用，进入挽救治疗。诱导治疗缓解患者行巩固治疗。

若患者年龄≥55岁或严重的脏器功能不良或疾病时，可选用IM联合VP（VCR+PDN）或VDP（VCR+DNR+PDN）方案作为诱导方案，剂量及使用方法同前述VDCP+IM方案。

> **释义**
>
> ■ 成人Ph+ALL患者常规化疗的疗效很差，既往单纯化疗完全缓解（CR）率虽然可达50%~80%，但大多于1年内复发，长期无病生存（DFS）率不足10%。联合TKI治疗，可提高疗效。
>
> ■《中国成人急性淋巴细胞白血病诊断与治疗指南（2016版）》中建议：非老年Ph+ALL患者（<60岁），诱导缓解治疗多推荐：①临床试验；②多药化疗+TKI治疗，

诱导治疗和一般Ph-ALL一样，建议予VCR或长春地辛、蒽环类/蒽醌类药物、糖皮质激素为基础的方案（VDP）诱导治疗，鼓励进行临床研究。老年Ph+ALL患者（≥60岁），诱导缓解治疗多推荐：①临床试验；②TKI+糖皮质激素；③TKI+多药化疗。

■诱导治疗治疗中注意事项：①蒽环类/蒽醌类药物：可以连续应用（连续2~3天，第1、3周，或仅第1周用药）。用药参考剂量DNR 30~45mg/（m²·d）×2~3天，IDA 6~10mg/（m²·d）×2~3天，米托蒽醌6~10mg/（m²·d）×2~3天；②单次应用CTX剂量较大时（超过1g）可予美司钠解救。

■一旦融合基因（PCR技术）或染色体核型分析/FISH证实为Ph或BCR/ABL阳性ALL，则进入Ph+ALL诊疗序列，可以不再应用L-ASP。自确诊之日起即可加用（或酌情于第8或第15天开始）TKI，推荐剂量为伊马替尼400~600mg/d，达沙替尼100~140mg/d；优先推荐TKI持续应用。若粒细胞缺乏［尤其是中性粒细胞绝对计数（ANC）<0.2×10⁹/L］持续时间较长（超过1周），出现发热感染等并发症时，可以临时停用TKI，以减少患者的风险。

（七）治疗后必须复查的检查项目

1. 血常规、肝肾功能、电解质和凝血功能。
2. 脏器功能评估。
3. 化疗第14天及诱导化疗后（可选）骨髓形态学，有条件者做微小残留病变检测。
4. 治疗前有白血病细胞浸润改变的各项检查。
5. 出现感染时，各种体液或分泌物培养、病原学检查、相关影像学检查需多次重复。

释义

■诱导治疗第14天复查骨髓，根据骨髓情况调整第3周的后疗。诱导治疗28（±7）天判断疗效，同时复查骨髓和细胞遗传学（诊断时有异常者）、BCR/ABL融合基因，判断疗效。有异基因因造血干细胞移植（allo-HSCT）条件者，行HLA配型，寻找供者。

■尽早行腰椎穿刺，鞘内注射，预防中枢神经系统白血病（CNSL），可选择血细胞计数达安全水平时进行。

（八）化疗中及化疗后治疗

1. 感染防治：发热患者建议立即进行病原微生物培养并使用抗菌药物，可选用头孢类（或青霉素类）±氨基糖苷类抗炎治疗；3天后发热不缓解者，可考虑更换碳青霉烯类和（或）糖肽类和（或）抗真菌治疗；有明确脏器感染的患者，应根据感染部位及病原微生物培养结果选用相应抗菌药物。
2. 脏器功能损伤的相应防治：止吐、保肝、水化、碱化、防治尿酸肾病（别嘌呤醇）、治疗诱导分化综合征（地塞米松）、抑酸剂等。
3. 成分输血：适用于Hb<80g/L，PLT<30×10⁹/L或有活动性出血患者，分别输浓缩红细胞和单采血小板；若存在DIC倾向则PLT<50×10⁹/L即应输注血小板。对于有凝血功能异常的

患者，输注相应血液制品。纤维蛋白原<1.5g/L时，输注新鲜血浆或浓缩纤维蛋白原。有心功能不全者可适当放宽输血指征。

4. 造血生长因子：化疗后中性粒细胞绝对值（ANC）≤1.0×10^9/L，可使用G-CSF 5μg／（kg·d）。

> **释义**
>
> ■ 上述支持治疗是顺利完成诱导治疗的重要保证。治疗过程中充分的水化、碱化减轻治疗的不良反应。G-CSF使用可缩短化疗后中性粒细胞缺乏的时间，减少严重感染的发生，避免住院时间延长。

（九）出院标准

1. 一般情况良好。
2. 没有需要住院处理的并发症和（或）合并症。

> **释义**
>
> ■ 临床症状改善，获得血液学缓解且不需要静脉输液的患者可出院，1个疗程诱导化疗未达完全缓解的患者应退出本路径。
>
> ■ 治疗反应的定义：
>
> 1. 完全缓解（CR）：①外周血无原始细胞，无髓外白血病；②骨髓三系造血恢复，原始细胞<5%；③外周血ANC>1.0×10^9/L；④外周血PLT>100×10^9/L；⑤4周内无复发。
>
> 2. CR伴血细胞不完全恢复（CRi）：①PLT<100×10^9/L和（或）ANC<1.0×10^9/L。其他应满足CR的标准。总反应率（ORR）＝CR+CRi。
>
> 3. 难治性疾病：诱导治疗结束未能取得CR。
>
> 4. 疾病进展（PD）：外周血或骨髓细胞绝对值数增加25%，或出现髓外疾病复发。
>
> 5. 疾病复发：已取得CR的患者外周血或骨髓又出现原始细胞（比例>5%），或出现髓外疾病。

（十）有无变异及原因分析

1. 治疗前、中、后有感染、贫血、出血及其他合并症者，需进行相关的诊断和治疗，可能延长住院时间并致费用增加。
2. 诱导缓解治疗未达完全缓解者退出路径。

> **释义**
>
> ■ 治疗过程中因出现各种合并症需要继续住院的患者可适当延长住院日，若出现严重并发症影响本路径实施或未达完全缓解可退出本路径。

二、初治成人 Ph+急性淋巴细胞白血病临床路径给药方案

【用药选择】

1. 抗菌药物的使用：发热患者建议立即进行血培养并使用抗菌药物，根据患者是否存在咳嗽、咳痰，腹泻，尿路感染等症状留取相应的标本病原微生物培养。可选用头孢类（或青霉素类）±氨基糖苷类治疗，3 天后发热不缓解者，可考虑碳青霉烯类和（或）糖肽类和（或）抗真菌治疗；有明确脏器感染患者应根据感染部位及病原微生物培养结果选用相应抗菌药物，同时治疗用药的选择应综合患者病情及抗菌药物特点制订。单一药物可有效治疗的感染，可以不联合用药。严重感染、单一用药不易控制的混合细菌感染、需要长疗程且以产生耐药性的感染可联合用药。中性粒细胞减少患者感染进展快，一旦出现发热应尽早应用抗菌药物；中性粒细胞减少患者有感染的症状、体征，应早期应用抗菌药物；选择经验性用药

时应考虑到本病区（医院）患者目前分离到的细菌种类、发生频率、抗菌药物敏感情况；住院时间较长或反复住院治疗的患者应考虑到其既往感染的致病菌及抗菌药物使用情况；中性粒细胞减少患者，单纯考虑一种病原菌感染而采用窄谱抗菌药物是不够的，必须使用光谱抗菌药物，尽可能选择杀菌药物而非抑菌药物。万古霉素和利奈唑胺不宜单一用药。有持续性发热但无明确感染来源、血流动力学不稳定患者，应将抗菌方案扩展至能够覆盖耐药性革兰阴性菌和革兰阳性菌及厌氧菌和真菌。抗真菌的经验治疗，一般选择菌谱较广的抗真菌药，如伊曲康唑、两性霉素 B、卡泊芬净、米卡芬净及伏立康唑等。

2. 化疗期间脏器功能损害的相应防治：止吐、保肝、水化、碱化、防治尿酸肾病（别嘌呤醇）、抑酸药。

3. 血制品输注：Hb<80g/L 或贫血症状明显建议输注浓缩红细胞（拟选择 HSCT 的患者输注辐照血），有心功能不全者可放宽输血指征；PLT<20×10^9/L 或有活动性出血时建议输注单采血小板；有 DIC 异常时，根据情况输注新鲜血浆、纤维蛋白原、凝血酶原复合物。

4. 肿瘤溶解综合征的预防：在利尿的同时加强水化及碱化，注意水电解质的平衡。白血病细胞计数量升高迅速、高尿酸、出现肾功能损伤迹象的患者在化疗期间可考虑使用别嘌呤醇。

5. 造血生长因子：化疗后中性粒细胞绝对值（ANC）≤1.0×10^9/L，可使用集落刺激因子。如 ANC≤0.2×10^9/L 或合并严重感染，可停用 TKI。

6. 化疗前后肝炎病毒监测：联合化疗、免疫抑制性治疗均可能激活患者体内肝炎病毒复制，尤其是乙型肝炎病毒的激活导致暴发性异性肝炎危及生命。化疗前应常规进行肝炎病毒筛查，对于 HBeAg 阳性或存在 HBV-DNA 复制的慢性乙型肝炎患者或病毒携带者在接受化疗期间应当接受有效的抗病毒治疗。目前常用药物有拉米夫定、恩替卡韦等。治疗期间应当定期监测病毒复制和肝功能情况。

【药学提示】

1. 抗菌药物及抗真菌药物治疗期间注意药物的肝肾毒性，特别是糖肽类抗菌药物、两性霉素 B 等。

2. 高白细胞的处理：多数患者在诊断明确后通过药物可迅速降低白血病细胞负荷，但少数患者因高白细胞预支导致生命危险时可行白细胞分离术。

3. 大剂量甲氨蝶呤（HD-MTX）：大剂量静脉 MTX 常用剂量为 1000～3000mg/m^2，其中 1/5 药物于 1 小时内输入，其余药物于 23 小时内输入。该药可致巨幼细胞性贫血，并有骨髓抑制作用。口腔及消化道黏膜溃疡是 MTX 常见不良反应。多为剂量依赖性，需密切检测血药浓度，必要时提前或加大亚叶酸钙解救以避免严重溃疡发生。既往肾功能不全者 MTX 代谢延迟，病毒性肝炎患者 MTX 的肝脏毒性增加，因此用药前应监测肝肾情况以保证用药安全。既往接受颅脑放疗患者应用 MTX 有引起坏死性脑白质的报道，鞘注 MTX 相关严重神经损害包括化学性脑膜炎、运动麻痹伴脑神经损伤、癫痫发作、昏迷及慢性脱髓鞘综合征等，既往脊髓照射患者上述症状可能加重。

4. 甲磺酸伊马替尼推荐剂量为 400～600mg/d，为每日 1 次口服，宜在进餐时服药，并饮一大杯水。甲磺酸伊马替尼是 CYP3A4 的底物，又是 CYP3A4、CYP2D6、CYP2C9 和 CYP2C19 的抑制剂，因此，可影响同时给予药物的代谢。合并用药时，应注意药物间相互作用。

5. 甲磺酸伊马替尼的清除半衰期为 18 小时，其活性代谢产物半衰期为 40 小时，7 天内约可排泄所给药物剂量的 81%，其中从大便中排泄 68%，尿中排泄 13%。约 25% 为原药（尿中 5%，大便中 20%），其余为代谢产物，大便和尿中活性代谢产物和原药的比例相似。

6. 与伊马替尼不同，达沙替尼服药不受进餐限制。达沙替尼是细胞色素 CYP3A 的底物和抑制剂，是一种较弱的时间依赖性抑制剂，不能抑制 CYP1A2、2A6、2B6、2C8、2C9、2C19、2D6 或 2E1。不是人类 CYP 酶的诱导剂。总体平均终末半衰期大约为 5～6 小时。主要通过粪便清除，大部分是已代谢产物的形式，大约89%剂量在10天内清除（尿中4%，大便中85%）。原形的达沙替尼分别占尿液和粪便中剂量的0.1%和19%，其余的剂量为代谢产物。

【注意事项】

1. Ph+ALL患者初诊及化疗抑制期，因中性粒细胞减少易合并不同部位感染，抗菌药物的合理使用十分重要。

2. 达沙替尼与酮康唑、伊曲康唑同时使用可增强达沙替尼的暴露，因此在接受达沙替尼治疗的患者中，不推荐经全身给予强效的CYP3A4抑制剂。地塞米松能诱导CYP3A4活性，可能也会增加达沙替尼代谢并降低达沙替尼的血浆浓度。长期使用H_2受体拮抗剂或质子泵抑制剂（如法莫替丁和奥美拉唑）抑制胃酸分泌很可能会降低达沙替尼的暴露。因此不推荐同时使用H_2受体拮抗剂和质子泵抑制剂，同时氢氧化铝/镁制剂应在给予达沙替尼前至少2小时，或2小时后给药。

3. 甲磺酸伊马替尼最常见与药物治疗相关的不良事件有轻度恶心（50%～60%）、呕吐、腹泻、肌痛及肌痉挛，这些不良事件均容易处理。所有相关研究中均报道有水肿和水钠潴留，发生率分别为47%～59%和7%～13%，其中严重者分别为1%～3%和1%～2%。

4. 达沙替尼不良反应与伊马替尼不同的是浆膜腔积液、肺动脉高压、QT间期延长及心脏不良反应（包括充血性心力衰竭/心功能不全导致心肌梗死）。

三、推荐表单

（一）医师表单

初治成人 Ph+急性淋巴细胞白血病临床路径医师表单

适用对象：第一诊断为初治成人 Ph+急性淋巴细胞白血病（ICD-10：C91.007，M9821/3）
　　　　　拟行诱导化疗

患者姓名：	性别：　　年龄：　　门诊号：	住院号：
住院日期：　　年　月　日	出院日期：　　年　月　日	标准住院日：35 天内

时间	住院第 1 天	住院第 2 天
主要诊疗工作	□ 向患者家属告知病重通知并签署病重通知书 □ 患者家属签署授权书、输血同意书、骨髓穿刺及腰椎穿刺同意书、静脉插管同意书（条件允许时） □ 询问病史及体格检查 □ 完成病历书写 □ 开实验室检查单 □ 上级医师查房与化疗前评估 □ 根据血象和凝血象决定是否成分输血 □ 根据血象决定是否白细胞单采、是否使用 CTX/激素预治疗	□ 上级医师查房 □ 完成入院检查 □ 骨髓穿刺：骨髓形态学检查、免疫分型、细胞遗传学、和白血病相关基因及突变检测（有条件时） □ 根据血象及凝血象决定是否成分输血 □ 控制感染等对症支持治疗 □ 完成必要的相关科室会诊 □ 住院医师完成上级医师查房记录等病历书写 □ 根据血象决定是否白细胞单采、是否使用 CTX/激素预治疗
重点医嘱	**长期医嘱** □ 血液病一级护理常规 □ 饮食：普通饮食/其他 □ 抗菌药物（必要时） □ 补液治疗（水化、碱化） □ 其他医嘱 **临时医嘱** □ 血常规、尿常规、大便常规 □ 肝肾功能、电解质、血型、凝血、输血前检查 □ X 线胸片、心电图、B 超（多部位） □ 头颅、颈胸部 MRI 或 CT、脊柱侧位片、脑电图、血气分析（必要时） □ 静脉插管术（必要时） □ 病原微生物培养（必要时） □ 输血医嘱（必要时） □ 眼底检查 □ 超声心动（视患者情况而定） □ 白细胞单采术（必要时） □ CTX、激素（必要时） □ 其他医嘱	**长期医嘱** □ 患者既往基础用药 □ 抗菌药物（必要时） □ 防治尿酸肾病（别嘌呤醇） □ 补液治疗（碱化、水化） □ 其他医嘱 **临时医嘱** □ 骨髓穿刺 □ 骨髓形态学、免疫分型、细胞遗传学和白血病相关基因突变检测（有条件时） □ 血常规 □ 输血医嘱（必要时） □ 白细胞单采术（必要时） □ CTX、激素（必要时） □ 其他医嘱
病情变异记录	□ 无　□ 有，原因： 1. 2.	□ 无　□ 有，原因： 1. 2.
医师签名		

时间	住院第 3 ~ 5 天	
主要诊疗工作	□ 根据初步骨髓结果制定治疗方案 □ 患者家属签署化疗知情同意书 □ 住院医师完成病程记录 □ 上级医师查房	□ 化疗 □ 重要脏器保护 □ 止吐、输血、抗炎等对支持治疗

重点医嘱

长期医嘱

□ 化疗医嘱（以下方案选一）

□ 预治疗：CP：CTX 200mg/（m^2·d），第-2 ~ 第 0 天

　　　　　　　PDN 1mg/（kg·d），第-2 ~ 第 0 天

□ VDCP+IM：VCR 1.4mg/（m^2·d），最大剂量不超过 2 毫克/次，第 1、8、15、22 天

　　　　　　　DNR 30 ~ 40mg/（m^2·d），第 1 ~ 3，15 ~ 16 天（可选）

　　　　　　　CTX 750 ~ 1000mg/（m^2·d），第 1 天（减去预治疗剂量），第 15 天（美司钠解救）

　　　　　　　PDN 1mg/（kg·d），第 1 ~ 14 天，第 15 ~ 28 天逐步减量 1/2 至停用

　　　　　　　IM 400 ~ 600mg/d，第 8 或第 15 天开始持续至 HSCT 前或治疗结束时

□ VDP+IM：VCR 1.4mg/（m^2·d），最大剂量不超过 2 毫克/次，第 1、8、15、22 天

　　　　　　（≥55 岁）DNR 30 ~ 40mg/（m^2·d），第 1 ~ 3，15 ~ 16 天（可选）

　　　　　　　PDN 1mg/（kg·d），第 1 ~ 14 天，第 15 ~ 28 天逐步减量 1/2 至停用

　　　　　　　IM 400 ~ 600mg/d，第 8 或第 15 天开始持续至 HSCT 前或治疗结束时

□ VP+IM：VCR 1.4mg/（m^2·d），最大剂量不超过 2 毫克/次，第 1、8、15、22 天

　　　　　　（≥55 岁）PDN 1mg/（kg·d），第 1 ~ 14 天，第 15 ~ 28 天逐步减量 1/2 至停用

　　　　　　　IM 400 ~ 600mg/d，第 8 或第 15 天开始持续至 HSCT 前或治疗结束时

□ 止吐、抗感染等对症支持治疗医嘱　　　□ 补液治疗（水化、碱化）

□ 重要脏器功能保护：防治尿酸肾病　　　□ 其他医嘱

　（别嘌呤醇）、保肝、抑酸等

临时医嘱

□ 输血医嘱（必要时）

□ 心电监护（必要时）

□ 复查肝肾功能、电解质

□ 隔日复查血常规（必要时可每天复查）

□ 血培养（高热时）

□ 出现感染时，各种体液或分泌物病原学检查及相关影像学检查需多次重复

□ 静脉插管维护、换药

□ 腰椎穿刺，鞘内注射（具体剂量见住院流程）

□ 脑脊液常规、生化和细胞形态学检查

□ 其他医嘱

病情变异记录	□ 无　□ 有，原因： 1. 2.	□ 无　□ 有，原因： 1. 2.
医师签名		

时间	住院第 6～34 天	住院第 35 天 （出院日）
主 要 诊 疗 工 作	□ 上级医师查房，注意病情变化 □ 住院医师完成病历书写 □ 复查血常规 □ 注意观察体温、血压、体重等，防治并发症 □ 成分输血、抗感染等支持治疗（必要时） □ 造血生长因子（必要时） □ 骨髓检查 □ 腰椎穿刺，鞘内注射	□ 上级医师查房，进行化疗（根据骨髓穿刺）评估，确定有无并发症情况，明确是否出院 □ 完成出院记录、病案首页、出院证明书等 □ 向患者交待出院后的注意事项，如返院复诊的时间、地点，发生紧急情况时的处理等
重 要 医 嘱	**长期医嘱** □ 洁净饮食 □ 抗感染等支持治疗（必要时） □ 其他医嘱 **临时医嘱** □ 血、尿、便常规 □ 肝肾功能、电解质、凝血功能 □ 输血医嘱（必要时） □ 第 14 天骨髓形态学、残留病检测 □ 诱导治疗后骨髓形态学、残留病检测（可选） □ 腰椎穿刺，鞘内注射（具体剂量见住院流程） □ 脑脊液常规、生化和细胞形态学检查 □ 复查治疗前有白血病细胞浸润改变的各项检查 □ G-CSF 5μg/（kg·d）（必要时） □ 影像学检查（必要） □ 病原微生物培养（必要时） □ 血培养（高热时） □ 静脉插管维护、换药 □ 其他医嘱	**出院医嘱** □ 出院带药 □ 定期门诊随访 □ 监测血常规、肝肾功能、电解质等
病情 变异 记录	□ 无　□ 有，原因： 1. 2.	□ 无　□ 有，原因： 1. 2.
医师 签名		

（二）护士表单

初治成人 Ph+急性淋巴细胞白血病临床路径护士表单

适用对象：第一诊断为初治成人 Ph+急性淋巴细胞白血病（ICD-10：C91.007，M9821/3）
拟行诱导化疗

患者姓名：	性别： 年龄： 门诊号：	住院号：
住院日期： 年 月 日	出院日期： 年 月 日	标准住院日：35 天内

时间	住院第 1 天	住院第 2 天
健康宣教	□ 入院宣教：介绍病房环境、设施、医院相关制度、主管医师和护士 □ 告知各项检查、化验的目的及注意事项 □ 指导饮食、卫生、活动等 □ 指导漱口和坐浴的方法 □ 安全宣教、化疗宣教 □ PICC 置管介绍 □ 做好心理安慰，减轻患者入院后焦虑、紧张的情绪	□ 宣教疾病知识 □ 指导预防感染和出血 □ PICC 维护宣教 □ 介绍骨髓穿刺的目的、方法和注意事项 □ 介绍白细胞单采的目的和概要流程（必要时） □ 做好用药指导 □ 化疗宣教
护理处置	□ 入院护理评估：询问病史、相关查体、血常规、检查皮肤黏膜有无出血、营养状况、血管情况等 □ 监测和记录生命体征 □ 建立护理记录（病危、重患者） □ 卫生处置：剪指（趾）甲、洗澡（条件允许时），更换病号服 □ 完成各项化验检查的准备（加急化验及时采集标本并送检） □ PICC 置管术（条件允许时），术前签署 PICC 置管知情同意书	□ 完成各项化验标本的留取并及时送检 遵医嘱完成相关检查 □ PICC 导管维护 □ 遵医嘱准确记录 24 小时出入量
基础护理	□ 根据患者病情和生活自理能力确定护理级别（遵医嘱执行） □ 晨晚间护理 □ 安全护理 □ 口腔护理 □ 肛周护理	□ 执行分级护理 □ 晨晚间护理 □ 安全护理 □ 口腔护理 □ 肛周护理
专科护理	□ 执行血液病护理常规 □ 观察病情、用药后的不良反应 □ 填写患者危险因素评估表（需要时） □ 感染、出血护理 □ 输血护理（需要时） □ 化疗护理、心理护理	□ 观察患者病情变化，重点观察有无出血倾向、化疗不良反应 □ 感染、出血护理 □ 输血护理（需要时） □ 化疗护理 □ 心理护理
重点医嘱	□ 详见医嘱执行单	□ 详见医嘱执行单
病情变异记录	□ 无 □ 有，原因： 1. 2.	□ 无 □ 有，原因： 1. 2.
护士签名		

时间	住院第 3~5 天
健康宣教	□ 化疗宣教 　告知用药及注意事项 　化疗期间患者饮食、卫生 　化疗期间嘱患者适当多饮水 　对陪护家属健康指导 □ 指导预防感染和出血 □ 介绍药物作用、服用方法、时机及不良反应 □ 心理指导
护理处置	□ 遵医嘱完成相关化验检查 □ 遵照医嘱及时给予对症治疗 □ PICC 导管维护 □ 遵医嘱准确记录 24 小时出入量 □ 执行保护性隔离措施
基础护理	□ 执行分级护理 □ 晨晚间护理 □ 安全护理 □ 口腔护理 □ 肛周护理
专科护理	□ 观察患者病情变化，重点观察有无出血倾向、化疗不良反应、有无胸闷憋气、胸痛等 □ 感染、出血护理 □ 输血护理（需要时） □ 化疗护理 □ 心理护理
重点医嘱	□ 详见医嘱执行单
病情变异记录	□ 无　□ 有，原因： 1. 2.
护士签名	

时间	住院第 6 ~ 34 天	住院第 35 天 （出院日）
健康宣教	□ 骨髓抑制期宣教：预防感染和出血 □ 指导进高压饮食（高压锅准备的食物以达到无菌饮食的目的） □ 介绍腰椎穿刺、鞘注的目的、方法和注意事项 □ 心理指导	□ 出院宣教：用药、饮食、卫生、休息、监测血常规、生化等 □ PICC 带出院外宣教 □ 指导办理出院手续 □ 告知患者科室联系电话 □ 定期门诊随访
护理处置	□ 遵医嘱完成相关化验检查 □ 遵照医嘱及时给予对症治疗 □ PICC 导管维护 □ 执行保护性隔离措施	□ 为患者领取出院带药 □ 协助整理患者用物 □ 发放 PICC 院外维护手册 □ 床单位终末消毒
基础护理	□ 执行分级护理 □ 晨晚间护理 □ 安全护理 □ 口腔护理 □ 肛周护理	□ 安全护理（护送出院）
专科护理	□ 密切观察病情观察，观察有无感染和出血倾向，有无胸闷憋气、胸痛 □ 感染、出血护理 □ 输血护理（需要时） □ 化疗护理 □ 心理护理	□ 预防感染和出血指导 □ 心理护理
重点医嘱	□ 详见医嘱执行单	□ 详见医嘱执行单
病情变异记录	□ 无 □ 有，原因： 1. 2.	□ 无 □ 有，原因： 1. 2.
护士签名		

（三）患者表单

初治成人 Ph+急性淋巴细胞白血病临床路径患者表单

适用对象：第一诊断为初治成人 Ph+急性淋巴细胞白血病（ICD-10：C91.007，M9821/3）
　　　　　拟行诱导化疗

患者姓名：	性别：　　年龄：　　门诊号：	住院号：
住院日期：　　年　月　日	出院日期：　　年　月　日	标准住院日：35 天内

时间	住院第 1 天	住院第 2 天
医患配合	□ 接受询问病史、收集资料，请务必详细告知既往史、用药史、过敏史 □ 请明确告知既往用药情况 □ 配合进行体格检查 □ 有任何不适请告知医师 □ 配合进行相关检查 □ 签署相关知情同意书	□ 配合完成相关检查（B 超、心电图、X 线胸片等） □ 配合完成化验：血常规、生化等 □ 配合骨髓穿刺、活检等 □ 配合用药 □ 有任何不适请告知医师
护患配合	□ 配合测量体温、脉搏、呼吸、血压、身高体重 □ 配合完成入院护理评估（回答护士询问病史、过敏史、用药史） □ 接受入院宣教（环境介绍、病室规定、探视陪护制度、送餐订餐制度、贵重物品保管等） □ 配合采集血、尿标本 □ 配合护士选择静脉通路，接受 PICC 置管 □ 接受用药指导 □ 接受化疗知识指导 □ 接受预防感染和出血指导 □ 有任何不适请告知护士	□ 配合测量体温、脉搏、呼吸，询问大便情况 □ 配合各项检查（需要空腹的请遵照执行） □ 配合采集血标本 □ 接受疾病知识介绍 □ 接受骨髓穿刺、活检宣教 □ 接受用药指导 □ 接受 PICC 维护 □ 接受化疗知识指导 □ 接受预防感染和出血指导 □ 接受心理护理 □ 接受基础护理 □ 有任何不适请告知护士
饮食	□ 遵照医嘱饮食	□ 遵照医嘱饮食
排泄	□ 大、小便异常时及时告知医护人员	□ 大、小便异常时及时告知医护人员
活动	□ 根据病情适当活动 □ 有出血倾向的卧床休息，减少活动	□ 根据病情适当活动 □ 有出血倾向的卧床休息，减少活动

时间	住院第 3~5 天
医患配合	□ 配合相关检查 □ 配合用药 □ 配合化疗 □ 有任何不适请告知医师
护患配合	□ 配合定时测量生命体征、每日询问大便 □ 配合各种相关检查 □ 配合采集血标本 □ 接受疾病知识介绍 □ 接受用药指导 □ 接受 PICC 维护 □ 接受化疗知识指导 □ 接受预防感染和出血指导 □ 接受保护性隔离措施 □ 接受心理护理 □ 接受基础护理 □ 有任何不适请告知护士
饮食	□ 遵照医嘱饮食
排泄	□ 大、小便异常时及时告知医护人员
活动	□ 根据病情适当活动 □ 有出血倾向的卧床休息，减少活动

时间	住院第 6 ~ 34 天	住院第 35 天 （出院日）
医患配合	□ 配合相关检查 □ 配合用药 □ 配合各种治疗 □ 配合腰椎穿刺 □ 有任何不适请告知医师	□ 接受出院前指导 □ 遵医嘱出院后用药 □ 知道复查时间 □ 获取出院诊断书
护患配合	□ 配合定时测量生命体征、每日询问大便 □ 配合各种相关检查 □ 配合采集血标本 □ 接受疾病知识介绍 □ 接受用药指导 □ 接受腰椎穿刺、鞘注宣教 □ 接受 PICC 维护 □ 接受预防感染和出血指导 □ 接受保护性隔离措施 □ 接受心理护理 □ 接受基础护理 □ 有任何不适请告知护士	□ 接受出院宣教 □ 办理出院手续 □ 获取出院带药 □ 知道服药方法、作用、注意事项 □ 知道预防感染、出血措施 □ 知道复印病历方法 □ 接受 PICC 院外维护指导 □ 签署 PICC 院外带管协议
饮食	□ 高压饮食（高压锅准备的食物以达到无菌饮食的目的）	□ 普通饮食 □ 避免进生、冷、硬、辛辣和刺激饮食
排泄	□ 大、小便异常时及时告知医护人员	□ 大、小便异常（出血时）及时就诊
活动	□ 根据病情适当活动 □ 有出血倾向的卧床休息，减少活动	□ 适当活动，避免疲劳 □ 注意保暖，避免感冒 □ 注意安全，减少出血

附：原表单（2016 年版）

初治成人 Ph+急性淋巴细胞白血病临床路径表单

适用对象：第一诊断为初治成人 Ph+急性淋巴细胞白血病（ICD-10：C91.007，M9821/3）
拟行诱导化疗

患者姓名：	性别： 年龄： 门诊号：	住院号：
住院日期： 年 月 日	出院日期： 年 月 日	标准住院日：35 天

时间	住院第 1 天	住院第 2 天
主要诊疗工作	□ 询问病史及体格检查 □ 完成病历书写 □ 开实验室检查单 □ 上级医师查房与化疗前评估 □ 根据血象及凝血象决定是否成分输血 □ 向家属告知病重或病危并签署病重或病危通知书 □ 患者家属签署授权书、骨髓穿刺同意书、腰椎穿刺同意书、输血知情同意书、静脉插管同意书（条件允许时） □ 根据血象决定是否白细胞单采、是否使用 CTX/激素预治疗	□ 上级医师查房 □ 完成入院检查 □ 骨髓穿刺：骨髓形态学检查、免疫分型、细胞遗传学和白血病相关基因及突变检测（有条件时） □ 根据血象及凝血象决定是否成分输血 □ 控制感染等对症支持治疗 □ 完成必要的相关科室会诊 □ 住院医师完成上级医师查房记录等病历书写 □ 根据血象决定是否白细胞单采、是否使用 CTX/激素预治疗
重要医嘱	**长期医嘱** □ 血液病护理常规 □ 饮食：普通饮食/其他 □ 抗菌药物（必要时） □ 补液治疗（水化、碱化） □ 其他医嘱 **临时医嘱** □ 血常规、尿常规、大便常规 □ 肝肾功能、电解质、血型、凝血、输血前检查 □ X 线胸片、心电图、B 超（多部位） □ 头颅、颈胸部 MRI 或 CT、脊柱侧位片、脑电图、血气分析（必要时）静脉插管术（条件允许时） □ 病原微生物培养（必要时） □ 输血医嘱（必要时） □ 眼底检查 □ 白细胞单采术（必要时） □ CTX、激素（必要时） □ 其他医嘱	**长期医嘱** □ 患者既往基础用药 □ 防治尿酸肾病（别嘌呤醇） □ 抗菌药物（必要时） □ 补液治疗（水化、碱化） □ 其他医嘱 **临时医嘱** □ 骨髓穿刺 □ 骨髓形态学、免疫分型、细胞遗传学、和白血病相关基因及突变检测（有条件时） □ 血常规 □ 输血医嘱（必要时） □ 白细胞单采术（必要时） □ CTX、激素（必要时） □ 其他医嘱
主要护理工作	□ 介绍病房环境、设施和设备 □ 入院护理评估	□ 宣教（血液病知识）

续 表

时间	住院第 1 天	住院第 2 天
病情 变异 记录	□无 □有，原因： 1. 2.	□无 □有，原因： 1. 2.
护士 签名		
医师 签名		

时间	住院第 3~5 天
主要 诊疗 工作	□ 根据初步骨髓结果制定治疗方案　　□ 化疗 □ 患者家属签署化疗知情同意书　　　□ 重要脏器保护 □ 住院医师完成病程记录　　　　　　□ 止吐 □ 上级医师查房
重 要 医 嘱	**长期医嘱** 化疗医嘱（以下方案选一） □ 预治疗：CP：CTX 200mg/（m²·d），第-2~第 0 天 　　　　　　　　PDN 1mg/（kg·d），第-2~第 0 天 □ VDCP+IM：VCR 1.4mg/（m²·d），最大剂量不超过 2 毫克/次，第 1、8、15、22 天 　　　　　　DNR 30~40mg/（m²·d），第 1~3，15~16 天（可选） 　　　　　　CTX 750~1000mg/（m²·d），第 1 天（减去预治疗剂量），第 15 天（美司钠解救） 　　　　　　PDN 1mg/（kg·d），第 1~14 天，第 15~28 天减量 1/2 　　　　　　IM 400~600mg/d，第 8 或第 15 天开始持续至 HSCT 前或治疗结束时 □ VDP+IM：VCR 1.4mg/（m²·d），最大剂量不超过 2 毫克/次，第 1、8、15、22 天 　　　　　　（≥55 岁）DNR 30~40mg/（m²·d），第 1~3，15~16 天（可选） 　　　　　　PDN 1mg/（kg·d），第 1~14 天，第 15~28 天减量 1/2 　　　　　　IM 400~600mg/d，第 8 或第 15 天开始持续至 HSCT 前或治疗结束时 □ VP+IM：VCR 1.4mg/（m²·d），最大剂量不超过 2 毫克/次，第 1、8、15、22 天 　　　　　　（≥55 岁）PDN 1mg/（kg·d），第 1~14 天，第 15~28 天减量 1/2 　　　　　　IM 400~600mg/d，第 8 或第 15 天开始持续至 HSCT 前或治疗结束时 □ 止吐、抗感染等对症支持治疗医嘱　　□ 补液治疗（水化、碱化） □ 重要脏器功能保护：防治尿酸肾病　　□ 其他医嘱 　（别嘌呤醇）、保肝、抑酸等 **临时医嘱** □ 输血医嘱（必要时） □ 心电监护（必要时） □ 复查肝肾功能、电解质 □ 隔日复查血常规（必要时可每天复查） □ 血培养（高热时） □ 出现感染时，各种体液或分泌物病原学检查及相关影像学检查需多次重复 □ 静脉插管维护、换药 □ 腰椎穿刺，鞘内注射（具体剂量见住院流程） □ 脑脊液常规、生化和细胞形态学检查 □ 其他医嘱
主要 护理 工作	□ 随时观察患者病情变化 □ 心理与生活护理 □ 化疗期间嘱患者多饮水
病情 变异 记录	□ 无　□ 有，原因： 1. 2.
护士 签名	
医师 签名	

时间	住院第 6 ~ 34 天	住院第 35 天 （出院日）
主要诊疗工作	□ 上级医师查房，注意病情变化 □ 住院医师完成病历书写 □ 复查血常规 □ 注意观察体温、血压、体重等，防治并发症 □ 成分输血、抗感染等支持治疗（必要时） □ 造血生长因子（必要时） □ 骨髓检查 □ 腰椎穿刺，鞘内注射	□ 上级医师查房，进行化疗（根据骨髓穿刺）评估，确定有无并发症情况，明确是否出院 □ 完成出院记录、病案首页、出院证明书等 □ 向患者交代出院后的注意事项，如返院复诊的时间、地点，发生紧急情况时的处理等
重要医嘱	**长期医嘱** □ 洁净饮食 □ 抗感染等支持治疗（必要时） □ 其他医嘱 **临时医嘱** □ 血、尿、便常规 □ 肝肾功能、电解质、凝血功能 □ 输血医嘱（必要时） □ 第 14 天骨髓形态学、残留病检测 □ 诱导治疗后骨髓形态学、残留病检测（可选） □ 腰椎穿刺，鞘内注射（具体剂量见住院流程） □ 脑脊液常规、生化和细胞形态学检查 □ 复查治疗前有白血病细胞浸润改变的各项检查 □ G-CSF 5μg/（kg·d）（必要时） □ 影像学检查（必要） □ 病原微生物培养（必要时） □ 血培养（高热时） □ 静脉插管维护、换药 □ 其他医嘱	**出院医嘱** □ 出院带药 □ 定期门诊随访 □ 监测血常规、肝肾功能、电解质等
主要护理工作	□ 随时观察患者情况 □ 心理与生活护理 □ 化疗期间嘱患者多饮水	□ 指导患者办理出院手续
病情变异记录	□ 无　□ 有，原因： 1. 2.	□ 无　□ 有，原因： 1. 2.
护士签名		
医师签名		

第二节 完全缓解的成人 Ph+急性淋巴细胞白血病临床路径释义

一、完全缓解的成人 Ph+急性淋巴细胞白血病临床路径标准住院流程

（一）临床路径标准住院日

21 天内。

（二）进入路径标准

1. 第一诊断必须符合成人 Ph+急性淋巴细胞白血病（ALL）疾病编码的患者。

2. 经诱导化疗达完全缓解（CR）。

3. 当患者同时具有其他疾病诊断时，但在住院期间不需要特殊处理也不影响第一诊断的临床路径流程实施时，可以进入路径。

> **释义**
>
> ■ 诊断明确且诱导化疗获得完全缓解的 Ph+ALL 患者进入本路径，复发患者应退出本路径。

（三）完善入院常规检查

需 2 天（指工作日）。

必须的检查项目：

1. 血常规、尿常规、大便常规。

2. 肝肾功能、电解质、血型、凝血功能、输血前检查。

3. X 线胸片、心电图、腹部 B 超。

> **释义**
>
> ■ 上述检查内容的完善指导临床医师正确评价患者主要脏器功能，保证本路径治疗的顺利进行。

4. 发热或疑有某系统感染者可选择：病原微生物培养、影像学检查。

> **释义**
>
> ■ 巩固治疗前积极控制处理潜在感染，避免巩固治疗后期尤其骨髓抑制期出现严重感染而影响本路径的实施。

5. 骨髓涂片或（及）活检（必要时）、微小残留病变检测（有条件时），若残留病水平较前升高，应及时检测 ABL 激酶突变。

> **释义**
>
> ■骨髓形态学检查明确患者处于完全缓解状态并进入本路径，若骨髓形态提示复发应退出本路径。ABL激酶突变检测对于后期TKI药物更换提供依据。

6. 复查治疗前有白血病细胞浸润改变的各项检查。

7. 患者及家属签署以下同意书：授权书、化疗知情同意书、骨髓穿刺同意书、腰椎穿刺及鞘内注射同意书、输血知情同意书、静脉插管知情同意书。

> **释义**
>
> ■签署各项知情同意书，加强医患沟通，不仅有利于患者及其家属了解疾病现状及后续治疗，亦有助于保障医疗安全。

（四）治疗开始时间

入院第3天内。

> **释义**
>
> ■前述主要入院检查与2天内完成。

（五）治疗方案

1. 早期巩固强化化疗（巩固强化期间应持续应用伊马替尼）：

（1）CAM：CTX：750mg/（$m^2 \cdot d$），第1天，第8天（美司钠解救）；阿糖胞苷（Ara-C）：75~100mg/（$m^2 \cdot d$），第1~3天，第8~10天；巯嘌呤（6-MP）：60mg/（$m^2 \cdot d$），第1~7天，血象恢复后（白细胞≥$1×10^9$/L，血小板≥$50×10^9$/L）行三联鞘注1~2次。

（2）大剂量甲氨蝶呤（HD-MTX）：MTX：2.0~3.0g/（$m^2 \cdot d$），第1、8、22天；第1、8、22天行三联鞘注；前次用药后肝功能仍异常、血细胞计数仍处于抑制状态者可适当顺延用药。

> **释义**
>
> ■缓解后强烈的巩固治疗可清除残存的白血病细胞、提高疗效，但是巩固治疗方案在不同的研究组、不同的人群并不相同。一般应给予多疗程的治疗，药物组合包括诱导治疗使用的药物（如长春碱类药物、蒽环类药物、糖皮质激素等）、HD-MTX、Ara-C、6-巯嘌呤（6-MP）、门冬酰胺酶等。因此，缓解后治疗可以有1~2个疗程再诱导方案，2~4个疗程HD-MTX和Ara-C为主的方案。
>
> ■成人Ph+ALL缓解后治疗可不再使用L-ASP，TKI优先推荐持续应用，直至维持治疗结束（无条件应用TKI的患者按一般ALL的治疗方案进行）。

■ 在整个治疗过程中应强调参考儿童 ALL 方案的设计，强调非骨髓抑制性药物（包括糖皮质激素、长春碱类）的应用。

1. 一般应含有 HD-MTX 方案。MTX $1 \sim 3g/m^2$。应用 HD-MTX 时应争取进行血清 MTX 浓度监测，注意甲酰四氢叶酸钙的解救，至血清 MTX 浓度$<0.1\mu mol/L$（或低于 $0.25\mu mol/L$）时结合临床情况可以停止解救。

2. 应含有 Ara-C 为基础的方案。Ara-C 可以为标准剂量、分段应用（如 CTX、Ara-C、6-MP 为基础的方案），或中大剂量 Ara-C 为基础的方案。

3. 缓解后 6 个月左右参考诱导方案给予再诱导强化 1 次。

2. 晚期巩固强化化疗：

治疗分层：有条件进行异基因 HSCT 者早期强化结束后尽早接受移植。

(1) 异基因干细胞移植（allo-HSCT）：有 HLA 配型相合同胞供者或无关供者，HLA 部分相合的家族供者，行异基因 HSCT，伊马替尼 $400 \sim 600mg/d$ 持续服用至预处理方案开始（估计用药周期为 $5 \sim 6$ 个月）。在治疗过程中，每疗程均监测 BCR/ABL 融合基因水平，有继续下降趋势的可在完成 3 个疗程的强化治疗后行干细胞移植；若融合基因表达呈上升趋势则直接进行移植。异基因 HSCT 后不再使用伊马替尼，除非存在分子生物学或血液学复发的证据。不能行干细胞移植治疗者，继续接受巩固强化化疗和伊马替尼的联合治疗。不能使用伊马替尼患者按计划化疗，化疗结束后予干扰素维持治疗。

> **释义**
>
> ■ 考虑行 allo-HSCT 的患者，应在一定的巩固强化治疗后尽快移植。《中国成人急性淋巴细胞白血病诊断与治疗指南（2016 版）》中建议，allo-HSCT 后可以用 TKI 维持。无合适供者的患者，按计划继续多药化疗联合 TKI；无合适供者、BCR/ABL 融合基因转阴者（尤其是 $3 \sim 6$ 个月内转阴者），可以考虑自体干细胞移植，移植后予 TKI 维持。
>
> ■ 应定期检测 BCR/ABL 融合基因水平，CNSL 的预防治疗参考一般 ALL 患者。

(2) 联合化疗/自体干细胞移植：

1) COATD 方案：CTX：$750mg/(m^2 \cdot d)$，第 1 天（美司钠解救）；VCR：$1.4mg/(m^2 \cdot d)$，最大剂量不超过 2 毫克/次，第 1 天；Ara-C：$7 \sim 100mg/(m^2 \cdot d)$，第 $1 \sim 5$ 天；替尼泊苷（VM-26）$100mg/(m^2 \cdot d)$，第 $1 \sim 3$ 天；地塞米松（DXM）$6 \sim 8mg/(m^2 \cdot d)$，第 $1 \sim 7$ 天（口服或静脉滴注）。

血象恢复后（白细胞$\geqslant 1\times 10^9/L$，血小板$\geqslant 50\times 10^9/L$），行三联鞘注 $1 \sim 2$ 次。

2) 自体干细胞移植（auto-HSCT）：COATD 方案治疗结束后分子学阴性的患者可选择 auto-HSCT，auto-HSCT 后的患者可予继续伊马替尼+VP 方案维持治疗 2 年，不再进行剩余疗程的化疗。

未接受 allo-SCT 或 auto-HSCT 的患者接受以下方案治疗。

3) VDCD 方案：VCR：$1.4mg/(m^2 \cdot d)$，最大剂量不超过 2 毫克/次，第 1、8、15、22 天；DNR：$30mg/(m^2 \cdot d)$，第 $1 \sim 3$ 天；CTX：$750mg/(m^2 \cdot d)$，第 1、15 天（美司钠解救）；DXM：$6 \sim 8mg/(m^2 \cdot d)$，第 $1 \sim 7$ 天，第 $15 \sim 21$ 天（口服或静脉滴注）。

血象恢复后（白细胞≥1×10⁹/L，血小板≥50×10⁹/L），行三联鞘注1~2次。

4）TA方案：VM-26：100mg/（m²·d），第1~3天；Ara-C：75~100mg/（m²·d），第1~5天。

血象恢复后（白细胞≥1×10⁹/L，血小板≥50×10⁹/L），行三联鞘注1~2次。

3. 维持治疗：

（1）含伊马替尼维持治疗方案：未行allo-HSCT者建议使用伊马替尼联合VP方案作为维持治疗，伊马替尼400~600mg/d持续应用，VP方案每月1次，持续至完全缓解后2年。

VP方案：VCR：1.4mg/（m²·d），最大剂量不超过2毫克/次，第1天。Pred：1mg/（kg·d），第1~5天。

> **释义**
>
> ■ 也可以给予6-MP、MTX或干扰素联合伊马替尼维持治疗，6-MP 60~75mg/m²，每日1次，MTX 15~20mg/m²，每周1次。注意：①6-MP晚上用药效果较好。可以用硫鸟嘌呤（6-TG）替代6-MP。维持治疗期间应注意检测血常规和肝肾功能，调整用药剂量；②维持治疗既可以在完成巩固强化治疗之后单独连续进行，也可与强化巩固方案交替序贯进行。维持治疗期间应尽量保证3~6个月复查1次骨髓象、BCR/ABL融合基因定量和（或）流式细胞术MRD；③自获得CR后总的治疗周期至少2年；④不包含伊马替尼的维持治疗方案：无条件使用伊马替尼者采用干扰素维持治疗，300万单位/次，1次/隔日，可联合VP方案（同上）每个月一次，持续至缓解后至少2年。也可联合6-MP、MTX维持治疗。

4. 中枢神经系统白血病（CNSL）预防治疗：

（1）三联鞘注：三联鞘注为CNSL的预防及治疗的主要方式，病程中未诊断CNSL的患者应鞘注应完成8~12次。诱导治疗结束血象恢复后（中性粒细胞≥1×10⁹/L，血小板≥50×10⁹/L，外周血无原始细胞）进行首次鞘内注射（三联，每周鞘注不超过2次）并用流式细胞术进行脑脊液白血病细胞分析。

病程中出现CNSL者，应每周鞘注2次直至症状体征好转、脑脊液检测正常，此后每周1次连续4~6周，未行颅脑放射预防者行颅脑脊髓分次放疗24Gy。

鞘注方案如下：液体量不足时用生理盐水补充；MTX10~15mg+Ara-C 30~50mg+DXM10mg。

（2）颅脑/脊髓放疗：拟行HSCT者移植前不建议行颅脑放疗预防CNSL，无移植条件的30岁以上的患者一般巩固强化治疗全部结束后进行颅脑分次（10~12次）照射，总量18~20Gy；如行脊髓照射，剂量为12Gy。有CNSL的证据者头颅照射剂量为20~24Gy，脊髓照射剂量为18~20Gy，分次完成。进行过预防性头颅放疗的患者原则上不进行二次放疗。

> **释义**
>
> ■ CNSL是急性白血病（尤其是ALL）复发的主要根源之一，严重影响白血病的疗效。诊断有CNS症状者先进行CT或MRI，排除出血或占位病变后再考虑腰椎穿刺，无CNS症状者按计划进行CNSL的预防。
>
> ■ CNSL尚无统一标准。1985年在罗马讨论关于ALL预后差的危险因素时提出下列CNSL诊断标准：脑脊液白细胞计数>0.005×10⁹/L（5个/μl），离心标本证明细胞为原始细胞者，即可诊断CNSL。

■流式细胞术检测脑脊液在 CNSL 中的诊断意义尚无一致意见，但出现阳性应按 CNSL 对待。

■鞘内注射治疗或预防 CNSL 时，可二联用药，也可选用三联用药。

■《中国成人急性淋巴细胞白血病诊断与治疗指南 2016 版》中建议：①鞘内注射可两联或三联用药；②对于成人高危组 ALL，CNSL 预防治疗也可达 12 次以上。18 岁以上的高危组患者或 35 岁以上的患者可进行预防性头颅放疗，放疗在缓解后的巩固化疗期或维持治疗期进行。预防性照射部位为单纯头颅，总剂量 18～20Gy，分次完成；③确诊 CNSL 的患者，尤其是症状和体征较明显者，建议先进行腰椎穿刺、鞘内注射，也可在鞘内注射化疗药物至脑脊液白细胞计数正常、症状好转后再进行放疗（头颅+脊髓）。

5. 诱导以及巩固治疗结束后的随访监测治疗：患者维持治疗期间定期检测血象、骨髓形态、染色体、BCR/ABL 融合基因及流式残留病检测，每 3 月复查 1 次。

（六）治疗后恢复期复查的检查项目

1. 血常规、肝肾功能、电解质。

> **释义**
>
> ■Ph+ALL 患者巩固化疗后进入骨髓抑制期，定期监测全血细胞分析为成分输血等支持治疗提供依据；骨髓恢复期，血细胞分析为疗效判定提供依据；肝肾功能及时了解化疗后是否存在脏器药物损伤。

2. 脏器功能评估。
3. 骨髓检查（必要时）。
4. 微小残留病变检测（必要时）。

> **释义**
>
> ■巩固治疗实时复查骨髓形态及微小残留（包括流式残留病灶和 BCR/ABL 融合基因定量检测），复发患者应退出本路径，及时根据情况调整治疗方案。

（七）化疗中及化疗后治疗

1. 感染防治：发热患者建议立即进行病原微生物培养并使用抗菌药物，可选用头孢类（或青霉素类）±氨基糖苷类抗炎治疗；3 天后发热不缓解者，可考虑更换碳青霉烯类和（或）糖肽类和（或）抗真菌治疗；有明确脏器感染的患者，应根据感染部位及病原微生物培养结果选用相应抗菌药物。

2. 防治其他脏器功能损伤：止吐、保肝、水化、碱化。

3. 成分输血：适用于 Hb<80g/L，PLT<20×10^9/L 或有活动性出血的患者，分别输注浓缩红细胞和单采血小板。有心功能不全者可放宽输血指征。

4. 造血生长因子：化疗后中性粒细胞绝对值（ANC）≤1.0×10^9/L，可使用 G-CSF 5μg/（kg·d）。

> **释义**
>
> ■ 详见初治 Ph+急性淋巴细胞白血病患者路径释义。

（八）出院标准

1. 一般情况良好。
2. 没有需要住院处理的并发症和（或）合并症。

> **释义**
>
> ■ 临床症状改善，ANC≥$0.5×10^9$/L，PLT>$20×10^9$/L 且脱离输血，不需要静脉输液的患者可出院，出院时有其他合并症需要治疗者可适当延长住院时间。

（九）有无变异及原因分析

1. 治疗中、后有感染、贫血、出血及其他合并症者进行相关的诊断和治疗，可能延长住院时间并致费用增加。
2. 若治疗过程中出现 CNSL，退出此路径，进入相关路径。
3. 治疗期间髓内和（或）髓外复发者退出此路径。

二、完全缓解的成人 Ph+急性淋巴细胞白血病诱导治疗临床路径给药方案

【用药选择】

1. 抗菌药物的使用：发热患者建议立即进行血培养并使用抗菌药物，根据患者是否存在咳嗽、咳痰、腹泻、尿路感染等症状留取相应的标本病原微生物培养。可选用头孢类（或青霉素类）±氨基糖苷类治疗，3 天后发热不缓解者，可考虑碳青霉烯类和（或）糖肽类和（或）抗真菌治疗；有明确脏器感染患者应根据感染部位及病原微生物培养结果选用相应抗菌药物，同时治疗用药的选择应综合患者病情及抗菌药物特点制订。单一药物可有效治疗的感染，可以不联合用药。严重感染、单一用药不易控制的混合细菌感染、需要长疗程且以产生耐药性的感染可联合用药。中性粒细胞减少患者感染进展快，一旦出现发热应尽早应用抗

菌药物；中性粒细胞减少患者有感染的症状、体征，应早期应用抗菌药物；选择经验性用药时应考虑到本病区（医院）患者目前分离到的细菌种类、发生频率、抗菌药物敏感情况；住院时间较长或反复住院治疗的患者应考虑到其既往感染的致病菌及抗菌药物使用情况；中性粒细胞减少患者，单纯考虑一种病原菌感染而采用窄谱抗菌药物是不够的，必须使用光谱抗菌药物，尽可能选择杀菌药物而非抑菌药物。万古霉素和利奈唑胺不宜单一用药。有持续性发热但无明确感染来源、血流动力学不稳定患者，应将抗菌方案扩展至能够覆盖耐药性革兰阴性菌和革兰阳性菌及厌氧菌和真菌。抗真菌的经验治疗，一般选择菌谱较广的抗真菌药，如伊曲康唑、两性霉素 B、卡泊芬净、米卡芬净及伏立康唑等。

2. 化疗期间脏器功能损害的相应防治：止吐、保肝、水化、碱化、防治尿酸肾病（别嘌呤醇）、抑酸药。

3. 血制品输注：Hb<80g/L 或贫血症状明显建议输注浓缩红细胞（拟选择 HSCT 的患者输注辐照血），有心功能不全者可放宽输血指征；PLT<20×10^9/L 或有活动性出血时建议输注单采血小板；有 DIC 异常时，根据情况输注新鲜血浆、纤维蛋白原、凝血酶原复合物。

4. 肿瘤溶解综合征的预防：在利尿的同时加强水化及碱化，注意水电解质的平衡。白血病细胞计数量升高迅速、高尿酸、出现肾功能损伤迹象的患者在化疗期间可考虑使用别嘌呤醇。

5. 造血生长因子：化疗后中性粒细胞绝对值（ANC）≤1.0×10^9/L，可使用集落刺激因子。如 ANC≤0.2×10^9/L 或合并严重感染，可停用 TKI。

6. 化疗前后肝炎病毒监测：联合化疗、免疫抑制性治疗均可能激活患者体内肝炎病毒复制，尤其是乙型肝炎病毒的激活导致暴发性异性肝炎危及生命。化疗前应常规进行肝炎病毒筛查，对于 HBeAg 阳性或存在 HBV-DNA 复制的慢性乙型肝炎患者或病毒携带者在接受化疗期间应当接受有效的抗病毒治疗。目前常用药物有拉米夫定、恩替卡韦等。治疗期间应当定期监测病毒复制和肝功能情况。

【药学提示】

1. 抗菌药物及抗真菌药物治疗期间注意药物的肝肾毒性，特别是糖肽类抗菌药物、两性霉素 B 等。

2. 高白细胞的处理：多数患者在诊断明确后通过药物可迅速降低白血病细胞负荷，但少数患者因高白细胞预支导致生命危险时可行白细胞分离术。

3. 大剂量甲氨蝶呤（HD-MTX）：大剂量静脉 MTX 常用剂量为 $1\sim3g/m^2$，其中 1/5 药物于 1 小时内输入，其余药物于 23 小时内输入。该药可致巨幼细胞性贫血，并有骨髓抑制作用。口腔及消化道黏膜溃疡是 MTX 常见不良反应。多为剂量依赖性，需密切检测血药浓度，必要时提前或加大亚叶酸钙解救以避免严重溃疡发生。既往肾功能不全者 MTX 代谢延迟，病毒性肝炎患者 MTX 的肝脏毒性增加，因此用药前应监测肝肾情况以保证用药安全。既往接受颅脑放疗患者应用 MTX 有引起坏死性脑白质的报道，鞘注 MTX 相关严重神经损害包括化学性脑膜炎、运动麻痹伴脑神经损伤、癫痫发作、昏迷及慢性脱髓鞘综合征等，既往脊髓照射患者上述症状可能加重。

4. 甲磺酸伊马替尼推荐剂量为 400~600mg/d，为每日 1 次口服，宜在进餐时服药，并饮 1 大杯水。甲磺酸伊马替尼是 CYP3A4 的底物，又是 CYP3A4、CYP2D6、CYP2C9 和 CYP2C19 的抑制剂，因此，可影响同时给予药物的代谢。合并用药时，应注意药物间相互作用。

5. 甲磺酸伊马替尼的清除半衰期为 18 小时，其活性代谢产物半衰期为 40 小时，7 天内约可排泄所给药物剂量的 81%，其中从大便中排泄 68%，尿中排泄 13%。约 25% 为原药（尿中 5%，大便中 20%），其余为代谢产物，大便和尿中活性代谢产物和原药的比例相似。

6. 与伊马替尼不同，达沙替尼服药不受进餐限制。达沙替尼是细胞色素 CYP3A 的底物和抑制剂，是一种较弱的时间依赖性抑制剂，不能抑制 CYP1A2、2A6、2B6、2C8、2C9、2C19、

2D6 或 2E1。不是人类 CYP 酶的诱导剂。总体平均终末半衰期大约为 5~6 小时。主要通过粪便清除，大部分是已代谢产物的形式，大约 89% 剂量在 10 天内清除（尿中 4%，大便中 85%）。原形的达沙替尼分别占尿液和粪便中剂量的 0.1% 和 19%，其余的剂量为代谢产物。

【注意事项】

1. Ph+ALL 患者初诊及化疗抑制期，因中性粒细胞减少易合并不同部位感染，抗菌药物的合理使用十分重要。

2. 达沙替尼与酮康唑、伊曲康唑同时使用可增强达沙替尼的暴露，因此在接受达沙替尼治疗的患者中，不推荐经全身给予强效的 CYP3A4 抑制剂。地塞米松能诱导 CYP3A4 活性，可能也会增加达沙替尼代谢并降低达沙替尼的血浆浓度。长期使用 H_2 受体拮抗剂或质子泵抑制剂（如法莫替丁和奥美拉唑）抑制胃酸分泌很可能会降低达沙替尼的暴露。因此不推荐同时使用 H_2 受体拮抗剂和质子泵抑制剂，同时氢氧化铝/镁制剂应在给予达沙替尼前至少 2 小时，或 2 小时后给药。

3. 甲磺酸伊马替尼最常见与药物治疗相关的不良事件有轻度恶心（50%~60%）、呕吐、腹泻、肌痛及肌痉挛，这些不良事件均容易处理。所有相关研究中均报道有水肿和水钠潴留，发生率分别为 47%~59% 和 7%~13%，其中严重者分别为 1%~3% 和 1%~2%。

4. 达沙替尼不良反应与伊马替尼不同的是浆膜腔积液、肺动脉高压、QT 间期延长及心脏不良反应（包括充血性心力衰竭/心功能不全导致心肌梗死）。

5. 推荐方案：

GMALL 06/99 和 07/03 方案（Wassmann B. Blood，2006，108：1469-1477）

Hyper-CVAD 方案联合伊马替尼或达沙替尼（Thomas DA. Blood，2004，103：4396-4407；Ravandi F. Blood，2010，116：2070-2077）（MDACC）

Northern Italy Leukemia Group Protocol 09/00（Bassan R. J Clin Oncol，2010，28：3644）

JALSG ALL202（Yanada M. Br J Haematol，2008，143：503-510）

GIMEMA LAL0201-B（Vignetti M. Blood，2007，109：367）

三、推荐表单

（一）医师表单

完全缓解的成人 Ph+急性淋巴细胞白血病临床路径医师表单

适用对象：第一诊断为成人 Ph+急性淋巴细胞白血病达 CR 者

拟行缓解后续化疗

患者姓名：	性别：　　年龄：　　门诊号：	住院号：
住院日期：　　年　月　日	出院日期：　　年　月　日	标准住院日：21 天内

时间	住院第 1 天	住院第 2 天
主要诊疗工作	□ 患者家属签署授权书、输血同意书、骨髓穿刺及腰椎穿刺同意书、静脉插管同意书 □ 询问病史及体格检查 □ 完成病历书写 □ 开实验室检查单 □ 上级医师查房与化疗前评估	□ 上级医师查房 □ 完成入院检查 □ 骨髓穿刺：骨髓形态学检查、免疫分型、细胞遗传学、和白白血病相关基因及突变检测（有条件时） □ 根据血象及凝血象决定是否成分输血 □ 完成必要的相关科室会诊 □ 住院医师完成上级医师查房记录等病历书写
重点医嘱	**长期医嘱** □ 血液病护理常规 □ 饮食：普通饮食/其他 □ 抗菌药物（必要时） □ 伊马替尼 400～600mg/d □ 其他医嘱 **临时医嘱** □ 血常规、尿常规、大便常规 □ 肝肾功能、电解质、血型、凝血、输血前检查 □ X 线胸片、心电图、腹部 B 超 □ 头颅、颈胸部 MRI 或 CT、脊柱侧位片、脑电图、血气分析、超声心动图（必要时） □ 复查治疗前有白血病细胞浸润改变的各项检查 □ 静脉插管术（必要时） □ 病原微生物培养（必要时） □ 输血医嘱（必要时） □ 其他医嘱	**长期医嘱** □ 患者既往基础用药 □ 抗菌药物（必要时） □ 其他医嘱 **临时医嘱** □ 骨髓穿刺（必要时） □ 骨髓形态学、免疫分型、细胞遗传学和白血病相关基因突变检测（有条件时） □ 腰椎穿刺，鞘内注射（具体剂量见住院流程） □ 脑脊液常规、生化、细胞形态 □ 输血医嘱（必要时） □ 其他医嘱
病情变异记录	□ 无　□ 有，原因： 1. 2.	□ 无　□ 有，原因： 1. 2.
医师签名		

时间	住院第 3 天	
主要 诊疗 工作	□ 患者家属签署化疗知情同意书　　□ 化疗 □ 上级医师查房，制定化疗方案　　□ 重要脏器保护 □ 住院医师完成病程记录　　□ 止吐	
重 点 医 嘱	**长期医嘱** 化疗医嘱（以下方案选一） □ CAM： CTX 750mg/（m^2·d），第 1、8 天（美司钠解救） Ara-C 75～100mg/（m^2·d），第 1～3，8～10 天 6-MP 60mg/（m^2·d），第 1～7 天 □ HD-MTX： MTX 3.0g/（m^2·d）DXM 6～8mg/（m^2·d），第 1～7 天 CF 15mg/m^2，6 小时 1 次，3～8 次 根据 MTX 血药浓度给予调整 □ VDCD： VCR 1.4mg/（m^2·d）（不超过 2mg），第 1、8、15、22 天 DNR 30mg/（m^2·d），第 1～3 天 CTX 750mg/（m^2·d），第 1、15 天（美司钠解救） DXM 6～8mg/（m^2·d），第 1～7，15～21 天 □ TA： VM-26 100mg/（m^2·d），第 1～3 天 Ara-C 75～100mg/（m^2·d），第 1～5 天 □ 补液治疗（水化、碱化） □ 止吐、保肝、抗感染等医嘱 □ 其他医嘱 **临时医嘱** □ 输血医嘱（必要时） □ 心电监护（必要时） □ 血常规 □ 血培养（高热时） □ 静脉插管维护、换药 □ 其他医嘱	□ COATD： CTX 750mg/（m^2·d），第 1 天（美司钠解救） VCR 1.4mg/（m^2·d）（不超过 2mg），第 1 天 Ara-C 75～100mg/（m^2·d），第 1～5 天 VM-26 100mg/（m^2·d），第 1～3 天
病情 变异 记录	□ 无　□ 有，原因： 1. 2.	□ 无　□ 有，原因： 1. 2.
医师 签名		

时间	住院第 4～20 天	住院第 21 天 （出院日）
主要诊疗工作	□ 上级医师查房，注意病情变化 □ 住院医师完成病历书写 □ 复查血常规、肝肾功能、电解质、凝血功能 □ 注意药物浓度监测（必要时） □ 注意观察体温、血压、体重等，防治并发症 □ 成分输血、抗感染等支持治疗（必要时） □ 造血生长因子（必要时）	□ 上级医师查房，确定有无并发症情况，明确是否出院 □ 完成出院记录、病案首页、出院证明书等 □ 向患者交代出院后的注意事项，如返院复诊的时间、地点，发生紧急情况时的处理等
重要医嘱	**长期医嘱** □ 洁净饮食 □ 抗感染等支持治疗（必要时） □ 其他医嘱 **临时医嘱** □ 血、尿、便常规 □ 肝肾功能、电解质、凝血功能 □ 输血医嘱（必要时） □ 诱导治疗后骨髓形态学、残留病检测（可选） □ 腰椎穿刺，鞘内注射（具体剂量见住院流程） □ 脑脊液常规、生化和细胞形态学检查 □ 复查治疗前有白血病细胞浸润改变的各项检查 □ G-CSF 5μg/（kg·d）（必要时） □ 影像学检查（必要） □ 病原微生物培养（必要时） □ 血培养（高热时） □ 血药浓度监测（必要时） □ 静脉插管维护、换药 □ 其他医嘱	**出院医嘱** □ 出院带药 □ 定期门诊随访 □ 监测血常规、肝肾功能、电解质等
病情变异记录	□ 无　□ 有，原因： 1. 2.	□ 无　□ 有，原因： 1. 2.
医师签名		

（二）护士表单

完全缓解的成人 Ph+急性淋巴细胞白血病临床路径护士表单

适用对象：第一诊断为成人 Ph+急性淋巴细胞白血病达 CR 者

拟行缓解后续化疗

患者姓名：	性别： 年龄： 门诊号：	住院号：
住院日期： 年 月 日	出院日期： 年 月 日	标准住院日：21 天内

时间	住院第 1 天	住院第 2 天
健康宣教	□ 入院宣教：介绍病房环境、设施、医院相关制度、主管医师和护士 □ 告知各项检查、化验的目的及注意事项 □ 指导饮食、卫生、活动等 □ 指导漱口和坐浴的方法 □ 安全宣教、化疗宣教 □ PICC 置管介绍 □ 做好心理安慰，减轻患者入院后焦虑、紧张的情绪	□ 宣教疾病知识 □ 指导预防感染和出血 □ PICC 维护宣教 □ 介绍骨髓穿刺的目的、方法和注意事项 □ 做好用药指导 □ 化疗宣教
护理处置	□ 入院护理评估：询问病史、相关查体、血常规、检查皮肤黏膜有无出血、营养状况、血管情况等 □ 监测和记录生命体征 □ 建立护理记录（病危、重患者） □ 卫生处置：剪指（趾）甲、洗澡（条件允许时），更换病号服 □ 完成各项化验检查的准备（加急化验及时采集标本并送检） □ PICC 置管术（条件允许时），术前签署 PICC 置管知情同意书	□ 完成各项化验标本的留取并及时送检 □ 遵医嘱完成相关检查 □ PICC 导管维护 □ 遵医嘱准确记录 24 小时出入量
基础护理	□ 根据患者病情和生活自理能力确定护理级别（遵医嘱执行） □ 晨晚间护理 □ 安全护理 □ 口腔护理 □ 肛周护理	□ 执行分级护理 □ 晨晚间护理 □ 安全护理 □ 口腔护理 □ 肛周护理
专科护理	□ 执行血液病护理常规 □ 观察病情、用药后的不良反应 □ 填写患者危险因素评估表（需要时） □ 感染、出血护理 □ 输血护理（需要时） □ 化疗护理、心理护理	□ 观察患者病情变化，重点观察有无出血倾向、化疗不良反应 □ 感染、出血护理 □ 输血护理（需要时） □ 化疗护理 □ 心理护理
重点医嘱	□ 详见医嘱执行单	□ 详见医嘱执行单
病情变异记录	□ 无 □ 有，原因： 1. 2.	□ 无 □ 有，原因： 1. 2.
护士签名		

时间	住院第 3 天
健康宣教	□ 化疗宣教 □ 告知用药及注意事项 □ 化疗期间患者饮食、卫生 □ 化疗期间嘱患者适当多饮水 □ 对陪护家属健康指导 □ 指导预防感染和出血 □ 介绍药物作用、不良反应 □ 心理指导
护理处置	□ 遵医嘱完成相关化验检查 □ 遵照医嘱及时给予对症治疗 □ PICC 导管维护 □ 遵医嘱准确记录 24 小时出入量 □ 执行保护性隔离措施
基础护理	□ 执行分级护理 □ 晨晚间护理 □ 安全护理 □ 口腔护理 □ 肛周护理
专科护理	□ 观察患者病情变化，重点观察有无出血倾向、化疗不良反应、有无胸闷憋气、胸痛等 □ 感染、出血护理 □ 输血护理（需要时） □ 化疗护理 □ 心理护理
重点医嘱	□ 详见医嘱执行单
病情变异记录	□ 无　□ 有，原因： 1. 2.
护士签名	

时间	住院第 4~20 天	住院第 21 天 （出院日）
健康宣教	□ 骨髓抑制期宣教：预防感染和出血 □ 指导进高压饮食（高压锅准备的食物以达到无菌饮食的目的） □ 介绍腰椎穿刺、鞘注的目的、方法和注意事项 □ 心理指导	□ 出院宣教：用药、饮食、卫生、休息、监测血常规、生化等 □ PICC 带出院外宣教 □ 指导办理出院手续 □ 告知患者科室联系电话 □ 定期门诊随访
护理处置	□ 遵医嘱完成相关化验检查 □ 遵照医嘱及时给予对症治疗 □ PICC 导管维护 □ 执行保护性隔离措施	□ 为患者领取出院带药 □ 协助整理患者用物 □ 发放《PICC 院外维护手册》 □ 床单位终末消毒
基础护理	□ 执行分级护理 □ 晨晚间护理 □ 安全护理 □ 口腔护理 □ 肛周护理	□ 安全护理（护送出院）
专科护理	□ 密切观察病情观察，观察有无感染和出血倾向，有无胸闷憋气、胸痛 □ 感染、出血护理 □ 输血护理（需要时） □ 化疗护理 □ 心理护理	□ 预防感染和出血指导 □ 心理护理
重点医嘱	□ 详见医嘱执行单	□ 详见医嘱执行单
病情变异记录	□ 无　□ 有，原因： 1. 2.	□ 无　□ 有，原因： 1. 2.
护士签名		

（三）患者表单

完全缓解的成人 Ph+ 急性淋巴细胞白血病临床路径患者表单

适用对象：第一诊断为成人 Ph+ 急性淋巴细胞白血病达 CR 者

　　　　　拟行缓解后续化疗

患者姓名：	性别：　　　年龄：　　　门诊号：	住院号：
住院日期：　　　年　　月　　日	出院日期：　　　年　　月　　日	标准住院日：21 天内

时间	住院第 1 天	住院第 2 天
医患配合	□ 接受询问病史、收集资料，请务必详细告知既往史、用药史、过敏史 □ 请明确告知既往用药情况 □ 配合进行体格检查 □ 有任何不适请告知医师 □ 配合进行相关检查 □ 签署相关知情同意书	□ 配合完成相关检查（B 超、心电图、X 线胸片等） □ 配合完成化验：血常规、生化等 □ 配合骨髓穿刺、活检等 □ 配合用药 □ 有任何不适请告知医师
护患配合	□ 配合测量体温、脉搏、呼吸、血压、身高体重 □ 配合完成入院护理评估（回答护士询问病史、过敏史、用药史） □ 接受入院宣教（环境介绍、病室规定、探视陪护制度、送餐订餐制度、贵重物品保管等） □ 配合采集血、尿标本 □ 配合护士选择静脉通路，接受 PICC 置管 □ 接受用药指导 □ 接受化疗知识指导 □ 接受预防感染和出血指导 □ 有任何不适请告知护士	□ 配合测量体温、脉搏、呼吸，询问大便情况 □ 配合各项检查（需要空腹的请遵照执行） □ 配合采集血标本 □ 接受疾病知识介绍 □ 接受骨髓穿刺、活检宣教 □ 接受用药指导 □ 接受 PICC 维护 □ 接受化疗知识指导 □ 接受预防感染和出血指导 □ 接受心理护理 □ 接受基础护理 □ 有任何不适请告知护士
饮食	□ 遵照医嘱饮食	□ 遵照医嘱饮食
排泄	□ 大、小便异常时及时告知医护人员	□ 大、小便异常时及时告知医护人员
活动	□ 根据病情适当活动 □ 有出血倾向的卧床休息，减少活动	□ 根据病情适当活动 □ 有出血倾向的卧床休息，减少活动

时间	住院第 3 天
医患配合	□ 配合相关检查 □ 配合用药 □ 配合化疗 □ 有任何不适请告知医师
护患配合	□ 配合定时测量生命体征、每日询问大便 □ 配合各种相关检查 □ 配合采集血标本 □ 接受疾病知识介绍 □ 接受用药指导 □ 接受 PICC 维护 □ 接受化疗知识指导 □ 接受预防感染和出血指导 □ 接受保护性隔离措施 □ 接受心理护理 □ 接受基础护理 □ 有任何不适请告知护士
饮食	□ 遵照医嘱饮食
排泄	□ 大、小便异常时及时告知医护人员
活动	□ 根据病情适当活动 □ 有出血倾向的卧床休息，减少活动

时间	住院第 4~20 天	住院第 21 天 （出院日）
医患配合	□ 配合相关检查 □ 配合用药 □ 配合各种治疗 □ 配合腰椎穿刺 □ 有任何不适请告知医师	□ 接受出院前指导 □ 遵医嘱出院后用药 □ 知道复查时间 □ 获取出院诊断书
护患配合	□ 配合定时测量生命体征、每日询问大便 □ 配合各种相关检查 □ 配合采集血标本 □ 接受疾病知识介绍 □ 接受用药指导 □ 接受腰椎穿刺、鞘注宣教 □ 接受 PICC 维护 □ 接受预防感染和出血指导 □ 接受保护性隔离措施 □ 接受心理护理 □ 接受基础护理 □ 有任何不适请告知护士	□ 接受出院宣教 □ 办理出院手续 □ 获取出院带药 □ 知道服药方法、作用、注意事项 □ 知道预防感染、出血措施 □ 知道复印病历方法 □ 接受 PICC 院外维护指导 □ 签署 PICC 院外带管协议
饮食	□ 高压饮食（高压锅准备的食物以达到无菌饮食的目的）	□ 普通饮食 □ 避免进生、冷、硬、辛辣和刺激饮食
排泄	□ 大、小便异常时及时告知医护人员	□ 大、小便异常（出血时）及时就诊
活动	□ 根据病情适当活动 □ 有出血倾向的卧床休息，减少活动	□ 适当活动，避免疲劳 □ 注意保暖，避免感冒 □ 注意安全，减少出血

附：原表单（2016 年版）

完全缓解的成人 Ph+急性淋巴细胞白血病临床路径表单

适用对象：第一诊断为成人 Ph+急性淋巴细胞白血病达 CR 者

拟行缓解后续化疗

患者姓名：	性别： 年龄： 门诊号：	住院号：
住院日期： 年 月 日	出院日期： 年 月 日	标准住院日：21 天内

时间	住院第 1 天	住院第 2 天
主要诊疗工作	□ 询问病史及体格检查 □ 完成病历书写 □ 开实验室检查单 □ 上级医师查房与化疗前评估 □ 患者家属签署授权书、输血同意书、骨髓穿刺同意书、腰椎穿刺同意书、静脉插管同意书	□ 上级医师查房 □ 完成入院检查 □ 骨髓穿刺（骨髓形态学检查、微小残留病变检测） □ 腰椎穿刺+鞘内注射 □ 根据血象决定是否成分输血 □ 完成必要的相关科室会诊 □ 完成上级医师查房记录等病历书写 □ 确定化疗方案和日期
重要医嘱	**长期医嘱** □ 儿科血液病护理常规 □ 饮食：普通饮食/其他 □ 抗菌药物（必要时） □ 伊马替尼 400～600mg/d □ 其他医嘱 **临时医嘱** □ 血常规、尿常规、大便常规 □ 肝肾功能、电解质、血型、凝血功能、输血前检查 □ X 线胸片、心电图、腹部 B 超 □ 头颅、颈胸部 MRI 或 CT、脊柱侧位片、脑电图、血气分析、超声心动（视患者情况而定） □ 复查治疗前有白血病细胞浸润改变的各项检查 □ 静脉插管术（有条件时） □ 病原微生物培养（必要时） □ 输血医嘱（必要时） □ 其他医嘱	**长期医嘱** □ 患者既往基础用药 □ 抗菌药物（必要时） □ 其他医嘱 **临时医嘱** □ 骨髓穿刺（需要时） □ 骨髓形态学、微小残留病检测、ABL 激酶突变检测（有条件并需要时） □ 腰椎穿刺，鞘内注射（具体剂量见住院流程） □ 脑脊液常规、生化、细胞形态 □ 输血医嘱（必要时） □ 其他医嘱
主要护理工作	□ 介绍病房环境、设施和设备 □ 入院护理评估	□ 宣教（血液病知识）
病情变异记录	□ 无 □ 有，原因： 1. 2.	□ 无 □ 有，原因： 1. 2.
护士签名		
医师签名		

时间	住院第 3 天	
主要诊疗工作	□ 患者家属签署化疗知情同意书 □ 上级医师查房，制定化疗方案 □ 住院医师完成病程记录	□ 化疗 □ 重要脏器保护 □ 止吐
重要医嘱	**长期医嘱** □ 化疗医嘱（以下方案选一） □ CAM： CTX 750mg/（m² · d），第 1、8 天（美司钠解救） Ara ~ C 75 ~ 100mg/（m² · d），第 1 ~ 3，8 ~ 10 天 6 ~ MP 60mg/（m² · d），第 1 ~ 7 天 □ HD-MTX： MTX 3.0g/（m² · d） CF 15mg/m²，6 小时 1 次，3 ~ 8 次 根据 MTX 血药浓度给予调整 □ VDCD： VCR 1.4mg/（m² · d）（不超过 2mg），第 1、8、15、22 天 DNR 30mg/（m² · d），第 1 ~ 3 天 CTX 750mg/（m² · d），第 1、15 天（美司钠解救） DXM 6 ~ 8mg/（m² · d），第 1 ~ 7，15 ~ 21 天 □ TA： VM ~ 26 100mg/（m² · d），第 1 ~ 3 天 Ara ~ C 75 ~ 100mg/（m² · d），第 1 ~ 5 天 □ 补液治疗（水化、碱化） □ 止吐、保肝、抗感染等医嘱 □ 其他医嘱 **临时医嘱** □ 输血医嘱（必要时） □ 心电监护（必要时） □ 血常规 □ 血培养（高热时） □ 静脉插管维护、换药 □ 其他医嘱	□ COATD： CTX 750mg/（m² · d），第 1 天（美司钠解救） VCR 1.4mg/（m² · d）（不超过 2 mg），第 1 天 Ara ~ C 75 ~ 100mg/（m² · d），第 1 ~ 5 天 VM-26 100mg/（m² · d），第 1 ~ 3 天 DXM 6 ~ 8mg/（m² · d），第 1 ~ 7 天
主要护理工作	□ 随时观察患者病情变化 □ 心理与生活护理 □ 化疗期间嘱患者多饮水	
病情变异记录	□ 无　□ 有，原因： 1. 2.	
护士签名		
医师签名		

时间	住院第 4~20 天	住院第 21 天 （出院日）
主要诊疗工作	□ 上级医师查房，注意病情变化 □ 住院医师完成常规病历书写 □ 复查血常规、肝肾功能、电解质、凝血功能 □ 注意血药浓度监测（必要时） □ 注意观察体温、血压、体重等，防治并发症 □ 成分输血、抗感染等支持治疗（必要时） □ 造血生长因子（必要时）	□ 上级医师查房，确定有无并发症情况，明确是否出院 □ 完成出院记录、病案首页、出院证明书等，向患者交代出院后的注意事项，如返院复诊的时间、地点，发生紧急情况时的处理等
重要医嘱	**长期医嘱** □ 洁净饮食 □ 抗感染等支持治疗 □ 其他医嘱 **临时医嘱** □ 血常规、尿常规、大便常规 □ 肝肾功能、电解质 □ 输血医嘱（必要时） □ G-CSF 5μg/（kg·d）（必要时） □ 血培养（高热时） □ 出现感染时，各种体液或分泌物病原学检查及相关影像学检查需多次重复 □ 血药浓度监测（必要时） □ 静脉插管维护、换药 □ 腰椎穿刺，鞘内注射（具体剂量见住院流程） □ 脑脊液常规、生化、细胞形态 □ 其他医嘱	**出院医嘱** □ 出院带药 □ 定期门诊随访 □ 监测血常规、肝肾功能、电解质等
主要护理工作	□ 随时观察患者情况 □ 心理与生活护理 □ 化疗期间嘱患者多饮水	□ 指导患者办理出院手续
病情变异记录	□ 无 □ 有，原因： 1. 2.	□ 无 □ 有，原因： 1. 2.
护士签名		
医师签名		

第十一章

慢性粒细胞白血病（慢性期）临床路径释义

一、慢性粒细胞白血病（慢性期）编码

疾病名称及编码：慢性粒细胞白血病（ICD-10：C92.1，M9863/3）

二、临床路径检索方法

C92.1+M9863/3

三、慢性粒细胞白血病（慢性期）临床路径标准住院流程

（一）适用对象

第一诊断为慢性粒细胞白血病（CML，慢性期）。

> **释义**
>
> ■慢性粒细胞白血病（chronic myeloid leukemia，CML）属于骨髓增殖性肿瘤（myeloproliferative neoplasm，MPN），是骨髓造血干细胞克隆性增殖形成的恶性肿瘤。Ph 染色体（Philadelphia 染色体）和 BCR/ABL 融合基因为其特征性遗传学及分子学标志。绝大多数患者缓慢起病，多表现为外周血中晚幼粒细胞显著增多伴成熟障碍，嗜碱性粒细胞增多，伴有明显脾大，甚至巨脾。自然病程分为慢性期、加速期和急变期。
>
> ■Ph 染色体，其实质为 9 号染色体上 c-ABL 原癌基因移位至 22 号染色体，与22 号染色体断端的断裂点集中区（BCR）连接，即 t（9；22）（q34；q11），形成BCR/ABL 融合基因。其编码的 BCR/ABL 融合蛋白（P210、P230、P190）具有极强的酪氨酸激酶活性，使一系列信号蛋白发生持续性磷酸化，影响细胞的增殖分化、凋亡及黏附，导致 CML 的发生。

（二）诊断依据

根据《血液病诊断和疗效标准（第 3 版）》（张之南、沈悌主编，科学出版社）、根据《World Health Organization Classification of Tumors. Pathology and Genetic of Tumors of Haematopoietic and Lymphoid Tissue》（2008）。

临床表现及体征：常见的临床症状包括乏力、头晕、腹部不适，也可出现全身不适、耐力减低、恶心等症状。

实验室检查：

（1）外周血：白细胞数增多是本病的显著特征，分类中可见到各阶段原始及幼稚粒细胞，大多数患者嗜酸和嗜碱性粒细胞增多，贫血多为正细胞正色素性，血小板多数增高或正常，增高程度与白细胞水平无相关性。

（2）骨髓：骨髓细胞显著或极度增生且以粒系增生为主。

（3）遗传学/分子生物学：是确诊 CML 的必备条件，细胞遗传学检查发现 Ph 染色体或分子

生物学检查证实 BCR/ABL 融合基因存在均可确诊为 CML。

分期：

（1）慢性期（CP）：①外周血或骨髓中原始细胞<10%；②没有达到诊断加速期或急变期的标准。

（2）加速期（AP）：①白细胞计数进行性增高和（或）进行性脾大；②与治疗不相关的持续血小板减少（<100×10⁹/L）或增高（>1000×10⁹/L）；③克隆演变；④PB 中嗜碱细胞≥20%；⑤PB 或 BM 中原始细胞 10%~19%。

（3）急变期（BP）：①PB 或 BM 中原始细胞≥20%；②骨髓活检原始细胞集聚；③髓外原始细胞浸润。

释义

■ 上述诊断依据及分期标准参照张志南、沈悌主编的第 3 版《血液病诊断和疗效标准》及 2008 年 WHO 诊断标准。典型的 CML 为三期：慢性期、加速期、急变期。大约 90% 的患者初诊时为慢性期。2016 年 WHO 诊断标准修订版对加速期的诊断标准做了补充，明确在原有诊断标准基础上还需考虑对 TKI 的反应（表5）。

表5　2016 年 WHO 关于 CML 加速期诊断标准

符合下列一项或多项血液学/遗传学标准或对 TKI 反应的标准	
持续或增加的 WBC 计数（>10×10⁹/L），对治疗无反应	暂时性：对 TKI 反应标准
持续或进行性增大的脾脏，对治疗无反应	第一代 TIK 血液学耐药（或第一代 TKI 未获得 CHR）
持续性血小板增多（>1000×10⁹/L），对治疗无反应	
与治疗不相关的持续血小板减少（<100×10⁹/L）	对 2 种序贯 TKIs 出现血液学、细胞遗传学或分子学的耐药
PB 中嗜碱细胞≥20%	
PB 或 BM 中原始细胞 10%~19%	TKI 治疗中出现 2 个以上的 ABL 激酶域点突变
诊断时具有 Ph+染色体附加克隆异常（包括+Ph、+8、i17p、+19）、复杂核型异常、3q26.3 异常	
治疗中新出现任何伴 Ph+的核型异常	

■ **诊断中的临床表现**：本病起病缓慢，早期常无自觉症状，通常在常规检查时发现外周血白细胞（WBC）升高或脾大而进一步检查确诊。慢性期表现：①一般症状：常见乏力、低热、食欲减退、腹胀、多汗、体重减轻等；②肝脾大：90% 的 CML 患者有脾大。部分患者首次就诊时已达脐或脐下，甚至伸入盆腔，质地坚硬，常无压痛；脾梗死时出现剧烈腹痛。肝大见于 40%~50% 患者；③其他表现：有贫血症状、胸骨中下段压痛等，多见于加速器及急变期。白细胞计数常>100×10⁹/L，并且可能导致视网膜出血和高黏滞血症的症状，如阴茎异常勃起、脑血管意外、耳鸣、精神症状及昏迷。加速期/急变期表现：如出现不明原因的发热、虚弱、腹痛、脾大、其他髓外器官浸润表现、贫血加重或出血，以及对原来有效的药物失效，则提示进入加速期或急变期。急变期为 CML 终末期，月 10% 患者就诊时呈急变期表现。急变主要分为急髓变和急淋变。

■ **实验室检查时诊断 CML 的关键指标**

1. 血象：慢性期，WBC 明显增多，多>50×10⁹/L，有时可达 500×10⁹/L，可见各阶段粒细胞，以中、晚幼和杆状核粒细胞为主，原始细胞<10%，嗜酸性粒细胞、嗜碱性粒细胞增多。疾病早期血小板正常或增高，晚期减少，可出现贫血。中性粒细胞碱性磷酸酶（NAP）活性减低或呈阴性，治疗有效时活性恢复，复发时下降。

2. 骨髓象：表现为增生明显活跃或极度活跃，以髓系细胞为主，粒：红比例可增至10~30：1，中性中幼、晚幼及杆状粒细胞明显增多。慢性期原始粒细胞<10%；嗜酸、嗜碱性粒细胞增多；红细胞相对减少；巨核细胞正常或增多，晚期减少。WHO标准：进展到加速期时原始细胞10%~19%；急变期≥20%，或原始细胞+早幼细胞≥50%。骨髓活检可见不同程度的纤维化。

3. 细胞遗传学及分子生物学：Ph染色体是CML的特征性细胞遗传学改变，它是由于9号染色体上q34.1的3'端的ABL基因片段和22号染色体q11.21的5'端的BCR基因片段相互易位后形成的t（9；22）（q34.1；q11.21），结果产生BCR/ABL融合基因，该基因编码具有异常酪氨酸激酶活性BCR/ABL融合蛋白。CML进展为加速期和急变期，可出现附加染色体异常，例如+8、双Ph染色体、i（17q）、+21等。Ph染色体阴性而临床怀疑CML者，行荧光原位杂交技术（FISH）或反转录聚合酶链反应（RT-PCR）可发现BCR/ABL融合基因。实时定量PCR（RQ-PCR）定量分析BCR/ABL融合基因，对微小残留病灶（MRD）的动态监测及治疗有指导意义。

■典型的临床表现，特征性血象和骨髓象，有Ph染色体或有BCR/ABL融合基因阳性即可确定诊断。

■2013年版《中国慢性髓系白血病诊断与治疗指南》明确指出Ph染色体阴性和BCR/ABL阴性可除外CML。

（三）标准住院日

7~10天。

> 释义
>
> ■如果患者条件允许，住院时间可低于上述天数。

（四）进入路径标准

1. 第一诊断必须符合（ICD-10：C92.101）慢性粒细胞白血病编码。
2. 处于慢性期
3. 当患者同时具有其他疾病诊断，但住院期间不需要特殊处理也不影响第一诊断的临床路径流程实施时，可以进入路径。

> 释义
>
> ■患者同时具有其他疾病影响第一诊断的路径流程实施时均不适合进入临床路径。
>
> ■CML加速期及急变期的患者不适合进入本临床路径。

（五）住院期间检查项目。

1. 必须的检查项目：

（1）血常规及分类、尿常规、大便常规+隐血、血型。

（2）肝肾功能、电解质、输血前检查、凝血功能。

（3）骨髓细胞形态学、检查、骨髓活检+网状纤维染色、细胞遗传学和分子生物学（包括 JAK2 V617F 突变，BCR/ABL P210、P190 融合基因）检测。

（4）X 线胸片、心电图、腹部 B 超。

2. 根据患者情况可选择：病毒学检测、BCR/ABL P230、JAK2 V617、JAK2 exon 12 突变筛查，伴血小板增多者行 MPL W515L/K，CALR exon 9 突变筛查，FIP1L1/PDGFRα、PDGFRβ 重排。

> **释义**
>
> ■ 部分检查可以在门诊完成。
>
> ■ 骨髓检查项目：在外周血涂片支持 CML 诊断的基础上，可不做骨髓活检。
>
> ■ 根据病情部分检查可以不进行。

（六）治疗开始时间

诊断第 1 天。

（七）治疗方案与药物选择

1. 酪氨酸激酶抑制剂（TKI）：一线选择伊马替尼 400mg，口服 qd；二线选择尼洛替尼或达沙替尼。

> **释义**
>
> ■ TKI 治疗：慢性期患者首选治疗为 TKI，推荐首选伊马替尼 400mg/d，每日 1 次；或尼洛替尼 300mg，每日 2 次。应当依据患者个体状况、基础疾病、合并用药以及治疗目标选择恰当的一线药物。治疗期间定期检测血液学细胞及分子遗传学反应，定期评估患者 TKI 治疗耐受性，参照符合中国特色的 CML 患者治疗反应评价标准（表 6）进行治疗反应评估，结合患者耐受性随时调整治疗方案。早期的分子学反应至关重要，特别是 TKI 治疗 3 个月，BCR/ABL 融合基因水平。临床治疗反应包括最佳反应、警告以及治疗失败。警告以及治疗失败的患者在评价治疗依从性、患者的药物耐受性、合并用药的基础上及时进行 BCR/ABL 激酶突变区检测，适时更换其他 TKI。二线 TKI 治疗患者反应评估参照表（表 7）。第二代 TKI 治疗失败的患者可考虑性 allo-HSCT。频繁、长期的 TKI 治疗中断以及患者服药依从性差可能导致不良临床结果，一线 TKI 耐受不佳的患者及时更换 TKI。良好的治疗依从性教育以及严密监测对于获得最佳临床疗效非常重要。

表6 一线酪氨酸激酶抑制剂（TKI）治疗慢性髓性白血病慢性期患者治疗反应评价标准

时间	最佳反应	警告	治疗失败
3 个月	至少达到 PCyR（Ph+细胞≤35%）BCR/ABLIS≤10%	未达到 PCyR（Ph+细胞 36%～95%）BCR/ABLIS>10%	未达到 CHR 无任何 CyR（Ph+细胞>95%）

续　表

时间	最佳反应	警告	治疗失败
6个月	至少达到 CCyR（Ph+细胞=0） BCR/ABLIS<1%	达到 PCyR 但未达到 CCyR（Ph+细胞1%~35%） BCR/ABLIS 1%~10%	未达到 PCyR（Ph+细胞>35%） BCR/ABLIS>10%
12个月	BCR/ABLIS≤0.1%	BCR/ABLIS>0.1%且≤1%	未达到 CCyR（Ph+细胞>0） BCR/ABLIS>1%
任何时间	稳定或达到 MMR	CCA/Ph−（−7 或 7q−）	丧失 CHR 或 CCyR 或 MMR 出现伊马替尼或其他 TKI 耐药性突变 出现 CCA/Ph+

注：最佳反应和警告中的评价标准均指在达到完全血液学反应（CHR）的基础上；CyR：细胞遗传学反应；PCyR：部分细胞遗传学反应；CCyR：完全细胞遗传学反应；MMR：主要分子学反应；IS：国际标准化；CCA/Ph−：Ph−细胞基础上的其他克隆性染色体异常；CCA/Ph+：Ph+细胞基础上的其他克隆性染色体异常

表7　尼洛替尼或达沙替尼二线治疗慢性髓性白血病慢性期患者治疗反应评价标准

时间	最佳反应	警告	治疗失败
3个月	至少达到 mCyR（Ph+细胞≤65%） BCR/ABL^{IS}≤10%	未达到 mCyR（Ph+细胞66%~95%） BCR/ABL^{IS}>10%	无 CHR 无任何 CyR（Ph+细胞>95%）
6个月	至少达到 PCyR（Ph+细胞≤35%） BCR/ABL^{IS}≤10%	达到 mCyR 但未达到 PCyR（Ph+细胞35%~65%）	未达到 mCyR（Ph+细胞>65%） BCR/ABL^{IS}>10% 新发突变
12个月	达到 CCyR BCR/ABL^{IS}<1%	BCR/ABL^{IS}1%~10% 达到 PCyR（Ph+细胞1%~35%）	未达到 PCyR（Ph+细胞>35%） BCR/ABL^{IS}>10% 新发突变
任何时间	稳定或达到 MMR	CCA/Ph−（−7 或 7q−） BCR/ABL^{IS}>0.1%	丧失 CHR 或 CCyR 或 PCyR 或 MMR 新发耐药性突变 出现 CCA/Ph+

注：最佳反应和警告中的评价标准均指在达到完全血液学反应（CHR）的基础上；mCyR：次要细胞遗传学反应；CyR：细胞遗传学反应；PCyR：部分细胞遗传学反应；CCyR：完全细胞遗传学反应；MMR：主要分子学反应；IS：国际标准化；CCA/Ph−：Ph−细胞基础上的其他克隆性染色体异常；CCA/Ph+：Ph+细胞基础上的其他克隆性染色体异常

■ 二代 TKI 的应用，包括尼洛替尼（nilotinib）、达沙替尼（dasatinib），特点如下：①较伊马替尼具有更强的细胞增殖、激酶活性的抑制作用；②野生型和大部分突变型 BCR/ABL 细胞株均有效，但对某些突变型（如 T315I）细胞株无效；③常见不良反应有骨髓抑制、胃肠道反应、皮疹、水钠潴留、胆红素升高、胸腔积液等，尼洛替尼和达沙替尼在欧美已被批准用于 CML 慢性期的一线初始治疗及伊马替尼耐药或不耐受的 CML 治疗。我国尼洛替尼已被批准为一线治疗。

■尼洛替尼作为二代 TKI，对 BCR/ABL 抑制作用比伊马替尼强 30 倍。其用法为 400mg 口服，每天 2 次，可使 40%～50% 的伊马替尼耐药的慢性期患者达到 CCyR；预计治疗伊马替尼治疗失败后的 2 年生存率是 91%。

■尼洛替尼的不良反应包括 20%～30% 患者出现骨髓抑制，10%～15% 肝功能异常，10%～15% 脂肪酶和淀粉酶水平的升高（通常无症状）。有少数胰腺炎（< 1%）的报道。患者有 QTc 延长>450ms 或有严重心脏问题不建议使用尼洛替尼治疗。尼洛替尼治疗期间应避免导致 QT 间期延长的药物。

■达沙替尼是一种 SRC 与 ABL 激酶的双重抑制药，它在体外抑制 BCR/ABL 的能力比伊马替尼强 300 倍。在 CML 慢性期患者，达沙替尼可使 50%～60% 的患者获得 CCyR；治疗伊马替尼失败后的 CML-CP 患者 2 年生存率是 90%。达沙替尼用于慢性期的标准剂量为每日口服 100mg。

■BCR/ABL 激酶域点突变是伊马替尼耐药的主要原因之一，根据不同 BCR/ABL 激酶突变，目前以下 7 种类型突变对于达沙替尼或尼洛替尼选择具有较为明确的指导意义：①T315I：二者均耐药，有条件者可进入临床试验，或选择恰当的治疗方案；②F317L/V/I/C、V299L、T315A：采用尼洛替尼治疗更易获得临床疗效；③Y253H、E255K/V、F359C/V/I：采用达沙替尼治疗更易获得临床疗效。

■自从 20 世纪末伊马替尼应用于 CML 的治疗，TKI 逐渐取代 allo-HSCT 成为 CML 治疗的一线方案。但 allo-HSCT 仍是目前唯一可治愈 CML 的治疗。特别是在中国，与其他亚洲国家一样，CML 的发病年龄较西方国家显著偏低，年轻患者对疾病的治愈率有更高的需求。在 TKI 治疗时代，应当准确评估患者疾病状态，充分考虑 TKI 与 allo-HSCT 治疗对患者的风险与生存获益，结合患者的治疗意愿进行治疗方案的选择。2016 年《中国慢性髓系白血病诊断与治疗指南》的 allo-HSCT 的适应证为：①对于标准的伊马替尼治疗失败的慢性期患者，可根据患者的年龄和意愿考虑行 HSCT；②治疗任何时候出现 ABL 基因 T315I 突变的患者，首选 HSCT；③对第二代 TKI 治疗反应欠佳、失败或不耐受的患者；④更换第二代 TKI6 个月后仍未获得主要细胞遗传学反应，其 12 个月获得次要细胞遗传学反应以及长期生存的可能性明显降低，应尽早考虑 HSCT；⑤加速期或急变期患者。

2. 无条件使用 TKI 者：

（1）羟基脲片。

（2）干扰素-α 300 万～500 万 U/（m² · d）±阿糖胞苷 15～20mg/（m² · d），每月 7～10 天。

（3）高三尖杉酯碱 2.5mg/（m² · d），7～14 天。

释义

■IFN-α 具有抗肿瘤细胞增殖、抗血管新生及细胞毒等作用。在 CML 的 TKI 治疗时代前，IFN-α 曾经是 allo-HSCT 以外的最佳治疗选择。现今，干扰素为基础的治疗方案逐步成为二、三线选择。结合中国的实际情况，IFN-α 的适应证为：①TKI 耐药、不耐受且不适合 allo-HSCT 的 CML 慢性期患者；②各种原因暂时无法应用 TKI 治疗的或无法坚持长期使用 TKI 的慢性期患者。

3. 临床试验。

（八）出院标准

1. 一般情况良好。

2. 没有需要住院处理的并发症和（或）合并症。

> **释义**
>
> ■ 药物治疗后病情稳定，且无严重不良反应。

（九）变异及原因分析。

1. 治疗中或治疗后有感染、出血及其他合并症者，进行相关的诊断和治疗，并适当延长住院时间或退出路径。

2. 疾病进展期的患者退出路径。

> **释义**
>
> ■ 微小变异：因为医院检验项目的及时性未保证，不能按照要求完成检查；因为节假日不能按要求完成检查；患者不愿配合完成相应检查，短期不愿按照要求出院随诊。
>
> ■ 重大变异：因基础疾病需要进一步诊断和治疗；因各种原因需要其他治疗措施；医院与患者或家属发生医疗纠纷，家属要求离院或转院；不愿按照要求出院随诊而导致入院时间明显延长。

四、慢性粒细胞白血病（慢性期）临床路径给药方案

注：HSCT：造血干细胞移植。评价疗效为警告、治疗失败的患者需对患者的依从性、药物相互作用、BCR/ABL激酶区域突变进行评估。

【用药选择】

1. 慢性期患者首选治疗为TKI，推荐首选伊马替尼或尼洛替尼。治疗期间应定期监测血液学、细胞及分子遗传学反应，参照CML患者治疗反应标准进行治疗反应评估，结合患者耐受性随时调整治疗方案。早期的分子学反应至关重要，特别是TKI3个月的BCR/ABL融合基因水平。骨髓染色体检查同样重要，需在接受TKI治疗后每3个月检查直至达到CCyR。临床治疗反应包括最佳反应、警告以及治疗失败。

2. 二代TKI，如尼洛替尼或达沙替尼。适用于在评价治疗依从性、患者的药物耐受性及合并用药的基础上对伊马替尼疗效反应欠佳或失败或不耐受的患者。

3. 根据不同BCR-ABL激酶突变对不同二代TKI的敏感性不同，药物选择原则为：①T315I：二者均耐药，有条件者可进入临床试验，或选择恰当的治疗方案；②F317L/V/I/C、V299L、T315A：采用尼洛替尼治疗更易获得临床疗效；③Y253H、E255K/V、F359C/V/I：采用达沙替尼治疗更易获得临床疗效；④有文献报道二代TKI与诱发二次突变相关，选药时亦应考虑。

4. 干扰素为基础的治疗方案，结合中国的实际情况，IFN-的适应证为：①TKI耐药、不耐受且不适合allo-HSCT的CML慢性期患者；②各种原因暂时无法应用TKI治疗的或无法坚持长期使用TKI的慢性期患者。

【药学提示】

1. 甲磺酸伊马替尼推荐剂量为 400mg/d，为每日 1 次口服，宜在进餐时服药，并饮一大杯水。甲磺酸伊马替尼是 CYP3A4 的底物，又是 CYP3A4、CYP2D6、CYP2C9 和 CYP2C19 的抑制剂，因此，可影响同时给予药物的代谢。合并用药时，应注意药物间相互作用。

2. 甲磺酸伊马替尼的清除半衰期为 18 小时，其活性代谢产物半衰期为 40 小时，7 天内约可排泄所给药物剂量的 81%，其中从大便中排泄 68%，尿中排泄 13%。约 25% 为原药（尿中 5%，大便中 20%），其余为代谢产物，大便和尿中活性代谢产物和原药的比例相似。

3. 与伊马替尼不同，尼洛替尼为空腹服药，达沙替尼服药不受进餐限制。

【注意事项】

1. 甲磺酸伊马替尼最常见与药物治疗相关的不良事件有轻度恶心（50% ~ 60%），呕吐，腹泻、肌痛及肌痉挛，这些不良事件均容易处理。所有研究中均报告有水肿和水潴留，发生率分别为 47% ~ 59% 和 7% ~ 13%，其中严重者分别为 1% ~ 3% 和 1% ~ 2%。

2. 尼洛替尼的不良反应较多见的是皮疹，胆红素增多等。需密切关注的不良反应是胰腺炎、QTcF 延长和心血管事件。服药后要监测血生化及心电图。

3. 达沙替尼不良反应需要密切关注的是浆膜腔积液和肺动脉高压。

五、推荐表单

(一) 医师表单

慢性粒细胞白血病 (慢性期) 临床路径医师表单

适用对象: 第一诊断为慢性粒细胞白血病, 且分期为慢性期

患者姓名:	性别: 年龄: 门诊号:	住院号:
住院日期: 年 月 日	出院日期: 年 月 日	标准住院日: 7~10 天

时间	住院第 1~3 天	住院第 3~9 天	住院第 7~10 天 (出院日)
主要诊疗工作	□ 询问病史及体格检查 □ 进行病情初步评估 □ 开实验室检查单, 完成病历书写 □ 对症支持治疗 □ 病情告知, 包括 TKI 作为一线治疗的疗效及各项检查的频率, 必要时向患者家属告知病重或病危, 并签署病重或病危通知书 □ 患者家属签署输血知情同意书、骨髓穿刺同意书 □ 骨髓穿刺术	□ 上级医师查房 □ 每日体格检查脾脏大小 □ 复查血常规及白细胞分类 □ 核查辅助检查的结果是否有异常 □ 病情评估, 维持原有降白细胞治疗并继续对症支持治疗 □ 制定 TKI 或羟基脲+ IFN-α 治疗方案 □ 观察并记录药物不良反应 □ 住院医师书写病程记录并完成上级医师查房记录 □ 向患者及家属交代病情及注意事项	□ 完成出院小结 □ 向患者交代出院后注意事项 □ 预约复诊日期
重点医嘱	**长期医嘱** □ 细胞毒药物降低白细胞及血小板 □ 别嘌呤醇 □ 碳酸氢钠片碱化尿液 □ 补液水化 □ 伊马替尼或其他 TKI (如在住院期间能够明确诊断 CML) □ IFN □ 血液病护理常规 □ 二级护理 □ 饮食 □ 视病情通知病重或病危 □ 对症支持药物治疗 **临时医嘱** □ 血常规 (含分类)、尿常规、大便常规+隐血 □ 血型、输血前检查、肝肾功能、电解质、血沉、凝血功能 □ X 线胸片、心电图、腹部 B 超, 建议增加心超, (如果要选择达沙替尼是必须做的) □ 头颅 CT、血管超声 (疑诊血栓) □ 输注红细胞或血小板 (有指征时) □ 对症处理 □ 骨髓穿刺及活检术 □ 骨髓形态学、细胞/分子遗传学、骨髓病理、BCR/ABL 基因定量、突变检测 (需要时) □ 白细胞单采术 (必要时)	**长期医嘱** □ 伊马替尼或其他 TKI (如在住院期间能够明确诊断 CML) □ IFN □ 血液病护理常规 □ 二级护理 □ 饮食 □ 细胞毒药物降低白细胞及血小板 □ 别嘌醇 □ 碳酸氢钠片碱化尿液 □ 补液水化 **临时医嘱** □ 对症处理 □ 定期复查血常规 □ 异常指标复查, 如对 HBVsAg 阳性患者需检测拷贝数等	**出院医嘱** □ 出院带药 □ 门诊随诊

续　表

时间	住院第 1~3 天	住院第 3~9 天	住院第 7~10 天 （出院日）
病情 变异 记录	□ 无　□ 有，原因： 1. 2.	□ 无　□ 有，原因： 1. 2.	□ 无　　□ 有， 原因： 1. 2.
医师 签名			

（二）护士表单

慢性粒细胞白血病（慢性期）临床路径护士表单

适用对象：第一诊断为慢性粒细胞白血病，且分期为慢性期

患者姓名：	性别： 年龄： 门诊号：	住院号：
住院日期： 年 月 日	出院日期： 年 月 日	标准住院日：7～10 天

时间	住院第 1～3 天	住院第 3～9 天	住院第 7～10 天
健康宣教	□ 介绍主管医师、护士长、责任护士 □ 介绍环境、设施 □ 介绍住院注意事项 □ 向患者宣教戒烟、戒酒的重要性，及减少二手烟的吸入	□ 指导患者正确留取尿、便标本 □ 主管护士与患者沟通，了解并指导心理应对 □ 宣教疾病知识、用药知识及特殊检查操作过程 □ 告知检查及操作前后饮食、活动及探视注意事项及应对方式	□ 康复和锻炼 □ 定时复查 □ 出院带药服用方法 □ 饮食休息等注意事项指导 □ 讲解增强体质的方法，减少感染、出血的机会
护理处置	□ 核对患者姓名、佩戴腕带 □ 建立入院护理病历 □ 卫生处置：剪指甲、洗澡、更换病号服 □ 入院评估	□ 随时观察患者病情变化 □ 遵医嘱准确使用化疗药物 □ 协助医师完成各项检查化验 □ 协助医师完成骨髓活检 □ 遵医嘱输注血制品	□ 办理出院手续 □ 出院评估 □ 征求意见表 □ 摘掉腕带
基础护理	□ 二级护理 □ 晨晚间护理 □ 患者安全管理	□ 二级护理 □ 晨晚间护理 □ 患者安全管理	□ 三级护理 □ 晨晚间护理 □ 患者安全管理
专科护理	□ 护理查体 □ 生命体征、血氧饱和度监测 □ 需要时填写跌倒及压疮防范表 □ 需要时请家属陪护 □ 心理护理	□ 生命体征、血氧饱和度监测 □ 遵医嘱完成各项治疗 □ 必要时吸氧、心电监测 □ 遵医嘱正确给药 □ 遵医嘱记录出入量 □ 监测患者输注化疗药物时注意药物外渗发生 □ 提供并发症征象的依据 □ 心理护理	□ 生命体征、血氧饱和度监测 □ 遵医嘱完成各项治疗 □ 必要时吸氧、心电监测 □ 遵医嘱正确给药 □ 遵医嘱记录出入量 □ 监测患者输注化疗药物时注意药物外渗发生 □ 提供并发症征象的依据 □ 心理护理
重点医嘱	□ 详见医嘱执行单	□ 详见医嘱执行单	□ 详见医嘱执行单
病情变异记录	□ 无 □ 有，原因： 1. 2.	□ 无 □ 有，原因： 1. 2.	□ 无 □ 有，原因： 1. 2.
护士签名			

（三）患者表单

慢性粒细胞白血病（慢性期）临床路径患者表单

适用对象：第一诊断为慢性粒细胞白血病，且分期为慢性期

患者姓名：	性别： 年龄： 门诊号：	住院号：
住院日期： 年 月 日	出院日期： 年 月 日	标准住院日：7~10 天

时间	住院第 1~3 天	住院第 3~9 天 （住院期间）	住院第 7~10 天 （出院日）
医患配合	□ 配合询问病史、收集资料，请务必详细告知既往史、用药史、过敏史 □ 配合进行体格检查 □ 有任何不适告知医师	□ 配合完善相关检查、化验，如采血、留尿、心电图、X 线胸片等 □ 医师向患者及家属介绍病情，了解 CML 疾病知识、治疗方式及疗效，了解治疗反应及常见的药物不良反应，如有异常检查结果需进一步检查 □ 配合用药及治疗 □ 配合医师调整用药 □ 有任何不适告知医师	□ 接受出院前指导 □ 知道复查程序 □ 获取出院诊断书
护患配合	□ 配合测量体温、脉搏、呼吸、血压、血氧饱和度、体重 □ 配合完成入院护理评估单（简单询问病史、过敏史、用药史） □ 接受入院宣教（环境介绍、病室规定、订餐制度、贵重物品保管等） □ 有任何不适告知护士	□ 配合测量体温、脉搏、呼吸，询问每日排便情况 □ 接受相关化验检查宣教，正确留取标本，配合检查 □ 有任何不适告知护士 □ 接受输液、服药治疗 □ 注意活动安全，避免坠床或跌倒 □ 配合执行探视及陪护 □ 接受疾病及用药等相关知识的指导	□ 接受出院宣教 □ 办理出院手续 □ 获取出院带药 □ 知道服药方法、作用、注意事项 □ 知道复印病历方法
饮食	□ 普通饮食	□ 普通饮食	□ 普通饮食
排泄	□ 正常排尿便	□ 正常排尿便	□ 正常排尿便
活动	□ 适量活动	□ 适量活动	□ 适量活动

附：原表单（2016 年版）

慢性粒细胞白血病（慢性期）临床路径表单

适用对象：第一诊断为慢性粒细胞白血病，且分期为慢性期

| 患者姓名： | 性别： | 年龄： | 门诊号： | 住院号： |
| 住院日期：　　年　月　日 | 出院日期：　　年　月　日 | | | 标准住院日：7~10 天 |

时间	住院第 1 天	住院第 2 天
主要诊疗工作	□ 询问病史及体格检查 □ 完成病历书写 □ 开实验室检查单 □ 对症支持治疗 □ 病情告知，必要时向患者家属告知病重或病危，并签署病重或病危通知书 □ 患者家属签署白细胞单采知情同意书、骨髓穿刺同意书	□ 上级医师查房 □ 完成入院检查 □ 骨髓穿刺术 □ 继续对症支持治疗 □ 完成必要的相关科室会诊 □ 完成上级医师查房记录等病历书写 □ 向患者及家属交代病情及注意事项
重点医嘱	**长期医嘱** □ 血液病护理常规 □ 二级护理 □ 饮食 □ 视病情通知病重或病危 □ 其他医嘱 **临时医嘱** □ 血常规（含分类）、尿常规、大便常规+隐血 □ 血型、输血前检查、肝肾功能、电解质、凝血功能 □ 病毒学检测 □ X 线胸片、心电图、腹部 B 超 □ 头颅 CT、血管超声（疑诊血栓） □ 白细胞单采术（必要时） □ 其他医嘱	**长期医嘱** □ 患者既往基础用药 □ 其他医嘱 **临时医嘱** □ 血常规 □ 骨髓穿刺及活检术 □ 骨髓形态学、细胞/分子遗传学、骨髓病理、基因突变检测 □ 其他医嘱
主要护理工作	□ 介绍病房环境、设施和设备 □ 入院护理评估 □ 宣教	□ 观察患者病情变化
病情变异记录	□ 无　□ 有，原因： 1. 2.	□ 无　□ 有，原因： 1. 2.
护士签名		
医师签名		

时间	住院第 3~9 天 （根据具体情况可第 2 天开始）	住院第 10 天 （出院日，根据具体情况可第 7 天）
主要诊疗工作	□ 上级医师查房 □ 复查血常规 □ 根据体检、骨髓检查结果和既往资料，进行鉴别诊断和确定诊断 □ 根据其他检查结果进行鉴别诊断，判断是否合并其他疾病 □ 开始治疗 □ 保护重要脏器功能 □ 注意观察药物的不良反应，并对症处理 □ 完成病程记录	□ 上级医师查房，进行评估，确定有无并发症情况，明确是否出院 □ 完成出院记录、病案首页、出院证明书等 □ 向患者交代出院后的注意事项，如返院复诊的时间、地点，发生紧急情况时的处理等
重点医嘱	**长期医嘱**（视情况可第 2 天起开始治疗），根据 HCT 水平调整 □ 羟基脲 □ 干扰素 □ 阿糖胞苷 □ 高三尖杉酯碱 □ 伊马替尼或其他 TKI □ 白细胞单采（必要时） □ 其他医嘱 **临时医嘱** □ 复查血常规 □ 复查血生化、电解质 □ 对症支持 □ 其他医嘱	**出院医嘱** □ 出院带药 □ 定期门诊随访 □ 监测血常规
主要护理工作	□ 观察患者病情变化	□ 指导患者办理出院手续
病情变异记录	□ 无　□ 有，原因： 1. 2.	□ 无　□ 有，原因： 1. 2.
护士签名		
医师签名		

第十二章

真性红细胞增多症临床路径释义

一、真性红细胞增多症编码

1. 国家卫生和计划生育委员会原编码：

疾病名称及编码：真性红细胞增多症（ICD-10：M99500/1）

2. 修改编码：

疾病名称及编码：真性红细胞增多症（ICD-10：D45，M9950/1）

二、临床路径检索方法

D45

三、真性红细胞增多症临床路径标准住院流程

（一）适用对象

第一诊断为真性红细胞增多症（ICD-M99500/1）。

> **释义**
>
> ■ 真性红细胞增多症（polycythemia vera，PV）是起源于造血干细胞的克隆性骨髓增殖性肿瘤（MPN）。PV起病隐匿，进展缓慢，通常经历以下两个进展阶段：①增殖期或红细胞增多期，常表现为红细胞增多；②红细胞增多后期，表现为全血细胞减少、髓外造血、肝脾大、脾功能亢进和骨髓纤维化。出血和血栓是PV的两个主要临床表现，少数患者可进展为急性白血病。

（二）诊断依据

根据《World Health Organization Classification of Tumors. Pathology and Genetic of Tumors of Haematopoietic and Lymphoid Tissue》（2008），《Response criteria for essential thrombocythemia and polycythemia vera：result of a European LeukemiaNet consensus conference》（Blood，2009，113：4829-4833）。

1. 主要标准：

（1）男性Hb>185g/L，女性Hb>165g/L，或其他红细胞容积增高的证据（血红蛋白或HCT大于按年龄、性别和居住海拔高度测定方法特异参考范围百分度的第99位，或如果Hb比在无缺铁情况下基础值确定持续增高至少20g/L的前提下男性Hb>170g/L，女性Hb>150g/L）。

（2）有JAK2V617F突变或其他功能相似的突变，如JAK2第12外显子突变。

2. 次要标准：

（1）骨髓活检示按患者年龄来说为高度增生，三系生长（全髓造血）以红系、粒系和巨核细胞增生为主。

（2）血清EPO水平低于正常参考值水平。

（3）骨髓细胞体外培养有内源性红细胞集落形成。

符合2条主要标准和1条次要标准，或第1条主要标准和2条次要标准则可诊断真性红细胞增多症。

> **释义**
>
> ■ WHO（2008）PV诊断标准：
>
> 主要标准：①男性Hb>185g/L，女性Hb>165g/L，或其他红细胞容积增高的证据［Hb或红细胞比容（HCT）大于按年龄、性别和居住地海拔高度测定方法特异参考范围百分度的第99位，或如果血红蛋白比在无缺铁情况下的基础值肯定且持续增高至少20g/L的前提下男性Hb>170g/L，女性Hb>150g/L］；②有JAK2 V617F突变或其他功能相似的突变（如JAK2第12外显子突变）。
>
> 次要标准：①骨髓活检：按患者年龄来说为高度增生，以红系、粒系和巨核细胞增生为主；②血清EPO水平低于正常参考值水平；③骨髓细胞体外培养有内源性红系集落形成。
>
> 符合2条主要标准和1条次要标准或第1条主要标准和2条次要标准则可诊断PV。
>
> ■ 在WHO（2008）诊断标准的基础上提出的2016年修订建议标准如下：
>
> 主要标准：①男性Hb>165g/L、女性Hb>160g/L，或红细胞容积增高（男性HCT>49%、女性HCT>48%）；②骨髓病理提示相对于年龄而言的高增生（全髓），包括显著的红系、粒系增生和多形性、大小不等的成熟的巨核细胞增殖；③存在JAK2V617F突变或JAK2第12外显子突变。
>
> 次要标准：血清EPO水平低于正常参考值水平。
>
> 符合3条主要标准或前2条主要标准和次要标准可诊断真性红细胞增多症。

（三）标准住院日

10天内。

> **释义**
>
> ■ 真性红细胞增多症患者入院后，完善外周血及骨髓等检查需要1~2日，尽量同时开始治疗，3~10日继续给予相应治疗，其间监测血常规，如HCT控制在45%以下，同时症状明显改善，可于10日内出院。

（四）进入路径标准

1. 第一诊断必须符合ICD-10：M99500/1真性红细胞增多症疾病编码。
2. 当患者同时具有其他疾病诊断，但住院期间不需要特殊处理也不影响第一诊断的临床路径流程实施时，可以进入路径。

> **释义**
>
> ■ 患者同时具有其他疾病影响第一诊断的临床路径流程实施时均不适合进入临床路径。

■ 本路径适用对象为真性红细胞增多症，不包括继发性红细胞增多症。

■ 对于真性红细胞增多症并发血栓患者，视病情的急缓和严重程度明确是否进入路径，例如出现新发脑栓塞、心肌梗死等严重并发症，不适合进入临床路径，但如果血栓并发症得到稳定控制，可酌情考虑。

■ 对于既往已诊断真性红细胞增多症，但因为治疗引起外周血细胞明显减少或有骨髓抑制，或其他脏器因治疗严重受损的患者，不适合进入临床路径。

■ 对于既往已诊断真性红细胞增多症，但已发生较严重真性红细胞增多症后骨髓纤维化（post-PV MF）或转化为急性白血病患者，不适合进入临床路径。

■ 经入院常规检查发现以往未发现疾病，而该疾病可能对患者健康影响更为严重，或该疾病可能影响本路径实施的，暂不宜进入路径。如既往患有上述疾病，经合理治疗后达稳定，抑或目前需要持续用药，但不影响本病预后和路径实施的，则可进入路径。但可能会增加医疗费用，延长住院时间。

（五）住院期间检查项目

1. 必须的检查项目：

（1）血常规及分类、尿常规、大便常规+隐血。

（2）骨髓细胞形态学检查、骨髓活检+网状纤维染色、细胞遗传学和 JAK2 V617F 突变检测。

（3）肝肾功能、电解质、促红细胞生成素、血型、输血前检查，凝血功能、动脉血气分析。

（4）X 线胸片、心电图、腹部 B 超。

2. 根据患者情况可选择：造血祖细胞培养（±EPO）、JAK2 exon 12 突变筛查，伴血小板增多者行 MPL W515L/K，CALR exon 9 突变筛查。

> **释义**
>
> ■ 部分检查可以在门诊完成。
>
> ■ 根据病情部分检查可以不进行。
>
> ■ 如果进行了胸部 CT 检查可以不进行胸部 X 线正侧位片。
>
> ■ 有家族病史者建议筛查 EPOR、VHL、EGLN1/PHD2、EPAS1/HIF2α、HGBB、HGBA 和 BPGM 等基因突变。
>
> ■ 有条件单位可行骨髓细胞体外 BFU-E（±EPO）和 CFU-E（±EPO）培养确认是否有内源性红系集落形成。

（六）治疗开始于诊断第 1 天

（七）治疗方案与药物选择

1. 血栓风险分级：

（1）低危：年龄<60 岁，并且无血栓病史。

（2）高危：年龄≥60 岁，伴或不伴血栓病史。

2. 治疗目标：

（1）减少血栓或出血的风险。

（2）降低向白血病及骨髓纤维化转化的风险。

3. 治疗方案：

（1）低危组：

1）小剂量阿司匹林：75～100mg/d，口服，但既往有出血病史或血小板>1000×10^9/L者避免应用。

2）避免容易诱发血栓形成的心血管危险因素：如吸烟、高血压、高胆固醇血症、肥胖等。

3）静脉放血治疗：开始阶段间隔2～4天放血400～500ml，达到HCT<45%后延长间隔，维持HCT<45%。

（2）高危组：

1）小剂量阿司匹林：75～100mg/d，口服，但既往有出血病史或血小板>1000×10^9/L者避免应用。

2）避免容易诱发血栓形成的心血管危险因素：如吸烟、高血压、高胆固醇血症、肥胖等。

3）骨髓抑制药物治疗：①年龄<40岁，一线治疗为干扰素300万U/次，ih，每周3次；二线治疗可以应用羟基脲，起始剂量30mg/（kg·d），口服；1周后减至5～20mg/（kg·d），依血常规调整药物剂量。对干扰素或羟基脲治疗不能耐受或耐药者，可以换用羟基脲或干扰素治疗；②年龄在40～75岁之间，一线治疗为羟基脲，二线治疗可应用干扰素；③年龄大于75岁者，一线治疗为羟基脲，二线治疗为32P（2～4mCi，iv）。

> **释义**
>
> ■ 治疗目标：PV的治疗目标是避免初发或复发的血栓形成、控制疾病相关症状、预防post-PV MF和（或）急性白血病转化。多血症期治疗目标是控制HCT<45%。
>
> ■ 低剂量阿司匹林：所有PV患者在排除禁忌证后均建议使用低剂量阿司匹林。
>
> ■ 放血治疗：静脉放血治疗或红细胞单采术可在短时间内快速降低HCT。
>
> ■ 降细胞治疗：所有高危组患者均应接受降细胞治疗，无法耐受放血或放血频率过高、有症状或脾脏进行性增大、伴有严重的疾病相关症状、PLT>1，500×10^9/L及进行性白细胞增多均为降细胞治疗适应证。羟基脲：所有高危组PV患者在接受阿司匹林及放血治疗的同时均应接受羟基脲治疗以降低血栓出血风险，为高危组患者的一线治疗方案。IFN-α：不耐受羟基脲或对其耐药的患者可采用IFN-α治疗，ELN将其与羟基脲并列为高危组PV患者的一线治疗选择。^{32}P静脉注射作为对羟基脲耐药或不耐受及对干扰素不耐受的二线方案选择。

（八）出院标准

1. 一般情况良好。

2. 没有需要住院处理的并发症和（或）合并症。

> **释义**
>
> ■ 如果出现并发症，例如外周血细胞因治疗后明显减少，是否需要继续住院治疗或观察，由主管医师具体决定。

（九）变异及原因分析

1. 治疗中或治疗后有血栓、出血及其他合并症者，进行相关的诊断和治疗，并适当延长住院时间或退出路径。

2. 疾病进展期的患者退出路径。

> **释义**
>
> ■ 微小变异：因为医院检验项目的及时性，不能按照要求完成检查；因为节假日不能按照要求完成检查；患者不愿配合完成相应检查，短期不愿按照要求出院随诊。
>
> ■ 重大变异：因基础疾病需要进一步诊断和治疗；因各种原因需要其他治疗措施；医院与患者或家属发生医疗纠纷，患者要求离院或转院；不愿按照要求出院随诊而导致入院时间明显延长。

四、真性红细胞增多症临床路径给药方案

真性红细胞增多症疗效标准（欧洲白血病网和骨髓增殖性肿瘤研究和治疗国际工作组 2013 年修订，表8）。

表8　真性红细胞增多症疗效标准

疗效标准	定义
完全缓解（CR）	以下4条必须全部符合
	（1）包括可触及的肝脾大等疾病相关症状体征消失（≥12 周），症状显著改善（MPN-SAF TSS 积分下降≥10 分）
	（2）外周血细胞计数持续缓解（≥12 周），未行静脉放血情况 HCT<45%，血小板≤400x10^9/L，白细胞≤10x10^9/L
	（3）无疾病进展，无任何出血或血栓事件
	（4）骨髓组织学缓解，按年龄校正后的骨髓增生程度正常，三系高度增生消失，和无>1 级的网状纤维（欧洲分级标准）
部分缓解（PR）	以下4条必须全部符合
	（1）包括可触及的肝脾大等疾病相关症状体征消失（≥12 周），症状显著改善（MPN-SAF TSS 积分下降≥10 分）
	（2）外周血细胞计数持续缓解（≥12 周），未行静脉放血情况 HCT<45%，血小板≤400×10^9/L，白细胞≤10×10^9/L
	（3）无疾病进展和任何出血或血栓事件
	（4）未达到骨髓组织学缓解，存在三系高度增生
无效（NR）	疗效未达到 PR
疾病进展（PD）	演进为真性红细胞增多症后骨髓纤维化（post-PV MF）、骨髓增生异常综合征或急性白血病

【用药选择】

IFN-α 可有效降低患者的放血治疗频次、缓解瘙痒症状、改善血小板增多、脾大及减少血栓出血事件发生，且无致畸、致白血病作用，妊娠期妇女亦可安全使用。聚乙二醇 IFN-α（pegylated IFN-α，peg-IFN-α）具有耐受性好及给药频率低（每周 1 次）的特点，主要有 peg-IFN-α-2a 及 peg-IFN-α-2b 两种类型。

【注意事项】

目前，PV 的治疗仍以预防血栓、出血并发症为主要目标，缺乏能够改变 PV 自然病程、阻止疾病向 MF/AML 进展的药物。

【药学提示】

1. 羟基脲的不良反应主要有发热、肺炎、皮肤/黏膜损害等，部分患者对羟基脲不耐受或耐药而不得不终止治疗。

2. IFN-α 主要不良反应包括流感样症状、疲劳、肌肉骨骼疼痛、神经精神症状。

五、推荐表单

(一) 医师表单

真性红细胞增多症临床路径医师表单

适用对象：第一诊断为真性红细胞增多症

患者姓名：		性别： 年龄： 门诊号：	住院号：
住院日期： 年 月 日	出院日期： 年 月 日		标准住院日：10 天内

时间	住院第 1 天	住院第 2 天
主要诊疗工作	□ 询问病史及体格检查 □ 完成病历书写 □ 开实验室检查单 □ 对症支持治疗 □ 病情告知，必要时向患者家属告知病重或病危，并签署病重或病危通知书 □ 患者家属签署红细胞单采知情同意书、骨髓穿刺同意书	□ 上级医师查房 □ 完成入院检查 □ 骨髓穿刺术 □ 继续对症支持治疗 □ 完成必要的相关科室会诊 □ 完成上级医师查房记录等病历书写 □ 向患者及家属交代病情及注意事项
重点医嘱	**长期医嘱** □ 血液病护理常规 □ 二级护理 □ 饮食 □ 视病情通知病重或病危 □ 其他医嘱 **临时医嘱** □ 血常规（含分类）、尿常规、大便常规+隐血 □ 血型、输血前检查、肝肾功能、电解质、凝血功能、动脉血气分析、EPO、铁蛋白、血清铁 □ X 线胸片、心电图、腹部 B 超 □ 头颅 CT、血管超声·（疑诊血栓） □ 红细胞单采术（必要时） □ 其他医嘱	**长期医嘱** □ 患者既往基础用药 □ 其他医嘱 **临时医嘱** □ 血常规 □ 骨髓穿刺及活检术 □ 骨髓形态学、细胞/分子遗传学、骨髓病理、基因突变检测 □ 其他医嘱
主要护理工作	□ 介绍病房环境、设施和设备 □ 入院护理评估 □ 宣教	□ 观察患者病情变化
病情变异记录	□ 无 □ 有，原因： 1. 2.	□ 无 □ 有，原因： 1. 2.
护士签名		
医师签名		

时间	住院第 3~9 天	住院第 10 天 （出院日）
主要诊疗工作	□ 上级医师查房 □ 复查血常规 □ 根据体检、骨髓检查结果和既往资料，进行鉴别诊断和确定诊断 □ 根据其他检查结果进行鉴别诊断，判断是否合并其他疾病 □ 开始治疗 □ 保护重要脏器功能 □ 注意观察药物的不良反应，并对症处理 □ 完成病程记录	□ 上级医师查房，进行评估，确定有无并发症情况，明确是否出院 □ 完成出院记录、病案首页、出院证明书等 □ 向患者交代出院后的注意事项，如返院复诊的时间、地点，发生紧急情况时的处理等
重点医嘱	**长期医嘱（视情况可第 2 天起开始治疗），根据 HCT 水平调整** □ 阿司匹林 □ 羟基脲 □ 干扰素 □ ^{32}P □ 红细胞单采或静脉放血 □ 其他医嘱 **临时医嘱** □ 复查血常规 □ 复查血生化、电解质 □ 对症支持 □ 其他医嘱	出院医嘱 □ 出院带药 □ 定期门诊随访 □ 监测血常规
主要护理工作	□ 观察患者病情变化	□ 指导患者办理出院手续
病情变异记录	□ 无 □ 有，原因： 1. 2.	□ 无 □ 有，原因： 1. 2.
护士签名		
医师签名		

（二）护士表单

真性红细胞增多症临床路径护士表单

适用对象：第一诊断为真性红细胞增多症

患者姓名：	性别： 年龄： 门诊号：	住院号：
住院日期： 年 月 日	出院日期： 年 月 日	标准住院日：10 天内

时间	住院第 1~2 天	住院第 3~7 天	住院 8~10 天
健康教育	□ 介绍主管医师、护士 □ 介绍环境、设施 □ 介绍住院注意事项 □ 向患者宣教戒烟、戒酒的重要性，及减少二手烟的吸入 □ 预防血栓 □ 预防感染 □ 饮食建议	□ 指导患者正确留取标本 □ 主管护士与患者沟通，了解并指导心理应对 □ 宣教疾病知识、用药知识及特殊检查操作过程 □ 告知检查及操作前后饮食、活动及探视注意事项及应对方式	□ 定时复查 □ 出院带药服用方法 □ 饮食休息等注意事项指导 □ 讲解增强体质的方法，减少感染的机会
护理处置	□ 核对患者姓名，佩戴腕带 □ 建立入院护理病历 □ 卫生处置：剪指甲、洗澡、更换病号服 □ 必要时吸氧	□ 随时观察患者病情变化 □ 遵医嘱服药（阿司匹林、羟基脲等） □ 协助医师完成各项检查化验	□ 办理出院手续 □ 书写出院小结
基础护理	□ 二级或三级护理 □ 晨晚间护理 □ 患者安全管理	□ 二级或三级护理 □ 晨晚间护理 □ 患者安全管理	□ 三级护理 □ 晨晚间护理 □ 患者安全管理
专科护理	□ 护理查体 □ 心率、血压、血氧饱和度监测 □ 需要时填写跌倒及压疮防范表 □ 需要时请家属陪护 □ 心理护理 □ 必要时吸氧	□ 遵医嘱完成相关检查 □ 心理护理 □ 提供并发症征象的依据	□ 病情观察：评估患者生命体征 □ 心理护理
重点遗嘱	□ 详见医嘱执行单	□ 详见医嘱执行单	□ 详见医嘱执行单
病情变异记录	□ 无 □ 有，原因： 1. 2.	□ 无 □ 有，原因： 1. 2.	□ 无 □ 有，原因： 1. 2.
护士签名			

（三）患者表单

真性红细胞增多症临床路径患者表单

适用对象：第一诊断为真性红细胞增多症

患者姓名：	性别： 年龄： 门诊号：	住院号：
住院日期： 年 月 日	出院日期： 年 月 日	标准住院日：10 天内

时间	住院第 1 天	住院第 2~8 天	住院 8~10 天
医患配合	□ 配合询问病史、收集资料，请务必详细告知既往史、用药史、过敏史 □ 配合进行体格检查 □ 有任何不适告知医师	□ 配合完善相关检查、化验，如采血、骨髓穿刺、留尿、心电图、X 线胸片等 □ 医师向患者及家属介绍病情，如有异常检查结果需进一步检查 □ 配合用药及治疗 □ 配合医师调整用药 □ 有任何不适告知医师	□ 接受出院前指导 □ 知道复查程序 □ 获取出院诊断书
护患配合	□ 配合测量体温、脉搏、呼吸、血压、血氧饱和度、体重 □ 配合完成入院护理评估单（简单询问病史、过敏史、用药史） □ 接受入院宣教（环境介绍、病室规定、订餐制度、贵重物品保管等） □ 有任何不适告知护士	□ 随时观察患者病情变化 □ 遵医嘱正确使用抗菌药物 □ 协助医师完成各项检查化验 □ 术前准备 □ 禁食、禁水	□ 接受出院宣教 □ 管理出院手续 □ 出院带药 □ 知道服药方法、作用、注意事项 □ 知道复印病历方法
饮食	□ 普通饮食	□ 普通饮食	□ 普通饮食
排泄	□ 正常排尿便	□ 正常排尿便	□ 正常排尿便
活动	□ 适量活动	□ 适量活动	□ 适量活动

附：原表单（2016 年版）

真性红细胞增多症临床路径表单

适用对象：第一诊断为真性红细胞增多症

患者姓名：	性别： 年龄： 门诊号：	住院号：
住院日期： 年 月 日	出院日期： 年 月 日	标准住院日：10 天内

时间	住院第 1 天	住院第 2 天
主要诊疗工作	□ 询问病史及体格检查 □ 完成病历书写 □ 开实验室检查单 □ 对症支持治疗 □ 病情告知，必要时向患者家属告知病重或病危，并签署病重或病危通知书 □ 患者家属签署红细胞单采知情同意书、骨髓穿刺同意书	□ 上级医师查房 □ 完成入院检查 □ 骨髓穿刺术 □ 继续对症支持治疗 □ 完成必要的相关科室会诊 □ 完成上级医师查房记录等病历书写 □ 向患者及家属交代病情及注意事项
重点医嘱	**长期医嘱** □ 血液病护理常规 □ 二级护理 □ 饮食 □ 视病情通知病重或病危 □ 其他医嘱 **临时医嘱** □ 血常规（含分类）、尿常规、大便常规+隐血 □ 血型、输血前检查、肝肾功能、电解质、凝血功能、动脉血气分析、EPO、铁蛋白、血清铁 □ X 线胸片、心电图、腹部 B 超 □ 头颅 CT、血管超声（疑诊血栓） □ 红细胞单采术（必要时） □ 其他医嘱	**长期医嘱** □ 患者既往基础用药 □ 其他医嘱 **临时医嘱** □ 血常规 □ 骨髓穿刺及活检术 □ 骨髓形态学、细胞/分子遗传学、骨髓病理、基因突变检测 □ 其他医嘱
主要护理工作	□ 介绍病房环境、设施和设备 □ 入院护理评估 □ 宣教	□ 观察患者病情变化
病情变异记录	□ 无 □ 有，原因： 1. 2.	□ 无 □ 有，原因： 1. 2.
护士签名		
医师签名		

时间	住院第 3~9 天	住院第 10 天 （出院日）
主要诊疗工作	□ 上级医师查房 □ 复查血常规 □ 根据体检、骨髓检查结果和既往资料，进行鉴别诊断和确定诊断 □ 根据其他检查结果进行鉴别诊断，判断是否合并其他疾病 □ 开始治疗 □ 保护重要脏器功能 □ 注意观察药物的不良反应，并对症处理 □ 完成病程记录	□ 上级医师查房，进行评估，确定有无并发症情况，明确是否出院 □ 完成出院记录、病案首页、出院证明书等 □ 向患者交代出院后的注意事项，如返院复诊的时间、地点，发生紧急情况时的处理等
重点医嘱	**长期医嘱**（视情况可第 2 天起开始治疗），根据 HCT 水平调整 □ 阿司匹林 □ 羟基脲 □ 干扰素 □ ^{32}P □ 红细胞单采或静脉放血 □ 其他医嘱 **临时医嘱** □ 复查血常规 □ 复查血生化、电解质 □ 对症支持 □ 其他医嘱	**出院医嘱** □ 出院带药 □ 定期门诊随访 □ 监测血常规
主要护理工作	□ 观察患者病情变化	□ 指导患者办理出院手续
病情变异记录	□ 无　□ 有，原因： 1. 2.	□ 无　□ 有，原因： 1. 2.
护士签名		
医师签名		

第十三章

骨髓增殖性肿瘤临床路径释义

一、骨髓增殖性肿瘤编码

诊断名称及编码：骨髓增殖性肿瘤（ICD-10：D47）

注：骨髓增殖性肿瘤（myeloproliferative neoplasm，MPN）是一类以一系或多系髓系细胞（包括红系、粒系和巨核系）增殖为主要特征的克隆性造血干细胞疾病。包括慢性髓系白血病（CML）、慢性中性粒细胞白血病（CNL）、真性红细胞增多症（PV）、骨髓纤维化（MF）、原发性血小板增多症（ET）、非特指性慢性嗜酸粒细胞白血病（CEL，NOS）和未分类的骨髓增殖性肿瘤，该病种与多个临床路径存在包含关系，故骨髓增殖性肿瘤不适合单独作为临床路径，并且该病无法给出准确编码。

二、临床路径检索方法

D47

三、骨髓增殖性肿瘤临床路径标准住院流程

（一）适用对象

第一诊断为骨髓增殖性肿瘤。

> **释义**
>
> ■ 骨髓增殖性肿瘤（myeloproliferative neoplasm，MPN）是一类以一系或多系髓系细胞（包括红系、粒系和巨核系）增殖为主要特征的克隆性造血干细胞疾病。主要包括慢性髓系白血病（CML）、慢性中性粒细胞白血病（CNL）、真性红细胞增多症（PV）、骨髓纤维化（MF）、原发性血小板增多症（ET）、非特指性慢性嗜酸粒细胞白血病（CEL，NOS）和未分类的骨髓增殖性肿瘤。其特点是骨髓有核细胞增多，增殖的细胞可向终末分化成熟，多不伴发育异常。外周血出现一种或多种血细胞质和量的异常，可伴有肝脾大、出血倾向、血栓形成等临床表现。后期出现骨髓纤维化、骨髓衰竭及转化为急性白血病。

（二）诊断依据

血细胞 1～3 系增多，骨髓增生明显——极度活跃，粒系、红系、巨核系明显增生，JAK2V617F，MPL，CALR，JAK2 外显子突变。

> **释义**
>
> ■ 上述诊断为 MPN 综合诊断，每个亚型还各有具体诊断标准。
>
> ■ CML：

根据白细胞增多、脾大、NAP 积分低或为 0 分、Ph 染色体和（或）BCR-ABL 融合基因阳性可做出诊断。对于临床上符合 CML 而 Ph 染色体阴性者，应进一步做荧光原位杂交（FISH）和实时定量聚合酶链反应（RT-PCR）检测 BCR-ABL 融合基因，如阴性则可排除 CML。CML 临床上可分为慢性期（CP）、加速期（AP）和急变期（BP 或 BC）。CML 的预后评估可根据 Sokal 积分和 Hasford 积分系统将初诊患者分为低危、中危、高危组。

■ CNL：

1. 外周血白细胞≥$25×10^9$/L，中性分叶核和杆状核细胞>80%，幼稚细胞（包括早幼粒、中幼粒和晚幼粒）<10%，原始粒细胞罕见，单核细胞<1%，中性粒细胞无病态造血。

2. 骨髓穿刺活检细胞数显著增生，中性粒细胞数量和百分数增高，成熟中性粒细胞形态正常，骨髓有核细胞计数原始粒细胞<5%。

3. 无 Ph 染色体和（或）BCR/ABL1 融合基因。不符合 WHO 诊断为真性红细胞增多症、原发性血小板增多症或原发性骨髓纤维化。

4. 无 PDGFRA、PDGFRB、FGFR1 或 PCM1-JAK2 等基因重组。

5. 存在 CSF3R T618I 8 突变或其他激活 CSF3R 的突变。或缺乏 CSFR3R 突变的情况下，持续性中性粒细胞增多症（至少 3 个月），脾大，而缺乏反应性中性粒细胞增多的诱因，也可诊断为 CNL。若有反应性中性粒细胞增多的诱因，但有遗传学或分子学证据表明中性粒细胞为克隆性增殖，也可诊断为 CNL。

■ PV：

确诊需要满足 3 项主要标准，或者前 2 项主要标准及 1 项次要标准。

1. 主要标准：①Hb>16.5g/dL（男性），Hb>16.0g/dL（女性）或 HCT>49%（男性），HCT>48%（女性）或者红细胞比容在正常预测均值的基础上升高>25%；②骨髓病理提示相对于年龄而言的高增生（全髓），包括显著的红系、粒系增生和多形性、大小不等的成熟的巨核细胞增殖；③存在 JAK2 V617F 突变或者 JAK2 外显子 12 的突变。

2. 次要标准：血清 EPO 水平低于正常参考值。

主要标准②（骨髓病理）在以下情况不必要求：如果主要标准③和次要标准同时满足，且 Hb>18.5g/dL（男性），Hb>16.5g/dL（女性）或 HCT>55%（男性），HCT>49.5%（女性）。但是诊断时骨髓纤维化仅能通过骨髓病理发现（约占诊断 PV 时的 20%），而这类患者将明显更快的进展至 post-PV MF。

■ PMF：

诊断 prePMF 需符合 3 条主要标准及至少 1 条次要标准。

1. 主要标准：①有巨核细胞增生和异型巨核细胞，无显著的网状纤维增多（MF-1），巨核细胞改变必须伴有以粒细胞增生且常有红系造血减低为特征的按年龄调整后的骨髓增生程度增高；②不能满足 PV、慢性髓系白血病（Ph+）、MDS 或其他髓系肿瘤的 WHO 诊断标准；③有 JAK2 V617F、CALR、MPL 基因突变。如果没有以上突变，需有其他克隆性增殖的证据，如有 ASX1、EZH2、TET2、IDH1/IDH2、SRSF2、SF3B1 基因突变。或不满足反应性骨髓网状纤维增生的最低标准。

2. 次要标准（以下检查需要重复一次）：①贫血非其他疾病伴发；②白细胞计数>$11 × 10^9$/L；③可触及的脾大；④LDH 增高。

■ overt PMF：

诊断 overt PMF 需符合 3 条主要标准及至少 1 条次要标准。

1. 主要标准：①有巨核细胞增生和异型巨核细胞，伴有网状纤维增多（MF 2～3级）；②不能满足 PV、慢性髓系白血病（Ph+）、MDS 或其他髓系肿瘤的 WHO 诊断标准；③有 JAK2 V617F、CALR、MPL 基因突变。如果没有以上突变，需有其他克隆性增殖的证据，ASX1，EZH2，TET2，IDH1/IDH2，SRSF2，SF3B1 基因突变。或不满足反应性骨髓网状纤维增生的最低标准。

2. 次要标准（以下检查需要重复一次）：①贫血非其他疾病伴发；②WBC>11×10^9/L；③可触及的脾大；④LDH 增高；⑤骨髓病性贫血。

＊诊断 prePMF 和 overt PMF 应除外感染（主要是结核）、自身免疫性疾病或其他慢性炎性疾病、毛细胞白血病或其他淋系肿瘤、骨髓转移瘤或中毒性（慢性）骨髓疾患等引起继发性 MF 的疾病。

■ ET：

诊断 ET 需满足全部 4 个主要标准，或前 3 个主要标准及次要标准。

1. 主要标准：①血小板计数持续≥450×10^9/L；②骨髓活检示巨核细胞系增生，胞体大而形态成熟的巨核细胞增多。没有明显的中性粒细胞增多或核左移，或红细胞生成增多。偶见低级别（1级）网状纤维增多；③不符合 WHO 关于 PV、PMF、BCR-ABL 阳性 CML 或 MDS 或其他髓系肿瘤的诊断标准；④存在 JAK2V617F、CALR 或 MPL 突变。

2. 次要标准：有克隆性标志或无反应性血小板增多的证据。

■ CEL，NOS：

诊断标准：①嗜酸粒细胞≥1.5×10^9/L；②无 Ph 染色体或 BCR-ABL 融合基因或其他 MPN（PV，ET，PMF，系统性肥大细胞增多症）或 MDS/MPN（CMML 或不典型 CML）；③无染色体 t（5；12）或其他 PDGFRB 基因重排；④无 FIP1L1-PDGFRA 融合基因或其他 PDGFRA 的重排；⑤无 FGFR1 重排；⑥外周血和骨髓原始细胞<20%；无 inv（16）（p13q22）或 t（16；16）（p13；q22）或其他符合 AML 的依据；⑦有克隆性细胞遗传学或分子遗传学异常或外周血或骨髓原始细胞分别>2% 或 5%。

（三）进入路径标准

确诊骨髓增殖性肿瘤。

> **释义**
>
> ■ 患者同时具有其他疾病影响第一诊断的临床路径流程实施时均不适合进入临床路径。
> ■ 急变期骨髓增殖性肿瘤，按照急性髓细胞白血病处理，不适合进入临床路径。

（四）标准住院日

10 天。

> **释义**
>
> ■ 如果患者条件允许，住院时间可以低于上述天数。

（五）住院期间的检查项目

1. 必须的检查项目：骨髓穿刺、JAK2V617F，MPL，CALR，JAK2 外显子突变。
2. 根据患者情况进行：骨髓活检。

> **释义**
>
> ■ 部分检查可以在门诊完成。
>
> ■ 必做的检查还包括骨髓形态及免疫组织化学染色、免疫分型、染色体核型分析、融合基因检测、二代测序、骨髓病理及网状纤维染色。融合基因检测、二代测序基因突变的范围可根据情况有选择地进行。
>
> ■ 根据患者情况进行：EPO、脑利钠肽、降钙素原、肝炎病毒 DNA 定量。

（六）治疗方案的选择

羟基脲，干扰素，必要时且条件许可加用芦可替尼。

> **释义**
>
> ■ MPN 患者高白细胞时如出现白细胞淤滞症状，或诊断时即为 CML 急变期或 PMF 急变期伴白细胞极度增高首选白细胞分离术紧急降低细胞负荷。而降白细胞药物首选 Hu。
>
> ■ CML 治疗主要目标是可更快获得更高比例的完全细胞遗传学反应（CCyR）、主要分子学反应（MMR）以及更深层次的分子学反应、预防疾病进展、延长生存期、提高生活质量和治愈疾病。因此在确诊后应尽快选择 TKI 治疗。
>
> ■ PMF 的治疗首先要改善全身症状，严重贫血需输红细胞。有症状的脾大患者的首选药物是芦可替尼，可使大部分患者达到快速而持续的缩脾效果，其次羟基脲。
>
> ■ ET 和 PV 抗血小板治疗：每天 100 mg 的阿司匹林（ASP）作用有效安全，主要益处在于降低心血管原因死亡事件，以及非致命性心肌梗死、非致命性卒中和静脉血栓等事件，而不会增加出血的风险。
>
> ■ 有怀孕需求或正处于孕期的 MPN 患者可选择 IFN-α，不通过胎盘。

（七）预防性抗菌药物选择与使用时机

> **释义**
>
> 一般不需要预防性使用抗菌药物。

（八）手术日

（九）术后恢复

（十）出院标准

血象基本正常，无发热、肌肉疼痛等不良反应。

> **释义**
>
> ■ 如果出现并发症或靶器官的损害，是否需要继续住院处理由主管医师具体决定。

（十一）变异及原因分析

严重感染，重要脏器功能不全，治疗周期延长。

> **释义**
>
> ■ 微小变异：因为医院检验项目的及时性，不能按照要求完成查；因为节假日不能按照要求完成检查；患者不愿配合完成相应检查，短期不愿按照要求出院随诊。
>
> ■ 重大变异：因其他基础疾病迫切需要进一步诊断和治疗；因各种原因需要其他治疗措施；医院与患者或家属发生医疗纠纷，患者要求离院或转院；不愿按照要求出院随诊而导致入院时间明显延长。

四、骨髓增殖性肿瘤临床路径给药方案

【用药选择】

1. CML 药物：NCCN 和 ELN 指南已将达沙替尼和尼洛替尼作为 CML-CP 的一线治疗，目前数据表明 Sokal 或 Hasford 评分为中、高危的患者从二代 TKI 中获益更多。

2. 进展期 CML 患者或 TKI 治疗失败需行 BCR-ABL 突变检测，T315I 对三种 TKI 均耐药；超过一半的突变型对伊马替尼耐药；V299L、F317L/V/I/C 和 T315A 对达沙替尼耐药；Y253F/H、E255K/V 和 F359V/I/C 对尼洛替尼耐药；对于以上突变类型选择合适的治疗策略和 TKI。对于其他突变类型，可以参考已报道的 IC50 数据及患者自身情况选择 TKI。

3. PMF 药物：患者在以下情况首选芦可替尼治疗：①症状性脾大；②影响生活质量的 MF 相关症状；③MF 导致的肝大和门脉高压。

4. EPO 对输血依赖及血清 EPO>125 U/L 的患者无益处，同时可能加重脾大，不推荐用于脾脏中重度肿大的患者（左肋缘下可触及的脾脏>5cm）。

【药学提示】

1. 芦可替尼：前 4 周不应增加剂量，调整剂量间隔至少 2 周，最大用量为 25mg 每日 2 次。治疗过程中 PLT<100×10⁹/L 应考虑减量；PLT<50×10⁹/L 或中性粒细胞绝对值<0.5×10⁹/L 应停药。芦可替尼最常见的血液学不良反应为 3/4 级的贫血、血小板减少以及中性粒细胞减少，但极少导致治疗中断。治疗过程中出现贫血的患者可加用 EPO 或达那唑。停药应在 7～10 天内逐渐减停，应避免突然停药，推荐停药过程中加用泼尼松 20～30mg/d。

2. 临床试验表明阿那格雷与 Hu 相比，尽管血小板计数相当，阿那格雷治疗的患者动脉血栓发生率、严重出血及发展为 MF 的比率增高，且耐受性相对较差。在 JAK2V617F 突变的 ET 患者中，阿那格雷与 Hu 相比降低血栓发生率的作用有限。充血性心力衰竭者及孕妇禁用阿

那格雷，年老及心脏病史患者慎用。

【注意事项】

1. PV 患者放血后维持疗效 1 个月以上，年轻患者如无血栓并发症可单独采用，但放血后有引起红细胞及血小板反跳性增高的可能，注意反复放血有加重缺铁的倾向。PV 患者缺铁为出血或红系细胞过度增殖而造成的相对缺铁（也可引起 PLT 增高），这种情况一般不需补充铁剂，但是如有严重的缺铁症状，可以短期补铁治疗 5~10 天。老年及有心血管疾病患者，因放血可能引发栓塞并发症，应慎用，每次不宜超过 200~300ml，间隔期可稍延长。

2. ET 患者行外科手术存在围术期血栓及出血风险，在重大手术或重要脏器手术前 7~10 天停用阿司匹林，并在外科医师确定已经止血后尽早恢复抗凝治疗。

3. 妊娠合并 ET 有流产及宫内发育迟缓等危险，建议使用阿司匹林，避免使用 Hu 和阿那格雷，可选择 IFN。如既往有血栓病史，预防血栓的治疗至少维持到产后 6 周。

4. Post-ET MF 的治疗同 PMF，进展为 AML 预后很差，诱导治疗获得缓解的年轻患者应尽早 allo-SCT。

5. 沙利度胺及来那度胺避免用于育龄妇女，沙利度胺禁忌用于外周神经病变的患者，来那度胺骨髓抑制较重，避免用于中重度中性粒细胞减少和血小板减少的患者，应用时密切监测血常规。对于二者所引起的血栓并发症可予阿司匹林预防，但需注意血小板计数>$50×10^9$/L 时才可应用。

6. 糖皮质激素应避免用于糖尿病及骨质疏松患者；雄激素避免用于血清前列腺特异抗原升高及前列腺癌的患者。

7. 伊马替尼治疗非特指性 CEL 反应出现较快，但受累心脏常不能恢复。伊马替尼治疗可能发生治疗相关性心功能不全甚至心源性休克。

五、推荐表单

（一）医师表单

骨髓增殖性肿瘤临床路径医师表单

适用对象：第一诊断为骨髓增殖性肿瘤

患者姓名：	性别： 年龄： 门诊号：	住院号：
住院日期： 年 月 日	出院日期： 年 月 日	标准住院日：10 天内

时间	住院第 1 天	住院第 2 天
主要诊疗工作	□ 询问病史及体格检查 □ 完成病历书写 □ 开实验室检查单 □ 对症支持治疗 □ 病情告知，必要时向患者家属告知病重或病危，并签署病重或病危通知书 □ 患者家属签署红细胞单采知情同意书、骨髓穿刺同意书	□ 上级医师查房 □ 完成入院检查 □ 骨髓穿刺术 □ 继续对症支持治疗 □ 完成必要的相关科室会诊 □ 完成上级医师查房记录等病历书写 □ 向患者及家属交代病情及注意事项
重点医嘱	**长期医嘱** □ 血液病护理常规 □ 二级护理 □ 饮食 □ 视病情通知病重或病危 □ 其他医嘱 **临时医嘱** □ 血常规（含分类）、尿常规、大便常规+隐血 □ 血型、输血前检查、肝肾功能、电解质、凝血功能、动脉血气分析、EPO、铁蛋白、血清铁 □ X 线胸片、心电图、腹部 B 超 □ 头颅 CT、血管超声（疑诊血栓） □ 红细胞单采术（必要时） □ 其他医嘱	**长期医嘱** □ 患者既往基础用药 □ 其他医嘱 **临时医嘱** □ 血常规 □ 骨髓穿刺及活检术 □ 骨髓形态学、细胞/分子遗传学、骨髓病理、基因突变检测 □ 其他医嘱
病情变异记录	□ 无 □ 有，原因： 1. 2.	□ 无 □ 有，原因： 1. 2.
医师签名		

时间	住院第 3 ~ 9 天	住院第 10 天 （出院日）
主 要 诊 疗 工 作	□ 上级医师查房 □ 复查血常规 □ 根据体检、骨髓检查结果和既往资料，进行鉴别 　诊断和确定诊断 □ 根据其他检查结果进行鉴别诊断，判断是否合并 　其他疾病 □ 开始治疗 □ 保护重要脏器功能 □ 注意观察药物的不良反应，并对症处理 □ 完成病程记录	□ 上级医师查房，进行评估，确定有无并发 　症情况，明确是否出院 □ 完成出院记录、病案首页、出院证明书等 □ 向患者交代出院后的注意事项，如返院复 　诊的时间、地点，发生紧急情况时的处 　理等
重 点 医 嘱	**长期医嘱（视情况可第 2 天起开始治疗），根据 HCT 水平调整** □ 阿司匹林 □ 羟基脲 □ 干扰素 □ ^{32}P □ 红细胞单采或静脉放血 □ 其他医嘱 **临时医嘱** □ 复查血常规 □ 复查血生化、电解质 □ 对症支持 □ 其他医嘱	出院医嘱 □ 出院带药 □ 定期门诊随访 □ 监测血常规
病情 变异 记录	□ 无　□ 有，原因： 1. 2.	□ 无　□ 有，原因： 1. 2.
医师 签名		

（二）护士表单

骨髓增殖性肿瘤临床路径护士表单

适用对象：第一诊断为骨髓增殖性肿瘤

患者姓名：	性别：	年龄：	门诊号：	住院号：
住院日期：　　年　月　日	出院日期：　　年　月　日			标准住院日：10 天内

时间	住院第 1 天	住院第 2 天
健康宣教	□ 介绍主管医师、护士 □ 介绍环境、设施 □ 介绍住院注意事项	□ 介绍骨髓穿刺后注意事项 □ 主管护士与患者沟通，了解并指导心理应对 □ 宣教疾病知识、用药知识及特殊检查操作过程 □ 告知检查及操作前后饮食、活动及探视注意事项及应对方式
护理处置	□ 核对患者姓名，佩戴腕带 □ 建立入院护理病历 □ 卫生处置：剪指甲、洗澡、更换病号服	□ 随时观察患者病情变化 □ 遵医嘱正确使用药物 □ 协助医师完成各项检查化验
基础护理	□ 二级护理 □ 晨晚间护理 □ 患者安全管理	□ 二级护理 □ 晨晚间护理 □ 患者安全管理
专科护理	□ 护理查体 □ 检测生命体征特别是心率、脉搏 □ 需要时填写跌倒及压疮防范表 □ 需要时请家属陪护 □ 心理护理	□ 遵医嘱完成相关检查 □ 检测生命体征特别是心率、脉搏 □ 心理护理 □ 必要时吸氧 □ 遵医嘱正确给药 □ 指导患者咳嗽并观察痰液性状 □ 提供并发症征象的依据
重点医嘱	□ 详见医嘱执行单	□ 详见医嘱执行单
病情变异记录	□ 无　□ 有，原因： 1. 2.	□ 无　□ 有，原因： 1. 2.
护士签名		

时间	住院第 3~9 天	住院第 10 天 （出院日）
健康宣教	□ 观察患者骨髓穿刺创口 □ 主管护士与患者沟通，了解并指导心理应对 □ 宣教疾病知识、用药知识及特殊检查操作过程 □ 告知检查及操作前后饮食、活动及探视注意事项及应对方式	□ 康复和锻炼 □ 定时复查 □ 出院带药服用方法 □ 饮食休息等注意事项指导 □ 讲解增强体质的方法，减少感染的机会
护理处置	□ 随时观察患者病情变化 □ 遵医嘱正确使用药物 □ 协助医师完成各项检查化验	□ 办理出院手续 □ 书写出院小结
基础护理	□ 二级护理 □ 晨晚间护理 □ 患者安全管理	□ 二级护理 □ 晨晚间护理 □ 患者安全管理
专科护理	□ 遵医嘱完成相关检查 □ 检测生命体征特别是心率、脉搏 □ 心理护理 □ 必要时吸氧 □ 遵医嘱正确给药 □ 指导患者咳嗽并观察痰液性状 □ 提供并发症征象的依据	□ 病情观察：评估患者生命体征，特别是心率、脉搏及行动能力 □ 心理护理
重点医嘱	□ 详见医嘱执行单	□ 详见医嘱执行单
病情变异记录	□ 无　□ 有，原因： 1. 2.	□ 无　□ 有，原因： 1. 2.
护士签名		

（三）患者表单

骨髓增殖性肿瘤临床路径患者表单

适用对象：第一诊断为骨髓增殖性肿瘤

患者姓名：	性别：	年龄：	门诊号：	住院号：
住院日期： 年 月 日	出院日期： 年 月 日			标准住院日：10 天内

时间	住院第 1 天	住院第 2 天
医患配合	□ 配合询问病史、收集资料，请务必详细告知既往史、用药史、过敏史 □ 配合进行体格检查 □ 有任何不适告知医师	□ 配合完善相关检查、化验，如采血、留尿、心电图、X 线胸片等 □ 医师向患者及家属介绍病情，如有异常检查结果需进一步检查 □ 配合用药及治疗 □ 配合医师调整用药 □ 有任何不适告知医师
护患配合	□ 配合测量体温、脉搏、呼吸、血压、血氧饱和度、体重 □ 配合完成入院护理评估单（简单询问病史、过敏史、用药史） □ 接受入院宣教（环境介绍、病室规定、订餐制度、贵重物品保管等） □ 有任何不适告知护士	□ 配合测量体温、脉搏、呼吸，询问每日排便情况 □ 接受相关化验检查宣教，正确留取标本，配合检查 □ 有任何不适告知护士 □ 接受输液、服药治疗 □ 注意活动安全，避免坠床或跌倒 □ 配合执行探视及陪护 □ 接受疾病及用药等相关知识
饮食	□ 普通饮食	□ 普通饮食
排泄	□ 正常排尿便	□ 正常排尿便
活动	□ 适量活动	□ 适量活动

时间	住院第 3~9 天	住院第 10 天 （出院日）
医患配合	□ 配合完善相关检查、化验，如采血、留尿、心电图、 　 X 线胸片等 □ 医师向患者及家属介绍病情，如有异常检查结果需 　 进一步检查 □ 配合用药及治疗 □ 配合医师调整用药 □ 有任何不适告知医师	□ 接受出院前指导 □ 知道复查程序 □ 获取出院诊断书
护患配合	□ 配合测量体温、脉搏、呼吸，询问每日排便情况 □ 接受相关化验检查宣教，正确留取标本，配合检查 □ 有任何不适告知护士 □ 接受输液、服药治疗 □ 注意活动安全，避免坠床或跌倒 □ 配合执行探视及陪护 □ 接受疾病及用药等相关知识指导	□ 接受出院宣教 □ 办理出院手续 □ 获取出院带药 □ 知道服药方法、作用、注意事项 □ 知道复印病历方法
饮食	□ 普通饮食	□ 普通饮食
排泄	□ 正常排尿便	□ 正常排尿便
活动	□ 适量活动	□ 适量活动

附：原表单（2009 版）

骨髓增殖性肿瘤临床路径表单

适用对象：第一诊断为骨髓增殖性肿瘤

患者姓名：		性别：	年龄：	门诊号：	住院号：
住院日期： 年 月 日		出院日期： 年 月 日			标准住院日：10 天内

时间	住院第 1 天	住院第 2 天
主要诊疗工作	□ 询问病史及体格检查 □ 完成病历书写 □ 开实验室检查单 □ 对症支持治疗 □ 病情告知，必要时向患者家属告知病重或病危，并签署病重或病危通知书 □ 患者家属签署红细胞单采知情同意书、骨髓穿刺同意书	□ 上级医师查房 □ 完成入院检查 □ 骨髓穿刺术 □ 继续对症支持治疗 □ 完成必要的相关科室会诊 □ 完成上级医师查房记录等病历书写 □ 向患者及家属交代病情及注意事项
重点医嘱	**长期医嘱** □ 血液病护理常规 □ 二级护理 □ 饮食 □ 视病情通知病重或病危 □ 其他医嘱 **临时医嘱** □ 血常规（含分类）、尿常规、大便常规+隐血 □ 血型、输血前检查、肝肾功能、电解质、凝血功能、动脉血气分析、EPO、铁蛋白、血清铁 □ X 线胸片、心电图、腹部 B 超 □ 头颅 CT、血管超声（疑诊血栓） □ 红细胞单采术（必要时） □ 其他医嘱	**长期医嘱** □ 患者既往基础用药 □ 其他医嘱 **临时医嘱** □ 血常规 □ 骨髓穿刺及活检术 □ 骨髓形态学、细胞/分子遗传学、骨髓病理、基因突变检测 □ 其他医嘱
主要护理工作	□ 介绍病房环境、设施和设备 □ 入院护理评估 □ 宣教	□ 观察患者病情变化
病情变异记录	□ 无 □ 有，原因： 1. 2.	□ 无 □ 有，原因： 1. 2.
护士签名		
医师签名		

时间	住院第 3~9 天	住院第 10 天 （出院日）
主 要 诊 疗 工 作	□ 上级医师查房 □ 复查血常规 □ 根据体检、骨髓检查结果和既往资料，进行鉴别 　诊断和确定诊断 □ 根据其他检查结果进行鉴别诊断，判断是否合并 　其他疾病 □ 开始治疗 □ 保护重要脏器功能 □ 注意观察药物的不良反应，并对症处理 □ 完成病程记录	□ 上级医师查房，进行评估，确定有无并发 　症情况，明确是否出院 □ 完成出院记录、病案首页、出院证明书等 □ 向患者交代出院后的注意事项，如返院复 　诊的时间、地点，发生紧急情况时的处 　理等
重 点 医 嘱	**长期医嘱（视情况可第 2 天起开始治疗），根据 HCT** **水平调整** □ 阿司匹林 □ 羟基脲 □ 干扰素 □ ^{32}P □ 红细胞单采或静脉放血 □ 其他医嘱 **临时医嘱** □ 复查血常规 □ 复查血生化、电解质 □ 对症支持 □ 其他医嘱	**出院医嘱** □ 出院带药 □ 定期门诊随访 □ 监测血常规
主要 护理 工作	□ 观察患者病情变化	□ 指导患者办理出院手续
病情 变异 记录	□ 无　□ 有，原因： 1. 2.	□ 无　□ 有，原因： 1. 2.
护士 签名		
医师 签名		

第十四章

原发性骨髓纤维化临床路径释义

一、原发性骨髓纤维化编码

1. 国家卫生和计划生育委员会原编码：

疾病名称及编码：原发性骨髓纤维化（ICD-10：M99610/1）

2. 修改编码：

疾病名称及编码：原发性骨髓纤维化（ICD-10：D47.1，M9961/1）

二、临床路径检索方法

D47.1+M9961/1

三、原发性骨髓纤维化临床路径标准住院流程

（一）适用对象

第一诊断为原发性骨髓纤维化（ICD-10：M99610/1）。

> **释义**
>
> ■ 原发性骨髓纤维化（primary myelofibrosis，PMF）是一种起源于造血干细胞的克隆性骨髓增殖性肿瘤（myeloproliferative neoplasms，MPNs），其特征是病理表现为骨髓弥漫性纤维组织增生，外周血可见畸形红细胞及幼稚红、粒细胞，常伴髓外造血引起脏器肿大。主要发病机制是基因突变导致 JAK-STAT 信号通路异常活化。
>
> ■ PMF 此前又称为慢性特发性骨髓纤维化（chronic idiopathic myelofibrosis，CIMF）、骨髓纤维化伴髓样化生（myelofibrosis with myeloid metaplasia，MMM）和特发性骨髓纤维化（idiopathic myelofibrosis）等，最终骨髓纤维化研究和治疗国际工作组（IWG-MRT）达成术语共识推荐使用 PMF。WHO 2016 分型将 PMF 分为纤维化早期（pre PMF）和纤维化明显期（overt PMF）。
>
> ■ PMF 在国内尚没有确切的流行病学数据，据统计欧洲的发病率为 0.1～1/10 万人，中位诊断年龄约为 69～76 岁。

（二）诊断依据

根据中国《原发性骨髓纤维化诊治指南》（2015），《World Health Organization Classification of Tumors. Pathology and Genetic of Tumors of Haematopoietic and Lymphoid Tissue》（2008），《An overview on CALR and CSF3R mutations and a proposal for revision of WHO diagnostic criteria for myeloproliferativeneoplasms》（Leukemia，2014；28：1407-1413）进行诊断。

1. 主要标准：

（1）有巨核细胞增生和异型巨核细胞，常伴有网状纤维或胶原纤维增生，如缺乏显著的网状纤维增多，巨核细胞改变需伴有粒系增殖且常有红系早阶段细胞减少为特征的骨髓高增殖性表现。

（2）不符合 WHO 诊断标准关于 PV、CML、ET、MDS（粒红系无病态造血）或其他髓系肿瘤的诊断。

（3）证实有 JAK2 V617F 或者其他克隆性标志（如 MPL W515K/L、CALR 第 9 号外显子插入缺失突变），如缺乏克隆性标志，需除外可导致继发性骨纤的原发疾病，如感染、自身免疫性疾病、慢性炎性反应、多毛细胞白血病或其他淋系肿瘤、恶性转移瘤、慢性/毒性脊髓炎等。

2. 次要标准：

（1）骨髓病性贫血（幼红、幼粒血象）。

（2）乳酸脱氢酶水平升高。

（3）贫血。

（4）可触及的脾脏增大。

确诊原发性骨髓纤维化，需满足 3 项主要指标和 2 项次要标准。

释义

■ PMF 的诊断要结合病史、临床表现、血常规、骨髓活检和基因突变等检查。

■ 目前在 WHO（2008）诊断标准的基础上提出了 WHO（2016）诊断标准：

1. 主要标准：有巨核细胞增生和异型巨核细胞，常伴有网状纤维或胶原纤维增生，如无显著的网状纤维增多（≤MF-1），巨核细胞改变必须伴有粒系增生且常有红系增生减低的增生性骨髓象特征。

不符合 WHO 诊断标准关于真性红细胞增多症、原发性血小板增多症、BCR-ABL+慢性髓系白血病、骨髓增生异常综合征或其他髓系肿瘤的诊断。

有 JAK2 V617F、CALR、MPL 基因突变。如没有上述突变，需有其他克隆性增殖的证据。或不满足反应性骨髓纤维组织增生的最低标准。

2. 次要标准：①贫血，非其他疾病伴发；②白细胞计数≥$11×10^9$/L；③可触及的脾脏增大；④血清乳酸脱氢酶水平增高。

确诊 PMF 需满足 3 项主要标准和 1 项次要标准。

■ 病史要点：要注意排除其他疾病，如 BCR-ABL 阳性 CML、ET、PV 及其他骨髓增殖性肿瘤，是诊断 PMF 的必要条件。还要注意询问患者年龄、有无栓塞病史、有无心血管高危因素（如高血压、高血脂、糖尿病、吸烟和充血性心力衰竭）。有无疲劳、早饱感、腹部不适、皮肤瘙痒、骨痛、倦怠、有无注意力不集中、发热、体重减轻、盗汗等。建议采用骨髓增殖性肿瘤总症状评估量表（MPN-SAF-TSS）对患者进行症状负荷评估。

■ 临床表现：注意检查脾脏和贫血体征。巨脾是本病的特征性表现，脾脏质硬、表面光滑、无触痛；也可有肝大，少数由于门静脉血栓形成导致门静脉高压症。

■ 实验室检查：

1. 血常规及血细胞涂片：PMF 患者全血细胞计数常表现为贫血，可有血小板、白细胞增多，也可有全血细胞减少。血涂片可见异形红细胞、泪滴形红细胞、有核红细胞、嗜多色性红细胞及幼稚粒细胞。

2. 骨髓活检：骨髓穿刺常成干抽。骨髓活检非常重要，为了保证准确病理分析，活检组织长度至少应 1.5cm 以上。骨髓切片嗜银染色应列入常规。骨髓纤维组织增生应进行分级，可采用欧洲骨髓纤维化分级共识标准（表9），该标准较既往类似标准更具有可操作性和可重复性，并且有很好的临床预后价值。

表9 欧洲骨髓纤维化（MF）分级共识标准

分级	标准
MF-0	散在线性网状纤维，无交叉，相当于正常骨髓
MF-1	疏松的网状纤维，伴有很多交叉，特别是血管周围区
MF-2	弥漫而且浓密的网状纤维增多，伴有广泛交叉，偶尔仅有局灶性胶原纤维和（或）局灶性骨硬化
MF-3	弥漫且浓密的网状纤维增多，伴有广泛交叉，有粗胶原纤维束，常伴有显著的骨硬化

3. 基因突变和细胞遗传学：80%～90%的PMF患者有JAK2 V617F、CALR或MPL基因突变。2016版WHO将PMF第3条主要标准正式修订为"有JAK2，CALR或MPL突变，或有其他克隆性标志，或无反应性骨髓纤维化证据"。反应性骨髓纤维增生可见于感染、自身免疫性疾病或其他慢性炎性疾病、毛细胞白血病或其他淋巴系肿瘤、转移性肿瘤或中毒性（慢性）骨髓疾患。约30%存在克隆性染色体异常，少部分患者存在ASXL1、EZH2、TET2、IDH1/2和SF3B1等基因突变。

■ PMF的诊断难点：

1. 纤维化前期（Pre fibrosis）PMF与ET的鉴别。二者的鉴别主要是依据巨核细胞的形态，PMF巨核细胞体积小至巨大，成簇分布，细胞核低分叶呈云朵状；ET患者的巨核细胞体积大至巨大，细胞核高度分叶（鹿角状）。

2. 此外，有血细胞减少的纤维化前期和纤维化期PMF应与骨髓增生异常综合征（MDS）合并骨髓纤维化进行鉴别诊断：近50%的MDS患者骨髓中有轻、中度网状纤维增多，其中10%～15%的患者有明显纤维化，与PMF不同的是，MDS合并MF外周血常为全血细胞减少，异形和破碎红细胞较少见，骨髓常显示明显的三系发育异常，胶原纤维形成十分少见，而且常无肝脾大。

3. 部分真性红细胞增多症（PV）和原发性血小板增多症（ET）患者在其病程演进过程中会出现骨髓纤维化，这些患者则诊断为PV后MF（post-PV MF）和ET后MF（post-ET MF）。

（三）标准住院日

10天内。

释义

■ 如果患者条件允许，住院时间可以低于上述住院天数。

（四）进入路径标准

1. 第一诊断必须符合ICD-10：M99610/1原发性骨髓纤维化疾病编码。

2. 当患者同时具有其他疾病诊断，但住院期间不需要特殊处理也不影响第一诊断的临床路径流程实施时，可以进入路径。

释义

■ 患者同时具有其他疾病影响第一诊断的临床路径流程实施时均不适合进入临床路径。

■ post-PV MF 和 post-ET MF 患者不适合进入本临床路径。

（五）住院期间检查项目

1. 必须的检查项目：

（1）血常规及分类、尿常规、大便常规+隐血。

（2）骨髓细胞形态学检查、骨髓活检+网状纤维染色（必要时行免疫组织化学染色）、细胞遗传学和 JAK2 V617F、MPL W515L/K、CALR 第 9 号外显子插入缺失突变、白血病融合基因 BCR/ABL（P210，P190，P230）检测。

（3）肝肾功能、电解质、促红细胞生成素、血型、输血前检查，凝血功能。

（4）X 线胸片、心电图、腹部 B 超。

2. 根据患者情况可选择：造血祖细胞培养（±EPO）、基因突变：JAK2 第 12 外显子、ASXL1 第 12 外显子、TET2 全部外显子、IDH1/2 第 4 外显子、EZH2 全部外显子、DNMT3A R882、SRSF2 第 2 外显子、SETBP1 第 4 外显子、TCR/ IgH/ IgK 重排、蛋白 C，蛋白 S、细胞因子、ENA 抗体谱、抗核抗体、肿瘤标志物检测。

释义

■ 部分检查可以在门诊完成。

■ 根据病情部分检查可以不进行。

（六）治疗开始时间

诊断第 1 天。

（七）治疗方案与药物选择

治疗目标：

（1）改善生活质量。

（2）缓解相关症状，减低向白血病转化的风险。

2. 治疗策略：依据预后危险度分组的分层治疗策略。

3. 治疗方案：

（1）低危组（IPSS、DIPSS 或 DIPSS-plus 低危和中危-1 组）：

1）无明显临床症状的患者可密切观察，不需积极治疗干预。

2）纠正贫血治疗：沙利度胺常与泼尼松联合应用。
①沙利度胺 50~200mg，po qn；②泼尼松 0.5mg/（kg·d）po qd；③康力龙 2mg，po tid；④达那唑 100~200mg，po tid；⑤重组 EPO 初始剂量 10000U，ih tiw，1~2 个月无效后剂量加倍，3~4 个月后仍无效者停用。

3）骨髓抑制药物治疗：对疾病早期骨髓呈"高增生性"，白细胞、血小板数明显升高伴脾大压迫症状或全身症状明显者适用：①羟基脲 1~2g/d，po；②马利兰 2mg，po qod；③干扰素 300 万 U，ih qod。

（2）高危组（IPSS、DIPSS 或 DIPSS-plus 中危-2 和高危组）：

1）异基因造血干细胞移植（ALLO-HSCT）：为目前唯一可能达到治愈本病目的治疗方案，鉴于较高的移植相关死亡率（TRM）及植活失败率，年龄小于 50 岁的高危患者可考虑清髓方案移植治疗，大于 50 岁的高危患者如一般情况较好，重要脏器功能无损，可考虑减低预处理强度（RIC）移植方案治疗。最佳移植时间尚无定论。

2）卢索替尼（Ruxolitinib）：适用于伴有严重脾大或明显体质性症状的高危组患者。

3）脾切除术及脾区放射治疗：巨脾或脾脏疼痛，有严重全身症状、不能控制的溶血发作、严重贫血需要输血支持、严重的血小板减少经其他治疗无效、并发明显的门脉高压，可考虑脾切除治疗。有脾切除术适应证但存在手术禁忌情况者，可选择脾区放疗。

4）支持治疗：同低危组患者。

> **释义**
>
> ■ 本路径更适用于低危与中危-1 组 PMF。
>
> ■ 短期治疗目标是缓解症状，改善生活质量；长期治疗目标是改善/逆转骨髓纤维化，延长生存，甚至治愈。
>
> ■ PMF 患者确诊后应根据国际预后积分系统（IPSS）、动态国际预后积分系统（DIPSS）或 DIPSS-Plus 预后积分系统对患者进行预后分组（表 10、11）。IPSS 适合初诊患者，而 DIPSS 和 DIPSS-Plus 则适合患者病程中任一时间的预后判定。

表 10　国际预后积分系统（IPSS）和动态国际预后积分系统（DIPSS）

预后因素	IPSS 积分	DIPSS 积分	DIPSS-Plus 积分
年龄>65 岁	1	1	—
体质性症状	1	1	—
Hb<100g/L	1	2	—
WBC>25×10^9/L	1	1	—
外周血原始细胞>1%	1	1	—
PLT<100×10^9/L	—	—	1
需要红细胞输注	—	—	1
预后不良染色体核型*	—	—	1
DIPSS 中危-1	—	—	1
DIPSS 中危-2	—	—	2
DIPSS 高危	—	—	3

注：* 不良预后染色体核型包括复杂核型或涉及+8、-7/7q-、i（17q）、-5/5q-、12p-、inv（3）或 11q23 重排的单个或 2 个异常

表 11　IPSS 积分、DIPSS 积分、DIPSS-Plus 积分预后危险度分组

预后危险度分组	IPSS 积分	DIPSS 积分	DIPSS-Plus 积分
低危	0	0	0
中危-1	1	1~2	1
中危-2	2	3~4	2~3
高危	≥3	5~6	≥4

除 3 个国际通用的预后评分系统外，中国《原发性骨髓纤维化诊治中国专家共识 (2015)》（中华医学会血液学分会白血病淋巴瘤学组 . 中华血液学杂志）推荐了针对中国 PMF 患者特征修订的 IPSS-Chinese 或 DIPSS-Chinese 积分（表 12）。

表 12 IPSS-Chinese 或 DIPSS-Chinese 积分系统

预后因素	IPSS-Chinese 或 DIPSS-Chinese 积分
IPSS 或 DIPSS 低危	0
IPSS 或 DIPSS 中危-1	1
触诊脾大	1
PLT<100×10^9/L	1
IPSS 或 DIPSS 中危-2	2
IPSS 或 DIPSS 高危	3

注：依据积分分为低危（0~1 分）、中危（2~3 分）和高危（4~5 分）三组

PMF 患者确诊后应进行预后危险度分层，根据预后分层和临床症状选择相应的治疗方案。PMF 患者临床症状治疗方案如下：

1. 贫血：Hb<100g/L 时可开始贫血治疗。现今已证实糖皮质激素、雄激素、免疫调节剂和 EPO 对 PMF 贫血有效。①伴贫血和（或）血小板减少的患者初治时可联合雄激素和糖皮质激素［泼尼松 0.5mg/（kg·d）］，若疗效好，雄激素继续使用，糖皮质激素逐渐减量；②小剂量沙利度胺（50mg/d），联合泼尼松［0.5mg/（kg·d）］较单用沙利度胺能提高疗效并减少不良反应。来那度胺（10mg/d，连续使用 21 天，停 7 天，28 天为 1 个疗程）单药治疗以及联合泼尼松治疗也有效；③EPO 主要适用于血清 EPO<200 U/L 的贫血患者，有效率为 30%~40%。

2. 有症状的脾大：①首选药物为羟基脲，有效率约为 40%，该药也用于控制有症状的血小板增多和（或）白细胞增多；②羟基脲治疗无效可改用其他骨髓抑制剂，如马法兰、白消安；③芦可替尼对有症状的脾大有效，并且可以改善患者体质性症状；④干扰素-α 的缩脾疗效一般，多数患者不易耐受；⑤脾切除术仅用于药物治疗无效且有明显压迫症状的脾大患者；⑥脾区照射只能暂时获益。

3. 体质性症状：针对脾大的治疗常可部分缓解体质性症状，芦可替尼可显著改善 PMF 的体质性症状。

4. 非肝脾内的造血（EMH）：可采用低剂量病灶局部放疗（0.1~1.0 Gy，分为 5~10 次照射）。

对于预计中位生存期短于 5 年且符合移植条件者，可考虑异基因造血干细胞移植，移植前应权衡 allo- HSCT 相关并发症的风险。

脾切除术指征包括：有症状的门脉高压（如静脉曲张出血、腹水），药物无效的显著脾大伴疼痛或合并严重恶病质，以及依赖输血的贫血。考虑脾切除的患者须体能状况良好且无弥散性血管内凝血的临床或实验室证据。严重的血小板减少是即将发生白血病转化的标志，切脾对此类患者的总体预后不会有良好的影响。此外，应注意切脾后血小板可能急剧上升。

JAK2 抑制剂：芦可替尼是强效 JAK1/2 抑制剂，可抑制 JAK-STAT 信号通路异常活化。2010 年首次报道芦可替尼对 MF 患者有效。英国骨髓纤维化研究和诊治指南（2014）推荐芦可替尼治疗的适应证为：①症状性脾大；②影响生活质量的 MF 相

关症状；③MF 导致的肝大和门脉高压。芦可替尼起始剂量应根据血小板数决定，血小板>$200×10^9$/L，芦可替尼起始剂量为 20mg，bid；血小板（100~200）×10^9/L，芦可替尼推荐的起始剂量为 15mg，bid。

急变期患者的任何治疗效果都很差，应考虑临床试验或姑息性治疗。

（八）出院标准

1. 一般情况良好。
2. 没有需要住院处理的并发症和（或）合并症。

> **释义**
>
> ■ 治疗后病情稳定，且无严重不良反应。

（九）变异及原因分析

1. 治疗中或治疗后有血栓、出血及其他合并症者，进行相关的诊断和治疗，并适当延长住院时间或退出路径。
2. 疾病进展期的患者退出路径。

> **释义**
>
> ■ 微小变异：因为医院检验项目的及时性，不能按照要求完成检查；因为节假日不能按照要求完成检查；患者不愿配合完成相应检查，短期不愿按照要求出院随诊。
>
> ■ 重大变异：因基础疾病需要进一步诊断和治疗；因各种原因需要其他治疗措施；医院与患者或家属发生医疗纠纷，患者要求离院或转院；不愿按照要求出院随诊而导致入院时间明显延长。

四、原发性骨髓纤维化临床路径给药方案

【用药选择】

根据中国《原发性骨髓纤维化诊治指南》（2015）和《Philadelphia chromosome-negative chronic myeloproliferative neoplasms：ESMO Clinical Practice Guidelines for diagnosis，treatment and follow-up》（Annals of Oncology，2015，Supplement 5：v85－v99），PMF 患者的临床症状治疗方案如下：

1. 贫血：Hb<100g/L 时应开始贫血治疗。①伴贫血和（或）血小板减少的患者初治时可联合雄激素（司坦唑醇 6mg/d 或达那唑 200mg，每日 3 次口服）和糖皮质激素（泼尼松 30mg/d），至少 3 个月。若疗效好，雄激素继续使用，糖皮质激素逐渐减量；②沙利度胺单药用量为 100～400mg/d。小剂量沙利度胺（50mg/d）联合泼尼松［0.5mg/（kg·d）］较单用沙利度胺能提高疗效并减少不良反应。来那度胺单药治疗 MF 的 Ⅱ期临床试验结果表明，贫血、脾大和血小板减少的有效率分别为 22％、33％和 50％，联合泼尼松能提高对 MF 贫血和脾大的疗效；③EPO 主要适用于血清 EPO<100 U/L 的贫血患者，常用剂量为每周 30000～50000U；④药物治疗无效时可选择脾切除术，但需谨慎评估。

2. 有症状的脾大：①首选羟基脲，有效率约 40％，该药也用于控制有症状的血小板增多和

（或）白细胞增多；②羟基脲治疗无效可改用其他骨髓抑制剂，如静脉克拉屈滨 [5 mg/（m^2·d），输注 2 小时，连用 5 天，1 个月为 1 个疗程，重复 4~6 个疗程]、口服马法兰（2mg，每周 3 次）或口服白消安（2~6mg/d，密切监测血常规）；③Ⅲ期临床试验显示芦可替尼对有症状的脾大有效，且与现有常规 MF 治疗药物相比，可显著延长患者的总体生存期；④相对而言，在 PMF 治疗中，干扰素-α 的耐受性差且疗效有限；⑤脾切除术是药物治疗无效的有明显症状的脾大患者的一种治疗选择；⑥受累区放射治疗可缓解肝、脾大所致的饱胀症状，但症状缓解时间较短（中位期间 3~6 个月）。

3. 体质性症状：针对脾大的治疗常可部分缓解体质性症状，芦可替尼可显著改善 PMF 的体质性症状。

4. 非肝脾内的造血（EMH）：最常见部位是胸椎椎体，其他部位包括淋巴结、肺、胸膜、小肠、腹膜、泌尿生殖道和心脏。当出现临床症状时，可采用低剂量病灶局部放疗（0.1~1.0 Gy，分为 5~10 次照射）。

5. 芦可替尼：当患者有症状性脾大、影响生活质量的 MF 相关症状、MF 导致的肝大和门脉高压，如果条件允许，可考虑芦可替尼治疗。治疗前 PLT>200×10^9/L 患者推荐起始剂量为 20mg，每日 2 次；PLT（100~200）×10^9/L 患者推荐起始剂量为 15mg，每日 2 次；PLT（50~100）×10^9/L 患者推荐起始剂量为 5mg，每日 2 次。前 4 周不应增加剂量，调整剂量间隔至少 2 周，最大用量为 25mg，每日 2 次。治疗过程中 PLT<100×10^9/L 应考虑减量；PLT<50×10^9/L 或中性粒细胞绝对值<0.5×10^9/L 应停药。治疗过程中出现贫血的患者可加用 EPO 或达那唑。

6. 目前处于研究阶段的药物：主要有 JAK 抑制剂（如 Momelotinib、NS-108 等）以及非 JAK 抑制剂（如聚乙二醇干扰素 AOP2014、Pegasys，重组 Pentraxin-2 PRM-151，端粒酶抑制剂 Imetelstat，HDAC 抑制剂 Givinostat、Pracinostat 等）。

【药学提示】

1. 羟基脲：口服吸收较快，2 小时后血清浓度已达高峰，半衰期（$t_{1/2}$）为 3~4 小时，可透过血脑屏障，主要在肝内代谢，由尿中排泄，排泄量个体差异大，肾功能受损者慎用。

2. 芦可替尼：口服吸收良好，2 小时内血药浓度可达峰值，生物利用度至少 95%。主要由 CYP3A4 同工酶代谢，74% 由尿液排出，22% 经粪便排出，不到 1% 原形排出。餐前或餐后服用不影响其药代动力学。

3. 干扰素：肌内注射或皮下注射后入血速度较慢，肌内注射后 5~8 小时达峰浓度，半衰期为 2~4 小时，少量能进入血脑脊液屏障。

【注意事项】

1. 达那唑：使用时应注意有无心脏功能损害、肾脏功能损害、肝脏功能损害及生殖器官出血，对男性应注意睾丸大小，对女性应注意男性化表现。服药期间可影响糖耐量实验、甲状腺功能实验结果。

2. 沙利度胺：可有便秘、口鼻黏膜干燥、嗜睡、皮疹、恶心、腹痛、面部水肿、外周神经病变、深静脉血栓等不良反应。小剂量沙利度胺（50mg/d）联合泼尼松 [0.5 mg/（kg·d）] 较单用沙利度胺能提高疗效并减少不良反应。由于沙利度胺有致畸作用，年轻患者使用时应注意避孕。

3. 羟基脲：对中枢神经系统有抑制作用，可使患者的血尿素氮、血尿酸及肌酐浓度暂时性增高，应适量增加液体摄入量，以增加尿量及尿酸的排出。使用时应严密观察患者血象，并依此适当调节本品用量。使用期间应避免接受疫苗的免疫接种。

4. 芦可替尼最常见的血液学不良反应为 3/4 级的贫血、血小板减少以及中性粒细胞减少，但极少导致治疗中断。停药应在 7~10 天内逐渐减停，应避免突然停药，推荐停药过程中加用泼尼松 20~30 mg/d。

五、推荐表单

（一）医师表单

原发性骨髓纤维化临床路径医师表单

适用对象：第一诊断为原发性骨髓纤维化

患者姓名：		性别： 年龄： 门诊号：	住院号：
住院日期： 年 月 日	出院日期：	年 月 日	标准住院日：10 天内

时间	住院第 1 天	住院第 2 天
主要诊疗工作	□ 询问病史及体格检查 □ 进行病情初步评估 □ 完成病历书写 □ 开实验室检查单 □ 对症支持治疗 □ 病情告知，必要时向患者家属告知病重或病危，并签署病重或病危通知书 □ 患者家属签署骨髓穿刺同意书，必要时签署输血同意书	□ 上级医师查房 □ 完成入院检查 □ 骨髓穿刺术 □ 继续对症支持治疗 □ 完成必要的相关科室会诊 □ 完成上级医师查房记录等病历书写 □ 向患者及家属交代病情及注意事项
重点医嘱	**长期医嘱** □ 血液病护理常规 □ 二级护理 □ 饮食 □ 视病情通知病重或病危 □ 其他医嘱 **临时医嘱** □ 血常规（含分类）、尿常规、大便常规+隐血 □ 血型、输血前检查（HIV-Ab、TP-Ab、肝炎全项）、肝肾功能、电解质、凝血功能 □ X 线胸片、心电图、腹部 B 超 □ 对症处理	**长期医嘱** □ 患者既往基础用药 □ 其他医嘱 **临时医嘱** □ 血常规 □ 外周血涂片分类计数 □ 骨髓穿刺及活检术 □ 骨髓形态学、细胞/分子遗传学、骨髓病理 □ 其他医嘱
病情变异记录	□ 无 □ 有，原因： 1. 2.	□ 无 □ 有，原因： 1. 2.
医师签名		

时间	住院第 3~9 天	住院第 10 天 （出院日）
主要诊疗工作	□ 上级医师查房 □ 复查血常规 □ 每日体格检查脾脏大小 □ 根据体检、骨髓检查结果和既往资料，进行鉴别诊断和确定诊断 □ 根据其他检查结果进行鉴别诊断，判断是否合并其他疾病 □ 病情评估，是否需要行 allo-HSCT □ 开始治疗 □ 保护重要脏器功能 □ 疗效评估，是否维持原有对症治疗方案，评估是否需要行脾切除术或脾区放疗 □ 注意观察药物的不良反应，并对症处理 □ 完成病程记录	□ 上级医师查房，进行评估，确定有无并发症情况，明确是否出院 □ 完成出院记录、病案首页、出院证明书等 □ 向患者交代出院后的注意事项，如返院复诊的时间、地点，发生紧急情况时的处理等
重点医嘱	**长期医嘱（视情况可第 2 天起开始治疗），根据 HGB、WBC、PLT 水平和脾大程度调整** □ 沙利度胺 □ 泼尼松 □ 司坦唑醇 □ 达那唑 □ 羟基脲 □ 马法兰 □ 重组人 EPO □ 干扰素 □ 芦可替尼 □ 其他医嘱 **临时医嘱** □ 复查血常规 □ 复查血生化、电解质 □ 对症支持 □ 异常指标复查 □ 其他医嘱	**出院医嘱** □ 出院带药 □ 定期门诊随访 □ 监测血常规
病情变异记录	□ 无　□ 有，原因： 1. 2.	□ 无　□ 有，原因： 1. 2.
医师签名		

（二）护士表单

原发性骨髓纤维化临床路径护士表单

适用对象：第一诊断为原发性骨髓纤维化

患者姓名：	性别： 年龄： 门诊号：	住院号：
住院日期： 年 月 日	出院日期： 年 月 日	标准住院日：10 天内

时间	住院第 1~2 天	住院第 3~9 天	住院第 10 天（出院日）
健康宣教	□ 介绍主管医师、护士长、责任护士 □ 介绍环境、设施 □ 介绍住院注意事项 □ 向患者宣教戒烟、戒酒的重要性，及减少二手烟的吸入	□ 指导患者正确留取尿、便标本 □ 主管护士与患者沟通，了解并指导心理应付 □ 宣教疾病知识、用药知识及特殊检查操作过程 □ 告知检查及操作前后饮食、活动及探视注意事项及应对方式	□ 康复和锻炼 □ 定时复查 □ 出院带药服用方法 □ 饮食休息等注意事项指导 □ 讲解增强体质的方法，减少感染、出血的机会
护理处置	□ 核对患者姓名，佩戴腕带 □ 建立入院护理病历 □ 卫生处置：剪指甲、沐浴、更换病号服 □ 入院评估 □ 协助医师完成骨髓穿刺、活检 □ 遵医嘱输注血制品	□ 随时观察患者病情变化 □ 遵医嘱准确使用骨髓抑制药物 □ 协助医师完成各项检查化验 □ 遵医嘱输注血制品	□ 办理出院手续 □ 出院评估 □ 征求意见表 □ 摘掉腕带
基础护理	□ 二级护理 □ 晨晚间护理 □ 患者安全管理	□ 二级护理 □ 晨晚间护理 □ 患者安全管理	□ 三级护理 □ 晨晚间护理 □ 患者安全管理
专科护理	□ 护理查体 □ 生命体征、血氧饱和度监测 □ 需要时请家属陪护 □ 心理护理	□ 生命体征、血氧饱和度监测 □ 遵医嘱完成各项治疗 □ 必要时吸氧、心电监测 □ 遵医嘱正确给药 □ 遵医嘱记录出入量 □ 提供并发症征象的依据 □ 提供药物不良反应征象的依据 □ 心理护理	□ 生命体征、血氧饱和度监测 □ 遵医嘱完成各项治疗 □ 必要时吸氧、心电监测 □ 遵医嘱正确给药 □ 遵医嘱记录出入量 □ 提供并发症征象的依据 □ 提供药物不良反应征象的依据 □ 心理护理
重点医嘱	□ 详见医嘱执行单	□ 详见医嘱执行单	□ 详见医嘱执行单
病情变异记录	□ 无 □ 有，原因： 1. 2.	□ 无 □ 有，原因： 1. 2.	□ 无 □ 有，原因： 1. 2.
护士签名			

（三）患者表单

原发性骨髓纤维化临床路径患者表单

适用对象：第一诊断为原发性骨髓纤维化

患者姓名：	性别： 年龄： 门诊号：	住院号：
住院日期： 年 月 日	出院日期： 年 月 日	标准住院日：10 天内

时间	住院第 1~2 天	住院第 3~9 天	住院第 10 天（出院日）
医患配合	□ 配合询问病史、收集资料，请务必详细告知既往史、用药史、过敏史 □ 配合进行体格检查 □ 有任何不适告知医师	□ 配合完善相关检查、化验，如采血、留尿、心电图、X线胸片等 □ 医师向患者及家属介绍病情，了解 PMF 疾病知识、治疗方式及疗效，了解治疗反应及常见的药物不良反应，如有异常检查结果需要进一步检查 □ 配合用药及治疗 □ 配合医师调整用药 □ 有任何不适告知医师	□ 接受出院前指导 □ 知道复查程序 □ 获取出院诊断书
护患配合	□ 配合测量体温、脉搏、呼吸、血压、血氧饱和度、体重 □ 配合完成入院护理评估单（简单询问病史、过敏史、用药史） □ 接受入院宣教（环境介绍、病室规定、订餐制度、贵重物品保管等） □ 有任何不适告知护士	□ 配合测量体温、脉搏、呼吸，询问每日排便情况 □ 接受相关化验检查宣教，正确留取标本、配合检查 □ 有任何不适告知护士 □ 接受输液、服药治疗 □ 注意活动安全、避免坠床或跌倒 □ 配合执行探视及陪护 □ 接受疾病及用药等相关知识指导	□ 接受出院宣教 □ 办理出院手续 □ 获取出院带药 □ 知道服药方法、作用、注意事项 □ 知道复印病历方法
饮食	□ 普通饮食	□ 普通饮食	□ 普通饮食
排泄	□ 正常排尿便	□ 正常排尿便	□ 正常排尿便
活动	□ 适量活动	□ 适量活动	□ 适量活动

附：原表单（2016 年版）

原发性骨髓纤维化临床路径表单

适用对象：第一诊断为原发性骨髓纤维化

患者姓名：	性别： 年龄： 门诊号：	住院号：
住院日期： 年 月 日	出院日期： 年 月 日	标准住院日：10 天内

时间	住院第 1 天	住院第 2 天
主要诊疗工作	□ 询问病史及体格检查 □ 完成病历书写 □ 开实验室检查单 □ 对症支持治疗 □ 病情告知，必要时向患者家属告知病重或病危，并签署病重或病危通知书 □ 患者家属签署骨髓穿刺同意书	□ 上级医师查房 □ 完成入院检查 □ 骨髓穿刺术 □ 继续对症支持治疗 □ 完成必要的相关科室会诊 □ 完成上级医师查房记录等病历书写 □ 向患者及家属交代病情及注意事项
重点医嘱	**长期医嘱** □ 血液病护理常规 □ 二级护理 □ 饮食 □ 视病情通知病重或病危 □ 其他医嘱 **临时医嘱** □ 血常规（含分类）、尿常规、大便常规+隐血 □ 血型、输血前检查、肝肾功能、电解质、凝血功能 □ X 线胸片、心电图、腹部 B 超 □ 其他医嘱	**长期医嘱** □ 患者既往基础用药 □ 其他医嘱 **临时医嘱** □ 血常规 □ 骨髓穿刺及活检术 □ 骨髓形态学、细胞/分子遗传学、骨髓病理 □ 其他医嘱
主要护理工作	□ 介绍病房环境、设施和设备 □ 入院护理评估 □ 宣教	□ 观察患者病情变化
病情变异记录	□ 无 □ 有，原因： 1. 2.	□ 无 □ 有，原因： 1. 2.
护士签名		
医师签名		

时间	住院第 3~9 天	住院第 10 天 （出院日）
主要诊疗工作	□ 上级医师查房 □ 复查血常规 □ 根据体检、骨髓检查结果和既往资料，进行鉴别诊断和确定诊断 □ 根据其他检查结果进行鉴别诊断，判断是否合并其他疾病 □ 开始治疗 □ 保护重要脏器功能 □ 注意观察药物的不良反应，并对症处理 □ 完成病程记录	□ 上级医师查房，进行评估，确定有无并发症情况，明确是否出院 □ 完成出院记录、病案首页、出院证明书等 □ 向患者交代出院后的注意事项，如返院复诊的时间、地点，发生紧急情况时的处理等
重点医嘱	**长期医嘱（视情况可第 2 天起开始治疗），根据 HGB、WBC、PLT 水平和脾大程度调整** □ 沙利度胺 □ 甲泼尼松龙 □ 司坦唑醇 □ 达那唑 □ 羟基脲 □ 马法兰 □ 重组人 EPO □ 干扰素 □ 其他医嘱 **临时医嘱** □ 复查血常规 □ 复查血生化、电解质 □ 对症支持 □ 其他医嘱	**出院医嘱** □ 出院带药 □ 定期门诊随访 □ 监测血常规
主要护理工作	□ 观察患者病情变化	□ 指导患者办理出院手续
病情变异记录	□ 无　□ 有，原因： 1. 2.	□ 无　□ 有，原因： 1. 2.
护士签名		
医师签名		

第十五章

原发性血小板增多症临床路径释义

一、原发性血小板增多症编码

1. 国家卫生和计划生育委员会原编码：

疾病名称及编码：原发性血小板增多症（ICD-10：M99500/1）

2. 修改编码：

疾病名称及编码：原发性血小板增多症（ICD-10：D47.3，M9962/1）

二、临床路径检索方法

D47.3

三、原发性血小板增多症临床路径标准住院流程

（一）适用对象

第一诊断为原发性血小板增多症（ICD-10：M99500/1）。

> **释义**
>
> ■ 原发性血小板增多症（essential thrombocythemia，ET）是一种克隆性造血干细胞疾病，其特征为外周血中血小板的过度增生，骨髓中大型、成熟巨核细胞数增多和相关的 JAK2、CARL 或 MPL 基因突变。ET 是骨髓增殖性疾病的一种，常有自发出血倾向及或血栓形成，部分患者可发生骨髓纤维化或白血病转化。
>
> ET 年发病率为 0.6~2.5/10 万人，女性多见。高峰发病年龄 65~70 岁。

（二）诊断依据

根据《World Health Organization Classification of Tumors. Pathology and Genetic of Tumors of Haematopoietic and Lymphoid Tissue》（2008），《Response criteria for essential thrombocythemia and polycythemia vera：result of a European LeukemiaNet consensus conference》（Blood，2009；113：4829-4833）。

诊断需符合以下四条标准：

1. 持续性血小板计数 $\geq 450 \times 10^9/L$。

2. 骨髓活检示巨核细胞高度增生，主要呈大型的成熟巨核细胞数增多，粒系或红系无显著增生或左移。

3. 不能满足真性红细胞增多症、慢性粒细胞白血病、慢性特发性骨髓纤维化、骨髓增生异常综合征（无粒系和红系病态造血）或其他髓系肿瘤的 WHO 标准。

4. 有 JAK2V617F 突变或其他克隆性标志，或没有一个克隆性标志，无已知反应性血小板增多的证据（如铁缺乏、脾切除术后、外科手术、感染、炎症、结缔组织病、转移瘤、淋巴细胞增殖性疾病等）。

> **释义**

■ ET 的诊断需要结合临床表现、基因突变和组织学评估。

■ 目前在 WHO（2008）诊断标准的基础上提出了 WHO（2016）诊断标准：

主要标准：①持续性血小板计数 ≥450×10⁹/L；②骨髓活检示巨核细胞高度增生，胞体大、核过分叶的成熟巨核细胞数量增多，粒系或红系无显著增生或左移；③除外 BCR-ABL⁺ 慢性髓系白血病、真性红细胞增多症、原发性骨髓纤维化、骨髓增生异常综合征或其他髓系肿瘤的 WHO 标准。

有 JAK2、CALR 或 MPL 基因突变。

次要标准：有克隆性标志或无反应性血小板增多的证据（如铁缺乏、脾切除术后、外科手术、感染、炎症、结缔组织病、转移瘤、淋巴细胞增殖性疾病等）。

符合 4 条主要标准或前 3 条主要标准和次要标准即可诊断 ET。诊断必须排除 PV、PMF、CML 及其他引起继发性血小板增多的疾病（如铁缺乏、脾切除术后、外科手术、感染、炎症、结缔组织病、转移瘤、淋巴细胞增殖性疾病等）。BCR-ABL 融合基因阳性可排除 ET。诊断难点在于与骨髓纤维化前期（pre-myeloid fibrosis）PMF 的鉴别。

■ 临床表现：

起病隐匿，症状多样，没有特异性，与 MPN 其他亚组临床表现相似，又有差异。患者可无症状或表现为疲劳、腹痛、淤斑、盗汗、瘙痒、骨痛、体重减轻。由于血小板极度增多，血小板黏附性增高，易形成动静脉血栓。静脉血栓可见于深静脉，肺静脉及脾、肝、肠系膜静脉等。动脉血栓可见于中枢神经系统（卒中、短暂性脑缺血发作）和心血管系统（心肌梗死、不稳定心绞痛、外周动脉闭塞）。由于血小板功能缺陷可导致患者出血表现，因小血栓形成继发纤溶亢进可加重出血。出血以鼻黏膜、口腔黏膜和胃肠道为主。50%～60% 患者诊断时可出现脾大，多为轻度肿大，如脾脏明显肿大需注意与其他 MPN 疾病鉴别。

■ 实验室检查对 ET 的诊断有指导意义。

血细胞计数显示血小板水平增高，PLT ≥450×10⁹/L，白细胞水平通常正常或轻度升高，血红蛋白正常。ET 患者常因偶然发现血小板计数增高被确诊。血涂片可见血小板体积增大、聚集成堆、大小不一。

骨髓象：骨髓涂片通常显示巨核细胞体积增大、核多分叶。骨髓活检增生活跃或明显活跃，典型表现为巨核细胞明显增生并且成簇存在，细胞核高度分叶（呈鹿角状），缺乏明显的网状纤维。

分子生物学检测：目前认为 80%～90% 的 ET 患者有 JAK2V617F、CALRexon 9 或 MPLexon 10 基因突变。其中约 50%～60% 的 ET 患者有 JAK2V617F 突变，约 16%～33% 的 ET 患者有 CALR 基因突变，CALR 基因突变主要见于 JAK2 或 MPL 阴性的 ET 患者，在 JAK2 或 MPL 阴性的 ET 患者中 CALR 基因突变检出率为 67%。约 8% 的 ET 患者有 MPL 突变。另有 10%～20% 的患者缺乏这三个基因突变被称为"三阴患者"。

（三）标准住院日

10 天内。

> **释义**
>
> ■ 如果患者条件允许，住院时间可以低于上述住院天数。

（四）进入路径标准

1. 第一诊断必须符合 ICD-10：M99500/1 原发性血小板增多症疾病编码。

2. 当患者同时具有其他疾病诊断，但住院期间不需要特殊处理也不影响第一诊断的临床路径流程实施时，可以进入路径。

> **释义**
>
> ■ 患者同时具有其他疾病影响第一诊断的临床路径流程实施时均不适合进入临床路径。
>
> ■ ET 发生骨髓纤维化、骨髓增生异常综合征和急性白血病转化的患者不适合进入本临床路径。

（五）住院期间检查项目

1. 必须的检查项目：

（1）血常规及分类、尿常规、大便常规+隐血。

（2）骨髓细胞形态学检查、骨髓活检及嗜银染色、骨髓组织细胞化学染色（N-ALP、铁染色、CD41 巨核细胞酶标）、细胞遗传学和 JAK2/V617F、CALR exon9、BCR/ABL（P190、P210、P230）基因突变检测。

（3）肝肾功能、电解质、心肌酶谱、乳酸脱氢酶及同工酶、血型、输血前检查（HIV-Ab、TP-Ab、肝炎全项）、血清铁四项、凝血功能。

（4）X 线胸片、心电图、腹部 B 超。

2. 根据患者情况可选择：铁蛋白、ENA 抗体谱、免疫球蛋白定量、血小板黏附和聚集试验、蛋白 C、蛋白 S、叶酸、维生素 B_{12}、淋巴细胞亚群、细胞因子、转铁蛋白及受体、促红细胞生成素（sEPO）、JAK2exon12、MPL W515L/K 基因突变筛查。

> **释义**
>
> ■ 部分检查可以在门诊完成。
>
> ■ 根据病情部分检查可以不进行。

（六）治疗开始时间

诊断第 1 天。

（七）治疗方案与药物选择

1. 患者分类：

（1）低危：年龄<60 岁且无血栓病史。

（2）高危：年龄≥60 岁和（或）伴有血栓病史。

2. 治疗目标：

（1）减少血栓或出血的风险。

（2）降低向白血病及骨髓纤维化转化的风险。

3. 治疗方案：

（1）低危组：

1）不伴血小板高于 $1000×10^9/L$ 者给予低剂量阿司匹林 75～100mg/d 口服，但既往有出血病史或血小板>$1000×10^9/L$ 者避免应用。

2）避免容易诱发血栓形成的心血管危险因素：如吸烟、高血压、高胆固醇血症、肥胖等。

（2）高危组：

1）小剂量阿司匹林：75～100mg/d，口服，但既往有出血病史或血小板>$1000×10^9/L$ 者避免应用。

2）避免容易诱发血栓形成的心血管危险因素：如吸烟、高血压、高胆固醇血症、肥胖等。

3）骨髓抑制药物治疗：①年龄<40 岁，一线治疗为干扰素 300wu iH 每周三次；二线治疗可以应用羟基脲，起始剂量 30mg/（kg·d）口服，一周后减至 5～20mg/（kg·d），依血常规调整药物剂量。对干扰素、羟基脲治疗不能耐受或耐药者，可应用阿那格雷。②年龄 40～75 岁，一线治疗为羟基脲，二线治疗可应用干扰素、阿那格雷。

> **释义**
>
> ■ ET 短期目标为减少血栓和出血事件发生或复发风险，长期目标为降低向骨髓纤维化、骨髓增生异常综合征和急性白血病转化的风险。
>
> ■ 治疗选择主要依据血栓风险模型，传统血栓分层模型将年龄<60 岁且无血栓史的患者归入低危组；年龄>60 岁或有血栓史归入高危。Barbui 等在 2012 年提出 ET 血栓国际预后积分（IPSET-thrombosis）系统，根据年龄>60 岁（1 分）、血栓史（2 分）、心血管危险因素（CVR）（1 分）及 JAK2 V617F 突变阳性（2 分），将 ET 分为低危（0～1 分）、中危（2 分）或高危（≥3 分）组，是目前普遍使用的血栓风险模型。Barbui 等在 2015 年提出修订版 IPSET，根据相关危险因素将患者分为极低危、低危、中危、高危，修订版的应用价值仍在评定之中。
>
> ■ IWG-MRT 提出国际预后积分（IPSET）系统对 ET 患者总体生存预后进行评估：年龄<60 岁为 0 分；≥60 岁为 2 分；白细胞计数<$11×10^9/L$ 为 0 分，≥$11×10^9/L$ 为 1 分；血栓病史（无 0 分，有 1 分）。依据累计积分预后危险度分组：低危组（0 分）、中危组（1～2 分）、高危组（≥3 分）。
>
> ■ 抗血小板治疗在无阿司匹林禁忌的情况下，首推阿司匹林 100mg qd，可降低心血管意外及血栓风险，对于阿司匹林不耐受的患者可选择氯吡格雷，如有静脉血栓形成，可采用系统抗凝治疗。
>
> ■ 降细胞治疗，年龄<40 岁患者，首选干扰素，可抑制巨核细胞生成血小板及使血小板生存时间缩短。羟基脲（HU）可作为老年患者的一线治疗药物。部分患者羟基脲治疗不耐受或耐药，不耐受是指：任意剂量 HU 后血小板仍>$400×10^9/L$，而白细胞小于$2.5×10^9/L$ 或血红蛋白<100g/L；任意剂量 HU 治疗后出现腿部或其他部位无法耐受的皮肤黏膜损害；HU 相关发热。羟基脲耐药是指：HU 至少 2g/d，维持 3 个月，PLT 仍>$600×10^9/L$；白细胞持续升高；治疗期间发生血栓；出血事件或持续的疾病相关症状。对于羟基脲不耐受或耐药的高危 ET 患者，可选用阿那格雷作为二线治疗，其机制是抑制巨核细胞成熟，使血小板产生减少。

■血小板分离技术用于急性胃肠道出血、分娩、降细胞药物不耐受或耐药时采用，可迅速减少血小板量，改善症状。

■原发性血小板增多症的疗效标准见表13。

表13 原发性血小板增多症的疗效标准

疗效标准	定义
完全缓解（CR）	以下4条必须全部符合： 包括可触及的肝大等疾病相关体征持续（≥12周）消失，症状显著改善（MPN-SAF TSS 积分下降≥10分） 外周血细胞计数持续（≥12周）缓解：PLT≤400×10^9/L，WBC<10×10^9/L，无幼粒幼红血象 无疾病进展，无任何出血和血栓事件 骨髓组织学缓解，巨核细胞高度增生消失，无>1级的网状纤维（欧洲分级标准）
部分缓解（PR）	以下4条必须全部符合： 包括可触及的肝大等疾病相关体征持续（≥12周）消失，症状显著改善（MPN-SAF TSS 积分下降≥10分） 外周血细胞计数持续（≥12周）缓解：PLT≤400×10^9/L，WBC<10×10^9/L，无幼粒幼红细胞 无疾病进展，无任何出血或血栓事件 无骨髓组织学缓解，有巨核细胞高度增生
无效（NR）	疗效没有达到PR
疾病进展（PD）	演进为post-ET MF、骨髓增生异常综合征或急性白血病

注：MPN-SAF TSS：骨髓增殖性肿瘤总症状评估量表；post-ET MF：原发性血小板增多症后骨髓纤维化

（八）出院标准

1. 一般情况良好。
2. 没有需要住院处理的并发症和（或）合并症。

释义

■药物治疗后病情稳定，且无严重不良反应。

（九）变异及原因分析

1. 治疗中或治疗后有血栓、出血及其他合并症者，进行相关的诊断和治疗，并适当延长住院时间或退出路径。
2. 疾病进展期的患者退出路径。

> **释义**
>
> ■ 微小变异：因为医院检验项目的及时性，不能按照要求完成检查；因为节假日不能按照要求完成检查；患者不愿配合完成相应检查，短期不愿按照要求出院随诊。
>
> ■ 重大变异：因基础疾病需要进一步诊断和治疗；因各种原因需要其他治疗措施；医院与患者或家属发生医疗纠纷，患者要求离院或转院；不愿按照要求出院随诊而导致入院时间明显延长。

四、原发性血小板增多症临床路径给药方案

【用药选择】

根据中国《原发性血小板增多症诊断与治疗中国专家共识》（中华医学会血液学分会白血病淋巴瘤学组，2016）及《血液学临床处方手册》（李建勇主编，江苏科学技术出版社，2011）选择用药，病程中进行动态评估并根据评估结果调整治疗选择。

1. 对于无血栓史且年龄<60 岁患者，若无 CVR 或 JAK2V617 突变可采用观察随诊策略，否则予低剂量阿司匹林治疗。无血栓史且年龄≥6 岁，建议降细胞联合阿司匹林治疗，如同时存在 CVR 或 JAK2V617 突变，阿司匹林加量为100mg，bid。

2. 有动脉血栓史任何年龄都建议降细胞联合阿司匹林治疗，如同时存在 CVR 或 JAK2V617 突变，阿司匹林加量为100mg，bid。

3. 有静脉血栓史者任何年龄都建议降细胞联合加用抗凝治疗，如同时存在 CVR 或 JAK2V617 突变，加阿司匹林 100mg，qd。

【药学提示】

1. 羟基脲：口服吸收较快，2 小时后血清浓度已达高峰，半衰期为 3～4 小时，可透过血脑

脊液屏障，主要在肝内代谢，由尿中排泄。

2. 干扰素：肌内注射或皮下注射后入血速度较慢，肌内注射后 5～8 小时达峰浓度，半衰期为 2～4 小时，少量能进入血脑脊液屏障。

3. 阿那格雷：口服 2.3～6.9 周起效，1 小时达血药峰值浓度，生物利用度为 75%，主要通过肝脏代谢，肾脏排泄。

【注意事项】

1. 羟基脲不良反应：有口腔和大腿溃疡、肺炎、发热、脱发、中枢神经系统症状以及血象的影响，服用本品适当增加液体的摄入量，以增加尿量及尿酸的排泄，定期监测血象、尿酸、肾功能。

2. 干扰素不良反应：包括情绪低落、易疲劳、类似感冒表现、自身免疫性疾病和肝及甲状腺功能紊乱等，如出现发热等不良反应可予以解热镇痛药物对症治疗。

3. 阿那格雷不良反应：包括头痛和腹泻、心脏并发症、肝肾损害等，需定期肝功能、肾功能监测。

五、推荐表单

（一）医师表单

原发性血小板增多症临床路径医师表单

适用对象：第一诊断为原发性血小板增多症

患者姓名：	性别：　　年龄：　　门诊号：	住院号：
住院日期：　　年　月　日	出院日期：　　年　月　日	标准住院日：10 天内

时间	住院第 1 天	住院第 2 天
主要诊疗工作	□ 询问病史及体格检查 □ 进行病情初步评估 □ 完成病历书写 □ 开实验室检查单 □ 对症支持治疗 □ 病情告知，必要时向患者家属告知病重或病危，并签署病重或病危通知书 □ 患者家属签署骨髓穿刺同意书，必要时签署输血同意书	□ 上级医师查房 □ 完成入院检查 □ 骨髓穿刺术 □ 继续对症支持治疗 □ 完成必要的相关科室会诊 □ 完成上级医师查房记录等病历书写 □ 向患者及家属交代病情及注意事项
重点医嘱	**长期医嘱** □ 血液病护理常规 □ 二级护理 □ 饮食 □ 视病情通知病重或病危 □ 其他医嘱 **临时医嘱** □ 血常规（含分类）、尿常规、大便常规+隐血 □ 血型、输血前检查、肝肾功能、电解质、凝血功能、血清铁四项 □ X 线胸片、心电图、腹部 B 超 □ 头颅 CT、血管超声（疑似动、静脉血栓时） □ 对症处理	**长期医嘱** □ 患者既往基础用药 □ 其他医嘱 **临时医嘱** □ 血常规 □ 外周血涂片分类计数 □ 骨髓穿刺及活检术 □ 骨髓形态学、细胞/分子遗传学、骨髓病理（包括嗜银染色）、组化 □ 其他医嘱
病情变异记录	□ 无　□ 有，原因： 1. 2.	□ 无　□ 有，原因： 1. 2.
医师签名		

时间	住院第 3~9 天	住院第 10 天 （出院日）
主 要 诊 疗 工 作	□ 上级医师查房 □ 复查血常规 □ 根据体检、骨髓检查结果和既往资料，进行鉴别 　诊断和确定诊断 □ 根据其他检查结果进行鉴别诊断，判断是否合并 　其他疾病 □ 开始治疗 □ 保护重要脏器功能 □ 疗效评估，是否维持原有对症治疗方案 □ 注意观察药物的不良反应，并对症处理 □ 完成病程记录	□ 上级医师查房，进行评估，确定有无并发 　症情况，明确是否出院 □ 完成出院记录、病案首页、出院证明书等 □ 向患者交代出院后的注意事项，如返院复 　诊的时间、地点，发生紧急情况时的处 　理等
重 点 医 嘱	**长期医嘱**（视情况可第 2 天起开始治疗），根据血小 **板水平调整** □ 羟基脲 □ 干扰素 □ 阿司匹林 □ 阿那格雷 □ 其他医嘱 **临时医嘱** □ 复查血常规 □ 复查血生化、电解质 □ 对症支持 □ 异常指标复查 □ 其他医嘱	出院医嘱 □ 出院带药 □ 定期门诊随访 □ 监测血常规
病情 变异 记录	□ 无　□ 有，原因： 1. 2.	□ 无　□ 有，原因： 1. 2.
医师 签名		

（二）护士表单

原发性血小板增多症临床路径护士表单

适用对象：第一诊断为原发性血小板增多症

患者姓名：		性别： 年龄： 门诊号：	住院号：
住院日期： 年 月 日		出院日期： 年 月 日	标准住院日：10 天内

时间	住院第 1~2 天	住院第 3~9 天	住院第 10 天（出院日）
健康宣教	□ 介绍主管医师、护士长、责任护士 □ 介绍环境、设施 □ 介绍住院注意事项 □ 向患者宣教戒烟、戒酒的重要性，及减少二手烟的吸入	□ 指导患者正确留取尿、便标本 □ 主管护士与患者沟通，了解并指导心理应付 □ 宣教疾病知识、用药知识及特殊检查操作过程 □ 告知检查及操作前后饮食、活动及探视注意事项及应对方式	□ 康复和锻炼 □ 定时复查 □ 出院带药服用方法 □ 饮食休息等注意事项指导 □ 讲解增强体质的方法，减少感染、出血的机会
护理处置	□ 核对患者姓名，佩戴腕带 □ 建立入院护理病历 □ 卫生处置：剪指甲、沐浴、更换病号服 □ 入院评估 □ 协助医师完成骨髓活检 □ 遵医嘱输注血制品	□ 随时观察患者病情变化 □ 遵医嘱准确使用骨髓抑制药物 □ 协助医师完成各项检查化验 □ 协助医师完成骨髓穿刺 □ 遵医嘱输注血制品	□ 办理出院手续 □ 出院评估 □ 征求意见表 □ 摘掉腕带
基础护理	□ 二级护理 □ 晨晚间护理 □ 患者安全管理	□ 二级护理 □ 晨晚间护理 □ 患者安全管理	□ 三级护理 □ 晨晚间护理 □ 患者安全管理
专科护理	□ 护理查体 □ 生命体征、血氧饱和度监测 □ 需要时请家属陪护 □ 心理护理	□ 生命体征、血氧饱和度监测 □ 遵医嘱完成各项治疗 □ 必要时吸氧、心电监测 □ 遵医嘱正确给药 □ 遵医嘱记录出入量 □ 提供并发症征象的依据 □ 提供药物不良反应征象的依据 □ 心理护理	□ 生命体征、血氧饱和度监测 □ 遵医嘱完成各项治疗 □ 必要时吸氧、心电监测 □ 遵医嘱正确给药 □ 遵医嘱记录出入量 □ 提供并发症征象的依据 □ 提供药物不良反应征象的依据 □ 心理护理
重点医嘱	□ 详见医嘱执行单	□ 详见医嘱执行单	□ 详见医嘱执行单
病情变异记录	□ 无 □ 有，原因： 1. 2.	□ 无 □ 有，原因： 1. 2.	□ 无 □ 有，原因： 1. 2.
护士签名			

（三）患者表单

原发性血小板增多症临床路径患者表单

适用对象：第一诊断为原发性血小板增多症

患者姓名：		性别： 年龄： 门诊号：	住院号：
住院日期： 年 月 日		出院日期： 年 月 日	标准住院日：10 天内

时间	住院第 1~2 天	住院第 3~9 天	住院第 10 天（出院日）
医患配合	□ 配合询问病史、收集资料，请务必详细告知既往史、用药史、过敏史 □ 配合进行体格检查 □ 有任何不适告知医师	□ 配合完善相关检查、化验，如采血、留尿、心电图、X 线胸片等 □ 医师向患者及家属介绍病情，了解 PMF 疾病知识、治疗方式及疗效，了解治疗反应及常见的药物不良反应，如有异常检查结果需要进一步检查 □ 配合用药及治疗 □ 配合医师调整用药 □ 有任何不适告知医师	□ 接受出院前指导 □ 知道复查程序 □ 获取出院诊断书
护患配合	□ 配合测量体温、脉搏、呼吸、血压、血样饱和度、体重 □ 配合完成入院护理评估单（简单询问病史、过敏史、用药史） □ 接受入院宣教（环境介绍、病室规定、订餐制度、贵重物品保管等） □ 有任何不适告知护士	□ 配合测量体温、脉搏、呼吸，询问每日排便情况 □ 接受相关化验检查宣教，正确留取标本、配合检查 □ 有任何不适告知护士 □ 接受输液、服药治疗 □ 注意活动安全、避免坠床或跌倒 □ 配合执行探视及陪护 □ 接受疾病及用药等相关知识指导	□ 接受出院宣教 □ 办理出院手续 □ 获取出院带药 □ 知道服药方法、作用、注意事项 □ 知道复印病历方法
饮食	□ 普通饮食	□ 普通饮食	□ 普通饮食
排泄	□ 正常排尿便	□ 正常排尿便	□ 正常排尿便
活动	□ 适量活动	□ 适量活动	□ 适量活动

附: 原表单 (2016 年版)

原发性血小板增多症临床路径表单

适用对象: 第一诊断为原发性血小板增多症

患者姓名:	性别: 年龄: 门诊号:	住院号:
住院日期: 年 月 日	出院日期: 年 月 日	标准住院日: 10 天内

时间	住院第 1 天	住院第 2 天
主要诊疗工作	□ 询问病史及体格检查 □ 完成病历书写 □ 开实验室检查单 □ 对症支持治疗 □ 病情告知,必要时向患者家属告知病重或病危,并签署病重或病危通知书 □ 患者家属签署骨髓穿刺同意书	□ 上级医师查房 □ 完成入院检查 □ 骨髓穿刺术 □ 继续对症支持治疗 □ 完成必要的相关科室会诊 □ 完成上级医师查房记录等病历书写 □ 向患者及家属交代病情及注意事项
重点医嘱	**长期医嘱** □ 血液病护理常规 □ 二级护理 □ 饮食 □ 视病情通知病重或病危 □ 其他医嘱 **临时医嘱** □ 血常规 (含分类)、尿常规、大便常规+隐血 □ 血型、输血前检查、肝肾功能、电解质、凝血功能、血清铁四项 □ X 线胸片、心电图、腹部 B 超 □ 头颅 CT、血管超声 (疑似动、静脉血栓时) □ 其他医嘱	**长期医嘱** □ 患者既往基础用药 □ 其他医嘱 **临时医嘱** □ 血常规 □ 骨髓穿刺及活检术 □ 骨髓形态学、细胞/分子遗传学、骨髓病理 (包括嗜银染色)、组化 □ 其他医嘱
主要护理工作	□ 介绍病房环境、设施和设备 □ 入院护理评估 □ 宣教	□ 观察患者病情变化
病情变异记录	□ 无 □ 有,原因: 1. 2.	□ 无 □ 有,原因: 1. 2.
护士签名		
医师签名		

时间	住院第 3～9 天	住院第 10 天 （出院日）
主要诊疗工作	□ 上级医师查房 □ 复查血常规 □ 根据体检、骨髓检查结果和既往资料，进行鉴别诊断和确定诊断 □ 根据其他检查结果进行鉴别诊断，判断是否合并其他疾病 □ 开始治疗 □ 保护重要脏器功能 □ 注意观察药物的不良反应，并对症处理 □ 完成病程记录	□ 上级医师查房，进行评估，确定有无并发症情况，明确是否出院 □ 完成出院记录、病案首页、出院证明书等 □ 向患者交代出院后的注意事项，如返院复诊的时间、地点，发生紧急情况时的处理等
重点医嘱	**长期医嘱（视情况可第 2 天起开始治疗），根据血小板水平调整** □ 羟基脲 □ 干扰素 □ 阿司匹林 □ 阿那格雷 □ 其他医嘱 **临时医嘱** □ 复查血常规 □ 复查血生化、电解质 □ 对症支持 □ 其他医嘱	**出院医嘱** □ 出院带药 □ 定期门诊随访 □ 监测血常规
主要护理工作	□ 观察患者病情变化	□ 指导患者办理出院手续
病情变异记录	□ 无　□ 有，原因： 1. 2.	□ 无　□ 有，原因： 1. 2.
护士签名		
医师签名		

第十六章

骨髓增生异常综合征—难治性贫血伴原始细胞过多临床路径释义

一、骨髓增生异常综合征-难治性贫血伴原始细胞过多编码

疾病名称及编码：骨髓增生异常综合征-难治性贫血伴原始细胞过多（ICD-10：D46.201）

二、临床路径检索方法

D46.201

三、骨髓增生异常综合征-难治性贫血伴原始细胞过多临床路径标准住院流程

（一）适用对象

第一诊断为 MDS-RAEB（ICD-10：D46.201）。

> **释义**
>
> ■ 骨髓增生异常综合征（myelodysplastic syndromes，MDS）是一组异质性克隆性造血干细胞疾病，其生物学特征以一系或多系髓系细胞发育异常和无效造血为著，可以伴有原始细胞增多。RAEB 是伴有较为明显的原始细胞增多的类型，向急性髓系白血病转化的危险性明显增高。

（二）诊断依据

根据《血液病诊断和疗效标准（第 3 版）》（张之南、沈悌主编，科学出版社）、《World Health Organization Classification of Tumors. Pathology and Genetic of Tumors of Haematopoietic and Lymphoid Tissue》（2008）、《NCCN clinical practice guidelines in oncology：myelodysplastic syndromes》（V.2.2010）。

诊断标准：

1. RAEB-Ⅰ：

（1）外周血：①血细胞减少；②原始细胞<5%；③无 Auer 小体；④单核细胞<$1×10^9$/L。

（2）骨髓：①一系或多系发育异常；②原始细胞 5%～9%；③无 Auer 小体。

2. RAEB-Ⅱ

（1）外周血：①血细胞减少；②原始细胞 5%～19%；③有或无 Auer 小体；④单核细胞<$1×10^9$/L。

（2）骨髓：①一系或多系发育异常；②原始细胞 10%～19%；③有或无 Auer 小体。

> **释义**
>
> 1. 根据中国《骨髓增生异常综合征诊断与治疗专家共识》（中华医学会儿科学分会血液学组编著，中华血液学杂志，2014），MDS 的诊断标准需要满足以下 2 个必

要条件和1个确定标准。

（1）必要条件：①持续一系或多系血细胞减少：红细胞（Hb<110 g/L）、中性粒细胞［中性粒细胞计数（ANC）<1.5×10⁹/L］、血小板（PLT<100×10⁹/L）；②排除其他可以导致血细胞减少和发育异常的造血及非造血系统疾患。

（2）确定标准：①骨髓涂片中红细胞系、粒细胞系、巨核细胞系中发育异常细胞的比例>10%；②环状铁粒幼红细胞占有核红细胞比例≥15%；③原始细胞：骨髓涂片中达5%~19%；④MDS常见染色体异常。

（3）辅助标准：①流式细胞术检查结果显示骨髓细胞表型异常，提示红细胞系和（或）髓系存在单克隆细胞群；②遗传学分析提示存在明确的单克隆细胞群；③骨髓和（或）外周血中祖细胞的CFU（±集簇）形成显著和持久减少。

2. MDS-REAB在FAB分型中是以骨髓中原始细胞比例增高为特征的一种MDS类型，WHO分型根据骨髓及外周血中原始细胞的比例不同以及是否存在Auer小体进一步区分为-Ⅰ型和-Ⅱ型，骨髓及外周血中原始细胞的具体数值如诊断标准中所描述。根据2008年WHO修订的MDS诊断标准，①如果外周血原始细胞达2%~4%，即使骨髓中原始细胞<5%，也诊断为RAEB-Ⅰ型；②如果骨髓原始细胞未达到10%~19%，但是外周血原始细胞达到5%~19%或骨髓/外周血中出现Auer小体，也可诊断RAEB-Ⅱ型。另据2016年WHO髓系肿瘤和急性白血病分类修订版和2017年NCCN-MDS指南，目前均已将MDS-RAEB改为MDS-EB（excess blasts），相应的RAEB-Ⅰ型和-Ⅱ型亦改为EB-1型和-2型。其中MDS-EB-1型的诊断标准中外周血原始细胞修改为2%~4%，其余同前。

3. 血细胞发育异常，也即病态造血是诊断MDS的基本依据，但是对于细胞形态学改变的辨认和程度判断，受到涂片制备和计数的影响，因此建议制片标本需新鲜获得，接触抗凝剂不超过2小时。对所计数细胞的具体要求为骨髓细胞分类须计数500个，外周血须计数200个。上述诊断标准中发育异常的定义：是指有发育异常形态学表现的细胞占该系细胞的10%或以上。

4. 诊断MDS-RAEB时，还应注意外周血中单核细胞的数值，需与慢性粒单细胞白血病相鉴别，后者根据WHO分型已归入新的骨髓增生异常/骨髓增殖综合征（MDS/MPD）类型。

（三）治疗方案的选择

根据《邓家栋临床血液学》（邓家栋主编，上海科学技术出版社，2001）、《内科学》（第7版）（叶任高、陆再英主编，人民卫生出版社）、《内科学（第2版）》（王吉耀主编，人民卫生出版社）、《NCCN clinical practice guidelines in oncology：myelodys-plastic syndromes》（V.2.2010）。首先进行诊断分型，然后根据MDS国际预后积分系统（IPSS）（表14）进行预后分组。

表14 评价MDS预后的国际积分系统（IPSS）

预后相关变量	评分值				
	0	0.5	1.0	1.5	2.0
骨髓原始细胞（%）	<5	5~10	–	–	21~30
核型	好	中等	坏	–	–
细胞减少	0/1	2/3	–	–	–

1. 不同危险组的积分：

（1）低度：0。

（2）中度：-1，0.5~1.0。

（3）中度：-2，1.5~2.0。

（4）高度≥2.5。

2. 核型：

（1）好、正常或有以下几种核型改变之一：-Y，del（5q），del（20q）。

（2）不良、复杂（≥3种异常核型改变）或7号染色体异常。

（3）中等，介于二者之间。

3. 细胞减少：

（1）血红蛋白<100g/L。

（2）中性粒细胞<$1.5×10^9$/L。

（3）血小板<$100×10^9$/L。

释义

■ 预后风险危险度分组是制订 MDS 患者治疗策略的主要依据之一，目前常用的包括：国际预后评分系统（IPSS）以及 2011 年修订的基于 WHO 分型标准提出的 WPSS 积分系统（WPSS-2011）。

1. 国际预后评分系统（IPSS）：IPSS 基于 FAB 分型，可评估患者的自然病程。危险度的分级根据以下 3 个因素确定：原始细胞百分比、血细胞减少的系别数和骨髓的细胞遗传学特征，具体分级如上文所述。目前对 MDS 的治疗多依据 IPSS 预后分组，但是 IPSS 仅适合初诊患者的预后判断。

2. 基于 WHO 分类的预后评分系统（WPSS）：红细胞输注依赖及铁超负荷不仅导致器官损害，也可直接损害造血系统功能，从而可能影响 MDS 患者的自然病程。因此根据患者的 WHO 分型、IPSS 细胞遗传学分组以及红细胞输注依赖情况，形成了 WPSS 评分（表15）。分组如下：极低危组（0分）、低危组（1分）、中危组（2分）、高危组（3~4分）、极高危组（5~6分）。WPSS 为一动态评价系统，可用于患者生命中的任何阶段对预后进行评估。因输血的标准不易统一，且发现血红蛋白水平在男性<90g/L，女性<80 g/L，对预后有显著影响，故 2011 年修订的 WPSS 对输血按上述标准加以限定，亚组评分不变。

表15　WHO 分型预后积分系统（WPSS，2011）

预后变量	积分			
	0	1	2	3
WHO 分型	RCUD, RARS, MDS 伴单纯5q-	RCMD	RAEB-Ⅰ	RAEB-Ⅱ
染色体核型（分组同IPSS）	好	中	差	-
贫血（男性<90g/L，女性<80g/L）	无	有	-	-

注：RCUD：难治性血细胞减少伴单系发育异常；RARS：难治性贫血伴环状铁粒幼红细胞；RCMD：难治性血细胞减少伴多系发育异常；RAEB：难治性贫血伴原始细胞增多

1. 随着对疾病的进一步认识，近年对细胞遗传学预后分组进行了修订，分为五组：①非常好：del（11q），-Y；②好：正常，der（1；7），del（5q），del（12p），del（20q），伴 del（5q）的两种异常；③中等：del（7q），+8，i（17q），+19，任何其他单独异常或2个独立的克隆；④差：del（7），inv（3）/t（3q）/del（3q），包含 del（7）/del（7q）的两种异常，3种异常；⑤非常差：3种以上异常。

2.2012年提出了修订的 IPSS（IPSS-R）：对原始细胞比例、血细胞减少程度进行了进一步细化分组，同时采用了前述染色体核型预后5组分法（表16）进行评分。IPSS-R 预后危度分组分为极低危（≤1.5）、低危（1.5~3）、中危（3~4.5）、高危（4.5~6）和极高危（>6）五组，其未治疗中位生存期分别为8.8、5.3、3、1.6和0.8年，25%的病例发生 AML 转化的中位时间分别为未达到、10.8、3.2、1.4和0.7年。

表16 修订的 IPSS 预后积分系统（IPSS-R, 2012）

预后变量	积分					
	0	0.5	1	1.5	2	3
细胞遗传学	非常好	-	好	-	中等	差
骨髓原始细胞（%）	≤2	-	2~5	-	5~10	>10
血红蛋白（g/L）	≥100	-	80~100	<80	-	-
血小板（×10⁹/L）	≥100	50~100	<50	-	-	-
中性粒细胞（×10⁹/L）	≥0.8	<0.8	-	-	-	-

（四）标准住院日

30天内。

> 释义
>
> ■ 如患者条件允许，住院时间可低于上述住院天数。

（五）进入临床路径标准

1. 第一诊断必须符合 ICD-10：D46.201 骨髓增生异常综合征-难治性贫血伴原始细胞过多（MDS-RAEB）疾病编码。

2. 当患者同时具有其他疾病诊断，但住院期间不需要特殊处理也不影响第一诊断的临床路径流程实施时，可以进入路径。

> 释义
>
> ■ 患者同时具有其他疾病影响第一诊断的临床路径流程实施时均不适合进入临床路径。
>
> ■ 患者如选择造血干细胞移植治疗不适合进入临床路径。

（六）住院期间检查项目

1. 必须的检查项目：

（1）血常规+血涂片形态学分析、网织红细胞、尿常规、大便常规+隐血。

（2）骨髓穿刺：形态学、细胞化学、免疫表型分析、细胞/分子遗传学。

（3）骨髓活检：形态学、免疫组织化学。

（4）肝肾功能、电解质、输血前检查、血型。

（5）X线胸片、心电图、腹部B超、心脏超声。

2. 根据患者情况可选择的检查项目：白血病相关基因检测、骨髓祖细胞培养、HLA配型、凝血功能、溶血相关检查、叶酸、维生素B_{12}、铁蛋白、铁代谢相关检查、感染部位病原菌培养等。

释义

1. 部分检查可以在门诊完成。

2. 白血病相关基因检查，如存在AML1-ETO，PML/RARα，CBFβ-MYH11融合基因，或者染色体检查提示存在t（8；21），t（15；17），以及inv（16），均应诊断AML。

3. 诊断MDS需排除其他可以导致血细胞减少和发育异常的造血及非造血系统疾患，可根据情况行相关检查：如流式检测$CD55^+$、$CD59^+$细胞比例，及测定嗜水气单胞菌溶素变异体（Flaer）可发现GPI锚连蛋白缺失与PNH鉴别；甲状腺功能检查除外甲状腺疾病；自身抗体谱等除外自身免疫性疾病。

4. 所有怀疑MDS的患者均应进行染色体核型检测，通常需分析≥20个骨髓细胞的中期分裂象，并按照《人类细胞遗传学国际命名体制（ISCN）2013》进行核型描述。40%~60%的MDS患者具有非随机的染色体异常，其中以-5/5q-、-7/7q-、+8、20q-和-Y最为多见。MDS患者常见的染色体异常中，部分异常具有特异性诊断价值，包括-7/7q-、-5/5q-、i（17q）/t（17p）、-13/13q-、11q-、12p-/t（12p）、9q-、idic（X）（q13）、t（11；16）（q23；p13.3）、t（3；21）（q26.2；q22.1）、t（1；3）（p36.3；q21.2）、t（2；11）（p21；q23）、inv（3）（q21；q26.2）和t（6；9）（p23；q34）。而+8、20q-和-Y亦可见于再生障碍性贫血及其他非克隆性血细胞减少疾病，部分伴有单纯+8、20q-或-Y的患者免疫抑制治疗有效，且长期随访未出现提示MDS的形态学依据。形态学未达到标准（一系或多系细胞发育异常比例<10%）、但同时伴有持续性血细胞减少的患者，如检出具有MDS诊断价值的细胞遗传学异常，应诊断为MDS不能分类（MDS-U）。应用针对MDS常见异常的组套探针进行FISH检测，可提高部分MDS患者细胞遗传学异常检出率。因此，对疑似MDS者，骨髓干抽、无中期分裂象、分裂象质量差或可分析中期分裂象<20个时，可进行FISH检测，通常探针应包括：5q31、CEP7、7q31、CEP8、20q、CEPY和p53。

5. 分子遗传学检测：单核苷酸多态性微阵列（SNP-array）等基因芯片技术可以在多数MDS患者中检测出DNA拷贝数异常和单亲二倍体，从而进一步提高MDS患者细胞遗传学异常的检出率。在有条件的单位，SNP-array可作为常规核型分析的有益补充。随着基因芯片、第二代基因测序等高通量技术的广泛应用，多数MDS患者中可检出体细胞性基因突变，常见突变包括TET2、RUNX1、ASXL1、DNMT3A、EZH2、N-RAS/K-RAS、SF3B1等。对常见基因突变进行检测对于MDS的诊断有潜在的应用价值。

6. 合并感染的患者，根据情况行感染部位病原学检查及药敏、红细胞沉降率（血沉）、C 反应蛋白（CRP）、血培养、血气分析、胸部 CT、血氧饱和度或有创性检查等。

（七）治疗开始时间

诊断明确后第 1 天。

（八）治疗方案与药物选择

1. 支持对症治疗。
2. 化疗：可选择下列药物进行单药或联合化疗。如高三尖杉酯碱、阿糖胞苷、蒽环类药物或预激化疗等。
3. 去甲基化治疗。
4. 可选择沙利度胺治疗。

> 释义

■ MDS 治疗主要解决两大问题：骨髓病态造血及并发症和向 AML 转化。应根据预后积分并结合患者年龄、体能状况、依从性等进行综合评定，选择个体化治疗方案。低危组以支持治疗及免疫调节剂、表观遗传学药物治疗为主，一般不推荐化疗及异基因造血干细胞移植（allo-HSCT），高危组预后较差，易转化为 AML，需要高强度治疗，RAEB 患者多数评分处于中高危组。NCCN-MDS 指南（2017）建议 IPSS 积分-中危 2 及以上，IPSS-R 积分中危及以上，以及 WPSS 积分-高危及以上者，如患者能耐受且有合适的供者，可首选 allo-HSCT；如无合适供者可选，推荐选择去甲基化药物、高强度化疗或进入临床试验等；如果患者不能耐受高强度治疗，可选择去甲基化药物或临床试验。

1. Allo-HSCT：是可能治愈 MDS 的治疗，但随年龄增加移植相关并发症也有所增加。《中国 MDS 诊断和治疗专家共识（2014）》提出适应证为：①FAB 分类中 RAEB，RAEB-转化型（RAEB-t）、慢性粒-单核细胞白血病（CMML）及 MDS 转化的 AML 患者；②IPSS 系统中的中危-2 及高危 MDS 患者，IPSS 高危染色体核型的患者；③严重输血依赖，且有明确克隆证据的低危组患者，应该在器官功能受损前进行 allo-HSCT；④有强烈移植意愿者。

2. 细胞毒性化疗：可以选择 AML 样的联合化疗方案，如阿糖胞苷（Ara-C）$100\text{mg/m}^2\times 7$ 天，联合柔红霉素或去甲氧柔红霉素等，完全缓解率为 $40\% \sim 60\%$，但是缓解时间短暂，化疗相关合并症高，高龄患者常难以耐受。预激方案为小剂量阿糖胞苷（Ara-C）（10mg/m^2，每 12 小时 1 次，$\times 14$ 天）基础上加用 G-CSF，并联合阿克拉霉素（$5 \sim 7\text{mg/m}^2$，静脉注射$\times 8$ 天）或高三尖杉酯碱（2mg/d，静脉注射$\times 8$ 天）或去甲氧柔红霉素，粒细胞集落刺激因子（G-CSF）每天 $200\mu\text{g/m}^2$，皮下注射$\times 14$ 天，完全缓解约为 $40\% \sim 60\%$，有效率为 $60\% \sim 70\%$。预激方案较为适合老年、机体状况较差、伴有基础心肺疾病及糖尿病等不适于强化疗的患者，延长生存期、改善生活质量。

3. 表观遗传学修饰治疗（即去甲基化药物）：5-阿扎胞苷（Azacitidine，AZA）和5-阿扎-2-脱氧胞苷（Decitabine，地西他滨）可降低细胞内 DNA 总体甲基化程度，并引发基因表达改变。两种药物低剂量时有去甲基化作用，高剂量时有细胞毒作用。AZA 和地西他滨在 MDS 治疗中的具体剂量方案仍在优化中。高危 MDS 患者以及低危合并严重血细胞减少和（或）输血依赖的患者是应用去甲基化药物的适宜对象，增加疗程可提高治疗的有效率。这类药物也可以与小剂量化疗联合应用。

（1）AZA：推荐方案为每天 $75mg/m^2$ 皮下注射或静脉输注共 7 天，28 天为 1 个疗程为目前。AZA 可明显改善患者生活质量，减少输血需求，明显延迟高危 MDS 患者向 AML 转化或死亡的时间。即使患者未达完全缓解，AZA 也能改善生存。在毒性能耐受及外周血常规提示病情无进展的前提下，AZA 治疗 6 个疗程无改善者，换用其他药物。

（2）地西他滨：推荐方案为每天静脉输注 $20mg/m^2$，共 5 天，4 周为 1 个疗程。多数患者在第 2 个疗程结束起效，并且在 3~4 疗程达到最佳效果。因此建议足量应用地西他滨 3~4 个疗程无效再考虑终止治疗。

4. 支持治疗：包括输血、促红素（EPO）、G-CSF 等，主要目的是改善症状、预防感染、出血和提高生活质量。

（1）输血：除 MDS 自身疾病可导致贫血外，其他多种因素如营养不良、出血、溶血和感染等也可加重贫血，应注意予以相应解决。一般在 Hb<60g/L，或伴有明显贫血症状时输注红细胞。老年、合并心肺基础疾病、代偿反应能力受限、需氧量增加，可放宽输血标准。

（2）血小板输注：建议存在血小板消耗危险因素者［感染、出血、使用抗菌药物或抗人胸腺细胞球蛋白（ATG）等］输注点为 PLT $20×10^9/L$，而病情稳定者输注点为 PLT $10×10^9/L$。

（3）促中性粒细胞治疗：中性粒细胞缺乏者，可给予 G-CSF 和（或）GM-CSF 治疗，以使中性粒细胞>$1.0×10^9/L$。不推荐 MDS 患者常规使用抗菌药物预防感染治疗。

（4）促红细胞生成素（EPO）：是 IPSS 低危和中危-Ⅰ型中，输血依赖、血清 EPO 水平<500U/L、非 5q-综合征的患者的首选治疗。EPO1 为 U，每日或隔日，可联合应用 G-CSF（GM-CSF），连续 6~8 周后根据疗效调整剂量，对无效者，可加量应用 EPO，继续治疗 6 周。取得最大疗效后，逐渐减少细胞因子剂量，以最小剂量维持原疗效。对于血清 EPO 水平>500U/L 的患者疗效不佳，每月红细胞输注量<4U 和≥4U 的患者，有效率分别仅为 23% 和 7%。

（5）祛铁治疗：研究发现 MDS 患者体内铁负荷是患者总体生存期、无白血病生存和造血干细胞移植疗效的一个独立预后因素。铁超负荷可增加心脏、肝脏和胰腺等重要脏器的并发症的死亡率，可导致总生存期缩短。血清铁蛋白（SF）能间接反映机体铁负荷，但易受感染、炎症、肿瘤、肝病及酗酒等影响，如条件允许，可进行肝脏铁沉积的磁共振成像定量。对于红细胞输注依赖患者，应定期监测（每年 3~4 次）。SF 降至 500μg/L 以下且脱离输血时可终止祛铁治疗。常用药物有祛铁胺、祛铁酮、地拉罗司。

5. 免疫调节治疗：常用的免疫调节药物包括沙利度胺（thalidomide）和来那度胺（lenalidomide）等。沙利度胺治疗患者后血液学改善以红系为主，疗效持久，但中性粒细胞和血小板改善罕见。未能证实剂量与反应率间的关系，长期应用耐受性差。来那度胺推荐用于治疗 5q-伴或不伴附加细胞遗传学异常的输血依赖性低危和中危-Ⅰ患者，剂量为10mg/d（共21天，1疗程28天），骨髓抑制比例较高，可根据血常规调整剂量。也有采用低剂量5mg/d治疗，同样有效。深静脉血栓的发生率在标准剂量和低剂量治疗的患者中发生率不高，分别为6%和1%。对于非5q-MDS患者，来那度胺也有一定疗效，NCCN推荐用于输血依赖、非5q-、低危和中危-Ⅰ患者对初始治疗无效时。

（九）出院标准

1. 一般情况良好。

2. 没有需要住院处理的并发症和（或）合并症。

（十）变异及原因分析

1. 治疗中、后有感染、贫血、出血及其他合并症者，进行相关的诊断和治疗，可适当延长住院时间或退出路径。

2. 已明确诊断并决定进行造血干细胞移植的患者退出此路径。

四、骨髓增生异常综合征-难治性贫血伴原始细胞过多临床路径给药方案

RAEB给药方案

非移植治疗

异基因造血干细胞移植（allo-HSCT）

适应证：
①IPSS系统中的中危-2及高危，或IPSS高危染色体核型的患者
②严重输血依赖，且有明确克隆证据的低危组患者，应该在器官功能受损前进行
③IPSS-R积分中危及以上，以及WPSS积分-高危及以上者
④有强烈移植意愿者

细胞毒性化疗

AML样联合化疗：
DA：DNR 45mg/（m²·d）×3天；Ara-C 100mg/（m²·d）×7天
HA：HHT 2mg/（m²·d）×7天；Ara-C 100 mg/（m²·d）×7天
IA：Idr 8mg/（m²·d）×3天；Ara-C 10mg/（m²·d）×7天

预激方案：CAG: Ara-C 10~15mg/m²，每12小时1次，×14天，G-CSF 200μg/m²，阿克拉霉素（5~7mg/m²，静脉注射×8天）；
HAG: Ara-C 10~15mg/m²，每12小时1次，×14天，G-CSF 200μg/m²，高三尖杉酯碱（2mg/d，静脉注射×8天）

表观遗传学修饰治疗（去甲基化药物）

适应证：高危MDS患者、以及低危合并严重血细胞减少和(或)输血依赖的患者。可以联合小剂量化疗

5-阿扎胞苷(AZA)：推荐方案每天75mg/m²皮下注射或静脉输注共7天，28天为1个疗程。在毒性能耐受及外周血常规提示无病情进展的前提下，治疗6个疗程无改善者，换用其他药物

地西他滨：推荐每天静脉输注20mg/m²，共5天，4周为1个疗程。通常足量应用地西他滨3~4个疗程，无效再考虑终止治疗

免疫调节治疗

来那度胺：推荐用于5q-伴或不伴附加细胞遗传学异常的输血依赖性低危和中危-Ⅰ患者。10mg/d，共21天，28天为1个疗程。也可采用5mg/d。可根据血常规调整剂量。输血依赖、非5q-、低危和中危-Ⅰ患者对初始治疗无效时，也可应用

沙利度胺：100mg/d，以改善红系为主，长期应用耐受性差

对症支持治疗

输血

红细胞输注：一般Hb<60g/L，或伴有明显贫血症状时输注老年、合并心肺基础疾病、代偿反应能力受限、需氧量增加，可放宽标准

血小板输注：建议存在血小板消耗危险因素者（如感染、出血、使用抗菌药物或ATG等），PLT<20×10⁹/L输注，而病情稳定者<10×10⁹/L输注

促中性粒细胞治疗

适用中性粒细胞缺乏者。G-CSF和(或)GM-CSF,目标中性粒细胞>1.0×10⁹/L

促红细胞生成素（EPO）

IPSS低危和中危-Ⅰ型，输血依赖、血清EPO水平<500 U/L、非5q-综合征的患者首选。EPO 1万U，每日或隔日，可联合G-CSF（GM-CSF），连续6~8周

祛铁治疗

甲磺酸祛铁胺：平均日剂量20~60mg/kg体重，持续皮下泵入或静脉滴注

地拉罗司：建议起始量每日20mg/kg，根据SF指标调整，一般不应超过30mg/kg

【用药选择】

1. 细胞毒性化疗：AML 样联合化疗完全缓解率为 40%～60%，但是缓解时间短暂，化疗相关合并症高，高龄患者常难以耐受。预激方案较为适合老年、机体状况较差、伴有基础心肺疾病及糖尿病等不适于强化疗的患者，延长生存期、改善生活质量。

2. 表观遗传学修饰治疗（即去甲基化药物）：包括 5-阿扎胞苷（Azacitidine，AZA）和 5-阿扎-2-脱氧胞苷（Decitabine，地西他滨）。高危 MDS 患者、以及低危合并严重血细胞减少和（或）输血依赖的患者是应用去甲基化药物的适宜对象，增加疗程可提高治疗的有效率。通常治疗 3～4 个疗程无效者，换用其他药物。

3. 来那度胺：用于 5q-伴或不伴附加细胞遗传学异常的输血依赖性低危和中危-Ⅰ患者，但骨髓抑制比例较高，可根据血常规调整剂量，低剂量同样有效。应注意治疗过程中深静脉血栓的发生。对于非 5q-患者，也可用于对初始治疗无效的输血依赖、低危和中危-Ⅰ患者。

4. 促红细胞生成素（EPO）：是 IPSS 低危和中危-Ⅰ型中，输血依赖、血清 EPO 水平<500U/L、非 5q-综合征的患者的首选治疗。血清 EPO 水平>500U/L 的患者疗效不佳。

5. 铁超负荷过载、红细胞输注依赖患者，应进行祛铁治疗，并监测血清铁蛋白水平。当血清铁蛋白降至 500μg/L 以下且脱离输血时可终止祛铁治疗。

【药学提示】

1. 化疗：可引起骨髓抑制、胃肠道反应、肝肾功能损害、心功能不全、心律失常等，并易合并感染、出血等，应注意给予相应防治措施。还可引起性腺功能抑制、致突变作用等。蒽环类药物累积剂量超过一定范围，可引起明确的心脏损害。大剂量环磷酰胺可致出血性膀胱炎。

2. 沙利度胺治疗 MDS 属超适应证用药。

五、推荐表单

(一) 医师表单

骨髓增生异常综合征临床路径医师表单

适用对象: 第一诊断为骨髓增生异常综合征 (ICD-10: D46.201)

患者姓名:		性别: 　年龄: 　门诊号:	住院号:
住院日期: 　　年　月　日		出院日期: 　　年　月　日	标准住院日: 30 天

时间	住院第 1 天	住院第 2 天
主要诊疗工作	□ 询问病史及体格检查 □ 进行并且初步评估 □ 完成病历书写 □ 开实验室检查单 □ 对症支持治疗 □ 病情告知, 必要时向患者家属告知病重或病危, 并签署病重或病危通知书 □ 患者家属签署输血知情同意书、骨髓穿刺同意书 □ 如存在感染, 完善相关检查, 并予初始经验性抗感染治疗	□ 上级医师查房 □ 完成入院检查 □ 骨髓穿刺术 (形态学、病理、免疫分型、细胞、分子遗传学检查等) □ 继续对症支持治疗 □ 完成必要的相关科室会诊 □ 完成上级医师查房记录等病历书写 □ 向患者及家属交代病情及其注意事项
重点医嘱	**长期医嘱** □ 血液病护理常规 □ 一级或二级护理 □ 饮食 □ 视病情通知病重或病危 □ 其他医嘱 **临时医嘱** □ 血常规、尿常规、大便常规+隐血 □ 肝肾功能、电解质、凝血功能、血型、输血前检查 □ X 线胸片、心电图、腹部 B 超、心脏超声 □ 输注红细胞或血小板 (有指征时) □ 溶血相关检查 □ 感染部位病原学检查 (必要时) □ 其他医嘱	**长期医嘱** □ 患者既往基础用药 □ 其他医嘱 **临时医嘱** □ 血常规 □ 骨髓穿刺 □ 骨髓相关检查 □ 输注红细胞或血小板 (有指征时) □ 其他医嘱
病情变异记录	□ 无　□ 有, 原因: 1. 2.	□ 无　□ 有, 原因: 1. 2.
医师签名		

时间	住院第 3～5 天	住院第 6～21 天
主要诊疗工作	□ 上级医师查房 □ 复查血常规，观察血红蛋白、白细胞、血小板计数变化 □ 根据体检、骨髓检查结果和既往资料，进行鉴别诊断和确定诊断 □ 根据其他检查结果进行鉴别诊断，判断是否合并其他疾病 □ 开始治疗 □ 保护重要脏器功能 □ 注意观察药物的不良反应，并对症处理，完成病程记录	□ 上级医师查房，注意病情变化 □ 住院医师完成病历书写 □ 复查血常规 □ 注意观察体温、血压、体重等 □ 成分输血、抗感染等支持治疗（必要时） □ 造血生长因子（必要时）
重点医嘱	**长期医嘱（视情况可第 2 天起开始治疗）** □ 其他医嘱 **临时医嘱** □ 复查血常规 □ 复查血生化、电解质 □ 输血医嘱（有指征时） □ 对症支持 □ 其他医嘱 □ CAG 方案：ACR 7～12mg/m²，第 1～8 天；Ara-C 10～15mg／（m²·次），q12h，第 1～14 天；G-CSF 200μg／（m²·d），第 1～14 天。当中性粒细胞绝对值计数（ANC）>5×10⁹/L 或白细胞（WBC）>20×10⁹/L 时，G-CSF 暂停或减量 □ HAG 方案：HHT 2mg/d，第 1～8 天；Ara-C 10～15mg／（m²·次），q12h，第 1～14 天；G-CSF 200μg／（m²·d），第 1～14 天。当中性粒细胞绝对值计数（ANC）>5×10⁹/L 或白细胞（WBC）>20×10⁹/L 时，G-CSF 暂停或减量 □ DA：DNR 45mg／（m²·d）×3 天；Ara-C 100mg／（m²·d）×7 天 □ HA：HHT 2mg／（m²·d）×7 天；Ara-C 100mg／（m²·d）×7 天 □ IA：Idr 8mg／（m²·d）×3 天；Ara-C 10mg／（m²·d）×7 天 □ 去甲基化药物： 　地西他滨，20mg／（m²·d），静脉输注，第 1～5 天 □ 沙利度胺：100mg/d	**长期医嘱** □ 洁净饮食 □ 抗感染等支持治疗（必要时） □ 其他医嘱 **临时医嘱** □ 血、尿、便常规 □ 血生化、电解质 □ 输血医嘱（必要时） □ G-CSF 5μg／（kg·d）（必要时） □ 影像学检查（必要） □ 病原微生物培养（必要时） □ 血培养（高热时） □ 静脉插管维护、换药 □ 骨髓穿刺（可选） □ 骨髓形态学（可选） □ 其他医嘱
病情变异记录	□ 无　□ 有，原因： 1. 2.	□ 无　□ 有，原因： 1. 2.
医师签名		

^{上标表示}

时间	住院第 22~29 天	住院第 30 天 （出院日）
主 要 诊 疗 工 作	□ 上级医师查房 □ 住院医师完成常规病历书写 □ 根据血常规情况，决定复查骨髓穿刺	□ 上级医师查房，进行评估，确定有无并发症情况，明确是否出院 □ 完成出院记录、病案首页、出院证明书等 □ 向患者交代出院后的注意事项，如返院复诊的时间、地点、发生紧急情况时的处理等
重 点 医 嘱	**长期医嘱** □ 洁净饮食 □ 停用抗菌药物（根据体温及症状、体征及影像学） □ 其他医嘱 **临时医嘱** □ 骨髓穿刺 □ 骨髓形态学、微小残留病检测 □ 血、尿、便常规 □ HLA 配型（符合造血干细胞移植条件者） □ G-CSF 5μg/（kg·d）（必要时） □ 输血医嘱（必要时） □ 其他医嘱	**出院医嘱** □ 出院带药 □ 定期门诊随访 □ 监测血常规
病情 变异 记录	□ 无　□ 有，原因： 1. 2.	□ 无　□ 有，原因： 1. 2.
医师 签名		

（二）护士表单

骨髓增生异常综合征临床路径护士表单

适用对象：第一诊断为骨髓增生异常综合征（ICD-10：D46.201）

患者姓名：	性别：　　年龄：　　门诊号：	住院号：
住院日期：　　年　月　日	出院日期：　　年　月　日	标准住院日：30 天

时间	住院第 1 天	住院第 2 天
健康宣教	□ 介绍病房环境、设施和设备 □ 介绍主管医师、护士 □ 介绍环境、设施 □ 介绍住院注意事项	□ 指导患者正确留取尿、便标本 □ 责任护士与患者沟通，了解并指导心理应对 □ 宣教疾病相关知识及饮食注意事项 □ 宣教骨髓穿刺术相关内容 □ 进行输血相关健康教育
护理处置	□ 核对患者姓名，佩戴腕带 □ 入院护理评估 □ 建立入院护理记录 □ 卫生处置：剪指甲、洗澡、更换病号服 □ 根据实验室检查单、检查单完成相关检查	□ 密切观察患者病情变化 □ 协助医师完成入院各项辅助检查化验 □ 遵医嘱继续对症支持治疗 □ 完善护理记录
基础护理	□ 一级护理 □ 晨晚间护理 □ 患者安全管理	□ 一级护理 □ 晨晚间护理 □ 患者安全管理
专科护理	□ 护理查体，询问病史及体格检查 □ 需要时填写跌倒及压疮防范表、自理能力评估表 □ 需要时请家属陪护 □ 心理护理 □ 辅助患者完成化验检查（血、尿、便等）及其他检查 □ 确认血型、输血（有指征时）	□ 遵医嘱完成相关检查 □ 观察患者病情变化 □ 心理护理 □ 指导患者骨髓穿刺术后穿刺点的观察及处理 □ 输注红细胞或血小板（有指征时） □ 根据病情指导患者活动等，注意出血倾向、预防感染等 □ 如患者开始化疗，介绍化疗相关注意事项 □ 如有需要，进行深静脉插管及进行相关护理
重点医嘱	□ 详见医嘱执行单	□ 详见医嘱执行单
病情变异记录	□ 无　□ 有，原因： 1. 2.	□ 无　□ 有，原因： 1. 2.
护士签名		

时间	住院第 3~5 天	住院第 6~21 天
健康宣教	□ 宣教应用化疗或去甲基化等药物的作用与不良反应 □ 责任护士与患者沟通，了解并指导心理应对 □ 宣教患者复查血常规、网织红细胞、肝功能的必要性	□ 根据医师开出的医嘱，对患者进行出院评估 □ 定时复查 □ 出院带药服用方法 □ 完成出院宣教，向患者交代出院后的注意事项，如返院复诊的时间、地点、发生紧急情况时的处理等
护理处置	□ 密切观察患者病情变化 □ 遵医嘱正确化疗等药物 □ 遵医嘱正确予输血等支持治疗（需要时） □ 完善护理记录	□ 密切观察患者病情变化 □ 继续遵医嘱正确应用化疗等药物 □ 遵医嘱正确予输血等支持治疗（需要时） □ 完善护理记录
基础护理	□ 一级护理 □ 晨晚间护理 □ 患者安全管理	□ 二级护理 □ 晨晚间护理 □ 患者安全管理
专科护理	□ 遵医嘱完成相关检查 □ 心理护理 □ 如患者开始化疗，介绍化疗相关注意事项 □ 辅助患者进行口腔、鼻腔、肛周等部位护理（有指征时） □ 化疗期间嘱患者多饮水、注意尿量 □ 如有需要，进行深静脉插管相关护理 □ 根据血常规完成成分血输注（必要时） □ 根据病情指导患者饮食、活动等，注意出血倾向、预防感染等 □ 注意观察药物的不良反应，并对症处理	□ 遵医嘱完成相关检查 □ 病情观察：评估患者生命体征、血常规、网织红细胞、肝功能 □ 心理护理 □ 化疗期间嘱患者多饮水、注意尿量 □ 指导处于骨髓抑制期患者的饮食、活动等，如白细胞降低时遵医嘱进行洁净饮食，预防感染等，血小板降低时注意出血倾向 □ 根据血常规完成成分血输注（必要时） □ 注意观察药物的不良反应，并对症处理 □ 造血生长因子（必要时） □ 静脉插管维护、换药 □ 病原微生物培养（必要时）
重点医嘱	□ 详见医嘱执行单	□ 详见医嘱执行单
病情变异记录	□ 无　□ 有，原因： 1. 2.	□ 无　□ 有，原因： 1. 2.
护士签名		

时间	住院第 22~29 天	住院第 30 天 （出院日）
健康宣教	□ 责任护士与患者沟通，了解并指导心理应对 □ 宣教骨髓抑制期患者的饮食、活动、预防感染等相关事项	□ 根据医师开出的医嘱，对患者进行出院评估 □ 定时复查 □ 出院带药服用方法 □ 完成出院宣教，向患者交代出院后的注意事项，如返院复诊的时间、地点、发生紧急情况时的处理等
护理处置	□ 密切观察患者病情变化 □ 遵医嘱正确予输血等支持治疗（需要时） □ 完善护理记录	□ 办理出院手续 □ 书写出院小结 □ 完成床单终末消毒
基础护理	□ 一级护理 □ 晨晚间护理 □ 患者安全管理	□ 二级护理 □ 晨晚间护理 □ 患者安全管理
专科护理	□ 观察患者病情变化 □ 遵医嘱完成相关检查 □ 心理护理 □ 指导患者骨髓穿刺术后穿刺点的观察及处理 □ 输血前后护理（需要时）	□ 病情观察：评估患者生命体征、血常规、肝功能 □ 心理护理
重点医嘱	□ 详见医嘱执行单	□ 详见医嘱执行单
病情变异记录	□ 无　□ 有，原因： 1. 2.	□ 无　□ 有，原因： 1. 2.
护士签名		

（三）患者表单

骨髓增生异常综合征临床路径患者表单

适用对象：第一诊断为骨髓增生异常综合征（ICD-10：D46.201）

患者姓名：	性别： 年龄： 门诊号：	住院号：
住院日期： 年 月 日	出院日期： 年 月 日	标准住院日：30 天

时间	住院第 1 天	住院第 2 天
医患配合	□ 协助医师完成病史采集，请务必详细告知既往史、用药史、过敏史 □ 配合进行体格检查 □ 在医师指导下完成入院相关检查、化验，如采血、心电图、X 线胸片、超声心动图等检查等 □ 患者家属签署输血知情同意书、骨髓穿刺同意书及化疗同意书等 □ 了解病情，必要时需签署病重或病危通知书 □ 有任何不适告知医师	□ 配合完成入院辅助检查 □ 医师向患者及家属介绍病情及其注意事项 □ 配合完成骨髓穿刺术检查 □ 完成必要的相关科室会诊 □ 配合继续各项治疗 □ 配合完成输血治疗（需要时） □ 有任何不适告知医师
护患配合	□ 配合测量体温、脉搏、呼吸、血压、体重 □ 配合完成入院护理评估单（简单询问病史、过敏史、用药史） □ 接受入院宣教（环境介绍、病室规定、探视制度、贵重物品保管、相关设施和设备应用等） □ 接受相关化验检查宣教 □ 配合完成医嘱实验室检查单、相关检查 □ 有任何不适告知护士	□ 配合测量生命体征 □ 接受疾病相关知识、饮食、活动等注意事项的指导 □ 接受相关化验检查宣教，正确留取标本，配合检查 □ 接受骨髓穿刺术相关内容的宣教 □ 接受输血、化疗等相关宣教 □ 接受输液、服药治疗 □ 注意活动安全，避免坠床或跌倒 □ 配合执行探视及陪护 □ 有任何不适告知护士
饮食	□ 软食	□ 软食
排泄	□ 正常排尿便	□ 正常排尿便
活动	□ 床上活动	□ 床上活动

时间	住院第 3~5 天	住院第 6~21 天
医患配合	□ 开始化疗、去甲基化药物等治疗 □ 配合必要的检查、复查 □ 配合医师调整用药 □ 接受必要的输血支持治疗 □ 如有感染，需接受抗感染治疗 □ 有不适及时告知医师	□ 完成化疗等用药及治疗 □ 配合医师调整用药 □ 根据病情变化，调整饮食、活动等注意事项的指导 □ 必要时进行相关化验检查的复查 □ 接受必要的输血支持治疗 □ 如有感染，需接受抗感染治疗 □ 注意活动安全，避免坠床或跌倒 □ 有任何不适告知医师
护患配合	□ 配合测量生命体征 □ 开始化疗等输液、服药治疗 □ 化疗期间注意多饮水、排尿、清淡饮食、必要时记录出入量 □ 配合接受生活、活动等指导 □ 有任何不适告知护士	□ 配合测量生命体征 □ 接受输液、服药治疗 □ 注意活动安全，避免坠床或跌倒 □ 配合执行探视及陪护 □ 有任何不适告知护士
饮食	□ 清洁软食	□ 清洁软食
排泄	□ 正常排尿便	□ 正常排尿便
活动	□ 骨髓抑制期，卧床休息	□ 骨髓抑制期，卧床休息床上活动

时间	住院第22~29天	住院第30天 （出院日）
医患配合	□ 继续完成治疗 □ 配合必要的检查、复查 □ 协助完成各项检查及化验 □ 配合医师调整用药 □ 有不适及时告知医师	□ 接受出院前指导 □ 知道复查程序 □ 获取出院诊断书及出院记录
护患配合	□ 配合测量生命体征 □ 接受输液、服药治疗 □ 配合接受生活、活动等指导 □ 有任何不适告知护士	□ 接受出院宣教 □ 办理出院手续 □ 获取出院带药 □ 接受指导服药方法、作用、注意事项 □ 知道复印病历方法
饮食	□ 软食	□ 软食
排泄	□ 正常排尿便	□ 正常排尿便
活动	□ 骨髓抑制期，卧床休息	□ 适量活动

附：原表单（2011 年版）

骨髓增生异常综合征临床路径表单

适用对象：第一诊断为骨髓增生异常综合征（ICD-10：D46.201）

患者姓名：	性别：	年龄：	门诊号：	住院号：
住院日期： 年 月 日	出院日期： 年 月 日		标准住院日：30 天	

时间	住院第 1 天	住院第 2 天
主要诊疗工作	□ 询问病史及体格检查 □ 完成病历书写 □ 开实验室检查单 □ 对症支持治疗 □ 病情告知，必要时向患者家属告知病重或病危，并签署病重或病危通知书 □ 患者家属签署输血知情同意书、骨髓穿刺同意书	□ 上级医师查房 □ 完成入院检查 □ 骨髓穿刺术（形态学、病理、免疫分型、细胞、分子遗传学检查等） □ 继续对症支持治疗 □ 完成必要的相关科室会诊 □ 完成上级医师查房记录等病历书写 □ 向患者及家属交代病情及其注意事项
重点医嘱	**长期医嘱** □ 血液病护理常规 □ 一级护理 □ 饮食 □ 视病情通知病重或病危 □ 其他医嘱 **临时医嘱** □ 血常规、尿常规、大便常规+隐血 □ 肝肾功能、电解质、凝血功能、血型、输血前检查 □ X 线胸片、心电图、腹部 B 超、心脏超声 □ 输注红细胞或血小板（有指征时） □ 溶血相关检查 □ 感染部位病原学检查（必要时） □ 其他医嘱	**长期医嘱** □ 患者既往基础用药 □ 其他医嘱 **临时医嘱** □ 血常规 □ 骨髓穿刺 □ 骨髓相关检查 □ 输注红细胞或血小板（有指征时） □ 其他医嘱
主要护理工作	□ 介绍病房环境、设施和设备 □ 入院护理评估 □ 宣教	□ 观察患者病情变化
病情变异记录	□ 无 □ 有，原因： 1. 2.	□ 无 □ 有，原因： 1. 2.
护士签名		
医师签名		

时间	住院第 3~5 天	住院第 6~21 天
主要诊疗工作	□ 上级医师查房 □ 复查血常规 □ 观察血红蛋白、白细胞、血小板计数变化 □ 根据体检、骨髓检查结果和既往资料，进行鉴别诊断和确定诊断 □ 根据其他检查结果进行鉴别诊断，判断是否合并其他疾病 □ 开始治疗 □ 保护重要脏器功能 □ 注意观察药物的不良反应，并对症处理，完成病程记录	□ 上级医师查房，注意病情变化 □ 住院医师完成病历书写 □ 复查血常规 □ 注意观察体温、血压、体重等 □ 成分输血、抗感染等支持治疗（必要时） □ 造血生长因子（必要时）
重点医嘱	**长期医嘱**（视情况可第 2 天起开始治疗） □ 其他医嘱 **临时医嘱** □ 复查血常规 □ 复查血生化、电解质 □ 输血医嘱（有指征时） □ 对症支持 □ 其他医嘱 □ CAG 方案：ACR 7~12mg/m²，第 1~8 天；Ara-C 每次 10mg~15mg/m²，每 12 小时 1 次，第 1~14 天；G-CSF 200μg/（m²·d），第 1~14 天。当中性粒细胞绝对值计数（ANC）>5×10⁹/L 或白细胞（WBC）>20×10⁹/L 时，G-CSF 暂停或减量 □ HAG 方案：HHT 2mg/d，第 1~8 天；Ara-C 每次 10~15mg/m²，每 12 小时 1 次，第 1~14 天；G-CSF 200μg/（m²·d），第 1~14 天。当中性粒细胞绝对值计数（ANC）>5×10⁹/L 或白细胞（WBC）>20×10⁹/L 时，G-CSF 暂停或减量 □ DA：DNR 45mg/（m²·d），3 天；Ara-C 100mg/（m²·d），7 天 □ HA：HHT 2mg/（m²·d），7 天；Ara-C 100mg/（m²·d），7 天 □ IA：Idr 8mg/（m²·d），3 天；Ara-C 10mg/（m²·d），7 天 □ 去甲基化药物 □ 地西他滨：20mg/（m²·d），静脉输注，第 1~5 天 □ 沙利度胺：100mg/d	**长期医嘱** □ 洁净饮食 □ 抗感染等支持治疗（必要时） □ 其他医嘱 **临时医嘱** □ 血、尿、便常规 □ 血生化、电解质 □ 输血医嘱（必要时） □ G-CSF 5μg/（kg·d）（必要时） □ 影像学检查（必要） □ 病原微生物培养（必要时） □ 血培养（高热时） □ 静脉插管维护、换药 □ 骨髓穿刺（可选） □ 骨髓形态学（可选） □ 其他医嘱
主要护理工作	□ 随时观察患者病情变化 □ 心理与生活护理 □ 化疗期间嘱患者多饮水	□ 随时观察患者情况 □ 心理与生活护理 □ 化疗期间嘱患者多饮水
病情变异记录	□ 无　□ 有，原因： 1. 2.	□ 无　□ 有，原因： 1. 2.
护士签名		
医师签名		

时间	住院第 22 ~ 29 天	住院第 30 天 （出院日）
主要 诊疗 工作	□ 上级医师查房 □ 住院医师完成常规病历书写 □ 根据血常规情况，决定复查骨髓穿刺	□ 上级医师查房，进行评估，确定有无并发 　症情况，明确是否出院 □ 完成出院记录、病案首页、出院证明书等 □ 向患者交代出院后的注意事项，如返院复 　诊的时间、地点、发生紧急情况时的处 　理等
重 点 医 嘱	**长期医嘱** □ 洁净饮食 □ 停用抗菌药物（根据体温及症状、体征及影像学） □ 其他医嘱 **临时医嘱** □ 骨髓穿刺 □ 骨髓形态学、微小残留病检测 □ 血、尿、便常规 □ HLA 配型（符合造血干细胞移植条件者） □ G-CSF 5μg/（kg·d）（必要时） □ 输血医嘱（必要时） □ 其他医嘱	**出院医嘱** □ 出院带药 □ 定期门诊随访 □ 监测血常规
主要 护理 工作	□ 观察患者病情变化	□ 指导患者办理出院手续
病情 变异 记录	□ 无　□ 有，原因： 1. 2.	□ 无　□ 有，原因： 1. 2.
护士 签名		
医师 签名		

第十七章

成人免疫性血小板减少症临床路径释义

一、成人免疫性血小板减少症编码

疾病名称及编码：成人免疫性血小板减少症（ICD-10：D69.3）

二、临床路径检索方法

D69.3

三、成人免疫性血小板减少症临床路径标准住院流程

（一）适用对象

第一诊断为免疫性血小板减少症（ITP）（ICD-10：D69.3）。

> **释义**
>
> ■ 适用对象编码参见第一部分。
>
> ■ 本路径适用对象为临床诊断为新诊断的原发性免疫性血小板减少症，即确诊后3个月以内的原发性免疫性血小板减少症，不包括继发性血小板减少症患者。
>
> ■ 合并轻度缺铁性贫血的患者，如果是因为血小板减少所致慢性出血，除外其他系统严重疾病，不影响第一诊断的可以进入本路径。

（二）诊断依据

根据《血液病诊断和疗效标准（第3版）》（张之南、沈悌主编，科学出版社）和《临床诊疗指南·血液病学分册》（中华医学会编著，人民卫生出版社）。

1. 病史。
2. 多次检查血小板计数减少（包括血涂片）。
3. 脾脏不大或轻度增大。
4. 骨髓检查巨核细胞数增多或正常，有成熟障碍。
5. 排除血小板减少的其他原因。

> **释义**
>
> ■ 近年来ITP的诊断标准有所更新，目前的诊断标准是根据《成人原发免疫性血小板减少症诊断与治疗中国专家共识（2016年版）》[中国医学会血液学分会血栓与止血学组，中华血液学杂志，2016，37（02）：89-93]。
>
> ■ 目前的诊断标准：①至少2次血常规检查示血小板计数减少，血细胞形态无异常；②脾脏一般不增大；③骨髓检查：巨核细胞数增多或正常、有成熟障碍；④须排除其他继发性血小板减少症。

　　■血细胞减少一般为单纯性血小板减少，有时可能伴有缺铁性贫血，如伴有白细胞减少等异常，需考虑其他血液系统疾病可能。如果没有任何出血倾向，注意除外假性血小板减少的可能。血涂片注意观察是否存在细胞形态的异常，这是与其他血液系统疾病鉴别最简单便捷的筛选方法。

　　■查体或B超检查如果发现脾脏明显增大，则患者诊断ITP的可能性不大，需要进一步除外其他疾病的可能。

　　■目前巨核细胞数量的正常标准是每张骨髓涂片上巨核细胞数量7～35个，但是血涂片的厚薄、涂片面积大小都可能影响结果。注意只有部分患者巨核细胞明显增多，亦即巨核细胞数量正常不能除外ITP的诊断，但是如果巨核细胞数量明显减少，则ITP的可能性较少，需要仔细排查其他血液系统疾病，如再生障碍性贫血等。

　　■其他导致血小板减少的原因很多，需要进行仔细的甄别和排查。包括：自身免疫性疾病、甲状腺疾病、淋巴系增殖性疾病、骨髓增生异常（再生障碍性贫血和骨髓增生异常综合征）、恶性血液病、慢性肝病脾功能亢进、常见变异性免疫缺陷病（CVID）以及人类免疫缺陷病毒（HIV）及其他感染等所致的继发性血小板减少，血小板消耗性减少，药物诱导的血小板减少，同种免疫性血小板减少，妊娠血小板减少，假性血小板减少以及先天性血小板减少等。

（三）选择治疗方案的依据

根据《邓家栋临床血液学》（邓家栋主编，上海科学技术出版社）和《临床诊疗指南·血液病学分册》（中华医学会编著，人民卫生出版社）。

1. 糖皮质激素作为首选治疗：可常规剂量或短疗程大剂量给药。
2. 急症治疗：适用于严重、广泛出血；可疑或明确颅内出血；需要紧急手术或分娩者。
（1）静脉输注丙种球蛋白。
（2）输注血小板。

释义

　　■近年来ITP的治疗有很大进展，目前的治疗依据《成人原发免疫性血小板减少症诊断与治疗中国专家共识（2016年版）》[中国医学会血液学分会血栓与止血学组，中华血液学杂志，2016，37（02）：89-93]。

　　■新诊断ITP的一线治疗药物包括糖皮质激素和免疫球蛋白。大部分患者对激素治疗能获得治疗反应，缺点是疗效一般不能持续，多数终将复发。常规剂量激素疗程一般不大于1个月，以避免严重的激素不良反应。

　　■免疫球蛋白是目前已知的能够快速起效，提高血小板计数的药物，同样很少有持久疗效，而且价格昂贵，因此一般不作为常规使用，多用于紧急情况需要尽快提高血小板计数，使患者尽快脱离严重出血风险的情况。

　　■血小板输注一般效果较差，需要从严掌握指征，多在出现危及生命的出血或术前需要立即提高血小板计数的情况下应用。

　　■ITP的急症治疗还包括大剂量甲泼尼龙，1.0g/d×3天。

　　■ITP的急症治疗还包括促血小板生成药物。

　　■ 对于出血较重、静脉输注丙种球蛋白、大剂量甲泼尼龙和输注血小板无效的患者，急症治疗可应用重组人活化因子Ⅶ（rhFⅦa），病情危急可联合应用以上治疗措施。

（四）临床路径标准住院日

14 天内。

> **释义**
>
> 　　■ ITP 患者入院后，第 1～2 天完善外周血及骨髓检查，尽量同时开始给予治疗；在第 3～13 天继续给予相应治疗，期间复查血小板计数；第 14 天左右血小板计数恢复后出院。总住院时间不超过 14 天均符合路径要求。

（五）进入路径标准

1. 第一诊断必须符合 ICD-10：D69.3 免疫性血小板减少症疾病编码。
2. 血液检查指标符合需要住院指征：血小板数$<20\times10^9/L$，或伴有出血表现或出血危险（如高血压、消化性溃疡等）。
3. 当患者同时具有其他疾病诊断，但在住院期间不需要特殊处理，也不影响第一诊断的临床路径流程实施时，可以进入路径。

> **释义**
>
> 　　■ 血小板计数$>20\times10^9/L$的年轻患者（年龄<60 岁），如果不伴有血小板功能异常，很少单纯因为血小板数量的减少发生危及生命的出血，因此将该标准作为住院治疗的标准。需要注意的是，老年患者因血管弹性差，合并症多，仍有可能在血小板计数$>20\times10^9/L$时出现严重的出血。存在高血压、消化性溃疡等可能导致严重出血的合并症时，应积极治疗和处理相应疾病，减少出血风险。
>
> 　　■ 经入院常规检查发现以往所没有发现的疾病，而该疾病可能对患者健康影响更为严重，或者该疾病可能影响本路径实施的，暂不宜进入本路径。若既往患有疾病，经合理治疗后达到稳定，亦或目前尚需要持续用药，但不影响该病预后和路径实施的，则可进入本路径。但可能会增加医疗费用，延长住院时间。

（六）明确诊断及入院常规检查

需 2～3 天（指工作日）。
1. 必须的检查项目：
（1）血常规、尿常规、大便常规+隐血。
（2）肝肾功能、电解质、凝血功能、输血前检查、血沉、血涂片、血型、自身免疫系统疾病筛查。
（3）X 线胸片、心电图、腹部 B 超。

2. 发热或疑有感染者可选择：病原微生物培养、影像学检查。

3. 骨髓形态学检查。

> **释义**
>
> ■三大常规中血常规有助于判断是否为单纯性血小板减少，是否合并小细胞低色素性贫血，如果合并白细胞减少，则 ITP 可能性不大。尿便常规有助于判断是否患者存在泌尿道及胃肠道出血，用以评估患者的出血情况。
>
> ■肝肾功能及电解质用于判断患者是否合并其他疾病，并了解患者一般情况。凝血功能检查有助于判断患者是否合并凝血功能异常，明确患者出血风险。患者住院期间可能需要输注血小板或来源于血液的免疫球蛋白，因此需要进行输血前检查和血型检查备用。需要输注血小板时，签署输血同意书、做血型及输血前检查。
>
> ■病毒学检查主要包括人类免疫缺陷病毒、丙型肝炎病毒及巨细胞病毒，主要用于排除病毒感染所致的继发性血小板减少。
>
> ■自身免疫系统疾病的筛查主要包括 ENA 抗体谱，抗双链 DNA 抗体、抗核抗体、抗心磷脂抗体等，主要用于除外可能导致血小板减少的自身免疫性疾病，因为 ITP 目前仍为排除性诊断，因此为避免误诊，本类检查为必须检查项目。
>
> ■X 线胸片有助于明确肺部情况，是否合并肺部感染；心电图用于筛查患者是否合并心脏疾病；腹部 B 超则用于明确患者是否合并肝脾大及其他腹部脏器的异常，这也是 ITP 诊断诊断标准的重要组成部分。
>
> ■发热或疑有感染者可选择：病原微生物培养、影像学检查。很多 ITP 患者发病前有细菌或病毒感染的症状和体征，如果患者存在发热或疑有感染，需要进行病原微生物培养和影像学检查，明确感染情况，为后续抗感染治疗提供依据。
>
> ■骨髓形态学检查是 ITP 国内诊断标准之一，有助于鉴别患者是否为其他的血液系统疾病，其中巨核细胞的数量和成熟情况尤为重要。

（七）治疗开始时间

诊断第 1 天。

（八）治疗选择

1. 糖皮质激素作为首选治疗：注意检测血糖、血压，观察皮质激素的不良反应并对症处理；防治脏器功能损伤，包括抑酸、补钙等。

（1）常规剂量［泼尼松 1mg/（kg·d）］。

（2）短疗程大剂量给药（甲基泼尼松龙 1.0g/d×3 天，或地塞米松 40mg/d×4 天）。

2. 急症治疗：适用于严重、广泛出血；可疑或明确颅内出血；需要紧急手术或分娩者。

（1）静脉输注丙种球蛋白：0.4g/（kg·d）×5 天或 1.0g/（kg·d）×2 天。

（2）输注血小板。

> **释义**
>
> ■糖皮质激素是 ITP 患者的一线首选治疗方案，常规剂量激素的使用疗程不宜过长，以减少或避免不良反应的发生。如果应用大剂量给药方案，需要注意按照疗程用毕后直接停药，不用逐渐减量。

■ 关于急症治疗，大剂量甲泼尼龙能够迅速提高患者血小板计数，减轻出血症状，可用于 ITP 的急症治疗。免疫球蛋白能够较快地提高血小板计数。而血小板输注的指征需要从严把握，因其疗效有限。此外，可使用重组人白细胞介素–11、重组人血小板生成素等促血小板生长因子，以维持血小板计数，避免出血风险。如上述方法无效，伴有危及生命的出血需要积极治疗的情况，还可考虑应用重组人活化凝血因子Ⅶ（rhFⅦa）或进行紧急切脾术。

（九）出院标准

不输血小板情况下，血小板>20×10^9/L 并且持续 3 天以上。

> 释义

■ 糖皮质激素治疗 ITP 多数有效，但是最终多将复发。达到出院标准后，需告知患者激素逐渐减量，并尽量在 4~6 周减至安全的维持量（<15mg/d），以避免激素不良反应的出现。如果血小板计数再次下降到20×10^9/L 以下，可考虑二线治疗，如血小板生成素及血小板生成素受体激动剂 [重组人血小板生成素（rhTPO）、艾曲波帕、罗米司亭]、抗 CD20 单克隆抗体等。

■ 告知患者避免感染，因其可能导致患者血小板计数迅速降低至危险水平。

（十）变异及原因分析

经治疗后，血小板仍持续低于 20×10^9/L 并大于 2 周，则退出该路径。

> 释义

■ 如患者疗效欠佳，首先需要重新评估病情，明确是否为 ITP。

■ 如仍确诊 ITP，合并明显出血倾向，可建议二线治疗，如血小板生成素及血小板生成素受体激动剂 [重组人血小板生成素（rhTPO）、艾曲波帕、罗米司亭]、抗 CD20 单克隆抗体等。

■ 治疗过程中出现任何严重不良事件，退出该路径。

■ 治疗过程中患者出现其他疾病，需要紧急处理，退出该路径。

■ 患者自愿退出路径。

四、成人免疫性血小板减少症临床路径给药方案

【药学提示】

1. 丙种球蛋白：用药相对安全，不良反应包括：①过敏反应：多发生在 IgA 缺乏症患者再次输入静脉丙种球蛋白时；②全身反应：少数患者在输注过程中出现发热、寒战、皮疹、恶心、头痛、胸闷等，多发生在输注初期，速度过快易发生，亦可在输注多日后发生，可能与Ⅲ型过敏反应有关；③神经系统不良反应：常见有头痛，与输注速度过快有关；④部分患者可出现短暂的无症状的血肌酐，尿素氮的升高，另外少数患者可发生溶血。

2. 糖皮质激素治疗的不良反应包括：①部分患者，尤其老年患者可出现高血压、高血糖；②消化道不良反应：包括胃和十二指肠溃疡、出血、穿孔，少数患者可出现胰腺炎、肝功损害；③精神神经系统：多表现为兴奋、失眠，少数可出现谵妄、癫痫发作、定向力障碍、抑郁甚至明显的精神病表现；④水钠潴留、水肿、低钠血症、低钙血症等，少数患者可出现眼压升高、青光眼、肱骨或股骨头坏死。此外，长期使用可导致骨质疏松、库欣综合征、肌无力、肌萎缩，增加感染、病理性骨折的风险。

3. 重组人活化凝血因子Ⅶ（rhFⅦa）：有引起血栓事件或导致弥散性血管内凝血（DIC）的潜在风险。

【注意事项】

1. 长期应用糖皮质激素治疗可导致骨质疏松、库欣综合征、肌无力、肌萎缩，增加感染、病理性骨折的风险。

2. 大剂量糖皮质激素治疗患者，少数患者可出现撤药反应：包括头晕、晕厥、低热、腰背痛、食欲减退、恶心、呕吐、肌肉关节痛、乏力等。

3. 丙种球蛋白的半衰期大约 3 周左右，因此，单药应用静脉丙种球蛋白治疗的患者疗效持续一般较短。

五、推荐表单

（一）医师表单

免疫性血小板减少症临床路径医师表单

适用对象：第一诊断为免疫性血小板减少症（ICD-10：D69.3）

患者姓名：	性别： 年龄： 门诊号：	住院号：
住院日期： 年 月 日	出院日期： 年 月 日	标准住院日：14 天内

时间	住院第 1 天	住院第 2 天
主要诊疗工作	□ 询问病史及体格检查 □ 完成病历书写 □ 开实验室检查单 □ 上级医师查房，初步确定诊断 □ 对症支持治疗 □ 向患者家属告知病重或病危，并签署病重或病危通知书（必要时） □ 患者家属签署输血知情同意书、骨髓穿刺同意书	□ 上级医师查房 □ 完成入院检查 □ 骨髓穿刺术（形态学检查） □ 继续对症支持治疗 □ 完成必要的相关科室会诊 □ 完成上级医师查房记录等病历书写 □ 向患者及家属交代病情及其注意事项
重点医嘱	**长期医嘱** □ 血液病护理常规 □ 一级护理 □ 饮食 □ 视病情通知病重或病危 □ 其他医嘱 **临时医嘱** □ 血常规、尿常规、大便常规+隐血 □ 肝肾功能、电解质、血糖、血沉、凝血功能、血涂片、血型、输血前检查、自身免疫系统疾病筛查 □ X 线胸片、心电图、腹部 B 超 □ 输注血小板（有指征时） □ 其他医嘱	**长期医嘱** □ 患者既往基础用药 □ 其他医嘱 **临时医嘱** □ 血常规 □ 骨髓穿刺 □ 骨髓形态学 □ 输注血小板（有指征时） □ 其他医嘱
病情变异记录	□ 无 □ 有，原因： 1. 2.	□ 无 □ 有，原因： 1. 2.
医师签名		

时间	住院第 3～13 天	住院第 14 天 （出院日）
主要诊疗工作	□ 上级医师查房 □ 复查血常规 □ 观察血小板变化 □ 根据体检、骨髓检查结果和既往资料，进行鉴别诊断和确定诊断 □ 根据其他检查结果进行鉴别诊断，判断是否合并其他疾病 □ 开始治疗 □ 保护重要脏器功能 □ 注意检测血糖、血压，观察皮质激素的不良反应，并对症处理 □ 完成病程记录	□ 上级医师查房，进行评估，确定有无并发症情况，明确是否出院 □ 完成出院记录、病案首页、出院证明书等 □ 向患者交代出院后的注意事项，如返院复诊的时间、地点，发生紧急情况时的处理等
重点医嘱	**长期医嘱（视情况可第 2 天起开始治疗）** □ 糖皮质激素：常规剂量［泼尼松 1mg/（kg·d）］或短疗程大剂量给药（甲泼尼龙 1.0g/d×3 天或地塞米松 40mg/d×4 天） □ 丙种球蛋白 0.4g/（kg·d）×5 天或 1.0g/（kg·d）×2 天（必要时） □ 重要脏器保护：抑酸、补钙等 □ 其他医嘱 **临时医嘱** □ 复查血常规 □ 复查血生化、电解质、血糖 □ 输注血小板（有指征时） □ 对症支持 □ 其他医嘱	**出院医嘱** □ 出院带药 □ 定期门诊随访 □ 监测血常规
病情变异记录	□ 无　□ 有，原因： 1. 2.	□ 无　□ 有，原因： 1. 2.
医师签名		

（二）护士表单

免疫性血小板减少症临床路径护士表单

适用对象：第一诊断为免疫性血小板减少症（ICD-10：D69.3）

患者姓名：		性别：　　年龄：　　门诊号：	住院号：
住院日期：　　年　月　日		出院日期：　　年　月　日	标准住院日：14 天内

时间	住院第 1 天	住院第 2 天
健康宣教	□ 入院宣教：介绍病房环境、设施、医院相关制度、主管医师和护士 □ 告知各种检查、化验的目的及注意事项 □ 指导饮食、卫生、活动等 □ 安全宣教 □ 做好心理安慰，减轻患者入院后焦虑、紧张的情绪	□ 宣教疾病知识 □ 介绍骨髓穿刺的目的、方法、注意事项 □ 做好用药指导
护理处置	□ 入院护理评估：询问病史、相关查体、血常规、检查皮肤黏膜有无出血、营养状况等 □ 检测和记录生命体征 □ 建立护理记录（病危、重患者） □ 卫生处置：剪指（趾）甲、沐浴，更换病号服 □ 完成各项化验检查的准备	□ 完成各项化验检查标本的留取并及时送检 □ 遵医嘱完成相关检查
基础护理	□ 根据患者病情和生活自理能力确定护理级别（遵医嘱执行） □ 晨晚间护理 □ 安全护理	□ 执行分级护理 □ 晨晚间护理 □ 安全护理
专科护理	□ 执行血液病护理常规 □ 病情观察 □ 填写患者危险因素评估表（需要时） □ 心理护理	□ 观察患者病情变化 □ 出血的观察 □ 心理护理
重点医嘱	□ 详见医嘱执行单	□ 详见医嘱执行单
病情变异记录	□ 无　□ 有，原因： 1. 2.	□ 无　□ 有，原因： 1. 2.
护士签名		

时间	住院第 3~13 天	住院第 14 天 （出院日）
健康宣教	□ 介绍疾病治疗、护理知识 □ 告知活动时注意事项，减少出血 □ 介绍药物作用、不良反应及注意事项 □ 指导患者输液、采血等拔针后按压至出血停止	□ 出院宣教：用药、饮食、休息、检测血常规、复查日期等 □ 指导办理出院手续 □ 告知患者科室联系电话 □ 定期门诊随访
护理处置	□ 遵医嘱完成相关检查 □ 遵照医嘱及时给予对症治疗 □ 注意保护静脉，做好静脉选择	□ 为患者领取出院带药 □ 协助整理患者用物 □ 床单位终末消毒
基础护理	□ 执行分级护理 □ 晨晚间护理 □ 安全护理	□ 安全护理（护送出院）
专科护理	□ 密切观察病情变化，尤其注意出血情况 □ 生命体征检测，必要时做好重症记录 □ 心理护理	□ 预防出血指导 □ 心理护理
重点医嘱	□ 详见医嘱执行单	□ 详见医嘱执行单
病情变异记录	□ 无 □ 有，原因： 1. 2.	□ 无 □ 有，原因： 1. 2.
护士签名		

（三）患者表单

免疫性血小板减少症临床路径患者表单

适用对象：第一诊断为免疫性血小板减少症（ICD-10：D69.3）

患者姓名：		性别： 年龄： 门诊号：		住院号：
住院日期： 年 月 日		出院日期： 年 月 日		标准住院日：14 天内

时间	住院第 1 天	住院第 2 天
医患配合	□ 接受询问病史、收集资料、请务必详细告知既往史、用药史、过敏史 □ 请明确告知既往用药情况 □ 配合进行体格检查 □ 有任何不适请告知医师 □ 配合进行相关检查 □ 签署相关知情同意书	□ 配合完成相关检查（B 超、心电图、X 线胸片等） □ 配合完成化验：血常规、血生化及出凝血检查等 □ 配合骨髓穿刺、活检等 □ 配合用药 □ 有任何不适请告知医师
护患配合	□ 配合测量体温、脉搏、呼吸、血压、身高、体重 □ 配合完成入院护理评估（回答护士询问病史、过敏史、用药史） □ 接受入院宣教（环境介绍、病房规定、探视陪护制度、送餐订餐制度、贵重物品保管等） □ 有任何不适请告知护士	□ 配合测量体温、脉搏、呼吸、询问排便情况 □ 配合各项检查（需要空腹的请遵嘱执行） □ 配合采集血标本 □ 接受疾病知识介绍 □ 接受用药指导 □ 接受出血预防指导 □ 接受心理护理 □ 接受基础护理 □ 有任何不适请告知护士
饮食	□ 遵照医嘱饮食 □ 有消化道出血倾向的进流质饮食或禁食，避免生、硬食物	□ 遵照医嘱饮食 □ 有消化道出血倾向的进流质饮食或禁食，避免生、硬食物
排泄	□ 尿便异常时及时告知医护人员	□ 尿便异常时及时告知医护人员
活动	□ 根据病情适当活动 □ 有出血倾向的卧床休息，减少活动	□ 根据病情适当活动 □ 有出血倾向的卧床休息，减少活动

时间	住院第 3～13 天	住院第 14 天 （出院日）
医患 配合	□ 配合进行相关检查 □ 配合用药 □ 配合各种治疗 □ 有任何不适请告知医师	□ 接受出院前指导 □ 遵医嘱出院后用药 □ 明确复查时间 □ 获取出院诊断书
护 患 配 合	□ 配合定时检测生命体征、每日询问排便 □ 配合各种相关检查 □ 配合采集血标本 □ 配合选择静脉输液途径 □ 接受输液、服药等治疗 □ 接受疾病知识介绍和用药指导 □ 接受预防出血措施 □ 接受基础护理 □ 接受心理护理 □ 有任何不适请告知护士	□ 接受出院宣教 □ 办理出院手续 □ 获取出院带药 □ 熟悉服药方法、作用、注意事项 □ 掌握预防出血措施 □ 知道复印病历方法
饮食	□ 遵照医嘱饮食 □ 有消化道出血倾向的进流质饮食或禁食，避免生、硬食物	□ 正常饮食 □ 避免进生、冷、硬、辛辣和刺激食物
排泄	□ 尿便异常时及时告知医护人员	□ 尿便异常时及时告知医护人员
活动	□ 根据病情适当活动 □ 有出血倾向的卧床休息，减少活动	□ 适当活动，避免疲劳 □ 注意安全，减少出血

附：原表单（2016 年版）

免疫性血小板减少症临床路径表单

适用对象：第一诊断为免疫性血小板减少症（ICD-10：D69.3）

患者姓名：	性别：	年龄：	门诊号：	住院号：

住院日期： 年 月 日	出院日期： 年 月 日	标准住院日：14 天内

时间	住院第 1 天	住院第 2 天
主要诊疗工作	□ 询问病史及体格检查 □ 完成病历书写 □ 开实验室检查单 □ 上级医师查房，初步确定诊断 □ 对症支持治疗 □ 向患者家属告知病重或病危，并签署病重或病危通知书（必要时） □ 患者家属签署输血知情同意书、骨髓穿刺同意书	□ 上级医师查房 □ 完成入院检查 □ 骨髓穿刺术（形态学检查） □ 继续对症支持治疗 □ 完成必要的相关科室会诊 □ 完成上级医师查房记录等病历书写 □ 向患者及家属交代病情及其注意事项
重点医嘱	**长期医嘱** □ 血液病护理常规 □ 一级护理 □ 饮食 □ 视病情通知病重或病危 □ 其他医嘱 **临时医嘱** □ 血常规、尿常规、大便常规+隐血 □ 肝肾功能、电解质、血沉、凝血功能、血涂片、血型、输血前检查、自身免疫系统疾病筛查 □ X 线胸片、心电图、腹部 B 超 □ 输注血小板（有指征时） □ 其他医嘱	**长期医嘱** □ 患者既往基础用药 □ 其他医嘱 **临时医嘱** □ 血常规 □ 骨髓穿刺 □ 骨髓形态学 □ 输注血小板（有指征时） □ 其他医嘱
主要护理工作	□ 介绍病房环境、设施和设备 □ 入院护理评估 □ 宣教	□ 观察患者病情变化
病情变异记录	□ 无 □ 有，原因： 1. 2.	□ 无 □ 有，原因： 1. 2.
护士签名		
医师签名		

时间	住院第 3~13 天	住院第 14 天 （出院日）
主要诊疗工作	□ 上级医师查房 □ 复查血常规 □ 观察血小板变化 □ 根据体检、骨髓检查结果和既往资料，进行鉴别诊断和确定诊断 □ 根据其他检查结果进行鉴别诊断，判断是否合并其他疾病 □ 开始治疗 □ 保护重要脏器功能 □ 注意观察皮质激素的不良反应，并对症处理 □ 完成病程记录	□ 上级医师查房，进行评估，确定有无并发症情况，明确是否出院 □ 完成出院记录、病案首页、出院证明书等 □ 向患者交代出院后的注意事项，如返院复诊的时间、地点，发生紧急情况时的处理等
重点医嘱	**长期医嘱（视情况可第 2 天起开始治疗）** □ 糖皮质激素：常规剂量 + ［泼尼松 1mg/（kg·d）］或短疗程大剂量给药（甲基泼尼松龙 1.0g/d×3 天或地塞米松 40mg/d×4 天） □ 丙种球蛋白 0.4g（kg·d）×5 天或 1.0g/（kg·d）×2 天（必要时） □ 重要脏器保护：抑酸、补钙等 □ 其他医嘱 **临时医嘱** □ 复查血常规 □ 复查血生化、电解质 □ 输注血小板（有指征时） □ 对症支持 □ 其他医嘱	**出院医嘱** □ 出院带药 □ 定期门诊随访 □ 监测血常规
护理工作	□ 观察患者病情变化	□ 指导患者办理出院手续
病情变异记录	□ 无　□ 有，原因： 1. 2.	□ 无　□ 有，原因： 1. 2.
护士签名		
医师签名		

第十八章

血友病 A 临床路径释义

一、血友病 A 编码

疾病名称及编码：血友病 A（ICD-10：D66.x01）

二、临床路径检索方法

D66.x01

三、血友病 A 临床路径标准住院流程

（一）适用对象

第一诊断为血友病 A（ICD-10：D66.x01）。

> 释义
>
> ■ 适用对象编码参见第一部分。
> ■ 本路径适用对象为临床诊断为血友病 A 的成人及儿童患者，不包括血友病 B 患者及血管性血友病。

（二）诊断依据

根据《血液病诊断和疗效标准（第 3 版）》（张之南、沈悌主编，科学出版社）、《血友病》（杨仁池等主编，上海科学技术出版社）、《临床诊疗指南·血液病学分册》（中华医学会编著，人民卫生出版社）。

1. 患者几乎均为男性（女性患者为纯合子，极罕见），有或无家族史，有家族史者符合 X 性联隐性遗传规律。

2. 关节、肌肉、深部组织及内脏出血，外伤或手术后延迟性出血为其特点，但也可自发性出血。反复出血可见关节畸形和假肿瘤。

3. 实验室检查：

（1）凝血酶原时间（PT）、凝血酶时间（TT）和纤维蛋白原定量正常，活化的部分凝血活酶时间（APTT）延长，能被正常新鲜血浆及吸附血浆纠正。血小板计数、出血时间、血块收缩正常（出血时间，血块收缩：建议根据条件选做）。

（2）凝血因子Ⅷ活性（FⅧ：C）减少，FⅧ：C>5%～40% 为轻型，1%～5% 为中型，≤1% 为重型。

（3）血管性血友病因子（vWF）抗原正常。

释义

■本路径的制订主要参考国内权威参考书籍和诊疗指南，更多参考文献见：《血友病（第2版）》（杨仁池，王鸿利主编，上海科学技术出版社）；"血友病诊断与治疗中国专家共识"［中华医学会血液学分会血栓与止血学组中华血液杂志.2013：34（5）］。

■血友病的出血多为自发性或轻度外伤、小手术后（如拔牙、扁桃体切除）出血不止，且具备下列特点：①生来具有，伴随终生：多数血友病A患者自幼有自发性出血，部分患者在成年后无意中才被发现和诊断；②常表现为软组织或深部肌肉内血肿；③负重关节如膝、踝关节等反复出血甚为突出，最终可致关节肿胀、僵硬、畸形，可伴骨质疏松、关节骨化及相应肌肉萎缩（血友病关节）；④重要脏器出血严重时可危及生命。

（三）治疗方案的选择

根据《血友病》（杨仁池等主编，上海科学技术出版社）、《血友病治疗指南》（英国血友病中心医师组织，Haemophilia）、《临床诊疗指南·血液病学分册》（中华医学会编著，人民卫生出版社）。

1. 局部止血措施和注意事项：包括制动、局部压迫包扎和放置冰袋、局部用止血粉、凝血酶或明胶海绵贴敷等。口腔出血可含服氨甲环酸。避免肌内注射、外伤和手术，如必须手术，需行凝血因子替代治疗。禁服阿司匹林或其他非甾体类解热镇痛药及所有影响血小板聚集的药物。

2. 替代疗法：

（1）因子Ⅷ制剂：首选血浆源性因子Ⅷ制剂。因子Ⅷ半衰期8~12小时，常需每日输注2次（首次输注后2~4小时需重复，后8~12小时重复）。重组人凝血因子Ⅷ，为人工合成，病毒等病原污染的可能性更低，有条件者可选用。

（2）冷沉淀物：含因子Ⅷ、纤维蛋白原等凝血因子，因子Ⅷ较新鲜血浆高5~10倍，用于无条件使用因子Ⅷ制剂者。

（3）新鲜血浆或新鲜冷冻血浆：含所有的凝血因子等血浆蛋白，仅用于无条件使用因子Ⅷ制剂和冷沉淀者。

（4）凝血酶原复合物浓缩剂：用于因子Ⅷ抑制物阳性者，并考虑联合应用免疫抑制剂。

3. 去氨基-D-精氨酸血管加压素：用于轻型患者。

4. 小剂量肾上腺皮质激素：可改善毛细血管通透性，对控制血尿、加速急性关节积血的吸收有一定疗效，可短期与替代治疗合用。

5. 抗纤溶药物：常用6-氨基己酸和氨甲环酸，有肉眼血尿者禁用。

释义

■治疗方案更多参考文献见：《血友病（第2版）》（杨仁池，王鸿利主编，上海科学技术出版社）；"血友病诊断与治疗中国专家共识"［中华医学会血液学分会血栓与止血学组中华血液杂志.2013：34（5）］。

■血友病A治疗原则是综合性，以替代治疗为主，包括按需治疗和预防治疗：

①加强自我保护，预防损伤出血极为重要；②尽早有效地处理患者出血，避免并发症的发生和发展；③禁用阿司匹林、非甾体抗炎药及其他可能干扰血小板聚集的药物；④家庭治疗、预防治疗及综合性血友病诊治中心的定期随访；⑤物理治疗和康复训练：在非出血期积极、适当的运动对维持身体肌肉功能正常并保持身体平衡以预防出血至关重要。应该在专业医师指导下进行。

■急性出血者需依照 RICE 原则配合 FVⅢ 替代治疗进行康复治疗，包括休息（rest）、冰敷（ice）、压迫（compression）、抬高（elevation），以尽可能减少关节和肌肉肿痛。

■替代治疗是预防血友病出血最重要的措施。主要制剂有基因重组的 FVⅢ、FVⅢ浓缩制剂、新鲜冷冻血浆、冷沉淀物（FVⅢ浓度较血浆高 5～10 倍）及凝血酶原复合物等。人基因重组 FVⅢ制剂具有更好的安全性和便利性，但目前尚无法完全取代血源性 FVⅢ制剂，因此，在因子Ⅷ制剂的选择中，有条件者可优先选用人基因重组 FVⅢ制剂。

■临床分型：治疗前必须充分了解患者的临床分型，分型是决定凝血因子制品用量的基础之一。①重度出血，包括特殊部位出血，如中枢神经系统（颅内）和软气道（咽喉、颈部）出血：消化道、泌尿道、呼吸道出血；腹腔内/腹膜后出血及眼底出血等；②中度出血，包括关节出血、肌肉出血、口腔出血、软组织血肿等；③轻度出血，包括皮肤淤斑（西医）、皮下血肿、鼻出血等。

■预防治疗是血友病规范治疗的重要组成部分。可以降低出血频率，延缓关节病变的进展并提高生活质量。应根据患者年龄、静脉通道、出血表现以及凝血因子制剂的供应情况制定个体化方案。对于反复出血（尤其是靶关节出血）的患者，可进行 4～8 周的短期预防治疗以阻断出血的恶性循环。这种治疗可以结合强化物理治疗或放射性滑膜切除术。

■血友病 A 患者反复输注血液制品后会产生 FVⅢ抑制物，其发生率大约为10%。通过检测患者血浆 FVⅢ抑制物效价可确定，主要通过免疫抑制治疗及旁路治疗来改善出血，后者包括使用凝血酶原复合物及重组人活化因子 Ⅶ（rFⅦa）。

（四）标准住院日

10 天内。

> **释义**
>
> ■如果患者出血症状消失，凝血因子活性明显提升，住院时间可以低于上述住院天数。

（五）进入路径标准

1. 第一诊断必须符合 ICD-10：D66. x01 血友病 A 疾病编码。
2. 有关节、肌肉、软组织或内脏急性出血表现。
3. 当患者同时具有其他疾病诊断，但在住院期间不需要特殊处理，也不影响第一诊断的临床路径流程实施时，可以进入路径。

> **释义**
>
> ■ 血友病 A 患者的首次确诊通常需要住院诊治。
>
> ■ 已经确诊的血友病 A 患者，无论该患者的分型如何，应根据其出血的轻重程度及治疗的效果决定患者是否需要住院进行治疗，如皮肤黏膜等表浅部位出血，经过家庭治疗无法止血的，需要住院诊治。
>
> ■ 患者同时合并其他疾病，合并疾病如需要进行干预治疗时不适合进入临床路径。
>
> ■ 有危及生命的严重出血患者（如颅内出血等）不适合进入临床路径。
>
> ■ 需要外科手术干预止血的患者不适合进入临床路径。
>
> ■ 发生合并 FⅧ抑制物形成的患者不适合进入临床路径。
>
> ■ 预防治疗不适合进入临床路径。

（六）住院期间检查项目

1. 必须的检查项目：

（1）血常规、尿常规、大便常规+隐血。

（2）肝肾功能、电解质、输血前检查、血型、凝血功能。

2. 根据患者情况可选择的检查项目：

（1）FⅧ：C、vWF 抗原、因子Ⅸ活性检测（既往未确诊者进行此项检查）。

（2）因子Ⅷ抑制物筛选和滴度测定。

（3）X 线胸片、心电图、血肿、脏器 B 超、关节平片或 MRI、头颅 CT 等。

> **释义**
>
> ■ 部分检查可以在门诊完成。
>
> ■ 每次住院均需行输血前检查以监测是否为病毒感染者。
>
> ■ 如具备检测条件，每次入院时均应检测因子Ⅷ抑制物；如住院治疗期间多次输注FⅧ制剂后患者出血症状无改善，FⅧ水平无提升者需要进行因子Ⅷ抑制物筛选和滴度测定。

（七）治疗开始时间

入院前血友病 A 诊断明确者入院后即刻开始。

（八）治疗方案及药物选择

血友病急性出血时应立刻输注 FⅧ制剂，行替代治疗，以降低关节、组织和脏器功能受损的程度。

FⅧ制剂使用剂量可按如下公式计算：需要 FⅧ：C 总量 =（希望达到的 FⅧ：C 水平% − 当前血浆 FⅧ：C 水平%）×0.5×患者体重（kg）。

FⅧ的半衰期为 8~12 小时，要使血中 FⅧ保持在一定水平，需每 8~12 小时输注 1 次。具体替代治疗方案（表17）。

表17 FⅧ用药方案

出血部位	希望达到的因子水平（%）	FⅧ剂量（U/kg体重）	疗程（天）
关节	30~50	15~25	1~2
肌肉	30~50	15~25	1~2
胃肠道	40~60	20~30	7~10
口腔黏膜	30~50	15~25	直至出血消退
鼻出血	30~50	15~25	直至出血消退
血尿	30~100	15~50	直至出血消退
中枢神经系统	60~100	30~50	7~10
腹膜后	50~100	25~50	7~10
损伤或手术	50~100	25~50	直至出血消退

释义

■ 替代治疗药物剂量确定因素：①患者FVⅢ：C的基础水平；②出血部位及严重程度；③是否存在抑制物；④所用制品的效价。

（九）出院标准

出血症状改善或消退。

释义

■ 如果出现并发症，是否需要继续住院处理，由主管医师具体决定。

（十）变异及原因分析

出现FⅧ因子抑制物、感染，需要手术干预，疗效不佳者退出此路径。

释义

■ 血友病A患者血浆中检测到FⅧ抑制物，或者住院期间伴随感染，或者住院期间需要手术治疗，凝血因子Ⅷ所需剂量大，或者需要本路径外的其他医疗干预措施，需退出本路径。

四、血友病 A 临床路径给药方案

【用药选择】

1. 首选人基因重组 FⅧ制剂或病毒灭活的血源性 FⅧ制剂。重组人凝血因子Ⅷ为人工合成，病毒等病原污染的可能性更低，且容易实施家庭注射治疗，有条件者优先选用。仅在无法获得以上药物时选用冷沉淀和新鲜血浆或新鲜冷冻血浆。

2. 轻型血友病 A 患者使用去氨基-D-精氨酸血管加压素可以使 FⅧ水平提高到基础水平的 2~8倍。

3. 抗纤溶药物（如氨甲苯酸，氨基己酸）连续使用 5~10 天可以有效地治疗黏膜出血（如鼻出血，口腔出血），以减少凝血因子的使用量。

4. 用药前后需要监测凝血功能及凝血因子Ⅷ水平变化，以期达到最佳治疗疗效。

【药学提示】

抗纤溶药物应该避免在肾脏出血时使用，以防止在肾盂和输尿管中形成不溶解的血块，导致绞痛和梗阻性肾病。

【注意事项】

多次输注凝血因子Ⅷ制剂后患者出血症状无改善，凝血因子Ⅷ水平无提升者需进行因子Ⅷ抑制物筛选和滴度测定。

五、推荐表单

（一）医师表单

血友病 A 临床路径医师表单

适用对象：第一诊断为血友病 A（ICD-10：D66.x01）

患者姓名：	性别： 年龄： 门诊号：	住院号：
住院日期： 年 月 日	出院日期： 年 月 日	标准住院日：10 天

时间	住院第 1 天	住院第 2 天
主要诊疗工作	□ 询问病史及体格检查 □ 完成病历书写 □ 开实验室检查单 □ 结合化验检查初步确定诊断 □ 对症支持治疗 □ 病情告知，必要时向患者家属告知病重或病危，并签署病重或病危通知书 □ 患者家属签署输血知情同意书	□ 上级医师查房 □ 继续完成入院检查 □ 继续对症支持治疗 □ 完成必要的相关科室会诊 □ 完成上级医师查房记录等病历书写 □ 向患者及家属交代病情及其注意事项
重点医嘱	**长期医嘱** □ 血液病护理常规 □ 一级或二级护理（根据病情） □ 饮食 □ 视病情通知病重或病危 □ 其他医嘱 **临时医嘱** □ 血常规及分类、尿常规、便常规+隐血 □ 肝肾功能、电解质、凝血功能、血型、输血前检查、FⅧ：C 及 vWF 测定、因子Ⅸ活性，如有条件做 FⅧ因子抗体测定 □ X 线胸片、心电图、血肿或脏器 B 超、关节平片、头颅 CT、MRI 等 □ 输注重组人或浓缩 FⅧ因子制剂或替代物 □ 冷沉淀 □ 新鲜血浆 □ 凝血酶原复合物 □ 肾上腺皮质激素 □ 抗纤溶药物 □ 局部止血治疗 □ 去氨基-D-精氨酸血管加压素 □ 其他医嘱	**长期医嘱** □ 患者既往基础用药 □ 其他医嘱 **临时医嘱** □ 凝血分析 □ 输注重组人或浓缩 FⅧ因子制剂或替代物 □ 冷沉淀 □ 新鲜血浆 □ 凝血酶原复合物 □ 去氨基-D-精氨酸血管加压素 □ 肾上腺皮质激素 □ 抗纤溶药物 □ 局部止血治疗 □ 其他医嘱
病情变异记录	□ 无 □ 有，原因： 1. 2.	□ 无 □ 有，原因： 1. 2.
医师签名		

时间	住院第 3~9 天	住院第 10 天 （出院日）
主要诊疗工作	□ 上级医师查房 □ 复查凝血功能、FⅧ因子 □ 观察出血变化 □ 根据体检、辅助检查结果和既往资料，进行鉴别诊断和确定诊断 □ 根据其他检查结果进行鉴别诊断，判断是否合并其他疾病 □ 开始治疗 □ 保护重要脏器功能 □ 注意观察血制品的不良反应，并对症处理 □ 完成病程记录	□ 上级医师查房，进行评估，确定有无并发症情况，明确是否出院 □ 完成出院记录、病案首页、出院证明书等 □ 向患者交代出院后的注意事项，如返院复诊的时间、地点，发生紧急情况时的处理等
重点医嘱	**长期医嘱（诊断明确即刻开始治疗）** □ 输注 FⅧ（参见表 17） □ 冷沉淀 □ 新鲜血浆 □ 凝血酶原复合物 □ 去氨基-D-精氨酸血管加压素 □ 肾上腺皮质激素 □ 抗纤溶药物 □ 局部止血治疗及护理 □ 其他医嘱 **临时医嘱** □ 复查血常规 □ 复查血生化、凝血功能、FⅧ：C 水平 □ 对症支持 □ 其他医嘱	**出院医嘱** □ 出院带药 □ 定期门诊随访 □ 监测凝血功能
病情变异记录	□ 无　□ 有，原因： 1. 2.	□ 无　□ 有，原因： 1. 2.
医师签名		

（二）护士表单

血友病 A 临床路径护士表单

适用对象：第一诊断为血友病 A（ICD-10：D66. x01）

患者姓名：	性别： 年龄： 门诊号：	住院号：
住院日期： 年 月 日	出院日期： 年 月 日	标准住院日：10 天

时间	住院第 1~3 天	住院第 4~6 天	住院第 7~10 天
健康宣教	□ 介绍主管医师、护士 □ 介绍环境、设施 □ 介绍住院注意事项 □ 向患者介绍血友病 A 的遗传规律 □ 向患者介绍血友病的出血表现	□ 向患者宣教实验室检查的必要性及意义 □ 主管护士与患者沟通，了解并指导心理应对 □ 宣教疾病知识、用药知识及"RICE"法 □ 向患者宣教替代疗法的必要性	□ 指导患者随身携带"血友病"卡片 □ 指导患者明确禁忌用药种类及禁忌肌内注射 □ 饮食、休息等注意事项指导 □ 指导患者条件允许时预防治疗 □ 制订患者康复和锻炼计划
护理处置	□ 核对患者姓名、住院号，佩戴腕带 □ 建立入院护理病历 □ 卫生处置：剪指甲、沐浴、更换病号服 □ 开放性伤口处理	□ 随时观察患者病情变化 □ 遵医嘱正确使用凝血因子 □ 协助医师完成各项检查化验 □ 必要时术前准备	□ 办理出院手续 □ 书写出院小结
基础护理	□ 二级护理 □ 晨晚间护理 □ 患者安全管理	□ 二级护理 □ 晨晚间护理 □ 患者安全管理	□ 三级护理 □ 晨晚间护理 □ 患者安全管理
专科护理	□ 护理查体 □ 评估、记录出血情况 □ RICE 处置 □ 需要时请家属陪护 □ 心理护理	□ 遵医嘱完成相关检查 □ 心理护理 □ 必要时吸氧 □ 遵医嘱准确及时输注因子 □ 观察有无新增出血情况	□ 病情观察：观察患者出血征象，预防颅内出血 □ 心理护理
重点医嘱	□ 详见医嘱执行单	□ 详见医嘱执行单	□ 详见医嘱执行单
病情变异记录	□ 无 □ 有，原因： 1. 2.	□ 无 □ 有，原因： 1. 2.	□ 无 □ 有，原因： 1. 2.
护士签名			

（三）患者表单

血友病 A 临床路径患者表单

适用对象：第一诊断为血友病 A（ICD-10：D66.x01）

患者姓名：		性别：	年龄：	门诊号：	住院号：
住院日期：	年　月　日	出院日期：	年　月　日		标准住院日：10 天

时间	住院第 1 天	住院第 2~6 天 （住院期间）	住院第 7~10 天 （出院日）
医患配合	□ 配合询问病史、收集资料，请务必详细告知既往史、用药史、过敏史 □ 配合进行体格检查 □ 有任何不适告知医师	□ 配合完善相关检查、化验，如采血、留尿、B 超、X 线片等 □ 医师向患者及家属介绍病情，如有异常检查结果需要进一步检查 □ 配合用药及治疗 □ 配合医师调整用药 □ 有任何不适告知医师	□ 接受出院前指导 □ 知道复查程序 □ 获取出诊断书
护患配合	□ 配合测量体温、脉搏、呼吸、血压、血氧饱和度、体重 □ 配合完成入院护理评估单（简单询问病史、过敏史、用药史） □ 接受入院宣教（环境介绍、病室规定、订餐制度、贵重物品保管等） □ 有任何不适告知护士	□ 配合测量体温、脉搏、呼吸，询问每日排便情况 □ 接受相关化验检查宣教，正确留取标本，配合检查 □ 有任何不适告知护士 □ 接受输液、服药治疗 □ 注意活动安全，避免坠床或跌倒 □ 配合执行探视及陪护 □ 接受疾病及用药等相关知识指导	□ 接受出院宣教 □ 办理出院手续 □ 获取出院带药 □ 知道用药方法、作用、注意事项 □ 知道复印病历方法
饮食	□ 普通饮食	□ 普通饮食	□ 普通饮食
排泄	□ 正常排尿便	□ 正常排尿便	□ 正常排尿便
活动	□ 适量活动	□ 适量活动	□ 适量活动

附：原表单（2011 年版）

血友病 A 临床路径表单

适用对象：第一诊断为血友病 A（ICD-10：D66. x01）

| 患者姓名： | 性别： | 年龄： | 门诊号： | 住院号： |

| 住院日期： 年 月 日 | 出院日期： 年 月 日 | 标准住院日：10 天 |

时间	住院第 1 天	住院第 2 天
主要诊疗工作	□ 询问病史及体格检查 □ 完成病历书写 □ 开实验室检查单 □ 结合化验检查初步确定诊断 □ 对症支持治疗 □ 病情告知，必要时向患者家属告知病重或病危，并签署病重或病危通知书 □ 患者家属签署输血知情同意书	□ 上级医师查房 □ 继续完成入院检查 □ 继续对症支持治疗 □ 完成必要的相关科室会诊 □ 完成上级医师查房记录等病历书写 □ 向患者及家属交代病情及其注意事项
重点医嘱	**长期医嘱** □ 血液病护理常规 □ 一级护理 □ 饮食 □ 视病情通知病重或病危 □ 其他医嘱 **临时医嘱** □ 血常规及分类、尿常规、大便常规+隐血 □ 肝肾功能、电解质、凝血功能、血型、输血前检查、FⅧ：C 及 vWF 测定、因子Ⅸ活性，如有条件做 FⅧ因子抗体测定 □ X 线胸片、心电图、血肿或脏器 B 超、关节平片、头颅 CT、MRI 等 □ 输注浓缩 FⅧ因子或替代物（参见表 17） □ 冷沉淀 □ 新鲜血浆 □ 凝血酶原复合物 □ 肾上腺皮质激素 □ 抗纤溶药物 □ 局部止血治疗 □ 去氨基-D-精氨酸血管加压素 □ 其他医嘱	**长期医嘱** □ 患者既往基础用药 □ 其他医嘱 **临时医嘱** □ 凝血分析 □ 输注浓缩 FⅧ因子或替代物（参见表 17） □ 冷沉淀 □ 新鲜血浆 □ 凝血酶原复合物 □ 去氨基-D-精氨酸血管加压素 □ 肾上腺皮质激素 □ 抗纤溶药物 □ 局部止血治疗 □ 其他医嘱
主要护理工作	□ 介绍病房环境、设施和设备 □ 入院护理评估 □ 宣教	□ 察患者病情变化
病情变异记录	□ 无　□ 有，原因： 1. 2.	□ 无　□ 有，原因： 1. 2.
护士签名		
医师签名		

时间	住院第 3～9 天	住院第 10 天 （出院日）
主 要 诊 疗 工 作	□ 上级医师查房 □ 复查凝血功能、FⅧ因子 □ 观察出血变化 □ 根据体检、辅助检查结果和既往资料，进行鉴别 　　诊断和确定诊断 □ 根据其他检查结果进行鉴别诊断，判断是否合并 　　其他疾病 □ 开始治疗 □ 保护重要脏器功能 □ 注意观察血制品的不良反应，并对症处理 □ 完成病程记录	□ 上级医师查房，进行评估，确定有无并发 　　症情况，明确是否出院 □ 完成出院记录、病案首页、出院证明书等 □ 向患者交代出院后的注意事项，如返院复 　　诊的时间、地点、发生紧急情况时的处 　　理等
重 点 医 嘱	**长期医嘱（诊断明确即刻开始治疗）** □ 输注 FⅧ（参见表 17） □ 冷沉淀 □ 新鲜血浆 □ 凝血酶原复合物 □ 去氨基-D-精氨酸血管加压素 □ 肾上腺皮质激素 □ 抗纤溶药物 □ 局部止血治疗及护理 □ 其他医嘱 **临时医嘱** □ 复查血常规 □ 复查血生化、凝血功能、FⅧ：C 水平 □ 对症支持 □ 其他医嘱	**出院医嘱** □ 出院带药 □ 定期门诊随访 □ 监测凝血功能
主要 护理 工作	□ 观察患者病情变化	□ 指导患者办理出院手续
病情 变异 记录	□ 无　□ 有，原因： 1. 2.	□ 无　□ 有，原因： 1. 2.
护士 签名		
医师 签名		

第十九章

慢性淋巴细胞白血病（初诊）临床路径释义

一、慢性淋巴性白血病（初诊）编码

疾病名称及编码：慢性淋巴细胞性白血病（CLL）（ICD-10：C91.1）

二、临床路径检索方法

C91.1

三、慢性淋巴细胞白血病（初诊）临床路径标准住院流程

（一）适用对象

第一诊断为慢性淋巴细胞白血病（CLL）（ICD-10：C91.1）。

> **释义**
> ■ 本路径适用对象为慢性淋巴细胞白血病（初诊），不包括经治的患者。
> ■ 若合并自身免疫性溶血性贫血或免疫性血小板减少症，不影响第一诊断的治疗即可进入本路径。
> ■ 本病为老年性疾病，年龄及合并症不影响进入该路径。

（二）诊断依据

根据 2008 年 CLL 国际工作会议（IWCLL）采用的标准（Guidelines for the diagnosis and treatment of chronic lymphocytic leukemia: a report from the International Workshop on Chronic Lymphocytic Leukemia up-dating the National Cancer Institute-Working Group 1996 guidelines. Blood, 2008, 111: 5446-5456）。

主要诊断依据有：

1. 外周血 B 淋巴细胞持续 $\geq 5 \times 10^9/L$。

2. 形态以成熟淋巴细胞为主，可见幼稚淋巴细胞或不典型淋巴细胞（典型 CLL，后者比例应 <10%，10% ~ 55% 时为伴幼稚淋巴细胞增多的 CLL，而 >55% 时为幼稚淋巴细胞白血病）。

3. 免疫分型：膜表面 Ig 弱阳性，呈 κ 或 λ 单克隆轻链型；CD5、CD19、CD23、CD43 阳性；CD20、CD22 弱阳性；FMC7 阴性；CD10、Cyclin D1 阴性。根据流式细胞术检测的免疫表型积分（表18），典型慢淋积分在 4 ~ 5 分，0 ~ 2 分可排除慢淋，而 3 分者需要排除其他类型淋巴增殖性疾病。

表 18 诊断 CLL 的免疫表型积分系统

标记	积分	
	1	0
CD5	阳性	阴性
CD23	阳性	阴性
FMC7	阴性	阳性
sIg	弱阳性	中等/强阳性
CD22/CD79b	弱阳性/阴性	中等/强阳性

释义

■ 慢性淋巴细胞白血病（CLL）是一种成熟 B 淋巴细胞克隆增殖性疾病，以形态学成熟的小淋巴细胞在外周血、骨髓、脾脏和淋巴结聚集为特征。小淋巴细胞淋巴瘤（SLL）与 CLL 是同一种疾病的不同表现，主要累及淋巴结及骨髓。世界卫生组织（WHO）分型中，CLL 仅限于肿瘤性 B 细胞疾病，而以前的 T 细胞 CLL（T-CLL）现称为 T 幼稚淋巴细胞白血病（T-PLL），不归入本疾病。典型的 CLL 细胞浸润引起血细胞减少，若单克隆 B 淋巴细胞<$5×10^9$/L，根据 2016 版 WHO 分型，若淋巴结、肝脾不肿大，不应诊断为 CLL。约 20% 的患者就诊时有贫血或血小板减少，贫血为正细胞、正色素贫血，中性粒细胞比例明显减低，但初诊患者罕见粒细胞缺乏（约 0.5%）。血细胞减少与脾大、免疫及骨髓浸润等因素相关。

■ 最新的 2017 年第 2 版《NCCN Clinical Practice Guidelines in oncology, chronic lymphocytic leukemia/small lymphocytic lymphoma》（2017 年 2 月 21 日发布）中，典型的 CLL 外周血幼稚淋巴细胞占淋巴细胞的比例应≤5%，>5%～54% 为伴幼稚淋巴细胞增多的 CLL（CLL-PL），是 CLL 的一种变异型。

■ 血涂片常见到 CLL 特征性的涂抹细胞（smudge cell）或称为篮细胞（basket cell），即所谓的 Gumprecht 现象，此现象在高白细胞患者中更常见，而在其他 B 细胞疾病即使淋巴细胞增多也罕见。

■ CLL 经外周血即可明确诊断，持续的淋巴细胞增多、典型形态学及免疫表型特征是 CLL 诊断的关键。对拟诊 CLL 的患者，尤其是免疫表型不典型的患者（CD23 弱表达或阴性、CD20 强表达、sIg 强表达），需行免疫组化检测 CCND1 或荧光原位杂交（FISH）检测 t（11；14）以排除套细胞淋巴瘤（MCL）。诊断中有两个相近的疾病要注意排除，即小淋巴细胞淋巴瘤（SLL）和单克隆 B 淋巴细胞增多症（MBL）。SLL 为 CLL 的同一疾病在不同组织中表现形式，若单克隆 B 淋巴细胞<$5×10^9$/L，无贫血及血小板减少，存在肝脾或淋巴结肿大（>1.5cm），且经组织病理活检确诊，则诊断为 SLL。若单克隆 B 淋巴细胞<$5×10^9$/L，且无肝脾或淋巴结肿大，无血细胞减少，诊断为 MBL。

■ 其他小 B 细胞淋巴瘤需要仔细鉴别（图 1），包括 MCL、毛细胞白血病（HCL）、滤泡淋巴瘤（FL）、边缘区淋巴瘤（MZL）、淋巴浆细胞淋巴瘤（LPL）/华氏巨球蛋白血症（WM）等。除阳性率外，免疫表型表达的强弱在鉴别诊断上有重要意义，临床医师需要给予重视。CLL 细胞不表达 CCND1 与 CD10，sIg 弱表达，FMC7、CD22 和 CD79b 常阴性或弱表达，CD200 与 LEF1 均阳性、SOX11 阴性。CD5、

CD23 及 CD27 随 B 淋巴细胞活化表达增高，阳性则显示其为活化 B 细胞，CD11b、CD13 等髓系标志可在 CD5 阴性慢性淋巴增殖性疾病（CD5-CLPD）表达，但 CLL 细胞为阴性。MCL 的 CD5、CD19 也是阳性，但 FMC7 阳性、CD23 阴性（但 25% 的患者可弱阳性），SOX11 阳性，CD200 阴性（少部分患者部分表达或弱表达），LEF1 阴性，sIg 表达强，且特征性的表达 CCND1 或存在 t（11；14），所以拟诊 CLL 患者至少需检测 CCND1 或 t（11；14）排除 MCL。FL 则 CD5 阴性，而 CD10 常阳性，且大多存在 t（14；18），少数 CLL 等 B-CLPD 也可能出现 t（14；18），故 t（14；18）不能排除 CLL 等的诊断。脾边缘区淋巴瘤（SMZL）以脾大为主要表现，脾门淋巴结常肿大，浅表淋巴结常不大，脾脏切除病理检查可确诊，但临床上通常可以根据典型的外周血及骨髓形态学+免疫表型+骨髓病理进行诊断；以脾大为主要表现的 CD5-CLPD 大多为 SMZL。HCL 除典型的细胞形态学外，临床常表现为全血细胞减少、单核细胞减少，骨髓活检骨髓纤维化，单个细胞特征性的表现为"煎鸡蛋样"。95% 的 HCL 细胞酸性磷酸酶抗酒石酸试验阳性，几乎所有 HCL 都表达 CD11c、CD103、CD25、HC2，sIg 表达中等至强阳性，CD200 表达呈强阳性，而 CD5 和 CD43 阴性。90% 以上的 HCL 存在 BRAF V600E 突变，而其他成熟 B 细胞肿瘤（包括 HCL-V）均阴性，利用 Sanger 测序的方法，或敏感性更高的等位基因特异性 PCR 方法或免疫组化的方法检测 BRAF V600E 突变，有助于确诊 HCL。90% 以上的 WM 以及部分 IgG 或 IgA 型的 LPL 具有 MYD88 L265P 的突变，因此 MYD88 L265P 检测有助于 LPL/WM 的诊断。

图1　小 B 细胞淋巴瘤的鉴别诊断

（三）治疗方案的选择

根据《NCCN Clinical Practice Guidelines in oncology》（Non Hodgkin's Lymphomas，V. 2009）。

1. 判断治疗指征：早期无症状的患者无需治疗，每2～3个月随访1次；进展期患者需要治疗。治疗指征有（至少满足以下一个条件）：

（1）进行性骨髓衰竭的证据，表现为贫血和（或）血小板减少进展或恶化。轻度的贫血或血小板减少而疾病无进展时可以观察。

（2）巨脾（左肋缘下>6cm）或进行性/有症状的脾大。

（3）巨块型淋巴结肿大（最长直径>10cm）或进行性/有症状的淋巴结肿大。

（4）进行性淋巴细胞增多，如2个月内增多>50%，或淋巴细胞倍增时间（LDT）<6个月。

（5）自身免疫性贫血和（或）血小板减少对皮质类固醇或其他标准治疗反应不佳。

（6）至少存在下列一种疾病相关症状：①在以前6月内无明显原因的体重下降≥10%；②严重疲乏（如ECOG体能状态≥2；不能工作或不能进行常规活动）；③无其他感染证据，发热>38.0℃，≥2周；④无感染证据，夜间盗汗>1个月。

2. 若存在治疗指征可选择以下治疗：

（1）治疗药物：包括苯丁酸氮芥、环磷酰胺、氟达拉滨、米托蒽醌、长春新碱、肾上腺糖皮质激素、多柔比星（阿霉素）等化疗药物。

（2）常用一线化疗方案有：

苯丁酸氮芥单用：4～8mg/d维持，根据血常规调整；0.4mg/kg，每月用5～7天。

MP方案：苯丁酸氮芥同上，泼尼松30～60mg/d，用5～7天，每2～4周重复。

氟达拉滨单用：F 25mg/（m^2·d），第1～5天，每28天1个疗程。

FC方案：F 25mg/（m^2·d），第1～3天；CTX 250mg/（m^2·d），第1～3天，每28天1个疗程。

RFC方案：利妥昔单抗375mg/m^2，第1天；F 25mg/（m^2·d），第2～4天；CTX 250mg/（m^2·d），第2～4天，每28天1个疗程，第2疗程开始利妥昔单抗500mg/m^2，第1天，FC剂量同前（有条件时可使用此方案）。

COP：环磷酰胺（CTX）750mg/m^2，第1天；长春新碱（VCR）：1.4mg/m^2，第1天，最大剂量2mg；泼尼松（Pred）：60mg/m^2，第1～5天。

CHOP方案：在COP基础上，加用多柔比星（阿霉素）50mg/m^2，第1天；化疗药物剂量根据患者情况可适当调整。

3. 并发症治疗：

（1）并发自身免疫性溶血性贫血（AIHA）或免疫性血小板减少（ITP）时，可依次选择肾上腺糖皮质激素治疗，如泼尼松1mg/（kg·d）；静脉丙种球蛋白（IVIG）：IVIG 0.4 g/（kg·d）×5天；同时在并发症控制前暂不应用氟达拉滨化疗。

（2）并发感染的治疗：根据感染部位、病原学检查或经验性选择抗菌药物治疗。

> **释义**
>
> ■ CLL属于进展缓慢的疾病，约40%的患者未经治疗自然病程达10年以上，多数达5年以上。必须强调的是，CLL诊断确定后，首要问题不是选择方案，而是考虑是否需要治疗、何时开始治疗。法国CLL协作组先后对609例和926例Binet A期CLL患者随机分为治疗组和对照组，治疗组分别采用小剂量苯丁酸氮芥（CLB）合用泼尼松持续或间断给药，而对照组不予治疗直到病情发展为B/C期。结果发现早

期治疗虽然可以延缓病情的进展，但对总的生存期（OS）并无影响。新药时代早期干预是否能改善患者生存，特别是高危患者的生存，目前正在探索中。

■ 对于治疗指征的把握，路径中列出了6种情况开始治疗，其中贫血和血小板减少一定要是骨髓浸润导致，且血细胞减少呈进行性。轻度减少患者不必急于治疗，建议密切随访观察。淋巴结和脾大是否需要接受治疗取决于症状及大小，即有症状或者巨脾（如左肋缘下6cm）或巨块型淋巴结肿大（如最长直径10cm）需要治疗。在以倍增时间作为治疗依据时，注意外周血淋巴细胞$<30\times10^9/L$不可应用此参数，即应从$\geq30\times10^9/L$开始计算。而且，淋巴细胞增多或淋巴结肿大的因素除CLL外，还应排除其他原因（如感染、外伤、溶血等）。淋巴细胞绝对数高低不是治疗指征，目前建议高于$200\times10^9/L$或有白细胞淤滞症状开始治疗。全身症状作为治疗指征时要明确具体每个指标的界定值和持续时间，这样才能达到CLL的规范化治疗，如"盗汗（drenching night sweet）"，即湿透性夜间出汗，为比较严重的出汗。

■ 除此之外，NCCN最新版的指南中，患者出现终末期的器官功能损害或符合临床试验的入组标准，均为治疗指征。

■ 选择合适的治疗策略取决于患者的年龄、体能状态、伴随疾病，以及荧光原位杂交（FISH）、常规核型分析（CpG寡核苷酸DSP30联合IL2等刺激）、基因测序检查结果。细胞遗传学的异常直接反映肿瘤细胞的本质特征，采用FISH可以分析分裂间期的细胞，异常检出率明显提高。p53基因异常［del（17p）或p53基因突变］已成为CLL预后最差的指标，并作为分层治疗的重要依据。常规核型分析复杂核型患者的预后甚至较p53基因异常患者更差。由于FCR有可能部分克服del（11q）的不良预后，所以2017年NCCN指南已不将del（11q）作为分层治疗的依据。化学免疫治疗为治疗首选，但化疗强度取决于患者年龄、体能状态及伴随疾病等。一般采用累积疾病评价量表（CIRS）评估合并症情况（参考Salvi F，Miller MD，Grilli A，et al. A manual of guidelines to score the modified cumulative illness rating scale and its validation in acute hospitalized elderly patients. J Am Geriatr Soc. 2008；56：1926）。

■ 对于"适合（fit）"［CIRS≤6及肌酐清除率（C_1Cl）>70ml/min］、年轻（<65岁）患者选择FCR；65岁以上"适合"患者苯达莫司汀联合利妥昔单抗（BR）的疗效与FCR相近，但感染并发症明显少于FCR，故选择BR方案更佳；而对于不能耐受氟达拉滨的体能状态较差以及70岁以上的患者可采用苯丁酸氮芥单药或联合利妥昔单抗、BTK抑制剂（伊布替尼）、单药利妥昔单抗等治疗。伊布替尼较苯丁酸氮芥能够显著提高65岁以上CLL患者的预后、目前已推荐作为65岁以上CLL患者一线治疗。苯达莫司汀、伊布替尼目前尚未在我国上市，患者应该尽可能参加相关的临床试验。除外伴有免疫性血细胞减少症，由于泼尼松等糖皮质激素使用易继发感染等不良反应，不作为常规治疗。

■ 对存在p53基因异常［del（17p）或TP53基因突变］的患者，可选择不通过p53途径作用的大剂量激素等为主的治疗，联合利妥昔单抗可提高疗效；达到完全或部分缓解后，如无禁忌证，建议异基因造血干细胞移植。伊布替尼等新型靶向药物可以显著改善伴del（17p）或TP53基因突变的预后，疗效明显优于FCR等化学免疫治疗且不良反应更小、使用（口服）更方便。

（四）标准住院日

14 天内。

> **释义**
>
> ■ 如果患者条件允许，住院时间可以低于上述住院天数。

（五）进入路径标准

1. 第一诊断必须符合 ICD-10：C91.1 慢性淋巴细胞白血病疾病编码。
2. 当患者同时具有其他疾病诊断，但住院期间不需要特殊处理也不影响第一诊断的临床路径流程实施时，可以进入路径。

> **释义**
>
> ■ 患者同时具有其他疾病影响第一诊断的临床路径流程实施时均不适合进入临床路径。
> ■ 本路径仅针对初诊 CLL，对经治患者不适合。

（六）住院期间检查项目

1. 必须的检查项目：
(1) 血常规及分类、尿常规、大便常规+隐血。
(2) 外周血：免疫表型、细胞/分子遗传学。
(3) 肝肾功能、电解质、输血前检查、血沉、血型、自身免疫系统疾病筛查、心电图。
(4) 影像学检查：X 线胸片、腹部 B 超。
2. 根据患者情况可选择：IgH 或 TCR 基因检测、染色体检测［常规和（或）FISH］，Coombs 试验、骨髓形态及病理（包括免疫组化）、骨髓细胞免疫表型、凝血功能、CT。

> **释义**
>
> ■ 部分检查可以在门诊完成。
> ■ 血常规（包括血涂片观察淋巴细胞形态）是重要检查项目，且需要和既往检查结果进行对照，以判断淋巴细胞增殖情况。免疫表型、细胞遗传学及分子生物学检查建议取外周血进行检查，不必采用骨髓细胞，染色体检查细胞培养应采用 CpG 等刺激以提高异常检出率（可达 80%）。对于育龄期妇女，治疗前应进行妊娠筛查。
> ■ 细胞遗传学是判断预后及指导治疗的重要检查项目，建议治疗前检测相关 CLL 异常以选择治疗方案。一般无需做免疫球蛋白重链（IgH）基因重排检测，特别是不用做 T 细胞受体（TCR）基因重排检测。检测 p53 基因突变，其与 del（17p）预后意义相似，即使亚克隆也有预后意义。免疫球蛋白重链可变区基因（IGHV）突变状态与 FCR 疗效显著相关，IGHV 突变（M-IGHV）患者的缓解率、微小残留病灶（MRD）阴性、无进展生存期（PFS）及总生存期（OS）显著优于 IGHV 无突变（U-IGHV）患者，应尽量检测。影像学检查是以后疗效判断的重要依据，建议治疗

前必须完成。PET-CT 不作为常规检查，但临床上怀疑有怀疑 Richter 转化 PET-CT 检查可以指导活检部位。除此之外，可以选择性地进行免疫球蛋白定量、β_2-微球蛋白、乳酸脱氢酶（LDH）、尿酸等血液检查。

（七）治疗开始时间

患者诊断明确后。

（八）选择用药

1. 并发症治疗：反复感染者可静脉注射丙种球蛋白，伴自身免疫性溶血性贫血或血小板减少性紫癜者，可用糖皮质激素治疗。

2. 化学治疗：常用药物为苯丁酸氮芥、氟达拉滨、环磷酰胺、糖皮质激素、米托蒽醌等。

> **释义**
>
> ■ 治疗一定要开始于有治疗指征后。化疗应兼顾患者的年龄、体能状态、伴随疾病、经济情况、肿瘤细胞生物学特征等因素。
>
> ■ 支持治疗和并发症治疗在指南中也提到了较高的位置。CLL 患者感染风险较高，为：①疾病影响：CLL 可引起低丙种球蛋白血症、中性粒细胞减少，低补体血症，及 T 细胞功能异常。随疾病分期增高及低丙种球蛋白血症严重程度的加重，感染发生率增高；②化疗影响：糖皮质激素、核苷类似物（降低 CD4$^+$细胞）、单克隆抗体。正常淋巴细胞减少。由于免疫系统缺陷，特别是接受利妥昔单杭的患者，B 细胞在大约 9 个月时恢复，在 B 细胞恢复前接种多无反应，为无效接种。反复细菌感染（近 1 年内两次及以上需要住院或静脉使用抗菌药物的感染）的低丙种球蛋白血症患者应该输注静脉丙种球蛋白（IVIG），如血清 IgG<500mg/dl，则每月 IVIG 0.3~0.5g/kg，维持谷浓度>500~700mg/dl。细菌感染可减少 50% 左右（特别是肺炎链球菌与流感嗜血杆菌引起的感染）。
>
> ■ 对于接受 CD20 抗体治疗的患者，如果治疗前 HBV 表面抗原（HBsAg）或 HBV 核心抗体（HBcAb）阳性，则推荐使用恩替卡韦预防 HBV 再激活。但对于 HBsAg 阴性且 HBcAb 阳性的患者，如果存在高滴度的 HBV 表面抗体，可以不进行预防性抗 HBV 治疗，但需要连续监测 HBV 病毒载量。需要注意的是，接受 IVIG 治疗的患者，会出现 HBcAb 抗体阳性。
>
> ■ 肌酐清除率（CrCl）<30ml/min 禁用氟达拉滨，30~70ml/min 氟达拉滨减量。对于接受氟达拉滨治疗的患者，推荐治疗期间及接受治疗后预防性使用阿昔洛韦和复方磺胺甲噁唑片分别预防疱疹病毒和肺孢子菌感染，至最后 1 剂氟达拉滨后 6 个月。氟达拉滨使用期间直至最后 1 剂后 1 年，为防止输血相关移植物抗宿主病，需要时输注辐照血。氟达拉滨可能引起致命的 AIHA，一旦发生立刻停用、今后禁用；非氟达拉滨引起的 AIHA 仍可使用氟达拉滨为基础的治疗如 FCR，但应密切观察，一旦溶血加重及时停药。

（九）出院标准

1. 一般情况良好。

2. 没有需要住院处理的并发症和（或）合并症。

> **释义**
>
> ■ 如果出现并发症，是否需要继续住院处理，由主管医师具体决定。

（十）变异及原因分析

1. 治疗中或治疗后有感染、贫血、出血及其他合并症者，进行相关的诊断和治疗，并适当延长住院时间。
2. 病情进展或合并严重并发症需要进行其他诊断和治疗者退出路径。

> **释义**
>
> ■ 微小变异：因为医院检验项目的及时性未保证，不能按照要求完成检查；因为节假日不能按照要求完成检查；患者不愿配合完成相应检查，短期不愿按照要求出院随诊。
>
> ■ 重大变异：因基础疾病需要进一步诊断和治疗；因各种原因需要其他治疗措施；医院与患者或家属发生医疗纠纷，患者要求离院或转院，不愿按照要求出院随诊而导致入院时间明显延长。

四、慢性淋巴细胞白血病（初诊）临床路径给药方案

目前的一线方案包括：对于无 del（17p）/p53 突变的患者：①具有严重合并症的患者：单药伊布替尼，苯丁酸氮芥+利妥昔单抗，单药苯丁酸氮芥，单药利妥昔单抗，单药环磷酰胺等；②年龄≥70 岁的患者或年龄<70 岁且有较多合并症的患者：均可使用①中的治疗方案，除此之外，还可以使用：苯达莫司汀±利妥昔单抗［苯达莫司汀第 1 个疗程为 70mg/（m² · d），如果可以耐受第 2 个疗程增量为 90mg/（m² · d）］；③年龄<70 岁且无合并症或合并症较轻的患者：FCR 方案、FR 方案［不适合 del（11q）患者］，苯达莫司汀±利妥昔单抗，单药伊布替尼。

由于伊布替尼等新药的出现，对于一线治疗有效的伴 del（17p）或 TP53 突变的患者并不考虑异基因造血干细胞移植。伊布替尼可以克服 del（11q）的不良预后，即使一线治疗失败，亦暂不考虑异基因造血干细胞移植。

在疗效评估中，因为新的靶向药物的使用，增加了 PR-L（PR 伴淋巴细胞增多）。

【用药选择】

CLL 的治疗应个体化治疗，依据年龄、体能状态、细胞遗传学异常及患者自身经济特点等因素综合考虑，制定具体化疗方案。

【药学提示】

1. 利妥昔单抗是 B 细胞淋巴肿瘤中的靶向药物，开创了肿瘤治疗新纪元。应用此类药物除积极预防过敏等并发症外，还需要警惕乙型肝炎病毒再激活。因此，拟用利妥昔单抗患者应常规检测乙型肝炎两对半，必要时测乙型肝炎 DNA。携带者或感染者须同时抗病毒治疗。
2. 氟达拉滨为强免疫抑制药，用药后若涉及输血，建议使用辐照红细胞及血小板。
3. 化疗后可出现骨髓抑制，定期复查血常规，及时使用造血因子刺激血细胞恢复，减少并

发症。出现粒缺伴感染，积极使用抗菌药物治疗。

【注意事项】

1. 疗效随访中首先规定了评估时间为化疗结束至少 2 个月，且应常规进行骨髓活检检查。

2. 疗效有 CR、CRi、PR、SD 及 PD 几种。对随访患者，首先确定为获得 CR 或 PR 患者，同时无既定治疗指征。随访时间为每 3 个月随访血细胞计数及肝脾、淋巴结触诊等。应该特别注意出现免疫性血细胞减少症（AIHA、ITP）、继发恶性肿瘤包括骨髓增生异常综合征、急性髓系白血病及实体瘤等。

五、推荐表单

（一）医师表单

慢性淋巴细胞白血病临床路径医师表单

适用对象：第一诊断为慢性淋巴细胞白血病（ICD-10：C91.1）

患者姓名：		性别： 年龄： 门诊号：	住院号：
住院日期： 年 月 日		出院日期： 年 月 日	标准住院日：14 天内

时间	住院第 1 天	住院第 2 天
主要诊疗工作	□ 询问病史及体格检查 □ 完成病历书写 □ 开实验室检查单 □ 对症支持治疗 □ 病情告知，必要时向患者家属告知病重或病危，并签署病重或病危通知书 □ 签署各种知情同意书如输血知情同意书、骨髓穿刺同意书等	□ 上级医师查房 □ 完成入院检查 □ 继续对症支持治疗 □ 完成必要的相关科室会诊 □ 完成上级医师查房记录等病历书写 □ 向患者及家属交代病情及其注意事项
重点医嘱	**长期医嘱** □ 血液病护理常规 □ 二级护理 □ 饮食 □ 视病情通知病重或病危 □ 其他医嘱 **临时医嘱** □ 血常规及分类、尿常规、便常规+隐血 □ 肝肾功能、电解质、血沉、凝血功能、血型、输血前检查、Coombs 试验 □ X 线胸片、心电图、腹部 B 超、CT □ 输血（有指征时）等支持对症治疗 □ 其他医嘱	**长期医嘱** □ 患者既往基础用药 □ 其他医嘱 **临时医嘱** □ 血常规及分类 □ 骨髓形态学、病理、免疫组化 □ 外周血免疫表型 □ 外周血细胞 I 分子遗传学 □ 自身免疫系统疾病筛查 □ 输血（有指征时） □ 其他医嘱
病情变异记录	□ 无 □ 有，原因： 1. 2.	□ 无 □ 有，原因： 1. 2.
医师签名		

时间	住院第 3~13 天	住院第 14 天（出院日）
主要诊疗工作	□ 上级医师查房 □ 根据体检、各项检查结果和既往资料，进行鉴别诊断和确定诊断 □ 根据其他检查结果判断是否合并其他疾病 □ 开始治疗，需要化疗者家属签署化疗知情同意书 □ 保护重要脏器功能 □ 注意观察化疗药物的不良反应，复查血常规、血生化、电解质等，并对症处理 □ 完成病程记录	□ 上级医师查房，进行评估，确定有无并发症情况，明确是否出院 □ 完成出院记录、病案首页、出院证明书等 □ 向患者交代出院后的注意事项，如返院复诊的时间、地点，发生紧急情况时的处理等
重点医嘱	**长期医嘱（视情况可第 2 天起开始治疗）** □ 苯丁酸氮芥单用，4~8mg/d 维持，根据血常规调整或 0.4mg/（kg·d），第 1~3 天 □ MP 方案：苯丁酸氮芥同上；泼尼松 30~60mg/d，用 5~7 天 □ 氟达拉滨单用：F 25mg/（m^2·d），第 1~5 天 □ FC 方案：F 25mg/（m^2·d），第 1~3 天 　　　　　CTX 250mg/（m^2·d），第 1~3 天 □ RFC 方案：FC 同上；利妥昔单抗 375mg/m^2，第 1 天 □ COP：CTX 750mg/m^2，第 1 天 　　　　VCR 1.4mg/m^2，第 1 天 　　　　Pred 60mg/m^2，第 1~5 天 □ CHOP 方案：在 COP 基础上，加用多柔比星 50mg/m^2，第 1 天 □ 重要脏器保护，碱化水化利尿等治疗 □ 必要时抗感染等支持治疗 □ 其他医嘱 **临时医嘱** □ 复查血常规 □ 复查血生化、电解质 □ 输血（有指征时） □ 对症支持 □ 其他医嘱	**出院医嘱** □ 出院带药 □ 定期门诊随访 □ 监测血常规
病情变异记录	□ 无　□ 有，原因： 1. 2.	□ 无　□ 有，原因： 1. 2.
医师签名		

（二）护士表单

慢性淋巴细胞白血病临床路径护士表单

适用对象：第一诊断为慢性淋巴细胞白血病（ICD-10：C91.1）

患者姓名：	性别： 年龄： 门诊号：	住院号：
住院日期： 年 月 日	出院日期： 年 月 日	标准住院日：14 天内

时间	住院第 1~2 天	住院第 3~13 天	住院第 14 天（出院日）
健康宣教	□ 介绍主管医师、护士 □ 介绍环境、设施 □ 介绍住院注意事项 □ 严重贫血和乏力的患者注意活动指导；血小板数 $< 20 \times 10^9/L$ 时减少活动，出血严重者应绝对卧床休息	□ 主管护士与患者沟通，了解并指导心理应对 □ 指导患者注意个人及饮食卫生，减少陪护探视，防止交叉感染 □ 宣教疾病、用药知识及骨髓穿刺、PICC 置管等特殊检查操作过程 □ 如接受化疗，告知饮食、活动及探视注意事项及应对方式	□ 康复和锻炼 □ 定期复查 □ 出院带药服用方法 □ 饮食休息等注意事项指导 □ 加强个人防护，预防感染，防止外伤出血
护理处置	□ 核对患者姓名，佩戴腕带 □ 建立入院护理病历 □ 卫生处置：剪指甲、沐浴、更换病号服	□ 观察患者病情变化 □ 协助医师完成各项检查化验 □ 遵医嘱正确完成治疗用药 □ 必要时，做好输血护理 □ 决定是否行 PICC 置管	□ 办理出院手续 □ 书写出院小结
基础护理	□ 三级护理 □ 晨晚间护理 □ 患者安全管理	□ 二级护理 □ 晨晚间护理 □ 患者安全管理	□ 三级护理 □ 晨晚间护理 □ 患者安全管理
专科护理	□ 护理查体，注意肝、脾、淋巴结有无肿大 □ 淋巴细胞、血红蛋白和血小板监测 □ 需要时填写跌倒及压疮防范表 □ 心理护理	□ 化疗或粒细胞减少患者注意保护性隔离 □ 做好口腔、肛周及皮肤护理 □ 首次使用利妥昔单抗者注意药物使用过程中的过敏反应 □ 伴溶血性贫血患者做好洗涤红细胞输注的护理 □ 做好化疗患者并发症护理	□ 监测体温，评估外周血象的变化，尤其是白细胞及血小板计数 □ 使用大剂量糖皮质激素治疗者，注意血糖及血压的监测 □ 携带 PICC 出院患者指导其做好管道及伤口护理
重点医嘱	□ 详见医嘱执行单	□ 详见医嘱执行单	□ 详见医嘱执行单
病情变异记录	□ 无 □ 有，原因： 1. 2.	□ 无 □ 有，原因： 1. 2.	□ 无 □ 有，原因： 1. 2.
护士签名			

（三）患者表单

慢性淋巴细胞白血病临床路径患者表单

适用对象：第一诊断为慢性淋巴细胞白血病（ICD-10：C91.1）

患者姓名：	性别： 年龄： 门诊号：	住院号：
住院日期： 年 月 日	出院日期： 年 月 日	标准住院日：14 天内

时间	入院当天	住院第 2~6 天 （住院期间）	住院第 7~14 天 （出院日）
医患配合	□ 配合询问病史、收集资料，请务必详细告知既往史、用药史、过敏史 □ 配合进行体格检查 □ 有任何不适告知医师	□ 配合完善相关检查、化验，如采血、骨髓穿刺、留尿、心电图、CT 等 □ 医师向患者及家属介绍病情，如有异常检查结果需进一步检查 □ 配合用药及治疗 □ 配合医师调整用药 □ 有任何不适告知医师	□ 接受出院前指导 □ 知道复查程序 □ 获取出院小结
护患配合	□ 配合测量体温、脉搏、呼吸、血压、血氧饱和度、体重 □ 配合完成入院护理评估单（简单询问病史、过敏史、用药史） □ 接受入院宣教（环境介绍、病室规定、订餐制度、贵重物品保管等） □ 有任何不适告知护士	□ 配合测量体温、脉搏、呼吸，询问每日排便情况 □ 接受相关化验检查宣教，正确留取标本，配合检查有任何不适告知护士接受输液、服药治疗接受深静脉置管 □ 注意活动安全，避免坠床或跌倒 □ 配合执行探视及陪护 □ 接受疾病及用药等相关知识指导	□ 接受出院宣教办理出院手续获取出院带药 □ 知道服药方法、作用、注意事项 □ 知道复印病历方法
饮食	□ 普通饮食 □ 血小板减少患者软饭	□ 普通饮食 □ 血小板减少患者软饭	□ 普通饮食 □ 血小板减少患者软饭
排泄	□ 正常排尿便	□ 正常排尿便	□ 正常排尿便
活动	□ 适量活动 □ 血小板数<20×10^9/L 时减少活动，出血严重者应绝对卧床休息	□ 适量活动 □ 血小板数<20×10^9/L 时减少活动，出血严重者应绝对卧床休息	□ 适量活动 □ 血小板数<20×10^9/L 时减少活动，出血严重者应绝对卧床休息

附：原表单（2009 年版）

慢性淋巴细胞白血病临床路径表单

适用对象：第一诊断为慢性淋巴细胞白血病（ICD-10：C91.1）

患者姓名：	性别：	年龄：	门诊号：	住院号：

住院日期： 年 月 日	出院日期： 年 月 日	标准住院日：14 天内

时间	住院第 1 天	住院第 2 天
主要诊疗工作	□ 询问病史及体格检查 □ 完成病历书写 □ 开实验室检查单 □ 对症支持治疗 □ 病情告知，必要时向患者家属告知病重或病危，并签署病重或病危通知书 □ 患者家属签署输血知情同意书、骨髓穿刺同意书	□ 上级医师查房 □ 完成入院检查 □ 继续对症支持治疗 □ 完成必要的相关科室会诊 □ 完成上级医师查房记录等病历书写 □ 向患者及家属交代病情及其注意事项
重点医嘱	**长期医嘱** □ 血液病护理常规 □ 二级护理 □ 饮食 □ 视病情通知病重或病危 □ 其他医嘱 **临时医嘱** □ 血常规及分类、尿常规、大便常规+隐血 □ 肝肾功能、电解质、血沉、凝血功能、血型、输血前检查 □ X 线胸片、心电图、腹部 B 超、CT □ 输血（有指征时）等支持对症治疗 □ 其他医嘱	**长期医嘱** □ 患者既往基础用药 □ 其他医嘱 **临时医嘱** □ 血常规及分类 □ 骨髓穿刺 □ 骨髓形态学、病理、免疫组化 □ 外周血免疫表型 □ 外周血细胞/分子遗传学 □ 自身免疫系统疾病筛查 □ 输血（有指征时） □ 其他医嘱
主要护理工作	□ 介绍病房环境、设施和设备 □ 入院护理评估 □ 宣教	□ 观察患者病情变化
病情变异记录	□ 无 □ 有，原因： 1. 2.	□ 无 □ 有，原因： 1. 2.
护士签名		
医师签名		

时间	住院第 3~13 天	住院第 14 天（出院日）
主要诊疗工作	□ 上级医师查房 □ 根据体检、各项检查结果和既往资料，进行鉴别诊断和确定诊断 □ 根据其他检查结果判断是否合并其他疾病 □ 开始治疗，需要化疗者家属签署化疗知情同意书 □ 保护重要脏器功能 □ 注意观察化疗药物的不良反应，复查血常规、血生化、电解质等，并对症处理 □ 完成病程记录	□ 上级医师查房，进行评估，确定有无并发症情况，明确是否出院 □ 完成出院记录、病案首页、出院证明书等 □ 向患者交代出院后的注意事项，如返院复诊的时间、地点，发生紧急情况时的处理等
重点医嘱	**长期医嘱（视情况可第 2 天起开始治疗）** □ 苯丁酸氮芥单用：4~8mg/d 维持，根据血常规调整或 0.4mg/kg，第 1~3 天 □ MP 方案：苯丁酸氮芥同上；泼尼松 30~60mg/d，用 5~7 天 □ 氟达拉滨单用：F 25mg/（m²·d），第 1~5 天 □ FC 方案：F 25mg/（m²·d），第 1~3 天 　　　　　CTX 250mg/（m²·d），第 1~3 天 □ RFC 方案：FC 同上；利妥昔单抗 375mg/m²，第 1 天 □ COP：CTX 750mg/m²，第 1 天 　　　　VCR 1.4mg/m²，第 1 天 　　　　Pred 60mg/m²，第 1~5 天 □ CHOP 方案：在 COP 基础上，加用多柔比星 50mg/m²，第 1 天 □ 重要脏器保护，碱化水化利尿等治疗 □ 必要时抗感染等支持治疗 □ 其他医嘱 **临时医嘱** □ 复查血常规 □ 复查血生化、电解质 □ 输血（有指征时） □ 对症支持 □ 其他医嘱	**出院医嘱** □ 出院带药 □ 定期门诊随访 □ 监测血常规
主要护理工作	□ 观察患者病情变化 □ 心理与生活护理 □ 化疗期间嘱患者多饮水	□ 指导患者办理出院手续
病情变异记录	□ 无 □ 有，原因： 1. 2.	□ 无 □ 有，原因： 1. 2.
护士签名		
医师签名		

第二十章

外周 T 细胞淋巴瘤临床路径释义

一、外周 T 细胞淋巴瘤编码

1. 国家卫生和计划生育委员会原编码：

疾病名称及编码：外周 T 细胞淋巴瘤（ICD-10：C84.400）

2. 修改编码：

疾病名称及编码：外周 T 细胞淋巴瘤（ICD-10：C84.4）

二、临床路径检索方法

C84.4

三、外周 T 细胞淋巴瘤临床路径标准住院流程

（一）适用对象

第一诊断为外周 T 细胞淋巴瘤（ICD-10：C84.400）。

释义

- 适用对象编码参见第一部分。
- 本路径适用对象为病理诊断为外周 T 细胞淋巴瘤，且未经抗肿瘤治疗的患者。

（二）诊断及分期依据

根据《NCCN 非霍奇金淋巴瘤指南（2016）》，《血液病诊断和疗效标准（第 3 版）》（张之南、沈悌主编，科学出版社），《World Health Organization Classification of Tumors. Pathology and Genetic of Tumors of Haematopoietic and Lymphoid Tissue》（2008）。

诊断标准：

1. 临床表现：无痛性淋巴结肿大是主要临床表现之一，常常伴有脾脏累及和骨髓侵犯。瘤块浸润、压迫周围组织而有相应临床表现。可有发热、乏力、盗汗、消瘦等症候。

2. 实验室检查：血清乳酸脱氢酶（LDH）可升高。侵犯骨髓可造成贫血、血小板减少，中性粒细胞可减低、正常或升高；涂片或可见到淋巴瘤细胞。

3. 病理组织学检查：系确诊本病必需的依据。

外周 T 细胞淋巴瘤，非特指型。

肿瘤细胞表达 CD45、全 T 细胞标志物（CD2、CD3、CD5、CD7）、CD45RO、CD43，大多病例 CD4$^+$/CD8$^-$，部分大细胞的肿瘤可表达 CD30，仅极少数结内 PTCL 病例表达 CD56 和细胞毒颗粒蛋白（TIA-1、granzyme B、perforin），偶可检出 EB 病毒（多在反应性 B 细胞中）。

临床实践中，石蜡切片免疫组化辅助诊断 PTCL 常用抗体组合及典型免疫表型：肿瘤细胞 CD45（LCA）$^+$、CD3$^+$、CD45RO（UCHL1）$^+$、CD43（Leu22）$^+$、CD20（L26）－、CD79a－、CD68（KP1）－、Ki-67+（检测瘤细胞增殖活性）。

90% 患者有 TCR 基因重排，以 γ 位点的重排多见。遗传学异常较常见，如+7q、+8q、+17q、+22q、5q-、10q-、12q-、13q-等。

4. 影像学检查：颈、胸、腹、盆腔 CT。外周 T 细胞淋巴瘤，非特指型按照 CT 以及体检所发现的肿大淋巴结分布区域进行分期及评价疗效。分期标准（Anne Arbor-Cotswolds 分期，表19）。PET-CT 对于淋巴瘤的分期和疗效评价更可靠，有条件者可直接行 PET-CT 检查。

表 19　Ann Arbor-Cotswolds 分期

Ⅰ期	单一淋巴结或淋巴组织器官区（Ⅰ）；单一结外器官或部位（ⅠE）
Ⅱ期	膈上或膈下同侧受累淋巴结区≥2 个；或病变局限侵犯结外器官或部位，并膈肌同侧一个以上淋巴结区（ⅡE）
Ⅲ期	膈上下两侧均有淋巴结受累（Ⅲ）；伴结外器官或组织局部侵犯（ⅢE），或脾脏受累（ⅢS），或两者皆受累（ⅢSE）
Ⅳ期	一个或多个结外器官或组织广泛受累，伴或不伴淋巴结肿大

说明：有 B 症状者需在分期中注明，如Ⅱ期患者，应记作ⅡB；肿块直径超过 10 cm 或纵隔肿块超过胸腔最大内径的 1/3 者，标注 X；受累脏器也需注明，如脾脏、肝脏、骨骼、皮肤、胸膜、肺等分别标记为 S、H、O、D、P 和 L

释义

■ 本路径的制订主要参考诊疗指南和国内权威参考书籍。

■ 外周 T 细胞淋巴瘤是一组起源于胸腺后的成熟 T 细胞的异质性的淋巴瘤，临床表现多样且无特异性，无痛性淋巴结肿大是最常见的临床表现之一，有部分患者以淋巴结外受侵起病，如肝脏、骨髓、胃肠道或皮肤，伴或不伴有全身症状。

■ 病理组织学诊断是确诊本病的唯一依据。推荐淋巴结（肿物）的切除或切取活检；如果切除或切取活检困难，可以选择超声或 CT 引导下淋巴结（肿物）粗针穿刺活检。细针抽吸活检（Fine needle aspiration，FNA）不足以诊断本病。

■ 由于本型淋巴瘤病理诊断依赖于临床特征，因此送检病理时需提供完善的临床资料；由于病理诊断的复杂性及较低的一致性，对诊断困难患者可能需反复活检以及病理医师与临床医师的密切沟通。

■ 本路径除了适用于外周 T 细胞淋巴瘤，非特指型（PTCL-U）外，还适用于外周 T 细胞淋巴瘤的一些其他亚型，包括血管免疫母 T 细胞淋巴瘤（AITL）、间变大细胞淋巴瘤，ALK 阳性（ALCL，ALK+）、间变大细胞淋巴瘤，ALK 阴性（ALCL，ALK-）、肠病相关 T 细胞淋巴瘤（EATL）。

■ 明确病理诊断之后，需进行全身检查以明确肿瘤侵犯的范围（分期诊断）、各脏器功能及伴随疾病的状态。查体时需注意皮肤、韦氏环是否受累；影像学检查建议增强 CT；如有条件可以选择 PET-CT。

■ 结外 NK/T 细胞淋巴瘤，鼻型（NKTL）是我国最常见的外周 T 细胞淋巴瘤，好发于上呼吸消化道，包括鼻腔、鼻咽、鼻窦、扁桃体及下咽部。部分患者可能鼻外起病，包括皮肤、睾丸及胃肠道等。病理学表现为肿瘤细胞弥漫浸润，血管中心性及血管破坏性生长，坏死明显，黏膜广泛溃疡形成。典型的免疫表型为 CD2+，CD3ε+，CD56+，细胞毒蛋白+，EBER+，Pan B（-）。分期检查时应注意皮肤、睾丸是否受累，行鼻咽镜检查了解上呼吸消化道受累情况，有条件者检测 EBV-DNA 滴度。

（三）治疗方案的选择

根据《NCCN 非霍奇金淋巴瘤指南（2016）》。

PTCL-U 呈侵袭性（表 20），预后较差，5 年整体存活率和无病存活率仅为 20%～30%。EBV 阳性、NF-κB 信号途径失调、增殖指数高、表达细胞毒性分子的患者预后较差。

表 20　PTCL-U 预后指数（PIT）

危险因子	预后风险	
年龄>60 岁	1 组	0
LDH>正常值	2 组	1
一般状况评分 2～4	3 组	2
骨髓侵犯	4 组	3 或 4

释义

■ 本病为侵袭性淋巴瘤，治疗以全身化疗为主。除了 ALK+ 的 ALCL 之外，其他亚型对标准的联合化疗方案（如 CHOP 方案）疗效不佳，且易复发，预后差。以蒽环类为基础的方案并未改善大多数 PTCL 的预后（ALCL，ALK+ 除外），但是目前尚无更好的化疗方案，更强烈的化疗方案也未能改善生存，因此 CHOP 或 CHOP 样方案仍是目前应用最广泛的一线治疗方案，有条件者鼓励参加合适的临床研究。

■ 结外 NK/T 细胞淋巴瘤应根据原发部位及分期进行分层治疗：对于原发于上呼吸消化道的局限期（Ⅰ/Ⅱ期）患者，首选化疗联合放疗的综合治疗；对于原发于上呼吸消化道外的患者（Ⅰ～Ⅳ期）或原发于上呼吸消化道的播散期（Ⅲ/Ⅳ期）患者，以全身化疗为主，推荐含有门冬酰胺酶的联合化疗方案。

■ 依据指南，同时根据患者的分期、肿瘤侵犯部位及肿瘤负荷、一般情况、伴随疾病及各脏器功能等来选择合适的治疗方案。

■ PIT 预后模型适用于 PTCL-U，其他外周 T 细胞淋巴瘤（包括 ALCL，AITL，EATL）的预后模型采用 IPI 评分或是年龄调整的 IPI 评分（≤60 岁患者），见表 21～24。

表 21　IPI 预后指数

危险因子	预后风险	
	（风险组/危险因素）	
年龄>60 岁	低危组	0～1
血清 LDH 升高	低中危组	2
ECOG 2～4 分	高中危组	3
Ⅲ/Ⅳ期	高危组	4～5
结外侵犯>1		

表 22　年龄调整的 IPI 预后指数（aaIPI，适用于≤60 岁）

危险因子	预后风险	
	（风险组/危险因素）	
Ⅲ/Ⅳ期	低危组	0
血清 LDH 升高	低中危组	1
ECOG 2～4 分	高中危组	2
	高危组	3

结外 NK/T 细胞淋巴瘤预后模型如下：

表 23　PINK 预后指数

危险因子	预后风险 （风险组/危险因素）	
年龄>60 岁	低危组	0
Ⅲ/Ⅳ期	中危组	1
远隔淋巴结侵犯	高危组	≥2
原发于上呼吸消化道外		

表 24　PINK-E 预后指数

危险因子	预后风险 （风险组/危险因素）	
年龄>60 岁	低危组	0~1
Ⅲ/Ⅳ期	中危组	2
远隔淋巴结侵犯	高危组	≥3
原发于上呼吸消化道外		
EBV-DNA		

（四）标准住院日

5~9 天（如为初次诊断，诊断明确后起）。

> **释义**
>
> ■ 初次疑诊淋巴瘤患者在病理诊断明确及分期检查完善后开始计算进入路径时间，依据不同化疗方案完成，每周期化疗时间为 5~8 天，因此总住院时间不超过 9 天即基本符合本路径要求。

（五）进入路径标准

1. 第一诊断必须符合 ICD-10：C84.400 外周 T 细胞淋巴瘤疾病编码。
2. 当患者同时具有其他疾病诊断，但住院期间不需要特殊处理也不影响第一诊断的临床路径流程实施时，可以进入路径。

> **释义**
>
> ■ 进入本路径的患者第一诊断为外周 T 细胞淋巴瘤，且无化疗禁忌证，可以接受标准方案化疗者。患者第一诊断为血管免疫母 T 细胞淋巴瘤、间变大细胞淋巴瘤或肠病相关 T 细胞淋巴瘤患者，符合上述条件亦可进入本路径。如果患者因伴随疾病

或一般情况欠佳不能接受标准化疗时或因肿瘤并发症（如胃肠道穿孔、出血、梗阻等）需其他手段干预（如手术等）而不能开始化疗时需应排除在外。患者初诊时伴有中枢神经系统受侵时，需排除在外，不能进入此路径。

　　■ 入院后常规检查发现有基础疾病，如高血压、冠心病、糖尿病、肺部病变、肝肾功能不全、乙型肝炎或丙型肝炎病史、结核病史等，经系统评估后对淋巴瘤的诊断及治疗无特殊影响者，可以进入路径，但是可能会增加医疗费用及延长住院时间。

　　■ 对于肿瘤合并症，如血象改变、消化道侵犯所致出血梗阻、脏器功能损伤等，经综合评估后可以接受标准方案化疗者，可以进入本路径，但是可能增加医疗费用，延长住院时间。

　　■ 对于诊断时存在双重或多重恶性肿瘤患者，经多学科会诊评估应以淋巴瘤治疗为主时，可以进入本路径。

（六）住院期间检查项目

1. 必须的检查项目：
(1) 病变淋巴组织的活检，行常规病理和免疫组织病理学检查。
(2) 影像学检查：颈、胸、腹、盆腔 CT（根据临床表现增加其他部位）、浅表淋巴结及腹部 B 超、超声心动图。
(3) 血常规及分类、尿及大便常规和隐血、心电图。
(4) 肝肾功能、LDH、电解质、血型、输血前检查。
(5) 骨髓穿刺涂片及活检：形态学、免疫组化。
(6) 病毒学检查（包括 HBV、EBV、HSV、CMV，有条件行 HTLV 等）。
(7) 出凝血功能检查。
2. 根据患者情况可选择的检查项目：
(1) MRI、PET-CT 检查。
(2) 发热或疑有某系统感染者应行病原微生物检查。
(3) 流式细胞仪免疫表型分析、细胞分子遗传学。

> 释义

　　■ 诊断淋巴瘤最重要的第一步就是正确的病理诊断，包括病理组织学及免疫组化检查，明确淋巴瘤及其亚型诊断。常用的免疫组化指标包括 CD20，CD3，CD10，BCL6，Ki-67，CD5，CD30，CD2，CD4，CD8，CD7，CD56，CD57，CD21，CD23，EBER-ISH，ALK；如有条件可以行基因检测助诊及区分预后，如 t（2；5），TCR 基因重排，DUSP22 重排（ALCL，ALK⁻）。

　　■ 完善全面的影像学检查可以明确肿瘤的分期及肿瘤负荷，包括 CT、超声检查，根据侵犯部位增加相应部位的检查（如头部 MRI、内镜检查、脑脊液筛查等），如果有条件可以行 PET-CT 检查。

　　■ 骨髓活检+骨髓穿刺涂片±骨髓流式细胞检查明确骨髓有无侵犯，并了解骨髓的增生情况。其中骨髓活检阳性率最高。

■三大常规、生化、凝血功能及心电图可基本评估患者各脏器功能，有无基础疾病，是否影响住院时间、费用及对化疗的耐受；如果心电图有异常者，必要时行动态心电图检查。

■输血前筛查（包括乙型肝炎、丙型肝炎、艾滋病、梅毒等）可以了解机体病毒感染状况，不同的感染状态可能会影响后续化疗方案的选择及用药调整；如果乙型肝炎或丙型肝炎患者尚需行 HBV-DNA 或 HCV-RNA 检测以评价病毒复制水平，决定是否抗病毒治疗；其他病毒学检测（包括 EBV、HSV、CMV，有条件行 HTLV 等）有助于淋巴瘤亚型的诊断、伴随疾病的鉴别、判断是否影响后续化疗以及判定是否早期干预。

■既往有基础心脏病史或是拟采用蒽环类药物化疗前应进行心脏超声检查以评价心功能。

■由于淋巴瘤患者可能出现发热等全身症状，肿瘤热的诊断是排除性诊断，应完善相关病原学检查、降钙素原及可能的影像学检查等以排除可能存在的感染。

（七）治疗开始时间

确诊并完善检查后第 1 天。

> **释义**
>
> ■本病为侵袭性淋巴瘤，患者明确病理、完善分期检查及脏器功能评估后尽快开始抗肿瘤治疗。
>
> ■对于起病时伴有肿瘤相关症状，如癌痛、肿瘤热、肿瘤压迫导致的脏器功能不全者，在完善检查期间可以给予相应的对症支持治疗；如果患者伴有肿瘤热、肿瘤相关的压迫症状等时，常规对症支持疗效不佳，在已有病理诊断后，且无禁忌证时，分期检查期间可以给予激素缓解症状。值得注意的是，激素可能导致肿瘤细胞坏死变性从而影响病理诊断，因此尽量在病理明确后再给予激素缓解症状；激素可能导致消化道溃疡，因此对于合并胃肠道侵犯者（尤其表现为巨大溃疡者）慎用。

（八）治疗方案与药物选择

Ⅰ、Ⅱ期（aaIPI 低危/低中危）：临床试验或 4~6 周期联合化疗+局部放疗（30~40Gy）。

Ⅰ、Ⅱ期（aaIPI 高危/中高危）及Ⅲ、Ⅳ期：临床试验或 6~8 周期联合化疗±放疗。

治疗结束后复查所有原阳性检查，若 PET-CT 仍有阳性结果，在更换方案前建议再次活检。

达到 CR 后可行临床试验，或考虑干细胞移植，或观察。未达 CR 改用二线方案。

1. 化疗：

一线方案：

CHOEP

CHOPGDPT

CHOP 序贯 ICE

CHOP 序贯 IVE（IFO+VP-16+EPI）与中剂量 MTX 交替

Da-EPOCH

HyperCVAD

二线方案：

GDPT 吉西他滨 $0.8g/m^2$，第 1、8 天，iv gtt

顺铂 $75mg/m^2$，分 3~4 天，iv gtt

地塞米松 20mg，第 1~5 天，iv gtt

沙利度胺 200mg/d，qn po

一线巩固方案：

所有患者均应考虑大剂量化疗联合干细胞移植

2. 抗感染及对症支持治疗，抗菌治疗可参考：①《美国传染病学会（IDSA）中性粒细胞减少肿瘤患者抗菌药物应用临床实践指南（2010 年)》；②《中国中性粒细胞缺乏伴发热患者抗菌药物临床应用指南（2012 年)》；③《2013 年 ASCO 成人中性粒细胞减少伴发热指南》。

3. 必要时局部放疗。

释义

■ 由于 ALCL，ALK⁺对蒽环类为主的联合化疗方案反应好，5 年总生存率为 70%，因此 CHOP 或 CHOEP 方案是 ALCL，ALK⁺首选的一线治疗方案。伴 DUSP22 基因重排的 ALCL，ALK⁻的预后与 ALCL，ALK⁺相似，因此治疗可以参照 ALCL，ALK⁺。

■ 其他类型的 PTCL（包括 ALCL ALK⁻，AITL，EATL，PTCL-U）对蒽环类为主的方案疗效不佳，因此推荐参加合适的临床研究。即使如此，目前其他方案（包括更强化的方案，如 HyperCVAD）与 CHOP 或 CHOP 样方案相比，亦未能改善总生存（OS），因此 CHOP、CHOEP、Da-EPOCH 依然是最常用的一线方案。

■ CHOEP 与 CHOP 相比，改善了年轻患者（<60 岁）的 EFS，但是对于 OS 影响不大。因此，对于≥60 岁患者，CHOP-21 依然是标准一线方案；而对于<60 岁患者可首选 CHOEP 方案。

■ CHOP 序贯 IVE（IFO+VP-16+EPI）与中剂量 MTX 交替方案序贯自体造血干细胞移植巩固，目前仅有 EATL 小样本报道。

■ 除了低危组 ALCL，ALK⁺患者之外，其他患者在一线治疗获得 CR 后，如果有条件建议行自体造血干细胞移植巩固。

■ 结外 NK/T 细胞淋巴瘤由于肿瘤细胞表达多药耐药蛋白，因此对蒽环类药物耐药，不建议含蒽环类的化疗方案。推荐含门冬酰胺酶的联合化疗方案，如 AspaMetDex、SMILE、GELOX 等。由于左旋门冬酰胺酶易于发生过敏反应，已被脂质体门冬酰胺酶（pegaspargase）代替。对于原发于上呼吸消化道的局限期患者，首选化疗联合放疗的综合治疗（包括同步放化疗、序贯放化疗及三明治样放化疗），但是何种含门冬酰胺酶的化疗方案最佳，何种放化疗方式最佳，目前尚缺乏多中心随机对照研究比较。对于播散期患者或是原发于上呼吸消化道外的患者，如果一线治疗能达 CR，建议造血干细胞移植巩固。

■ 患者对一线化疗未能获得 CR，或是复发难治患者，需根据患者年龄、脏器功能、一般情况、对既往化疗耐受性来选择合适的挽救方案，如 GDPT、GDP、GEMOX、ICE、DHAP、ESHAP 等联合方案；有条件者亦可选择组蛋白去乙酰化酶抑制剂（如西达本胺单药或是与化疗药物联合）。如果挽救治疗有效（CR/PR），有条件者尽早考虑造血干细胞移植巩固，残存病灶可以考虑在移植前/后给予局部放疗。

■ 对于肿瘤负荷大的患者，化疗中注意肿瘤溶解综合征的预防及处理。
■ 治疗中每2~4周期全面复查进行疗效评估。

（九）出院标准

1. 一般情况良好。
2. 没有需要住院处理的并发症和（或）合并症。

> **释义**
>
> ■ 患者出院前应完成所有必须检查项目、所有治疗及治疗后初步复查项目，观察临床症状是否减轻或消失，有无明显的药物相关不良反应，并给予相应处理。
> ■ 如果患者化疗后出现严重不良反应（Ⅲ/Ⅳ度），应暂缓出院并给予对症处理。
> ■ 出院后应于门诊定期复查并随诊化疗相关不良反应。

（十）变异及原因分析

1. 治疗中或治疗后有感染、贫血、出血及其他合并症者，进行相关的诊断和治疗，并适当延长住院时间。
2. 若有中枢神经系统症状，建议腰椎穿刺检查，并鞘注化疗药物直至脑脊液检查正常，同时退出此途径，进入相关途径。
3. 常规治疗反应不佳、疾病进展或复发需要选择其他治疗的患者退出路径，进入相关路径。

> **释义**
>
> ■ 患者在治疗中或治疗后出现化疗不良反应，如骨髓抑制、感染、脏器功能损伤等，或是发现其他严重基础疾病，需要进行相关的诊断及治疗，可能增加治疗费用及延长住院时间；如果该状况将影响后续化疗或导致化疗方案进行调整，则终止本路径。患者在治疗前或治疗中出现消化道出血、穿孔或梗阻等并发症，需外科或其他科室处理时，需退出本路径。
> ■ 患者对常规一线治疗反应不佳，或病情出现复发进展（包括中枢受侵者），需退出本路径。
> ■ 对于符合临床研究的患者，如果研究方案较目前治疗更有可能让患者受益，且患者已同意入组临床研究，可以退出此路径。
> ■ 认可的变异原因主要指患者入选路径后，在检查及治疗过程中发现患者合并存在事前未预知的、对本路径治疗可能产生影响的情况，需要终止执行路径或延长治疗时间、增加治疗费用。医师需在表单中明确说明。
> 因患者方面的主观原因导致执行路径出现变异，需医师在表单中予以说明。

（十一）参考费用标准

3000~30000元，针对不同治疗方案。

释义

■ 根据分期检查及不同治疗方案，费用 3000~30000 元。

■ 如为初次诊断，诊断明确后算起。

■ 如果治疗后出现严重并发症（包括化疗不良反应）或是由于患者合并疾病出现变化需要干预时，可能导致费用增加

四、外周 T 细胞淋巴瘤临床路径给药方案

【用药选择】

1. 在外周 T 细胞淋巴瘤各亚型中，ALCL，ALK$^+$接受含蒽环类的联合化疗方案的 5 年无失败生存率（FFS）为 60%，5 年 OS 为 70%，因此 CHOP 或 CHOEP 方案是首选的一线治疗方案。伴 DUSP22 基因重排的 ALCL，ALK$^-$的预后与 ALCL，ALK$^+$相似，因此治疗可以参照 ALCL，ALK$^+$。

2. 其他类型的 PTCL（包括 ALCL ALK$^-$、AITL、PTCL-U、EATL）接受蒽环类的联合化疗的 5 年生存率依次为 49%、32%、32% 和 20% 左右。但是其他更为强化的化疗方案（如 HyperCVAD）并没有改善 OS（强化方案及 CHOP 方案的 3 年 OS 分别为 49% 和 43%），因此在没有合适的临床研究条件下，CHOP、CHOEP、Da-EPOCH 依然是最常用的一线方案。

3. 更为强化的 HyperCVAD 方案（包括 A、B 方案的交替），由于 B 方案中的阿糖胞苷的剂量大（$3g/m^2$，q12h，第 2~3 天），甲氨蝶呤（$1g/m^2$，第 1 天）需要监测血药浓度，且骨髓抑制重，因此需在有条件的中心进行尝试。

4. 德国一项 320 例的 DSHNHL 研究显示：CHOEP 与 CHOP 相比，对于年轻患者（<60 岁）改善了 EFS（无事件生存率，3 年 EFS 分别为 75.4% 和 51%），但是对于 OS 影响不大（3 年 OS 分别为 75.2% 和 81.3%）。因此对于≥60 岁患者，CHOP-21 依然是标准一线方案；而对于<60 岁患者可首选 CHOEP 方案。

5. 各常用化疗方案剂量如下：

CHOP 方案：环磷酰胺 $750mg/m^2$，iv，第 1 天，多柔比星 $50mg/m^2$，iv，第 1 天，长春新碱 $1.4mg/m^2$，iv，第 1 天（单次最大剂量≤2mg），泼尼松 100mg，po，第 1~5 天。

CHOEP 方案：依托泊苷 $100mg/m^2$，iv，第 1~3 天，其他药物同 CHOP。

Da-EPOCH 方案：依托泊苷 $50mg/m^2$，civ24h，第 1~4 天；多柔比星 $10mg/m^2$，civ24h，第 1~4天；长春新碱 $0.4mg/m^2$，civ24h，第 1~4 天；环磷酰胺 $750mg/m^2$，iv，第 5 天，泼尼松 $60mg/m^2$，po，第 1~5 天，化疗第 6 天预防性使用 G-CSF，并根据化疗出现的不良反应强度调整下周期剂量。该方案需要化疗药物 96 小时持续泵入，因此需在有深静脉导管护理经验的中心尝试。

6. CHOP 序贯 IVE（IFO+VP-16+EPI）与中剂量 MTX 交替方案序贯自体造血干细胞移植巩固，目前仅有 EATL 小样本报道，26 例接受该方案的 EATL 患者 5 年 PFS 及 OS 分别为 52% 和 60%，预后较历史对照明显改善，因此对于年轻、一般状况好，有条件移植的 EATL 患者可以在有条件的中心考虑尝试。

7. 一线治疗失败或是复发难治患者，需根据患者年龄、脏器功能、一般情况、对既往化疗耐受性及是否能接受移植来选择合适的挽救方案。GDP、GDPT 及 GEMOX 方案耐受性较好，而 ICE、DHAP、ESHAP 等方案骨髓抑制重，消化道反应明显，有条件移植者可以考虑在有经验的中心尝试；亦可尝试组蛋白去乙酰化酶抑制剂西达本胺：单药剂量 30mg，2 次/周，如果与其他化疗药物联合，剂量减至 20mg，2 次/周。

【药学提示】

1. 环磷酰胺（CTX）：是烷化剂，为细胞周期非特异性药物，可以干扰 DNA 及 RNA 功能。骨髓抑制是最常见的不良反应，白细胞常于给药后 10～14 天最低，血小板减少较为少见；其他常见的不良反应包括消化道反应（如恶心呕吐等）、脱发、出血性膀胱炎、肝损伤、生殖毒性及免疫抑制，常规剂量的 CTX 不产生心脏毒性，但高剂量时可能出现心肌坏死，长期应用可能出现第二肿瘤。

2. 多柔比星（ADM）：是抗菌药物类抗肿瘤药，可以抑制 RNA 及 DNA 的合成，对 RNA 的抑制作用最强，为细胞周期非特异性药物。主要不良反应为骨髓抑制（60%～80%）、脱发（100%）、心脏毒性、口腔溃疡及消化道反应。药物溢出血管外可引起组织溃疡及坏死，因此建议 ADM 化疗时采用中心静脉置管（包括 PICC、CVC 或输液港）。用药后尿液可出现红色。ADM 的心脏毒性较其他药物常见，可引起迟发性严重心力衰竭，有时可在停药半年后发生。出现心肌损害时可表现为心率增快、心律失常、传导阻滞或心力衰竭，心肌毒性与累积量密切相关，总量达 450～550mg/m^2 者，发生率为 1%～4%，总量超过 550mg/m^2 者，发生率明显增高，可达 30%。因此临床上此药的累积剂量不能超过 450～550mg/m^2。

3. 长春新碱（VCR）：是植物碱类抗肿瘤药，主要作用靶点在微管，主要抑制微管蛋白的聚合而影响纺锤体微管的形成。剂量限制性毒性是神经系统毒性，主要引起外周神经症状，如指尖/足趾麻木、腱反射迟钝或消失。腹痛、便秘及麻痹性肠梗阻偶见。运动神经、感觉神经和脑神经也可受到破坏，并产生相应症状。神经毒性常发生于 40 岁以上者。骨髓抑制及消化道反应较轻。有局部组织刺激作用，药液不能外漏，否则可引起局部坏死。单次最大剂量≤2mg。

4. 依托泊苷（VP-16）：为细胞周期特异性抗肿瘤药物，作用于 DNA 拓扑异构酶Ⅱ，形成药物-酶-DNA 的稳定的可逆性复合物，阻碍 DNA 的修复。主要不良反应为骨髓抑制，包括白细胞及血小板减少，消化道反应（如恶心、呕吐、食欲减退及口腔炎等）和脱发亦常见。若静脉滴注速度过快（<30 分钟），可能出现低血压、喉痉挛等过敏反应。

5. 泼尼松（PDN）：为肾上腺皮质激素类药物，较大剂量可能导致血糖升高、血压升高、消化道溃疡和类 Cushing 综合征症状，对下丘脑-垂体-肾上腺轴抑制作用较强，抑制免疫。并发感染为主要的不良反应。本药需经肝脏代谢活化为泼尼松龙才有效，因此肝功能不全者不宜使用。

【注意事项】

1. 多柔比星总累积剂量不能超过 450～550mg/m^2。对于既往心脏基础疾病患者，左室功能不良患者，NCCN 指南推荐可以用脂质体多柔比星代替，后者心脏毒性明显减轻。

2. 长春新碱由于神经毒性，使用过程中应密切注意患者症状的改变，必要时可以给予营养神经的治疗，并调整药物剂量。对于老年患者或长期卧床者，应警惕严重便秘甚至麻痹性肠梗阻的发生。

3. CTX 剂量≥1g/m^2 时，在无有效预防措施时，易致出血性膀胱炎，表现为膀胱刺激症状、少尿、血尿及蛋白尿，多于 48 小时内出现。因此应用大剂量 CTX 时，应充分水化、碱化及利尿治疗，保证足够尿量，同时使用巯基化合物类保护剂（如美司钠）。美司钠总量按照 100%～160%CTX 量，分第 0、4、8、12 小时静脉注射。

4. 由于化疗将会抑制免疫，对于合并 HBV、HCV、HIV、EBV、CMV 等病毒感染或既往感染患者，化疗中需定期监测病毒水平，警惕病毒复燃；对于 HBs-Ag 阳性患者，化疗中需抗乙型肝炎病毒治疗；对于合并丙型肝炎患者，应咨询传染科医师是否需抗病毒治疗。

5. 如果可能，尽量按照标准剂量用药，以保证足够剂量强度。但是对于老年患者、合并脏器功能损伤或是对化疗不能耐受者，应根据患者一般情况进行剂量调整及用药调整，以保证化疗安全，减少化疗相关死亡率。

五、推荐表单

（一）医师表单

外周 T 细胞淋巴瘤（初治）临床路径医师表单

适用对象：第一诊断为外周 T 细胞淋巴瘤（ICD-10：C84.400）

患者姓名：		性别：　　年龄：　　门诊号：	住院号：
住院日期：　　　年　月　日		出院日期：　　　年　月　日	标准住院日：5~9 天内

时间	住院第 1 天	住院第 2 天
主要诊疗工作	□ 询问病史及体格检查 □ 完成病历书写 □ 开实验室检查单 □ 病情告知，必要时向患者家属告知病重或病危，并签署病重或病危通知书 □ 患者家属签署输血同意书、骨髓穿刺同意书、静脉插管同意书	□ 上级医师查房 □ 完成入院检查 □ 淋巴组织活检（常规病理、免疫病理） □ 骨髓穿刺（骨髓形态学、骨髓活检、免疫分型、染色体检测） □ 完成必要的相关科室会诊 □ 完成上级医师查房记录等病历书写 □ 确定化疗方案和日期（如果病理明确及分期检查已完成）
重点医嘱	**长期医嘱** □ 血液病护理常规 □ 二级护理 □ 饮食：普通饮食/糖尿病饮食/其他 □ 抗菌药物（必要时） □ 其他医嘱 **临时医嘱** □ 血常规、尿常规、大便常规+大便隐血 □ 病毒学检测：乙型肝炎病毒、丙型肝炎病毒、HIV、EB 病毒、CMV 病毒（必要时） □ 肝肾功能、电解质、血沉、凝血功能、血型、输血前检查、乳酸脱氢酶、β_2 微球蛋白、免疫球蛋白检测（IgM、IgA、IgG、IgE）（必要时）、血清蛋白电泳（必要时）、尿蛋白定量（24 小时）（必要时）、α_1-微球蛋白测定（尿液）（必要时）、肿瘤标志物（必要时）、血细胞簇分化抗原 CD4+CD25（必要时）、血细胞簇分化抗原 CD8+CD28（必要时）、TBNK 淋巴细胞亚群流式细胞术检测（必要时）、自身免疫系疾病筛查（必要时） □ 影像学检查：胸、腹、盆腔 CT 增强（根据临床表现增加其他部位）、心电图、腹部 B 超、心动超声（必要时）、肺功能检测（必要时），MRI（必要时），骨扫描（必要时），全身 PET-CT 检查（有条件进行） □ 静脉插管术 □ 血气分析（必要时） □ 病原微生物培养（必要时） □ 输血（有指征时）等支持对症治疗 □ 其他医嘱	**长期医嘱** □ 患者既往基础用药 □ 抗菌药物（必要时） □ 其他医嘱 **临时医嘱** □ 骨髓穿刺 □ 骨髓形态学、骨髓活检、免疫分型、染色体，有条件时）、FISH（必要时） □ 淋巴结活检+免疫组化、FISH（必要时） □ 输血医嘱（必要时） □ 其他医嘱

续　表

时间	住院第 1 天	住院第 2 天
主要 护理 工作	□ 介绍病房环境、设施和设备 □ 入院护理评估	□ 宣教（血液病知识）
病情 变异 记录	□ 无　□ 有，原因： 1. 2.	□ 无　□ 有，原因： 1. 2.
护士 签名		
医师 签名		

时间	住院第 3~4 天
主要诊疗工作	□ 患者家属签署化疗知情同意书 □ 上级医师查房，制定化疗方案（在病理已明确，并完成分期检查后） □ 住院医师完成病程记录 □ 化疗 □ 重要脏器功能保护 □ 止吐
重点医嘱	**长期医嘱** □ 化疗医嘱（详细治疗方案见治疗部分） 　　CHOP（每 21 天 1 个周期） 　　环磷酰胺：750mg/m^2，iv gtt，第 1 天 　　多柔比星（阿霉素）：50mg/m^2，iv gtt，第 1 天 　　长春新碱：1.4mg/m^2，iv，第 1 天；单次最大量为 2mg 　　泼尼松：100mg/d 或 1mg/（kg·d），酌选，po，第 1~5 天 　　CHOPE 　　Da-EPOCH 　　CHOP 序贯 ICE 　　CHOP 序贯 IVE（IFO+VP-16+EPI）与中剂量 MTX 交替 　　HyperCVAD 　　GDPT（每 21 天 1 个周期） 　　吉西他滨 0.8g/m^2，第 1、8 天，iv gtt 　　顺铂 75mg/m^2，分 3~4 天，iv gtt 　　地塞米松 20mg，第 1~5 天，iv gtt 　　沙利度胺 200mg/d，qn PO（从 100mg，qn 起步，如果能耐受，可逐渐增加至足量 200mg，qn） □ 补液治疗（碱化、水化） □ 止吐、保肝、抗感染等医嘱 □ 其他医嘱 **临时医嘱** □ 输血医嘱（必要时）　　　□ 心电监护（必要时） □ 血常规　　　　　　　　　□ 血培养（高热时） □ 静脉插管维护、换药　　　□ 其他医嘱
主要护理工作	□ 观察患者病情变化 □ 心理与生活护理 □ 化疗期间嘱患者多饮水，注意大便
病情变异记录	□ 无　□ 有，原因： 1. 2.
护士签名	
医师签名	

时间	住院第 5~8 天	住院第 9 天 （出院日）
主要诊疗工作	□ 上级医师查房，注意病情变化 □ 住院医师完成常规病历书写 □ 复查血常规 □ 注意观察体温、血压、体重等 □ 成分输血、抗感染等支持治疗（必要时） □ 造血生长因子（必要时）	□ 上级医师查房，确定有无并发症情况，明确是否出院 □ 完成出院记录、病案首页、出院证明书等 □ 向患者交代出院后的注意事项，如返院复诊的时间、地点、发生紧急情况时的处理等
重点医嘱	**长期医嘱** □ 洁净饮食 □ 抗感染等支持治疗 □ 其他医嘱 **临时医嘱** □ 血常规、尿常规、大便常规 □ 肝肾功能、电解质 □ 输血医嘱（必要时） □ G-CSF 5μg/（kg·d）（必要时） □ 影像学检查（必要时） □ 血培养（高热时） □ 病原微生物培养（必要时） □ 静脉插管维护、换药 □ 其他医嘱	**出院医嘱** □ 出院带药 □ 定期门诊随访 □ 定期监测血常规、肝肾功能、电解质 □ 深静脉置管定期护理 □ 下周期治疗时间
主要护理工作	□ 观察患者情况 □ 心理与生活护理 □ 化疗期间嘱患者多饮水，注意大便 □ 注意化疗不良反应	□ 指导患者办理出院手续
病情变异记录	□ 无 □ 有，原因： 1. 2.	□ 无 □ 有，原因： 1. 2.
护士签名		
医师签名		

（二）护士表单

外周 T 细胞淋巴瘤（初治）临床路径护士表单

适用对象：第一诊断为外周 T 细胞淋巴瘤（ICD-10：C84.400）

患者姓名：		性别： 年龄： 门诊号：		住院号：
住院日期： 年 月 日		出院日期： 年 月 日		标准住院日：5~9 天内

时间	住院第 1 天	住院第 2 天	住院第 3~4 天
健康宣教	□ 入院宣教 　介绍主管医师、护士 　介绍病房环境及设施 　介绍住院注意事项 　介绍探视和陪护制度 　介绍医院订餐制度 　介绍药师咨询事宜 □ 按需要签署临床用血知情同意书 □ 告知并签署住院期间请假制度	□ 骨髓穿刺、腰椎穿刺检查前宣教 　宣教骨髓穿刺、腰椎穿刺检查前准备及检查后注意事项 　与患者沟通、消除紧张情绪 □ 静脉置管宣教 　告知患者留置导管的重要性 　告知置管前准备及置管后注意事项 　告知导管维护注意事项	□ 药物宣教 　化疗药物作用及不良反应 　告知激素、止吐、保肝、护胃及碱化尿液药物服用方法 □ 饮食、活动宣教 □ 出入量记录宣教 　宣教准确记录出入量的重要性 　告知出入量记录方法 □ 心理护理 □ 给予患者及家属心理支持 □ 化疗期间宣教
护理处置	□ 核实患者姓名，佩戴腕带 □ 采集病史，完善入院护理病历 □ 协助患者留取各种标本 □ 预约各项检查时间 □ 测量身高、体重、生命体征	□ 腰椎穿刺前准备（鞘内药物配制） □ 骨髓穿刺前准备 □ 留置导管前准备（必要时备皮）	□ 化疗配制
基础护理	□ 二级护理 □ 晨晚间护理 □ 症状管理 □ 患者安全管理	□ 二级护理 □ 晨晚间护理 □ 症状管理 □ 患者安全管理	□ 一级护理 □ 晨晚间护理 □ 症状管理 □ 患者安全管理
专科护理	□ 护理查体 □ 病情观察 □ 有无疼痛、发热、憋气等症状 □ 完善跌倒、生活自理能力及压疮风险评估表 □ 需要时，请家属陪护 □ 确定饮食种类 □ 心理护理	□ 病情观察 □ 骨、腰椎穿刺后观察有无头晕、头痛症状、穿刺点有无渗血 □ 静脉置管后观察局部有无红肿热痛、穿刺点有无渗血 □ 遵医嘱完成相关检查 □ 心理护理	□ 遵医嘱予补液（碱化、水化） □ 病情观察 □ 恶心、呕吐 □ 生命体征 □ 大小便 □ 中心静脉导管维护 □ 心理护理
重点医嘱	□ 详见医嘱执行单	□ 详见医嘱执行单	□ 详见医嘱执行单
病情变异记录	□ 无 □ 有，原因： 1. 2.	□ 无 □ 有，原因： 1. 2.	□ 无 □ 有，原因： 1. 2.
护士签名			

时间	住院第 5~8 天	住院第 9 天 （出院日）
健康宣教	□ 化疗后宣教 　观察化疗后的不良反应 　监测生命体征、体重等 □ 饮食、活动指导 □ 用药指导	□ 出院宣教 　办理出院手续的流程 　领取出院带药流程 　服药方法 　院外饮食及活动原则 　定期监测血常规及生化指标 　院外静脉导管维护注意事项 　复查时间或下次入院流程 　院外发生紧急情况的处理
护理处置	□ 遵医嘱完成各项检查	□ 办理出院手续 □ 书写出院护理记录并及时归档
基础护理	□ 二级护理 □ 晨晚间护理 □ 症状管理 □ 患者安全管理	□ 三级护理 □ 晨晚间护理 □ 指导活动 □ 患者安全管理
专科护理	□ 病情观察 　监测生命体征、体重 　药物输注过程中是否出现过敏反应 　用药后是否存在呕吐、发热等表现 □ 化疗期间请家属陪护 □ 中心静脉导管的维护 □ 预防感染、出血 □ 心理护理	□ 病情观察 　监测生命体征、体重 　化疗药物不良反应的观察 □ 出院指导（定期门诊随访，发生紧急情况时的处理） □ 心理护理
重点医嘱	□ 详见医嘱执行单	□ 详见医嘱执行单
病情变异记录	□ 无　□ 有，原因： 1. 2.	□ 无　□ 有，原因： 1. 2.
护士签名		

（三）患者表单

外周 T 细胞淋巴瘤（初治）临床路径患者表单

适用对象：第一诊断为外周 T 细胞淋巴瘤（ICD-10：C84.400）

| 患者姓名： | | 性别：　　年龄：　　门诊号： | 住院号： |
| 住院日期：　　年　月　日 | | 出院日期：　　年　月　日 | 标准住院日：5~9 天内 |

时间	入　院	淋巴组织活检	分期检查
医患配合	□ 配合询问病史、收集资料，请务必详细告知既往史、用药史、过敏史 □ 配合进行体格检查 □ 有任何不适请告知医师	□ 配合完善淋巴组织活检前相关检查、化验，如采血、留尿、心电图 □ 医师与患者及家属介绍病情及淋巴组织活检谈话、活检术前签字	□ 配合完善相关检查、化验如采血、留尿、CT、超声，或其他检查（如 PET-CT、内镜等） □ 配合完成骨髓检查 □ 配合完成脑脊液检查（必要时） □ 配合医师摆好检查体位
护患配合	□ 配合测量体温、脉搏、呼吸 3 次、血压、体重 1 次 □ 配合完成入院护理评估（简单） □ 询问病史、过敏史、用药史 □ 接受入院宣教（环境介绍、病室规定、订餐制度、贵重物品保管等） □ 配合执行探视和陪护制度 □ 有任何不适请告知护士	□ 配合测量体温、脉搏、呼吸 3 次、询问大便 1 次 □ 接受淋巴组织活检前宣教 □ 送至手术室或活检室前，协助完成核对，带齐影像学资料 □ 返回病房后，配合接受生命体征的测量 □ 接受活检术后宣教 □ 监测活检术可能出现的不良反应 □ 接受饮食宣教 □ 接受药物宣教	□ 配合测量体温、脉搏、呼吸 3 次、询问大便 1 次 □ 配合检查 □ 配合缓解疼痛 □ 接受有创检查后宣教 □ 接受饮食宣教：PET-CT、腹部超声或腹盆 CT 检查前禁食 □ 接受药物宣教 □ 有任何不适请告知护士
饮食	□ 遵医嘱饮食	□ 遵医嘱饮食	□ PET-CT、腹部超声或腹盆 CT 检查前禁食、禁水
排泄	□ 正常排尿便	□ 正常排尿便	□ 正常排尿便
活动	□ 正常活动	□ 正常活动	□ 正常活动

时　间	治　疗	出　院
医患配合	□ 向患者及家属讲述治疗治疗方案选择、治疗不良反应及疾病预后 □ 配合签署化疗知情同意书 □ 按照制定方案完成治疗 □ 配合询问病史（包括症状的改变及不良反应） □ 配合进行体格检查 □ 有任何不适请告知医师	□ 接受出院前指导 □ 知道复查程序及下周期化疗时间 □ 获取出院诊断书
护患配合	□ 配合定时测量生命体征，每日询问大便情况 □ 配合完成深静脉置管护理 □ 接受输液、服药等治疗 □ 接受进食、进水、排便等生活护理 □ 接受化疗不良反应的宣教 □ 配合活动，预防皮肤压力伤 □ 注意活动安全，避免坠床或跌倒 □ 配合执行探视和陪护制度 □ 有任何不适请告知护士	□ 接受出院宣教 □ 办理出院手续 □ 获取出院带药 □ 知道服药方法、作用、注意事项 □ 知道复印病历程序
饮食	□ 遵医嘱饮食	□ 遵医嘱饮食
排泄	□ 正常排尿便	□ 正常排尿便
活动	□ 正常适度活动，避免疲劳	□ 正常适度活动，避免疲劳

附：原表单（2016 年版）

外周 T 细胞淋巴瘤（初治）临床路径表单

适用对象：第一诊断为外周 T 细胞淋巴瘤（ICD-10：C84.400）

患者姓名：		性别：	年龄：	门诊号：	住院号：
住院日期：	年 月 日	出院日期：	年 月 日		标准住院日：5～9 天内

时间	住院第 1 天	住院第 2 天
主要诊疗工作	□ 询问病史及体格检查 □ 完成病历书写 □ 开实验室检查单 □ 病情告知，必要时向患者家属告知病重或病危，并签署病重或病危通知书 □ 患者家属签署输血同意书、骨髓穿刺同意书、静脉插管同意书	□ 上级医师查房 □ 完成入院检查 □ 淋巴组织活检（常规病理、免疫病理） □ 骨髓穿刺（骨髓形态学、骨髓活检、免疫分型、染色体检测） □ 完成必要的相关科室会诊 □ 完成上级医师查房记录等病历书写 □ 确定化疗方案和日期
重点医嘱	**长期医嘱** □ 血液病护理常规 □ 二级护理 □ 饮食：普通饮食/糖尿病饮食/其他 □ 抗菌药物（必要时） □ 其他医嘱 **临时医嘱** □ 血常规、尿常规、大便常规 □ 病毒学检测：EB 病毒、乙型肝炎病毒、丙型肝炎病毒、HIV、CMV 病毒（必要时） □ 肝肾功能、电解质、血沉、凝血功能、血型、输血前检查、乳酸脱氢酶、β_2 微球蛋白、免疫球蛋白检测（IgM、IgA、IgG、IgE）、血清蛋白电泳、尿蛋白定量（24 小时）、α_1-微球蛋白测定（尿液）、肿瘤标志物、血细胞簇分化抗原 CD4+CD25（必要时）、血细胞簇分化抗原 CD8+CD28（必要时）、TBNK 淋巴细胞亚群流式细胞术检测（必要时）、自身免疫系统疾病筛查（必要时） □ 影像学检查：胸、腹、盆腔 CT 增强（根据临床表现增加其他部位），心电图、腹部 B 超，心动超声（必要时），肺功能检测（必要时），MRI（必要时），骨扫描（必要时），全身 PET 检查（有条件进行） □ 静脉插管术 □ 血气分析（必要时） □ 病原微生物培养 □ 输血（有指征时）等支持对症治疗 □ 其他医嘱	**长期医嘱** □ 患者既往基础用药 □ 抗菌药物（必要时） □ 其他医嘱 **临时医嘱** □ 骨髓穿刺 □ 骨髓形态学、骨髓活检、免疫分型、染色体、FISH（必要时） □ 淋巴结活检＋免疫组化、FISH（必要时） □ 输血医嘱（必要时） □ 其他医嘱

续　表

时间	住院第 1 天	住院第 2 天
主要护理工作	□ 介绍病房环境、设施和设备 □ 入院护理评估	□ 宣教（血液病知识）
病情变异记录	□ 无　□ 有，原因： 1. 2.	□ 无　□ 有，原因： 1. 2.
护士签名		
医师签名		

时间	住院第 3~4 天
主要诊疗工作	□ 患者家属签署化疗知情同意书 □ 上级医师查房，制定化疗方案 □ 住院医师完成病程记录 □ 化疗 □ 重要脏器功能保护 □ 止吐
重点医嘱	**长期医嘱：化疗医嘱（详细治疗方案见治疗部分）** □ GDPT（每 21 天 1 个周期） 　　吉西他滨：0.8g/m²，第 1、8 天，iv gtt；顺铂：75mg/m²，分 3~4 天，iv gtt 　　地塞米松：20mg，第 1~5 天，iv gtt；沙利度胺：200mg/d，qn，po □ CHOP（每 21 天 1 个周期） 　　环磷酰胺：750mg/m²，iv gtt，第 1 天；多柔比星（阿霉素）：50mg/m²，iv gtt，第 1 天 　　长春新碱：1.4mg/m²，iv，第 1 天，最大量为 2mg；泼尼松：100mg/d 或 1mg/（kg·d），酌选，po 　　CHOP 序贯 ICE 　　CHOP 序贯 IVE（IFO+VP-16+EPI）与中剂量 MTX 交替 　　Da-EPOCH 　　HyperCVAD □ 补液治疗（碱化、水化） □ 止吐、保肝、抗感染等医嘱 □ 其他医嘱 **临时医嘱** □ 输血医嘱（必要时） □ 心电监护（必要时） □ 血常规 □ 血培养（高热时） □ 静脉插管维护、换药 □ 其他医嘱
主要护理工作	□ 观察患者病情变化 □ 心理与生活护理 □ 化疗期间嘱患者多饮水
病情变异记录	□ 无　□ 有，原因： 1. 2.
护士签名	
医师签名	

时间	住院第 5~8 天	住院第 9 天 （出院日）
主要诊疗工作	□ 上级医师查房，注意病情变化 □ 住院医师完成常规病历书写 □ 复查血常规 □ 注意观察体温、血压、体重等 □ 成分输血、抗感染等支持治疗（必要时） □ 造血生长因子（必要时）	□ 上级医师查房，确定有无并发症情况，明确是否出院 □ 完成出院记录、病案首页、出院证明书等 □ 向患者交代出院后的注意事项，如返院复诊的时间、地点、发生紧急情况时的处理等
重点医嘱	**长期医嘱** □ 洁净饮食 □ 抗感染等支持治疗 □ 其他医嘱 **临时医嘱** □ 血常规、尿常规、大便常规 □ 肝肾功能、电解质 □ 输血医嘱（必要时） □ G-CSF 5μg/（kg·d）（必要时） □ 影像学检查（必要时） □ 血培养（高热时） □ 病原微生物培养（必要时） □ 静脉插管维护、换药 □ 其他医嘱	**出院医嘱** □ 出院带药 □ 定期门诊随访 □ 监测血常规、肝肾功能、电解质
主要护理工作	□ 观察患者情况 □ 心理与生活护理 □ 化疗期间嘱患者多饮水	□ 指导患者办理出院手续
病情变异记录	□ 无 □ 有 原因： 1. 2.	□ 无 □ 有，原因： 1. 2.
护士签名		
医师签名		

第二十一章

弥漫大 B 细胞淋巴瘤（初治）临床路径释义

一、弥漫大 B 细胞淋巴瘤（初治）编码

1. 国家卫生和计划生育委员会原编码：

疾病名称及编码：弥漫大 B 细胞淋巴瘤：（ICD-10：C83.3）

2. 修改编码：

疾病名称及编码：弥漫大 B 细胞淋巴瘤：（ICD-10：C83.306，M96803/3）

二、临床路径检索方法

C83.306+M96803/3

三、弥漫大 B 细胞淋巴瘤（初治）临床路径标准住院流程

（一）适用对象

第一诊断为初诊弥漫大 B 细胞淋巴瘤（diffuse large B cell lymphoma，DLBCL）（ICD-10：C83.3）。

> 释义
>
> ■ 弥漫大 B 细胞淋巴瘤是非霍奇金淋巴瘤最常见的病理类型，本身包括很多亚型，本临床路径的适用对象不包括：
> 1. 原发中枢神经系统弥漫大 B 细胞淋巴瘤。
> 2. FISH 检测提示为 double-hit 或者 triple-hit 的大 B 细胞淋巴瘤。

（二）诊断及分期依据

根据《World Health Organization Classification of Tumors of Haematopoietic and Lymphoid Tissue》(2016 年版)、《血液病诊断和疗效标准（第 3 版)》（张之南、沈悌主编，科学出版社)、最新淋巴瘤临床实践指南（2017 年 NCCN Clinical Practice Guidelines in Oncology)，并结合临床表现、实验室及相关影像学检查等。

诊断依据

1. 临床表现：主要表现为无痛性进行性淋巴结肿大，但也可发生于淋巴结以外的器官或组织，包括胃肠道、肝、脾、中枢神经系统、睾丸、皮肤等。肿瘤浸润、压迫周围组织而出现相应临床表现。部分患者伴有乏力、发热、盗汗、消瘦等症状。

2. 实验室检查：血清乳酸脱氢酶（LDH）、血沉及 β_2 微球蛋白（β_2-MG）可升高。侵犯骨髓可导致贫血、血小板减少，淋巴细胞升高，中性粒细胞可减低、正常或升高；外周血涂片可见到淋巴瘤细胞。中枢神经系统受累时出现脑脊液异常。胃肠道侵犯时大便隐血可阳性。

3. 组织病理学检查：是诊断该病的决定性依据。

病理形态学特征为淋巴结正常结构破坏，内见大淋巴细胞呈弥漫增生，胞质量中等，核大，核仁突出，可有一个以上的核仁。

免疫组织化学病理检查对于确诊 DLBCL 至关重要。常采用的单抗应包括 CD20、CD19、CD79、CD3、CD5、CD10、Bcl-2、Bcl-6、Ki-67、MUM1 和 MYC 等。

4. 分子生物学检查：有条件可开展荧光原位杂交（fluorescence in situ hybridization，FISH）检测 Bcl-2、Bcl-6 和 Myc 等基因是否发生重排。如果 Myc 伴 Bcl-2 /Bcl-6 基因断裂称双重打击（double hit）或三重打击（triple hit）淋巴瘤，提示预后不良。

5. 影像学检查：颈、胸、腹、盆腔 CT 或超声波检查。按照 CT 以及体检所发现的病变范围进行分期及评价疗效。有条件者可行 PET-CT 检查。分期标准（Anne Arbor 分期，表25）。

表25 Ann Arbor 分期

Ⅰ期	单一淋巴结区域受累（Ⅰ）；或单一结外器官或部位局限受累（ⅠE）
Ⅱ期	膈上或膈下同侧受累淋巴结区≥2 个（Ⅱ）；或单个结外器官或部位的局限性侵犯及其区域淋巴结受累，伴或不伴膈肌同侧其他淋巴结区域受累（ⅡE）
Ⅲ期	膈肌上下两侧均有淋巴结区受累（Ⅲ）；脾脏受累（ⅢS），或两者皆受累（ⅢSE）
Ⅳ期	一个或多个结外器官或组织广泛受累，伴或不伴相关淋巴结受累，或孤立性结外器官或组织受累伴远处（非区域性）淋巴结受累

说明：有 B 症状者需在分期中注明，如Ⅱ期患者，应记作ⅡB；肿块直径超过 7.5 cm 或纵隔肿块超过胸腔最大内径的 1/3 者，标注 X；受累脏器也需注明，如脾脏、肝脏、骨骼、皮肤、胸膜、肺等分别标记为 S、H、O、D、P 和 L。B 症状包括：不明原因的发热（体温>38℃）；夜间盗汗；或 6 个月内体重下降>10%

释义

■ 除了发热、盗汗、消瘦及乏力等全身症状以外，其他弥漫大 B 细胞淋巴瘤患者可能表现出来的症状取决于疾病侵及的部位；CD10，Bcl-6 和 MUM-1 可以判断弥漫大 B 细胞淋巴瘤是否为生发中心来源，正确率约为 70%。对于 Ki-67 大于 90% 的患者、免疫组化显示 Bcl-2 和 c-Myc 高表达的患者、病理形态学类似伯基特淋巴瘤的弥漫大 B 细胞淋巴瘤患者，IPI 评分高危的患者建议进行 FISH 检测，确认是否存在基因学异常。

■ 目前 NCCN 指南建议的弥漫大 B 细胞淋巴瘤免疫组化检查常规项目包括：CD20、CD3、CD5、CD10、CD45、Bcl-2、Bcl-6、Ki-67、IRF4/MUM1 和 MYC 等。和其他类型淋巴瘤相鉴别，还可能需要的免疫组化包括：CyclinD1，kappa/lambda，CD30、CD138、EBER、ALK、HHV8、SOX11；PET-CT 相较于超声和 CT 而言，对弥漫大 B 细胞淋巴瘤患者分期及疗效评价都更加精准；如患者为原发胃肠道弥漫大 B 细胞淋巴瘤，请使用 Lugano 分期系统（表26、27）：

表26 胃肠道 Lugano 分期系统

ⅠE 期	局限于胃肠道
	ⅠE1＝黏膜，黏膜下层
	ⅠE2＝固有肌层，浆膜层
ⅡE 期	扩散至腹腔
	ⅡE1＝局部淋巴结侵犯
	ⅡE2＝远处淋巴结侵犯
ⅡE 期	穿透浆膜层，至周围的组织或器官
Ⅳ期	远处组织器官侵犯或者是膈上淋巴结侵犯

表 27　2014 Lugano 改良版 Ann Arbor 分期

局限期	
Ⅰ 期	仅侵及单一的区域淋巴结（Ⅰ），或侵及单一结外器官不伴有淋巴结受累（ⅠE）
Ⅱ 期	侵及 2 个或 2 个以上淋巴结区域，但均在膈肌同侧（Ⅱ），可伴有同侧淋巴结区域相关局限性结外器官受累（ⅡE）（例如：甲状腺受累伴颈部淋巴结受累，或纵隔淋巴结受累直接延伸至肺脏受累）
Ⅲ 期 Bulky *	Ⅱ 期伴有大包块者
进展期	
Ⅲ 期	侵及膈肌上下淋巴结区域，或侵及膈上淋巴结+脾受累（Ⅲ）
Ⅳ 期	侵及淋巴结引流区域之外的结外器官（Ⅳ）

说明：

（1）＊所示：根据 2014 年 Lugano 改良分期标准，不再对淋巴瘤的 Bulky 病灶进行具体的数据限定，只需在病例中明确记载最大病灶之最大径即可；二期伴有大肿块的患者，应根据病理类型及疾病不良预后因素而酌情选择治疗原则，如伴有大包块的惰性淋巴瘤患者可选择局限期治疗模式，但是伴有大包块的侵袭性淋巴瘤患者，则应选择进展期治疗模式

（2）Paired-organ，即同一器官有双侧部位者（如肺脏、肾脏、肾上腺、乳腺、睾丸、卵巢、眼球、腮腺等），根据淋巴瘤 Ann Arbor 分期的基本定义，不能被一个放射野涵盖者即为两个器官，与预后无关。因此，肺脏、肾脏、肾上腺、乳腺、睾丸、卵巢、眼球、腮腺等如果双侧受累，均应视为 2 个结外受累器官，应分为Ⅳ期。甲状腺及扁桃体除外

（3）肝脏多发或弥漫病灶，视为 1 个结外受累器官、多部位受累，分期为Ⅳ期；其他器官多灶或弥漫性受累，视为 1 个结外受累器官、一个部位受累，分期需结合其他受侵部位综合判断；胃肠道淋巴瘤多灶/弥漫侵及，无论病灶连续抑或不连续，均视为 1 个结外受累器官，分期参见原发胃肠 Lugano 分期

（4）由于制订 Ann Arbor 分期标准时，存在争议，且未能有效解决，因此侵及胸膜、胸腔积液、心包、心包积液、腹膜、腹腔积液者，不影响分期、不算作结外受累器官，例如：纵隔淋巴结受累直接延伸至左侧肺脏受累伴胸腔积液及胸膜受累，无论是肺脏直接侵及胸膜还是肺脏病灶距离胸膜甚远，均为 ⅡE 期，结外受累器官为 1（单侧肺脏）

（5）B 症状主要在 HL 中有预后意义并需要记录；最新文献中 B 症状在 NHL 的价值较低，但是仍然建议在病例中记录。所谓 B 症状：不明原因体重下降 10%（诊断前 6 个月内），发热>38℃并排除其他原因发热，盗汗（夜间大量出汗，需要更换衣服被褥）

（6）扁桃体、胸腺、脾脏视为淋巴器官

■ 正确的诊断和分期要基于患者的临床表现、病理学检查、遗传学检查、实验室检查，影像学检查结果综合评定；弥漫大 B 细胞淋巴瘤要注意和伯基特淋巴瘤、套细胞淋巴瘤、转化的惰性淋巴瘤等其他淋巴瘤相鉴别。

（三）治疗方案的选择

根据《最新弥漫大 B 细胞淋巴瘤 NCCN 指南》及《恶性淋巴瘤（第 2 版）》（沈志祥、朱雄增主编，人民卫生出版社）。

首先应当根据患者临床表现、病理形态学及免疫表型等明确诊断，然后根据临床亚型分期、国际预后指数（IPI）、分子生物学检查、患者全身状况、各脏器功能及伴随疾病等来制定治疗方案。国际预后指数（IPI）是根据患者年龄、血清 LDH 水平、ECOG 体能状况评分、Ann Arbor 分期和淋巴结外组织器官受累部位 5 个特征估计预后，并据此进行分层治疗的一个体系。若患

者年龄>60 岁、LDH 高于正常、ECOG 体能状况评分为 2～4、Ann Arbor 分期为Ⅲ或Ⅳ期、结外受累超过 1 个部位，则每项记 1 分，累计加分既得 IPI 评分。IPI 为 0 或 1 者为低危，2 和 3 分别属低中危和高中危，4 或 5 者为高危。年轻患者可选用年龄调整的 IPI（aa-IPI）。

释义

- IPI 评分是目前非霍奇金淋巴瘤应用最广泛的预后评价模型。
- aa-IPI 评分适用于年龄≤60 岁的患者（表28）。

表28　aa-IPI

危险因素	得分
LDH>正常	1
PS≥2	1
Ⅲ-Ⅳ期	1

注：低危：0 分；低中危：1 分；高中危：2 分；高危：3 分

- NCCN-IPI（弥漫大 B 细胞淋巴瘤）（表29）。

表29　NCCN-IPI

得分	发病年龄（岁）	ECOG	DH/LDH最高上限	分期	结外受累
0	<40	0～1	≤1	Ⅰ～Ⅱ	
1	41～60	2～4	1<x≤3	Ⅲ～Ⅳ	受累范围包括：骨髓、中枢、肝、肺、消化道（食管、胃、十二指肠、小肠、结肠、直肠肛管、阑尾），任意一个或多个
2	61～75	–	>3		–
3	≥75	–			–

说明：危险分级：0～1 分为低危，2～3 分为低中危，4～5 分为高中危，≥6 为高危

- 治疗方案的选择是在判断患者分期、风险因素、身体状况后进行，目前主要参照 NCCN 2017 V2 版指南。

（四）标准住院日

21 天（第 1 个疗程含诊断）。

释义

- 明确病理诊断 3～5 天；完善分期检查，评估患者身体状况 3～4 天；CHOPE，CHOP/EPOCH±R 方案 5～7 天；初步观察化疗后的不良反应 3～5 天。

（五）进入路径标准

1. 第一诊断必须符合 ICD-10：C83.3 弥漫大 B 细胞淋巴瘤疾病编码。
2. 当患者同时具有其他疾病诊断，但住院期间不需要特殊处理也不影响第一诊断的临床路径流程实施时，可以进入路径。

> **释义**
>
> ■ 进入本路径的患者第一诊断为弥漫大 B 细胞淋巴瘤；入院后常规检查发现有基础疾病，如高血压、冠状动脉粥样硬化性心脏病、糖尿病、肝肾功能不全、慢性乙型肝炎、慢性丙型肝炎、HIV 感染等，经系统评估后对弥漫大 B 细胞淋巴瘤诊断治疗无特殊影响者，可进入路径。但可能增加医疗费用，延长住院时间；如患者存在的其他内科合并症或者是诊断时身体状况不允许使用 CHOP/EPOCH±R，或者是 CHOPE 方案，则不能进入路径；如患者诊断时存在急症，如呼吸道或消化道出血，消化道穿孔时，需要寻求内镜室、介入科和外科的多学科治疗协作，不能进入路径；如患者同时患有其他恶性肿瘤，则需请相关科室评估不同肿瘤治疗先后顺序，如弥漫大 B 细胞淋巴瘤需要首先进行治疗，则可考虑进行路径。

（六）住院期间检查项目

1. 必须的检查项目：

（1）病变淋巴结或病变组织的活检，行常规病理形态学和免疫组织化学检查；必要时行 FISH 检查。

（2）影像学检查：颈、胸、腹、盆腔 CT（根据临床表现增加其他部位）、全身浅表淋巴结及腹部 B 超、超声心动图检查。

（3）血常规及分类、尿及大便常规和隐血。

（4）肝肾功能、LDH、电解质、血糖、血型。

（5）骨髓穿刺涂片，有条件行流式细胞术及活检。

（6）病毒学检查（包括 HBV、HCV、EBV、HIV 等）。

（7）出凝血功能检查。

（8）心电图检查了解患者有无心脏疾患及对化疗的耐受能力，必要时心脏超声心动图及动态心电图（Holter）。

（9）疑有中枢侵犯或者高危患者（参考 NCCN 指南），进行腰椎穿刺检查和鞘内用药。

2. 根据患者情况可选择的检查项目：

（1）MRI、PET-CT 检查。

（2）发热或疑有某系统感染者应行病原微生物检查。

> **释义**
>
> ■ 如病变位于体表，建议完整切除，以获得组织病理学诊断充足标本；如病变位于深部，请进行粗针穿刺，尽量获得较多组织标本；如病变位于鼻咽、气管、消化道，则需进行内镜检查获取标本，淋巴瘤一般位黏膜下层，因此内镜取材需要深取且多点取材；FISH 检查要根据病理的免疫组化结果以及患者的临床表现来选择，怀疑存在 double-hit 或者 triple-hit 的患者，或者需要和其他 B 细胞淋巴瘤进行鉴别的患者，才考虑进行 FISH 检查。
>
> ■ 血常规、尿常规、便常规+隐血是最基本的三大常规检查，进入路径的患者均需完成。血常规可以初步判断患者的骨髓功能状况。生化检查可以判断患者的肝肾功能状况及电解质状况；LDH 反映淋巴瘤的增殖速度，LDH 高于正常属于淋巴瘤预

后不良因素之一。β_2 微球蛋白的水平反映淋巴瘤的肿瘤负荷；骨髓检查需要包括穿刺涂片、流式和活检。除了解是否存在骨髓侵犯，还可以评价骨髓造血功能；感染筛查：了解乙型肝炎病毒、丙型肝炎病毒和 HIV 感染状况，不同的病毒感染状况会影响治疗方案的细节；凝血功能从某种程度上也反映了肝脏合成功能如何，有些化疗药物会影响肝脏的合成代谢，进一步影响凝血功能；弥漫大 B 细胞淋巴瘤的一线治疗方案中的烷化剂、蒽环类药物均存在心脏损伤的不良反应，因此治疗前需要评估心脏功能，尤其是对于老年患者，在治疗期间更需要严密监测；中枢神经系统占位病变进行 MRI 检查更为敏感；脑脊液检查只在一部分弥漫 B 细胞淋巴瘤患者中进行（NCCN 指南 2017 V2 版推荐）：HIV 阳性，原发睾丸，双表达淋巴瘤，预后模型风险达 4~6 分的患者。中枢侵犯风险因子评估见表 30。

表 30　中枢侵犯风险因子评估

危险因素	得分
年龄>60 岁	1
LDH>正常水平	1
PS>1	1
Ⅲ~Ⅳ期	1
结外器官侵及>1 个部位	1
肾和（或）肾上腺受侵犯	1

低危：0~1 分；中危：2~3 分；高危：4~6 分

■ 建议路径中删除：高度侵袭性淋巴瘤包括淋巴母细胞淋巴瘤、伯基特淋巴瘤，本身不属于弥漫大 B 细胞淋巴瘤，并且高度侵袭性淋巴瘤脑脊液检查和中枢预防都是必须要进行的；PET-CT 检查对于弥漫大 B 细胞淋巴瘤的分期和评价更为精准；肿瘤治疗会抑制人体免疫功能，在进行全身化疗/免疫化疗前，一定确认患者是否存在活动性感染。

（七）治疗方案与药物选择

1. 治疗方案（如果诊断为浆母细胞淋巴瘤，因不表达 CD20，不适合使用利妥昔单抗）。

方案 1. R-CHOP（有条件时使用）：

利妥昔单抗：$375mg/m^2$，iv gtt，第 1 天。

环磷酰胺：$750mg/m^2$，iv gtt，第 2 天。

多柔比星：$50mg/m^2$，或表柔比星 $70mg/m^2$，iv gtt，第 2 天；根据患者情况，可酌情调整。

长春新碱：$1.4mg/m^2$，iv，第 2 天；最大剂量为 2mg。

泼尼松：100mg/d 或 1mg/（kg·d），po，第 2~6 天。

每 14 天或每 21 天重复 1 个疗程；通常 6~8 个疗程。

方案 2. CHOP：

环磷酰胺：$750mg/m^2$，iv gtt，第 1 天。

多柔比星：$50mg/m^2$。

长春新碱：$1.4mg/m^2$，Ⅳ，第 1 天；最大剂量为 2mg。

泼尼松：100mg/d 或 1mg/（kg·d），po，第 1~5 天。

每 14 天或每 21 天重复 1 个疗程；通常 6~8 个疗程。

方案3. R-EPOCH（有条件使用利妥昔单抗的原发纵隔弥漫大B细胞淋巴瘤或预后不良患者）：

利妥昔单抗：375mg/m²，iv gtt，第1天。

依托泊苷：50mg/（m²·d），iv gtt，第2～5天（96小时，连续输注）。

多柔比星：10mg/（m²·d）。

长春新碱：0.4mg/（m²·d），iv gtt，第2～5天（96小时，连续输注）。

环磷酰胺：750mg/m²，iv gtt，第6天。

泼尼松：60mg/（m²·d），po，第2～6天。

每21天重复1个疗程，通常6～8个疗程。

方案4. EPOCH（无条件使用利妥昔单抗的原发纵隔弥漫大B细胞淋巴瘤或预后不良患者）：

依托泊苷：50mg/（m²·d），iv gtt，第1～4天（96小时，连续输注）。

多柔比星：10mg/（m²·d），或表柔比星20/（m²·d），iv gtt，第1～4天（96小时，连续输注）。

长春新碱：0.4mg/（m²·d），iv gtt，第1～4天（96小时，连续输注）。

环磷酰胺：750mg/m²，iv gtt，第5天。

泼尼松：60mg/（m²·d），po，第1～5天。

每21天重复1个疗程，通常6～8个疗程。

方案5. CHOPE（无条件使用利妥昔单抗，耐受性良好而预后不好的患者）：

环磷酰胺：750mg/m²，iv gtt，第1天。

多柔比星：50mg/m²。

长春新碱：1.4mg/m²，iv，第1天；最大剂量为2mg。

依托泊苷：100mg/m²，iv gtt，第1～3天。

泼尼松：100mg/d或1mg/（kg·d），po，第1～5天。

每21天重复1个疗程，通常6～8个疗程。

2. 如有乙型肝炎病毒携带或既往感染者，给予相应治疗并监测病毒变化。

3. 造血干细胞移植：初治年轻高危或存在双重打击的患者、复发或难治的患者。

4. R-CHOP-14（有条件时使用）或CHOP-14组化疗期间，常规使用粒细胞集落刺激因子（G-CSF），G-CSF的使用剂量为5～6μg/（kg·d），皮下注射（6～10天/疗程），若白细胞大于$10×10^9$/L，则停用。

5. 如果淋巴瘤侵及胃肠道，需要预防胃肠道穿孔和出血的风险。

6. 抗感染及对症支持治疗。

释义

■对于CD20阳性的非特指型弥漫大B细胞淋巴瘤，CHOP+R仍然是目前推荐的一线治疗方案；对于原发纵隔大B细胞淋巴瘤，推荐DA-EPOCH+R作为一线推荐治疗方案；对于无条件使用利妥昔单抗的弥漫大B细胞淋巴瘤年轻高危患者，可以选择CHOPE作为一线治疗；要保证CHOP±R14天方案的顺利进行，需要在化疗结束后48小时内开始进行预防性升白治疗，减少骨髓抑制的程度、减少感染风险；对于其他方案，如果在前期治疗出现严重粒缺，在后继化疗周期中也可以给予预防性升白治疗；标准的CHOP/DA-EPOCH/CHOPE方案中蒽环类药物都是选择多柔比星。对于心脏左室功能差的患者，NCCN指南推荐选择脂质体多柔比星更为安全；其他类型蒽环类药物的选择并没有指南推荐，DA-EPOCH方案中多柔比星是持续灌注，其他的蒽环类药物持续灌注并没有相应报道，建议路径中将表柔比星删除；对于乙型肝炎表面抗原阳性患者，进行全身化疗/免疫化疗的同时需进行抗乙型肝炎病毒治疗，并监测乙型肝炎病毒拷贝变化；对于乙型肝炎病毒既往感染的患者，在给予利妥昔单抗治疗时可以：①给予预防性抗乙型肝炎病毒治疗，同时定期监测乙型肝炎病毒拷贝变化；②仅定期监测乙型肝炎病毒拷贝变化。抗乙型肝炎病毒治疗要持续至利妥昔单抗停止后12个月，同时连续监测乙型肝炎病毒拷贝，连续3次处于正常范围才能停药，或者是在传染科医师指导下停药；慢性丙型肝炎患者，通常情况下不影响治疗方案的选择，但是否需要同时进行抗丙型肝炎病毒治疗需咨询传染病专科医师。

■ 方案中所有药物的剂量强度都要根据患者的身体状况来进行调整；预防性鞘内注射用药包括：地塞米松、阿糖胞苷、甲氨蝶呤；高危弥漫大B细胞淋巴瘤患者一线治疗后进行自体造血干细胞移植可能会改善生存，中期评效未达到CR的患者，尽管有争议，但是可以考虑一线自体造血干细胞移植。请删除双重打击患者，因为不属于此路径中，对于双打击的弥漫大B细胞淋巴瘤患者，进行自体造血干细胞移植的作用目前并不十分明确；复发难治者都不再属于此路径，请删除；原发胃弥漫大B细胞淋巴瘤，可以预防性的给予质子泵抑制剂和胃黏膜保护剂以减少胃出血和穿孔风险；减少或不使用激素并没有确切的界定，建议删除；对于有其他内科基础病的患者，在治疗弥漫大B细胞淋巴瘤的同时需积极控制内科基础病；根据患者身体状况及治疗期间不良反应给予相应对症支持治疗；蒽环类药物对于外周血管存在损伤，如发生渗漏对局部软组织损伤严重，因此对于使用CHOP/CHOPE/DA-EPOCH方案的患者建议进行深静脉置管（CVC，PICC，输液港），以减少血管损伤风险，方便输液。深静脉置管可能会出现静脉机械性损伤，静脉炎，静脉血栓发生率增加的风险；化疗/免疫化疗的疗程要根据患者的分期、风险因素来综合考虑，一般给予6~8个疗程不等；每2~4个疗程化疗/免疫化疗后进行疗效评估。

（九）出院标准

1. 一般情况良好。
2. 没有需要住院处理的并发症和（或）合并症。

> **释义**
>
> ■ 患者出院前应完成所有治疗、所有复查项目，观察临床症状是否减轻或消失，有无明显药物相关不良反应，并给予相应处理；出院后要监测血象变化和肝肾功能电解质变化；定期在门诊就诊，尤其是出现不适症状时请及时到门诊处理；按照医师要求返院进行后继治疗。

（十）变异及原因分析

1. 治疗中或治疗后发生感染、贫血、出血及其他合并症者，进行相关的诊断和治疗，并适当延长住院时间。
2. 若有中枢神经系统症状，建议腰椎穿刺检查，并鞘注化疗药物直至脑脊液恢复正常，同时退出此途径，进入相关途径。

3. 年轻高危、常规治疗反应不佳、疾病进展或复发需要选择其他治疗的患者退出路径，进入相关路径。

> **释义**
>
> ■ 除了骨髓抑制、肝肾功能损伤、胃肠道反应及感染等常见并发症以外，还需要注意药物性肺损伤这一不良反应。如严重不良反应导致患者无法耐受继续原方案治疗，则退出路径；化疗前存在大包块的患者，化疗后存在残留病灶的患者，需要评估是否需要局部放疗。
>
> 如治疗期间出现中枢神经系统症状，并经影像学或脑脊液检查证实为中枢侵犯，则需要退出路径，调整治疗方案；难治弥漫大 B 细胞淋巴瘤患者，需退出路径，选择相应挽救治疗方案。
>
> 对于符合临床研究的患者，如研究方案较目前一线治疗方案更可能让患者获益，患者同意入组临床研究，则退出路径；因患者方面的主观原因导致执行路径出现变异，需医师在表单中予以说明。

四、弥漫大 B 细胞淋巴瘤（初诊）临床路径给药方案

【用药选择】

CHOP 联合利妥昔单抗（R-CHOP）是 NCCN 推荐用于 CD20 阳性非特指型弥漫大 B 细胞淋巴瘤患者的一线治疗方案，R-CHOP 对于高危弥漫大 B 细胞淋巴瘤患者的疗效实际上是差强人意的，但目前对于高危患者没有标准方案，如果患者无条件使用利妥昔单抗，CHOPE 方案可以作为一个选择；原发纵隔大 B 细胞淋巴瘤推荐使用 EPOCH+R 方案，较 CHOP+R 更有生存优势。

1. 利妥昔单抗是第一种用于临床的 CD20 单克隆抗体，目前的多项临床研究证实在利妥昔单抗联合 CHOP 方案应用于弥漫大 B 细胞淋巴瘤相较于单纯 CHOP 方案相比可以提高有效率，延长某些患者的生存期；一般建议利妥昔单抗剂量强度为 $375mg/m^2$，在化疗前使用。

2. 环磷酰胺最常用的烷化剂类抗肿瘤药，多柔比星是蒽环类药物，因为蒽环类药物的应用，使得弥漫大 B 细胞淋巴瘤的治愈成为可能；依托泊苷为细胞周期特异性抗肿瘤药物，作用于 DNA 拓扑异构酶 Ⅱ；长春新碱是一种生物碱类药物，以与微管蛋白结合而抑制其生物活性；泼尼松是中效肾上腺皮质激素类药物，具有抗炎、抗过敏、抑制结缔组织增生等作用，除了控制淋巴瘤，还可以改善患者身体状况。

3. CHOP 方案的药物剂量强度如下：环磷酰胺 $750mg/m^2$，多柔比星 $50mg/m^2$，长春新碱 $1.4mg/m^2$（最大 $\leq 2mg$），泼尼松 $100mg$，qd，持续 5 天。环磷酰胺、多柔比星和长春新碱为静脉用药，泼尼松为口服用药。CHOPE 方案的药物剂量强度：依托泊苷 $100mg/m^2$，qd 连续 3 天，其他药物和 CHOP 相同。DA-EPOCH 方案的药物剂量强度如下：依托泊苷：$50mg/(m^2 \cdot d)$，96 小时连续输注，多柔比星：$10mg/(m^2 \cdot d)$，96 小时连续输注，长春新碱：$0.4mg/(m^2 \cdot d)$，96 小时连续输注，环磷酰胺：$750mg/m^2$，iv gtt，第 5 天；泼尼松：$60mg/(m^2 \cdot d)$，po，第 1~5 天，根据血象变化调整剂量。

【药学提示】

1. 利妥昔单抗：总体来说比较安全，不良反应包括发热和寒战，流感样症状。相对不常见的不良反应（10%~30% 的患者发生）：虚弱、恶心、头痛、咳嗽、流鼻涕、呼吸困难、鼻窦炎、喉咙刺激不适。利妥昔单抗治疗的一个潜在不良反应是一种严重的输注反应，通常发

生在第 1 次输注（输注过程中或在输注的 20～30 分钟）。其他利妥昔单抗罕见但严重的不良反应包括胸痛或心律不齐（心跳不规则）复发，利妥昔单抗的使用可以激活或加剧某些病毒感染，包括 JC 病毒（可在免疫功能低下时引起脑部感染）、乙型和丙型肝炎、带状疱疹和巨细胞病毒。与利妥昔单抗使用有关的迟发性中性粒细胞减少症也曾被报告过，药物性肺间质性病变也是一种少见的不良反应。

2. 环磷酰胺：骨髓抑制是其最常见的不良反应，主要为白细胞减少；泌尿道症状主要来自化学性膀胱炎，如尿频、尿急、膀胱感强烈、血尿，甚至排尿困难；会引起消化系统症状和脱发；环磷酰胺存在生殖毒性，偶可影响肝功能，出现黄疸及凝血酶原减少，肝功能不良者慎用。环磷酰胺会引起免疫抑制；肺纤维化和心脏毒性相对少见。

3. 多柔比星：常见不良反应包括脱发（约见于 90% 的患者）、骨髓抑制、口腔溃疡、胃肠道反应，少数患者如注射处药液外溢，可导致红肿疼痛甚或蜂窝织炎和局部坏死。心脏毒性较其他化疗药物常见，多柔比星可引起迟发性严重心力衰竭，有时可在停药半年后发生。有心肌损害时可出现心率增快，心律失常，传导阻滞或喷射性心力衰竭，这些情况偶可突然发生而常规心电图无异常迹象。心肌毒性和给药累积量密切相关。多柔比星总量达 450～550mg/m^2 者，发生率为 1%～4%，总量超过 550mg/m^2 者，发生率明显增加，可达 30%。心脏毒性可因联合应用其他药物加重。

4. 长春新碱：剂量限制性毒性是神经系统毒性，主要引起外周神经症状，如手指、神经毒性等，与累积量有关。足趾麻木、腱反射迟钝或消失，外周神经炎。腹痛、便秘，麻痹性肠梗阻偶见。运动神经、感觉神经和脑神经也可受到破坏，并产生相应症状。神经毒性常发生于 40 岁以上者，儿童的耐受性好于成人，恶性淋巴瘤患者出现神经毒性的倾向高于其他肿瘤患者；骨髓抑制和消化道反应较轻；有局部组织刺激作用，药液不能外漏，否则可引起局部坏死；可见脱发，偶见血压的改变。

5. 依托泊苷：骨髓抑制最为常见，包括白细胞及血小板减少；消化道反应，脱发亦常见；若静脉滴注过速（<30 分钟），可有低血压，喉痉挛等过敏反应。

6. 泼尼松：不良反应包括体重增加、多毛症、痤疮、血糖、血压及眼压升高，水钠潴留。泼尼松还可引起低血钾、兴奋、胃肠溃疡甚至出血穿孔、骨质疏松、伤口愈合不良。泼尼松抑制抗原抗体反应，抑制白细胞移行和吞噬作用，减弱机体对外部感染的防御功能，长期使用会容易并发感染。

【注意事项】

1. 利妥昔单抗第 1 次输注时可能发生输液反应，因此输注之前，先给予预防性药物，一般给予非甾体类药物、激素（地塞米松），抗组胺药物（苯海拉明/盐酸异丙嗪），以减少输注反应的发生和输注反应的严重程度，并在输注过程中仔细监测。如果出现输注反应的迹象，应停止输注。在大多数情况下，一旦症状消退，输注可以在较慢的滴速下重新开始。

2. 单药利妥昔单抗或者是 CHOP 方案出现药物性肺间质性病变的发生率很低，但 CHOP 和利妥昔单抗联合使用后出现药物性肺间质病变的可能性大大增加，在 5% 以上。因此对于使用 R-CHOP 方案治疗期间出现发热的患者，除了最常见的感染并发症以外，一定要考虑到间质性肺病变的可能，及时发现及时处理。

3. 化疗/免疫化疗均有免疫抑制作用，对于存在病毒感染（乙型肝炎、丙型肝炎、HIV、EBV、CMV）的患者或既往病毒感染的患者，除了治疗性或预防性给予抗病毒治疗以外，需要定期监测病毒拷贝数变化，请传染科医师协助治疗，警惕病毒复燃导致的严重后果。

4. 对于心脏左室功能差的患者，NCCN 指南推荐选择脂质体多柔比星更为安全，心脏毒性相对多柔比星要低。

5. 弥漫大 B 细胞淋巴瘤对于化疗相对敏感，对于高肿瘤负荷患者第 1 次进行化疗/免疫化疗时要警惕肿瘤溶解综合征的发生。

6. 在用药安全的情况下一定保证化疗/免疫化疗的药物剂量强度及疗程，这是保证疗效的基础。

五、推荐表单

（一）医师表单

弥漫大 B 细胞淋巴瘤（初治）临床路径医师表单

适用对象：第一诊断为初治的弥漫大 B 细胞淋巴瘤（ICD-10：C83.3）

患者姓名：		性别： 年龄： 门诊号：	住院号：
住院日期： 年 月 日	出院日期： 年 月 日		标准住院日：21 天内

时间	住院第 1~5 天	住院第 6~9 天
主要诊疗工作	□ 询问病史及体格检查 □ 完成病历及病程书写 □ 完成入院检查 □ 病情告知，必要时向患者家属告知病重或病危，并签署病重或病危通知书 □ 如果需要签署输血同意书、骨髓穿刺同意书、腰椎穿刺同意书、静脉插管同意书 □ 淋巴组织活检（常规病理、免疫组化） □ 内镜检查，活检（病变位于胃肠道或者呼吸道）	□ 上级医师查房 □ 完成分期检查 □ 住院医师完成病程记录 □ 骨髓穿刺（骨髓形态学、骨髓活检及流式） □ 腰椎穿刺及预防性鞘内注射（必要时） □ 完成必要的相关科室会诊 □ 完成上级医师查房记录等病历书写
重点医嘱	**长期医嘱** □ 血液病护理常规 □ 二级护理 □ 饮食 □ 抗菌药物（必要时） □ 其他医嘱 **临时医嘱** □ 血常规、尿常规、大便常规、大便隐血 □ 病毒学检测：感染筛查包括乙型肝炎病毒、丙型肝炎病毒、EB 病毒、HIV 病毒等 □ 病毒拷贝数检测（必要时） □ 肝肾功能、LDH、电解质、血糖、血型、凝血功能，免疫球蛋白（必要时） □ 淋巴组织/内镜活检 □ 标本常规病理、免疫组化 □ FISH 检测（必要时）	**长期医嘱** □ 患者既往基础用药 □ 抗菌药物（必要时） □ 其他医嘱 **临时医嘱** □ 骨髓穿刺 □ 骨髓形态学、骨髓活检及流式细胞学检测 □ 腰椎穿刺（必要时） □ 脑脊液常规、生化、细胞学检查。脑脊液流式检查（必要时） □ 预防性鞘内注射（必要时） □ 输血医嘱（必要时） □ 影像学检查：胸、腹、盆腔 CT（根据临床表现增加其他部位），心电图、腹部 B 超，全身 PET-CT 检查 □ 超声心动图 □ 静脉置管术及护理 □ 病原微生物培养（必要时） □ 其他医嘱
主要护理工作	□ 介绍病房环境、设施和设备 □ 入院护理评估	□ 宣教（血液病知识）
病情变异记录	□ 无 □ 有，原因： 1. 2.	□ 无 □ 有，原因： 1. 2.
护士签名		
医师签名		

时间	住院第 10～16 天
主要诊疗工作	□ 上级医师查房，制定化疗方案，确定化疗日期 □ 住院医师完成病程记录 □ 患者家属签署化疗知情同意书 □ 化疗 □ 重要脏器功能保护 □ 预防和对症处理化疗不良反应
重点医嘱	**长期医嘱：化疗医嘱（以下方案选一），通常用 6～8 个疗程** □ R-CHOP（每 21 天 1 个疗程，耐受性好的患者可每 14 天 1 个疗程）： 　利妥昔单抗：375mg/m^2，iv gtt，第 1 天；环磷酰胺：750mg/m^2，iv gtt，第 2 天；多柔比星：50mg/m^2，iv gtt，第 2 天；长春新碱：1.4mg/m^2（最大剂量为 2mg），iv，第 2 天；泼尼松：100mg，po，第 2～6 天 □ CHOP（每 21 天 1 个疗程，耐受性好的患者可每 14 天 1 个疗程）： 　环磷酰胺：750mg/m^2，iv gtt，第 1 天；多柔比星：50mg/m^2，iv gtt，第 1 天；长春新碱：1.4mg/m^2（最大剂量为 2mg），iv，第 1 天；泼尼松：100mg，po，第 1～5 天 □ R-EPOCH（用于原发纵隔弥漫大 B 细胞淋巴瘤，每 21 天 1 个疗程）： 　利妥昔单抗：375mg/m^2，iv gtt，第 1 天；依托泊苷：50mg/（m^2·d），iv gtt，第 2～5 天（96 小时，连续输注）；多柔比星：10mg/（m^2·d），iv gtt，第 2～5 天（96 小时，连续输注）；长春新碱：0.4mg/（m^2·d），iv gtt，第 2～5 天（96 小时，连续输注）；环磷酰胺：750mg/m^2，iv gtt，第 6 天；泼尼松：60mg/（m^2·d），po，第 2～6 天 □ CHOPE（用于耐受性好的患者，每 21 天 1 个疗程）： 　环磷酰胺：750mg/m^2，iv gtt，第 1 天；多柔比星 50mg/m^2，iv gtt，第 1 天；长春新碱：1.4mg/m^2，iv，第 1 天，最大剂量为 2mg；泼尼松 100mg，po，第 1～5 天；依托泊苷：100mg/m^2，iv gtt，第 1～3 天 □ 补液治疗（碱化、水化） □ 止吐、保肝等对症支持医嘱 □ 抗感染（必要时） □ 其他医嘱 **临时医嘱** □ 输血医嘱（必要时）　　　　　　□ 心电监护 □ 血常规　　　　　　　　　　　　□ 血培养（高热时） □ 静脉插管维护、换药　　　　　　□ 其他医嘱
主要护理工作	□ 观察患者病情变化 □ 心理与生活护理 □ 化疗期间嘱患者多饮水
病情变异记录	□ 无　□ 有，原因： 1. 2.
护士签名	
医师签名	

时间	住院第 17~20 天	住院第 21 天 （出院日）
主要诊疗工作	□ 上级医师查房，注意病情变化 □ 住院医师完成常规病历书写 □ 复查血常规，生化（必要时） □ 注意观察体温、血压、体重等 □ 成分输血、抗感染等支持治疗（必要时） □ 造血生长因子（必要时）	□ 上级医师查房，确定有无并发症情况，明确是否出院 □ 完成出院记录、病案首页、出院证明书等 □ 向患者交代出院后的注意事项，如返院复诊的时间、地点、发生紧急情况时的处理等
重点医嘱	**长期医嘱** □ 洁净饮食 □ 抗感染等支持治疗 □ 其他医嘱 **临时医嘱** □ 血常规、尿常规、大便常规 □ 肝肾功能、电解质 □ 输血医嘱（必要时） □ G-CSF 2~5μg/（kg·d）（必要时） □ 影像学检查（必要时） □ 血培养（高热时） □ 病原微生物培养（必要时） □ 静脉插管维护、换药 □ 其他医嘱	**出院医嘱** □ 出院带药 □ 深静脉置管定期护理 □ 定期门诊随访 □ 定期监测血常规、肝肾功能、电解质 □ 后继治疗时间
主要护理工作	□ 观察患者情况 □ 心理与生活护理 □ 注意化疗后不良反应	□ 指导患者办理出院手续
病情变异记录	□ 无 □ 有，原因： 1. 2.	□ 无 □ 有，原因： 1. 2.
护士签名		
医师签名		

（二）护士表单

弥漫大 B 淋巴瘤（初治）临床路径护士表单

适用对象：第一诊断为初治的弥漫大 B 细胞淋巴瘤（ICD-10：C83.3）

患者姓名：	性别： 年龄： 门诊号：	住院号：
住院日期： 年 月 日	出院日期： 年 月 日	标准住院日：21 天内

时间	住院第 1~2 天	住院第 3~4 天	住院第 5~10 天
健康宣教	□ 入院宣教 　介绍主管医师、护士 　介绍病房环境及设施 　介绍住院注意事项 　介绍探视和陪护制度 　介绍医院订餐制度 　介绍药师咨询事宜 □ 按需要签署临床用血知情同意书 □ 告知并签署住院期间请假制度	□ 骨髓穿刺、腰椎穿刺检查前宣教 □ 宣教骨髓穿刺、腰椎穿刺检查前准备及检查后注意事项 □ 告知患者在检查中配合医师 □ 与患者沟通、消除其紧张情绪 □ 静脉置管宣教 □ 告知患者留置导管的重要性 □ 告知置管前准备及置管后注意事项 □ 告知导管维护注意事项	□ 药物宣教 □ 靶向药物作用及过敏表现 □ 化疗药物作用及不良反应 □ 告知激素、止吐、保肝、护胃及碱化尿液药物服用方法 □ 饮食、活动宣教 □ 出入量记录宣教 □ 告知准确记录出入量重要性 □ 告知出入量记录方法 □ 心理护理 □ 给予患者及家属心理支持 □ 化疗期间宣教
护理处置	□ 核对患者姓名，佩戴腕带 □ 采集病史，完善入院护理病历 □ 协助患者留取各种标本 □ 预约各项检查时间 □ 测量身高、体重、生命体征	□ 腰椎穿刺前准备（鞘内药物配制） □ 骨髓穿刺前准备 □ 留置导管前准备（必要时备皮）	□ 化疗配制
基础护理	□ 二级护理 □ 晨晚间护理 □ 症状管理 □ 患者安全管理	□ 二级护理 □ 晨晚间护理 □ 症状管理 □ 患者安全管理	□ 一级护理 □ 晨晚间护理 □ 症状管理 □ 患者安全管理
专科护理	□ 护理查体 □ 病情观察 □ 有无疼痛、发热、喘憋等症状 □ 完善跌倒、生活自理能力及压疮风险评估表 □ 需要时，请家属陪护 □ 确定饮食种类 □ 心理护理	□ 病情观察 　骨、腰椎穿刺术后观察有无头晕、头痛等症状、穿刺点有无渗血 　静脉置管后观察局部有无红肿热痛、穿刺点有无渗血 □ 遵医嘱完成相关检查 □ 心理护理	□ 遵医嘱予补液（碱化、水化） □ 病情观察 　恶心、呕吐 　生命体征 　大小便 □ 中心静脉导管维护 □ 心理护理
重点医嘱	□ 详见医嘱执行单	□ 详见医嘱执行单	□ 详见医嘱执行单
病情变异记录	□ 无 □ 有，原因： 1. 2.	□ 无 □ 有，原因： 1. 2.	□ 无 □ 有，原因： 1. 2.
护士签名			

时间	住院第 11~14 天	住院第 15~21 天 （出院日）
健康宣教	□ 化疗后宣教 　观察化疗后的不良反应 　监测生命体征、体重等 □ 饮食、活动指导 □ 用药指导	□ 出院宣教 　办理出院手续的流程 　领取出院带药流程 　服药方法 　院外饮食及活动原则 　定期监测血常规及生化指标 　院外静脉导管维护注意事项 　复查时间或下次入院流程 　院外发生紧急情况的处理
护理处置	□ 遵医嘱完成各项检查	□ 办理出院手续 □ 书写出院护理记录并及时归档
基础护理	□ 二级护理 □ 晨晚间护理 □ 症状管理 □ 患者安全管理	□ 三级护理 □ 晨晚间护理 □ 指导活动 □ 患者安全管理
专科护理	□ 病情观察 　监测生命体征、体重 　药物输注过程中是否出现过敏反应 　用药后是否存在呕吐、发热等表现 □ 化疗期间请家属陪护 □ 中心静脉导管的维护 □ 预防感染、出血 □ 心理护理	□ 病情观察 　监测生命体征、体重 　化疗药物不良反应的观察 □ 出院指导（定期门诊随访，发生紧急情况时的处理） □ 心理护理
重点医嘱	□ 详见医嘱执行单	□ 详见医嘱执行单
病情变异记录	□ 无　□ 有，原因： 1. 2.	□ 无　□ 有，原因： 1. 2.
护士签名		

（三）患者表单

弥漫大 B 淋巴瘤（初治）临床路径患者表单

适用对象：第一诊断为初治的弥漫大 B 细胞淋巴瘤（ICD-10：C83.3）

患者姓名：		性别： 年龄： 门诊号：		住院号：
住院日期： 年 月 日		出院日期： 年 月 日		标准住院日：21 天内

时间	入 院	淋巴组织活检	分期检查
医患配合	□ 配合询问病史、收集资料，请务必详细告知既往史、用药史、过敏史 □ 配合进行体格检查 □ 有任何不适请告知医师	□ 配合完善淋巴组织活检前化验，如采血、留尿、心电图 □ 医师与患者及家属介绍病情及淋巴组织活检谈话、淋巴组织活检术前签字 □ 配合医师摆好手术体位 □ 配合内镜活检（病变位于胃肠道或者呼吸道） □ 完成活检 □ 监测活检可能出现并发症 □ 送标本至病理科 □ 完成病理检查	□ 配合完善相关检查及化验 □ 如采血、留尿、超声、CT □ PET-CT 检查（必要时） □ MRI（必要时） □ 骨髓检查 □ 脑脊液检查（必要时） □ 签有创操作同意书
护患配合	□ 配合测量体温、脉搏、呼吸 3 次、血压、体重 1 次 □ 配合完成入院护理评估（简单询问病史、过敏史、用药史） □ 接受入院宣教（环境介绍、病室规定、订餐制度、贵重物品保管等） □ 配合执行探视和陪护制度 □ 有任何不适请告知护士	□ 配合测量体温、脉搏、呼吸 3 次、询问大便 1 次 □ 接受淋巴组织活检前宣教 □ 送至手术室/内镜室前，协助完成核对，带齐影像资料 □ 返回病房后，配合接受生命体征的测量 □ 接受活检术后宣教 □ 内镜检查后宣教 □ 监测活检可能出现并发症 □ 接受饮食宣教 □ 接受药物宣教	□ 配合测量体温、脉搏、呼吸 3 次、询问大便 1 次 □ 配合检查 □ 配合缓解疼痛 □ 接受骨髓穿刺/脑脊液穿刺等有创检查后宣教 □ 接受饮食宣教：PET-CT 前禁食 □ 接受药物宣教 □ 有任何不适请告知护士
饮食	□ 遵医嘱饮食	□ 遵医嘱饮食	□ PET-CT 前禁食，腹部超声/C 检查前禁食、禁水
排泄	□ 正常排尿便	□ 正常排尿便	□ 正常排尿便
活动	□ 正常活动	□ 正常活动	□ 正常活动

时间	治 疗	出 院
医患配合	□ 向患者及家属讲述治疗方案选择，治疗相关不良反应，治疗预后 □ 向患者及家属讲述深静脉置管的必要性及可能出现并发症 □ 签化疗/免疫化疗同意书 □ 签深静脉置管同意书 □ 按照制定方案进行化疗/免疫化疗 □ 预防和治疗化疗/免疫化疗相关不良反应	□ 接受出院前指导 □ 指导门诊就诊 □ 指导复查血象及生化 □ 指导监测治疗相关不良反应 □ 获取出院诊断书
护患配合	□ 配合定时测量生命体征、每日询问大便 □ 深静脉置管护理 □ 接受输液、服药等治疗 □ 化疗/免疫化疗常见不良反应宣教 □ 生活护理 □ 配合活动，预防皮肤压力伤 □ 注意活动安全，避免坠床或跌倒 □ 配合执行探视及陪护	□ 接受出院宣教 □ 办理出院手续 □ 获取出院带药 □ 知道服药方法、作用、注意事项 □ 知道深静脉定期护理程序 □ 知道复印病历程序
饮食	□ 遵医嘱饮食	□ 遵医嘱饮食

附：原表单（2016 年版）

弥漫大 B 淋巴瘤（初治）临床路径表单

适用对象：第一诊断为初治的弥漫大 B 细胞淋巴瘤（ICD-10：C83.3）

患者姓名：	性别： 年龄： 门诊号： 住院号：
住院日期： 年 月 日	出院日期： 年 月 日	标准住院日：21 天内

时间	住院第 1~2 天	住院第 3~4 天
主要诊疗工作	□ 询问病史及体格检查 □ 完成病历及病程书写 □ 开实验室检查单及影像学检查单 □ 病情告知，必要时向患者家属告知病重或病危，并签署病重或病危通知书 □ 如果需要签署输血同意书、骨髓穿刺同意书、腰椎穿刺同意书、静脉插管同意书	□ 上级医师查房 □ 完成入院检查 □ 住院医师完成病程记录 □ 淋巴组织送检（常规病理、免疫病理） □ 骨髓穿刺（骨髓形态学、骨髓活检及流式） □ 完成必要的相关科室会诊 □ 完成上级医师查房记录等病历书写 □ 确定化疗方案和日期
重点医嘱	**长期医嘱** □ 血液病护理常规 □ 二级护理 □ 饮食 □ 抗菌药物（必要时） □ 其他医嘱 **临时医嘱** □ 血常规、尿常规、大便常规、大便隐血 □ 病毒学检测：感染筛查包括乙型肝炎病毒、丙型肝炎病毒、EB 病毒、HIV 病毒等。根据需要增加乙型肝炎 DNA 滴度检测 □ 肝肾功能、LDH、电解质、血糖、血型、凝血功能、免疫球蛋白 □ 影像学检查：胸、腹、盆腔 CT（根据临床表现增加其他部位），心电图、腹部 B 超、全身 PET-CT 检查 □ 超声心动图 □ 静脉置管术及护理 □ 病原微生物培养 □ 输血医嘱 □ 其他医嘱	**长期医嘱** □ 患者既往基础用药 □ 抗菌药物（必要时） □ 其他医嘱 **临时医嘱** □ 骨髓穿刺 □ 骨髓形态学、骨髓活检及流式细胞学检测 □ 淋巴组织活检 □ 淋巴组织常规病理、免疫病理 □ 输血医嘱（必要时） □ 其他医嘱
主要护理工作	□ 介绍病房环境、设施和设备 □ 入院护理评估	□ 宣教（血液病知识）
病情变异记录	□ 无 □ 有，原因： 1. 2.	□ 无 □ 有，原因： 1. 2.
护士签名		
医师签名		

时间	住院第 5 ~ 10 天
主要诊疗工作	□ 上级医师查房，制定化疗方案 □ 住院医师完成病程记录 □ 患者家属签署化疗知情同意书 □ 化疗 □ 重要脏器功能保护 □ 止吐
重点医嘱	**长期医嘱：化疗医嘱（以下方案选一）** □ R-CHOP（每 21 天 1 个疗程，耐受性好的患者可每 14 天 1 个疗程；通常用 6 ~ 8 个疗程）： 利妥昔单抗：$375mg/m^2$，iv gtt，第 1 天；环磷酰胺：$750mg/m^2$，iv gtt，第 2 天；多柔比星：$50mg/m^2$，或表柔比星 70、$90mg/m^2$，iv gtt，第 2 天；长春新碱：$1.4mg/m^2$，最大剂量为 2mg，iv，第 2 天；泼尼松：100mg，po，第 2 ~ 6 天 □ CHOP（每 21 天 1 个疗程，耐受性好的患者可每 14 天 1 个疗程；通常用 6 ~ 8 个疗程）： 环磷酰胺：$750mg/m^2$，iv gtt，第 1 天；多柔比星：$50mg/m^2$，或表柔比星 70、$90mg/m^2$，iv gtt，第 1 天；长春新碱：$1.4mg/m^2$，最大剂量为 2mg，iv，第 1 天；泼尼松：100mg，po，第 1 ~ 5 天 □ R-EPOCH（用于原发纵隔弥漫大 B 细胞淋巴瘤或预后不良患者，每 21 天 1 个疗程；通常用 6 ~ 8 个疗程）： 利妥昔单抗：$375mg/m^2$，iv gtt，第 1 天；依托泊苷：$50mg/(m^2·d)$，iv gtt，第 2 ~ 5 天（96 小时，连续输注）；多柔比星：$10mg/(m^2·d)$，或表柔比星 $20mg/(m^2·d)$，iv gtt，第 2 ~ 5 天（96 小时，连续输注）；长春新碱：$0.4mg/(m^2·d)$，iv gtt，第 2 ~ 5 天（96 小时，连续输注）；环磷酰胺：$750mg/m^2$，iv gtt，第 6 天；泼尼松：$60mg/(m^2·d)$，po，第 2 ~ 6 天 □ CHOPE（用于耐受性好的患者，每 21 天 1 个疗程；通常用 6 ~ 8 个疗程）： 环磷酰胺：$750mg/m^2$，iv gtt，第 1 天；多柔比星 $50mg/m^2$，或表柔比星 70 ~ $90mg/m^2$，iv gtt，第 1 天；长春新碱：$1.4mg/m^2$，iv，第 1 天，最大剂量为 2mg；泼尼松 100mg，po，第 1 ~ 5 天；依托泊苷：$100mg/m^2$，iv gtt，第 1 ~ 3 天 □ 补液治疗（碱化、水化） □ 止吐、保肝、抗感染等医嘱 □ 其他医嘱 **临时医嘱** □ 输血医嘱（必要时）　　□ 心电监护（必要时） □ 血常规　　　　　　　　□ 血培养（高热时） □ 静脉插管维护、换药　　□ 其他医嘱
主要护理工作	□ 观察患者病情变化 □ 心理与生活护理 □ 化疗期间嘱患者多饮水
病情变异记录	□ 无　□ 有，原因： 1. 2.
护士签名	
医师签名	

时间	住院第 11~14 天	住院第 15 天 （出院日）
主要诊疗工作	□ 上级医师查房，注意病情变化 □ 住院医师完成常规病历书写 □ 复查血常规 □ 注意观察体温、血压、体重等 □ 成分输血、抗感染等支持治疗（必要时） □ 造血生长因子（必要时）	□ 上级医师查房，确定有无并发症情况，明确是否出院 □ 完成出院记录、病案首页、出院证明书等 □ 向患者交代出院后的注意事项，如返院复诊的时间、地点、发生紧急情况时的处理等
重点医嘱	**长期医嘱** □ 洁净饮食 □ 抗感染等支持治疗 □ 其他医嘱 **临时医嘱** □ 血常规、尿常规、大便常规 □ 肝肾功能、电解质 □ 输血医嘱（必要时） □ G-CSF 5μg/（kg·d）（必要时） □ 影像学检查（必要时） □ 血培养（高热时） □ 病原微生物培养（必要时） □ 静脉插管维护、换药 □ 其他医嘱	**出院医嘱** □ 出院带药 □ 定期门诊随访 □ 监测血常规、肝肾功能、电解质
主要护理工作	□ 观察患者情况 □ 心理与生活护理 □ 注意化疗后不良反应	□ 指导患者办理出院手续
病情变异记录	□ 无　□ 有，原因： 1. 2.	□ 无　□ 有，原因： 1. 2.
护士签名		
医师签名		

第二十二章

滤泡性淋巴瘤（初诊）临床路径释义

一、滤泡性淋巴瘤（初诊）编码

疾病诊断及编码：滤泡性淋巴瘤（ICD-10：C82）

二、临床路径检索方法

C82

三、滤泡性淋巴瘤（初诊）临床路径标准住院流程

（一）适用对象

第一诊断为滤泡性淋巴瘤（FL）（ICD-10：C82）并具备治疗指征需要治疗的患者。

> **释义**
>
> ■ 滤泡性淋巴瘤（FL）是非霍奇金淋巴瘤（NHL）中较常见的类型，在我国占非霍奇金淋巴瘤患者的 8.1% ~23.5%，发病率有逐年增加的倾向。最常见的临床表现是无痛性淋巴结肿大。

（二）诊断依据

根据《血液病诊断和疗效标准（第 3 版）》（张之南、沈悌主编，科学出版社）《World Health Organization Classification of Tumors. Pathology and Genetic of Tumors of Haematopoietic and Lymphoid Tissue》（2008 年版），《NCCN 非霍奇金淋巴瘤指南（2016）》。

主要诊断依据有：

1. 临床表现：无痛性淋巴结肿大是主要临床表现之一，常见于颈部、腋窝、腹股沟等表浅淋巴结肿大，但也可原发于深部淋巴结及淋巴结以外的淋巴器官或组织。肿大的淋巴结有时可自行缩小，极少数可消失。淋巴结肿大有时被患者忽视，经多年后才发现。就诊时淋巴结多为轻度到中等度大。有时患者由于深部淋巴结的缓慢肿大造成相应压迫症状而发病。

2. 实验室检查：血清乳酸脱氢酶（LDH）、β_2 微球蛋白可升高。侵犯骨髓可造成贫血、血小板减少；涂片或可见到淋巴瘤细胞。

3. 病理组织学检查：系确诊本病必需的依据。淋巴结活检是获取病理标本的主要手段，细针穿刺细胞学检查在 FL 中价值不大，一般也不作为确定诊断的依据。

普通病理学检查，其特征为正常淋巴结结构破坏，瘤细胞呈结节样或滤泡样生长，部分可以弥漫性生长。淋巴滤泡紧密相连，一般缺乏边缘区和套区，滤泡内细胞由中心细胞和中心母细胞组成，无星空样外观。小和中等大小细胞核不规则，有切迹，胞质少而淡染，大细胞核可呈泡状。

根据 2008 年 WHO 标准，按照每个高倍视野中中心母细胞的数量将 FL 分为 3 级。在不同的滤泡内观察 10 个不同的高倍视野，平均每高倍视野中心母细胞数 0 ~5 个为 1 级，6 ~15 个为 2 级，>15 个为 3 级。同时根据有无中心细胞将Ⅲ级分为 3a（有中心细胞）和 3（无中心

细胞）。病理学分级对预后有意义，3a、3b 级一般按照弥漫性大 B 细胞淋巴瘤进行治疗。免疫组织学病理检查对于确诊 FL 至关重要。采用的单抗应包括 CD3、CD5、CD10、CD20、CD21、CD23、Bcl-2、Bcl-6、Ki-67 等。

4. 影像学检查：颈、胸、腹、盆腔 CT。按照 CT 以及体检所发现的肿大淋巴结分布区域进行分期及评价疗效。分期标准（Anne Arbor 分期，表 31）。

表 31　Ann Arbor 分期

Ⅰ期	单一淋巴结或淋巴组织器官区（Ⅰ）；单一结外器官或部位（ⅠE）
Ⅱ期	膈上或膈下同侧受累淋巴结区≥2 个；或病变局限侵犯结外器官或部位，并膈肌同侧一个以上淋巴结区（ⅡE）
Ⅲ期	膈上下两侧均有淋巴结受累（Ⅲ）；伴结外器官或组织局部侵犯（ⅢE），或脾脏受累（ⅢS），或两者皆受累（ⅢSE）
Ⅳ期	一个或多个结外器官或组织广泛受累，伴或不伴淋巴结肿大

说明：有 B 症状者需在分期中注明，如Ⅱ期患者，应记作ⅡB；肿块直径超过 10 cm 或纵隔肿块超过胸腔最大内径的 1/3 者，标注 X；受累脏器也需注明，如脾脏、肝脏、骨骼、皮肤、胸膜、肺等分别标记为 S、H、O、D、P 和 L

释义

- FL 的诊断主要基于包括免疫组化和形态学检查在内的病理组织学检查，必要时参考流式细胞术以及细胞遗传学检查结果。

- 典型的免疫组化标记为 CD20+、CD23+/-、CD10+、CD43-、Bcl-2+、Bcl-6+、CD5-、CCND1-，部分病例可以出现 Bcl-2- 或 CD10-。分子遗传学检测可有 Bcl-2 重排，细胞遗传学或荧光原位杂交（FISH）检测 t（14；18）可以协助诊断。t（14；18）易位在 FL 中的发生率约为 85%，该突变使得 Bcl-2 与 IGH 并置，导致 Bcl-2 蛋白持续过量表达，损害了正常生发中心凋亡功能。

- PET/CT 可能有助检查出一些隐匿性病灶，但其临床价值不如 PET/CT 在 DLBCL 和霍奇金淋巴瘤亚型中的重要，可不作为初始治疗前评估的常规检查。FL 的疾病性质处于不断演变的过程中，往往从惰性疾病逐步向恶性程度更高的类型演化。而且由于 FL 常为全身多发病灶，不同病灶的肿瘤细胞并非同步演化进展，因此某部位的病理取材和病理诊断并不能代表全身疾病性质。故而，取材前 PET/CT 有助于指导病理活检，建议对代谢活性高的部位进行病理取材；治疗前 PET/CT 结合病理诊断，有助于判断疾病侵袭程度，尤其有助于排除是否已经发生大细胞转化。

- 除了淋巴瘤的诊断外，还应该注意患者的伴随疾病，在淋巴瘤治疗中尤其是要重视乙型肝炎病毒的检查和监测，这在治疗前是必须的。否则将导致乙型肝炎激活而最终威胁患者生命。此外，还要检查患者的心肺情况等。

（三）治疗方案的选择

1. 判断治疗指征：FLⅠ～Ⅱ期患者可不需治疗或局部放疗。Ⅲ～Ⅳ期患者根据是否具有治疗指征选择是否化疗，无治疗指征者无需治疗，每 2～3 个月随访 1 次。治疗指征有（至少满足以下一个条件）：

（1）有临床相关症状。

（2）有终末器官功能受损表现。

（3）淋巴瘤继发血细胞减少症。

（4）巨块型病变。

（5）疾病呈持续进展。

（6）患者有意愿。

（7）符合临床试验标准者（进入临床试验）。

2. 若存在治疗指征可选择以下治疗：

（1）治疗药物：包括环磷酰胺、氟达拉滨、苯达莫司汀、长春新碱、肾上腺糖皮质激素、多柔比星（阿霉素）、利妥昔单抗等药物。

（2）常用一线化疗方案有：

COP±R：环磷酰胺（CTX）750mg/m^2，第 1 天；长春新碱（VCR）：1.4mg/m^2，第 1 天，最大剂量 2mg；泼尼松（Pred）：60mg/m^2，第 1 ~ 5 天；每 3 周 1 个疗程，有条件的可联合利妥昔单抗 375 ~ 500mg/m^2。

CHOP±R 方案：在 COP 基础上，加用阿霉素 50mg/m^2，第 1 天；化疗药物剂量根据患者情况可适当调整。有条件的可联合利妥昔单抗 375 ~ 500mg/m^2，每 3 周 1 个疗程。

FC±R 方案：F 25mg/（m^2·d），第 1 ~ 3 天；CTX 250mg/（m^2·d），第 1 ~ 3 天；每 28 天 1 个疗程，有条件的联合利妥昔单抗 375 ~ 500mg/m^2，每 3 ~ 4 周 1 次。

B±R 方案：利妥昔单抗 375 ~ 500mg/m^2，第 1 天；苯达莫司汀 90mg/（m^2·d），第 2 ~ 3 天；每 28 天 1 个疗程。

释义

■ FL 1-2 级为惰性淋巴瘤，病程进展缓慢，Ⅰ-Ⅱ期：以积极治疗为主，患者有望得到长期疾病控制，其中Ⅰ期及病灶成连续性Ⅱ期非大包块患者可考虑单纯放疗，伴有大包块或非连续性Ⅱ期患者可选择免疫治疗±化疗±放疗或观察；Ⅲ ~ Ⅳ期：属不可治愈性疾病，需依据治疗指征（表32）判断开始治疗时间。FL 3 级应参照弥漫大 B 细胞淋巴瘤进行治疗。

表32　对于Ⅱ期伴有腹部包块和Ⅲ ~ Ⅳ期滤泡性淋巴瘤患者的治疗指征

治疗指征	临床表现
B 症状	38℃以上不明原因发热；夜间盗汗；6 个月内体重无故下降>10%
异常体征	出现脾大、胸腔积液、腹水等
重要器官损害	重要器官受累，导致器官功能损害
血液指标	血细胞减少［WBC<1.0×10^9/L 和（或）PLT<100×10^9/L］；白血病表现（恶性细胞>5.0×10^9/L）；LDH 高于正常值；Hb<120g/L
巨大肿块	3 个肿块直径均≥5cm 或 1 个肿块直径≥7cm（Ann Arhor 分期Ⅲ ~ Ⅳ期患者）
持续肿瘤进展	2 ~ 3 个月内肿块增大 20% ~ 30%，6 个月内肿块增大约50%
符合临床试验入组标准	根据临床试验具体要求确定

注：具备以上治疗指征中的任意一项时建议给予治疗

■ 目前滤泡性淋巴瘤 3a 和 3b 患者临床治疗效果相似，治疗若干年后部分患者可能转化为侵袭性的淋巴瘤，主要为侵袭性 DLBCL，预后差。

■ 免疫化学治疗是目前国内外最常选择的治疗模式，8 个疗程利妥昔单抗（R）联合化疗的治疗方案已经成为国内外初治 FL 患者治疗的首选标准方案。无论是 CHOP

方案、COP 方案，还是以氟达拉滨为基础的方案联合利妥昔单抗，均明显改善了患者的近期和远期疗效包括总生存期。因此，对于体质好、相对年轻的患者，建议选用常规剂量的联合化疗加利妥昔单抗；老年或体质较弱患者可考虑以化疗单药联合利妥昔单抗，甚至单独应用利妥昔单抗。

■ 在苯达莫司汀前，三种使用较多的 R+化疗方案依次为：RCHOP、RCOP、RF。苯达莫司汀是一种烷化剂，多项研究表明 R-苯达莫司汀疗效不差于 R-CHOP 或 R-COP，目前已成为 FL 治疗的主要方案之一。在这些不同的化疗方案中，是否有哪种化疗方案优于其他化疗方案仍未知。

■ 由于 FL 属于不可治愈性疾病，绝大多数将多次复发进展，因此任何治疗方案的选择均应以保护患者骨髓功能、保障后续治疗的长期可行性为前提，尽量避免应用对骨髓造血干细胞造成损伤的药物（如氟达拉滨、甲基苄肼）。

■ 出现疾病复发或进展时应考虑大细胞转化可能，需再次活检明确诊断。

（四）标准住院日

14 天内。

> 释义
>
> ■ 如果患者条件允许，住院时间可以低于上述住院天数。

（五）进入路径标准

1. 第一诊断必须符合滤泡性淋巴瘤疾病编码（ICD-10：C82），并具备治疗指征需要治疗者。

2. 当患者同时具有其他疾病诊断，但住院期间不需要特殊处理也不影响第一诊断的临床路径流程实施时，可以进入路径。

> 释义
>
> ■ 患者同时伴有其他疾病，该疾病影响第一诊断的临床路径流程实施时均不适合进入临床路径。
>
> ■ 虽然为滤泡性淋巴瘤，但患者入院时一般情况太差，病情危重，不能按照临床路径进行标准治疗的患者，不适合进入临床路径。

（六）住院期间检查项目

1. 必须的检查项目：

（1）血常规及分类、尿常规、大便常规+隐血。

（2）淋巴结活检病理及免疫组织化学检查。

（3）肝肾功能、电解质、血沉、病毒血清学、自身免疫系统疾病筛查。

（4）骨髓形态及病理（包括免疫组化）。

（5）影像学检查：心电图、心脏超声、全身 CT、腹部 B 超。

2. 根据患者情况可选择：输血前检查、血型、IgH 或 TCR 基因检测、染色体检测、Coombs 试验（有溶血者必查）、骨髓细胞免疫表型、凝血功能、CT、染色体荧光原位杂交（IgH/bcl -2 异位）、基因突变筛查等。

> **释义**
>
> ■ FL 的诊断性检查类似于其他的惰性淋巴瘤的检查。由于治疗方法在不同病期 FL 患者之间显著不同，因此要特别重视骨髓活检、骨髓涂片和腹部、盆腔 CT 等检查。
>
> ■ 部分检查可以在门诊完成，尤其是淋巴瘤的病理诊断常常较为困难而复杂，需时较长，最好在住院前明确。
>
> ■ 如果患者血型提示为稀有血型，在化疗前、化疗中都要注意血源的供应，尤其是大剂量化疗或干细胞移植可能会给患者带来治疗相关的风险。
>
> ■ 根据病情部分检查可以不进行，也可根据病情增加其他检查。

（七）治疗开始于患者诊断明确预后

> **释义**
>
> ■ FL 作为高异质性疾病，预后相差较大。
>
> ■ 对 FL 患者预后的预测，通常采用 FL 国际预后指数（Follicular Lymphoma International Prognosis Index，FLIPI）标准。近年随着抗 CD20 单抗治疗 FL 应用的日益普遍，新的临床预后评分系统 FLIPI-2 显示出优于 FLIPI-1 的优势。滤泡性淋巴瘤国际预后指数 FLIPI-1 与 FLIPI-2 相关参数比较（表 33）。每个指征得 1 分，根据得分，将 FL 患者分为低危、中危、高危 3 个危险组。

表 33 滤泡性淋巴瘤国际预后指数（FLIPI）-1 和 FLIPI-2 相关参数比较

参数	FLIPI-1	FLIPI-2	得分
淋巴结受累	>4 个淋巴结区域	淋巴结最长径>6cm	1
年龄	≥60 岁	≥60 岁	1
血清标记物	LDH 升高 β₂ 微球蛋白升高	1	
分期	晚期（Ann Arbor 分期Ⅲ～Ⅳ期）	骨髓侵犯	1
血红蛋白	<120g/L	<120g/L	1

注：低危：0~1 分；中危：2 分；高危：3~5 分

（八）选择用药

1. 并发症治疗：反复感染者可静脉注射丙种球蛋白，伴自身免疫性溶血性贫血或血小板减少性紫癜者，可用糖皮质激素治疗。
2. 化学治疗：根据患者情况，选择合适的化疗药物和化疗方案进行治疗。

> **释义**
>
> ■一线治疗方案的选择取决于正确的病理诊断、患者的治疗目的与意愿、伴随疾病情况、肿瘤大小以及 FLIPI 评分等，病理诊断是影响患者生存和生活质量的主要因素。
>
> ■新的免疫化疗提高了 FL 患者的完全缓解（CR）率和长期无进展生存（PFS）率，为治愈 FL 提供了可能。无论是利妥昔单抗单药还是联合化疗治疗初治或复发难治 FL，均有较好疗效。
>
> ■具体用药方案选择见"四、滤泡性淋巴瘤临床路径给药方案"。

（九）出院标准

1. 一般情况良好。
2. 没有需要住院处理的并发症和（或）合并症。

> **释义**
>
> ■如果出现并发症，是否需要继续住院处理，由主管医师具体决定。

（十）变异及原因分析

1. 治疗中或治疗后有感染、贫血、出血及其他合并症者，进行相关的诊断和治疗，并适当延长住院时间。
2. 病情进展或合并严重并发症需要进行其他诊断和治疗者退出路径。

> **释义**
>
> ■微小变异：因为医院检验项目的及时性，不能按照要求完成检查；因为节假日不能按照要求完成检查；患者不愿配合完成相应检查，短期不愿按照要求出院随诊。
>
> ■重大变异：因基础疾病需要进一步诊断和治疗；因各种原因需要其他治疗措施；医院与患者或家属发生医疗纠纷，患者要求离院或转院；不愿按照要求出院随诊而导致入院时间明显延长。

四、滤泡性淋巴瘤临床路径给药方案

1. 对于1级和2级的Ⅰ~Ⅱ期不伴巨块的 FL 患者一线治疗：局部放疗。
2. 对于1级和2级的Ⅰ~Ⅱ期伴巨块和Ⅲ~Ⅳ期有治疗指征的 FL 患者一线治疗：①体质好，相对年轻：8R+CHOP 或 8R+CVP 或氟达拉滨+利妥昔单抗或利妥昔单抗+FND 方案；②不能耐受联合化疗：利妥昔单抗单药或单药化疗或利妥昔单抗联合单药化疗或利妥昔单抗联合放射治疗。
3. 滤泡性淋巴瘤的维持治疗：一线或二线诱导治疗缓解后的 FL 患者均需接受利妥昔单抗维持治疗。利妥昔单抗 $375mg/m^2$，每2~3个月重复1次，共维持2年。

4. 复发性滤泡性淋巴瘤的治疗：一线治疗后长期缓解、无转化的患者：可沿用原先的一线方案；早期复发（<12 个月）：选用非交叉耐药方案。复发性 FL 的挽救治疗方案包括利妥昔单抗+CHOP、利妥昔单抗+氟达拉滨为基础的方案、利妥昔单抗+CVP，放射免疫治疗。

5. 转化性滤泡性淋巴瘤的治疗：转化性滤泡性淋巴瘤的临床特点：①20% ~ 70% 的 FL 可转化为更具侵袭性的 NHL，15 年后转化风险有所下降；②转化风险不受 FL 是否曾经接受治疗而影响；③转化类型以 DLBCL 最为常见，发生率为每年 2% ~ 3%；④转化后的预后较差，中位生存期 10 ~ 18 个月。目前尚无标准治疗方案，既往只接受过温和化疗或未接受过化疗的患者可选择蒽环类为基础的联合化疗±利妥昔单抗或蒽环类为基础的联合化疗±放疗；既往已反复剧烈化疗的患者可选择放射免疫治疗或受累野放疗或临床试验。对化疗敏感的患者，再次缓解后考虑进行造血干细胞移植，尤其是自体干细胞移植。

6. 滤泡性淋巴瘤的造血干细胞移植：自体造血干细胞移植支持下的大剂量化疗（HDC/ASCT）仍存在争议。一线诱导缓解后进行 HDC/ASCT，复发率仍然较高，且未出现生存平台期。对于多次复发、但对化疗敏感的患者，可以考虑 ASCT。

【用药选择】

FL 可选择的治疗方案较多，总的原则是应根据患者年龄、全身状态、合并症和治疗目标，高度个体化地选择治疗方案。

滤泡性淋巴瘤仍具有不可治愈性，但长期生存的希望较大。对于无症状、低肿瘤负荷的 FL 患者而言，观察和等待应该是优先选择。高肿瘤负荷、有/无症状的需要治疗的患者，利妥昔单抗联合化疗已成为一线治疗方案。未来的 FL 的研究方向可能为：①寻找判断高危患者的预后标志物；②继续研发新型靶向治疗药物；③降低 FL 向其他疾病的转化率。

【药学提示】

1. 利妥昔单抗是 B 细胞淋巴肿瘤中的靶向药物，开创了肿瘤治疗新纪元。应用此类药物除积极预防过敏等并发症外，还需警惕乙型肝炎病毒再激活。因此，拟用利妥昔单抗患者应常规检测乙型肝炎两对半，必要时测乙型肝炎 DNA。携带者或感染者须同时抗病毒治疗。

2. 有研究提示氟达拉滨具有骨髓干细胞毒性，且可能与继发肿瘤有关，因此应该避免过早使用，特别是将来拟接受自体造血干细胞移植（ASCT）治疗的患者。

3. 化疗后可出现骨髓抑制，定期复查血常规，及时使用造血因子刺激血细胞恢复，减少并发症。出现粒缺伴发热，积极使用抗菌药物治疗。

4. 化疗的局部反应表现为化疗药外渗和静脉炎。对病变血管可给予多磺酸黏多糖膏外用、局部热敷以及硫酸镁湿敷。对于蒽环类药物的渗出除上述处理外，可局部应用右丙亚胺。

【注意事项】

随着对淋巴瘤发病机制研究的不断深入，有众多新方法用于治疗 FL，包括 CAR-T 细胞、组蛋白去乙酰化酶（histone deacetylase，HDAC）抑制剂、肿瘤疫苗、新型单克隆抗体、免疫调节剂等。国内临床有实用价值的包括来那度胺和硼替佐米。未来这些新药的应用可进一步提高 FL 患者的疗效和生活质量，提高缓解率及总体生存率。目前上述治疗研究仍处于临床试验阶段，需进一步研究发挥其治疗作用。

五、推荐表单

（一）医师表单

滤泡性淋巴瘤（初诊）临床路径医师表单

适用对象：第一诊断为滤泡性淋巴瘤（ICD-10：C82），且为初诊

患者姓名：		性别：　　年龄：　　门诊号：	住院号：
住院日期：　　年　月　日		出院日期：　　年　月　日	标准住院日：14 天内

时间	住院第 1 天	住院第 2 天
主要诊疗工作	□ 询问病史及体格检查 □ 完成病历书写 □ 开实验室检查单 □ 对症支持治疗 □ 病情告知，必要时向患者家属告知病重或病危，并签署病重或病危通知书 □ 患者家属签署输血知情同意书、骨髓穿刺同意书	□ 上级医师查房 □ 完成入院检查 □ 继续对症支持治疗 □ 完成必要的相关科室会诊 □ 完成上级医师查房记录等病历书写 □ 向患者及家属交代病情及其注意事项
重点医嘱	**长期医嘱** □ 血液病护理常规 □ 二级护理 □ 饮食 □ 视病情通知病重或病危 □ 其他医嘱 **临时医嘱** □ 血常规及分类、尿常规、大便常规+隐血 □ 肝肾功能、电解质、血沉、凝血功能、血型、输血前检查、Coombs 试验 □ X 线胸片、心电图、腹部 B 超、CT □ 输血（有指征时）等支持对症治疗 □ 其他医嘱	**长期医嘱** □ 患者既往基础用药 □ 其他医嘱 **临时医嘱** □ 血常规及分类 □ 骨髓形态学、病理、免疫组化 □ 外周血免疫表型 □ 外周血细胞/分子遗传学 □ 自身免疫系统疾病筛查 □ 输血（有指征时） □ 其他医嘱
病情变异记录	□ 无　□ 有，原因： 1. 2.	□ 无　□ 有，原因： 1. 2.
医师签名		

时间	住院第 3~13 天	住院第 14 天 （出院日）
主要诊疗工作	□ 上级医师查房 □ 根据体检、各项检查结果和既往资料，进行鉴别诊断和确定诊断 □ 根据其他检查结果判断是否合并其他疾病 □ 开始治疗，需要化疗者家属签署化疗知情同意书 □ 保护重要脏器功能 □ 注意观察化疗药物的不良反应，复查血常规、血生化、电解质等，并对症处理 □ 完成病程记录	□ 上级医师查房，进行评估，确定有无并发症情况，明确是否出院 □ 完成出院记录、病案首页、出院证明书等 □ 向患者交代出院后的注意事项，如返院复诊的时间、地点，发生紧急情况时的处理等
重点医嘱	**长期医嘱（视情况可第 2 天起开始治疗）** ＊以下方案根据情况选择，有条件的均可联合利妥昔单抗 375mg/m²，第 0 天，每 3~4 周 1 次 □ COP： 　CTX：750mg/m²，第 1 天；VCR：1.4mg/m²，第 1 天；Pred 60mg/m²，第 1~5 天 □ CHOP 方案：在 COP 基础上，加用阿霉素 50mg/m²，第 1 天 □ FC 方案： 　F：25mg（m²·d），第 1~3 天；CTX：250mg/（m²·d），第 1~3 天 □ 苯达莫司汀：90mg/（m²·d），第 1~2 天；每 28 天 1 个疗程 □ 重要脏器保护，碱化水化利尿等治疗 □ 必要时抗感染等支持治疗 □ 其他医嘱 **临时医嘱** □ 复查血常规 □ 复查血生化、电解质 □ 输血（有指征时） □ 心电监护（应用利妥昔单抗和必要时） □ 对症支持 □ 其他医嘱	**出院医嘱** □ 出院带药 □ 定期门诊随访 □ 监测血常规
病情变异记录	□ 无　□ 有，原因： 1. 2.	□ 无　□ 有，原因： 1. 2.
医师签名		

（二）护士表单

滤泡性淋巴瘤（初诊）临床路径护士表单

适用对象：第一诊断为滤泡性淋巴瘤（ICD-10：C82），且为初诊

患者姓名：	性别： 年龄： 门诊号：	住院号：
住院日期： 年 月 日	出院日期： 年 月 日	标准住院日：14 天内

时间	住院第 1~2 天	住院第 3~13 天	住院第 14 天（出院日）
健康宣教	□ 介绍主管医师、护士 □ 介绍环境、设施 □ 介绍住院注意事项 □ 严重贫血和乏力的患者注意活动指导；血小板数低于 20×10^9/L 时减少活动，出血严重者应绝对卧床休息	□ 主管护士与患者沟通，了解并指导心理应对 □ 指导患者注意个人及饮食卫生，减少陪护探视，防止交叉感染 □ 宣教疾病、用药知识及骨髓穿刺、PICC 置管等特殊检查操作过程 □ 如接受化疗，告知饮食、活动及探视注意事项及应对方式	□ 康复和锻炼 □ 定期复查 □ 出院带药服用方法 □ 饮食休息等注意事项指导 □ 加强个人防护，预防感染；防止外伤出血
护理处置	□ 核对患者姓名，佩戴腕带 □ 建立入院护理病历 □ 卫生处置：剪指甲、洗澡、更换病号服	□ 观察患者病情变化 □ 协助医师完成各项检查化验 □ 遵医嘱正确完成治疗用药 □ 必要做好输血护理 □ 决定是否行 PICC 置管	□ 办理出院手续 □ 书写出院小结
基础护理	□ 三级护理 □ 晨晚间护理 □ 患者安全管理	□ 二级护理 □ 晨晚间护理 □ 患者安全管理	□ 三级护理 □ 晨晚间护理 □ 患者安全管理
专科护理	□ 护理查体，注意肝、脾、淋巴结有无肿大 □ 淋巴细胞、血红蛋白和血小板监测 □ 需要时填写跌倒及压疮防范表 □ 心理护理	□ 化疗或粒细胞减少患者注意保护性隔离 □ 做好口腔、肛周及皮肤护理 □ 首次使用利妥昔单抗者注意药物使用过程中的过敏反应 □ 伴溶血性贫血患者做好洗涤红细胞输注的护理 □ 做好化疗患者并发症护理	□ 监测体温，评估外周血象的变化，尤其是白细胞及血小板计数 □ 使用大剂量糖皮质激素治疗者注意血糖及血压的监测 □ 携带 PICC 出院患者指导其做好管道及伤口护理
重点医嘱	□ 详见医嘱执行单	□ 详见医嘱执行单	□ 详见医嘱执行单
病情变异记录	□ 无 □ 有，原因： 1. 2.	□ 无 □ 有，原因： 1. 2.	□ 无 □ 有，原因： 1. 2.
护士签名			

(三) 患者表单

滤泡性淋巴瘤 (初诊) 临床路径患者表单

适用对象: 第一诊断为滤泡性淋巴瘤 (ICD-10: C82), 且为初诊

患者姓名:	性别: 年龄: 门诊号:	住院号:
住院日期: 年 月 日	出院日期: 年 月 日	标准住院日: 14 天内

时间	住院第 1 天	住院第 2~13 天 (住院期间)	住院第 14 天 (出院日)
医患配合	□ 配合询问病史、收集资料, 请务必详细告知既往史、用药史、过敏史 □ 配合进行体格检查 □ 有任何不适告知医师	□ 配合完善相关检查、化验, 如采血、骨髓穿刺、留尿、心电图、CT 等 □ 医师向患者及家属介绍病情, 如有异常检查结果需进一步检查 □ 配合用药及治疗 □ 配合医师调整用药 □ 有任何不适告知医师	□ 接受出院前指导 □ 指导复查程序 □ 获取出院小结
护患配合	□ 配合测量体温、脉搏、呼吸、血压、血氧饱和度、体重 □ 配合完成入院护理评估单 (简单询问病史、过敏史、用药史) □ 接受入院宣教 (环境介绍、病室规定、订餐制度、贵重物品保管等) □ 有任何不适告知护士	□ 配合测量体温、脉搏、呼吸, 询问每日排便情况 □ 接受相关化验检查宣教, 正确留取标本, 配合检查 □ 有任何不适告知护士 □ 接受输液、服药治疗 □ 接受深静脉置管 □ 注意活动安全, 避免坠床或跌倒 □ 配合执行探视及陪护 □ 接受疾病及用药等相关知识指导	□ 接受出院宣教 □ 办理出院手续 □ 获取出院带药 □ 指导服药方法、作用、注意事项 □ 知道复印病历方法
饮食	□ 普通饮食 □ 血小板减少患者软饭	□ 普通饮食 □ 血小板减少患者软饭	□ 普通饮食 □ 血小板减少患者软饭
排泄	□ 正常排尿便	□ 正常排尿便	□ 正常排尿便
活动	□ 适量活动 □ 血小板数低于 $20 \times 10^9/L$ 时减少活动, 出血严重者应绝对卧床休息	□ 适量活动 □ 血小板数低于 $20 \times 10^9/L$ 时减少活动, 出血严重者应绝对卧床休息	□ 适量活动 □ 血小板数低于 $20 \times 10^9/L$ 时减少活动, 出血严重者应绝对卧床休息

附：原表单（2016 年版）

滤泡性淋巴瘤（初诊）临床路径表单

适用对象：第一诊断为滤泡性淋巴瘤（ICD-10：C82），且为初诊

患者姓名：	性别： 年龄： 门诊号：	住院号：
住院日期： 年 月 日	出院日期： 年 月 日	标准住院日：8~14 天内

时间	住院第 1 天	住院第 2 天
主要诊疗工作	□ 询问病史及体格检查 □ 完成病历书写 □ 开实验室检查单 □ 对症支持治疗 □ 病情告知，必要时向患者家属告知病重或病危，并签署病重或病危通知书 □ 患者家属签署输血知情同意书、骨髓穿刺同意书	□ 上级医师查房 □ 完成入院检查 □ 继续对症支持治疗 □ 完成必要的相关科室会诊 □ 完成上级医师查房记录等病历书写 □ 向患者及家属交代病情及其注意事项
重点医嘱	长期医嘱 □ 血液病护理常规 □ 二级护理 □ 饮食：普通饮食/糖尿病饮食/其他 □ 视病情通知病重或病危 □ 其他医嘱 临时医嘱 □ 血常规及分类、尿常规、大便常规+隐血 □ 肝肾功能、电解质、血沉、凝血功能、血型、输血前检查、Coombs 试验 □ X 线胸片、心电图、腹部 B 超、CT □ 输血（有指征时）等支持对症治疗 □ 其他医嘱	长期医嘱 □ 患者既往基础用药 □ 缓解症状所用药物 □ 抗菌药物（必要时） □ 其他医嘱 临时医嘱 □ 血常规及分类 □ 骨髓穿刺 □ 骨髓形态学、骨髓流式细胞、骨髓活检、免疫组化、FISH（必要时） □ 淋巴结活检+免疫组化 □ 输血医嘱（有指征时） □ 静脉插管术 □ 其他医嘱
主要护理工作	□ 介绍病房环境、设施和设备 □ 入院护理评估 □ 宣教	□ 观察患者病情变化
病情变异记录	□ 无 □ 有，原因： 1. 2.	□ 无 □ 有，原因： 1. 2.
护士签名		
医师签名		

时间	住院第 3～13 天	住院第 14 天 （出院日，根据具体情况可第 8 日）
主要诊疗工作	□ 上级医师查房 □ 根据体检、各项检查结果和既往资料，进行鉴别诊断和确定诊断 □ 根据其他检查结果判断是否合并其他疾病 □ 开始治疗，需要化疗者家属签署化疗知情同意书 □ 保护重要脏器功能 □ 注意观察化疗药物的不良反应，复查血常规、血生化、电解质等，并对症处理 □ 完成病程记录	□ 上级医师查房，进行评估，确定有无并发症情况，明确是否出院 □ 完成出院记录、病案首页、出院证明书等 □ 向患者交代出院后的注意事项，如返院复诊的时间、地点，发生紧急情况时的处理等
重点医嘱	**长期医嘱（视情况可第 2 天起开始治疗）** *以下方案根据情况选择，有条件的均可联合利妥昔单抗 375mg/m² ，第 0 天，每 3～4 周 1 次 □ COP： 　CTX：750 mg/m² ，第 1 天；VCR：1.4mg/m² ，第 1 天；Pred：60mg/m² ，第 1～5 天 □ CHOP 方案：在 COP 基础上，加用阿霉素 50mg/m² ，第 1 天 □ FC 方案： 　F：25mg/（m²·d），第 1～3 天；CTX：250mg/（m²·d），第 1～3 天 □ 苯达莫司汀：90mg/（m²·d），第 1～2 天；每 28 天 1 个疗程 □ 重要脏器保护，碱化水化利尿等治疗 □ 必要时抗感染等支持治疗 □ 其他医嘱 **临时医嘱** □ 复查血常规 □ 复查血生化、电解质 □ 输血（有指征时） □ 心电监护（应用利妥昔单抗和必要时） □ 对症支持 □ 其他医嘱	**出院医嘱** □ 出院带药 □ 定期门诊随访 □ 监测血常规、肝肾功能
主要护理工作	□ 观察患者病情变化 □ 心理与生活护理 □ 化疗期间嘱患者多饮水	□ 指导患者办理出院手续
病情变异记录	□ 无　□ 有，原因： 1. 2.	□ 无　□ 有，原因： 1. 2.
护士签名		
医师签名		

第二十三章

霍奇金淋巴瘤临床路径释义

一、霍奇金淋巴瘤编码

1. 国家卫生和计划生育委员会编码：

疾病名称及编码：霍奇金淋巴瘤：（ICD-10：C81）

2. 修改编码：

疾病名称及编码：霍奇金淋巴瘤：（ICD-10：C81，M965-M966 其动态编码为/3 者）

二、临床路径检索方法

C81+（M965-M966）

三、霍奇金淋巴瘤临床路径标准住院流程

（一）适用对象

第一诊断为新确诊的霍奇金淋巴瘤（ICD-10：C81）。

> **释义**
>
> ■ 霍奇金淋巴瘤（Hodgkin lymphoma, HL）约占所有淋巴瘤的 10%，其绝大多数（98%）起源于活化的生发中心 B 细胞、少数（2%）起源于外周 T 细胞。在世界发达地区，霍奇金淋巴瘤约占每年诊断的所有恶性肿瘤的 0.6%。霍奇金淋巴瘤的诊断依赖病理：病变组织中见少数散在的巨大肿瘤细胞即 Reed-Sternberg（RS）细胞，大小不一，呈单核、双核或多核，瘤细胞胞质丰富，核仁大，核膜厚。瘤细胞周围常有多种反应性细胞。除上述形态学表现外，免疫组织化学染色（如 CD15、CD30 等）对霍奇金淋巴瘤的诊断也十分重要。
>
> ■ Reed-Sternberg（RS）细胞：根据美国病理学家 Dorothy M. Reed（1874 ~ 1964）和奥地利病理学家 Karl Sternberg（1872 ~ 1935）命名，是见于霍奇金淋巴瘤的一种特征性的变异淋巴细胞（可能源于 B 淋巴细胞），镜下表现为直径 20 ~ 50μm（或更大）的双核或多核的瘤巨细胞。

（二）诊断及分期依据

根据《World Health Organization Classification of Tumors of Tumors of Haematopoietic and Lymphoid Tissue》（2008）、《血液病诊断和疗效标准（第 3 版）》（张之南、沈悌主编，科学出版社）、最新淋巴瘤临床实践指南（NCCN Clinical Practice Guidelines in Oncology），并结合临床表现及相关影像学检查等。

诊断标准：

1. 临床表现：无痛性进行性淋巴结肿大是主要临床表现之一，常见于颈部、腋下和纵隔区域。皮肤瘙痒相对常见，偶有饮酒后受累淋巴结区域不适。可有发热、盗汗、消瘦等症状伴随。结外病变少见。

2. 实验室检查：血清乳酸脱氢酶（LDH）、血沉和 β_2 微球蛋白（β_2-MG）可升高。侵犯骨髓可造成贫血、血小板减少，中性粒细胞可减低、正常或升高；骨髓受侵犯时外周血涂片可见到淋巴瘤细胞。中枢神经系统受累时脑脊液异常。

3. 病理组织学检查：是确诊本病决定性的必需依据。

病理特征为病变组织中见少数散在的巨大肿瘤细胞即 RS 细胞，大小不一，呈单核、双核或多核，瘤细胞胞质丰富，核仁大，核膜厚。瘤细胞周围常有多种反应性细胞。

免疫组织化学检查对于确诊霍奇金淋巴瘤至关重要。采用的单抗应包括 CD15、CD30、CD20、CD45、CD10、Bcl-6、Ki-67、MUM1、EBER、LMP-1、CD138。

根据免疫学及分子学特点将霍奇金淋巴瘤共分为两大类，5 个亚型（表34）。

表34　霍奇金淋巴瘤病理分类

亚型名称
结节性淋巴细胞为主型
经典型霍奇金淋巴瘤
结节硬化型
淋巴细胞丰富型
混合细胞型
淋巴细胞消减型

4. 影像学检查：胸、腹 CT，淋巴结 B 超、盆腔 B 超。怀疑骨侵犯的患者进行放射性核素骨扫描及病变部位 MRI 检查。PET-CT 对于霍奇金淋巴瘤的分期和疗效评价更可靠，有条件者可直接行 PET-CT 检查。按照影像学检查、实验室检查以及体检所发现的肿大淋巴结分布区域进行分期及评价疗效。分期标准（Ann Arbor 分期，表35）。

表35　Ann Arbor 分期

Ⅰ期	单一淋巴结区域受累（Ⅰ）；或单一结外器官或部位局限受累（ⅠE）
Ⅱ期	膈上或膈下同侧受累淋巴结区≥2 个（Ⅱ）；或单个结外器官或部位的局限性侵犯及其区域淋巴结受累，伴或不伴膈肌同侧其他淋巴结区域受累（ⅡE）
Ⅲ期	膈肌上下两侧均有淋巴结区受累（Ⅲ）；可伴有相关结外器官或组织局限性受累（ⅢE），或脾脏受累（ⅢS），或两者皆受累（ⅢSE）
Ⅳ期	一个或多个结外器官或组织广泛受累，伴或不伴相关淋巴结受累，或孤立性结外器官或组织受累伴远处（非区域性）淋巴结受累

说明：有 B 症状者需在分期中注明，如Ⅱ期患者，应记作ⅡB；肿块直径超过 10cm 或纵隔肿块超过胸腔最大内径的 1/3 者，标注 X；受累脏器也需注明，如脾脏、肝脏、骨骼、皮肤、胸膜、肺等分别标记为 S、H、O、D、P 和 L。B 症状包括：不明原因的发热（体温>38℃）；夜间盗汗；或 6 个月内体重下降>10%

> **释义**
>
> ■上述诊断依据及分期标准参照张之南、沈悌主编的第 3 版《血液病诊断和疗效标准》及 2008 年 WHO 诊断标准。
>
> ■诊断中的临床表现：除前述临床表现外，一部分霍奇金淋巴瘤患者是由于体检行 X 线胸片检查时发现纵隔占位而或诊断的（尚未引起局部症状）。纵隔淋巴结受

累是霍奇金淋巴瘤较为常见的情况，除体检发现外，还有部分患者可由于肿物压迫引起胸痛、咳嗽、气短、胸腔积液、上腔静脉阻塞等表现。罕见情况下，霍奇金淋巴瘤患者还可以出现腹水、输尿管阻塞、肾静脉压迫、胆汁淤积性肝病、皮肤病损（鱼鳞病、多形性红斑、肢端角化症等）、副肿瘤综合征表现（如舞蹈病、边缘叶脑炎等）。

■病理检查是诊断霍奇金淋巴瘤的关键：根据肿瘤细胞的形态和免疫表型，霍奇金淋巴瘤可分为两个主要亚组：结节性淋巴细胞为主型 HL（NLPHL）和经典型 HL。后者又可根据肿瘤细胞的形态和反应性背景细胞的组成，进一步分为表34中的4个亚型。

■临床分期：由于霍奇金淋巴瘤的临床分期对后续治疗选择和预后判断十分重要，一旦确诊该病，则需要尽早完善疾病分期。Ann Arbor 分期是目前霍奇金淋巴瘤最常用的临床分期（依赖病史、体格检查和影像学）系统。之所以采用 Ann Arbor 分期，而不是实体肿瘤常用的 TNM（tumor node metastasis）分期系统，是由于霍奇金淋巴瘤是以连续性病变的可预测方式进行扩散的：该病最初往往发生于淋巴系统内的单个部位（常为单个淋巴结），之后沿淋巴管进展到相邻的淋巴结，再播散至远隔的不相邻部位或器官。淋巴瘤在经历了 Ann Arbor/Ann Arbor-Cotswold 改良分期后，2014 年推出新的标准分期体系 Lugano 分期，对既往分期存在的误解、不足进行了清晰的阐述和界定，并将 PET/CT 正式纳入淋巴瘤分期检查方法中，并对其应用的价值和局限性进行了规范。

■巨块型病变的标准：巨块型病变在分期系统中采用脚注"X"标注，不同研究小组对巨块型病变有不同的定义（Cancer, 1979, 43：1101；Ann Intern Med. 1994；120：903；J Clin Oncol 1989；7：1630），本路径采用 10cm 作为标准。

■表35 中提及的"淋巴结区域"是指出于分期目的，将淋巴结分成不同解剖区域，包括：韦氏环（Waldeyer 环）（扁桃体、舌根、鼻咽部）、身体同侧颈部/锁骨上/枕部及耳前区、锁骨下区、腋窝、纵隔（纵隔所有受累淋巴结被视为单个淋巴结区域）、肺门（被视作独立于纵隔的区域）、腹主动脉旁、脾、髂部、身体同侧腹股沟/股骨区域、肱骨内上髁/肱骨区域。可根据体格检查、CT 或 PET-CT 等影像学结果来确定受累的淋巴结区域。但如果重要的治疗决策需根据可疑淋巴结的受累情况制定，则有必要对相应淋巴结进行活检。

（三）治疗方案的选择

根据《最新肿瘤学治疗指南·霍奇金淋巴瘤 NCCN 指南（第2版）》及《恶性淋巴瘤》（沈志祥、朱雄增主编，人民卫生出版社）。

首先根据患者临床表现、病理及免疫组化等明确诊断，然后根据本肿瘤分型、分期、全身状况、各脏器功能及伴随疾病来制定治疗方案。通常根据分期及预后因素将霍奇金淋巴瘤进一步分为以下三类：①预后良好的早期霍奇金淋巴瘤：临床分期Ⅰ~Ⅱ期不伴有任一不良预后因素；②预后不良的早期霍奇金淋巴瘤：临床分期Ⅰ~Ⅱ期伴任一不良预后因素；③进展期（晚期）霍奇金淋巴瘤：临床Ⅲ~Ⅳ期和部分Ⅱ期 B 患者。

释义

■ 由于诊疗水平的提高，相当数量的霍奇金淋巴瘤患者能够被治愈并获得长生存，但治疗相关毒性可能会增加远期死亡。所以，治疗选择需要在提高治愈率和减少远期并发症的问题上进行平衡。目前一般认为，对于早期疾病患者，采用强度较轻的治疗即可获得长期缓解，而晚期疾病患者则需要强化治疗，方可获益。因此，有必要将患者按照临床分期和不良预后因素进行区别对待。

■ 进展期（晚期）霍奇金淋巴瘤患者主要是指临床分期Ⅲ期和Ⅳ期疾病患者，不过有专家和临床试验将部分ⅡB期患者（伴巨块病变）也归入"进展期"。

Ⅰ~Ⅱ期霍奇金淋巴瘤的不良预后因素，国际各大癌症研究组织分别有不同的定义，见表36。对于晚期霍奇金淋巴瘤，常用国际预后评分（IPS）作为预后判断指标。

表36　GHSG、EORTC 和 NCIC 对Ⅰ~Ⅱ期霍奇金淋巴瘤不良预后因素的定义

危险因素	GHSG（德国）	EORTC（欧洲）	NCIC（加拿大）
年龄		≥50 岁	≥40 岁
组织学			混合细胞型或淋巴细胞消减型
血沉和 B 症状	>50mm/h（无 B 症状） >30mm/h（有 B 症状）	>50mm/h（无 B 症状） >30mm/h（有 B 症状）	>50mm/h 或有 B 症状
纵隔肿物	MMR>0.33	MTR>0.35	MMR>0.33 或 >10cm
淋巴结数目	>2	>3	>3
结外病变	任何存在		

MMR=纵隔肿物比，即：纵隔肿物最大宽径/胸腔最大内径

MTR=纵隔胸腔比，即：纵隔肿物最大宽径/$T_{5~6}$水平胸腔最大内径

释义

■ 对于Ⅰ~Ⅱ期霍奇金淋巴瘤的不良预后因素定义，比较常用的有 GHSG（German Hodgkin Study Group，德国霍奇金淋巴瘤研究组）、EORTC（European Organization for the Research and Treatment of Cancer，欧洲癌症研究和治疗组织）和 NCIC（National Cancer Institute of Canada，加拿大国立肿瘤学会）提出的定义（表37）。不符合上述（某一）定义任一危险因素的患者，被定义为"预后良好的早期霍奇金淋巴瘤"；而满足上述（某一）定义任一危险因素的患者，被定义为"预后不良的早期霍奇金淋巴瘤"。本路径主要采用 GHSG 定义制订，临床工作中可综合考虑上述三个定义为患者制定个体化治疗方案。

表37 晚期霍奇金淋巴瘤国际预后评分（IPS）：每项一分

男性

年龄≥45岁

Ⅳ期

白蛋白<40g/L

血红蛋白<105g/L

白细胞增多（WBC≥15.0×10^9/L）

淋巴细胞减少［淋巴细胞计数/白细胞计数<8%和（或）淋巴细胞计数<0.6×10^9/L］

> **释义**
>
> ■ 根据文献（N Engl J Med, 1998, 339: 1506），基于1992年以前接受治疗的5141名进展期霍奇金淋巴瘤患者的临床资料，IPS评分0分、1分、2分、3分、4分、5分及以上患者的5年无进展生存率分别为84%、77%、67%、60%、51%、42%，而5年总生存率分别为89%、90%、81%、78%、61%、56%。
>
> ■ 根据文献（J Clin Oncol, 2012, 30: 3383），基于1980~2010年接受治疗的740名进展期霍奇金淋巴瘤患者的临床资料，IPS评分0分、1分、2分、3分、4分、5分及以上患者的5年无进展生存率分别为88%、84%、80%、74%、67%、62%，而5年总生存率分别为98%、97%、91%、88%、85%、67%。

（四）标准住院日

10~14天（第1疗程含临床诊断）。

> **释义**
>
> ■ 如果患者条件允许，住院时间可以低于上述住院天数。

（五）进入路径标准

1. 第一诊断必须符合新确诊的霍奇金淋巴瘤，疾病编码为ICD-10：C81。
2. 当患者同时具有其他疾病诊断，但住院期间不需要特殊处理也不影响第一诊断的临床路径流程实施时，可以进入路径。

> **释义**
>
> ■ 患者同时具有其他疾病影响第一诊断的临床路径流程实施时均不适合进入临床路径。
>
> ■ 本临床路径仅纳入新诊断、初治的霍奇金淋巴瘤患者。

（六）住院期间检查项目

1. 必须的检查项目：

（1）病变淋巴结或淋巴组织的活检，行常规病理和免疫组织化学检查。

（2）影像学检查：全身 PET-CT 或胸、腹 CT（根据临床表现增加其他部位）、浅表淋巴结及盆腔 B 超。

（3）血常规及分类、尿常规、大便常规和隐血。

（4）生化全项（包括肝肾功能、血脂、血糖、电解质）、LDH、β_2-MG、血型、输血前检查。

（5）骨髓穿刺涂片检查，骨髓活检：形态学、免疫组化；骨髓流式细胞术免疫表型分析检查。

（6）病毒学检查（包括 HBV、HCV、EBV、HIV 等）。

（7）出凝血功能检查。

（8）心电图检查了解患者有无心脏疾患及对化疗的耐受能力。

2. 根据患者情况选择的检查项目：

（1）MRI、PET-CT、骨扫描检查。

（2）对于年龄大于 75 岁的患者，建议血气分析、心脏超声了解心肺功能，必要时心脏超声心动图及动态心电图（Holter）检查。

（3）如患者存在中枢神经系统症状，建议进行头颅 CT、腰椎穿刺及脑脊液检查。

（4）伴发热或疑有某系统感染者应行病原微生物相关检查。

（5）流式细胞术细胞免疫表型分析、细胞遗传学、分子生物学检查（必要时）。

> **释义**
>
> ■ 部分检查可以在门诊完成。
>
> ■ 对于霍奇金淋巴瘤患者，首选 PET-CT 检查，若经济条件受限，可选择 CT 或 B 超检查代替。
>
> ■ 骨髓流式细胞术免疫表型分析检查并非必须。
>
> ■ 对于有基础心脏疾病或高龄患者，建议完善超声心动、Holter 检查等明确心脏功能；对于有基础肺脏疾病且拟使用博莱霉素治疗的患者，治疗前应该完善肺功能检查。对于有生育需求的年轻患者，治疗前需进行生育咨询。

（七）治疗开始时间

确诊并完善检查后第 1 天。

（八）治疗方案与药物选择

1. 化疗：

方案 1. ABVD 方案：

多柔比星：25mg/m^2，或表柔比星 40mg/m^2，iv gtt，第 1、15 天。

博来霉素：10mg/m^2（一般≤15mg），im，第 1、15 天。

长春新碱：1.4mg/m^2（最大 2mg），iv，第 1、15 天。

达卡巴嗪：375mg/m^2，iv gtt，第 1、15 天。

注：博莱霉素前地塞米松预防该药的过敏、畏寒及发热。

每 28 天重复。

方案 2. BEACOPP 方案：

环磷酰胺：600mg（1200mg＊）/m^2，iv gtt，第 1 天。

多柔比星：25mg（35mg＊）/m^2，或表柔比星 40mg/m^2，iv gtt，iv gtt，第 1 天。

依托泊苷：100mg（200mg＊）/m^2，iv gtt，第 1~3 天。

博来霉素：10mg/m^2（一般≤15mg），im，第8天。

长春新碱：1.4mg/m^2（最大2mg），iv，第8天。

泼尼松：40mg/m^2，po，第1~14天。

甲基苄肼：100mg/m^2，po，第1~7天。

注：博莱霉素前使用地塞米松预防该药所致的过敏、畏寒及发热。

每21天重复1次

＊为剂量加强方案

方案3. Stanford V方案（目前临床上应用很少）：

氮芥：6mg/m^2，iv，第1天。

多柔比星：25mg/m^2，或表柔比星40mg/m^2，iv gtt，第1，15天。

长春花碱：6mg/m^2，iv，第1，15天（年龄≥50岁，第3周期为4mg/m^2）。

长春新碱：1.4mg/m^2（单次最大≤2mg），iv，第8，22天（年龄≥50岁，第3周期为1mg/m^2）。

博来霉素：5mg/m^2，im，第8、22天。

依托泊苷：60mg/m^2，iv gtt，第15、16天。

泼尼松：40mg/m^2，po，qod，第1~10周，第10周起开始逐渐减量，隔日减10mg。

每28天重复1次。

注：①Ⅰ期A结节性淋巴细胞为主型霍奇金淋巴瘤推荐仅给予受累部位放疗；②预后良好的早期霍奇金淋巴瘤：推荐2~4周期ABVD方案+受累部位放疗；预后不良的早期霍奇金淋巴瘤：BEACOPP加强方案2周期+2周期ABVD方案+受累部位放疗，或者4~6周期ABVD方案+受累部位放疗；进展期（晚期）霍奇金淋巴瘤：6~8周期ABVD方案，或者4周期BEACOPP加强方案+4周期BEACOPP标准方案，根据患者情况决定是否进行放疗（放疗请参考相关途径）。

2. 抗感染及对症支持治疗。

注：同时合并乙型肝炎及丙型肝炎患者需在传染科医师指导下进行化疗。

3. 化疗期间监测血常规及肝肾功能变化，监测化疗相关不良反应并及时给予处理。

4. 化疗期间注意药物性肺损伤发生。

> **释义**
>
> ■ ABVD方案治疗患者鼓励按时治疗，不推荐因血液学毒性延迟治疗。余见治疗方案选择的释义。

（九）出院标准

1. 一般情况良好。

2. 没有需要住院处理的并发症和（或）合并症。

> **释义**
>
> ■ 治疗后病情稳定，且无严重不良反应。

（十）变异及原因分析

1. 治疗中或治疗后有感染、贫血、出血及其他合并症者，进行相关的诊断和治疗，并适当延长住院时间。

2. 若有中枢神经系统症状，建议腰椎穿刺检查，并鞘注化疗药物直至脑脊液检查正常，同时退出此途径，进入相关途径。

3. 年轻高危预后不良、常规治疗反应不佳、疾病进展或复发需要选择其他治疗的患者退出路径，进入相关路径。

释义

■ 微小变异：因为医院检验项目的及时性未保证，不能按照要求完成检查；因为节假日不能按照要求完成检查；患者不愿配合完成相应检查，短期不愿按照要求出院随诊。

■ 重大变异：因基础疾病需要进一步诊断和治疗；因各种原因需要其他治疗措施；医院与患者或家属发生医疗纠纷，患者要求离院或转院；不愿按照要求出院随诊而导致入院时间明显延长。

四、霍奇金淋巴瘤临床路径给药方案

注：进展期（晚期）霍奇金淋巴瘤患者，需根据患者情况决定是否放疗

【用药选择】

1. Ⅰ期 A 结节性淋巴细胞为主型 HL（NLPHL）预后良好，肿瘤切除后，即使不进行后续治疗，5 年和 10 年总生存率也可分别高达 93% 和 80%。目前一般认为对于此类患者，采用局限野和小剂量放疗能够进一步改善患者的预后，不推荐对此类患者进行全身化疗。

2. 根据临床分期及是否存在危险因素，将霍奇金淋巴瘤患者分为三组：预后良好的早期霍奇金淋巴瘤，预后不良的早期霍奇金淋巴瘤，进展期（晚期）霍奇金淋巴瘤。针对各组患者，都有临床试验协助确定其适宜的治疗方案。例如，针对预后良好的早期霍奇金淋巴瘤患者，推荐使用联合化疗+受累部位放疗的治疗策略。基于这些临床研究结果以及国内药物的可获得性，本临床路径推荐选择前述用药方案。

3. 进展期（晚期）霍奇金淋巴瘤患者在化疗诱导后进行巩固性放疗的作用仍存在争议：初始化疗基础上添加放疗似乎对总体生存率无影响。一般认为，对于那些初始没有体积较大病灶、采用 ABVD 等联合化疗方案能够缓解的患者，放疗可能并无获益。即使对于初始纵隔有

大体积病变（>10cm 或>1/3 胸部直径）的患者，是否应行巩固性放疗，目前仍无定论。临床医师在决策时，需综合考虑患者的人口学特点、疾病特点、既往放疗史、计划放疗野的大小/部位等因素。

【药学提示】

1. ABVD 方案是霍奇金淋巴瘤患者常用的标准方案，该方案每 14 天给药 1 次，28 天为 1 个周期。该方案可引起急性毒性和长期毒性。常见的严重急性毒性包括中性粒细胞减少、恶心/呕吐和脱发。治疗过程中可考虑使用止吐药物辅助。不过 ABVD 方案后严重感染、贫血和血小板减少的情况并不太常见。另外，博来霉素可引起发热、类过敏反应，可在用药前使用地塞米松。除急性毒性外，ABVD 方案还存在长期毒性，包括：博来霉素相关肺毒性和多柔比星（或表柔比星）相关心脏毒性。最后，ABVD 对患者的生育力影响相对较小，相当部分患者能够保留生育力。

2. BEACOPP 方案是 GHSG（德国霍奇金淋巴瘤研究组）研发的方案，相比于 ABVD 方案，目前有研究认为 BEACOPP 方案能够延长患者的无进展生存期，而且在风险高的患者中优势更明显。不过该方案的治疗相关毒性较 ABVD 严重，常见的并发症包括骨髓抑制、感染、恶心、脱发、继发恶性肿瘤和影响生育力。相比于标准 BEACOPP，BEACOPP 加强方案的毒性更大，目前临床上已较少使用。

【注意事项】

1. 博来霉素诱发的肺毒性发生率可能较高（有报道可达20%～30%），可在治疗过程中（急性）或治疗后 6 月内（亚急性）发生，也可在治疗 6 个月以上出现临床表现。博来霉素诱导的肺毒性症状和体征包括干咳、呼吸困难、胸痛、发热、呼吸过速、肺部罗音等。肺毒性主要有四种形式：亚急性进行性肺纤维化、过敏性肺炎、机化性肺炎以及快速输注期间的急性胸痛综合征。一旦出现肺毒性，会显著降低患者的生存率，是患者预后不良的重要预测因素。因此，治疗期间应该在基线时进行肺功能评估（包括一氧化碳弥散量），并在治疗过程中定期复查。糖皮质激素对治疗博莱霉素相关的肺损伤有效。

2. BEACOPP 方案毒性大，在老年人中尤其明显。有研究表明，66～75 岁患者使用 BEACOPP，治疗相关死亡率可高达21%。故对于老年患者，使用该方案需十分慎重。

五、推荐表单

（一）医师表单

霍奇金淋巴瘤临床路径医师表单

适用对象：第一诊断为新确诊的霍奇金淋巴瘤（ICD-10：C81）

患者姓名：		性别：	年龄：	门诊号：	住院号：
住院日期： 年 月 日		出院日期： 年 月 日			标准住院日：14 天内

时间	住院第 1~2 天	住院第 3~4 天
主要诊疗工作	□ 询问病史及体格检查 □ 完成病历书写 □ 开实验室检查单及影像学检查单 □ 病情告知，必要时向患者家属告知病重或病危，并签署病重或病危通知书 □ 如果需要签署输血同意书、骨髓穿刺同意书、静脉置管同意书 □ 上级医师查房并记录	□ 上级医师查房 □ 完成必要的影像学检查 □ 完成必要的相关科室会诊 □ 完成病变淋巴结或淋巴组织活检 □ 完成骨髓涂片、流式及活检，完成静脉插管 □ 完成病程记录 □ 支持对症治疗并确定化疗方案和日期
重点医嘱	**长期医嘱** □ 护理常规 □ 二级护理 □ 饮食 □ 抗菌药物（必要时） □ 其他医嘱 **临时医嘱** □ 血常规、尿常规、大便常规、大便隐血 □ 病原微生物培养及病毒学检测：EB 病毒、乙型肝炎病毒、丙型肝炎病毒、HIV 及梅毒抗体等 □ 肝肾功能、LDH、电解质、血型、凝血功能等，必要时免疫球蛋白等 □ 影像学检查：胸、腹 CT、淋巴结 B 超、盆腔 B 超、心电图，必要时进行 MRI、骨扫描、全身 PET-CT 检查、超声心动或肺功能检测 □ 血气分析（必要时） □ 输血医嘱 □ 其他医嘱	**长期医嘱** □ 患者既往基础用药 □ 缓解症状所用药物 □ 抗菌药物（必要时） □ 其他医嘱 **临时医嘱** □ 骨髓穿刺，骨髓形态学、骨髓流式细胞术、骨髓活检 □ 腰椎穿刺及脑脊液常规细胞检查、免疫分型 □ 输血医嘱（必要时） □ 静脉置管术及护理 □ 其他医嘱 □ 完成病变淋巴结或组织活检及病理检查
病情变异记录	□ 无 □ 有，原因： 1. 2.	□ 无 □ 有，原因： 1. 2.
医师签名		

时间	住院第 5～8 天
主要诊疗工作	□ 上级医师查房，制定化疗方案 □ 患者或患者家属签署化疗知情同意书（委托书） □ 化疗 □ 重要脏器功能保护 □ 止吐 □ 对症支持 □ 住院医师完成病程记录
重点医嘱	**长期医嘱** 化疗医嘱（以下方案选一，根据体表面积计算，可依据患者一般状况酌减） □ ABVD 方案（每 28 天 1 个疗程） 　多柔比星：25mg/m²，或表柔比星 40mg/m²，iv gtt，第 1、15 天；博来霉素：10mg/m²（一般 ≤ 15mg），im，第 1、15 天 　长春新碱：1.4mg/m²（最大 2mg），iv，第 1、15 天；达卡巴嗪：375mg/m²，iv gtt，第 1、15 天 □ BEACOPP 方案（每 21 天 1 个疗程，＊为剂量加强方案） 　环磷酰胺：600mg（1200mg＊）/m²，iv gtt，第 1 天 　多柔比星：25mg（35mg＊）/m²，或表柔比星 40mg/m²，iv gtt，第 1 天 　依托泊苷：100mg（200mg＊）/m²，iv gtt，第 1～3 天 　甲基苄肼：100mg/m²，po，第 1～7 天 　博来霉素：10mg/m²（一般 ≤ 15mg），im，第 8 天 　长春新碱：1.4mg/m²（最大 2mg），iv，第 8 天 　泼尼松：40mg/m²，po，第 1～14 天 □ 补液治疗（碱化、水化） □ 止吐、保肝、抗感染等医嘱 □ 其他医嘱 **临时医嘱** □ 输血医嘱（必要时）　　　　□ 心电监护 □ 血常规　　　　　　　　　　□ 血培养（高热时） □ 静脉插管维护、换药　　　　□ 其他医嘱
病情变异记录	□ 无　□ 有，原因： 1. 2.
医师签名	

时间	住院第 9 天	住院第 10 天 （出院日）
主要诊疗工作	□ 上级医师查房，注意病情变化 □ 住院医师完成常规病历书写 □ 复查血常规 □ 注意观察体温、脉搏、呼吸、血压、体重等 □ 成分输血、抗感染等支持治疗（必要时） □ 造血生长因子（必要时）	□ 上级医师查房，确定有无并发症情况，明确是否出院 □ 完成出院记录、病案首页、出院证明书等 □ 向患者交代出院后的注意事项，如返院复诊的时间、地点、发生紧急情况时的处理及相关医师联系方式等
重点医嘱	**长期医嘱** □ 洁净饮食 □ 抗感染等支持治疗 □ 其他医嘱 **临时医嘱** □ 血常规、尿常规、大便常规（必要时） □ 肝肾功能、电解质 □ 输血医嘱（必要时） □ G-CSF 5μg/（kg·d）（必要时） □ 影像学检查（必要时） □ 血培养（高热时） □ 其他医嘱	**出院医嘱** □ 出院带药 □ 定期门诊随访 □ 监测血常规、肝肾功能、电解质 □ 静脉插管维护、换药
病情变异记录	□ 无　□ 有，原因： 1. 2.	□ 无　□ 有，原因： 1. 2.
医师签名		

（二）护士表单

霍奇金淋巴瘤临床路径护士表单

适用对象：第一诊断为新确诊的霍奇金淋巴瘤（ICD-10：C81）

| 患者姓名： | 性别： | 年龄： | 门诊号： | 住院号： |
| 住院日期：　　年　月　日 | 出院日期：　　年　月　日 | 标准住院日：14 天内 |

时间	住院第 1~2 天	住院第 3~4 天
健康宣教	□ 介绍病区环境、制度、主任、护士长、主管医师、责任护士 □ 贵重物品妥善保管 □ 介绍病房设施及其使用方法	□ 主管护士与患者沟通，了解并指导心理应对 □ 宣教疾病知识、用药知识及特殊检查操作过程 □ 告知检查及操作前后饮食、活动及探视注意事项及应对方式
护理处置	□ 监测生命体征，及时处理，入院护理评估 □ 核对患者姓名，佩戴腕带 □ 建立入院护理病历 □ 卫生处置：修剪指〔趾〕甲，剃胡须、洗澡，更换清洁衣物	□ 密切观察病情变化，发现问题及时通知医师，遵医嘱给予对症处理 □ 协助医师完成各项检查化验
基础护理	□ 二级护理 □ 晨晚间护理 □ 患者安全管理	□ 二级护理 □ 晨晚间护理 □ 患者安全管理
专科护理	□ 护理查体 □ 记录体重、24 小时尿量 □ 需要时填写跌倒及压疮防范表 □ 需要时请家属陪护 □ 心理护理	□ 遵医嘱完成相关检查 □ 监测生命体征 □ 心理护理 □ 遵医嘱正确给药 □ 密切观察各种药物作用和不良反应
重点医嘱	□ 详见医嘱执行单	□ 详见医嘱执行单
病情变异记录	□ 无　□ 有，原因： 1. 2.	□ 无　□ 有，原因： 1. 2.
护士签名		

时间	住院第 5~8 天	住院第 9 天	住院第 10 天（出院日）
健康宣教	□ 主管护士与患者沟通，了解并指导心理应对 □ 宣教疾病知识、用药知识及特殊检查操作过程 □ 告知检查及操作前后饮食、活动及探视注意事项及应对方式	□ 主管护士与患者沟通，了解并指导心理应对 □ 宣教疾病知识、用药知识及特殊检查操作过程 □ 告知检查及操作前后饮食、活动及探视注意事项及应对方式	□ 康复和锻炼 □ 定时复查 □ 出院带药服用方法 □ 饮食休息等注意事项指导 □ 讲解增强体质的方法，减少感染的机会
护理处置	□ 保证静脉通畅，无外渗 □ 密切观察病情变化，发现问题及时通知医师，遵医嘱给予对症处理 □ 遵医嘱正确使用化疗药物 □ 协助医师完成各项检查化验	□ 保证静脉通畅，无外渗 □ 密切观察病情变化，发现问题及时通知医师，遵医嘱给予对症处理 □ 遵医嘱正确使用化疗药物 □ 协助医师完成各项检查化验	□ 办理出院手续 □ 书写出院小结
基础护理	□ 二级护理 □ 晨晚间护理 □ 患者安全管理	□ 二级护理 □ 晨晚间护理 □ 患者安全管理	□ 二级护理 □ 晨晚间护理 □ 患者安全管理
专科护理	□ 遵医嘱完成相关检查 □ 监测生命体征 □ 心理与生活护理 □ 遵医嘱正确给药 □ 密切观察各种药物作用和不良反应 □ 嘱患者多饮水	□ 遵医嘱完成相关检查 □ 监测生命体征 □ 心理与生活护理 □ 遵医嘱正确给药 □ 密切观察各种药物作用和不良反应 □ 嘱患者多饮水	□ 病情观察：评估患者生命体征 □ 心理护理
重点医嘱	□ 详见医嘱执行单	□ 详见医嘱执行单	□ 详见医嘱执行单
病情变异记录	□ 无　□ 有，原因： 1. 2.	□ 无　□ 有，原因： 1. 2.	□ 无　□ 有，原因： 1. 2.
护士签名			

（三）患者表单

霍奇金淋巴瘤临床路径患者表单

适用对象：第一诊断为新确诊的霍奇金淋巴瘤（ICD-10：C81）

患者姓名：	性别： 年龄： 门诊号：	住院号：
住院日期： 年 月 日	出院日期： 年 月 日	标准住院日：14天内

时间	住院第1~2天	住院第3~4天
医患配合	□ 配合询问病史、收集资料，请务必详细告知既往史、用药史、过敏史 □ 配合进行体格检查 □ 有任何不适告知医师 □ 配合完善相关检查、化验	□ 配合完善相关检查、化验，如骨髓穿刺、活检等 □ 必要时接受静脉插管等 □ 医师向患者及家属介绍病情，如有异常检查结果需进一步检查 □ 配合用药及治疗 □ 有任何不适告知医师
护患配合	□ 配合测量体温、脉搏、呼吸、血压、血氧饱和度、体重 □ 配合完成入院护理评估单（简单询问病史、过敏史、用药史） □ 接受入院宣教（环境介绍、病室规定、订餐制度、贵重物品保管等） □ 有任何不适告知护士	□ 配合测量体温、脉搏、呼吸，询问每日二便情况 □ 接受相关化验检查宣教，正确留取标本，配合检查 □ 有任何不适告知护士 □ 接受输液、服药治疗 □ 注意活动安全，避免坠床或跌倒 □ 配合执行探视及陪护 □ 接受疾病及用药等相关知识指导
饮食	□ 普通饮食 □ 可根据病情调整	□ 普通饮食 □ 可根据病情调整
排泄	□ 正常排尿便	□ 正常排尿便
活动	□ 适量活动	□ 适量活动

时间	住院第 5~8 天	住院第 9 天	住院第 10 天（出院日）
医患配合	□ 配合完善相关检查、化验 □ 医师向患者及家属介绍病情，如有异常检查结果需进一步检查 □ 配合用药及治疗 □ 配合医师调整用药 □ 有任何不适告知医师	□ 配合完善相关检查、化验 □ 医师向患者及家属介绍病情，如有异常检查结果需进一步检查 □ 配合用药及治疗 □ 配合医师调整用药 □ 有任何不适告知医师	□ 接受出院前指导 □ 知道复查程序 □ 获取出院诊断书
护患配合	□ 配合测量体温、脉搏、呼吸，询问每日二便情况 □ 接受相关化验检查宣教，正确留取标本，配合检查 □ 有任何不适告知护士 □ 接受输液、服药治疗 □ 注意活动安全，避免坠床或跌倒 □ 配合执行探视及陪护 □ 接受疾病及用药等相关知识指导	□ 配合测量体温、脉搏、呼吸，询问每日二便情况 □ 接受相关化验检查宣教，正确留取标本，配合检查 □ 有任何不适告知护士 □ 接受输液、服药治疗 □ 注意活动安全，避免坠床或跌倒 □ 配合执行探视及陪护 □ 接受疾病及用药等相关知识指导	□ 接受出院宣教 □ 办理出院手续 □ 获取出院带药 □ 知道服药方法、作用、注意事项 □ 知道复印病历方法
饮食	□ 普通饮食 □ 多饮水 □ 可根据病情调整	□ 普通饮食 □ 多饮水 □ 可根据病情调整	□ 普通饮食 □ 可根据病情调整
排泄	□ 正常排尿便	□ 正常排尿便	□ 正常排尿便
活动	□ 适量活动	□ 适量活动	□ 适量活动

附：原表单（2016 年版）

霍奇金淋巴瘤（初治）临床路径表单

适用对象：第一诊断为新确诊的霍奇金淋巴瘤（ICD-10：C81）

| 患者姓名： | 性别： | 年龄： | 门诊号： | 住院号： |

| 住院日期： 年 月 日 | 出院日期： 年 月 日 | 标准住院日：14 天内 |

时间	住院第 1~2 天	住院第 3~4 天
主要诊疗工作	□ 询问病史及体格检查 □ 完成病历书写 □ 开实验室检查单及影像学检查单 □ 病情告知，必要时向患者家属告知病重或病危，并签署病重或病危通知书 □ 如果需要签署输血同意书、骨髓穿刺同意书、静脉置管同意书 □ 上级医师查房并记录	□ 上级医师查房 □ 完成必要的影像学检查 □ 完成必要的相关科室会诊 □ 完成病变淋巴结或淋巴组织活检 □ 完成骨髓涂片、流式及活检，完成静脉插管 □ 完成病程记录 □ 支持对症治疗并确定化疗方案和日期
重点医嘱	**长期医嘱** □ 护理常规 □ 二级护理 □ 饮食 □ 抗菌药物（必要时） □ 其他医嘱 **临时医嘱** □ 血常规、尿常规、大便常规、大便隐血 □ 病原微生物培养及病毒学检测：EB 病毒、乙型肝炎病毒、丙型肝炎病毒、HIV 及梅毒抗体等 □ 肝肾功能、LDH、电解质、血型、凝血功能等，必要时免疫球蛋白等 □ 影像学检查：胸、腹 CT、淋巴结 B 超、盆腔 B 超、心电图，必要时进行 MRI、骨扫描、全身 PET-CT 检查、超声心动或肺功能检测 □ 血气分析（必要时） □ 输血医嘱 □ 其他医嘱	**长期医嘱** □ 患者既往基础用药 □ 缓解症状所用药物 □ 抗菌药物（必要时） □ 其他医嘱 **临时医嘱** □ 骨髓穿刺，骨髓形态学、骨髓流式细胞术、骨髓活检 □ 腰椎穿刺及脑脊液常规细胞检查、免疫分型 □ 输血医嘱（必要时） □ 静脉置管术及护理 □ 其他医嘱 □ 完成病变淋巴结或组织活检及病理检查
主要护理工作	□ 介绍病房环境、设施和设备 □ 入院护理评估	□ 宣教（淋巴瘤知识）
病情变异记录	□ 无 □ 有，原因： 1. 2.	□ 无 □ 有，原因： 1. 2.
护士签名		
医师签名		

时间	住院第 5~8 天
主要诊疗工作	□ 上级医师查房，制定化疗方案 □ 患者或患者家属签署化疗知情同意书（委托书） □ 化疗 □ 重要脏器功能保护 □ 止吐 □ 对症支持 □ 住院医师完成病程记录
重点医嘱	**长期医嘱** **化疗医嘱（以下方案选一，根据体表面积计算，可依据患者一般状况酌减）** □ ABVD 方案（每 28 天 1 个疗程） 　多柔比星：25mg/m^2，或表柔比星 40mg/m^2，iv gtt，第 1、15 天；博来霉素：10mg/m^2（一般 ≤ 15mg），im，第 1、15 天 　长春新碱：1.4mg/m^2（最大 2mg），iv，第 1、15 天；达卡巴嗪：375 mg/m^2，iv gtt，第 1、15 天 □ BEACOPP 方案（每 21 天 1 个疗程，＊为剂量加强方案） 　环磷酰胺：600mg（1200mg＊）/m^2，iv gtt，第 1 天 　多柔比星：25mg（35mg＊）/m^2，或表柔比星 40mg/m^2，iv gtt，第 1 天 　依托泊苷：100mg（200mg＊）/m^2，ivgtt，第 1~3 天 　甲基苄肼：100mg/m^2，po，第 1~7 天 　博来霉素：10mg/m^2（一般≤15mg），im，第 8 天 　长春新碱：1.4mg/m^2（最大 2mg），iv，第 8 天 　泼尼松：40mg/m^2，po，第 1~14 天 □ 补液治疗（碱化、水化） □ 止吐、保肝、抗感染等医嘱 □ 其他医嘱 **临时医嘱** □ 输血医嘱（必要时）　　　　□ 心电监护 □ 血常规　　　　　　　　　　□ 血培养（高热时） □ 静脉插管维护、换药　　　　□ 其他医嘱
主要护理工作	□ 观察患者病情变化 □ 心理与生活护理 □ 化疗期间嘱患者多饮水
病情变异记录	□ 无　□ 有，原因： 1. 2.
护士签名	
医师签名	

时间	住院第 9 天	住院第 10 天 （出院日）
主要诊疗工作	□ 上级医师查房，注意病情变化 □ 住院医师完成常规病历书写 □ 复查血常规 □ 注意观察体温、脉搏、呼吸、血压、体重等 □ 成分输血、抗感染等支持治疗（必要时） □ 造血生长因子（必要时）	□ 上级医师查房，确定有无并发症情况，明确是否出院 □ 完成出院记录、病案首页、出院证明书等 □ 向患者交代出院后的注意事项，如返院复诊的时间、地点、发生紧急情况时的处理及相关医师联系方式等
重点医嘱	**长期医嘱** □ 洁净饮食 □ 抗感染等支持治疗 □ 其他医嘱 **临时医嘱** □ 血常规、尿常规、大便常规（必要时） □ 肝肾功能、电解质 □ 输血医嘱（必要时） □ G-CSF 5μg/（kg·d）（必要时） □ 影像学检查（必要时） □ 血培养（高热时） □ 其他医嘱	**出院医嘱** □ 出院带药 □ 定期门诊随访 □ 监测血常规、肝肾功能、电解质 □ 静脉插管维护、换药
主要护理工作	□ 观察患者情况 □ 心理与生活护理 □ 化疗期间嘱患者多饮水	□ 指导患者办理出院手续
病情变异记录	□ 无　□ 有，原因： 1. 2.	□ 无　□ 有，原因： 1. 2.
护士签名		
医师签名		

第二十四章

伯基特淋巴瘤临床路径释义

一、伯基特淋巴瘤编码

1. 国家卫生和计划生育委员会编码：

疾病名称及编码：伯基特淋巴瘤（ICD-10：C83.701，M9687/3）

2. 修改后编码：

疾病名称及编码：伯基特淋巴瘤（ICD-10：C83.7，M9687/3）

二、临床路径检索方法

C83.7+M9687/3

三、伯基特淋巴瘤临床路径标准住院流程

（一）适用对象

第一诊断为伯基特淋巴瘤（ICD-10：C83.701，M9687/3）。

> **释义**
>
> ■ 伯基特淋巴瘤（Burkitt lymphoma，BL）最早由 Dennis Burkitt 于 1958 年报道，是一种高度侵袭性的 B 细胞非霍奇金淋巴瘤，可能起源于早期生发中心 B 细胞，以 8 号染色体上 c-MYC 基因的易位和失调为特征：最典型的易位是 t（8；14）（q24；q32）（约占 80%），其他较为常见的变异型包括 t（8；22）（q24；q11）和 t（2；8）（p12；q24）。该病的确切发病率尚不清楚（可能占全部非霍奇金淋巴瘤的 3%～5%），目前出于流行病学和诊断目的，将伯基特淋巴瘤分为三种不同临床类型：地方性（主要分布于非洲赤道地区）、散发性（非地方性）和免疫缺陷相关性（通常与 HIV 感染有关）。
>
> ■ 地方性 BL 是非洲赤道地区儿童最常见的恶性肿瘤（可占 30%～50%），发病高峰在 4～7 岁，男女比例约 2:1，几乎都与 EB 病毒感染有关，常累及颌面骨。散发性 BL 是指非洲以外的 BL，主要见于欧美地区，较少累及颌面骨，以腹部肿块起病的多见。免疫缺陷相关性 BL 通常与 HIV 感染有关，或是发生于移植后服用免疫抑制药物的患者。BL 可占艾滋病相关淋巴瘤的 35%～40%。

（二）诊断及分期依据

根据《World Health Organization Classification of Tumors. Pathology and Genetic of Tumors of Haematopoietic and Lymphoid Tissue》（2008），《血液病诊断及疗效标准（第3版）》（张之南，沈悌 主编，科学出版社），《NCCN Clinical Practice Guidelines in Oncology：Non-Hodgkin Lymphoma》（version 1，2011）。

1. 临床表现：地方性 BL 非洲高发，常以颌面骨肿块为首发症状，散发性 BL 多以腹部肿块为首发表现，结外受累及中枢神经系统（CNS）在 BL 多见，注意询问有无头痛、视物模糊

等可疑中枢神经系统（CNS）侵犯表现，患者可伴有发热、乏力、出血等症状。

2. 实验室检查：血常规、肝肾功能、电解质、乳酸脱氢酶（LDH）、EBV 血清学。

3. 组织病理检查：肿瘤细胞中等大小，形态相对单一，弥漫浸润生长，"星空现象"和高增殖指数（ki-67>95%）是其特征。病理免疫组化抗体应包括 sIgM、CD45（LCA）、CD20、CD3、CD10、Ki-67、c-MYC、BCL-2、BCL-6、TdT。组织荧光原位杂交（FISH）检查明确是否存在 c-MYC 异位。

4. 骨髓检查：包括形态学、流式免疫分型、病理及免疫组化，有骨髓侵犯者行染色体核型检查，组织病理 FISH 结果不理想时，可行骨髓细胞 FISH 检测 MYC 异位。

5. 鞘注及脑脊液检查：发病时怀疑 CNS 受累者应进行脑脊液检查，包括常规、生化，有条件时行流式免疫分型检测。

6. 影像学检查：颈、胸、腹、盆腔 CT，明确肿瘤侵犯范围。有条件者可直接行 PET-CT 检查。必要时行 MRI 检查。

7. 分期及预后分层：

（1）伯基特淋巴瘤的 Murphy 分期（表 38）。

表 38　伯基特淋巴瘤的 Murphy 分期

分期		标准
I		侵犯单个淋巴结区或单个结外器官（除外纵隔或腹部）
		侵犯单个结外器官以及区域淋巴结
II		在横膈的同侧侵犯两个结外器官
		侵犯胃肠道伴或不伴肠系膜淋巴结受累
	IIR	腹部病变可完全切除
		两个结外病变位于横膈两侧
		病变位于胸腔内（纵隔、胸膜、胸腺）
		病变位于脊柱旁或硬膜外
III		腹部病变广泛
		侵犯 2 个以上淋巴结区域位于横膈两侧
	IIIA	局限的、不可切除的腹部病变
	IIIB	广泛的涉及多个脏器的腹部病变
IV		中枢神经系统受累或者骨髓受累（骨髓肿瘤细胞比例<25%）

（2）危险度分级

低危组：LDH 正常，腹部病灶完全切除或者单个腹外病灶直径<10cm。

高危组：不符合低危判断标准的患者即为高危。

释义

■ 上述诊断依据及分期标准参照张之南、沈悌主编的第 3 版《血液病诊断和疗效标准》，2008 年 WHO 诊断标准以及 2011 年 NCCN 指南。

■ 诊断中的临床表现：伯基特淋巴瘤（BL）表现为肿瘤包块生长迅速，肿瘤体积倍增时间很短，并常有自发性溶瘤现象。某些 BL 患者会出现白血病表现，在 2008 年 WHO 诊断和分类标准中，将 BL 和伯基特白血病视为同一疾病的不同阶段。

■ 由于伯基特淋巴瘤常有自发溶瘤现象，除前述实验室检查外，对于怀疑溶瘤的患者，需密切监测电解质、肾功能。

■ 病理检查是诊断伯基特淋巴瘤的关键：BL 的形态学特点是弥漫浸润生长、形态相对均一的中等大小的细胞。胞质少、呈嗜碱性，胞核较大，圆或椭圆形，染色质细，常有 2~3 个明显的核仁，核分裂象多见。肿瘤细胞常见凋亡、坏死。瘤细胞间散在吞噬各种细胞碎屑的巨噬细胞，形成"星空现象"（巨噬细胞吞噬凋亡肿瘤细胞）。典型的免疫表型为 CD10$^+$、CD19$^+$、CD20$^+$、CD22$^+$、BCL-2$^+$、BCL-6$^-$。BL 肿瘤细胞的增殖比例非常高，接近 100%，Ki-67 阳性率>95%。BL 与 8 号染色体长臂上 c-MYC 癌基因位点（8q24）及 Ig 基因的相关位点发生易位有关。组织荧光原位杂交（FISH）检查明确 c-MYC 基因易位对于诊断 BL 有帮助。但有研究表明有约 5% 的存在 BL 其他典型特征的淋巴瘤不存在 c-MYC 重排。根据 2008 年 WHO 分类标准，c-MYC 重排并非诊断 BL 的必要条件。

■ 临床分期：Murphy 分期是儿童非霍奇金淋巴瘤常用的分期系统，伯基特淋巴瘤的分期可借鉴该系统。HIV 感染是发生伯基特淋巴瘤的重要危险因素，不过尚无大规模研究确证 HIV 感染状态是否影响疾病的分期及危险度分层。

（三）治疗方案的选择

根据《淋巴瘤》（石远凯主编，北京大学医学出版社）、《恶性淋巴瘤（第 2 版）》（沈志祥、朱雄增主编，人民卫生出版社）、《肿瘤学治疗指南—非霍奇金淋巴瘤 NCCN（2015）》。

1. 治疗选择：

（1）低危组：可采用 CODOX-M 或 Hyper-CVAD 方案 3~4 疗程且 CR 后至少巩固 1 个疗程；身体状态不佳或老年患者，可采用 EPOCH 方案 3~4 疗程且 CR 后至少巩固 1 疗程；经济条件许可建议联合利妥昔单抗治疗。

（2）高危组：可采用 CODOX-M/IVAC 交替方案共 2~3 个循环（含 4~6 个疗程）或 Hyper-CVAD/MA 交替方案共 2~3 个循环（含 4~6 个疗程）；身体状态不佳或老年患者，可采用 EPOCH 方案 4~6 个疗程；经济条件许可建议联合利妥昔单抗治疗。

（3）肿瘤溶解综合征的防治：化疗前 2~3 天开始口服别嘌呤醇，充分水化，化疗期间严密监测电解质和肾功能，高肿瘤负荷的患者可提前给予小剂量预治疗（CTX 200mg/d、3~5 天，Pred 1mg/kg、3~5 天）。

（4）中枢神经系统（CNS）侵犯的防治：化疗过程中每疗程均行腰椎穿刺及鞘内注射，确诊 CNS 侵犯退出本路径。

2. 化疗方案及剂量：

（1）CODOX-M/IVAC±R（AB 方案）：

A 方案（改良的 CODOX-M±R）：

R 375mg/（m^2·d），第 0 天，为预防肿瘤溶解，第 1 疗程时可推迟应用。

CTX 800mg/（m^2·d），第 1 天；200mg/（m^2·d），第 2~5 天。

ADM 40mg/（m^2·d），第 1 天。

VCR 1.5mg/（m^2·d），最大 2mg，第 1、8 天。

MTX 3g/（m^2·d），第 10 天（第 1 小时输入总量 1/3，剩余 2/3 持续输注 23 小时，输毕 12 小时开始亚叶酸钙解救）。

鞘注 Ara-C 50~70mg，第 1、3 天；MTX 10~12mg，第 15 天。

B 方案（IVAC±R）

R 375mg/（m²·d），第 0 天。

IFO 1.5g/（m²·d），第 1~5 天。

美司钠 360mg/（m²·次），q3h，第 1~5 天。

VP-16 60mg/（m²·d），第 1~5 天。

Ara-C 2g/（m²·次），q12h，第 1~2 天。

鞘注 MTX 10~12mg，第 5 天。

（2）HyperCVAD/MA±R（AB 方案）：

A 方案（HyperCVAD±R）：

R 375mg/（m²·d），第 0 天，为预防肿瘤溶解，第 1 疗程时可推迟至第 5 天应用。

CTX 300mg/（m²·次），q12h，每组输注 3 小时，第 1~3 天。

美司钠 600mg/（m²·d），CTX 前 2 小时开始，维持 24 小时，至末次 CTX 后 6 小时结束，第 1~3 天。

VCR 1.4mg/（m²·d），最大 2mg，第 4、11 天。

ADM 50mg/（m²·d），维持 24 小时，第 4 天。

DXM 30~40mg/d，第 1~4，11~14 天。

鞘注 MTX 10mg+Ara-C 50mg+DXM 10mg，化疗间歇期，每疗程 2 次。

B 方案（MA±R）：

R 375mg/（m²·d），第 0 天。

MTX 1g/（m²·d），第 1 天（第 1 小时输入总量 1/3，剩余 2/3 持续输注 23 小时，输毕 12 小时开始亚叶酸钙解救）。

Ara-C 2g/（m²·次），q12h，第 1~2 天。

鞘注 MTX 10mg+Ara-C 50mg+DXM 10mg，第 1 天。

（3）EPOCH±R：

R 375mg/（m²·d），第 0 天，为预防肿瘤溶解，第 1 个疗程时可推迟至第 6 天应用。

VP-16 50mg/（m²·d），维持 24 小时，第 1~4 天。

VCR 0.4mg/（m²·d），维持 24 小时，第 1~4 天。

ADM 10mg/（m²·d），维持 24 小时，第 1~4 天。

（VP-16、VCR、ADM 混合配置在一组 500~1000ml NS 中输注）

CTX 750mg/（m²·d），第 5 天（后续美司钠解救 3~4 次）。

Pred 60mg/（m²·次），po，第 1~5 天。

鞘注 MTX 10mg+Ara-C 50mg+DXM 10mg，化疗间歇期，每疗程 2 次

（4）大剂量 MTX 后亚叶酸钙解救方法：

1）MTX 使用后监测用药后 24 小时、48 小时、72 小时浓度。

2）若 MTX 代谢正常，24 小时浓度 ≤20μmol/L，48 小时浓度 ≤1μmol/L，72 小时浓度 ≤0.1μmol/L。

3）MTX 停药后 12 小时开始亚叶酸钙解救。

4）若 24 小时浓度 ≤20μmol/L，首剂 50mg iv 然后 15mg q6h 共 8 次，直到 MTX 浓度小于 0.1μmol/L；若 24h≥20μmol/L，则 50~100mg q4~6h 直到 MTX 浓度小于 0.05μmol/L。

释义

■ 伯基特淋巴瘤的基本治疗原则是：①强化的、频繁的多药化疗；②联合充分的中枢神经系统预防治疗。后续列举的所有治疗方案都符合这两个原则。

  ■ 由于 BL 患者对化疗的反应迅速，且疾病几乎均呈弥漫性，所以放疗在 BL 患者的治疗中作用不大，即使对于局限性 BL 患者也是如此。基于同样的原因，手术仅用于明确病理，并非 BL 的治疗手段。

  ■ 相当部分的 BL 患者合并 HIV 病毒感染，此类患者使用前述化疗方案的证据不多。在联合抗病毒治疗的前提下，似乎大部分患者也能耐受 CODOX-M±R 或 EPOCH ±R 等方案，并获得较好疗效。

  ■ 肿瘤溶解综合征（TLS）是一种肿瘤急症，常发生于高度侵袭性淋巴瘤（特别是伯基特淋巴瘤）开始细胞毒治疗后（也可自行发生），由肿瘤细胞大量溶解而释放大量钾、磷酸盐及核酸而产生。高钾血症是 TLS 最严重的问题，可诱发心律失常导致猝死。此外，核酸分解代谢导致高尿酸血症，以及高磷血症合并肾小管中磷酸钙沉积，可引起急性肾损伤。因此，对于所有伯基特淋巴瘤患者，都需要积极的通过补液、碱化、降尿酸等治疗防治 TLS。对于高肿瘤负荷患者，需要提前给予小剂量预化疗，以减少 TLS 风险。在伯基特淋巴瘤治疗过程中，需要密切监测电解质及肾功能。

  ■ 伯基特淋巴瘤出现中枢神经系统（CNS）受累的风险高，因此对于诊断时无 CNS 受累的 BL 患者，进行 CNS 预防是非常重要的治疗组成。若不进行 CNS 预防，高达 30%～50% 的 BL 患者将出现 CNS 复发，从诊断到复发的中位间隔仅为 5～12 个月。进行 CNS 预防后，该比率能够明显下降（约 6%～11%）。而对于诊断时即有 CNS 受累的患者，需要进一步强化针对 CNS 的治疗，此类患者的治疗暂不在本路径讨论范围内，故不在此展开。

  ■ 由于对血脑屏障良好的透过性，大剂量甲氨蝶呤（HD-MTX）是高侵袭性伯基特淋巴瘤治疗方案中不可或缺的一部分，用于治疗和（或）预防 CNS 受累。在进行 HD-MTX 治疗前，一方面需要在治疗前进行详细评估（静脉通路、水合状态、尿量、尿 pH、肾功能等）；一方面需要在治疗过程中尽可能避免干扰 MTX 排泄的药物（NSAIDs、胺碘酮、环丙沙星、苯妥英、青霉素等）；最后，在用药后监测 MTX 水平，并根据 MTX 药物浓度调整亚叶酸钙解救剂量，直到药物水平低于 $0.05～0.1\mu mol/L$。

（四）根据患者的疾病状态选择路径

初治伯基特淋巴瘤临床路径和治疗有效的伯基特淋巴瘤临床路径（附后）。

第一节　初治伯基特淋巴瘤临床路径释义

一、初治伯基特淋巴瘤临床路径标准住院流程

（一）标准住院日

30 天内。

> **释义**
>
> ■ 如果患者条件允许，住院时间可以低于上述住院天数。

（二）进入路径标准

1. 第一诊断必须符合伯基特淋巴瘤疾病编码（ICD-10：C83.701，M9687/3）。

2. 当患者同时具有其他疾病诊断时，但在住院期间不需要特殊处理，也不影响第一诊断的临床路径流程实施时，可以进入路径。

> **释义**
>
> ■ 患者同时具有其他疾病影响第一诊断的临床路径流程实施时均不适合进入临床路径。
>
> ■ 本临床路径仅纳入新诊断、初治的不伴有中枢浸润的伯基特淋巴瘤患者。

（三）明确诊断及入院常规检查

3~5天（指工作日）。

1. 必须的检查项目：

（1）血常规、尿常规、大便常规。

（2）肝肾功能、LDH、电解质、凝血功能、病毒学（HBV、HCV、EBV、HIV）血型、输血前检查。

（3）颈胸、腹盆部CT、心电图、腹部B超、心脏超声（拟采用蒽环类药物化疗者）。

（4）组织病理检查。

（5）骨髓检查。

2. 根据患者情况可选择的检查项目：

（1）MRI、PET-CT检查。

（2）脑脊液检查（可疑CNS侵犯者）。

（3）发热或疑有某系统感染者应行病原微生物检查。

（4）荧光原位杂交（如EBER、BCL-2、BCL-6）。

3. 患者及家属签署以下同意书：病重或病危通知书、骨髓穿刺同意书、腰椎穿刺及鞘内注射同意书、化疗知情同意书、输血知情同意书、静脉插管同意书（有条件时）。

> **释义**
>
> ■ 部分检查可以在门诊完成。
>
> ■ 伯基特淋巴瘤首程化疗风险高，有必要签署病重或病危通知书。
>
> ■ 若检查提示中枢神经系统（CNS）受累，则退出本路径。

（四）化疗前准备

1. 发热患者需鉴别肿瘤热或感染性发热，有明确脏器感染患者应根据感染部位及病原微生物培养结果选用相应抗菌药物。

2. 对于Hb<70g/L，PLT<20×10^9/L或有活动性出血的患者，分别输浓缩红细胞、单采或多采血小板。

3. 化疗前2~3天开始口服别嘌呤醇，适当水化、碱化，预防肿瘤溶解综合征发生。

> **释义**
>
> ■ 伯基特淋巴瘤进展迅速，一旦确诊，应尽快开始治疗。
>
> ■ 别嘌呤醇是一种次黄嘌呤类似物，可竞争性地抑制黄嘌呤氧化酶，阻断次黄嘌呤和黄嘌呤代谢产生尿酸。对于具有发生肿瘤溶解综合征（TLS）风险的伯基特淋巴瘤患者，该药能够有效减少新尿酸的生成并降低肾功能不全的发生率。不过用药时需要注意该药可能与多种超敏反应（如血管炎和重症多形性红斑）有关。

（五）化疗开始时间

诊断明确并完善检查后第 1 天。

（六）化疗方案

可选用下列方案之一进行治疗，高肿瘤负荷的患者给予预治疗。

预治疗：CTX 200mg/d×3～5 天，Pred 1mg/kg×3～5 天。

可选择的化疗方案：CODOX-M±R、HyperCVAD±R、EPOCH±R。

> **释义**
>
> ■ 见治疗方案选择的释义。

（七）治疗后必须复查的检查项目

治疗后 1～7 天内需频繁监测的项目：血常规、肝肾功能、电解质。

治疗后 21 天内必须复查的项目：

1. 血常规、肝肾功能。
2. 脏器功能评估。
3. 骨髓检查（必要时）。
4. 微小残留病变检测（必要时及有条件时）。

> **释义**
>
> ■ 针对伯基特淋巴瘤的化疗方案强度大、毒性强，治疗期间需频繁监测。

（八）化疗中及化疗后治疗

1. 感染防治：发热患者建议立即进行病原微生物培养并使用抗菌药物，可选用头孢类（或青霉素类）抗炎治疗；3 天后发热不缓解者，可考虑更换碳青霉烯类和（或）糖肽类和（或）抗真菌药物治疗；有明确脏器感染的患者，应根据感染部位及病原微生物培养结果选用相应抗菌药物。

2. 防治脏器功能损伤：止吐、保肝、水化、碱化、防治尿酸肾病（别嘌呤醇）、抑酸剂等。

3. 成分输血：适用于 Hb<80g/L，PLT<20×10⁹/L 或有活动性出血的患者，分别输浓缩红细胞、单采或多采血小板，有心脏基础疾病患者可放宽输红细胞指征。

4. 造血生长因子：化疗后中性粒细胞绝对值（ANC）≤1.5×10⁹/L，可使用粒细胞集落刺激

因子 （G-CSF） 5μg/ （kg·d）。

> **释义**
>
> ■ 在对发热患者的抗菌药物选择方面，需要结合患者的中性粒细胞水平以及可疑的感染部位综合决定。对于中性粒细胞缺乏 （<0.5×10⁹/L） 患者的抗菌药物选择，可以参照《粒细胞缺乏伴发热的诊疗指南》（J Clin Oncol, 2013, 31：794），对于高危患者 （例如预期粒细胞缺乏之时间>7 天，发热时正在住院患者等），初始抗菌药物选择需要考虑使用具有抗铜绿假单胞菌活性的 β-内酰胺类抗菌药物 （静脉制剂） （例如头孢他啶、头孢吡肟、美罗培南、亚胺培南、哌拉西林-他唑巴坦等）。

（九） 出院标准

1. 一般情况良好。
2. 没有需要住院处理的并发症和 （或） 合并症。

> **释义**
>
> ■ 治疗后病情稳定，且无严重不良反应。

（十） 变异及原因分析

1. 治疗前、中、后有感染、贫血、出血及其他合并症者，需进行相关的诊断和治疗，可能延长住院时间并致费用增加。
2. 若腰椎穿刺后脑脊液检查示存在 CNS 侵犯，退出此路径，进入相关路径。
3. 治疗反应不佳、疾病进展或复发需要选择其他治疗的患者退出路径，进入相关路径。

> **释义**
>
> ■ 微小变异：因为医院检验项目的及时性未保证，不能按照要求完成检查；因为节假日不能按照要求完成检查；患者不愿配合完成相应检查，短期不愿按照要求出院随诊。
>
> ■ 重大变异：因基础疾病需要进一步诊断和治疗；因各种原因需要其他治疗措施；医院与患者或家属发生医疗纠纷，患者要求离院或转院；不愿按照要求出院随诊而导致入院时间明显延长。

二、初治伯基特淋巴瘤临床路径给药方案

【用药选择】

1. 伯基特淋巴瘤患者需要强化且频繁的多药联合化疗，在其他 B 细胞淋巴瘤中最常用的 CHOP±R 方案已被证实对于 BL 患者强度不足，复发率高。目前成人中较为成熟的针对 BL 的化疗方案主要有三种：①CODOX-M±R 的强化、短程联合化疗；②借鉴急性淋巴细胞白血病的方案如 Hyper-CVAD±R；③EPOCH±R 方案。EPOCH±R 方案强度相对较低，比较适宜那些可能无法耐受更强方案的患者（例如身体状况较差或老年患者）。不过该方案对中枢神经系统的预防作用较弱，有必要联合较为频繁的腰椎穿刺+鞘注治疗。

2. CODOX-M/IVAC 方案：也称 Magrath 方案，是最常用于 BL 的化疗方案之一。目前一般采用根据危险度进行治疗选择：低危患者采用 CODOX-M 治疗，高危患者采用 CODOX-M/IVAC 交替方案（经济条件许可，可考虑联合利妥昔单抗），该方案中的甲氨蝶呤和阿糖胞苷均有较好的穿透血脑屏障的能力。CODOX-M/IVAC 方案毒性大，几乎所有患者都需要住院以及血制品支持。根据文献报道，采用此种方案，低危患者的 2 年生存率为 82%，高危患者的 2 年生存率为 70%。

3. 相比于 CODOX-M/IVAC 方案，Hyper-CVAD/MA 方案在伯基特淋巴瘤中的使用相对较少。有文献报道，此类方案（联合利妥昔单抗）能够使 86% 的 BL 患者达到完全缓解，3 年的总生存率为 89%。

4. EPOCH±R 的经验主要来自于 AIDs 相关的伯基特淋巴瘤患者，相对于 CODOX-M/IVAC 以及 Hyper-CVAD/MA 方案，该方案毒性较低，适宜于脆性人群，但因为该方案所用药物均无法穿透血脑屏障，故需要配合每疗程两次的鞘注治疗。

【药学提示】

1. CODOX-M/IVAC 交替方案毒性较大，根据报道：严重（3/4 级）不良反应常见，包括中性粒细胞减少（100%）、血小板减少（66%）和黏膜炎（42%）等。由于伯基特淋巴瘤进

展迅速，很难给患者留出足够的时间进行生育力保留咨询，且后续强化疗方案可能对患者生育能力产生严重损伤，故仅有较少患者在治疗结束后能够保持生育力并成功妊娠。

2. 作为借鉴自急性淋巴细胞白血病的方案，Hyper-CVAD 为基础的方案也有较大的毒性，文献中高达 45% 的患者在首个周期的化疗中出现了中性粒细胞减少伴发热（而在 EPOCH 为基础的方案中，该比例大约为 22%）。

【注意事项】

1. 大剂量甲氨蝶呤（HD-MTX）可引起包括胃肠道反应、肝毒性、肾毒性、血液学毒性、肺毒性、神经毒性、皮肤毒性等在内的多种不良反应。因此，在使用 HD-MTX 时，需要充分水化、碱化并密切监测（MTX 浓度、肾功能等）。小剂量 MTX 不具有肾毒性，但大剂量 MTX 一方面可在肾小管中沉淀并导致肾损伤，另一方面会引起肾小球滤过率的一过性下降。虽然绝大多数情况下，HD-MTX 所致的肾功能损伤是可逆的，但在少数患者中，MTX 引起肾功能障碍后，会进一步影响 MTX 的清除，导致药物排泄减少/血药浓度增加，从而引起严重的全身毒性，甚至死亡。

2. CD20 抗原在大多数伯基特淋巴瘤中表达，在细胞毒化疗基础上加用利妥昔单抗已被多项临床试验证实可以在不增加毒性的基础上改善患者的预后。不过在首程化疗中，为了减少肿瘤溶解综合征的可能性，可考虑暂缓加用该药。

三、推荐表单

（一）医师表单

初治伯基特淋巴瘤临床路径医师表单

适用对象：第一诊断为初治伯基特淋巴瘤（ICD-10：C83.701，M9687/3）
拟行诱导化疗

患者姓名：	性别： 年龄： 门诊号：	住院号：
住院日期： 年 月 日	出院日期： 年 月 日	标准住院日：30 天内

时间	住院第 1 天	住院第 2~5 天
主要诊疗工作	□ 询问病史及体格检查 □ 完成病历书写 □ 开实验室检查单 □ 根据血象及凝血功能决定是否成分输血 □ 对症处理相关并发症向家属告知病重或病危并签署病重或病危通知书（必要时） □ 患者家属签署骨髓穿刺同意书、腰椎穿刺同意书、输血知情同意书、静脉插管同意书（必要时）	□ 上级医师查房 □ 完成入院检查 □ 淋巴组织活检（常规病理、免疫病理、FISH） □ 骨髓穿刺（骨髓形态学、骨髓活检、免疫分型、染色体检测） □ 根据血象及凝血功能决定是否成分输血 □ 对症处理相关并发症 □ 完成必要的相关科室会诊 □ 完成上级医师查房记录等病历书写 □ 确定化疗方案和日期
重点医嘱	**长期医嘱** □ 血液病护理常规 □ 饮食 □ 抗菌药物（必要时） □ 补液治疗（水化、碱化） □ 别嘌呤醇（可选） □ 其他医嘱 **临时医嘱** □ 血常规、尿常规、大便常规 □ 肝肾功能、LDH、电解质、血型、凝血功能、输血前检查、免疫球蛋白、血 β_2 微球蛋白 □ 病毒学检测：EBV，HBV-DNA，HCV-RNA（必要时） □ 影像学检查：颈、胸、腹、盆腔 CT，心电图、腹部 B 超，超声心动图（视患者情况而定），MRI（必要时），有条件时全身 PET-CT 检查代替普通 CT □ 病原微生物培养（必要时） □ 输血医嘱（必要时） □ 白细胞单采（必要时） □ 泼尼松（必要时） □ CTX（必要时） □ 其他医嘱	**长期医嘱** □ 患者既往基础用药 □ 抗菌药物（必要时） □ 补液治疗（水化、碱化） □ 别嘌呤醇（可选） □ 其他医嘱 **临时医嘱** □ 骨髓穿刺 □ 骨髓形态学、骨髓活检、免疫分型、染色体检测 □ 淋巴组织活检 □ 淋巴组织常规病理、免疫病理、FISH □ 腰椎穿刺、鞘注（可疑 CNS 侵犯时） □ 脑脊液常规、生化、流式细胞检测（有条件时） □ 输血医嘱（必要时） □ 白细胞单采（必要时） □ 泼尼松（必要时） □ CTX（必要时） □ 静脉插管术（条件允许时） □ 其他医嘱
病情变异记录	□ 无 □ 有，原因： 1. 2.	□ 无 □ 有，原因： 1. 2.
医师签名		

时间	住院第 6 ~ 19 天	住院第 20 ~ 29 天	住院第 30 天 （出院日）
主要诊疗工作	□ 患者家属签署化疗知情同意书 □ 上级医师查房，制定化疗方案 □ 住院医师完成病程记录 □ 化疗 □ 重要脏器功能保护 □ 止吐	□ 上级医师查房，注意病情变化 □ 住院医师完成常规病历书写 □ 复查血常规、电解质 □ 注意观察体温、血压、体重等 □ 成分输血、抗感染等支持治疗（必要时） □ 造血生长因子（必要时）	□ 上级医师查房，确定有无并发症情况，明确是否出院 □ 完成出院记录、病案首页、出院证明书等 □ 向患者交代出院后的注意事项，如返院复诊的时间、地点、发生紧急情况时的处理等
重点医嘱	**长期医嘱**（以下方案选一） □ 化疗医嘱（以下方案选一） □ 低危组患者可选择的方案：CODOX－M±R，Hyper CVAD±R，EPOCH±R □ 高危组患者可选择的方案：CODOX－M±R，Hyper CVAD±R，EPOCH±R □ 高肿瘤负荷者先给予预治疗 □ 别嘌呤醇 0.1g，tid，po □ 补液治疗（碱化、水化） □ 记出入量，监测体重 □ 止吐、保肝、抑酸、抗感染等医嘱 □ 其他医嘱 **临时医嘱** □ 输血医嘱（必要时） □ 心电监护（必要时） □ 根据需要复查血常规、肝肾功能、电解质、凝血功能 □ 腰椎穿刺、鞘注 □ 脑脊液常规、生化、细胞形态（有条件时） □ 影像学检查（必要时） □ 血培养（高热时） □ 病原微生物培养（必要时） □ 静脉插管护理、换药 □ 其他医嘱	**长期医嘱** □ 洁净饮食 □ 抗感染等支持治疗 □ 其他医嘱 **临时医嘱** □ 血常规、尿常规、大便常规 □ 肝肾功能、电解质 □ 输血医嘱（必要时） □ G－CSF 5μg/（kg·d）（必要时） □ 影像学检查（必要时） □ 血培养（高热时） □ 病原微生物培养（必要时） □ 静脉插管维护、换药 □ 其他医嘱	**出院医嘱** □ 出院带药 □ 出院后注意事项 □ 监测血常规、肝肾功能、电解质等 □ 下次返院化疗时间
病情变异记录	□ 无 □ 有，原因： 1. 2.	□ 无 □ 有，原因： 1. 2.	□ 无 □ 有，原因： 1. 2.
护士签名			
医师签名			

（二）护士表单

初治伯基特淋巴瘤临床路径护士表单

适用对象：第一诊断为初治伯基特淋巴瘤（ICD-10：C83.701，M9687/3）
　　　　　拟行诱导化疗

患者姓名：	性别：　　年龄：　　门诊号：	住院号：
住院日期：　　年　月　日	出院日期：　　年　月　日	标准住院日：30 天内

时间	住院第 1 天	住院第 2~5 天
健康宣教	□ 介绍病区环境、制度、主任、护士长、主管医师、责任护士 □ 贵重物品妥善保管 □ 介绍病房设施及其使用方法	□ 主管护士与患者沟通，了解并指导心理应对 □ 宣教疾病知识、用药知识及特殊检查操作过程 □ 告知检查及操作前后饮食、活动及探视注意事项及应对方式
护理处置	□ 监测生命体征，及时处理，入院护理评估 □ 核对患者姓名，佩戴腕带 □ 建立入院护理病历 □ 卫生处置：修剪指〔趾〕甲，剃胡须、洗澡，更换清洁衣物	□ 密切观察病情变化，发现问题及时通知医师，遵医嘱给予对症处理 □ 协助医师完成各项检查化验
基础护理	□ 二级护理 □ 晨晚间护理 □ 患者安全管理	□ 二级护理 □ 晨晚间护理 □ 患者安全管理
专科护理	□ 护理查体 □ 记录体重、24 小时尿量 □ 需要时填写跌倒及压疮防范表 □ 需要时请家属陪护 □ 心理护理	□ 遵医嘱完成相关检查 □ 监测生命体征 □ 心理护理 □ 遵医嘱正确给药 □ 密切观察各种药物作用和不良反应
重点医嘱	□ 详见医嘱执行单	□ 详见医嘱执行单
病情变异记录	□ 无　□ 有，原因： 1. 2.	□ 无　□ 有，原因： 1. 2.
护士签名		

时间	住院第 6～19 天	住院第 20～29 天	住院第 30 天 （出院日）
健康 宣 教	□ 主管护士与患者沟通，了解 　并指导心理应对 □ 宣教疾病知识、用药知识及 　特殊检查操作过程 □ 告知检查及操作前后饮食、 　活动及探视注意事项及应对 　方式	□ 主管护士与患者沟通，了解 　并指导心理应对 □ 宣教疾病知识、用药知识及 　特殊检查操作过程 □ 告知检查及操作前后饮食、 　活动及探视注意事项及应对 　方式	□ 康复和锻炼 □ 定时复查 □ 出院带药服用方法 □ 饮食休息等注意事项指导 □ 讲解增强体质的方法，减 　少感染的机会
护理 处 置	□ 保证静脉通畅，无外渗 □ 密切观察病情变化，发现问 　题及时通知医师，遵医嘱给 　予对症处理 □ 遵医嘱正确使用化疗药物 □ 协助医师完成各项检查化验	□ 保证静脉通畅，无外渗 □ 密切观察病情变化，发现问 　题及时通知医师，遵医嘱给 　予对症处理 □ 遵医嘱正确使用化疗药物 □ 协助医师完成各项检查化验	□ 办理出院手续 □ 书写出院小结
基础 护理	□ 二级护理 □ 晨晚间护理 □ 患者安全管理	□ 二级护理 □ 晨晚间护理 □ 患者安全管理	□ 二级护理 □ 晨晚间护理 □ 患者安全管理
专 科 护 理	□ 遵医嘱完成相关检查 □ 监测生命体征 □ 心理与生活护理 □ 遵医嘱正确给药 □ 密切观察各种药物作用和不 　良反应 □ 嘱患者多饮水	□ 遵医嘱完成相关检查 □ 监测生命体征 □ 心理与生活护理 □ 遵医嘱正确给药 □ 密切观察各种药物作用和不 　良反应 □ 嘱患者多饮水	□ 病情观察：评估患者生命 　体征 □ 心理护理
重点 医嘱	□ 详见医嘱执行单	□ 详见医嘱执行单	□ 详见医嘱执行单
病情 变异 记录	□ 无　□ 有，原因： 1. 2.	□ 无　□ 有，原因： 1. 2.	□ 无　□ 有，原因： 1. 2.
护士 签名			

（三）患者表单

初治伯基特淋巴瘤临床路径患者表单

适用对象：第一诊断为初治伯基特淋巴瘤（ICD-10：C83.701，M9687/3）

拟行诱导化疗

患者姓名：	性别：　年龄：　门诊号：	住院号：
住院日期：　　年　月　日	出院日期：　　年　月　日	标准住院日：30 天内

时间	住院第 1 天	住院第 2~5 天
医患配合	□ 配合询问病史、收集资料，请务必详细告知既往史、用药史、过敏史 □ 配合进行体格检查 □ 有任何不适告知医师 □ 配合完善相关检查、化验，如采血、留尿、CT、心电图等	□ 配合完善相关检查、化验，如骨髓穿刺、活检等 □ 必要时接受静脉插管等 □ 医师向患者及家属介绍病情，如有异常检查结果需进一步检查 □ 配合用药及治疗 □ 有任何不适告知医师
护患配合	□ 配合测量体温、脉搏、呼吸、血压、血氧饱和度、体重 □ 配合完成入院护理评估单（简单询问病史、过敏史、用药史） □ 接受入院宣教（环境介绍、病室规定、订餐制度、贵重物品保管等） □ 有任何不适告知护士	□ 配合测量体温、脉搏、呼吸，询问每日二便情况 □ 接受相关化验检查宣教，正确留取标本，配合检查 □ 有任何不适告知护士 □ 接受输液、服药治疗 □ 注意活动安全，避免坠床或跌倒 □ 配合执行探视及陪护 □ 接受疾病及用药等相关知识指导
饮食	□ 普通饮食 □ 可根据病情调整	□ 普通饮食 □ 可根据病情调整
排泄	□ 正常排尿便	□ 正常排尿便
活动	□ 适量活动	□ 适量活动

时间	住院第 6～19 天	住院第 20～29 天	住院第 30 天（出院日）
医患配合	□ 配合完善相关检查、化验，如采血、留尿等 □ 医师向患者及家属介绍病情，如有异常检查结果需进一步检查 □ 配合用药及治疗 □ 配合医师调整用药 □ 有任何不适告知医师	□ 配合完善相关检查、化验，如采血、留尿等 □ 医师向患者及家属介绍病情，如有异常检查结果需进一步检查 □ 配合用药及治疗 □ 配合医师调整用药 □ 有任何不适告知医师	□ 接受出院前指导 □ 知道复查程序 □ 获取出院诊断书
护患配合	□ 配合测量体温、脉搏、呼吸，询问每日二便情况 □ 接受相关化验检查宣教，正确留取标本，配合检查 □ 有任何不适告知护士 □ 接受输液、服药治疗 □ 注意活动安全，避免坠床或跌倒 □ 配合执行探视及陪护 □ 接受疾病及用药等相关知识指导	□ 配合测量体温、脉搏、呼吸，询问每日二便情况 □ 接受相关化验检查宣教，正确留取标本，配合检查 □ 有任何不适告知护士 □ 接受输液、服药治疗 □ 注意活动安全，避免坠床或跌倒 □ 配合执行探视及陪护 □ 接受疾病及用药等相关知识指导	□ 接受出院宣教 □ 办理出院手续 □ 获取出院带药 □ 知道服药方法、作用、注意事项 □ 知道复印病历方法
饮食	□ 普通饮食 □ 多饮水 □ 可根据病情调整	□ 普通饮食 □ 多饮水 □ 可根据病情调整	□ 普通饮食 □ 可根据病情调整
排泄	□ 正常排尿便	□ 正常排尿便	□ 正常排尿便
活动	□ 适量活动	□ 适量活动	□ 适量活动

附：原表单（2016 年版）

初治伯基特淋巴瘤临床路径表单

适用对象：第一诊断为初治伯基特淋巴瘤（ICD-10：C83.701，M9687/3）

拟行诱导化疗

患者姓名：	性别：	年龄：	门诊号：	住院号：
住院日期：　　年　月　日	出院日期：　　年　月　日	标准住院日：30 天内		

时间	住院第 1 天	住院第 2~5 天
主要诊疗工作	□ 询问病史及体格检查 □ 完成病历书写 □ 开实验室检查单 □ 根据血象及凝血功能决定是否成分输血 □ 对症处理相关并发症，向家属告知病重或病危，并签署病重或病危通知书（必要时） □ 患者家属签署骨髓穿刺同意书、腰椎穿刺同意书、输血知情同意书、静脉插管同意书（必要时）	□ 上级医师查房 □ 完成入院检查 □ 淋巴组织活检（常规病理、免疫病理、FISH） □ 骨髓穿刺（骨髓形态学、骨髓活检、免疫分型、染色体检测） □ 根据血象及凝血功能决定是否成分输血 □ 对症处理相关并发症 □ 完成必要的相关科室会诊 □ 完成上级医师查房记录等病历书写 □ 确定化疗方案和日期
重要医嘱	**长期医嘱** □ 血液病护理常规 □ 饮食 □ 抗菌药物（必要时） □ 补液治疗（水化、碱化） □ 别嘌呤醇（可选） □ 其他医嘱 **临时医嘱** □ 血常规、尿常规、大便常规 □ 肝肾功能、LDH、电解质、血型、凝血功能、输血前检查、免疫球蛋白、血 β_2 微球蛋白 □ 病毒学检测：EBV、HBV-DNA、HCV-RNA（必要时） □ 影像学检查：颈、胸、腹、盆腔 CT，心电图、腹部 B 超，超声心动图（视患者情况而定），MRI（必要时），有条件时全身 PET-CT 检查代替普通 CT □ 病原微生物培养（必要时） □ 输血医嘱（必要时） □ 白细胞单采（必要时） □ 泼尼松（必要时） □ CTX（必要时） □ 其他医嘱	**长期医嘱** □ 患者既往基础用药 □ 抗菌药物（必要时） □ 补液治疗（水化、碱化） □ 别嘌呤醇（可选） □ 其他医嘱 **临时医嘱** □ 骨髓穿刺 □ 骨髓形态学、骨髓活检、免疫分型、染色体检测 □ 淋巴组织活检 □ 淋巴组织常规病理、免疫病理、FISH □ 腰椎穿刺、鞘注（可疑 CNS 侵犯时） □ 脑脊液常规、生化、流式细胞检测（有条件时） □ 输血医嘱（必要时） □ 白细胞单采（必要时） □ 泼尼松（必要时） □ CTX（必要时） □ 静脉插管术（条件允许时） □ 其他医嘱

续　表

时间	住院第 1 天	住院第 2~5 天
主要护理工作	□ 介绍病房环境、设施和设备 □ 入院护理评估	□ 宣教（血液病知识）
病情变异记录	□ 无　□ 有，原因： 1. 2.	□ 无　□ 有，原因： 1. 2.
护士签名		
医师签名		

时间	住院第 6 ~ 19 天	住院第 20 ~ 29 天
主要诊疗工作	□ 患者家属签署化疗知情同意书 □ 上级医师查房，制定化疗方案 □ 住院医师完成病程记录 □ 化疗 □ 重要脏器功能保护 □ 止吐	□ 上级医师查房，注意病情变化 □ 住院医师完成常规病历书写 □ 复查血常规、电解质 □ 注意观察体温、血压、体重等 □ 成分输血、抗感染等支持治疗（必要时） □ 造血生长因子（必要时）
重要医嘱	**长期医嘱（以下方案选一）** □ 化疗医嘱（以下方案选一） □ 低危组患者可选择的方案：CODOX-M±R，HyperCVAD±R，EPOCH±R □ 高危组患者可选择的方案：CODOX-M±R，HyperCVAD±R，EPOCH±R □ 高肿瘤负荷者先给予预治疗 □ 别嘌呤醇 0.1g，tid，po □ 补液治疗（碱化、水化） □ 记出入量，监测体重 □ 止吐、保肝、抑酸、抗感染等医嘱 □ 其他医嘱 **临时医嘱** □ 输血医嘱（必要时） □ 心电监护（必要时） □ 根据需要复查血常规、肝肾功能、电解质、凝血功能 □ 腰椎穿刺、鞘注 □ 脑脊液常规、生化、细胞形态（有条件时） □ 影像学检查（必要时） □ 血培养（高热时） □ 病原微生物培养（必要时） □ 静脉插管护理、换药 □ 其他医嘱	**长期医嘱** □ 洁净饮食 □ 抗感染等支持治疗 □ 其他医嘱 **临时医嘱** □ 血常规、尿常规、大便常规 □ 肝肾功能、电解质 □ 输血医嘱（必要时） □ G-CSF 5μg／（kg·d）（必要时） □ 影像学检查（必要时） □ 血培养（高热时） □ 病原微生物培养（必要时） □ 静脉插管维护、换药 □ 其他医嘱
主要护理工作	□ 观察患者病情变化 □ 心理与生活护理 □ 化疗期间嘱患者多饮水，保持大便通畅	□ 观察患者情况 □ 心理与生活护理
病情变异记录	□ 无　□ 有，原因： 1. 2.	□ 无　□ 有，原因： 1. 2.
护士签名		
医师签名		

时间	住院第 30 天 （出院日）
主要 诊疗 工作	□ 上级医师查房，确定有无并发症情况，明确是否出院 □ 完成出院记录、病案首页、出院证明书等 □ 向患者交待出院后的注意事项，如返院复诊的时间、地点、发生紧急情况时的处理等
重 要 医 嘱	**出院医嘱** □ 出院带药 □ 出院后注意事项 □ 监测血常规、肝肾功能、电解质等 □ 下次返院化疗时间
主要 护理 工作	□ 指导患者办理出院手续
病情 变异 记录	□ 无　□ 有，原因： 1. 2.
护士 签名	
医师 签名	

第二节　治疗有效的伯基特淋巴瘤临床路径释义

一、治疗有效的伯基特淋巴瘤临床路径标准住院流程

（一）标准住院日

21 天内。

> **释义**
>
> ■ 如果患者条件允许，住院时间可以低于上述住院天数。

（二）进入路径标准

1. 第一诊断必须符合伯基特淋巴瘤疾病编码（ICD-10：C83.701，M9687/3）。
2. 前期化疗有效。
3. 当患者同时具有其他疾病诊断时，但在住院期间不需要特殊处理，也不影响第一诊断的临床路径流程实施时，可以进入路径。

> **释义**
>
> ■ 患者同时具有其他疾病影响第一诊断的临床路径流程实施时均不适合进入临床路径。
> ■ 本临床路径仅纳入新诊断、初治的伯基特淋巴瘤患者。

（三）完善入院常规检查

2 天（指工作日）。
1. 必须的检查项目：
（1）血常规、尿常规、大便常规。
（2）肝肾功能、电解质、凝血功能、血型、输血前检查。
（3）心电图、腹部 B 超、全身 CT（每 2 疗程）、心脏超声（采用蒽环类药物化疗患者需定期复查）。
2. 发热或疑有某系统感染者可选择：病原微生物培养、影像学检查。
3. 骨髓涂片检查或（及）活检（必要时）、微小残留病检测。
4. 患者及家属签署以下同意书：化疗知情同意书、骨髓穿刺同意书、腰椎穿刺及鞘内注射同意书、输血知情同意书、静脉插管知情同意书。

> **释义**
>
> ■ 部分检查可以在门诊完成。
> ■ 若检查提示中枢神经系统（CNS）受累，则退出本路径。

（四）化疗开始时间

入院第 3 天内。

（五）化疗方案

1. 低危组患者可继续原方案化疗，可选择的方案：CODOX-M±R，EPOCH±R。

2. 高危组患者可采用 A/B 交替的方案化疗，可选择的方案：IVAC±R，CODOX-M±R，MA±R，HyperCVAD±R，EPOCH±R

3. 中枢神经系统侵犯的防治：

采用 CODOX-M/IVAC±R 方案的患者，按照方案设计给予腰椎穿刺、鞘注。

采用 HyperCVAD/MA±R，EPOCH±R 方案的患者，每疗程行鞘注 1~2 次。

> **释义**
>
> ■ 见治疗方案选择以及初治伯基特淋巴瘤临床路径释义。

（六）化疗后恢复期复查的检查项目

1. 血常规、肝肾功能、电解质。

2. 脏器功能评估。

> **释义**
>
> ■ 针对伯基特淋巴瘤的化疗方案强度大、毒性强，治疗期间需监测。

（七）化疗中及化疗后治疗

1. 感染防治：发热患者建议立即进行病原微生物培养并使用抗菌药物，可选用头孢类（或青霉素类）抗炎治疗；3 天后发热不缓解者，可考虑更换碳青霉烯类和（或）糖肽类和（或）抗真菌药物治疗；有明确脏器感染的患者，应根据感染部位及病原微生物培养结果选用相应抗菌药物。

2. 防治脏器功能损伤：止吐、保肝、水化、碱化、抑酸等。

3. 成分输血：适用于 Hb<70g/L，PLT<20×10⁹/L 或有活动性出血的患者，分别输浓缩红细胞、单采或多采血小板，有心脏基础疾病患者可放宽输红细胞指征。

4. 造血生长因子：化疗后中性粒细胞绝对值（ANC）≤1.5×10⁹/L，可使用粒细胞集落刺激因子（G-CSF）5μg/（kg·d）。

> **释义**
>
> ■ 在对发热患者的抗菌药物选择方面，需要结合患者的中性粒细胞水平以及可疑的感染部位综合决定。对于中性粒细胞缺乏（<0.5×10⁹/L）患者的抗菌药物选择，可以参照《粒细胞缺乏伴发热的诊疗指南》（J Clin Oncol，2013，31：794），对于高危患者（例如预期粒细胞缺乏时间>7 天，发热时正在住院患者等），初始抗菌药物选择需要考虑使用具有抗铜绿假单胞菌活性的 β-内酰胺类抗菌药物（静脉制剂）（例如头孢他啶、头孢吡肟、美罗培南、亚胺培南、哌拉西林-他唑巴坦等）

（八）出院标准

1. 一般情况良好。
2. 没有需要住院处理的并发症和（或）合并症。

> **释义**
>
> ■ 治疗后病情稳定，且无严重不良反应。

（九）变异及原因分析

1. 治疗前、中、后有感染、贫血、出血及其他合并症者，需进行相关的诊断和治疗，可能延长住院时间并致费用增加。
2. 若腰椎穿刺后脑脊液检查示存在 CNS 侵犯，退出此路径，进入相关路径。
3. 治疗反应不佳、疾病进展或复发需要选择其他治疗的患者退出路径，进入相关路径。

> **释义**
>
> ■ 微小变异：因为医院检验项目的及时性未保证，不能按照要求完成检查；因为节假日不能按照要求完成检查；患者不愿配合完成相应检查，短期不愿按照要求出院随诊。
>
> ■ 重大变异：因基础疾病需要进一步诊断和治疗；因各种原因需要其他治疗措施；医院与患者或家属发生医疗纠纷，患者要求离院或转院；不愿按照要求出院随诊而导致入院时间明显延长。

二、治疗有效的伯基特淋巴瘤临床路径给药方案

【用药选择】

参见"初治伯基特淋巴瘤临床路径释义"。

【药学提示】

参见"初治伯基特淋巴瘤临床路径释义"。

【注意事项】

参见"初治伯基特淋巴瘤临床路径释义"。

三、推荐表单

（一）医师表单

治疗有效的伯基特淋巴瘤临床路径医师表单

适用对象：第一诊断为治疗有效的伯基特淋巴瘤（ICD-10：C83.701，M9687/3）
拟行巩固化疗

患者姓名：	性别： 年龄： 门诊号：	住院号：
住院日期： 年 月 日	出院日期： 年 月 日	标准住院日：21天内

时间	住院第1天	住院第2~5天
主要诊疗工作	□ 询问病史及体格检查 □ 完成病历书写 □ 开实验室检查单 □ 上级医师查房与化疗前评估 □ 患者家属签署输血同意书、骨髓穿刺同意书、腰椎穿刺同意书、化疗同意书、静脉插管同意书	□ 上级医师查房 □ 完成入院检查 □ 骨髓穿刺，骨髓活检（必要时） □ 腰椎穿刺+鞘内注射 □ 根据血象决定是否成分输血 □ 依据病情对症治疗 □ 完成必要的相关科室会诊 □ 住院医师完成上级医师查房记录等病历书写 □ 确定化疗方案和日期
重点医嘱	**长期医嘱** □ 血液病护理常规 □ 饮食 □ 抗菌药物（必要时） □ 其他医嘱 **临时医嘱** □ 血常规、尿常规、大便常规 □ 肝肾功能、电解质、输血前检查、免疫球蛋白（必要时） □ 胸部X线平片，心电图、腹部B超、全身CT（每2个疗程） □ 超声心动（采用蒽环类化疗者定期复查） □ 静脉插管术（有条件时） □ 病原微生物培养（必要时） □ 输血医嘱（必要时） □ 其他医嘱	**长期医嘱** □ 患者既往基础用药 □ 抗菌药物（必要时） □ 其他医嘱 **临时医嘱** □ 骨髓穿刺（必要时） □ 骨髓形态学、微小残留病检测（有条件时）、骨髓活检（必要时） □ 腰椎穿刺，鞘内注射 □ 脑脊液常规、生化、流式细胞检测（有条件时） □ 输血医嘱（必要时） □ 其他医嘱
病情变异记录	□ 无 □ 有，原因： 1. 2.	□ 无 □ 有，原因： 1. 2.
医师签名		

时间	住院第 3～18 天
主要诊疗工作	□ 上级医师查房，制定化疗方案 □ 患者家属签署化疗知情同意书 □ 化疗 □ 重要脏器功能保护 □ 止吐 □ 住院医师完成病程记录
重点医嘱	**长期医嘱** □ 化疗医嘱 □ 低危组患者选择以下方案之一：CODOX-M±R，HyperCVAD±R，EPOCH±R □ 高危组患者选择以下方案之一：IVAC±R，MA±R，CODOX-M±R，HyperCVAD±R，EPOCH±R □ 补液治疗（水化、碱化） □ 止吐、保肝、抗感染等医嘱 □ 其他医嘱 **临时医嘱** □ 输血医嘱（必要时） □ 心电监护（必要时） □ 血常规，肝肾功能，电解质 □ 血培养（高热时） □ 病原微生物培养（必要时） □ 静脉插管维护、换药 □ 其他医嘱
病情变异记录	□ 无　□ 有，原因： 1. 2.
护士签名	
医师签名	

时间	住院第 19~20 天	住院第 21 天 （出院日）
主要诊疗工作	□ 上级医师查房，注意病情变化 □ 住院医师完成常规病历书写 □ 复查血常规 □ 注意观察体温、血压、体重等 □ 成分输血、抗感染等支持治疗（必要时） □ 造血生长因子（必要时）	□ 上级医师查房，确定有无并发症情况，明确是否出院 □ 完成出院记录、病案首页、出院证明书等，向患者交代出院后的注意事项，如返院复诊的时间、地点，发生紧急情况时的处理等
重点医嘱	**长期医嘱（以下方案选一）** □ 洁净饮食 □ 抗感染等支持治疗 □ 其他医嘱 **临时医嘱** □ 血常规、尿常规、大便常规 □ 肝肾功能、电解质 □ 输血医嘱（必要时） □ G-CSF 5μg/（kg·d）（必要时） □ 影像学检查（必要时） □ 血培养（高热时） □ 病原微生物培养（必要时） □ 静脉插管护理、换药 □ 其他医嘱	**出院医嘱** □ 出院带药 □ 出院后注意事项 □ 监测血常规、肝肾功能、电解质等 □ 下次返院化疗时间
病情变异记录	□ 无 □ 有，原因： 1. 2.	□ 无 □ 有，原因： 1. 2.
护士签名		
医师签名		

（二）护士表单

治疗有效的伯基特淋巴瘤临床路径护士表单

适用对象：第一诊断为治疗有效的伯基特淋巴瘤（ICD-10：C83.701，M9687/3）
　　　　　拟行巩固化疗

患者姓名：		性别：　　年龄：　　门诊号：		住院号：
住院日期：　　年　月　日		出院日期：　　年　月　日		标准住院日：21 天内

时间	住院第 1 天	住院第 2 天
健康宣教	□ 介绍病区环境、制度、主任、护士长、主管医师、责任护士 □ 贵重物品妥善保管 □ 介绍病房设施及其使用方法	□ 主管护士与患者沟通，了解并指导心理应对 □ 宣教疾病知识、用药知识及特殊检查操作过程 □ 告知检查及操作前后饮食、活动及探视注意事项及应对方式
护理处置	□ 监测生命体征，及时处理，入院护理评估 □ 核对患者姓名，佩戴腕带 □ 建立入院护理病历 □ 卫生处置：修剪指〔趾〕甲，剃胡须、洗澡，更换清洁衣物	□ 密切观察病情变化，发现问题及时通知医师，遵医嘱给予对症处理 □ 协助医师完成各项检查化验
基础护理	□ 二级护理 □ 晨晚间护理 □ 患者安全管理	□ 二级护理 □ 晨晚间护理 □ 患者安全管理
专科护理	□ 护理查体 □ 记录体重、24 小时尿量 □ 需要时填写跌倒及压疮防范表 □ 需要时请家属陪护 □ 心理护理	□ 遵医嘱完成相关检查 □ 监测生命体征 □ 心理护理 □ 遵医嘱正确给药 □ 密切观察各种药物作用和不良反应
重点医嘱	□ 详见医嘱执行单	□ 详见医嘱执行单
病情变异记录	□ 无　□ 有，原因： 1. 2.	□ 无　□ 有，原因： 1. 2.
护士签名		

时间	住院第 3~18 天	住院第 19~20 天	住院第 21 天 （出院日）
健康宣教	□ 主管护士与患者沟通，了解并指导心理应对 □ 宣教疾病知识、用药知识及特殊检查操作过程 □ 告知检查及操作前后饮食、活动及探视注意事项及应对方式 □ 化疗期间嘱患者多饮水	□ 主管护士与患者沟通，了解并指导心理应对 □ 宣教疾病知识、用药知识及特殊检查操作过程 □ 告知检查及操作前后饮食、活动及探视注意事项及应对方式	□ 康复和锻炼 □ 定时复查 □ 出院带药服用方法 □ 饮食休息等注意事项指导 □ 讲解增强体质的方法，减少感染的机会
护理处置	□ 保证静脉通畅，无外渗 □ 密切观察病情变化，发现问题及时通知医师，遵医嘱给予对症处理 □ 遵医嘱正确使用化疗药物 □ 协助医师完成各项检查化验	□ 保证静脉通畅，无外渗 □ 密切观察病情变化，发现问题及时通知医师，遵医嘱给予对症处理 □ 遵医嘱正确使用化疗药物 □ 协助医师完成各项检查化验	□ 办理出院手续 □ 书写出院小结
基础护理	□ 二级护理 □ 晨晚间护理 □ 患者安全管理	□ 二级护理 □ 晨晚间护理 □ 患者安全管理	□ 二级护理 □ 晨晚间护理 □ 患者安全管理
专科护理	□ 遵医嘱完成相关检查 □ 监测生命体征 □ 心理与生活护理 □ 遵医嘱正确给药 □ 密切观察各种药物作用和不良反应 □ 化疗期间	□ 遵医嘱完成相关检查 □ 监测生命体征 □ 心理与生活护理 □ 遵医嘱正确给药 □ 密切观察各种药物作用和不良反应	□ 病情观察：评估患者生命体征 □ 心理护理
重点医嘱	□ 详见医嘱执行单	□ 详见医嘱执行单	□ 详见医嘱执行单
病情变异记录	□ 无 □ 有，原因： 1. 2.	□ 无 □ 有，原因： 1. 2.	□ 无 □ 有，原因： 1. 2.
护士签名			

（三）患者表单

治疗有效的伯基特淋巴瘤临床路径患者表单

适用对象：第一诊断为治疗有效的伯基特淋巴瘤（ICD-10：C83.701，M9687/3）
　　　　　拟行巩固化疗

患者姓名：	性别： 年龄： 门诊号：	住院号：
住院日期： 年 月 日	出院日期： 年 月 日	标准住院日：21 天内

时间	住院第 1 天	住院第 2 天
医患配合	□ 配合询问病史、收集资料，请务必详细告知既往史、用药史、过敏史 □ 配合进行体格检查 □ 有任何不适告知医师 □ 配合完善相关检查、化验，如采血、留尿、CT、心电图等	□ 配合完善相关检查、化验，如骨髓穿刺、腰椎穿刺等 □ 医师向患者及家属介绍病情，如有异常检查结果需进一步检查 □ 配合用药及治疗 □ 有任何不适告知医师
护患配合	□ 配合测量体温、脉搏、呼吸、血压、血氧饱和度、体重 □ 配合完成入院护理评估单（简单询问病史、过敏史、用药史） □ 接受入院宣教（环境介绍、病室规定、订餐制度、贵重物品保管等） □ 有任何不适告知护士	□ 配合测量体温、脉搏、呼吸，询问每日二便情况 □ 接受相关化验检查宣教，正确留取标本，配合检查 □ 有任何不适告知护士 □ 接受输液、服药治疗 □ 注意活动安全，避免坠床或跌倒 □ 配合执行探视及陪护 □ 接受疾病及用药等相关知识指导
饮食	□ 普通饮食 □ 可根据病情调整	□ 普通饮食 □ 可根据病情调整
排泄	□ 正常排尿便	□ 正常排尿便
活动	□ 适量活动	□ 适量活动

时间	住院第 3~18 天	住院第 19~20 天	住院第 21 天（出院日）
医患配合	□ 配合完善相关检查、化验，如采血、留尿等 □ 医师向患者及家属介绍病情，如有异常检查结果需进一步检查 □ 配合用药及治疗 □ 配合医师调整用药 □ 有任何不适告知医师	□ 配合完善相关检查、化验，如采血、留尿等 □ 医师向患者及家属介绍病情，如有异常检查结果需进一步检查 □ 配合用药及治疗 □ 配合医师调整用药 □ 有任何不适告知医师	□ 接受出院前指导 □ 知道复查程序 □ 获取出院诊断书
护患配合	□ 配合测量体温、脉搏、呼吸，询问每日二便情况 □ 接受相关化验检查宣教，正确留取标本，配合检查 □ 有任何不适告知护士 □ 接受输液、服药治疗 □ 注意活动安全，避免坠床或跌倒 □ 配合执行探视及陪护 □ 接受疾病及用药等相关知识指导	□ 配合测量体温、脉搏、呼吸，询问每日二便情况 □ 接受相关化验检查宣教，正确留取标本，配合检查 □ 有任何不适告知护士 □ 接受输液、服药治疗 □ 注意活动安全，避免坠床或跌倒 □ 配合执行探视及陪护 □ 接受疾病及用药等相关知识指导	□ 接受出院宣教 □ 办理出院手续 □ 获取出院带药 □ 指导服药方法、作用、注意事项 □ 知道复印病历方法
饮食	□ 普通饮食 □ 多饮水 □ 可根据病情调整	□ 普通饮食 □ 多饮水 □ 可根据病情调整	□ 普通饮食 □ 可根据病情调整
排泄	□ 正常排尿便	□ 正常排尿便	□ 正常排尿便
活动	□ 适量活动	□ 适量活动	□ 适量活动

附：原表单（2016 年版）

治疗有效的伯基特淋巴瘤临床路径表单

适用对象：第一诊断为治疗有效的伯基特淋巴瘤（ICD-10：C83.701，M9687/3）
拟行巩固化疗

患者姓名：	性别： 年龄： 门诊号：	住院号：
住院日期： 年 月 日	出院日期： 年 月 日	标准住院日：21 天内

时间	住院第 1 天	住院第 2 天
主要诊疗工作	□ 询问病史及体格检查 □ 完成病历书写 □ 开实验室检查单 □ 上级医师查房与化疗前评估 □ 患者家属签署输血同意书、骨髓穿刺同意书、腰椎穿刺同意书、化疗同意书、静脉插管同意书	□ 上级医师查房 □ 完成入院检查 □ 骨髓穿刺，骨髓活检（必要时） □ 腰椎穿刺+鞘内注射 □ 根据血象决定是否成分输血 □ 依据病情对症治疗 □ 完成必要的相关科室会诊 □ 住院医师完成上级医师查房记录等病历书写 □ 确定化疗方案和日期
重要医嘱	**长期医嘱** □ 血液病护理常规 □ 饮食 □ 抗菌药物（必要时） □ 其他医嘱 **临时医嘱** □ 血常规、尿常规、大便常规 □ 肝肾功能、电解质、输血前检查、免疫球蛋白（必要时） □ 胸部 X 线平片，心电图、腹部 B 超、全身 CT（每 2 个疗程） □ 超声心动（采用蒽环类化疗者定期复查） □ 静脉插管术（有条件时） □ 病原微生物培养（必要时） □ 输血医嘱（必要时） □ 其他医嘱	**长期医嘱** □ 患者既往基础用药 □ 抗菌药物（必要时） □ 其他医嘱 **临时医嘱** □ 骨髓穿刺（必要时） □ 骨髓形态学、微小残留病检测（有条件时）、骨髓活检（必要时） □ 腰椎穿刺，鞘内注射 □ 脑脊液常规、生化、流式细胞检测（有条件时） □ 输血医嘱（必要时） □ 其他医嘱
主要护理工作	□ 介绍病房环境、设施和设备 □ 入院护理评估	□ 宣教（血液病知识）
病情变异记录	□ 无 □ 有，原因： 1. 2.	□ 无 □ 有，原因： 1. 2.
护士签名		
医师签名		

时间	住院第 3 ~ 18 天
主要诊疗工作	□ 上级医师查房，制定化疗方案 □ 患者家属签署化疗知情同意书 □ 化疗 □ 重要脏器功能保护 □ 止吐 □ 住院医师完成病程记录
重要医嘱	**长期医嘱** □ 化疗医嘱 　低危组患者选择以下方案之一：CODOX-M±R，HyperCVAD±R ，EPOCH±R 　高危组患者选择以下方案之一：IVAC±R，MA±R，CODOX-M±R，HyperCVAD±R，EPOCH±R □ 补液治疗（水化、碱化） □ 止吐、保肝、抗感染等医嘱 □ 其他医嘱 **临时医嘱** □ 输血医嘱（必要时） □ 心电监护（必要时） □ 血常规，肝肾功能，电解质 □ 血培养（高热时） □ 病原微生物培养（必要时） □ 静脉插管维护、换药 □ 其他医嘱
主要护理工作	□ 观察患者病情变化 □ 心理与生活护理 □ 化疗期间嘱患者多饮水
病情变异记录	□ 无　□ 有，原因： 1. 2.
护士签名	
医师签名	

时间	住院第 19 ~ 20 天	住院第 19 ~ 21 天 （出院日）
主要诊疗工作	□ 上级医师查房，注意病情变化 □ 住院医师完成常规病历书写 □ 复查血常规 □ 注意观察体温、血压、体重等 □ 成分输血、抗感染等支持治疗（必要时） □ 造血生长因子（必要时）	□ 上级医师查房，确定有无并发症情况，明确是否出院 □ 完成出院记录、病案首页、出院证明书等，向患者交待出院后的注意事项，如返院复诊的时间、地点，发生紧急情况时的处理等
重要医嘱	**长期医嘱** □ 洁净饮食 □ 抗感染等支持治疗 □ 其他医嘱 **临时医嘱** □ 血常规、尿常规、大便常规 □ 肝肾功能、电解质 □ 输血医嘱（必要时） □ G-CSF 5μg/（kg·d）（必要时） □ 影像学检查（必要时） □ 血培养（高热时） □ 病原微生物培养（必要时） □ 静脉插管护理、换药 □ 其他医嘱	**出院医嘱** □ 出院带药 □ 出院后注意事项 □ 监测血常规、肝肾功能、电解质等 □ 下次返院化疗时间
主要护理工作	□ 观察患者情况 □ 心理与生活护理 □ 化疗期间嘱患者多饮水	□ 指导患者办理出院手续
病情变异记录	□ 无　□ 有，原因： 1. 2.	□ 无　□ 有，原因： 1. 2.
护士签名		
医师签名		

第二十五章

多发性骨髓瘤临床路径释义

一、多发性骨髓瘤编码

1. 国家卫生和计划生育委员会原编码

疾病名称及编码：多发性骨髓瘤（ICD-10：C90.0，M97320/3）

2. 修改编码

疾病名称及编码：多发性骨髓瘤（ICD-10：C90.0，M9732/3）

二、临床路径检索方法

C90.0+ M9732/3

三、多发性骨髓瘤临床路径标准住院流程

（一）适用对象

第一诊断为多发性骨髓瘤（ICD-10：C90.0，M97320/3）。

当患者同时具有其他疾病诊断，但住院期间不需要特殊处理也不影响第一诊断的临床路径流程实施时，可以进入路径。

> 释义
>
> ■ 多发性骨髓瘤（multiple myeloma，MM）是浆细胞恶性增殖性疾病，其特征为骨髓中克隆性浆细胞异常增生，分泌单克隆免疫球蛋白或其片段（M蛋白），并导致相关器官或组织损伤。常见临床表现为骨痛、贫血、高钙、肾功能不全和感染。
>
> ■ 根据临床有无靶器官损害的症状分为有症状骨髓瘤和无症状骨髓瘤。

（二）诊断依据

根据《中国多发性骨髓瘤诊治指南（2015年修订）》（黄晓军等主编，中华内科杂志）、《血液病诊断和疗效标准（第3版）》（张之南、沈悌主编，科学出版社）、《International Myeloma Working Group updated criteria for the diagnosis of multiple myeloma》（2014）。

1. 化验检查项目：

（1）血细胞计数及分类；肝肾功能、血钙、β_2-微球蛋白、免疫球蛋白及轻链定量、血清/尿蛋白电泳、血/尿免疫固定电泳；出凝血；感染相关标志。

（2）骨髓检查：形态学（包括组化）。

（3）流式免疫分型。

（4）细胞遗传学：核型分析，FISH（IgH重排）、17p-（p53缺失）、13q14缺失、1q21扩增；若FISH检测IgH重排阳性，则进一步检测t（4；14）、t（11；14）、t（14；16）、t（14；20）等。

（5）骨髓活检、免疫组化。

（6）全身骨骼片或CT或PET-CT。必要时行肾活检或髓外肿块活检。

2. 诊断标准：

（1）活动性（有症状）多发性骨髓瘤诊断标准（需满足第 1 条及第 2 条，加上第 3 条中任何 1 项）。

1）骨髓单克隆浆细胞比例≥10% 和（或）组织活检证明有浆细胞瘤。

2）血清和（或）尿出现单克隆 M 蛋白。

3）骨髓瘤引起的相关表现：

靶器官损害表现（CRAB）：

C：校正血清钙>2.75mmol/L。

R：肾功能损害（肌酐清除率<40ml/min 或肌酐>177μmol/L）。

A：贫血（血红蛋白低于正常下限 20g/L 或<100 g/L）。

B：溶骨性破坏，通过影像学检查（X 线片、CT 或 PET-CT）。

显示 1 处或多处溶骨性病变。

无靶器官损害表现：但出现以下 1 项或多项指标异常（SLiM）。

S：骨髓单克隆浆细胞比例≥60%。

Li：受累/非受累血清游离轻链比≥100。

M：MRI 检查出现>1 处 5 mm 以上局灶性骨质破坏。

（2）无症状骨髓瘤（冒烟型骨髓瘤）诊断标准［需满足第 3 条，加上第 1 条和（或）第 2 条］。

1）血清单克隆 M 蛋白 IgG>30g/L，IgA>1g/L（参照 NCCN 指南 2015）或 24 小时尿轻链 ≥1g。

2）骨髓单克隆浆细胞比例 10% ~60%。

3）无相关器官及组织的损害（无 SLiM、CRAB 等终末器官损害表现，包括溶骨改变）。

（3）分型：依照异常增殖的免疫球蛋白类型分为：IgG 型、IgA 型、IgD 型、IgM 型、IgE 型、轻链型、双克隆型以及不分泌型。每一种又可以根据轻链类型分为 κ 型与 λ 型。

（4）分期：按照传统的 Durie-Salmon（DS）分期体系和国际分期体系（ISS）进行分期。

1）Durie-Salmon 分期体系：

分期：

Ⅰ期：满足以下所有条件：①血红蛋白>100g/L；②血清钙≤2.65mmol/L（11.5mg/dl）；③骨骼 X 线片：骨骼结构正常或骨型孤立性浆细胞瘤；④血清骨髓瘤蛋白产生率低：IgG<50g/L；lgA<30g/L；本周蛋白<4g/24h。

Ⅱ期：不符合Ⅰ和Ⅲ期的所有患者。

Ⅲ期：满足以下 1 个或多个条件：①血红蛋白<85g/L；②血清钙>2.65mmol/L（11.5 mg/dl）；③骨骼检查中溶骨病变大于 3 处；④血清或尿骨髓瘤蛋白产生率高：IgG>70g/L；IgA>50g/L；本周蛋白>12 g/24h。

亚型：

A 亚型：肾功能正常［肌酐清除率>40 ml/min 或血清肌酐水平<177 μmol/L（2.0 mg/dl）］。

B 亚型：肾功能不全［肌酐清除率≤40 ml/min 或血清肌酐水平≥177μmo/L（2.0 mg/dl）］。

2）国际分期体系（ISS）及修改的国际分期体系（R-ISS）：

ISS 标准：

Ⅰ期：β_2-MG<3.5mg/L 和白蛋白>35g/L。

Ⅱ期：不符合Ⅰ和Ⅲ期的所有患者。

Ⅲ期：β_2-MG>5.5mg/L。

R-ISS 标准：

Ⅰ期：ISS Ⅰ期和细胞遗传学标危患者同时 LDH 正常水平。

Ⅱ期：不符合 R-ISS Ⅰ和Ⅲ期的所有患者。

Ⅲ期：ISS Ⅲ期同时细胞遗传学高危患者或 LDH 高于正常水平。

治疗开始于患者诊断和分型明确后。

释义

■2015 年《中国多发性骨髓瘤诊治指南》中，首次明确规定对于初诊的 MM 患者，应完成的必须检查项目（表 39）。

表 39　初诊 MM 患者应完成的必须检查项目

检测项目	具体内容
血液检查	血常规、肝肾功能（含白蛋白）、电解质（含钙离子）、凝血、血清蛋白电泳（含 M 蛋白百分数）、血清免疫固定电泳、外周血涂片（包括外周血浆细胞百分数）、血清免疫球蛋白定量、血清 β_2 微球蛋白（β_2-MG）、C 反应蛋白（CRP）、输血全套检查（乙型肝炎、艾滋、梅毒、丙型肝炎、血型）
尿液检查	尿常规、24 小时尿轻链、尿免疫固定电泳
骨髓检查	骨髓细胞学涂片分类
影像学检查	骨骼平片（包括头颅、颈椎、胸椎、腰椎、骨盆、股骨、肱骨）
其他检查	胸部 CT、心电图、腹部 B 超

■建议对于有条件的医疗机构及个人，尽可能地完善以下对其他诊断及预后判断有关的检查（表 40）。

表 40　对其他诊断及预后判断相关的检查

检查项目	具体内容
血液检查	血清游离轻链、心功能不全及怀疑合并心脏淀粉样变性患者中检测肌钙蛋白、N-末端脑钠肽前体（NT-proBNP）
尿液检查	24 小时尿蛋白定量、尿蛋白电泳（MM 肾病及怀疑淀粉样变性者）
骨髓检查	骨髓活检+免疫组化（骨髓免疫组化建议应包括抗体：CD5、CD19、CD23、CD25、CD20、CD38、CD56、CD138、κ、λ）
	流式细胞术（建议至少包括的免疫标记：CD45、CD138、CD38、CD56、CD19、κ、λ，有条件者可增加 CD28、CD27、CD117、CD81、CD200）
	荧光原位杂交技术（FISH）[建议 CD138 分选骨髓瘤细胞或同时行胞质免疫球蛋白染色以区别浆细胞，检测位点建议包括：IgH 重排、17p-（p53 缺失）、13q14 缺失、1q21 扩增；若 FISH 检测 IgH 重排阳性，则进一步检测 t（4；14）、t（11；14）、t（14；16）、t（14；20）等]
影像学检查	CT（平片未能提示而怀疑骨病变以及需要三维重建者）
	MRI（怀疑髓外病变、脊髓及脊柱损伤及神经根受压者）
	正电子发射计算机体层成像 CT（PET-CT）（怀疑骨病变或髓外病变，评估病变部位增殖代谢情况）
其他检查	心脏彩色超声（心功能不全及怀疑合并心脏淀粉样变性者）
	腹部皮下脂肪或受累器官、部位活检，需要刚果红染色（怀疑淀粉样变性者）

■2014 年国际骨髓瘤工作组（International Myeloma Working Group，IMWG）在原有的 CRAB 临床表现基础上加入了 SLiM 3 个生物学标记，组成了新的 SLiM CRAB

诊断标准，使得一部分高危冒烟型骨髓瘤（smoldering multiple myeloma，SMM）患者得以提前干预，以期整体提高多发性骨髓瘤（multiple myeloma，MM）患者的疗效和生存期。

■无血、尿M蛋白量的限制，如未检测出M蛋白（诊断不分泌型MM），则需骨髓瘤单克隆浆细胞≥30%或活检为浆细胞瘤并需要免疫组化等证实κ或λ轻链限制性表达；校正血清钙（mmol/L）=血清总钙（mmol/L）-0.025×血清白蛋白浓度（g/L）+1.0（mmol/L），或校正血清钙（mg/dl）=血清总钙（mg/dl）-血清白蛋白浓度（g/L）+4.0（mg/dl）；浆细胞克隆性可通过流式细胞学、免疫组化、免疫荧光的方法鉴定其轻链κ、λ限制性表达，骨髓浆细胞比例优先于骨髓细胞涂片和骨髓活检方法，在穿刺和活检比例不一致时，选用浆细胞比例高的数值。

■MM预后分期各体系中，Durie-Salmon分期主要反映肿瘤负荷；ISS主要用于判断预后；R-ISS是新修订的用于预后判断的分期系统。IMWG总结了2005～2012年的全球11个多中心临床研究，共计4445例初诊MM患者的临床数据，整合具有明确预后指导价值的传统ISS分期、LDH和FISH因素，分别以总生存（OS）作为第1临床研究终点，无进展生存（PFS）作为第2临床研究终点。结果显示R-ISS较传统ISS具有更好的预后判断能力，对MM患者的预后区分更加清晰有效（表41）。

表41　修改的国际分期体系（R-ISS）

分期	R-ISS的标准
Ⅰ期	ISSⅠ期和细胞遗传学标危患者同时LDH正常水平
Ⅱ期	不符合ISSⅠ期和Ⅲ期的所有患者
Ⅲ期	ISSⅢ期同时细胞遗传学高危患者[a]或LDH高于正常水平

注：β_2-MG：β_2微球蛋白；细胞遗传学高危指间期荧光原位杂交检出del（17p）、t（4；14）或t（14；16），标危即未出现此类异常

（三）选择治疗方案的依据

根据中国多发性骨髓瘤诊治指南、NCCN指南、mSMART指南等。MM需要长期的治疗：从诱导、巩固（包括移植）、到维持的一个完整的治疗过程，即整体治疗（total therapy，TT）策略。由于MM具有高度异质性，随着对疾病本质认识的深入，MM的治疗也逐渐发展根据危险度分层的个体化治疗策略。目前的危险度分层主要依据患者的生化、肾功能、细胞遗传学和基因表达谱等。根据患者的上述特征，对选择治疗方案具有指导意义：①现已证实包含硼替佐米的方案可能克服包括高β_2微球蛋白、肾功能损害、13q-、t（4；14）等因素对预后的不良影响；而17p-或基因表达谱高危的患者，现今的治疗（包括HDT/ASCT和新药）均不能有效消除对预后的不良影响，需要探索更佳有效的药物和治疗方法；②另一方面，根据患者的危险度分层，选择患者接受不同强度的诱导、巩固和维持治疗（如美国Mayo医学中心根据mSMART危险度分层指导的治疗策略），使患者获得治疗疗效和毒性平衡的最佳化，同时也优化利用社会和医疗资源。

1. 诱导治疗：一般为4～5疗程，可选方案：

（1）（V）DTPACE：每4～6周1个疗程，适合年轻高危体能状态良好的患者。

硼替佐米1.3mg/m²，第1、4、8、11天。

地塞米松30mg（体表面积≤1.8m²）/40mg（体表面积>1.8m²），第1～4天。

沙利度胺 50 毫克/晚开始，无明显不良反应则 1 周后加量至 100 毫克/晚，最大至 200 毫克/晚。

顺铂 10mg/m²，第 1~4 天持续 96 小时静脉滴注。

多柔比星（阿霉素）9mg/m² 或表柔比星（表阿霉素）15mg/m²，第 1~4 天持续静脉滴注，或脂质体多柔比星（阿霉素）30~40mg/m²，第 1 天。

CTX 400mg/m²，第 1~4 天持续 96 小时静脉滴注。

VP-16 40mg/m²，第 1~4 天持续 96 小时静脉滴注。

（2）PAd/BCd：每 3~4 周 1 个疗程。

硼替佐米（Bzb）1.3mg/m²，第 1、4、8、11 天。

多柔比星（阿霉素）9mg/m² 或表柔比星（表阿霉素）15mg/m²，第 1~4 天持续静脉滴注，或脂质体多柔比星（阿霉素）30~40mg/m²，第 1 天（复方环磷酰胺片 300~500mg/m²，第 1、8、15 天）。

地塞米松（DXM）20mg/d，第 1、2、4、5、8、9、11、12 天。

（3）TA（C）d：每 3~4 周 1 个疗程。

沙利度胺（Thal）200mg/d，第 1~28 天。

多柔比星（阿霉素）9mg/m² 或表柔比星（表阿霉素）15mg/m²，第 1~4 天持续静脉滴注，或脂质体多柔比星（阿霉素）30~40mg/m²，第 1 天（复方环磷酰胺片 300~500mg/m²，第 1、8、15 天）。

地塞米松（DXM）20mg/d，第 1~4、8~11 天。

（4）BdT：每 3~4 周 1 个疗程。

硼替佐米 1.3mg/m²，第 1，4，8，11 天。

地塞米松 20mg，第 1、2、4、5、8、9、11、12 天。

沙利度胺 200 毫克/晚，持续口服。

（5）RCd/RDd：每 4 周 1 个疗程。

来那度胺 25mg，第 1~21 天。

脂质体多柔比星（阿霉素）30~40 mg/m²，第 1 天（复方环磷酰胺片 300~500mg/m²，第 1、8、15 天）。

地塞米松（DXM）20mg/d，第 1、4、8、11 天。

（6）MdT：适合于不适合移植的患者，每 4 周 1 个疗程。

马法兰 6mg/m²，第 1~4 天。

地塞米松 40mg，第 1、8、15、22 天。

沙利度胺 200mg/晚，持续口服。

（7）MPV：每 4 到 6 周 1 个疗程。

马法兰 6mg/m²，第 1~4 天。

泼尼松 60mg/m²，第 1~4 天。

硼替佐米 1.3mg/m²，第 1、4、8、11 天。

（8）MPT：每 4~6 周 1 个疗程。

马法兰 6mg/m²，第 1~4 天。

泼尼松 60mg/m²，第 1~4 天。

沙力度胺 200 毫克/晚，持续口服。

2. 巩固治疗：经诱导治疗后为发生疾病进展的患者可以进入巩固治疗。

（1）不适合自体造血干细胞移植的患者（年龄≥65 岁，或者一般状态差，伴有移植禁忌证）：用原诱导方案巩固 4~5 个疗程。

（2）适合自体造血干细胞移植的患者（年龄≤65 岁，且一般状态良好，无移植禁忌证）：以 G-CSF 或联合大剂量环磷酰胺动员自体周血干细胞后，行 ASCT 巩固治疗。

采集的总有核细胞数：≥（3~5）×10^8/kg；CD34$^+$细胞数：≥2×10^6/kg。

预处理方案：静脉 Mel 200mg/m^2，−2 天±Vel：1.3mg/m^2，−6、−3、+1 天，如果不能购买到马法兰可参考国内有经验的移植中心制定的预处理方案。

3. 维持治疗：经巩固治疗后为发生疾病进展的患者可以进入维持治疗。维持治疗的最佳持续时间目前尚无定论，可以维持治疗 2 年或维持治疗直至疾病进展。可选方案：

（1）T（d）：每 28 天 1 个疗程。

沙利度胺（Thal）：200mg/d，第 1~28 天。

地塞米松（DXM）：20mg，第 1、8、15 天。

（2）R（d）：每 28 天 1 个疗程。

来那度胺（Len）：25mg/d，第 1~21 天。

地塞米松（DXM）：20mg，第 1、8、15 天。

（3）有周围神经病变的患者可考虑，干扰素治疗。

4. 支持治疗以及并发症防治：

（1）骨病的治疗：

1）二膦酸盐（帕米膦酸二钠及唑来膦酸）：适合所有有症状（包括骨质疏松）的患者；在临床试验中可考虑给冒烟型骨髓瘤或 I 期骨髓瘤应用二膦酸盐。这些患者应每年进行相应的骨检查；应用二膦酸盐时需监测肾功能；用药期间注意监测下颌骨坏死。

2）放疗：低剂量放疗（10~30Gy）可作为控制疼痛、预防病理性骨折或者脊髓压迫的姑息性治疗手段；应将放疗范围限制在受累野，以减少对干细胞采集或后续治疗的影响。

3）对于可能出现或已经出现的长骨骨折或脊髓压迫或脊柱不稳定，应请矫形科/骨科会诊；

4）对于有症状的脊椎压缩性骨折应考虑椎体成形术或后凸成形术。

（2）高钙血症：水化/呋塞米利尿；二膦酸盐；皮质激素和（或）降钙素。

（3）高黏质血症：有症状的高黏质血症应考虑血浆置换。

（4）贫血：输红细胞、EPO。

（5）感染：当反复出现危及生命的严重感染科考虑静脉输注入丙种球蛋白；如果应用大剂量地塞米松（≥320 毫克/疗程）治疗时应进行疱疹及真菌的预防性治疗；如果应用硼替佐米治疗应进行带状疱疹的预防。

（6）肾功能不全：持续水化避免肾衰竭；避免应用 NSAIDs；避免静脉造影；血浆置换；并不是移植的禁忌证；长期应用二膦酸盐需监测肾功能。

（7）高黏/血栓形成：接受以沙利度胺及来那度胺为基础联合地塞米松治疗的应预防性抗凝。既往无血栓病史，推荐：阿司匹林 75mg/d，口服；既往有血栓病史，推荐：低分子量肝素或华法林（后者需监测 INR，目标 INR=2~3）至少 4 个月后，可以改用阿司匹林 75mg/d，口服。

释义

■ 使用简单的生化指标及临床表现，如 β$_2$ 微球蛋白、白蛋白、血红蛋白等，可以在诊断时对患者预后分层，但不论 DS 分期还是 ISS 分期均反映的是初诊时患者的肿瘤负荷和一般状态，不能反映 MM 克隆内异质性及克隆演变的过程。随着染色体显带分析、荧光原位杂交（FISH）、基因芯片等技术的发展，骨髓瘤在发生过程中基因组层面的遗传学改变得以展现，而运用常规生化指标与遗传学异常相结合可以更好地识别的 MM 患者具有的生物学特征。

■ 梅奥中心于 2007 首次发表了基于细胞分子遗传 mSMART 预后分层标准，将 MM 患者分为标危组和高危组，主张对不同预后的患者采用不同的治疗策略。在随后第 2 版 mSMART 预后分层标准中，梅奥中心将初诊 MM 患者进一步分为标危、中危和高危组 3 组（表42）。

表42　梅奥中心推荐的 MM 预后分层标准

预后	分层标准
高危	del（17p）、t（14；16）、t（14；20） 基因表达谱（GEP）提示为高危
中危	t（4；14）、传统核型检测为 13 号染色体缺失或亚二倍体 浆细胞标记指数≥3%
低危	其他遗传学异常如：超二倍体、t（11；14）、t（6；14）

■ 2014 年 IMWG 共识中联合应用 ISS 和荧光原位杂交（FISH）结果对患者进行危险分层（表43）。

表43　国际骨髓瘤工作组（IMWG）的多发性骨髓瘤危险分层

危险分层	分层标准	患者比例（%）	中位总生存期
低危	ISS Ⅰ/Ⅱ期，无 t（4；14）、del（17p） 和 1q21 扩增，年龄<55 岁	20	
中危	所有不符合低危和高危者	60	
高危	ISS Ⅱ/Ⅲ期和 t（4；14）/del（17p）	20	

■ 无症状骨髓瘤的治疗：目前国内外指南中对于无症状骨髓瘤仅建议随访观察，而不建议化疗。但高危无症状骨髓瘤患者绝大多数患者两年内均进展到症状性 MM，因此可根据患者意愿进行综合考虑或进入临床试验。

■ 有症状骨髓瘤的治疗：①对于有症状的 MM 应采用系统治疗，包括诱导、巩固治疗（含造血干细胞移植）以及维持治疗，达到微小缓解（MR）及以上疗效时，可用原方案继续治疗，直到获得最大程度的缓解；不建议在治疗有效的患者变更治疗方案；未获得 MR 的患者，应变更治疗方案；②对适合自体造血干细胞移植的患者，应尽量采用含新药的诱导治疗+造血干细胞移植；诱导治疗避免使用造血干细胞毒性药物（如烷化剂和亚硝基脲类药物）；③所有适合临床试验者，均可考虑进入临床试验。

（四）标准住院日

21 天内。

> **释义**
>
> ■ 初诊的多发性骨髓瘤患者，在治疗前需完成诊断及分期相关的检查，住院时间可能较长，病情稳定的患者，可在门诊完成部分检查，以适当缩短住院天数。如果患者条件允许，住院时间可以低于上述住院天数。
>
> ■ 根据多发性骨髓瘤患者选择化疗的方案不同，标准住院时间有所差异。如选用 TAD、DECP 等 4 天化疗方案的复诊 MM 患者，标准住院天数在 7 天左右，而选用 PAD、BCD、RVD 等 11 天化疗方案的复诊 MM 患者，标准住院天数在 14 天左右。

（五）出院标准

1. 一般情况良好。

2. 没有需要住院处理的并发症和（或）合并症。

> 释义

> ■如果出现并发症，是否需要继续住院处理，由主管医师具体决定。

（六）变异及原因分析

1. 治疗中或治疗后有感染、贫血、出血及其他合并症者，进行相关的诊断和治疗，并适当延长住院时间。

2. 病情进展或合并严重并发症需要进行其他诊断和治疗者退出路径。

> 释义

> ■微小变异：因为医院检验项目的及时性，不能按照要求完成检查；因为节假日不能按照要求完成检查；患者不愿配合完成相应检查，短期不愿按照要求出院随诊。

> ■重大变异：因基础疾病需要进一步诊断和治疗；因各种原因需要其他治疗措施；医院与患者或家属发生医疗纠纷，患者要求离院或转院；不愿按照要求出院随诊而导致入院时间明显延长。

> ■治疗中或治疗后出现感染、贫血、出血及其他合并症者，应积极进行相关的诊断和治疗，并适当延长住院时间。

> ■若有髓外症状，建议影像学检查，同时退出此路径。

> ■年轻高危预后不良、常规治疗反应不佳、疾病进展或复发需要选择其他治疗的患者退出路径。

四、多发性骨髓瘤临床路径给药方案

(一) 可供选择的化疗方案

多发性骨髓瘤化疗方案

无症状骨髓瘤 → 建议随访,除临床试验外不建议化疗;高危无症状骨髓瘤需化疗

症状性骨髓瘤

诱导治疗

适合干细胞移植患者 → 原则:可选用以下方案化疗4~6个疗程,评估获得PR以上疗效后,进行自体造血干细胞移植
可选用的方案:PAD±T、BCD、BD±T、TAD、TD、TCD、VAD等

不适合干细胞移植患者 → 原则:根据患者病情,选择至少含有1种新药的联合化疗方案,尽可能在首次诱导治疗中获得高质量的缓解,如RD除以上方案为还可选用以下方案:MPV、MPT、MP、M2、RD等除以上方案为还可选用以下方案:MPV、MPT、MP、M2、Rd等

巩固治疗 → 诱导治疗或自体造血干细胞移植获得最大疗效后可原方案巩固2~4个疗程

维持治疗 → 维持治疗的时机:
1.非移植患者在取得最佳疗效并到达平台期时,而移植患者在移植后血象恢复后进行
2.如果拟行巩固治疗,维持治疗在巩固治疗后进行维持治疗的方案:可选用沙利度胺、来那度胺单独或联合硼替佐米泼尼松单独或联合沙利度胺;干扰素等可选用沙利度胺、来那度胺单独或联合硼替佐米;泼尼松单独或联合沙利度胺;干扰素等

原发耐药MM → 原则:换用未用过的新方案,如能获得PR及以上疗效者,有条件的患者可考虑尽快行自体造血干细胞移植;符合临床试验者,进入临床试验
可供选择的治疗方案:如RD、RVD、MPR、RCD、RAD、DECP±B、DT-PACE±B、HD-CTX、CP等

复发MM → 化疗后复发:缓解时间小于6个月,换用以前未用过的新方案;缓解6个月以上复发,可试用原方案或换用新方案(如原发耐药MM中的方案);有条件的患者,缓解后可考虑进行造血干细胞移植
移植后复发:自体造血干细胞移植后复发,如有冻存的干细胞,可行第二次自体造血干细胞移植,或换用以前未使用的、含新药的方案;异基因造血干细胞移植后复发可予供体淋巴输注

（二）多发性骨髓瘤的支持治疗

多发性骨髓瘤的支持治疗

骨病治疗
> 1.口服或静脉双膦酸盐：适于所有活动性MM患者，无症状性骨髓瘤不建议使用；建议发病后静脉双膦酸盐治疗每月1次疗程达2年，2年后每3月1次，期间避免拔牙等口腔操作，预防下颌骨坏死
> 2.长骨病理性骨折，脊柱骨压迫骨髓或脊柱不稳者可行外科手术

高钙血症
> 1.水化、碱化、利尿：如患者尿量正常，补液量2000～3000ml/d，维持尿量＞1500ml/d
> 2.使用双膦酸盐、糖皮质激素、降钙素

肾功能不全
> 1.水化、利尿，避免使用肾毒性药物
> 2.减少尿酸形成，促进尿酸排泄
> 3.有肾功能衰竭者，早期积极血液透析
> 4.有条件者可尽快化疗，选用起效较快的药物，如硼替佐米为基础的化疗方案，积极控制原发病

贫血
> 1.可使用促红细胞生产素治疗
> 2.重度贫血的MM患者可考虑输注红细胞悬液，改善贫血
> 3.拟行异基因造血干细胞移植的患者，尽量避免输血

感染
> 1.使用硼替佐米患者应预防性使用抗病毒药物
> 2.早期经验性治疗，尽量获得病原学依据，后期可根据其调整用药
> 3.如反复感染，或出现重症感染科考虑静脉使用免疫球蛋白
> 4.如使用大剂量低塞米松，应考虑预防肺部真菌感染

凝血/血栓
> 1.对接受以沙利度胺或来那度胺治疗的患者建议预防性抗凝治疗。可使用阿司匹林50～100mg/d，对高危患者可使用低分子肝素预防
> 2.出现血栓时间，应暂停使用沙利度胺或来那度胺，并使用治疗剂量的低分子肝素，有肝素禁忌者可使用华法林，血栓事件消失后可再次使用沙利度胺或来那度胺

高黏滞血症
> 血浆治疗可作为症状性高黏血症患者的辅助治疗

【用药选择】

随着靶向药物在多发性骨髓瘤中的成功应用，越来越多的患者开始采用至少含一种靶向药物的方案进行诱导治疗，以期获得快速及高质量的缓解，从而延长生存期。目前含有靶向药物的初治治疗，联合自体造血干细胞移植已成为初治 MM 标准治疗方案。

多发性骨髓瘤具有明显的异质性，危险分层对于患者预后的判断以及临床治疗选择具有很大的指导意义。为避免过度治疗或治疗强度不足，对不同危险分层的患者实现分层治疗甚至个体化治疗是当今血液肿瘤治疗的重要的发展趋势之一。目前对于高危型 MM 患者，推荐早期采用更为积极的治疗。多个研究组已经根据 MM 细胞的基因表达谱芯片（gene expression profiling，GEP）分子特征识别、开发了15-基因、70-基因、92-基因模型，提示不良预后。尽管 GEP 目前并未常规用于临床实践，但是 GEP 是一个很有价值的工具，可能有助于估计

疾病的侵袭性和帮助制定个体化治疗。

MM 治疗过程中近 80% 的患者出现不同程度周围神经病变。来那度胺导致周围神经病变发生率较沙利度胺和硼替佐米低，推荐合并周围神经病变患者选用。在已存在前期周围神经病变的患者中，拟使用具有潜在神经毒性的药物，如硼替佐米时，推荐临床调整药物剂量、给药时间间隔及给药途径。

以硼替佐米为主的方案并不增加血栓事件的发生率，是近期出现血栓事件患者的首选。而沙利度胺和来那度胺治疗中容易出现血管栓塞症，一般不推荐高凝状态患者使用，但当治疗选择较少或证明药物敏感时，可以在抗凝治疗的前提下谨慎使用。

【药学提示】

MM 好发于老年患者，其基础疾病可能影响药代动力学，增加不良反应发生率。因此在 MM 个体化治疗中应充分考虑合并症对治疗的影响。硼替佐米具有不经过肾脏代谢且起效快的特点，适于肾功能不全的患者。来那度胺是通过肾脏排泄的，故对肾功能不全的患者毒性作用会更大，因此选用以来那度胺为主的方案时，需要根据肌酐清除率选择合适的药物起始剂量，并且监测肾功能的变化情况。

【注意事项】

近 10 余年随着靶向新药及干细胞移植的广泛应用，多发性骨髓瘤治疗模式几经转换并取得了革命性的进步，患者生存期明显延长，部分患者甚至可以获得长期生存。但迄今为止骨髓瘤仍是一种不能治愈的疾病，绝大多数患者仍会复发，即便是那些获得完全缓解（complete response，CR）的患者也同样如此。随着疾病的发展，MM 耐药克隆选择性增殖，致使疾病侵袭性增高，治疗难度增加。如何为骨髓瘤患者选择合适的治疗方案仍然是临床医师所面临的一大挑战。

五、推荐表单

（一）医师表单

多发性骨髓瘤临床路径医师表单

适用对象：第一诊断为 MM（ICD-10：M97320/3）、有治疗指征的

患者姓名：	性别：　　年龄：　　门诊号：	住院号：
住院日期：　　年　月　日	出院日期：　　年　月　日	标准住院日：18～21 天

时间	住院第 1 天	住院第 2 天	住院第 3～7 天
主要诊疗工作	□ 询问病史及体格检查 □ 完成病历书写 □ 开实验室检查单 □ 上级医师查房与化疗前评估 □ 向家属交代病情	□ 上级医师查房 □ 完成化疗前准备与评估 □ 穿刺活检（视情况而定） □ 完成必要的相关科室会诊 □ 住院医师完成病程记录、上级医师查房记录等病历书写 □ 签署化疗知情同意书、输血同意书、治疗相关文书（如自费协议书）	□ 根据化验结果、X 线片、穿刺病理结果等，确定诊断、分期和分型，行化疗前讨论，确定化疗方案 □ 上级医师查房
重点医嘱	**长期医嘱** □ 血液科二级护理常规 □ 饮食 **临时医嘱** □ 血常规+血型，尿、便常规，血生化，血尿免疫固定电泳、免疫球蛋白、CRP、β_2-MG、血尿轻链定量 □ 感染性疾病筛查，凝血功能、血沉 □ 心电图、超声心动图、B 超（必要时） □ 影像学检查：头颅、X 线胸片、脊柱、骨盆平片（根据临床表现增加其他部位），全身 PET 检查（必要时） □ 骨髓穿刺+骨髓活检+免疫分型 □ 流式细胞学+染色体核型+FISH+血清游离轻链检测（有条件时）	**长期医嘱** □ 患者既往基础用药 **临时医嘱** □ 视病情给予相应处理	**长期医嘱** □ 患者既往基础用药 **临时医嘱** □ 建立静脉通道 □ 复查血常规 □ 其他特殊医嘱
病情变异记录	□ 无　□ 有，原因： 1. 2.	□ 无　□ 有，原因： 1. 2.	□ 无　□ 有，原因： 1. 2.
医师签名			

时间	住院第 8~11 天 （化疗第 1~4 日）	住院第 12~20 天 （化疗第 5~13 日）	住院第 21 天 （化疗第 14 日，出院日）
主要诊疗工作	□ 上级医师查房，注意病情变化 □ 住院医师完成常规病历书写 □ 注意血象，根据血象情况预约红细胞悬液或血小板 □ 注意观察生命体征，如有感染，行抗感染治疗	□ 上级医师查房 □ 住院医师完成常规病历书写 □ 注意血象，根据血象情况预约红细胞悬液或血小板	□ 通知出院处 □ 通知患者及其家属明天出院 □ 向患者交代出院后注意事项，预约复诊日期、地点，发生紧急情况时的处理等 □ 将出院记录的副本交给患者 □ 如果患者不能出院，请在病程记录中说明原因和继续治疗的方案
重点医嘱	**长期医嘱** □ 血液病护理常规 □ 饮食 **临时医嘱** □ 血常规、生化 □ 止吐 □ 并发症处理：高钙血症：水化、碱化/骨痛：二膦酸盐/水钠潴留：利尿 □ 化疗方案（根据情况）	**长期医嘱** □ 血液病护理常规 □ 饮食 **临时医嘱** □ 血常规、生化 □ 止吐 □ 并发症处理：高钙血症：水化、碱化/骨痛：二膦酸盐/水钠潴留：利尿 □ 化疗方案（根据情况）	**出院医嘱** □ 出院带药
主要护理工作	□ 观察患者情况 □ 化疗过程中心理与生活护理 □ 指导化疗过程中环境及饮食卫生 □ 指导化疗中患者功能锻炼	□ 观察患者情况 □ 化疗过程中心理与生活护理 □ 指导化疗过程中环境及饮食卫生 □ 指导化疗中患者功能锻炼	□ 指导患者办理出院手续
病情变异记录	□ 无　□ 有，原因： 1. 2.	□ 无　□ 有，原因： 1. 2.	□ 无　□ 有，原因： 1. 2.
护士签名			
医师签名			

（二）护士表单

多发性骨髓瘤临床路径护士表单

适用对象：第一诊断为 MM（ICD-10：M97320/3）、有治疗指征的

患者姓名：	性别： 年龄： 门诊号：	住院号：
住院日期： 年 月 日	出院日期： 年 月 日	标准住院日：18～21 天

时间	住院第 1 天	住院第 2 天	住院第 3～7 天
健康宣教	□ 介绍病区环境、制度、主任、护士长、主管医师、责任护士 □ 贵重物品妥善保管 □ 介绍病房设施及其使用方法	□ 主管护士与患者沟通，了解并指导心理应对 □ 宣教疾病知识、用药知识及特殊检查操作过程 □ 告知检查及操作前后饮食、活动及探视注意事项及应对方式	□ 密切观察病情变化，发现问题及时通知医师，遵医嘱给予对症处理 □ 协助医师完成各项检查化验
护理处置	□ 监测生命体征，及时处理，入院护理评估 □ 核对患者姓名，佩戴腕带 □ 建立入院护理病历 □ 卫生处置：修剪指〔趾〕甲，剃胡须、洗澡，更换清洁衣物	□ 密切观察病情变化，发现问题及时通知医师，遵医嘱给予对症处理 □ 协助医师完成各项检查化验	□ 密切观察病情变化，发现问题及时通知医师，遵医嘱给予对症处理 □ 协助医师完成各项检查化验
基础护理	□ 二级护理 □ 晨晚间护理 □ 患者安全管理	□ 二级护理 □ 晨晚间护理 □ 患者安全管理	□ 二级护理 □ 晨晚间护理 □ 患者安全管理
专科护理	□ 护理查体 □ 记录体重、24 小时尿量 □ 需要时填写跌倒及压疮防范表 □ 需要时请家属陪护 □ 心理护理	□ 遵医嘱完成相关检查 □ 监测生命体征 □ 心理护理 □ 遵医嘱正确给药 □ 密切观察各种药物作用和不良反应	□ 遵医嘱继续完成相关检查 □ 监测生命体征 □ 心理护理 □ 遵医嘱正确给药 □ 密切观察各种药物作用和不良反应
重点医嘱	□ 详见医嘱执行单	□ 详见医嘱执行单	□ 详见医嘱执行单
病情变异记录	□ 无 □ 有，原因： 1. 2.	□ 无 □ 有，原因： 1. 2.	□ 无 □ 有，原因： 1. 2.
护士签名			

时间	住院第 8～11 天 （化疗第 1～4 日）	住院第 12～20 天 （化疗第 5～13 日）	住院第 21 天 （化疗第 14 日，出院日）
健康宣教	□ 主管护士与患者沟通，了解并指导心理应对 □ 宣教疾病知识、用药知识及特殊检查操作过程 □ 告知检查及操作前后饮食、活动及探视注意事项及应对方式	□ 主管护士与患者沟通，了解并指导心理应对 □ 宣教疾病知识、用药知识及特殊检查操作过程 □ 告知检查及操作前后饮食、活动及探视注意事项及应对方式	□ 康复和锻炼 □ 定时复查 □ 出院带药服用方法 □ 饮食休息等注意事项指导 □ 讲解增强体质的方法，减少感染的机会
护理处置	□ 保证静脉通畅，无外渗 □ 密切观察病情变化，发现问题及时通知医师，遵医嘱给予对症处理 □ 遵医嘱正确使用化疗药物 □ 协助医师完成各项检查化验	□ 保证静脉通畅，无外渗 □ 密切观察病情变化，发现问题及时通知医师，遵医嘱给予对症处理 □ 遵医嘱正确使用化疗药物 □ 协助医师完成各项检查化验	□ 办理出院手续 □ 书写出院小结
基础护理	□ 二级护理 □ 晨晚间护理 □ 患者安全管理	□ 二级护理 □ 晨晚间护理 □ 患者安全管理	□ 二级护理 □ 晨晚间护理 □ 患者安全管理
专科护理	□ 遵医嘱完成相关检查 □ 监测生命体征 □ 心理护理 □ 遵医嘱正确给药 □ 密切观察各种药物作用和不良反应	□ 遵医嘱完成相关检查 □ 监测生命体征 □ 心理护理 □ 遵医嘱正确给药 □ 密切观察各种药物作用和不良反应	□ 病情观察：评估患者生命体征 □ 心理护理
重点医嘱	□ 详见医嘱执行单	□ 详见医嘱执行单	□ 详见医嘱执行单
病情变异记录	□ 无 □ 有，原因： 1. 2.	□ 无 □ 有，原因： 1. 2.	□ 无 □ 有，原因： 1. 2.
护士签名			

（三）患者表单

多发性骨髓瘤临床路径患者表单

适用对象：第一诊断为 MM（ICD-10：M97320/3）、有治疗指征的

患者姓名：	性别： 年龄： 门诊号：	住院号：
住院日期： 年 月 日	出院日期： 年 月 日	标准住院日：1~21 天

时间	住院第 1 天	住院第 2 天	住院第 3~7 天
医患配合	□ 配合询问病史、收集资料，请务必详细告知既往史、用药史、过敏史 □ 配合进行体格检查 □ 有任何不适告知医师	□ 配合完善相关检查、化验，如采血、留尿、骨髓穿刺、X 线片等 □ 医师向患者及家属介绍病情，如有异常检查结果需进一步检查 □ 配合用药及治疗 □ 有任何不适告知医师	□ 配合完善相关检查、化验，如采血、留尿、骨髓穿刺、X 线片等 □ 医师向患者及家属介绍病情，如有异常检查结果需进一步检查 □ 配合用药及治疗 □ 配合医师调整用药 □ 有任何不适告知医师
护患配合	□ 配合测量体温、脉搏、呼吸、血压、血氧饱和度、体重 □ 配合完成入院护理评估单（简单询问病史、过敏史、用药史） □ 接受入院宣教（环境介绍、病室规定、订餐制度、贵重物品保管等） □ 有任何不适告知护士	□ 配合测量体温、脉搏、呼吸，询问每日二便情况 □ 接受相关化验检查宣教，正确留取标本，配合检查 □ 有任何不适告知护士 □ 接受输液、服药治疗 □ 注意活动安全，避免坠床或跌倒 □ 配合执行探视及陪护 □ 接受疾病及用药等相关知识指导	□ 配合测量体温、脉搏、呼吸，询问每日二便情况 □ 接受相关化验检查宣教，正确留取标本，配合检查 □ 有任何不适告知护士 □ 接受输液、服药治疗 □ 注意活动安全，避免坠床或跌倒 □ 配合执行探视及陪护 □ 接受疾病及用药等相关知识指导
饮食	□ 普通饮食 □ 可根据病情调整	□ 普通饮食 □ 可根据病情调整	□ 普通饮食 □ 可根据病情调整
排泄	□ 正常排尿便	□ 正常排尿便	□ 正常排尿便
活动	□ 适量活动	□ 适量活动	□ 适量活动

时间	住院第 4~11 天 （化疗第 1~4 日）	住院第 8~20 天 （化疗第 4~13 日）	住院第 21 天 （化疗第 14 日，出院日）
医患配合	□ 配合完善相关检查、化验，如采血、留尿、骨髓穿刺、X 线片等 □ 医师向患者及家属介绍病情，如有异常检查结果需进一步检查 □ 配合用药及治疗 □ 配合医师调整用药 □ 有任何不适告知医师	□ 配合完善相关检查、化验，如采血、留尿、骨髓穿刺、X 线片等 □ 医师向患者及家属介绍病情，如有异常检查结果需进一步检查 □ 配合用药及治疗 □ 配合医师调整用药 □ 有任何不适告知医师	□ 接受出院前指导 □ 知道复查程序 □ 获取出院诊断书
护患配合	□ 配合测量体温、脉搏、呼吸，询问每日二便情况 □ 接受相关化验检查宣教，正确留取标本，配合检查 □ 有任何不适告知护士 □ 接受输液、服药治疗 □ 注意活动安全，避免坠床或跌倒 □ 配合执行探视及陪护 □ 接受疾病及用药等相关知识指导	□ 配合测量体温、脉搏、呼吸，询问每日二便情况 □ 接受相关化验检查宣教，正确留取标本，配合检查 □ 有任何不适告知护士 □ 接受输液、服药治疗 □ 注意活动安全，避免坠床或跌倒 □ 配合执行探视及陪护 □ 接受疾病及用药等相关知识指导	□ 接受出院宣教 □ 办理出院手续 □ 获取出院带药 □ 知道服药方法、作用、注意事项 □ 知道复印病历方法
饮食	□ 普通饮食 □ 可根据病情调整	□ 普通饮食 □ 可根据病情调整	□ 普通饮食 □ 可根据病情调整
排泄	□ 正常排尿便	□ 正常排尿便	□ 正常排尿便
活动	□ 适量活动	□ 适量活动	□ 适量活动

附：原表单（2016 年版）

多发性骨髓瘤临床路径表单

适用对象：第一诊断为 MM（ICD-10：M97320/3）、有治疗指征的

| 患者姓名： | 性别： | 年龄： | 门诊号： | 住院号： |

| 住院日期： 年 月 日 | 出院日期： 年 月 日 | 标准住院日：1~21 天 |

时间	住院第 1~2 天	住院第 3~5 天 （化疗前）
主要诊疗工作	□ 询问病史及体格检查，完成病历书写 □ 患者家属签署输血同意书、骨髓穿刺同意书 □ 开化验检查单并完成入院化验检查，包括骨髓涂片分类、活检等 □ 上级医师查房，提出初步诊断意见，分析评估病情，补充必要化验检查 □ 根据情况给予必要的对症支持处理，如抗感染、输血、碱化利尿、并发症防治等 □ 住院医师完成上级医师查房记录等病历书写	□ 及时追问、分析回报的化验检查结果，并观察患者病情 □ 根据情况给予必要的预治疗或并发症的防治 □ 补充必要的化验检查 □ 申请必要的相关科室会诊 □ 综合判断，明确诊断及分期、预后 □ 主任查房，制定观察或治疗策略 □ 向患者及家属谈话，介绍病情及治疗策略 □ 必要时签署静脉插管同意书，行深静脉（PICC）插管 □ 患者家属签署化疗知情同意书 □ 住院医师完成病程记录
重要医嘱	**长期医嘱** □ 血液病二级护理常规 □ 饮食：普通饮食/糖尿病饮食/其他 □ 患者既往基础用药 □ 抗菌药物（必要时） □ 其他医嘱 **临时医嘱** □ 血、尿、便常规、血型、血生化、电解质、凝血功能、输血前检查 □ 骨髓穿刺 □ 骨髓形态学、流式、病理、FISH 等检测 □ X 线胸片、心电图、腹部 B 超、超声心动（必要时） □ 病原微生物培养（必要时） □ 输血医嘱（必要时） □ 其他医嘱	**长期医嘱** □ 抗菌药物（必要时） □ 其他医嘱 **临时医嘱** □ 补充必要的化验检查 □ 输血医嘱（必要时） □ 其他医嘱
主要护理工作	□ 介绍病房环境、设施和设备 □ 入院护理评估 □ 宣教（血液病知识）	□ 宣教（血液病知识） □ 辅助完成各种检查
病情变异记录	□ 无 □ 有，原因： 1. 2.	□ 无 □ 有，原因： 1. 2.
护士签名		
医师签名		

时间	住院第 6~18 天 （化疗过程中）	住院第 19~20 天 （化疗结束）
主要诊疗工作	□ 再次查看患者是否适合马上化疗 □ 住院医师完成病程记录 □ 按照方案化疗 □ 止吐及重要脏器保护 □ 每日查看患者，注意饮食、二便及并发症情况 □ 注意复查电解质、血常规等检查 □ 必要时调整治疗方案 □ 必要时抗菌药物、G-CSF 等治疗	□ 上级医师查房，评估并发症情况 □ 住院医师完成病程记录 □ 注意观察体温、血压、体重等 □ 成分输血、抗感染等支持治疗（必要时） □ 必要时复查电解质、血常规等检查 □ 必要时 G-CSF 等治疗
重要医嘱	**长期医嘱** □ 补液治疗（水化、碱化） □ 止吐、保肝、保胃、预防病毒感染等医嘱 □ 其他医嘱 **临时医嘱** □ 化疗医嘱：PAD、TAD、（V）DPACE、DECP 等 □ 输血医嘱（必要时） □ 心电监护（必要时） □ 复查血常规、血生化、电解质 □ 血培养（高热时） □ 静脉插管维护、换药 □ 其他医嘱	**长期医嘱** □ 继续补液治疗（必要时） □ 继续保肝、保胃、预防病毒感染等（必要时） □ 抗菌药物（根据体温及症状、体征及影像学调整） □ 其他医嘱 **临时医嘱** □ 输血医嘱（必要时） □ 复查血常规、血生化、电解质 □ 静脉插管维护、换药 □ G-CSF 5μg/（kg·d）（必要时） □ 其他医嘱
主要护理工作	□ 随时观察患者病情变化 □ 心理与生活护理 □ 化疗期间嘱患者多饮水	□ 随时观察患者情况 □ 心理与生活护理
病情变异记录	□ 无　□ 有，原因： 1. 2.	□ 无　□ 有，原因： 1. 2.
护士签名		
医师签名		

时间	住院第 21 天 （出院日）
主要 诊疗 工作	□ 上级医师查房，评估并发症情况，明确是否出院 □ 完成出院记录、病案首页、出院证明书等 □ 向患者交代出院后的注意事项，如返院复诊的时间、地点，发生紧急情况时的处理等
重 要 医 嘱	**出院医嘱** □ 出院带药 □ 定期门诊随访 □ 监测血常规、血生化、电解质
主要 护理 工作	□ 指导患者办理出院手续 □ 指导患者院外服药及注意事项
病情 变异 记录	□ 无　□ 有，原因： 1. 2.
护士 签名	
医师 签名	

第二十六章

造血干细胞移植供者临床路径释义

一、造血干细胞移植供者编码

疾病名称及编码：造血干细胞供者（ICD-10：Z52.001）

二、临床路径检索方法

Z52.001

三、造血干细胞移植供者标准住院流程

（一）适用对象

HLA 配型符合要求的造血干细胞供者。

> **释义**
>
> ■ HLA 配型是造血干细胞移植成功的重要因素。HLA 配型采用分子生物学方法，一般 HLA-DRB1 需达到高分辨水平，HLA-A，B 达到中分辨水平。供受者的配型结果应该出自有相应资质的同一实验室，原则上有条件的单位应对配型进行复核或确认。根据 HLA 配型结果判断是否为符合要求的造血干细胞供者。
>
> ■ HLA 完全相合的同胞供者是异基因造血干细胞移植的最佳供者，是异基因造血干细胞移植供者的首选。
>
> ■ 非血缘关系供者，当 HLA-A，B，DRB1 高分辨满足 5/6 或 6/6 相合时，可以选择作为供者。
>
> ■ 单倍体相合的移植供者：配型不完全相合的同胞供者，需要父母参加配型以确定是单倍型供者。子女作为供者，或父母作为供者，父母亲均需要参加配型。
>
> ■ 脐带血：HLA-A、B、DRB1 达到 4/6 以上相合的脐带血。

（二）诊断依据

有意愿为 HLA 配型全相合/半相合/不相合的患者提供造血干细胞的正常人。

> **释义**
>
> ■ HLA 配型符合要求参见适用对象释义。
>
> ■ 从供者身体状况评估是否为正常人并合适做供者。
>
> ■ 供者在捐献造血干细胞移植前的 1 个月内，要全面评估身体状况，除外血液系统疾病，是否可以耐受麻醉、骨髓采集和粒细胞集落刺激因子（G-CSF）动员，是否有心脏、肝脏、肺脏和肾脏方面的其他疾病。精神疾病没有得到很好控制、没有

行为能力的供者均为捐献造血干细胞的禁忌。患有结核病供者在控制结核后可以捐献，乙型肝炎供者在乙型肝炎病毒定量 HBV-DNA 阴转后，可以捐献。如果供者具有心脑血管病史，不宜注射细胞因子动员剂，以避免 G-CSF 应用后可能的高凝状态。如果供者有麻醉药物过敏史，或脊柱畸形或不适合采集骨髓。

■供者的年龄没有明确界定，如果有配型相合的同胞供者，尽量不更换为配型不合的供者。如果是配型不合的供者，一般有多个供者可以选择，首选身体状况好、年轻的成年男性。

■孕妇不宜捐献造血干细胞。女性育龄期供者，在捐献干细胞前，需要检查妊娠试验。

■供者有捐献造血干细胞的意愿并签署知情同意书。

（三）进入路径标准

1. 常规体检合格。

> **释义**
>
> ■供者在捐献造血干细胞移植前的 1 个月内，要做全面体检，包括以下项目：血常规、ABO 及 Rh 血型（如供受者不合，需查血型抗体滴度）；尿常规、便常规+隐血；生化全项包括肝肾功能、电解质；凝血分析；乙型肝炎 5 项包括乙型肝炎病毒定量 HBV-DNA、丙型肝炎抗体抗 HCV、丙肝病毒定量 HCV-RNA、甲型肝炎抗体抗 HAV；艾滋病抗体抗 HIV，抗梅毒抗体，抗巨细胞病毒（CMV）抗体，抗 EB 病毒（EBV）抗体；胸部 X 线正位片，心电图；骨髓检查：骨髓涂片形态学检查；女性育龄期供者，在捐献干细胞前，需要检查妊娠试验；如有基础疾病，做相关检查。以上体检项目正常才可作为供者。

2. 按患者移植日程安排，回输供者造血干细胞前 5 天入院。

> **释义**
>
> ■在患者回输供者造血干细胞前 5 天入院。回输前 5 天以内入院符合本路径要求。

（四）标准住院日

5~6 天。

> **释义**
>
> ■一般在使用重组人粒细胞集落刺激因子后第 4 天采集骨髓血干细胞，第 5 天或第 5、6 两天采集外周血干细胞。主要观察采集前后有无不适症状和有无药物不良反应，总住院时间不超过 6 天符合本路径要求。

■采集骨髓供者一般在采集前7~10天采集自体血以备采集骨髓血当天自体回输。供受者主要血型不合者的骨髓采集物去除的红细胞当天回输给供者。采集前禁食禁水，供者麻醉、采集骨髓可适当补液。

（五）住院期间的检查项目

1. 必须的检查项目：三大常规、肝肾功能、输血前八项、心电图。

> **释义**
>
> ■必须的检查项目参见上述常规体检的释义。在使用重组人粒细胞集落刺激因子后及采集日每日检查血常规，主要观察细胞因子动员效果、采集参数设定及采集后失血情况的参考。以上项目在门诊进行符合本路径要求。

2. 根据患者病情进行的检查项目：乙型肝炎病毒定量、肝胆胰脾超声。

> **释义**
>
> ■如前所述，乙型肝炎供者在乙型肝炎病毒定量 HBV-DNA 阴转后，可以捐献。根据病情需要，乙型肝炎供者采集前复查乙型肝炎病毒定量 HBV-DNA 确认转阴。供者有腹部疾病相关病史可进行肝胆胰脾超声检查。

（六）治疗方案的选择

重组人粒细胞刺激因子 5μg/kg，q12h 皮下注射，动员造血干细胞。

> **释义**
>
> ■一般使用重组人粒细胞集落刺激因子 5μg/kg，qd 皮下注射动员造血干细胞。动员效果不佳时偶尔按 q12h 方式给药符合本路径要求，但不建议作为常规应用。

（七）预防性抗菌药物的选择与使用时机

不需要预防性抗菌药物。

> **释义**
>
> ■使用重组人粒细胞集落刺激因子后可能会出现流感样症状，属正常现象。骨髓采集术属于清洁伤口无菌 I 级手术。不需要预防性抗菌药物。如果供者采集前后体温超过 38℃，可以酌情给予头孢类或喹诺酮类抗菌药物，否则尽量避免应用抗菌药物。

（八）手术日

采集日：使用重组人粒细胞刺激因子后第 5 天或第 5、6 两天。

> **释义**
>
> ■ 一般在使用重组人粒细胞集落刺激因子后第 4 天采集骨髓血干细胞，第 5 天或第 5、6 两天采集外周血干细胞。

（九）术后恢复

约需要 1 周，但并不需要住院。

> **释义**
>
> ■ 主要观察采集后有无不适症状和有无药物不良反应。使用重组人粒细胞集落刺激因子后可能会出现流感样症状，属于正常现象。骨髓采集伤口处 1 周内疼痛属于正常现象。造血干细胞捐献失血不超过 400ml，供者采集前后可适当补充营养，女性供者可酌情在采集后口服铁剂 1 周。综上供者术后恢复约需要 1 周，但并不需要住院。

（十）出院标准

采集物满足患者的移植要求，供者即可出院。

> **释义**
>
> ■ 骨髓和（或）外周血采集物单个核细胞计数达到 5×10^8/kg 受者体重以上和（或）CD34 阳性细胞计数达到 2×10^6/kg 受者体重以上满足患者的移植要求，供者即可出院。

（十一）变异及原因分析

供者在干细胞动员过程中出现发热、肝肾功能损伤、腰背疼痛等情况时需要给予其他药物，并可能延长住院时间。

> **释义**
>
> ■ 使用重组人粒细胞集落刺激因子后可能会出现流感样症状，属正常现象。如果体温超过 38℃，可以酌情给予头孢类或喹诺酮类抗菌药物。肝肾功能损伤极少见，如果出现可以给予保肝药物治疗并加强监测。轻微腰背疼痛属于正常现象，如果剧烈难忍，可酌情选择给予对血象影响相对小的镇痛药物。如果出现上述变异或其他罕见合并症，积极给予相应治疗，并可能延长住院时间。

四、造血干细胞移植供者临床路径给药方案

【用药选择】

重组人粒细胞刺激因子 5μg/kg，qd 皮下注射。

【药学提示】

重组人粒细胞刺激因子用药相对安全，不良反应包括：①肌肉骨骼系统：有时会有肌肉酸痛、骨痛、腰痛、胸痛、关节痛的现象；②其他：有人会出现发热、头痛、乏力、心悸。

【注意事项】

1. 本药应由有经验的专科医师指导使用。
2. 既往有本药药物过敏史的患者慎用。
3. 本药应用过程中，应定期进行血液检查防止中性粒细胞（白细胞）过度增加。
4. 本品给药后可能会引起骨痛、腰痛等，此时可给予非麻醉性镇痛剂等适当处理。

五、推荐表单

（一）医师表单

<h3 style="text-align:center">造血干细胞供者临床路径医师表单</h3>

适用对象：造血干细胞供者

患者姓名：	性别：　　年龄：　　门诊号：	住院号：
住院日期：　　年　月　日	出院日期：　　年　月　日	标准住院日：7 天内

时间	住院第 1 天	住院第 2~5 天
主要诊疗工作	□ 询问病史及体格检查 □ 完成病历书写 □ 开实验室检查单 □ 上级医师查房，确定诊断 □ 供者本人及家属签署造血干细胞捐献及造血干细胞采集知情同意书	□ 上级医师查房 □ 完成入院检查 □ 完成必要的相关科室会诊 □ 完成上级医师查房记录等病历书写 □ 向供者及家属交代程序及其注意事项
重点医嘱	**长期医嘱** □ 血液病护理常规 □ 二级护理 □ 普通饮食 □ 其他医嘱 **临时医嘱** □ 血常规、尿常规、大便常规+隐血 □ 肝肾功能、输血前八项、乙型肝炎病毒定量（有指征时） □ 心电图、腹部 B 超（有指征时） □ 其他医嘱	**长期医嘱** □ 供者既往基础用药 □ 其他医嘱 □ 重组人粒细胞刺激因子 5μg/kg，qd 皮下注射 **临时医嘱** □ 血常规 □ 骨髓采集当天麻醉、采集前禁食、禁水 □ 骨髓采集当天麻醉医嘱 □ 骨髓采集当天自体血回输医嘱 □ 骨髓采集当天葡萄糖氯化钠 500~1000ml 补液
病情变异记录	□ 无　□ 有，原因： 1. 2.	□ 无　□ 有，原因： 1. 2.
医师签名		

时间	住院第 6/6 ~ 7 天	住院第 7 天 （出院日）
主要 诊疗 工作	□ 上级医师查房 □ 复查血常规 □ 完成病程记录	□ 上级医师查房，进行评估，确定有无并发症情况，明确是否出院 □ 完成出院记录、病案首页、出院证明书等 □ 向供者交代出院后的注意事项，如返院复诊的时间、地点，发生紧急情况时的处理等
重 点 医 嘱	**长期医嘱** □ 重组人粒细胞刺激因子 5μg/kg，qd 皮下注射 **临时医嘱** □ 复查血常规 □ 复查血生化、电解质 □ 造血干细胞采集 □ 如采集物数量已够，则停止重组人粒细胞刺激因子；如不够，则继用重组人粒细胞刺激因子，第 2 天继续采集	**出院医嘱** □ 出院带药 □ 定期门诊随访 □ 监测血常规
病情 变异 记录	□ 无　□ 有，原因： 1. 2.	□ 无　□ 有，原因： 1. 2.
医师 签名		

（二）护士表单

造血干细胞供者临床路径护士表单

适用对象：造血干细胞供者

患者姓名：	性别： 年龄： 门诊号：	住院号：
住院日期： 年 月 日	出院日期： 年 月 日	标准住院日：7 天内

时间	住院第 1 天	住院第 2 天	住院第 3 天
健康宣教	□ 入院宣教 　介绍主管医师、护士 　介绍环境、设施 　介绍住院注意事项 　介绍探视和陪护制度 　介绍贵重物品制度	□ 药物宣教 □ 动员、采集造血干细胞前宣教 □ 宣教动员、采集造血干细胞前准备及注意事项 □ 告知动员、采集造血干细胞前后饮食 □ 告知供者在动员、采集造血干细胞中配合医师 □ 主管护士与供者沟通，消除供者紧张情绪 □ 告知动员、采集后可能出现的情况及应对方式	□ 动员当日宣教 □ 告知饮食无特殊要求 □ 给予供者及家属心理支持 □ 再次明确探视陪护须知
护理处置	□ 核对供者姓名，佩戴腕带 □ 建立入院护理病历 □ 协助供者留取各种标本 □ 测量体重	□ 协助医师完成动员、采集前的相关化验 □ 动员、采集前准备	□ 核对供者姓名资料及用药
基础护理	□ 二级护理 □ 供者安全管理	□ 二级护理 □ 供者安全管理	□ 二级护理 □ 供者安全管理
专科护理	□ 护理查体 □ 病情观察 □ 体温的观察 □ 需要时，填写跌倒防范表 □ 需要时，请家属陪护 □ 确定饮食种类 □ 心理护理	□ 遵医嘱予 G-CSF □ 病情观察 □ 体温的观察 □ 遵医嘱完成相关检查 □ 心理护理	□ 遵医嘱予 G-CSF □ 病情观察 □ 体温的观察 □ 心理护理
重点医嘱	□ 详见医嘱执行单	□ 详见医嘱执行单	□ 详见医嘱执行单
病情变异记录	□ 无 □ 有，原因： 1. 2.	□ 无 □ 有，原因： 1. 2.	□ 无 □ 有，原因： 1. 2.
护士签名			

时间	住院第 4 ~ 5 天	住院第 6 ~ 7 天 （出院日）
健康宣教	□ 遵医嘱予 G-CSF □ 病情观察 □ 体温的观察 □ 饮食、活动指导：采集骨髓手术麻醉当天晨起禁食	□ 出院宣教 □ 复查时间 □ 活动休息 □ 指导办理出院手续
护理处置	□ 遵医嘱完成相关检查	□ 办理出院手续 □ 书写出院小结
基础护理	□ 二级护理 □ 供者安全管理	□ 三级护理 □ 指导活动 □ 供者安全管理
专科护理	□ 病情观察 □ 监测生命体征 □ 体温的观察 □ 心理护理	□ 病情观察 □ 监测生命体征 □ 体温的观察 □ 出院指导 □ 心理护理
重点医嘱	□ 详见医嘱执行单	□ 详见医嘱执行单
病情变异记录	□ 无　□ 有，原因： 1. 2.	□ 无　□ 有，原因： 1. 2.
护士签名		

（三）供者表单

造血干细胞供者临床路径供者表单

适用对象：造血干细胞供者

患者姓名：	性别：　　　年龄：　　　门诊号：	住院号：
住院日期：　　　年　月　日	出院日期：　　　年　月　日	标准住院：7 天内

时间	入院	采集术前	采集当天
医患配合	□ 配合询问病史、收集资料，请务必详细告知既往史、用药史、过敏史 □ 配合进行体格检查 □ 有任何不适请告知医师	□ 配合完善动员、采集检查前相关检查、化验，如采血、留尿、心电图、X 线胸片 □ 医师与供者及家属介绍病情及动员、采集谈话、动员、采集前签字	□ 配合完善相关检查、化验 □ 如采血、留尿
护患配合	□ 配合测量体温、脉搏、呼吸3 次、血压、体重 1 次 □ 配合完成入院护理评估（简单询问病史、过敏史、用药史） □ 接受入院宣教（环境介绍、病室规定、订餐制度、贵重物品保管等） □ 配合执行探视和陪护制度 □ 有任何不适请告知护士	□ 配合测量体温、脉搏、呼吸3 次、询问大便 1 次 □ 接受动员、采集前宣教 □ 接受饮食宣教 □ 接受药物宣教	□ 配合测量体温、脉搏、呼吸 3 次、询问大便 1 次 □ 送手术室前，协助完成核对，带齐资料 □ 返回病房后，配合接受生命体征的测量 □ 接受动员、采集后宣教 □ 接受饮食宣教：采髓当天禁食 □ 接受药物宣教 □ 有任何不适请告知护士
饮食	□ 遵医嘱饮食	□ 遵医嘱饮食	□ 采髓前禁食、禁水 采髓后，根据医嘱 2 小时后进食
排泄	□ 正常排尿便	□ 正常排尿便	□ 正常排尿便
活动	□ 正常活动	□ 正常活动	□ 正常活动

时间	采集后	出　院
医患配合	□ 配合生命体征检查 □ 配合完善术后检查：如采血、留尿、便等	□ 接受出院前指导 □ 知道复查程序 □ 获取出院诊断书
护患配合	□ 配合定时测量生命体征、每日询问体温 □ 接受补液等治疗 □ 接受进食、进水等生活护理 □ 注意活动安全，避免坠床或跌倒 □ 配合执行探视及陪护	□ 接受出院宣教 □ 办理出院手续 □ 知道复印病历程序
饮食	□ 遵医嘱饮食	□ 遵医嘱饮食
排泄	□ 正常排尿便	□ 正常排尿便
活动	□ 正常适度活动，避免疲劳	□ 正常适度活动，避免疲劳

附：原表单（附2016年版）

造血干细胞供者临床路径表单

适用对象：造血干细胞供者

患者姓名：	性别：　　年龄：　　门诊号：	住院号：
住院日期：　　年　月　日	出院日期：　　年　月　日	标准住院日：7天内

时间	住院第1天	住院第2~5天
主要诊疗工作	□ 询问病史及体格检查 □ 完成病历书写 □ 开实验室检查单 □ 上级医师查房，确定诊断 □ 供者本人及家属签署造血干细胞捐献及造血干细胞采集知情同意书	□ 上级医师查房 □ 完成入院检查 □ 完成必要的相关科室会诊 □ 完成上级医师查房记录等病历书写 □ 向供者及家属交待程序及其注意事项
重点医嘱	**长期医嘱** □ 血液病护理常规 □ 二级护理 □ 饮食 □ 其他医嘱 **临时医嘱** □ 血常规、尿常规、大便常规+隐血 □ 肝肾功能、输血前八项、乙型肝炎病毒定量（有指征时） □ 心电图、腹部B超（有指征时） □ 其他医嘱	**长期医嘱** □ 供者既往基础用药 □ 其他医嘱 **临时医嘱** □ 血常规 □ 重组人粒细胞刺激因子5μg/kg，q12h皮下注射
主要护理工作	□ 介绍病房环境、设施和设备 □ 入院护理评估 □ 宣教	□ 观察供者病情变化
病情变异记录	□ 无　□ 有，原因： 1. 2.	□ 无　□ 有，原因： 1. 2.
护士签名		
医师签名		

时间	住院第 6/6~7 天	住院第 7 天 （出院日）
主要诊疗工作	□ 上级医师查房 □ 复查血常规 □ 完成病程记录	□ 上级医师查房，进行评估，确定有无并发症情况，明确是否出院 □ 完成出院记录、病案首页、出院证明书等 □ 向供者交代出院后的注意事项，如返院复诊的时间、地点，发生紧急情况时的处理等
重点医嘱	**长期医嘱** □ 重组人粒细胞刺激因子 5μg/kg，q12h 皮下注射 **临时医嘱** □ 复查血常规 □ 复查血生化、电解质 □ 造血干细胞采集 □ 如采集物数量已够，则停止重组人粒细胞刺激因子；如不够，则继用重组人粒细胞刺激因子，第 2 天继续采集	**出院医嘱** □ 出院带药 □ 定期门诊随访 □ 监测血常规
护理工作	□ 观察患者病情变化	□ 指导患者办理出院手续
病情变异记录	□ 无　□ 有，原因： 1. 2.	□ 无　□ 有，原因： 1. 2.
护士签名		
医师签名		

第
二
篇

血液病
临床路径释义药物信息表

Therapeutic Drugs

第一章

肾上腺皮质激素

■ 药品名称	氢化可的松　Hydrocortisone
适应证	主要用于：①血液疾病，如急性白血病、淋巴瘤等；②肾上腺皮质功能减退症的替代治疗及先天性肾上腺皮质功能增生症的治疗；③类风湿性关节炎、风湿性发热、痛风、支气管哮喘、过敏性疾病，并可用于严重感染和抗休克治疗等
制剂与规格	1. 氢化可的松片：①4mg；②10mg；③20mg 2. 5%氢化可的松注射液：①2ml：10mg；②5ml：25mg；③20ml：100mg 3. 醋酸氢化可的松注射液（混悬剂）：5ml：25mg 4. 注射用氢化可的松琥珀酸钠：①50mg；②100mg
用法与用量	1. 口服：治疗成人肾上腺皮质功能减退症，每日剂量20～30mg，清晨服2/3，午餐后服1/3。有应激情况时，应适当加量，可增至每日80mg（8片），分次服用。小儿的治疗剂量为按体表面积每日20～25/m²，分3次，每小时服1次 2. 静脉滴注：一次100mg，必要时可用至300mg，用0.9%氯化钠注射液或5%葡萄糖注射液稀释至0.2mg/ml后滴注。疗程不超过5日
注意事项	下列疾病患者一般不宜使用，特殊情况应权衡利弊使用，但应注意病情恶化可能：严重的精神病（过去或现在）和癫痫，活动性消化性溃疡病，新近胃肠吻合手术，骨折，创伤修复期，角膜溃疡，肾上腺皮质功能亢进症，高血压，糖尿病，抗菌药物不能控制的感染如水痘、麻疹、真菌感染、较重的骨质疏松等。肾上腺皮质功能减退症及先天性肾上腺皮质增生症患者在妊娠合并糖尿病等情况时都仍然要用
禁忌	对本品及其他固醇类激素过敏者禁用
不良反应	偶见局部组织刺激、过敏反应、皮肤瘙痒、烧灼感或干燥感；长期大量应用可致皮肤萎缩、色素脱失、毛细血管扩张、酒渣样皮炎、口周皮炎、医源性库欣综合征表现（如满月脸、向心性肥胖、皮肤紫纹、出血倾向、痤疮、糖尿病倾向、高血压、骨质疏松或骨折、低血钙、低血钾等）；动脉粥样硬化、下肢水肿、创面愈合不良、月经紊乱、股骨头坏死、儿童生长发育受抑制、有欣快感、激动、烦躁不安、定向力障碍等精神症状，其他不良反应如肌无力、肌萎缩、胃肠道反应、恶心、呕吐、消化性溃疡、肠穿孔、胰腺炎、水钠潴留、青光眼、白内障、眼压增高、颅内压增高等。少见用药后血胆固醇、脂肪酸升高，白细胞、淋巴细胞、单核细胞、嗜酸性粒细胞、嗜碱性粒细胞计数下降，血小板计数下降或增加。若快速静脉滴注大剂量可发生全身性过敏反应，如面部、鼻黏膜及眼睑肿胀、荨麻疹、气短、胸闷、喘鸣等。外用偶见有局部烧灼感、瘙痒、刺激及干燥感，若长期、大面积使用，可能导致皮肤萎缩、毛细血管扩张、皮肤条纹及痤疮，甚至出现全身性不良反应
特殊人群用药	儿童：应用尽量减小剂量 妊娠与哺乳期妇女：慎用
药典	Eur. P.、USP、Chin. P.
国家处方集	CNF

续　表

医保目录	【保（甲）】
基本药物目录	【基】
其他推荐依据	

■ 药品名称	泼尼松　Prednisone
适应证	用于：①难治性特发性血小板减少性紫癜初始治疗者及糖皮质激素治疗有效停药复发者及粒细胞减少症；②风湿病、血管炎、肾病综合征等；③器官移植的抗排斥反应；④过敏性疾病、结缔组织病；⑤肿瘤如急性淋巴细胞白血病、恶性淋巴瘤；⑥其他过敏性和自身免疫性疾病
制剂与规格	醋酸泼尼松片：5mg
用法与用量	常用剂量：一般一次 5～10mg，一日 2～3 次，一日 10～60mg。①用于难治性特发性血小板减少性紫癜，一日 0.5～1mg/kg，重者可给予一日 1.5～2mg/kg，血小板≥100×10^9/L 并稳定后，逐步减量至维持剂量，维持量一般不超过一日 15mg 为宜。足量用药 4 周（最长不超过 6 周）仍无效者应快速减量至停药；②用于急性淋巴细胞白血病、恶性淋巴瘤，一日 60～80mg，症状缓解后减量
注意事项	注意皮质激素的不良反应并对症处理；防治脏器功能损伤，包括抑酸、补钙等
禁忌	1. 对糖皮质激素过敏者禁用 2. 活动性肺结核者禁用 3. 严重精神疾病者、癫痫、活动性消化性溃疡、糖尿病、新近胃肠吻合手术、骨折、创伤修复期、角膜溃疡、未能控制的感染者、较重的骨质疏松者禁用 4. 未进行抗感染治疗的急性化脓性眼部感染者禁用
不良反应	由本品所致的水钠潴留作用较可的松弱，长期超生理剂量的应用，可出现并发感染、向心性肥胖、满月脸、紫纹、皮肤变薄、肌无力、肌萎缩、低血钾、水肿、恶心、呕吐、高血压、糖尿病、痤疮、多毛、感染、胰腺炎、伤口愈合不良、骨质疏松、诱发或加重消化道溃疡、儿童生长抑制、诱发精神症状等。其他不良反应参见"氢化可的松"
特殊人群用药	妊娠与哺乳期妇女：妊娠妇女慎用
药典	Eur. P.、USP、Chin. P.
国家处方集	CNF
医保目录	【保（甲）】
基本药物目录	【基】
其他推荐依据	

■ 药品名称	泼尼松龙　Prednisolone
适应证	用于：①血小板减少性紫癜、粒细胞减少症、急性淋巴性白血病等血液系统疾病；②过敏性与自身免疫性炎症疾病，结缔组织疾病。如风湿病、类风湿性关节炎、红斑狼疮、严重支气管哮喘、肾病综合征、各种肾上腺皮质功能不足症、剥脱性皮炎、无疱疹神经性皮炎、类湿疹等
制剂与规格	1. 醋酸泼尼松龙片：①1mg；②5mg

续　表

	2. 醋酸泼尼松龙注射液：①1ml：25mg；②5ml：125mg 3. 泼尼松龙磷酸钠注射液：1ml：20mg
用法与用量	1. 口服，成人开始一日15～40mg，需要时可用到60mg或一日0.5～1mg/kg，发热患者分3次服用，体温正常者每日晨起一次顿服。病情稳定后逐渐减量，维持量5～10mg，视病情而定。小儿开始用量一日1mg/kg 2. 肌内注射：一日10～40mg，必要时可加量 3. 静脉滴注：一次10～20mg，加入5%葡萄糖注射液500ml中滴注 4. 静脉注射：用于危重患者，一次10～20mg，必要时可重复
注意事项	1. 对长期应用本品的患者，在手术时及术后3～4日常需酌增用量，以防肾上腺皮质功能不足。一般外科患者应尽量不用，以免影响伤口的愈合 2. 与抗菌药物并用于细菌感染疾病时，应在抗菌药使用之后使用，而停药则应在停用抗菌药物之前，以免掩盖症状，延误治疗，尤其对结核病活动期者慎用 3. 本品因其盐皮质激素活性很弱，故不适用于原发性肾上腺皮质功能不全症。急性化脓关节炎者不宜进行关节内注射 4. 过量应用可引起全身性不良反应 5. 泼尼松龙磷酸钠水溶性强，作用快速，可提供肌内、静脉注射和滴注；醋酸泼尼松龙为混悬液吸收缓慢，可供肌内和关节腔内注射
禁忌	1. 对糖皮质激素过敏者禁用 2. 活动性肺结核者禁用 3. 未进行抗感染治疗的急性化脓性眼部感染者禁用 4. 妊娠期妇女禁用 5. 严重精神疾病者、癫痫、活动性消化性溃疡、糖尿病、新近胃肠吻合手术、骨折、创伤修复期、角膜溃疡、未能控制的感染者、较重的骨质疏松者禁用
不良反应	由本品所致的水钠潴留作用较氢化可的松弱，一般不易引起水钠潴留和电解质紊乱。长期超生理剂量的应用，可出现向心性肥胖、满月脸、紫纹、皮肤变薄、肌无力、肌萎缩、低血钾、水肿、恶心、呕吐、高血压、糖尿病、痤疮、多毛、感染、胰腺炎、伤口愈合不良、骨质疏松、诱发或加重消化道溃疡、儿童生长抑制、诱发精神症状等。眼部长期大量应用，可引起眼压升高，导致视神经损害、视野缺损、后囊膜下白内障、继发性真菌或病毒感染等
特殊人群用药	妊娠与哺乳期妇女：在权衡利弊情况下，尽可能避免使用
药典	Eur. P.、USP、Chin. P.
国家处方集	CNF
医保目录	【保（乙）】
基本药物目录	
其他推荐依据	
■ 药品名称	甲泼尼龙　Methylprednisolone
适应证	中效糖皮质激素：①治疗血液系统疾病及肿瘤；②抗炎治疗：风湿性疾病，结缔组织疾病，过敏状态，花粉症或全年性过敏性鼻炎，眼部带状疱疹，虹膜炎，虹膜睫状体炎；③免疫抑制治疗：器官移植

续　表

制剂与规格	甲泼尼龙片：4mg 注射用甲泼尼龙琥珀酸钠：①40mg；②500mg
用法与用量	1. 口服：开始时一般为一日 16 ~ 40mg，分次服用。维持剂量一日 4 ~ 8mg 2. 静脉注射：推荐剂量 30mg/kg 体重，以最少 30 分钟时间。此剂量可于 48 小时内，每 4 ~ 6 小时重复 1 次。静脉输注最少 30 分钟，如治疗后 1 周内尚无改善迹象，可根据病情重复上述疗程
注意事项	1. 甲泼尼龙醋酸酯分解缓慢，作用较持久，可用于肌内注射达到持久的全身效应，也可关节腔内注射，甲泼尼龙琥珀酸钠水溶性强，可供肌内注射、静脉滴注 2. 由于本品水钠潴留作用较弱，一般不用作肾上腺皮质功能减退的替代治疗 3. 大剂量（>0.5g）而又快速注射或静脉滴注有可能引起心律不齐甚至循环衰竭 4. 同其他肾上腺皮质激素类一样，用于败血症休克疗效不确切，而且可能增加患者病死率。若长期治疗后需停药时，建议逐渐减量，不可突然停药 5. 治疗期间不应接种天花疫苗，以免引起神经系统并发症 6. 注意用药时可能掩蔽感染症状或并发新感染
禁忌	禁用于全身性真菌感染和已知对本药成分有过敏者。其余参见"氢化可的松"
不良反应	大剂量可致心律失常。其他参见"氢化可的松"
特殊人群用药	儿童：长期每天服用分次给予糖皮质激素会抑制儿童的生长。每 24 小时的总量不应少于 0.5mg/kg 妊娠与哺乳期妇女：妊娠期服用大剂量可能引起胎儿畸形。只有当确实需要时，才用于孕妇
药典	USP
国家处方集	CNF
医保目录	【保（乙）】
基本药物目录	
其他推荐依据	
■ 药品名称	地塞米松　Dexamethasone
适应证	主要用于：①急性白血病、恶性淋巴瘤的综合治疗；②过敏性与自身免疫性炎症性疾病，结缔组织病、活动性风湿病、类风湿性关节炎、红斑狼疮、严重支气管哮喘、严重皮炎、溃疡性结肠炎；③用于某些严重感染及中毒的综合治疗
制剂与规格	1. 醋酸地塞米松片：0.75mg 2. 地塞米松磷酸钠注射液：①1ml：1mg；②1ml：2mg；③1ml：5mg
用法与用量	1. 口服：成人开始剂量为一次 0.75 ~ 3.00mg，一日 2 ~ 4 次。维持量约一日 0.75mg 2. 静脉注射：每次 2 ~ 20mg；静脉滴注时，以 5% 葡萄糖注射液稀释，可 2 ~ 6 小时重复给药至病情稳定，但大剂量连续给药一般不超过 72 小时
注意事项	1. 结核病、急性细菌性或病毒性感染患者应用时，必须给予适当的抗感染治疗 2. 长期服药停药前应逐渐减量
禁忌	参见"氢化可的松"

续　表

不良反应	少见有水钠潴留、血糖升高；静脉注射可引起肛门生殖区的感觉异常或激惹；长期应用可致医源性库欣综合征，表现有满月脸、向心性肥胖、紫纹、出血倾向、痤疮、糖尿病倾向、高血压、骨质疏松或骨折。其他可参见"氢化可的松"
特殊人群用药	儿童：小儿应使用短效或中效制剂，避免使用长效地塞米松制剂 妊娠与哺乳期妇女：妊娠期应权衡利弊使用。哺乳期用药应停止授乳
药典	Eur. P.、USP、Chin. P.
国家处方集	CNF
医保目录	【保（甲/乙）】
基本药物目录	【基】
其他推荐依据	

第二章

免疫球蛋白

■ 药品名称	人免疫球蛋白　Human Normal Immunoglobulin
适应证	特发性血小板减少性紫癜（ITP）重症患者急救用药
制剂与规格	静脉注射用人免疫球蛋白（pH4）：2.5g∶50ml
用法与用量	静脉滴注：一日 0.4g/kg，连续 5 天
注意事项	1. 输注开始后 1 小时内可能出现头痛、心悸和恶心等反应症状，通常与输注速度快或个体差异有关。首次使用应缓慢滴注 2. 过敏体质或对人免疫球蛋白有严重过敏史者禁用
禁忌	1. 对免疫球蛋白过敏或有其他严重过敏史者禁用 2. 有 IgA 抗体的选择性 IgA 缺乏者禁用
不良反应	一般无不良反应，少数人会出现注射部位红肿、疼痛反应，无需特殊处理，可自行恢复
特殊人群用药	妊娠与哺乳期妇女：孕妇或可能怀孕妇女的用药应慎重，如有必要应用时，应在医师指导和严密观察下使用
药典	Chin. P.
国家处方集	CNF
医保目录	【保（乙）】
基本药物目录	
其他推荐依据	

第三章

其他治疗特发性血小板减少性紫癜的药物

■ 药品名称	注射用重组人白细胞介素-11　Recombinant Human Interleukin-11 for Injection
适应证	用于实体瘤、非髓性白血病化疗后Ⅲ、Ⅳ度血小板减少症的治疗；实体瘤及非髓性白血病患者，前一疗程化疗后发生Ⅲ～Ⅳ度血小板减少症（即血小板数≤50×10^9/L）者，下一疗程化疗前使用本品，以减少患者因血小板减少引起的出血和对血小板输注的依赖性。同时有白细胞减少症的患者必要时可合并使用重组人粒细胞刺激因子（rhG-CSF）
制剂与规格	注射剂：①1.5mg（1200万U）/支：每支用1.1ml的灭菌注射用水复溶；②1mg（800万U）/支：每支用0.77ml的灭菌注射用水复溶；③2mg（1600万U）/支：每支用0.5ml的灭菌注射用水复溶；④3mg（2400万U）/支：每支用0.7ml的灭菌注射用水复溶；⑤5mg（4000万U）/支：每支用1.1ml的灭菌注射用水复溶
用法与用量	根据本品临床研究结果，推荐本品应用剂量为25～50μg/kg体重，于化疗结束后24～48小时开始或发生血小板减少症后皮下注射，每日1次，疗程一般7～14天。血小板计数恢复后应及时停药。用规定体积的注射用水溶解后使用
注意事项	1. 本品不宜在化疗过程中使用，化疗结束后，应间隔24～48小时方可使用本品 2. 使用本品过程中应定期检查血象（一般隔日1次），注意血小板数值的变化。在血小板升至100×10^9/L时应及时停药 3. 器质性心脏病患者，尤其充血性心力衰竭及心房颤动、心房扑动病史的患者慎用 4. 使用期间应注意毛细血管渗漏综合征的监测，如体重、水肿、胸腹腔积液等 5. 该药仅供医嘱或在医师指导下使用
禁忌	对重组人白细胞介素-11及本品中其他成分过敏者、对血液制品和大肠埃希菌表达的其他生物制剂者有过敏史者禁用
不良反应	常见乏力、恶心、呕吐、发热、肌肉疼痛、头痛、关节痛、面部和四肢水肿、心悸、气短、结膜充血、视物模糊；少见过敏、皮炎、咽炎、声音嘶哑、腹泻、腹胀、头晕、面部潮红、干咳、咯血、精神恍惚等
特殊人群用药	妊娠与哺乳期妇女：慎用
药典	
国家处方集	CNF
医保目录	【保（乙）】
基本药物目录	
其他推荐依据	
■ 药品名称	环孢素　Cyclosporin
适应证	主要用于：①自身免疫性疾病、难治性特发性血小板减少性紫癜；②器官移植后发生的排斥反应

续　表

制剂与规格	1. 环孢素胶囊：①10mg；②25mg；③50mg；④100mg 2. 环孢素口服液：50ml∶5g
用法与用量	治疗特发性血小板减少性紫癜，口服：常用量一日 2.5～5mg/kg，分 2 次，至少用药 3 个月。胶囊应整体吞服，如果一日用量不能等分时，可分成不同剂量或选用口服液
注意事项	1. 用药期间，定期检测肝、肾功能和监测血药浓度，以调整用药剂量。还应定期检查血压、血脂、血钾和镁 2. 本品经动物实验证明有增加致癌的危险性。人类也有并发淋巴癌、皮肤恶性肿瘤的报道，但尚无导致诱发性的证据 3. 若本品已引起肾功能不全或有持续负氧平衡，应立即减量或停用 4. 若发生感染，应立即用抗菌药物治疗，本品亦应减量或停用 5. 在预防治疗器官或组织移植排斥反应及治疗自身免疫性疾病方面，本品的剂量常因治疗疾病、个体差异用本品后的血药浓度不相同而并不完全统一，小儿对本品的清除率较快，故用药剂量可适当加大
禁忌	对环孢素及任何赋形剂过敏、严重肝肾损害、未控制的高血压、感染及恶性肿瘤、孕妇和哺乳期妇女禁用
不良反应	1. 常见厌食、恶心、呕吐、齿龈增生伴出血、疼痛，约 1/3 用药者有肾毒性，可出现血清肌酐及尿素氮增高、肾小球滤过率减低等肾功能损害、高血压等。牙龈增生一般在停药 6 个月后消失。慢性、进行性肾中毒多于治疗后约 12 个月发生 2. 少见惊厥，其原因可能与本品对肾毒性及低镁血症有关。此外本品尚可引起 ALT 及 AST 升高、胆汁淤积、高胆红素血症、高血糖、多毛症、手震颤、高尿酸血症伴血小板减少、溶血性贫血、四肢感觉异常、下肢痛性痉挛等。此外，有报道本品可促进 ADP 诱发血小板聚集，增加血栓烷 A_2 的释放和凝血活酶的生成，增强因子Ⅶ的活性，减少前列环素产生，诱发血栓形成 3. 罕见胰腺炎、白细胞减少、雷诺病、糖尿病、血尿等（过敏反应一般只发生在经静脉途径给药的患者，表现为面颈部发红、气喘、呼吸短促等）。产生各种不良反应大多与使用剂量过大有关，预防的方法是经常监测本品的血药浓度，调节本品的全血浓度，使维持在临床能起免疫抑制作用而不致有严重不良反应的范围内。有报道认为如在下次服药前测得的本品全血谷浓度为 100～200ng/ml，则可达上述效应。如发生不良反应，应立即给予相应的治疗，并减少本品的用量或停用 4. 不良反应多与剂量相关，应监测血药浓度，使维持在能起免疫抑制作用而不致有严重不良反应的浓度范围
特殊人群用药	肝、肾功能不全患者：慎用 儿童：用量可按或稍大于成人剂量计算 老年人：因易合并肾功能不全，故应慎用本品 妊娠与哺乳期妇女：孕妇慎用；本品由乳汁分泌，对哺乳的婴儿可产生高血压、肾毒性、恶性肿瘤等潜在危险，故服用本品的母亲不得授乳
药典	Eur. P.、USP、Chin. P.
国家处方集	CNF
医保目录	
基本药物目录	
其他推荐依据	

续　表

■ 药品名称	达那唑　Danazol
适应证	用于：①特发性血小板减少性紫癜；②治疗纤维囊性乳腺病、遗传性血管性水肿、系统性红斑狼疮、男子女性乳房、青春期性早熟；③子宫内膜异位症
制剂与规格	1. 达那唑胶囊：①100mg；②200mg 2. 达那唑胶丸：10mg
用法与用量	治疗特发性血小板减少性紫癜，口服：一次200mg，一日2~4次，疗程不少于2个月。逐步减量
注意事项	血栓症、心功能不全、异常生殖器出血患者禁用
禁忌	血栓症，心、肝、肾功能不全，异常生殖器出血患者禁用
不良反应	1. 常见闭经，突破性子宫出血，并可有乳房缩小、音哑、毛发增多；可出现痤疮、皮肤或毛发的油脂增多、下肢水肿或体重增加，症状与药量有关，是雄激素效应的表现 2. 少见血尿、鼻出血、齿龈出血、白内障（视力逐渐下降）、肝功能异常、颅内压增高（表现为严重头痛、视力减退、复视、呕吐）、白细胞增多症、急性胰腺炎、多发性神经炎等 3. 罕见女性阴蒂增大、男性睾丸缩小；肝功能损害严重时，男女均可出现巩膜及皮肤黄染 4. 以下反应如果持续出现需引起注意：①由于雌激素效能低下，可使妇女有阴道灼热、干枯及瘙痒，或阴道出血。②可出现皮肤发红、情绪或精神状态的改变、神经质或多汗。③有时可出现肌痉挛性疼痛，属于肌肉中毒症状
特殊人群用药	肝、肾功能不全患者：禁用 妊娠与哺乳期妇女：女性用药时应避免妊娠，一旦发生应立即停药并终止妊娠
药典	USP、Chin. P.
国家处方集	CNF
医保目录	【保（乙）】
基本药物目录	
其他推荐依据	
■ 药品名称	环磷酰胺　Cyclohosphamide
适应证	用于：①难治性特发性血小板减少性紫癜维持治疗；②活动性系统性红斑狼疮，狼疮肾炎，精神神经性狼疮，系统性血管炎；③对于恶性淋巴瘤、急性或慢性淋巴细胞白血病、多发性骨髓瘤有较好的疗效，对乳腺癌、睾丸肿瘤、卵巢癌、肺癌、头颈部鳞癌、鼻咽癌、神经母细胞瘤、横纹肌肉瘤及骨肉瘤均有一定的疗效
制剂与规格	1. 注射用环磷酰胺：①100mg；②200mg；③500mg 2. 环磷酰胺片：50mg
用法与用量	1. 难治性特发性血小板减少性紫癜维持治疗，口服：一日2mg/kg，分2次口服，3个月为1个疗程 2. 静脉注射：一次100~200mg，一日或隔日1次，连续4~6周
注意事项	1. 应用本品时应多饮水，大剂量时应水化、利尿，同时给予尿路保护药美司钠 2. 当大剂量用药时，除应密切观察骨髓功能外，尤其要注意非血液学毒性如心肌炎、中毒性肝炎及肺纤维化

续　表

禁忌	对本品过敏、妊娠和哺乳期妇女、骨髓抑制、感染、肝肾功能损害者禁用
不良反应	常见白细胞计数减少，用药后1~2周最低值，2~3周可恢复；食欲减退、恶心、呕吐，停药1~3日可恢复；大剂量使用，缺乏有效预防措施，可致出血性膀胱炎；表现少尿、血尿、蛋白尿、其代谢产物丙烯醛刺激膀胱所致；脱发、口腔炎、中毒性肝炎、皮肤色素沉着、肺纤维化、月经紊乱、无精或少精、不育症
特殊人群用药	肝、肾功能不全患者：当肝肾功能损害、骨髓转移或既往曾接受多程化放疗时，环磷酰胺的剂量应减少至治疗量的1/3~1/2 妊娠与哺乳期妇女：禁用
药典	Eur. P. 、USP、Chin. P.
国家处方集	CNF
医保目录	【保（甲）】
基本药物目录	
其他推荐依据	
■ 药品名称	硫唑嘌呤　Azathioprine
适应证	1. 急慢性白血病，对慢性粒细胞型白血病近期疗效较好，作用快，但缓解期短 2. 后天性溶血性贫血，特发性血小板减少性紫癜，系统性红斑狼疮 3. 慢性类风湿性关节炎、慢性活动性肝炎（与自体免疫有关的肝炎）、原发性胆汁性肝硬化 4. 甲状腺功能亢进，重症肌无力 5. 其他：慢性非特异性溃疡性结肠炎、节段性肠炎、多发性神经根炎、狼疮性肾炎，增殖性肾炎，韦氏肉芽肿病等
制剂与规格	硫唑嘌呤片：①25mg；②50mg；③100mg
用法与用量	一日1~3mg/kg，一次或分次口服。有效后酌减。可较长时间维持用药
注意事项	1. 常见消化系统症状和肝脏毒性。饭后以足量水吞服 2. 用于难治性特发性血小板减少性紫癜维持治疗，期间与泼尼松合用可减少泼尼松用量
禁忌	对硫唑嘌呤和巯嘌呤过敏者禁用，妊娠或准备妊娠的妇女及哺乳期妇女禁用
不良反应	1. 生殖系统：对精子、卵子有一定的损伤，使用时应注意 2. 消化系统：畏食、恶心、呕吐等常见。偶可致胰腺炎。肝脏毒性亦较常见，用药后，患者可见肝中心及小叶静脉消失，出现黄疸、肝大、腹痛、腹水、肝性脑病、胆汁淤积、AST及ALT升高、肝实质细胞坏死、肝细胞纤维化、肝硬化等 3. 血液：可出现白细胞计数及血小板减少、巨红细胞血症、贫血。大剂量及用药过久时可有严重骨髓抑制，甚至出现再生障碍性贫血 4. 其他：可继发感染、脱发、黏膜溃疡、腹膜出血、视网膜出血、肺水肿等。另外，长期用药可增加风湿病患者发生肿瘤的危险性
特殊人群用药	肝、肾功能不全患者：肝、肾功能不全患者降低用药剂量；肝、肾功能损伤患者可增加监测频率，出现出血、感染、肝功能损伤时应立即减量或停药 老年人：降低用药剂量 妊娠与哺乳期妇女：准备妊娠的妇女及哺乳期妇女不宜使用

续　表

药典	Eur. P. 、USP、Chin. P.
国家处方集	CNF
医保目录	【保（甲）】
基本药物目录	【基】
其他推荐依据	
■ 药品名称	长春新碱　Vincristine
适应证	用于：①急性及慢性白血病；②特发性血小板减少性紫癜；③恶性淋巴瘤，乳腺癌，支气管肺癌，小细胞肺癌，霍奇金病，晚期睾丸肿瘤，卵巢癌，消化道癌及恶性黑色素瘤
制剂与规格	1. 注射用硫酸长春新碱：1mg 2. 硫酸长春新碱注射液：10ml：10mg
用法与用量	静脉滴注：一次 1～2mg，一周 1 次，持续 6～8 小时，一般 1 个疗程 4～6 周
注意事项	1. 可见四肢麻木、腱反射迟钝或消失、腹痛、便秘、运动神经、感觉神经及脑神经症状 2. 用药期间应严格检查血象 3. 注射局部有刺激作用，不能外漏 4. 一旦药液外漏应停止输液，并予相应处理
禁忌	尚不明确
不良反应	可见四肢麻木、腱反射迟钝或消失、外周神经炎、腹痛、便秘、麻痹性肠梗阻、运动神经和感觉神经及脑神经症状、骨髓抑制、消化道反应、生殖系统毒性、脱发、血压改变、血栓性静脉炎、局部刺激和局部组织坏死
特殊人群用药	儿童：2 岁以下儿童周围神经的腱鞘形成尚不健全，应慎用 妊娠与哺乳期妇女：应用本品应终止妊娠；哺乳期妇女禁用
药典	Eur. P. 、USP、Chin. P.
国家处方集	CNF
医保目录	【保（甲）】
基本药物目录	
其他推荐依据	

第四章

抑酸药

■ 药品名称	雷尼替丁　Ranitidine
适应证	用于良性胃溃疡、十二指肠溃疡、反流性食管炎、消化道出血、胰源性溃疡综合征（佐林格-埃利森综合征）及预防非甾体抗炎药引起的溃疡，亦能提高轻、中型血友病患者的因子Ⅷ水平
制剂与规格	1. 雷尼替丁片：①0.15g；②0.3g 2. 雷尼替丁胶囊：0.15g 3. 雷尼替丁注射液：①2ml：50mg；②5ml：50mg；③100ml：100mg 4. 注射用雷尼替丁：100mg
用法与用量	口服，每次150mg，每日2次，早晚饭时服。维持剂量为每日150mg，于饭顿服。用于反流性食管炎的治疗，每次150mg，每日2次，共用8周。对佐林格-埃利森综合征，开始每次150mg，每日3次。必要时，剂量可加至每日900mg肌内注射或缓慢静注（1分钟以上），治疗上消化道出血，一次50mg，或以每小时25mg的速率间歇静脉滴注2小时。以上方法一般1日2次或每6~8小时1次
注意事项	1. 肝功能不全及老年患者可偶见定向障碍、嗜睡、焦虑等精神症状 2. 本品可干扰诊断，初期可使血清肌酐及转氨酶轻度升高，后期可恢复原来水平
禁忌	1. 对本品过敏者禁用 2. 严重肾功能不全者禁用 3. 妊娠及哺乳期妇女禁用 4. 8岁以下儿童禁用 5. 苯丙酮尿症者禁用 6. 急性间歇性血卟啉病禁用
不良反应	皮疹、荨麻疹；头痛、头晕、乏力、幻觉；口干、恶心、呕吐、便秘、腹泻、轻度AST及ALT增高，罕见腹部胀满感及食欲缺乏；偶见白细胞减少；罕见心率增加，血压上升；罕见耳鸣、面部潮红、月经不调、胃内细菌繁殖、感染；突发性心律失常、心动过缓、心源性休克及轻度的房室传导阻滞、心搏骤停；维生素B$_{12}$缺乏、男性乳房女性化、女性溢乳、性欲减退、阳痿、急性血卟啉病；视物模糊；关节痛、肌肉疼痛；肾功能损伤
特殊人群用药	肝、肾功能不全患者：肾功能严重不全者，剂量宜减为每晚服1片；肝肾功能不全者慎用 儿童：8岁以下儿童禁用 妊娠与哺乳期妇女：禁用
药典	Eur. P.、USP、Chin. P.
国家处方集	CNF
医保目录	【保（甲）】
基本药物目录	【基】

续　表

其他推荐依据	
■ 药品名称	法莫替丁　Famotidine
适应证	适用于消化性溃疡（胃、十二指肠溃疡），吻合口溃疡，急性胃黏膜病变，反流性食管炎，佐林格-埃利森综合征，上消化道出血以及胃泌素瘤
制剂与规格	1. 法莫替丁片：①10mg；②20mg；③40mg 2. 法莫替丁胶囊：20mg 3. 法莫替丁注射液：2ml∶20mg 4. 法莫替丁散剂：10%
用法与用量	1. 口服，一次20mg，一日2次，早、晚餐后或睡前服。4～6周为1个疗程。溃疡愈合后的维持量减半，睡前服 2. 静脉滴注：加入0.9%氯化钠注射液中缓慢静脉滴注20mg，每日2次（间隔12小时）；病情许可后，应迅速将静脉给药改为口服给药
注意事项	1. 少数患者可有口干、头晕、失眠、便秘、腹泻、皮疹、面部潮红、白细胞减少。偶有轻度一过性转氨酶增高等 2. 疑为恶性溃疡病者，应排除癌症后再使用本品
禁忌	对本品过敏者、严重肾功能不全者、妊娠及哺乳期妇女禁用
不良反应	皮疹、荨麻疹；头痛、头晕、乏力、幻觉；口干、恶心、呕吐、便秘、腹泻、轻度ALT及AST增高、罕见腹部胀满感及食欲缺乏；偶见白细胞减少；罕见心率增加，血压上升；罕见耳鸣、面部潮红、月经不调
特殊人群用药	肝、肾功能不全患者：肝、肾功能不全者慎用；严重肾功能不全者禁用 儿童：用药安全尚未确定 妊娠与哺乳期妇女：禁用
药典	Eur. P.、USP、Chin. P.
国家处方集	CNF
医保目录	【保（甲）】
基本药物目录	【基】
其他推荐依据	
■ 药品名称	奥美拉唑　Omeprazole
适应证	1. 胃、十二指肠溃疡 2. 反流性食管炎及胃泌素瘤 3. 胰源性溃疡综合征（佐林格-埃利森综合征） 4. 预防和治疗非甾体抗炎药引起的溃疡 5. 预防危重患者发生应激性溃疡和出血
制剂与规格	1. 奥美拉唑片：①10mg；②20mg；③40mg 2. 奥美拉唑缓释胶囊：①10mg；②20mg 3. 奥美拉唑镁肠溶片：①10mg；②20mg 4. 奥美拉唑肠溶胶囊：20mg 5. 注射用奥美拉唑钠：40mg

续 表

用法与用量	1. 口服：一次 20mg，一日 1 次，清晨顿服。剂量可依疾病的严重程度进行个体化调整，剂量每日 10mg 可增至 40mg 2. 静脉注射：消化性溃疡出血，一次 40mg，每 12 小时 1 次，连用 3 日 3. 静脉滴注：出血量大可用首剂 80mg 滴注，之后改为 8mg/h 维持，至出血停止
注意事项	1. 疑为恶性溃疡病者，应排除癌症后再使用本品 2. 必须整片吞服，至少用半杯液体送服。药片不可咀嚼或压碎，可将其分散于水或微酸液体中（如果汁），分散液必须在 30 分钟内服用
禁忌	对本品过敏者、严重肾功能不全者、婴幼儿禁用
不良反应	口干、轻度恶心、呕吐、腹胀、便秘、腹泻、腹痛、ALT 及 AST 升高、胆红素升高，萎缩性胃炎；感觉异常、头晕、头痛、嗜睡、失眠、外周神经炎；维生素 B_{12} 缺乏；致癌性，如肠嗜铬细胞增生、胃部类癌；皮疹、男性乳房发育、溶血性贫血
特殊人群用药	肝、肾功能不全患者：慎用，必要时剂量减半 儿童：婴幼儿禁用 妊娠与哺乳期妇女：禁用
药典	Eur. P. 、USP、Chin. P.
国家处方集	CNF
医保目录	【保（甲/乙）】
基本药物目录	【基】
其他推荐依据	
■ 药品名称	埃索美拉唑　Esomeprazole
适应证	胃、十二指肠溃疡、胃食管反流病（GERD）、佐林格-埃利森综合征、与适当的抗菌疗法联合用药根除幽门螺杆菌、急性胃黏膜病变出血、消化性溃疡急性出血
制剂与规格	1. 埃索美拉唑镁肠溶片：①20mg；②40mg 2. 注射用埃索美拉唑钠：40mg
用法与用量	1. 口服：糜烂性反流性食管炎：一次 40mg，每日 1 次，连服四周对于食管炎未治愈或持续有症状的患者建议再服药治疗 4 周。食管炎维持治疗，一次 20mg，每日 1 次 2. 静脉给药：对于不能口服用药的胃食管反流病患者，推荐每日 1 次静脉注射或静脉滴注 20～40mg。通常应短期用药（不超过 7 天），一旦可能，就应转为口服治疗 3. 对于不能口服用药的 Forrest 分级 Ⅱc～Ⅲ 的急性胃或十二指肠溃疡出血患者，推荐静脉滴注 40mg，每 12 小时 1 次，用药 5 天
注意事项	1. 当出现任何报警症状（如显著的非有意的体重下降、反复的呕吐、吞咽困难、吐血或黑便），怀疑有胃溃疡或已患有胃溃疡时，应排除恶性肿瘤 2. 长期使用该药治疗的患者（特别是使用 1 年以上者）应定期进行监测 3. 药片应整片吞服，不应咀嚼或压碎 4. 本品只能溶于 0.9% 氯化钠注射液中供静脉使用。配制的溶液不应与其他药物混合或在同一输液装置中合用
禁忌	对本品、奥美拉唑或其他苯并咪唑类化合物过敏者，哺乳期妇女、儿童禁用
不良反应	参见"奥美拉唑"

续　表

特殊人群用药	肝、肾功能不全患者：严重肝功能损害的患者，剂量为 20mg 妊娠与哺乳期妇女：妊娠期妇女慎用。哺乳期禁用
药典	
国家处方集	CNF
医保目录	【保（乙）】
基本药物目录	
其他推荐依据	
■ 药品名称	兰索拉唑　Lansoprazole
适应证	适用于胃十二指肠溃疡、反流性食管炎，吻合口溃疡及佐林格-埃利森综合征
制剂与规格	1. 兰索拉唑肠溶片：①15mg；②30mg 2. 兰索拉唑肠溶胶囊：①15mg；②30mg
用法与用量	1. 口服：一次 15～30mg，1 次/日，于清晨口服 2. 十二指肠溃疡疗程 4 周；胃溃疡 4～6 周；反流性食管炎 8～10 周；对合并胃或十二指肠溃疡 30 毫克/次，1～2 次/日
注意事项	1. 不宜再服用其他抗酸药或抑酸药 2. 使用本品有可能掩盖胃癌症状，应在排除恶性肿瘤的基础上使用
禁忌	对本品过敏者、哺乳期妇女禁用
不良反应	参见"奥美拉唑"
特殊人群用药	肝、肾功能不全患者：肝功能障碍、肾功能低下者慎用 儿童：小儿不宜使用 老年人：慎用 妊娠与哺乳期妇女：孕妇只有在益处超过危险性时才用，哺乳期使用应停止授乳
药典	USP
国家处方集	CNF
医保目录	【保（乙）】
基本药物目录	
其他推荐依据	
■ 药品名称	泮托拉唑　Pantoprazole
适应证	用于活动性消化性溃疡（胃、十二指肠溃疡），反流性食管炎和佐林格-埃利森综合征，急性胃黏膜病变，复合性胃溃疡等急性上消化道出血
制剂与规格	1. 泮托拉唑钠肠溶片：40mg 2. 泮托拉唑钠肠溶胶囊：40mg 3. 注射用泮托拉唑钠：①40mg；②80mg

续 表

用法与用量	1. 口服，每日早晨餐前1粒（40mg）。十二指肠溃疡疗程通常为2~4周，胃溃疡和反流性食管炎疗程通常为4~8周 2. 静脉滴注，一次40~80mg，每日1~2次，临用前将10ml 0.9%氯化钠注射液注入冻干粉小瓶内，将溶解后的药液加入0.9%氯化钠注射液100~250ml中稀释后供静脉滴注。静脉滴注，要求15~60分钟滴完 3. 本品溶解和稀释后必须在4小时内用完，禁止用其他溶剂或其他药物溶解和稀释
注意事项	1. 本品抑制胃酸分泌的作用强，时间长，故应用本品时不宜同时再服用其他抗酸剂或抑酸剂。为防止抑酸过度，在一般消化性溃疡等病时，不建议大剂量长期应用（佐林格-埃利森综合征例外） 2. 治疗溃疡时应排除胃癌后才能使用本品，以免延误诊断和治疗
禁忌	对本品过敏者，哺乳期、妊娠期妇女禁用
不良反应	参见"奥美拉唑"
特殊人群用药	肝、肾功能不全患者：慎用，严重肝功能损害患者应减少剂量并后期测定肝脏酶谱的变化 儿童：不宜应用 妊娠与哺乳妇女：哺乳期妇女及妊娠初期3个月妇女禁用
药典	Chin. P.
国家处方集	CNF
医保目录	【保（乙）】
基本药物目录	
其他推荐依据	
■ 药品名称	雷贝拉唑　Rabeprazole
适应证	用于活动性十二指肠溃疡；良性活动性胃溃疡；伴有临床症状的侵蚀性或溃疡性的胃食管反流病；与适当的抗菌药物合用，可根治幽门螺旋杆菌阳性的十二指肠溃疡；侵蚀性或溃疡性胃食管反流病的维持期治疗
制剂与规格	1. 雷贝拉唑钠肠溶片：①10mg；②20mg 2. 雷贝拉唑钠胶囊：20mg
用法与用量	1. 成人：活动性十二指肠溃疡和活动性良性胃溃疡患者：20mg，1次/日，晨服 2. 胃食管反流病患者：一次20mg，1次/日，疗程为4~8周 3. 胃食管反流病的维持治疗：一次10~20mg，1次/日，晨服，疗程为12个月
注意事项	1. 对雷贝拉唑钠，苯并咪唑替代品或对该制剂制备中使用的任何赋形剂过敏的患者禁用 2. 开始治疗之前应排除胃肠癌变的可能性，以免延误诊断和治疗 3. 本品不能咀嚼或压碎服用，应整片吞服 4. 本品可促进地高辛的吸收，合并使用时应监测地高辛血药浓度 5. 本品可减少酮康唑、伊曲康唑的胃肠吸收，降低其疗效
禁忌	对本品及其成分过敏史者、有苯并咪唑类药物过敏史者、妊娠及哺乳期妇女、儿童禁用
不良反应	参见"奥美拉唑"

续　表

特殊人群用药	肝、肾功能不全患者：重症肝炎患者应慎用，必须使用时须从小剂量开始并监测肝功能 儿童：不推荐使用 老年人：使用本品无需调整剂量 妊娠与哺乳期妇女：孕妇和哺乳期妇女禁用
药典	
国家处方集	CNF
医保目录	【保（乙）】
基本药物目录	
其他推荐依据	

第五章

抗白血病药

■ 药品名称	维 A 酸 Tretinoin
适应证	用于急性早幼粒细胞白血病（APL），及其维持治疗
制剂与规格	1. 维 A 酸片：①5mg；②10mg；③20mg 2. 维 A 酸胶囊：20mg
用法与用量	1. 口服：成人一日 20～45mg/m² （或 40～80mg），分 2～4 次（一次 20mg，也可增至一日 100mg），疗程 4～8 周 2. 儿童：一日 0.5～1mg/kg，分 1～3 次口服，一个疗程 6～8 周。达完全缓解所需总剂量平均 4000mg。完全缓解后应继续治疗（与其他化疗药物交替治疗），至少维持 2～3 年
注意事项	1. 口服本品出现不良反应时，应控制剂量或与谷维素、维生素 B_1、维生素 B_6 等同服，可使头痛等症状减轻或消失 2. 治疗 2～3 个月时可能出现高血脂 3. 避免与维生素 A 及四环素同服
禁忌	对本品及阿维酸 A 酯、异维 A 酸和其他维生素 A 衍生物过敏者，严重肝、肾功能损害者和妊娠期妇女禁用
不良反应	常见口干、水肿、唇炎，皮肤和黏膜干燥，结膜炎，甲沟炎，脱发；高血脂，多发生于治疗后 2～3 个月；可出现头痛、头晕（50 岁以下者较老年人多）、颅内压增高、目眩、忧郁、疲劳、嗜睡、心律失常、咳嗽、呼吸困难、胸痛、关节及肌肉痛、骨增厚、脱屑以及对光过敏、皮肤色素变化等；亦有脑水肿、白细胞增高及肝、肾损害等
特殊人群用药	肝、肾功能不全患者：严重肝、肾功能损害患者禁用 儿童：慎用 妊娠与哺乳期妇女：妊娠期妇女禁用
药典	Eur. P.、USP、Chin. P.
国家处方集	CNF
医保目录	【保（甲/乙）】
基本药物目录	【基】
其他推荐依据	
■ 药品名称	亚砷酸 Arsenious Acid
适应证	用于急性早幼粒细胞性白血病
制剂与规格	亚砷酸注射液：①5ml：5mg；②10ml：10mg

续 表

用法与用量	1. 静脉滴注：一次 10mg（或 7mg/m²），加入 250~500ml 生理盐水或 5% 葡萄糖注射液中，3~4 小时滴完，一日 1 次。连续用药 30 天为 1 个疗程，未缓解者继续治疗直至完全缓解，复发及难治患者连续用药 30 天而效果不明显者，增加剂量到 20mg/d，直到完全缓解。间歇 1~2 周，也可连续用药 2. 巩固维持治疗：完全缓解后必须给予巩固治疗，30 天为 1 个疗程，连续用药 5 年，第 1、2、3 年各疗程之间间隔为 1、2、3 个月，第 4、5 年各疗程间隔为 5 个月 3. 儿童：一次 0.16mg/kg
注意事项	1. 未按规定用法用量用药而发生急性中毒者，可用二巯基丙醇（BAL）等药物解救 2. 心电图检查发现显著 Q-T 间期延长者应避免使用砷剂 3. 避免使用含硒药品或含硒食品
禁忌	长期接触砷或有砷中毒者，非白血病所致的严重肝、肾功能损害者，孕妇禁用
不良反应	与患者个体对砷化物的解毒和排泄功能以及对砷的敏感性有关。较少出现骨髓抑制和外周血象下降。较常见为：胃肠反应、皮肤干燥、红斑或色素沉着
特殊人群用药	肝、肾功能不全患者：非白血病所致的肝、肾功能损害患者禁用 妊娠与哺乳期妇女：禁用
药典	Eur. P.
国家处方集	CNF
医保目录	【保（乙）】
基本药物目录	
其他推荐依据	
■ 药品名称	柔红霉素　Daunorubicin
适应证	①急性粒细胞性白血病，适用于治疗该病的各个分期，亦用于治疗早幼粒性白血病；②急性淋巴细胞性白血病；③其他肿瘤：已观察到柔红霉素对神经母细胞瘤及横纹肌肉瘤有良好的疗效
制剂与规格	注射用盐酸柔红霉素：①10mg；②20mg
用法与用量	1. 静脉注射：单一剂量从 0.5~3mg/kg。0.5~1mg/kg 的剂量须间隔 1 天或以上，才可重复注射；而 2mg/kg 的剂量则须间隔 4 天或以上才可重复注射，较少应用 2.5~3mg/kg 量，这个剂量须间隔 7~14 天才重复注射 2. 应根据每个患者对药物的反应和耐受性，以及各自的血象和骨髓象情况来调整剂量和注射次数；与其他抗肿瘤药物合用时，应调整剂量。无论成人或儿童，总剂量不能超过 20mg/kg
注意事项	1. 有增加心脏毒性作用的危险，不适用于有心脏病史和严重感染的患者 2. 柔红霉素可迅速溶解肿瘤细胞而致血中尿素和尿酸升高。在治疗的第一周，至少需监测 3~4 次血浆尿素和尿酸水平。在严重病例中，应给予充足的液体和别嘌醇，以避免尿酸性肾病 3. 治疗前及治疗过程中应检测心电图、肝功能和血象，必要时可给予抗菌药物、输血、输血小板等支持治疗 4. 治疗后常见脱发，停药后可恢复正常

续　表

	5. 不宜选用小静脉或同一静脉重复多次注射 6. 柔红霉素口服无效。须避免肌内注射或鞘内注射 7. 静脉滴注时先给予生理盐水，确保针头在静脉内之后再换成柔红霉素溶液 8. 本品且不可与肝素混合，不得用同一针筒配制或混合其他抗肿瘤药物 9. 给药 1~2 天后尿液可呈橘红色
禁忌	柔红霉素因有增加心脏毒性作用的危险而不适用于那些有心脏病史的患者；有严重或有潜在心脏病患者、有严重感染患者、妊娠及哺乳期妇女禁用
不良反应	骨髓抑制及心脏毒性是最重要的不良反应；脱发是常见不良反应，治疗停止后可恢复正常；口腔炎如不是由于肿瘤本身所表现的，会在注射药物 5~10 日后出现，其特点是溃烂区域的疼痛，尤其是在舌两侧及舌下黏膜区域；另可出现消化道症状，如恶心、呕吐、腹泻。如注射柔红霉素时发生药物外渗会导致严重的坏死；选用小静脉或一条静脉重复多次注射，可造成静脉硬化症
特殊人群用药	肝、肾功能不全患者：肝功能不全者需减量，以避免药物毒性的增强 老年人：65 岁以上老人需减量，以避免药物毒性的增强 妊娠与哺乳期妇女：柔红霉素引起男性和女性不育不孕，引起畸胎或对胎儿造成损害的可能性尚未得到足够评估。须慎重权衡。治疗期间避免怀孕
药典	Eur. P. 、USP、Chin. P.
国家处方集	CNF
医保目录	【保（甲）】
基本药物目录	
其他推荐依据	
■ 药品名称	高三尖杉酯碱　Homoharringtonine
适应证	用于各型急性非淋巴细胞白血病，亦可用于骨髓增生异常综合征（MDS）、慢性粒细胞性白血病及真性红细胞增多症等
制剂与规格	高三尖杉酯碱注射液：1ml∶1mg
用法与用量	静脉滴注：①成人，一日 1~4mg（1~4 支），加 5% 或 10% 葡萄糖注射液 250~500ml，缓慢滴注 3 小时以上，以 4~6 日为 1 个疗程，间歇 1~2 周再重复用药；②小儿常用量为一日 0.05~0.1mg/kg，以 4~6 日为 1 个疗程
注意事项	1. 对严重或频发的心律失常及器质性心血管疾病患者不宜选用 2. 骨髓功能显著抑制或血象呈严重粒细胞减少或血小板减少，肝功能或肾功能损害，有痛风或尿酸盐肾结石病史患者慎用 3. 用药期间应密切观察肝肾功能、外周血象、心脏体征及心电图检查 4. 用药后常见厌食、恶心、呕吐 5. 慎与碱性药物配伍
禁忌	妊娠及哺乳期妇女、严重或频发的心律失常者、器质性心血管疾病者禁用
不良反应	可见骨髓抑制、厌食、恶心、呕吐、肝功能损害、脱发、皮疹、过敏性休克、心脏毒性、窦性心动过速、房性或室性期前收缩，心电图出现 ST 段变化及 T 波平坦、奔马律、房室传导阻滞及束支传导阻滞、心房颤动及低血压

续 表

特殊人群用药	老年人：老年患者使用本品时可给予加强支持疗法，密切临床观察 妊娠与哺乳期妇女：禁用
药典	Chin. P.
国家处方集	CNF
医保目录	【保（甲）】
基本药物目录	
其他推荐依据	
■ 药品名称	阿糖胞苷　Cytarabine
适应证	用于急性非淋巴细胞白血病的诱导缓解期及维持巩固期，急性淋巴细胞性白血病，慢性髓细胞性白血病的急变期，联合用药治疗儿童非霍奇金淋巴瘤，恶性淋巴瘤。单独或与其他药物联合治疗高危白血病，难治性和复发性急性白血病
制剂与规格	1. 阿糖胞苷注射液：①1ml：0.1g；②5ml：0.5g；③10ml：1.0g 2. 注射用阿糖胞苷：①50mg；②100mg；③500mg
用法与用量	1. 静脉注射：诱导缓解，一次2mg/kg（或1～3mg/kg），一日1次，连用10～14日，如无明显不良反应，剂量可增大至一日4～6mg/kg 2. 静脉滴注：一日0.5～1mg/kg，持续1～24小时，连用10日 3. 皮下注射：完全缓解后改用维持治疗量，一次1mg/kg，一日1～2次，连用7～10日。①中剂量：一次0.5～1.0g/m²，静脉滴注1～3小时，一日2次，以2～6日为1个疗程；②大剂量：一次1～3g/m²，静脉滴注及疗程同中剂量方案；③小剂量：一次10mg/m²，皮下注射，一日2次，以14～21日为1个疗程，如不缓解而患者情况容许，可于2～3周重复1个疗程 4. 鞘内注射：防治脑膜白血病的第二线药物，一次25～75mg，联用地塞米松5mg，用2ml 0.9%氯化钠注射液溶解，鞘内注射，每周1～2次，至脑脊液正常。如为预防性则每4～8周1次
注意事项	1. 使用本品时，应适当增加液体摄入量，使尿液保持碱性，必要时同用别嘌醇以防止血清尿酸增高及尿酸性肾病的形成 2. 快速静脉注射虽引起较严重的恶心、呕吐反应，但对骨髓的抑制较轻，患者亦更能耐受较大剂量的阿糖胞苷 3. 骨髓抑制、白细胞和血小板显著减少者，有胆道疾患或痛风病史，近期接受过细胞毒药物或放射治疗者，慎用 4. 鞘内注射不用含苯甲醇的稀释液，可用不含防腐剂的氯化钠注射液配置 5. 用药期间定期查周围血象、血细胞和血小板计数、骨髓涂片及肝肾功能
禁忌	对本品过敏者禁用
不良反应	1. 血液系统：常见贫血、白细胞计数减少、血小板减少、巨幼红细胞增多和网织红细胞减少 2. 消化系统：常见厌食、恶心、呕吐、腹痛、腹泻、肝功能异常、黄疸、食管溃疡、严重的胃肠道溃疡、小肠积气囊肿所致的腹膜炎、肝脓肿、肝脏损害伴高胆红素血症、肠坏死和坏死性结肠炎、口腔或肛周炎症或溃疡 3. 泌尿系统：可见尿潴留、肾功能不全

续 表

	4. 中枢神经系统：可见神经炎、眩晕、咽痛、胸痛、发热、头痛 5. 呼吸系统：可见肺炎、呼吸困难 6. 皮肤及软组织：可见皮疹、血栓性静脉炎，少见脓毒血症、荨麻疹、雀斑、结膜炎、脱发、过敏、瘙痒。大剂量治疗时，可能出现可逆性的角膜毒性和出血性结膜炎、大、小脑功能失调、性格改变、嗜睡和昏迷、神经病变、心肌病变、肺水肿、脱发、高尿酸血症、尿酸性肾病；注射部位可见蜂窝织炎和皮肤溃疡。另外，本品阿糖胞苷综合征通常发生于用药后6~12小时，主要表现为发热、肌肉疼痛、骨痛、偶尔胸痛、斑丘疹、咽痛、结膜炎和全身不适
特殊人群用药	肝、肾功能不全患者：慎用 老年人：根据体征和反应及时调整剂量 妊娠与哺乳期妇女：慎用
药典	Eur. P. 、USP
国家处方集	CNF
医保目录	【保（甲）】
基本药物目录	
其他推荐依据	
■ 药品名称	巯嘌呤 Mercaptopurine
适应证	用于绒毛膜上皮癌，恶性葡萄胎，急性淋巴细胞白血病及急性非淋巴细胞白血病，慢性粒细胞白血病的急变期
制剂与规格	巯嘌呤片：50mg
用法与用量	1. 口服：①绒毛膜上皮癌：一日6~6.5mg/kg，分2次，10日为1个疗程，疗程间歇为3~4周；②白血病：开始治疗，一日2.5mg/kg或80~100mg/m²，一日1次或分次服用，一般于用药后2~4周可见显效，如用约4周后仍未见临床改进及白细胞数下降，可考虑在密切观察下加量至每日5mg/kg 2. 维持治疗：一日1.5~2.5mg/kg或50~100mg/m²，一日1次或分次口服
注意事项	1. 服药期间应每周定期查血象和肝功能。严重感染、骨髓抑制、痛风病史慎用 2. 本品易产生耐药性，故常与泼尼松、氨甲蝶呤、长春新碱合用以提高药效 3. 应空腹使用，避免减少和延迟巯嘌呤的吸收 4. 不良反应有骨髓抑制反应、胃肠道反应，大剂量时出现消化道黏膜溃疡 5. 服用本品后会出现延缓作用，疗程中首次出现显著粒细胞和血小板减少、出血或黄疸等征象时，立即停药；待白细胞不再下降而保持2~3日或已上升时，再恢复原剂量的一半继续服药 6. 对诊断的干扰：白血病时及服用本品期间有大量白细胞破坏，血液及尿中尿酸浓度明显增高，严重者可产生尿酸性肾结石 7. 服用本品期间应增加液体摄入，并使尿液保持碱性，以预防尿酸性肾病
禁忌	妊娠初期3个月内妇女禁用
不良反应	较常见骨髓抑制、白细胞计数及血小板减少、肝脏损害；并可致胆汁淤积，出现黄疸、恶心、呕吐、食欲减退、口腔炎、腹泻、高尿酸血症、尿酸性肾病；少见间质性肺炎及肺纤维化

续　表

特殊人群用药	肝、肾功能不全患者：慎用 老年人：慎用；根据体征和反应及时调整剂量，需加强支持疗法 妊娠与哺乳期妇女：本品有致畸作用，孕妇、哺乳期妇女禁用
药典	Eur. P. 、USP、Chin. P.
国家处方集	CNF
医保目录	【保（乙）】
基本药物目录	
其他推荐依据	
■ 药品名称	氨甲蝶呤　Methotrexate
适应证	1. 用于：①各型急性白血病，特别是急性淋巴细胞白血病；恶性淋巴瘤，非霍奇金淋巴瘤和蕈样肉芽肿，多发性骨髓病；②其他：恶性葡萄胎、绒毛膜上皮癌、乳腺癌、卵巢癌、宫颈癌、睾丸癌、头颈部癌、支气管肺癌、各种软组织肉瘤；③高剂量用于骨肉病，鞘内注射可用于预防和治疗脑膜白血病以及恶性淋巴瘤的神经侵犯 2. 为联合化疗方案中常用的周期特异性药物
制剂与规格	1. 注射用氨甲蝶呤：①5mg；②0.1g；③1g 2. 氨甲蝶呤注射液：①2ml：50mg；②20ml：0.5g；③10ml：1g
用法与用量	本品用注射用水 2ml 溶解，可供静脉、肌内、动脉、鞘内注射 1. 用于急性白血病：肌内或静脉注射，每次 10～30mg，每周 1～2 次；儿童每日 20～30mg/m²，每周 1 次，或视骨髓情况而定 2. 用于绒毛膜上皮癌或恶性葡萄胎：每日 10～20mg，亦可溶于 5% 或 10% 的葡萄糖注射液 500ml 中静脉滴注，一日 1 次，5～10 次为 1 个疗程。总量 80～100mg 3. 用于脑膜白血病：鞘内注射氨甲蝶呤每次一般 6mg/m²，成人常用一次 5～12mg，最大不多于 12mg，一日 1 次，5 天为 1 个疗程。用于预防脑膜白血病时，每日 10～15mg，一日 1 次，每隔 6～8 周 1 次 4. 用于实体瘤：静脉给药一般每次 20mg/m²；亦可介入治疗
注意事项	1. 大剂量氨甲蝶呤疗法易致严重不良反应，须经住院并在随时监测其血药浓度时才能谨慎使用 2. 滴注时间不宜超过 6 小时，太慢易增加肾脏毒性 3. 鞘内注射后可能出现视物模糊、眩晕、头痛、意识障碍，甚至嗜睡或抽搐 4. 乙醇或有肝损害的药物可增加本品的肝毒性 5. 本品可引起血液中尿酸水平升高，可增加抗血凝作用，可使保泰松和磺胺类药物的血药浓度升高 6. 未准备好解救药甲酰四氢叶酸钙，未充分进行液体补充或碱化尿液时，不能用大剂量疗法 7. 大剂量注射本品 2～6 小时后，可肌内注射甲酰四氢叶酸钙 3～6mg，每 6 小时 1 次，注射 1～4 次，可减轻或预防不良反应
禁忌	全身极度衰竭、恶病质或并发感染及心肺肝肾功能不全时禁用本品。周围血象低时不宜用
不良反应	胃肠道反应，肝功能损害，骨髓抑制等
特殊人群用药	肝、肾功能不全患者：禁用 妊娠与哺乳期妇女：禁用

续　表

药典	Eur. P. 、USP、Chin. P.
国家处方集	CNF
医保目录	【保（甲）】
基本药物目录	
其他推荐依据	
■ 药品名称	米托蒽醌　Mitoxantrone
适应证	主要用于恶性淋巴瘤、乳腺癌和急性白血病。对肺癌、黑色素瘤、软组织肉瘤、多发性骨髓瘤、肝癌、大肠癌、肾癌、前列腺癌、子宫内膜癌、睾丸肿瘤、卵巢癌和头颈部癌也有一定疗效
制剂与规格	1. 盐酸米托蒽醌注射液：①2ml：2mg；②5ml：5mg 2. 注射用盐酸米托蒽醌：5mg/瓶
用法与用量	1. 静脉滴注：将本品溶于50ml 以上的0.9% 氯化钠注射液或5% 葡萄糖注射液中，滴注至少30 分钟 2. 静脉滴注：单用本品，一次 12～14mg/m^2，每 3～4 周 1 次；或一次 4～8mg/m^2，一日 1 次，连用 3～5 天，间隔 2～3 周 3. 联合用药，一次 5～10mg/m^2
注意事项	1. 用药期间应监测血象；有心脏疾病，用过蒽环类药物或胸部照射的患者，应密切注意心脏毒性 2. 不宜与其他药物混合注射 3. 用药时应注意避免药液外溢，如发现外溢应立即停止，再从另一静脉重新进行 4. 本品注射液遇低温可能析出结晶，将安瓿置于热水中，待晶体溶解后使用
禁忌	对本品过敏者、对肝功能不全或骨髓抑制者、妊娠及哺乳期妇女禁用
不良反应	骨髓抑制，为剂量限制性毒性；少数患者可能有心悸、早搏及心电图异常；可见恶心、呕吐、食欲减退、腹泻等消化道反应；偶见乏力、脱发、皮疹、口腔炎等
特殊人群用药	肝、肾功能不全患者：肝功能不全患者禁用 妊娠与哺乳期妇女：禁用
药典	Eur. P. 、USP、Chin. P.
国家处方集	CNF
医保目录	【保（乙）】
基本药物目录	
其他推荐依据	
■ 药品名称	吡柔比星　Pirarubicin
适应证	用于恶性淋巴瘤和急性白血病；也可用于乳腺癌、头颈部癌、胃癌、泌尿系统恶性肿瘤、卵巢癌、子宫内膜癌、子宫颈癌等
制剂与规格	注射用盐酸吡柔比星：①10mg；②20mg

续　表

用法与用量	将本品加入 5% 葡萄糖注射液或注射用水 10ml 溶解。可静脉、动脉、膀胱内注射 1. 静脉给药：一次 25 ~ 40mg/m^2 2. 动脉给药：如头颈部癌，一次 7 ~ 20mg/m^2，一日 1 次，共用 5 ~ 7 日，亦可每次 14 ~ 25mg/m^2，每周 1 次 3. 膀胱内给药：按体表面积一次 15 ~ 30mg/m^2，稀释为 500 ~ 1000μg/ml 浓度，注入膀胱腔内保留 1 ~ 2 小时，每周 3 次为 1 个疗程，可用 2 ~ 3 疗程
注意事项	1. 合并水痘或感染者，慎用 2. 避免注射时渗漏至血管外 3. 密切监测心脏、血象、肝肾功能及继发感染等情况 4. 本品溶解后室温放置不得超过 6 小时
禁忌	严重器质性心脏病或心功能异常者及对本品过敏者禁用；妊娠期、哺乳及育龄期妇女禁用
不良反应	骨髓抑制为剂量限制性毒性，急性心脏毒性主要为可逆性心电图变化，如心律失常或非特异性 ST-T 异常，慢性心脏毒性呈剂量累积性。其他有胃肠道反应、口腔黏膜炎、肝肾功能异常、脱发、皮肤色素沉着等
特殊人群用药	儿童：儿童及生长期的患者用药时注意对性腺影响 老年人：酌情减量 妊娠与哺乳期妇女：禁用
药典	Jpn. P.
国家处方集	CNF
医保目录	【保（乙）】
基本药物目录	
其他推荐依据	
■ 药品名称	多柔比星　Doxorubicin
适应证	用于治疗急性淋巴细胞白血病、急性粒细胞性白血病、恶性淋巴瘤、软组织和骨肉瘤、儿童恶性肿瘤及成人实体瘤，尤其用于乳腺癌和肺癌
制剂与规格	1. 注射用盐酸多柔比星：①10mg；②50mg 2. 盐酸多柔比星脂质体注射液：10ml : 20mg
用法与用量	1. 静脉冲入、静脉滴注或动脉给药：用前加入灭菌注射用水溶解，浓度 2mg/ml。配制后的溶液进行静脉输注，约 2 ~ 3 分钟 2. 剂量通常根据体表面积计算。通常当多柔比星单一用药时，每 3 ~ 4 周 1 次，以 50 ~ 60mg/m^2 给药，或 20mg/d 连用 3 日，停 2 ~ 3 周后重复；当与其他有重复毒性的抗肿瘤制剂合用时，多柔比星的剂量须减少至 30 ~ 40mg/m^2，每三周 1 次给药，或每周 1 次 25mg/m^2，连用 2 周，3 周后重复 3. 如根据体重计算剂量，则每三周 1 次，以 1.2 ~ 2.4mg/kg 单剂量给药。本品每周 1 次给药方案与每三周 1 次给药方案的疗效相同 4. 本品用 250ml 5% 葡萄糖注射液稀释，静脉滴注 30 分钟以上

续　表

注意事项	1. 用药期间应严格检查血象、肝功能及心电图
	2. 速溶型注射用盐酸多柔比星可使尿液呈红色，尤其是在注射后第一次排的尿，应告知患者
	3. 曾用过足量柔红霉素、表柔比星及本品者，不能再用
	4. 本品可用于浆膜腔内给药和膀胱灌注，但不能鞘内注射
	5. 本品与阿糖胞苷合用可致坏死性结肠炎，与肝素、头孢菌素类混合易出现沉淀，与柔红霉素呈交叉耐药
禁忌	严重器质性心脏病和心功能异常及对本品及蒽环类过敏者禁用。孕妇及哺乳期妇女，曾因化疗或放疗出现骨髓抑制者，外周血白细胞<3.5×10^9/L 或血小板<50×10^9/L 者，胃肠道梗阻、黄疸或肝功能损害者，感染，水、电解质失衡者，禁用
不良反应	1. 本品可致骨髓抑制和口腔溃疡，有骨髓抑制和口腔溃疡时不可重复使用本品
	2. 有心脏毒性，严重时可出现心力衰竭。少数患者有发热、出血性红斑及肝功能损害
特殊人群用药	肝、肾功能不全患者：肝功能不全者用量应予酌减；肾功能不全者用本品后要警惕高尿酸血症的出现
	老年人：慎用
	妊娠与哺乳期妇女：禁用
药典	Eur. P. 、USP、Chin. P.
国家处方集	CNF
医保目录	【保（甲）】
基本药物目录	
其他推荐依据	
■ 药品名称	**表柔比星**　Epirubicin
适应证	用于白血病，恶性淋巴瘤，多发性骨髓瘤，乳腺癌、肺癌、软组织肉瘤、胃癌、结肠直肠癌、卵巢癌等
制剂与规格	注射用盐酸表柔比星：①10mg；②50mg
用法与用量	静脉注射：单独用药时，成人剂量为一次 60～90mg/m^2；联合化疗时，每次 50～60mg/m^2。根据患者血象可间隔21天重复使用
注意事项	1. 定期监测心电图、血象、肝肾功能
	2. 不可鞘内注射或肌内注射
	3. 注射时溢出静脉会造成组织的严重损伤甚至坏死
	4. 小静脉注射或反复注射同一血管会造成静脉硬化。建议以中心静脉输注射
	5. 用药 1～2 天后尿液可能变红色
	6. 本品与肝素混合可能出现沉淀
禁忌	因用化疗或放疗而造成明显骨髓抑制、已用过大剂量蒽环类药物（如多柔比星或柔红霉素）、近期或既往有心脏受损病史的患者禁用
不良反应	脱发、口腔黏膜炎、胃肠道反应；心脏毒性和骨髓抑制毒性与多柔比星（阿霉素）相似，但程度较低

特殊人群用药	肝、肾功能不全患者：中重度肝功能损害者需减量 老年人：老年伴心功能减退者慎用或减量 妊娠与哺乳期妇女：禁用
药典	Eur. P. 、Chin. P.
国家处方集	CNF
医保目录	【保（乙）】
基本药物目录	
其他推荐依据	
■ 药品名称	羟基脲 Hydroxycarbamide
适应证	用于慢性粒细胞白血病（CML），并可用于对马利兰耐药的 CML；对黑色素瘤、肾癌、头颈部癌有一定疗效，与放疗联合对头颈部及宫颈鳞癌有效
制剂与规格	羟基脲片：0.5g
用法与用量	口服，每日 20～60mg/kg，每周 2 次，6 周为 1 个疗程；慢性髓性白血病的治疗一般剂量为 2～4g，白细胞减少后减量，直至达到血液学完全缓解。以后用一日 0.5～1.0g 维持。头颈癌、宫颈鳞癌等每次 80mg/kg，每三天 1 次，需与放疗合用
注意事项	1. 服用本品时应适当增加液体的摄入量，以增加尿量及尿酸的排泄 2. 定期监测白细胞、血小板、血中尿素氮、尿酸及肌酐浓度 3. 本品可抑制免疫功能，用药期间避免接种病毒疫苗 4. 本品可使患者免疫功能受到抑制，故用药期间避免接种死或活病毒疫苗，一般停药 3 个月至 1 年才可考虑接种疫苗 5. 本品对中枢神经系统有抑制作用，尽量避免与巴比妥类、苯二氮䓬类、麻醉剂合用
禁忌	水痘、带状疱疹及各种严用重感染者，妊娠及哺乳期妇女禁用
不良反应	可见骨髓抑制、白细胞计数和血小板减少、胃肠道反应、睾丸萎缩和畸胎，中枢神经系统症状有脱发、药物性发热
特殊人群用药	肝、肾功能不全患者：肾功能不全患者慎用 老年人：适当减少剂量 妊娠与哺乳期妇女：禁用
药典	Eur. P. 、USP、Chin. P.
国家处方集	CNF
医保目录	【保（甲）】
基本药物目录	
其他推荐依据	
■ 药品名称	别嘌醇 Allopurinol
适应证	用于原发性和继发性高尿酸血症，防治尿酸肾病，用于痛风、痛风性肾病

续　表

制剂与规格	别嘌醇片：①0.1g；②0.3g
用法与用量	1. 口服：开始每次 0.05g，每日 2 ~ 3 次，剂量渐增，2 ~ 3 周后增至每日 0.2 ~ 0.4g，分 2 ~ 3 次服。维持量：每次 0.1 ~ 0.2g，每日 2 ~ 3 次。儿童，每日 8mg/kg，分 1 ~ 3 次服用 2. 治疗尿酸结石：每次 0.1 ~ 0.2g，每日 1 ~ 4 次或 0.3g，每日 1 次 3. 一日最大剂量不得超过 0.6g
注意事项	1. 服用初期可诱发痛风，故于开始 4 ~ 8 周内可与小剂量秋水仙碱合用 2. 与 6-巯嘌呤（6-MP）合用时，可使后者分解代谢减慢而增加毒性。6-MP 用量应减至常用量 1/4 左右 3. 服药期间定期检查血象和肝肾功能 4. 服药期间应多饮水，并使尿液呈中性或碱性，以利尿酸排泄 5. 偶有引发剥脱性皮炎型药疹的报道 6. 服药期间监测血尿酸和 24 小时尿酸水平，作为调整剂量的依据
禁忌	对本品过敏、严重肝肾功能不全及血细胞明显低下者禁用
不良反应	1. 皮肤：皮疹（常为斑丘疹）、皮肤瘙痒或荨麻疹等较常见。重症则可能发生其他过敏反应，如剥脱性皮炎、紫癜性病变、多形性红斑、史-约综合征和中毒性上皮坏死溶解 2. 胃肠道反应：恶心、呕吐、腹泻、胃痛及阵发性腹痛、胃纳减退、口腔溃疡等 3. 神经系统：周围神经炎，如手足麻木、刺痛或疼痛等，发生率<1%。头痛、眩晕、嗜睡、视觉和味觉障碍等 4. 血液系统：白细胞计数减少、血小板减少或贫血少见。但不论出现一条或几条明显减少，或骨髓抑制都应停药 5. 其他：脱发、发热、淋巴结肿大、男性乳腺发育、高血压、肝毒性、间质性肾炎及过敏性血管炎等
特殊人群用药	肝、肾功能不全患者：应慎用，并减少一日用量 儿童：宜从小剂量开始，用量酌减 老年人：宜从小剂量开始，用量酌减
药典	Eur. P.、USP、Chin. P.
国家处方集	CNF
医保目录	【保（甲/乙）】
基本药物目录	【基】
其他推荐依据	
■ 药品名称	**盐酸多柔比星脂质体注射液　Doxorubicin Hydrochloride Liposome Injection**
□ 其他名称	立幸
适应证	本品可用于低 CD4（CD4 淋巴细胞<0.2×10⁹/L）及有广泛皮肤黏膜内脏疾病的与艾滋病相关的卡波西肉瘤（AIDS-KS）患者 本品可用作一线全身化疗药物，或者用作治疗病情有进展的 AIDS-KS 患者的二线化疗药物，也可用于不能耐受下述两种以上药物联合化疗的患者：长春新碱、博莱霉素和多柔比星（或其他蒽环类抗菌药物）
制剂与规格	脂质体注射液：10ml：20mg

续　表

用法与用量	本品按 $20mg/m^2$，每 $2\sim3$ 周 1 次静脉内给药，给药间隔不宜少于 10 天。患者应持续治疗 $2\sim3$ 个月以产生疗效。为保持一定的疗效，在需要时继续给药 本品用 5% 葡萄糖（50mg/ml）注射液稀释后使用，静脉滴注 30 分钟以上
注意事项	1. 心脏损害：在用蒽环类药物治疗期间，监测心脏功能的评定试验和方法应按以下次序使用：心电图监测，左室射血分数，心肌内膜活检。对于有心血管病史的患者，当利大于弊时才能接受本品治疗。心功能不全患者接受本品治疗时要谨慎。对已经用过其他蒽环类药物的患者，应注意观察。盐酸多柔比星总剂量的确定亦应考虑先前（或同时）使用的心脏毒性药物，如其他蒽环类/蒽醌类药物，或氟尿嘧啶之类的药物 2. 骨髓抑制：许多使用本品治疗的 AIDS-KS 患者均有艾滋病或许多合用药物等引起的基础骨髓抑制。在用药期间应经常检查血细胞计数，至少在每次用药前作检查。持续性骨髓抑制可导致重复感染和出血 3. 糖尿病患者：本品含葡萄糖，且滴注时用 5% 葡萄糖注射液稀释 4. 对驾车和操作机器的影响：偶尔（<5%）可出现头晕和嗜睡，有此反应的患者应避免驾车和操作机器
禁忌	本品禁用于对本品活性成分或其他成分过敏的患者。也不能用于孕妇和哺乳期妇女。对于使用 α 干扰素进行局部或全身治疗有效的 AIDS-KS 患者，禁用本品
不良反应	以下引自国外上市的盐酸多柔比星脂质体的临床文献资料： 对 AIDS-KS 患者的临床开放和对照研究显示，最常见的不良反应是骨髓抑制。白细胞减少是患者最常见的不良反应，也可见贫血和血小板减少。出现血液学毒性反应可能需要减少用量或暂停及推迟治疗。当中性粒细胞计数<1×10^9/L 或血小板计数<50×10^9/L 时应暂停使用本品。当中性粒细胞计数<1×10^9/L 时，可同时使用 G-CSF 或 GM-CSF 来维持血液细胞数目 其他发生率较高（≥5%）的不良反应有：恶心，无力，脱发，发热，腹泻，与滴注有关的急性反应和口腔炎等。临床研究中常发生呼吸系统不良反应（≥5%）。KS 患者使用本品后可见机会性感染，在 HIV 引起的免疫缺陷患者中常见发生。用常规多柔比星制剂治疗时充血性心力衰竭的发生率高，发生心肌病变的风险相近
特殊人群用药	肝、肾功能不全患者：血清胆红素 $20.5\sim51.3\mu mol/L$ 时，用常用量的 1/2；>$51.3\mu mol/L$ 时用常用量的 1/4 儿童：18 岁以下患者使用本品的安全性和有效性尚未确定 老年人：60 岁以上患者使用本品的安全性和有效性尚未确定。国外同类产品临床研究中的群体药代动力学结果表明，年龄在 $21\sim75$ 岁的患者使用本品的药代动力学无明显差异 妊娠与哺乳期妇女：孕妇禁用，建议育龄妇女或其配偶在用本品治疗期间及停药后 6 个月内避孕。在接受本品前应停止授乳
药典	
国家处方集	
医保目录	部分省份【保（乙）】
基本药物目录	
推荐依据	中国临床肿瘤学会抗淋巴瘤联盟. 聚乙二醇化脂质体阿霉素治疗恶性淋巴瘤及多发性骨髓瘤的中国专家共识（2016 年）[J]. 临床肿瘤学杂志，2016，21（12）：1118-1125.

第六章

补液治疗

■ 药品名称	葡萄糖　Glucose
适应证	1. 补充能量和体液；用于各种原因引起的进食不足或大量体液丢失（如呕吐、腹泻等），全静脉内营养，饥饿性酮症 2. 低糖血症 3. 高钾血症 4. 高渗溶液用作组织脱水剂 5. 配制腹膜透析液 6. 药物稀释剂
制剂与规格	葡萄糖注射液：①5%；②10%；③25%；④50%
用法与用量	静脉注射：①补充热能：一般可予25%葡萄糖注射液，并同时补充体液。葡萄糖用量根据所需热能计算；②全静脉营养疗法：根据补液量的需要，葡萄糖可配制为25%～50%的不同浓度，必要时加入胰岛素，每5～10g葡萄糖加入正规胰岛素1U。由于正常应用高渗葡萄糖溶液，对静脉刺激性较大，并需输注脂肪乳剂，故一般选用大静脉滴注；③低糖血症：重者可先予50%葡萄糖注射液20～40ml静脉推注；④脱水：等渗性脱水，给予5%葡萄糖注射液静脉滴注
注意事项	1. 应用高渗葡萄糖溶液时选用大静脉滴注 2. 水肿及严重心肾功能不全、肝硬化腹水者，易致水潴留，应控制输注量，心功能不全者尤其应该控制滴速
禁忌	糖尿病酮症酸中毒未控制者；高血糖非酮症性高渗状态
不良反应	静脉炎；高浓度葡萄糖注射液外渗可致局部肿痛；反应性低血糖，高血糖非酮症昏迷，长期单纯补给葡萄糖时易出现低钾、低钠及低磷血症，原有心功能不全者补液过快可致心悸、心律失常，甚至急性左心衰竭，1型糖尿病患者应用高浓度葡萄糖时偶有发生高钾血症
特殊人群用药	儿童：补液过快、过多，可致心悸、心律失常，甚至急性左心衰竭 老年人：补液过快、过多，可致心悸、心律失常，甚至急性左心衰竭 妊娠及哺乳期妇女：分娩时注射过多葡萄糖，可刺激胎儿胰岛素分泌，发生产后婴儿低血糖
药典	USP、Eur. P.、Chin. P.
国家处方集	CNF
医保目录	【保（甲）】
基本药物目录	【基】
其他推荐依据	

■ 药品名称	氯化钠 Sodium Chloride
适应证	各种原因所致的脱水，包括低渗性、等渗性和高渗性脱水；高渗性非酮症糖尿病昏迷，低氯性代谢性碱中毒
制剂与规格	氯化钠注射液：①0.9%；②10%
用法与用量	1. 高渗性脱水：高渗性脱水时患者脑细胞和脑脊液渗透浓度升高，若治疗使血浆和细胞外液钠浓度和渗透浓度过快下降，可致脑水肿。故一般认为，在治疗开始的 48 小时内，血浆钠浓度每小时下降不超过 0.5mmol/L。一般第一日补给半量，余量在以后 2~3 日补给，并根据心肺肾功能酌情调节 2. 等渗性脱水：原则给予等渗溶液，如 0.9% 氯化钠注射液或复方氯化钠注射液，但上述溶液氯浓度明显高于血浆，单独大量使用可致高氯血症，故可将 0.9% 氯化钠注射液和 1.25% 碳酸氢钠或 1.86%（1/6M）乳酸钠以 7：3 的比例配制后补给。后者氯浓度为 107mmol/L，并可纠正代谢性酸中毒 3. 低渗性脱水：一般认为，当血钠低于 120mmol/L 时，治疗使血钠上升速度在每小时 0.5mmol/L，不超过每小时 1.5mmol/L
注意事项	1. 根据临床需要，检查血清中的钠、钾、氯离子浓度；血液中酸碱浓度平衡指标，肾功能及血压和心肺功能 2. 浓氯化钠不可直接静脉注射或滴注，应加入液体稀释后应用 3. 下列情况慎用：水肿性疾病，如肾病综合征、肝硬化、腹水、充血性心力衰竭、急性左心衰竭、脑水肿及特发性水肿等，急性肾衰竭少尿期，慢性肾衰竭尿量减少而对利尿药反应不佳者；高血压；低钾血症
禁忌	妊娠高血压者禁用
不良反应	输液容量过多和滴速过快，可致水钠潴留，引起水肿、血压升高、心率加快、胸闷、呼吸困难、急性左心衰竭。不适当给予高渗氯化钠可致高钠血症。过多、过快输注低渗氯化钠，可致溶血及脑水肿
特殊人群用药	儿童：补液量和速度应严格控制 老年人：补液量和速度应严格控制
药典	USP、Eur. P.、Chin. P.
国家处方集	CNF
医保目录	【保（甲）】
基本药物目录	【基】
其他推荐依据	
■ 药品名称	果糖注射液 Fructose Injection
适应证	1. 注射剂的稀释 2. 用于烧创伤、术后及感染等胰岛素抵抗状态下或不适宜使用葡萄糖时需补充水分或能源的患者的补液治疗
制剂与规格	果糖注射液：①250ml：12.5g；②250ml：25g；③500ml：25g；④500ml：50g
用法与用量	缓慢静脉滴注：一般一日 5%~10% 果糖注射液 500~1000ml。剂量根据患者的年龄、体重和临床症状调整

续　表

注意事项	1. 警告：使用时应警惕本品过量使用有可能引起危及生命的乳酸性酸中毒，未诊断的遗传性果糖不耐受症患者使用本品时可能有致命危险 2. 有酸中毒倾向患者慎用 3. 本品过量使用可引起严重的酸中毒，故不推荐肠外营养中替代葡萄糖 4. 使用过程中应检测临床和实验室指标以评价体液平衡、电解质浓度和酸碱平衡 5. 慎用于预防水过多和电解质紊乱 6. 过量输注无钾果糖可引起低钾血症，本品不用于纠正高钾血症 7. 本品能加剧甲醇氧化成甲醛，故不得用于甲醇中毒治疗 8. 本品注射速度宜缓慢，以不超过每小时 0.5g/kg 为宜
禁忌	遗传性果糖不耐受症、痛风和高尿酸血症患者禁用
不良反应	1. 循环和呼吸系统：过量输入可引起水肿，包括周围水肿和肺水肿 2. 内分泌和代谢：滴速过快（每小时注 1g/kg）可引起乳酸性酸中毒、高尿酸血症以及脂代谢异常 3. 电解质紊乱：稀释性低钾血症 4. 胃肠道反应：偶有上腹部不适、疼痛或痉挛性疼痛 5. 偶有发热、荨麻疹 6. 局部不良反应包括注射部位感染、血栓性静脉炎等
特殊人群用药	肝、肾功能不全患者：肾功能不全者慎用
药典	USP、BP、Eur. P.、Jpn. P.
国家处方集	CNF
医保目录	【保（乙）】
基本药物目录	
其他推荐依据	
■ 药品名称	混合糖电解质注射液　Carbohydrate and Electrolyte Injection
适应证	不能口服给药或口服给药不能充分摄取时，补充和维持水分和电解质，并补给能量
制剂与规格	混合糖电解质注射液：500ml
用法与用量	缓慢静脉滴注：通常成人每次 500～1000ml。给药速度（按葡萄糖计），通常成人每小时不得超过 0.5g/kg 体重。根据年龄、症状及体重等不同情况可酌量增减
注意事项	1. 以下患者必须谨慎给药：心功能不全的患者；因闭塞性尿路疾病引起的尿量减少的患者；糖尿病患者 2. 对于只能通过使用胰岛素控制血糖的患者（胰岛素依赖性糖尿病），建议使用葡萄糖制剂；配置时，磷酸根离子和碳酸根离子会产生沉淀，所以不能混入含有磷酸盐及碳酸盐的制剂；给药前尿液量最好在每天 500ml 或每小时 20ml 以上，寒冷季节应注意保持一定体温后再用药，包装启封后立刻使用，残液绝不能使用
禁忌	禁用于：有严重肝功能障碍和肾功能障碍的患者；电解质代谢异常的患者；高钾血症（尿液过少、肾上腺皮质功能减退、严重灼伤及氮质血症等）；高钙血症患者；高磷血症患者；高镁血症患者；遗传性果糖不耐受者

续　表

不良反应	快速大量给药时，可能出现水肿、血压升高、心率加快、胸闷、呼吸困难甚至急性左心衰竭。静脉滴注浓度较高，速度较快或静脉较细时，易刺激静脉内膜引起疼痛。滴注速度较快或原有肾功能损害时，应注意发生高钾血症
特殊人群用药	肝、肾功能不全患者：肾功能不全的患者慎用 儿童：尚不明确 老年人：通常高龄患者的生理功能降低，易于引起水分、电解质异常及高血糖，所以应减慢给药速度，并密切观察 孕妇及哺乳期妇女：尚不明确
药典	Jpn. P.
国家处方集	CNF
医保目录	
基本药物目录	
其他推荐依据	
■ 药品名称	**碳酸氢钠　Sodium Bicarbonate**
适应证	1. 治疗代谢性酸中毒：治疗轻至中度代谢性酸中毒，以口服为宜。重度代谢性酸中毒则应静脉滴注 2. 碱化尿液：用于尿酸性肾结石的预防、减少磺胺类药物的肾毒性及急性溶血防止血红蛋白沉积在肾小管 3. 作为制酸药，治疗胃酸过多引起的症状 4. 静脉滴注对某些药物中毒有非特异性的治疗作用
制剂与规格	1. 碳酸氢钠片：①0.3g；②0.5g 2. 碳酸氢钠注射液：①10ml∶0.5g；②100ml∶5g；③250ml∶11.5g
用法与用量	1. 静脉滴注：代谢性酸中毒，所需剂量按下式计算：补碱量（mmol）＝（－2.3－实际测得的 BE 值）×0.25×体重（kg），或补碱量（mmol）＝［正常的 CO_2CP －实际测得的 CO_2CP（mmol）］×0.25×体重（kg）。除非体内丢失碳酸氢盐，一般先给计算剂量的1/3～1/2，4～8 小时滴注完毕 2. 静脉用药还应注意下列问题：①静脉应用的浓度范围为 1.5%（等渗）至 8.4%；②应从小剂量开始，根据血中 pH 值、碳酸氢根浓度变化决定追加剂量 3. 碱化尿液：①成人，口服，首次4g，以后每 4 小时 1～2g；静脉滴注，2～5mmol/kg，4～8 小时内滴注完毕；②小儿：口服，每日按体重 1～10mmol/kg
注意事项	1. 下列情况慎用：少尿或无尿；钠潴留并有水肿时；原发性高血压 2. 下列情况不做静脉内用药：碱中毒；各种原因导致的大量胃液 3. 长期或大量应用可致代谢性碱中毒，并且钠负荷过高引起水肿等
禁忌	禁用于吞食强酸中毒时的洗胃
不良反应	大量注射、存在肾功能不全或长期应用时可出现心律失常、肌肉痉挛、疼痛、异常疲倦、虚弱、呼吸减慢、口内异味、尿频、尿急、持续性头痛、食欲减退、恶心呕吐等
特殊人群用药	妊娠及哺乳期妇女：妊娠期妇女应慎用；本品可经乳汁分泌，但对婴儿的影响尚无有关资料
药典	Eur. P. 、USP

续　表

国家处方集	CNF
医保目录	【保（甲）】
基本药物目录	【基】
其他推荐依据	

第七章
止吐药

■ 药品名称	昂丹司琼　Ondansetron
适应证	用于放射治疗和细胞毒性药物化疗引起的恶心呕吐；亦用于防治手术后的恶心呕吐
制剂与规格	1. 昂丹司琼片：①4mg；②8mg 2. 昂丹司琼胶囊：①4mg；②8mg 3. 盐酸昂丹司琼注射液：①2ml：4mg；②4ml：8mg
用法与用量	1. 对高度催吐的化疗药引起的呕吐：化疗前 15 分钟、化疗后 4 小时、8 小时各静脉注射 8mg，停止化疗以后每 8~12 小时口服 8mg，连用 5 天 2. 对催吐程度不太强的化疗药引起的呕吐：化疗前 15 分钟静脉注射 8mg，以后每 8~12 小时口服 8mg，连用 5 天 3. 放射治疗引起的呕吐：首剂须于放疗前 1~2 小时口服 8mg，以后每 8 小时口服 8mg，疗程视放疗的疗程而定。预防手术后的恶心呕吐：在麻醉前 1 小时口服片剂 8mg，随后每隔 8 小时口服片剂 8mg。或缓慢静脉输注 4mg 4. 儿童（3~12 岁）：静注剂量：体重≤40kg，单剂量 0.1mg/kg；体重>40kg 者单剂量为 4mg，用药速度不应少于 30 秒，最好 2~5 分钟
注意事项	1. 腹部手术后不宜使用本品，以免掩盖回肠或胃扩张症状 2. 本品不含防腐剂，启封后一次使用 3. 本品无特异解药。当怀疑过量时，可适当采取对症支持疗法
禁忌	1. 对本品过敏者禁用：对其他选择性 5-羟色胺受体拮抗剂过敏的患者，可能对本品也会产生过敏反应 2. 胃肠梗阻者慎用：可增加大肠通过时间，对有亚急性肠梗阻症状的患者，在用药后应严密观察
不良反应	常见头痛、头部和上腹部温热感；偶见便秘、短暂性 ALT 及罕见过敏反应
特殊人群用药	肝、肾功能不全患者：中重度肝功能不全者的消除半衰期延长，剂量酌减 儿童：尚无低于 3 岁儿童用药数据 妊娠与哺乳期妇女：孕妇慎用。建议哺乳期妇女使用本品时应停止授乳
药典	Eur. P. 、USP、Chin. P.
国家处方集	CNF
医保目录	【保（乙）】
基本药物目录	
其他推荐依据	
■ 药品名称	格拉司琼　Granisetron
适应证	用于放射治疗、细胞毒类药物化疗引起的恶心和呕吐

续　表

制剂与规格	1. 注射用盐酸格拉司琼：①1mg；②3mg 2. 盐酸格拉司琼注射液：①1ml：1mg；②3ml：3mg
用法与用量	静脉注射： 1. 成人用量通常为 3mg，用 20～50ml 的 5% 葡萄糖注射液或 0.9% 氯化钠注射液充分溶解后，于治疗前 30 分钟静脉注射，给药时间应超过 5 分钟。大多数患者只需给药 1 次，对恶心和呕吐的预防作用便可超过 24 小时，必要时可增加给药次数 1～2 次，但每日最高剂量不应超过 9mg 2. 2～16 岁儿童推荐剂量 10μg/kg
注意事项	由于本品可减慢消化道运动，故消化道运动障碍患者使用本品时应严密观察
禁忌	对本品或有关化合物过敏者禁用。胃肠道梗阻者禁用
不良反应	常见头痛、便秘、嗜睡、腹泻、ALT 及 AST 升高，有时可有血压暂时性变化，停药后即可消失
特殊人群用药	肝、肾功能不全患者：无需调整剂量 儿童：2 岁以下儿童用药情况尚不明确 妊娠与哺乳期妇女：孕妇除非必需外，不宜使用。哺乳期妇女需慎用，若使用本品时应停止授乳
药典	Eur. P.、USP、Chin. P.
国家处方集	CNF
医保目录	【保（乙）】
基本药物目录	
其他推荐依据	
■ 药品名称	托烷司琼　Tropisetron
适应证	预防和治疗癌症化疗引起的恶心和呕吐。用于外科手术后恶心和呕吐
制剂与规格	1. 盐酸托烷司琼片：5mg 2. 盐酸托烷司琼胶囊：5mg 3. 盐酸托烷司琼注射液：①2ml：2mg；②5ml：5mg
用法与用量	1. 预防和治疗癌症化疗引起的恶心和呕吐：①成人 5mg/d，每天 1 次，疗程为 6 天。第 1 天静脉给药：将溶于 100ml 常用输液中，在化疗前快速静脉滴注或缓慢静脉推注。第 2～6 天可改为口服给药，一次 5mg，于早晨起床时用生理盐水或葡萄糖溶解后（至少于早餐前 1 小时）用水服用；②一般不推荐用于儿童，如病情需要必须使用时，可参照下列剂量：2 岁以上的儿童剂量为 0.2mg/kg，最高可达 5mg/d。第 1 天静脉给药：将本品溶于 100ml 常用输注液中（生理盐水、林格液或 5% 葡萄糖液），于化疗前快速静脉滴注或缓慢静脉推注，第 2～6 天可口服给药。儿童口服给药：本品溶解后，可取适量的盐酸托烷司琼溶液，用橘子汁或可乐稀释后，在早晨起床时（至少于早餐前 1 小时）立即服用 2. 治疗手术后的恶心和呕吐：①成人推荐剂量为 2mg，静脉输注（溶于生理盐水、林格溶液、5% 的葡萄糖溶液或果糖溶液等）或缓慢静脉注射（30 秒以上）；②儿童推荐剂量为 0.1mg/kg，静脉输注（溶于生理盐水、林格溶液、5% 的葡萄糖溶液或果糖溶液等）或缓慢静脉注射（30 秒以上）

续 表

注意事项	1. 高血压患者慎用，一日剂量不超过 10mg 2. 服药后不宜驾车或操作精密仪器
禁忌	对本品过敏者及孕妇禁用
不良反应	常见便秘、头痛、头晕、乏力、腹痛或腹泻等
特殊人群用药	儿童：儿童一般不推荐使用，如病情需要必须使用时，其剂量参见【用法与用量】。目前尚无 2 岁以下儿童用药经验 妊娠与哺乳期妇女：孕妇禁用。用药患者不应授乳
药典	
国家处方集	CNF
医保目录	【保（乙）】
基本药物目录	
其他推荐依据	

第八章

其他治疗药物

■ 药品名称	脾多肽注射液　Lienal Polypeptide Injection
□ 其他名称	创特保
适应证	用于原发和继发性免疫缺陷病（如湿疹、血小板减少、多次感染综合征等）、呼吸道及肺部感染，可辅助治疗放化疗引起的白细胞减少症、白血病、再生障碍性贫血、淋巴瘤及其他恶性肿瘤，对改善肿瘤患者恶病质、改善术后或重症患者身体虚弱有辅助作用
制剂与规格	脾多肽注射液：2ml
用法与用量	肌内注射：一次 2~8ml，一日 1 次，或遵医嘱 静脉滴注：一次 10ml，溶于 500ml 的 0.9% 氯化钠注射液或 5%~10% 葡萄糖注射液中，一日 1 次，或遵医嘱 儿童酌减或遵医嘱
注意事项	发现溶液混浊、颜色异常或有沉淀异物、瓶身细微破裂、瓶口松动或漏气，不得使用
禁忌	对本品过敏者禁用
不良反应	本品一般耐受性良好，偶有发热、皮疹等反应，停药后症状可消失
特殊人群用药	肝、肾功能不全患者：尚不明确 儿童：疗效及安全性与普通人群相比未发现显著差异；用量酌减或遵医嘱 老年人：使用推荐剂量的本品，疗效与安全性与普通人群相比未发现显著差异 妊娠与哺乳期妇女：目前尚无有关妊娠期妇女使用本品的临床资料，尚不足以对妇女妊娠期间应用的安全性进行评价。该药及其代谢产物是否在人乳中分泌尚无研究资料，因此，接受本品治疗的妇女不应授乳
药典	
国家处方集	
医保目录	部分省份【保（乙）】
基本药物目录	
其他推荐依据	王虹，赵德，李峰，等. 脾多肽注射液治疗特发性血小板减少性紫癜临床研究总结［J］. 中国社区医师：医学专业，2010, 12（32）：99-99.
■ 药品名称	小牛脾提取物注射液　Calf Spleen Extractive Injection
□ 其他名称	斯普林
适应证	用于提高机体免疫力。可在治疗再生障碍性贫血、原发性血小板减少症、放射线引起的白细胞减少症、各种恶性肿瘤、改善肿瘤患者恶病质时配合使用

续　表

制剂与规格	小牛脾提取物注射液：2ml：5mg 多肽：380μg 核糖
用法与用量	肌内注射：一次 2~8ml，一日 1 次或遵医嘱。静脉滴注：一次 10ml，溶于 500ml 的 0.9% 氯化钠注射液或 5%~10% 葡萄糖注射液中，一日 1 次或遵医嘱
注意事项	1. 为防止患者出现过敏反应，建议患者在第一次静脉输液时，开始时速度应慢，每分钟 10~20 滴 2. 严格掌握适应证、禁忌证，询问有关药物过敏史，有过敏史或过敏体质者应慎用 3. 单独使用，并注意配伍禁忌，严格按照说明书的要求使用，药物浓度不宜过高 4. 注意不良反应的早期表现，严密监测患者的生命体征，备好抢救药品，一旦出现不良反应，立即停药并迅速采取有效的抢救措施
禁忌	对本品过敏者禁用
不良反应	免疫系统：偶见皮疹、荨麻疹、丘疹；极个别人可能对本品有过敏反应，较严重者可能出现过敏性休克，因此要充分注意观察，一旦发生异常时，应立即停药，并给予适当的处置 消化系统：个别人用药后偶有恶心、呕吐、腹痛或不适等症状，减量或停药后可消失 呼吸系统：多发生在过敏反应时，主要表现为呼吸困难、胸闷、呼吸急促等 注射部位：个别人可能出现注射部位疼痛、红肿或硬结，减量或停药后均可消失 其他：极个别人用药可出现寒战、高热或发热、大汗、畏寒等症状，可能与输液反应有关，可减慢输液速度或停药
特殊人群用药	肝、肾功能不全患者：尚不明确 儿童：目前尚无有关儿童使用本品的临床资料，尚不足以对儿童应用的安全性进行评价 老年人：老年患者使用本品，其疗效及安全性与普通人群相比未发现显著差异 妊娠与哺乳期妇女：目前尚无有关妊娠期妇女使用本品的临床资料，尚不足以对妇女妊娠期间应用的安全性进行评价。该药及其代谢产物是否在人乳中分泌尚无研究资料，因此，接受本品治疗的妇女不应授乳
药典	
国家处方集	
医保目录	部分省份【保（乙）】
基本药物目录	
推荐依据	夏乐敏，孙思明. 小牛脾提取物注射液治疗慢性再生障碍性贫血 30 例临床观察［J］. 肿瘤，2009，29（6）：602-602.

第九章

血液病中成药治疗用药

■ 药品名称	人参归脾丸　Renshen Guipi Wan
药物组成	人参、白术（麸炒）、茯苓、炙甘草、炙黄芪、当归、木香、远志（去心甘草炙）、龙眼肉、酸枣仁（炒）
功能与主治	益气补血，健脾养心。用于心脾两虚、气血不足所致的心悸怔忡，失眠，健忘，食少体倦，面色萎黄以及脾不统血所致的便血、崩漏、带下
临床应用	1. 心悸：由思虑过度，劳伤心脾，或脾胃虚弱，气血生化之源不足，心失所养所致，症见心悸，怔忡，头晕目眩，面色不华，倦怠乏力，舌质淡，脉细弱；心律失常、心肌炎见上述证候者 2. 不寐：由思虑劳倦，内伤心脾，化源不足，阴血暗耗以致气血两虚，心神失养，神不守舍所致，症见多梦易醒，失眠健忘，头晕目眩，神疲纳呆，舌淡，脉细弱；神经衰弱、贫血、围绝经期综合征、疲劳综合征见上述证候者 3. 健忘：因久病体弱或思虑过度，劳伤心脾，阴血耗损，脑失所养而致，症见遇事善忘，心悸，气短，神倦，纳呆，舌淡，脉细弱；神经衰弱、疲劳综合征见上述证候者 4. 血证：因脾气虚弱，统摄无权，血溢脉外所致，症见衄血，便血，皮下紫斑，崩漏，月经先期、量多色淡，舌淡苔薄，脉细弱；胃及十二指肠溃疡出血、功能性子宫出血、血小板减少性紫癜见上述证候者 5. 带下：由素体虚弱或劳倦过度，脾气虚弱，运化失职，水湿之气下陷，带脉失约所致，症见带下色白，量多无臭，面色萎黄或白，纳少，便溏，乏力，舌淡苔白，脉缓弱；慢性阴道炎、宫颈炎见上述证候者 此外，有报道本品尚可用于白细胞减少症、儿童多动症、胺碘酮致心动过缓、疲劳综合征、再生障碍性贫血及慢性结肠炎等
制剂与规格	1. 大蜜丸：每丸重 9g 2. 水蜜丸：每 10 丸重 1.5g 3. 小蜜丸：每 10 丸重 2g 4. 浓缩丸：每 10 丸重 2g
用法与用量	1. 大蜜丸：口服，一次 1 丸，一日 2 次 2. 水蜜丸：口服，一次 6g，一日 2 次 3. 小蜜丸：一次 9g，一日 2 次 4. 浓缩丸：一次 30 丸，一日 2 次
注意事项	1. 热邪内伏、阴虚脉数以及痰湿壅盛者慎用 2. 服药期间应进食营养丰富而易于消化吸收的食物，饮食有节。忌食生冷食物，忌烟酒、浓茶 3. 保持精神舒畅，劳逸适度；忌过度思虑，避免恼怒、抑郁、惊恐等不良情绪
禁忌	尚不明确
不良反应	尚不明确

续　表

特殊人群用药	尚不明确
药典	
医保目录	【保（乙）】
基本药物目录	
其他推荐依据	国家药典委员会. 中华人民共和国药典临床用药须知（2010 年版）［M］. 北京：中国医药科技出版社，2011.
■ 药品名称	**益气养血口服液** Yiqi Yangxue Koufuye
药物组成	人参、黄芪、党参、麦冬、当归、炒白术、地黄、制何首乌、五味子、陈皮、地骨皮、鹿茸、淫羊藿
功能与主治	益气养血。用于气血不足所致的气短心悸，面色不华，体虚乏力
临床应用	1. 心悸：因脾胃虚弱，气血化生不足，使心失所养，神无所附而致，症见气短，心悸，面色不华，倦怠乏力，舌淡苔薄脉细弱；心律失常见上述证候者 2. 虚证：由久病体虚，脾气不足，气血两虚所致，症见气短，头晕，面色不华，心悸，失眠，倦怠，神疲，下肢浮肿，舌淡，脉沉细；贫血见上述证候者
制剂与规格	每支装 10ml
用法与用量	口服，一次 15～20ml，一日 3 次
注意事项	1. 湿热内蕴、痰火壅盛者慎用 2. 月经期间及有出血倾向者慎用 3. 忌食生冷、辛辣、油腻食物，忌烟酒、浓茶 4. 保持心情舒畅，忌过度思虑，避免恼怒、抑郁等不良情绪
禁忌	尚不明确
不良反应	尚不明确
特殊人群用药	妊娠与哺乳期妇女：孕妇慎用
药典	Chin. P.
医保目录	
基本药物目录	
其他推荐依据	国家药典委员会. 中华人民共和国药典临床用药须知（2010 年版）［M］. 北京：中国医药科技出版社，2011.
■ 药品名称	**阿胶益寿晶** Ejiao Yishou Jing
药物组成	人参、熟地黄、炙黄芪、制何首乌、阿胶、陈皮、木香、甘草
功能与主治	补气养血。用于气血双亏所致的未老先衰，面黄肌瘦，四肢无力，腰膝酸软，健忘失眠，妇女产后诸虚
临床应用	1. 气血双亏证：因先天禀赋不足，或劳力过度，或久病失治误治，或饮食不节，损伤脾胃，气血生化之源匮乏，以致未老先衰，面黄肌瘦，精神不振，四肢无力，腰膝酸软；贫血见上述证候者

续 表

	2. 健忘: 因思虑过度, 劳伤心脾, 气血生化无源, 或久病损伤气血, 或年迈气血亏虚, 脑失濡养而致健忘, 不寐, 精神疲惫, 食少纳呆, 唇甲淡白; 神经衰弱见上述证候者 3. 失眠: 因思虑太过, 或久病失养, 或年迈体虚, 气血不足, 心失所养, 心神不安而致失眠, 多梦易醒, 健忘, 眩晕, 面色无华, 精神萎靡, 肢体倦怠; 神经衰弱见上述证候者 4. 产后诸虚: 因产时用力, 出汗过多, 产伤, 或失血过多, 元气受损, 气血俱伤, 而致产后眩晕, 面色苍白, 心悸; 产后贫血见上述证候者
制剂与规格	颗粒剂: 每袋装 10g (相当于原药材 3.5g)
用法与用量	开水冲服, 一次 10g, 一日 1~2 次
注意事项	1. 体实有热者慎用; 感冒者慎用; 脾胃虚弱, 呕吐泄泻, 腹胀便溏, 咳嗽痰多者慎用 2. 忌食辛辣、油腻、生冷食物。服本品同时不宜服用藜芦、五灵脂、皂荚或其制剂; 不宜喝茶和吃萝卜 3. 用于治疗失眠时, 睡前忌吸烟, 忌饮酒、茶和咖啡
禁忌	尚不明确
不良反应	尚不明确
特殊人群用药	尚不明确
药典	
医保目录	
基本药物目录	
其他推荐依据	国家药典委员会. 中华人民共和国药典临床用药须知 (2010 年版) [M]. 北京: 中国医药科技出版社, 2011.
■ 药品名称	八珍颗粒 (丸)　Bazhen Keli (Wan)
药物组成	炒白芍、炒白术、川芎、当归、党参、茯苓、甘草、熟地黄
功能与主治	补气益血。用于气血两亏, 面色萎黄, 食欲不振, 四肢乏力, 月经过多
临床应用	1. 气血两亏证: 因素体虚弱, 或久病不愈, 或劳伤过度, 气虚不能生血或血虚无以化气, 气血两虚, 以致面色萎黄不华, 食欲不振, 四肢乏力, 精神恍惚, 少气懒言, 口唇、指甲淡白; 贫血见上述证候者 2. 月经过多: 因禀赋不足, 或过劳久思, 或大病久病, 损伤脾气, 冲任不固, 血失统摄, 以致月经量多, 色淡红, 质清稀, 小腹空坠, 面色苍白, 神疲体倦, 气短懒言 此外, 还有本品治疗白细胞减少症和配合腹腔化疗及全身化疗治疗进展期胃癌术后的报道
制剂与规格	1. 颗粒剂: ①每袋装 8g; ②每袋装 3.5g (无蔗糖) 2. 丸剂: 大蜜丸每丸重 9g
用法与用量	1. 颗粒剂: 开水冲服。一次 1 袋, 一日 2 次 2. 丸剂: 口服, 水蜜丸一次 6g, 大蜜丸一次 1 丸, 一日 2 次
注意事项	1. 体实有热者慎用 2. 感冒者慎用
禁忌	尚不明确

续　表

不良反应	尚不明确
特殊人群用药	尚不明确
药典	Chin. P.
医保目录	【保（乙）】
基本药物目录	
其他推荐依据	国家药典委员会. 中华人民共和国药典临床用药须知（2010 年版）［M］. 北京：中国医药科技出版社，2011.
■ 药品名称	十全大补口服液（丸）　　Shiquan Dabu Koufuye（Wan）
药物组成	熟地黄、党参、炒白术、茯苓、炙黄芪、当归、酒白芍、肉桂、川芎、炙甘草
功能与主治	温补气血。用于气血两虚，面色苍白，气短心悸，头晕自汗，四肢不温，月经量多
临床应用	1. 气血两虚证：因禀赋不足，或久病不愈，或年老体弱，或饮食失调，脾胃虚弱，气血两虚而致面色苍白，气短懒言，体倦乏力，四肢不温，食欲不佳；贫血见上述证候者 2. 心悸：因体质虚弱，或久病失养，或劳累过度，气血亏虚，心失所养，心神不宁而见心慌不安，气短乏力，面色无华，头晕；贫血、功能性心律失常见上述证候者 3. 眩晕：因久病不愈，虚而不复，或失血过多，血亏气耗，或劳思伤脾，生化无权，气血两虚，脑失濡养而见头晕目眩，动则加剧，面色苍白，神疲乏力，心悸；贫血见上述证候者 4. 自汗：因素体虚弱，或病后体虚，卫气不能顾护肌表，腠理疏松，津液外泄而致汗出，体倦乏力，面色无华，神疲气短 5. 月经量多：因先天不足，或过劳久思，或大病久病，损伤脾气，中气不足，冲任不固，血失统摄，而致月经量多，色淡红，质清稀，小腹空坠，面色苍白，神疲体倦，气短懒言 此外，还有本品治疗白细胞减少症、减轻恶性肿瘤患者化疗不良反应、提高生活质量、促进创伤术后患者恢复的报道
制剂与规格	口服液：每瓶 10ml 丸剂：浓缩丸 8 丸相当于原生药3g，大蜜丸每丸重9g，小蜜丸每10 丸重2g
用法与用量	1. 口服液：口服。一次 1 瓶，一日 2～3 次 2. 丸剂：口服。浓缩丸一次 8～10 丸，一日 3 次；水蜜丸一次6g，一日 2～3 次；大蜜丸一次 1 丸，一日 2～3 次；小蜜丸一次9g，一日 2～3 次
注意事项	1. 体实有热者慎用 2. 感冒者慎用 3. 服药期间饮食宜选清淡易消化食物，忌食辛辣、油腻、生冷食物
禁忌	尚不明确
不良反应	尚不明确
特殊人群用药	妊娠与哺乳期妇女：孕妇慎用
药典	Chin. P.
医保目录	

续 表

基本药物目录	
其他推荐依据	国家药典委员会. 中华人民共和国药典临床用药须知（2010 年版）[M]. 北京：中国医药科技出版社，2011
■ 药品名称	**人参养荣丸 Rengshen Yangrong Wan**
药物组成	人参、土白术、茯苓、炙甘草、当归、熟地黄、白芍（麸炒）、炙黄芪、陈皮、制远志、肉桂、五味子（酒蒸）
功能与主治	温补气血。用于心脾不足，气血两亏，形瘦神疲，食少便溏，病后虚弱
临床应用	气血两虚证：此由素体虚弱，饮食所伤，脾胃虚弱所致，症见形体消瘦，神疲乏力，少气懒言，食少纳呆，大便稀溏，舌淡，脉细弱
制剂与规格	大蜜丸：每丸重 9g
用法与用量	口服。大蜜丸一次 1 丸，一日 1~2 次
注意事项	1. 阴虚热盛者慎用 2. 服药期间饮食宜选清淡食物
禁忌	尚不明确
不良反应	尚不明确
特殊人群用药	妊娠与哺乳期妇女：孕妇慎用
药典	Chin. P.
医保目录	【保（乙）】
基本药物目录	
其他推荐依据	国家药典委员会. 中华人民共和国药典临床用药须知（2010 年版）[M]. 北京：中国医药科技出版社，2011.
■ 药品名称	**人参固本丸 Renshen Guben Wan**
药物组成	人参、熟地黄、地黄、山茱萸、山药、泽泻、丹皮、茯苓、天冬、麦冬
功能与主治	滋阴益气，固本培元。用于阴虚气弱，虚劳，咳嗽，心悸气短，骨蒸潮热，腰酸耳鸣，盗汗，大便干燥
临床应用	1. 肺痨：肺之气阴两虚所致干咳无痰，或痰少而黏，心慌心悸，气短乏力，潮热盗汗，腰酸耳鸣，舌红少苔，脉细数无力；肺结核见上述证候者 2. 遗精：肺虚及肾，肾虚精关不固至梦遗滑泄，腰膝酸软，遗精后加重，手足心热，舌红少苔，脉细数 此外，还有用本品治疗慢性支气管炎、慢性肾炎、白细胞减少症的报道
制剂与规格	丸剂：每丸重 9g 水蜜丸：每 100 粒重 10g
用法与用量	口服。丸剂：一次 1 丸，一日 2 次；水蜜丸：一次 6g，一日 2 次
注意事项	1. 外感咳嗽慎用 2. 忌辛辣刺激、油腻食物

续　表

禁忌	尚不明确
不良反应	尚不明确
特殊人群用药	尚不明确
药典	
医保目录	
基本药物目录	
其他推荐依据	国家药典委员会．中华人民共和国药典临床用药须知（2010 年版）［M］．北京：中国医药科技出版社，2011.
■ 药品名称	**升血灵颗粒　Shengxueling Keli**
药物组成	黄芪、新阿胶、皂矾、大枣、山楂
功能与主治	补气养血。用于气血两虚所致的面色淡白、眩晕、心悸、神疲乏力、气短；缺铁性贫血见上述证候者
临床应用	1. 气血两虚证：由各种慢性失血或后天失养所致，症见面色淡白，眩晕，心悸，神疲乏力，短气，舌淡苔白，脉虚细；缺血性贫血见上述证候者 2. 眩晕：此由气血两虚所致，症见头晕，面色淡白，神疲乏力，舌淡苔白，脉虚弱；缺血性贫血见上述证候者 3. 心悸：此由气血两虚所致，症见心悸，面色淡白，气短，神疲乏力，舌淡苔白，脉虚弱；缺血性贫血见上述证候者
制剂与规格	颗粒剂：每袋装①5g；②10g；③15g
用法与用量	口服。小儿周岁内一次 5g，1～3 岁一次 10g，3 岁以上及成人一次 15g；一日 3 次
注意事项	1. 实热证慎用 2. 感冒者慎用 3. 因方中含有皂矾，非缺铁性贫血不宜使用 4. 本方所含皂矾，多服能引起呕吐腹痛，胃弱者慎用 5. 禁用茶水冲服，服药期间忌食辛辣、油腻、生冷食物 6. 用于缺铁性贫血，可合用铁剂以增强疗效，并应结合病因治疗
禁忌	尚不明确
不良反应	尚不明确
特殊人群用药	妊娠与哺乳期妇女：孕妇慎用
药典	
医保目录	
基本药物目录	
其他推荐依据	国家药典委员会．中华人民共和国药典临床用药须知（2010 年版）［M］．北京：中国医药科技出版社，2011.

续 表

■ 药品名称	阿胶三宝膏　Ejiao Sanbao Gao
药物组成	黄芪、大枣、阿胶
功能与主治	补气血，健脾胃。用于气血两亏、脾胃虚弱所致的心悸、气短、崩漏、浮肿、食少
临床应用	1. 气血两虚证：多因禀赋虚弱，或饮食失调，或久病失养所致气短懒言，神疲乏力，食欲不振，面色不华，舌淡苔薄，脉细弱；贫血见上述证候者 2. 心悸：因脾胃虚弱，气血生化乏源，不能濡养心脉所致的心悸，气短，倦怠乏力，食少纳呆，面色不华，舌淡红，脉细弱；贫血见上述证候者 3. 崩漏：系由脾胃气虚，气血不足，统摄无权，冲任不固，不能约束经血而致的崩漏，血色淡而质薄，气短，神疲，饮食不佳，舌质淡，苔薄白，脉细或沉弱；功能性子宫出血见上述证候者 4. 浮肿：由脾胃虚弱，健运失职，水湿不运所致的浮肿，食少，神疲，气短无力，舌淡苔薄，脉沉或细；营养不良性水肿见上述证候者
制剂与规格	膏剂：每瓶装 100ml
用法与用量	开水冲服。一次 10g，一日 2 次
注意事项	1. 本方为补益之品，血热崩漏者慎用 2. 感冒着慎用 3. 服药期间忌食生冷油腻食物
禁忌	尚不明确
不良反应	尚不明确
特殊人群用药	尚不明确
药典	Chin. P.
医保目录	
基本药物目录	
其他推荐依据	国家药典委员会. 中华人民共和国药典临床用药须知（2010 年版）［M］. 北京：中国医药科技出版社，2011.
■ 药品名称	阿胶补血膏（颗粒，口服液）　Ejiao Buxue Gao（Keli，Koufuye）
药物组成	阿胶、黄芪、熟地黄、党参、枸杞子、白术
功能与主治	补益气血，滋阴润肺。用于气血两虚所致的久病体弱、目昏、虚劳咳嗽
临床应用	1. 气血两虚证：因饮食劳倦所伤，脾胃虚弱而致气血化源不足，症见身体倦怠，神疲乏力，目昏，食少纳呆，面色无华，舌淡苔薄白，脉细弱；久病体弱、贫血见上述证候者 2. 劳嗽：因肺阴亏耗，燥咳成劳，症见干咳，咳声短促，痰少黏白，或痰中带血，声音逐渐嘶哑，口干咽燥，或午后潮热颧红，手足心热，夜寐盗汗，日渐消瘦，神疲，舌质红少苔，脉细数；肺结核见上述证候者
制剂与规格	1. 煎膏剂：每瓶装①200g；②300g 2. 口服液：每支装①10ml；②20ml 3. 颗粒剂：每袋装 4g

续　表

用法与用量	1. 煎膏剂：口服。一次 20g，早晚各 1 次 2. 口服液：口服。一次 20ml，早晚各 1 次，或遵医嘱 3. 颗粒剂：开水冲服，一次 4g，一日 2 次
注意事项	1. 实热、痰火咳嗽者慎用 2. 感冒者慎用 3. 服药期间忌食辛辣、油腻、生冷食物
禁忌	尚不明确
不良反应	尚不明确
特殊人群用药	尚不明确
药典	Chin. P.
医保目录	
基本药物目录	
其他推荐依据	国家药典委 . 中华人民共和国药典临床用药须知（2010 年版）［M］. 北京：中国医药科技出版社，2011.
■ 药品名称	维血宁颗粒（糖浆）　　Weixuening Keli（Tangjiang）
药物组成	熟地黄、地黄、灼白芍、墨旱莲、太子参、鸡血藤、虎杖、仙鹤草
功能与主治	滋阴养血，清热凉血。用于阴虚血热所致的出血；血小板减少症见上述证候者
临床应用	血证：由阴血亏虚，血热伤及脉络而致的皮肤出血、咯血、吐血、尿血、便血、崩漏，伴心烦，身热，神疲，舌红苔少，脉细；血小板减少症见上述证候者 此外，本品尚可用于治疗甲状腺功能亢进引起的白细胞减少症
制剂与规格	1. 糖浆剂：每支 25ml 2. 颗粒剂：①每袋装 20g；②每袋装 8g
用法与用量	1. 糖浆剂：口服。一次 25～30ml，一日 3 次；小儿酌减或遵医嘱 2. 颗粒剂：开水冲服。一次 1 袋，一日 3 次
注意事项	1. 气不摄血的出血证慎用 2. 感冒者慎用 3. 服药期间忌食辛辣、滋腻食物
禁忌	尚不明确
不良反应	尚不明确
特殊人群用药	妊娠与哺乳期妇女：孕妇慎用
药典	Chin. P.
医保目录	【保（乙）】
基本药物目录	
其他推荐依据	国家药典委员会 . 中华人民共和国药典临床用药须知（2010 年版）［M］. 北京：中国医药科技出版社，2011.

续　表

■ 药品名称	生白口服液（合剂）　Shengbai Koufuye
药物组成	淫羊藿、补骨脂、附子（制）、枸杞子、黄芪、鸡血藤、茜草、当归、芦根、麦冬、甘草
功能与主治	温肾健脾，补益气血。用于癌症放、化疗引起的白细胞减少属脾肾阳虚，气血不足证者，症见神疲乏力，少气懒言，畏寒肢冷，纳差便溏，腰膝酸软等
临床应用	脾肾阳虚、气血不足证：因禀赋不足，后天失养，或久病体衰以致脾肾阳虚，气血不足而见腰膝酸软，精神疲惫，肢体倦怠，少气懒言，畏寒肢冷，面色㿠白，食少纳差，大便溏薄，舌淡苔白，脉沉弱；癌症放、化疗引起的白细胞减少症见上述证候者
制剂与规格	生白口服液：每支装①10ml；②20ml 生白合剂：瓶装 250ml
用法与用量	口服。一次 40ml，一日 3 次。或遵医嘱
注意事项	尚不明确
禁忌	阴虚火旺及有出血倾向者禁用，热毒症禁用，孕妇禁用
不良反应	个别患者服后有轻度胃脘不适
特殊人群用药	妊娠与哺乳期妇女：孕妇禁用
药典	
医保目录	【保（乙）】
基本药物目录	
其他推荐依据	中华中医药学会. 肿瘤中医诊疗指南［M］. 北京：中国中医药出版社，2008.
■ 药品名称	益血生胶囊　Yixuesheng Jiaonang
药物组成	阿胶、龟甲胶、鹿角胶、鹿血、牛髓、紫河车、鹿茸、伏苓、黄芪（蜜制）、白芍、当归、党参、熟地黄、白术（麸炒）、制何首乌、大枣、炒山楂、炒麦芽、炒鸡内金、知母（盐制）、大黄（酒制）、花生衣
功能与主治	健脾补肾，生血填精。用于脾肾两虚，精血不足所致的面色无华，眩晕气短，体倦乏力，腰膝痠软，缺铁性贫血，慢性再生障碍性贫血见上述证候者
临床应用	1. 眩晕：脾肾两亏，气血虚损所致，症见眩晕，面色无华，食少纳呆，体倦乏力，腰膝酸软，舌淡胖苔白，脉沉弱；缺铁性贫血、再生障碍性贫血见上述证候者 2. 本品可用于白细胞减少症，对化疗药物有增效作用
制剂与规格	胶囊剂：每粒装 0.25g
用法与用量	口服：一次 4 粒，一日 3 次，儿童酌减
注意事项	虚热者慎用
禁忌	尚不明确
不良反应	尚不明确

续　表

特殊人群用药	肝、肾功能不全患者：尚不明确 儿童：用量酌减 老年人：尚不明确 妊娠与哺乳期妇女：尚不明确
药典	Chin. P.
医保目录	【保（乙）】
基本药物目录	
其他推荐依据	郑小清，李丽．益血生胶囊联合蔗糖铁注射液治疗气血两虚型缺铁性贫血疗效观察［J］．新中医，2015（3）：78-80.

第十一章

手术预防用抗菌药物

第一节 抗菌药物预防性应用的基本原则

根据《抗菌药物临床应用指导原则》（卫医发〔2004〕285 号）、《卫生部办公厅关于抗菌药物临床应用管理有关问题的通知》（卫办医政发〔2009〕38 号）和《2012 年全国抗菌药物临床应用专项整治活动方案》（卫办医政发〔2012〕32 号），对临床使用抗菌药物进行如下简介，供手术预防用抗菌药物使用参考：

一、内科及儿科预防用药

1. 用于预防一种或两种特定病原菌入侵体内引起的感染，可能有效；如目的在于防止任何细菌入侵，则往往无效。

2. 预防在一段时间内发生的感染可能有效；长期预防用药，常不能达到目的。

3. 患者原发疾病可以治愈或缓解者，预防用药可能有效。原发疾病不能治愈或缓解者（如免疫缺陷者），预防用药应尽量不用或少用。对免疫缺陷患者，宜严密观察其病情，一旦出现感染征兆时，在送检有关标本作培养同时，首先给予经验治疗。

4. 通常不宜常规预防性应用抗菌药物的情况：普通感冒、麻疹、水痘等病毒性疾病，昏迷、休克、中毒、心力衰竭、肿瘤、应用肾上腺皮质激素等患者。

二、外科手术预防用药

1. 外科手术预防用药目的 预防手术后切口感染，以及清洁-污染或污染手术后手术部位感染及术后可能发生的全身性感染。

2. 外科手术预防用药基本原则 根据手术野有否污染或污染可能，决定是否预防用抗菌药物。

（1）清洁手术：手术野为人体无菌部位，局部无炎症、无损伤，也不涉及呼吸道、消化道、泌尿生殖道等人体与外界相通的器官。手术野无污染，通常不需预防用抗菌药物，仅在下列情况时可考虑预防用药：

1）手术范围大、时间长、污染机会增加。

2）手术涉及重要脏器，一旦发生感染将造成严重后果者，如头颅手术、心脏手术、眼内手术等。

3）异物置入手术，如人工心瓣膜置入、永久性心脏起搏器放置、人工关节置换等。

4）高龄或免疫缺陷者等高危人群。

（2）清洁-污染手术：上、下呼吸道，上、下消化道，泌尿生殖道手术，或经以上器官的手术，如经口咽部大手术、经阴道子宫切除术、经直肠前列腺手术，以及开放性骨折或创伤手术。由于手术部位存在大量人体寄殖菌群，手术时可能污染手术野引致感染，故此类手术需预防用抗菌药物。

（3）污染手术：由于胃肠道、尿路、胆道体液大量溢出或开放性创伤未经扩创等已造成手术野严重污染的手术。此类手术需预防用抗菌药物。

术前已存在细菌性感染的手术，如腹腔脏器穿孔腹膜炎、脓肿切除术、气性坏疽截肢术等，属抗菌药物治疗性应用，不属预防应用范畴。

（4）外科预防用抗菌药物的选择及给药方法：抗菌药物的选择视预防目的而定。为预防术后切口感染，应针对金黄色葡萄球菌（以下简称金葡菌）选用药物。预防手术部位感染或全身性感染，则需依据手术野污染或可能的污染菌种类选用，如结肠或直肠手术前应选用对大肠埃希菌和脆弱拟杆菌有效的抗菌药物。选用的抗菌药物必须是疗效肯定、安全、使用方便及价格相对较低的品种。

给药方法：接受清洁手术者，在术前 0.5 ~ 2 小时给药（万古霉素、克林霉素、喹诺酮类滴注时间另有规定），或麻醉开始时给药，使手术切口暴露时局部组织中已达到足以杀灭手术过程中入侵切口细菌的药物浓度。如果手术时间超过 3 小时，或失血量大（>1500ml），可手术中给予第 2 剂。抗菌药物的有效覆盖时间应包括整个手术过程和手术结束后 4 小时，总的预防用药时间不超过 24 小时，个别情况可延长至 48 小时。手术时间较短（<2 小时）的清洁手术，术前用药一次即可。接受清洁-污染手术者的手术时预防用药时间亦为 24 小时，必要时延长至 48 小时。污染手术可依据患者情况酌量延长。对手术前已形成感染者，抗菌药物使用时间应按治疗性应用而定。

常见手术预防用抗菌药物表

手术名称	抗菌药物选择
颅脑手术	第一、第二代头孢菌素；头孢曲松
颈部外科（含甲状腺）手术	第一代头孢菌素
经口咽部黏膜切口的大手术	第一代头孢菌素；可加用甲硝唑
乳腺手术	第一代头孢菌素
周围血管外科手术	第一、第二代头孢菌素
腹外疝手术	第一代头孢菌素
胃十二指肠手术	第一、第二代头孢菌素
阑尾手术	第二代头孢菌素或头孢噻肟；可加用甲硝唑
结、直肠手术	第二代头孢菌素或头孢曲松或头孢噻肟；可加用甲硝唑
肝胆系统手术	第二代头孢菌素，有反复感染史者可选头孢曲松或头孢哌酮或头孢哌酮/舒巴坦
胸外科手术（食管、肺）	第一、第二代头孢菌素，头孢曲松
心脏大血管手术	第一、第二代头孢菌素
泌尿外科手术	第一、第二代头孢菌素，环丙沙星
一般骨科手术	第一代头孢菌素
应用人工置入物的骨科手术（骨折内固定术、脊柱融合术、关节置换术）	第一、第二代头孢菌素，头孢曲松
妇科手术	第一、第二代头孢菌素或头孢曲松或头孢噻肟；涉及阴道时可加用甲硝唑
剖宫产	第一代头孢菌素（结扎脐带后给药）

注：1. Ⅰ类切口手术常用预防抗菌药物为第一代头孢菌素：头孢唑林、五水头孢唑林钠、头孢拉定和头孢替唑等

2. Ⅰ类切口手术常用预防抗菌药物单次使用剂量：头孢唑林 1~2g；五水头孢唑林钠 1~2g；头孢拉定 1~2g；头孢呋辛 1.5g；头孢曲松 1~2g；甲硝唑 0.5g。头孢菌素应在 30 分钟内滴完

3. 对 β-内酰胺类抗菌药物过敏者，可选用克林霉素预防葡萄球菌、链球菌感染，可选用氨曲南预防革兰阴性杆菌感染。必要时可联合使用

4. 耐甲氧西林葡萄球菌检出率高的医疗机构，如进行工人材料置入手术（如人工心脏瓣膜置换、永久性心脏起搏器置入、人工关节置换等），也可选用万古霉素或去甲万古霉素预防感染

5. 下消化道手术也可以使用第一代头孢菌素，对预防切口感染有利，但预防危害程度更大的深部器官-腔隙感染力度不够。基本用药应是第二代头孢菌素，复杂大手术可用第三代头孢菌素

第二节　第一代头孢菌素类

■ 药品名称	头孢唑林　Cefazolin
□ 其他名称	新泰林
抗菌谱与适应证	第一代头孢菌素。除肠球菌属、耐甲氧西林葡萄球菌属外，对其他革兰阳性球菌均有良好抗菌活性，肺炎链球菌和溶血性链球菌对其高度敏感，对部分大肠埃希菌、奇异变形杆菌和肺炎克雷伯菌有良好抗菌活性。临床用于敏感菌所致的呼吸道感染、尿路感染，皮肤软组织感染、骨和关节感染、肝胆系统感染、感染性心内膜炎、败血症及眼、耳、鼻、咽喉部感染；外科手术预防用药
制剂与规格	1. 注射用头孢唑林钠：①0.5g；②1g；③1.5g；④2g 2. 注射用五水头孢唑林钠：①0.5g；②1g；③1.5g；④2g
用法与用量	成人常用剂量：一次 0.5~1g，一日 2~4 次，严重感染可增至一日 6g，分 2~4 次静脉给予，或遵医嘱 用于预防外科手术后感染时，一般为术前 0.5~1 小时肌内注射或静脉结药 1g，手术时间超过 6 小时者术中加用 0.5~1g，术后每 6~8 小时给药 0.5~1g，至手术后 24 小时止 儿童：一日 50~100mg/kg，分 2~3 次静脉缓慢推注，静脉滴注或肌内注射
注意事项	1. 交叉过敏反应：对青霉素过敏患者应用本品时应根据患者情况充分权衡利弊后决定。有青霉素过敏性休克或即刻反应者，不宜再选用头孢菌素类 2. 对诊断的干扰：应用本品和其他头孢菌素的患者抗球蛋白（Coombs）试验可出现阳性；孕妇产前应用这类药物，此阳性反应也可出现于新生儿。当应用本品的患者尿中头孢类含量超过 10mg/ml 时，以磺基水杨酸进行尿蛋白测定可出现假阳性反应。以硫酸铜法测定尿糖可呈假阳性反应。血清丙氨酸氨基转移酶、门冬氨酸氨基转移酶、碱性磷酸酶和血尿素氮在应用本品过程中皆可升高。如采用 Jaffe 反应进行血清和尿肌酐值测定时可有假性增高 3. 患者有胃肠道疾病史者，特别是溃疡性结肠炎、局限性肠炎或抗菌药物相关性结肠炎（头孢菌素类很少产生假膜性结肠炎）者和肾功能减退者应慎用头孢菌素类
禁忌	对头孢菌素过敏者及有青霉素过敏性休克或即刻反应史者禁用本品

不良反应	应用头孢唑林的不良反应发生率低，静脉注射发生的血栓性静脉炎和肌肉内注射区域疼痛均较头孢噻吩少而轻。药疹发生率为1.1%，嗜酸性粒细胞增多的发生率为1.7%，单独以药物热为表现的过敏反应仅偶有报道；与氨基糖苷类抗菌药物合用是否增加后者的肾毒性尚不能肯定。临床上本品无肝损害现象，但个别患者可出现暂时性血清氨基转移酶、碱性磷酸酶升高。肾功能减退患者应用高剂量（每日12g）的头孢唑林时可出现脑反应。白色念珠菌二重感染偶见
特殊人群用药	肝、肾功能不全患者：肾功能减退者肌酐清除率≥50ml/min时，仍可按正常剂量给药 儿童：早产儿及1个月以下的新生儿不推荐应用本品 老年人：本品在老年人中清除半衰期较年轻人明显延长，应按肾功能适当减量或延长给药间期 妊娠与哺乳期妇女：哺乳期妇女应用头孢菌素类虽尚无不良事件报道，但其应用仍须权衡利弊后决定
药典	Chin. P.
国家处方集	CNF
医保目录	（1）部分省份【保（乙）】 （2）【保（甲）】
基本药物目录	【基】
推荐依据	《中国国家处方集》编委会．中国国家处方集［M］．北京：人民军医出版社，2010．
■ 药品名称	头孢拉定　Cefradine
抗菌谱与适应证	第一代头孢菌素，适用于外科手术预防用药
制剂与规格	注射用头孢拉定：①0.5g；②1.0g
用法与用量	静脉给药，常规单次剂量：1～2g
注意事项	应用头孢拉定的患者以硫酸铜法测定尿糖时可出现假阳性反应
禁忌	对头孢菌素过敏者及有青霉素过敏性休克或即刻反应史者禁用
不良反应	恶心、呕吐、腹泻、上腹部不适等胃肠道反应较为常见
特殊人群用药	肝、肾功能不全患者：头孢拉定主要经肾排出，肾功能减退者需减少剂量或延长给药间期 儿童：慎用 老年人：肾功能减退的老年患者应适当减少剂量或延长给药时间 妊娠与哺乳期妇女：孕妇及哺乳期妇女慎用，妊娠安全性分级为B级，哺乳期妇女应用时需权衡利弊
药典	USP、Eur. P.、Chin. P.
国家处方集	CNF
医保目录	【保（乙）】
基本药物目录	【基】
其他推荐依据	

续　表

■ 药品名称	头孢硫脒　Cefathiamidine
抗菌谱与适应证	第一代头孢菌素，适用于外科手术预防用药
制剂与规格	注射用头孢硫脒：①0.5g；②1.0g；③2.0g
用法与用量	静脉滴注一次2g，一日2~4次
注意事项	1. 有胃肠道疾病史者，特别是溃疡性结肠炎、局限性结肠炎或抗菌药物相关性结肠炎者应慎用 2. 应用本品的患者抗球蛋白试验可出现阳性
禁忌	对头孢菌素类抗菌药物过敏者或对青霉素过敏性休克者禁用
不良反应	偶见荨麻疹、哮喘、瘙痒、寒战、高热、血管神经性水肿、非蛋白氮、ALT及AST升高
特殊人群用药	肝、肾功能不全患者：肾功能减退者须适当减量 老年人：老年患者肾功能减退，应用时须适当减量 妊娠与哺乳期妇女：妊娠早期妇女慎用；哺乳妇女使用需权衡利弊
药典	Chin. P.
国家处方集	CNF
医保目录	【保（乙）】
基本药物目录	
其他推荐依据	

■ 药品名称	头孢西酮钠　Cefazedone Sodium
抗菌谱与适应证	第一代头孢菌素，适用于外科手术预防用药。本品对金黄色葡萄球菌、凝固酶阴性葡萄球菌、肺炎链球菌、β-溶血链球菌等革兰阳性菌具有良好的抗菌活性
制剂与规格	注射用头孢西酮钠：①0.5g；②1.0g
用法与用量	静脉给药，成人一日1~4g，分2~3次用药。4周以上儿童一日50mg/kg，分2~3次，静脉注射或静脉滴注
注意事项	青霉素过敏者慎用
禁忌	对本品或其他头孢菌素类抗菌药物过敏者禁用；早产儿及新生儿禁用
不良反应	发热、皮疹、红斑等过敏反应
特殊人群用药	肝、肾功能不全患者：肾功能不全者慎用 儿童：早产儿及新生儿禁用 妊娠与哺乳期妇女：孕妇、哺乳期妇女用药要权衡利弊
药典	
国家处方集	韩国抗生物质医药品基准（韩抗基）
医保目录	
基本药物目录	

续　表

其他推荐依据	
■ **药品名称**	**头孢替唑钠**　Ceftezole Sodium
抗菌谱与适应证	第一代头孢菌素，适用于外科手术预防用药。本品对革兰阳性菌，尤其是球菌，包括产青霉素酶和不产生青霉素酶的金黄色葡萄球菌、化脓性链球菌、肺炎球菌、B 组溶血性链球菌、草绿色链球菌、表皮葡萄球菌，以及白喉杆菌、炭疽杆菌皆比较敏感
制剂与规格	注射用头孢替唑钠：①0.5g；②0.75g；③1.0g；④1.5g；⑤2.0g
用法与用量	静脉给药，成人一次 0.5~4g，一日 2 次。儿童日用量为 20~80mg/kg 体重，分 1~2 次静脉给药
注意事项	青霉素过敏者慎用
禁忌	对本品或其他头孢菌素类抗菌药物过敏者禁用；对利多卡因或酰基苯胺类局部麻醉剂有过敏史者禁用本品肌内注射
不良反应	少见过敏反应，如皮疹、荨麻疹、皮肤发红、瘙痒、发热等；偶见血肌酐升高；罕见严重肾功能异常、粒细胞减少、白细胞减少等
特殊人群用药	肝、肾功能不全患者：肾功能不全者慎用 妊娠与哺乳期妇女：孕妇、哺乳期妇女用药要权衡利弊
药典	Chin. P.
国家处方集	日本抗生物质医药品基准（日抗基）
医保目录	
基本药物目录	
其他推荐依据	

第三节　第二代头孢菌素类

■ **药品名称**	**头孢呋辛钠**　Cefuroxime Sodium
抗菌谱与适应证	第二代头孢菌素，适用于颅脑手术，周围血管外科手术，胃十二指肠手术，阑尾手术，结、直肠手术，肝胆系统手术，胸外科手术、心脏大血管手术，泌尿外科手术，应用人工植入物的骨科手术，妇科手术的预防用药
制剂与规格	注射用头孢呋辛钠：①0.25g；②0.5g；③0.75g；④1.0g；⑤1.5g；⑥2.0g；⑦2.25g；⑧2.5g；⑨3.0g
用法与用量	静脉给药，常规单次剂量：1.5g
注意事项	1. 对青霉素类药物过敏者，慎用 2. 使用时应注意监测肾功能，特别是对接受高剂量的重症患者

续　表

	3. 肾功能不全者应减少一日剂量
	4. 头孢呋辛能引起抗菌药物相关性肠炎，应警惕。抗菌药物相关性肠炎诊断确立后，应给予适宜的治疗。轻度者停药即可，中、重度者应给予液体、电解质、蛋白质补充，并需选用对梭状芽胞杆菌有效的抗菌药物类药物治疗
	5. 有报道少数患儿使用本品时出现轻、中度听力受损
禁忌	对头孢菌素过敏者及有青霉素过敏性休克史者禁用
不良反应	过敏反应（皮疹、瘙痒、荨麻疹等），局部反应（血栓性静脉炎），胃肠道反应（腹泻，恶心、抗菌药物相关性肠炎等）等
特殊人群用药	肝、肾功能不全患者：严重肝、肾功能不全者慎用 儿童：5 岁以下小儿禁用 老年人：老年患者口服本药，不必据年龄调整剂量 妊娠与哺乳期妇女：妊娠安全性分级为 B 级；哺乳妇女用药应权衡利弊，如需使用，应暂停授乳
药典	USP、Eur. P. 、Chin. P.
国家处方集	CNF
医保目录	【保（甲）】
基本药物目录	【基】
其他推荐依据	
■ 药品名称	头孢替安　Cefotiam
抗菌谱与适应证	第二代头孢菌素，适用于颅脑手术，周围血管外科手术，胃十二指肠手术，阑尾手术，结、直肠手术，肝胆系统手术，胸外科手术、心脏大血管手术，泌尿外科手术，应用人工植入物的骨科手术，妇科手术的预防用药
制剂与规格	注射用盐酸头孢替安：①0.5g；②1g
用法与用量	静脉给药，常规单次剂量：1~2g
注意事项	1. 有胃肠道疾病史者，特别是溃疡性结肠炎、局限性肠炎或抗菌药物相关性结肠炎者慎用 2. 本品可引起血象改变，严重时应立即停药
禁忌	对头孢菌素过敏者及有青霉素过敏性休克史者禁用
不良反应	偶见过敏、胃肠道反应、血象改变及一过性 AST 及 ALT 升高；可致肠道菌群改变，造成维生素 B 和 K 缺乏；偶可致继发感染；大量静脉注射可致血管和血栓性静脉炎
特殊人群用药	肝、肾功能不全患者：肾功能不全者应减量并慎用 儿童：早产儿和新生儿使用本药的安全性尚未确定 老年人：老年患者用药剂量应按其肾功能减退情况酌情减量 妊娠与哺乳期妇女：孕妇或可能已妊娠的妇女、哺乳妇女应权衡利弊后用药
药典	USP、Eur. P. 、Chin. P.
国家处方集	CNF

续 表

医保目录	【保（乙）】
基本药物目录	
其他推荐依据	
■ 药品名称	头孢西丁 Cefoxitin
抗菌谱与适应证	第二代头孢菌素，适用于颅脑手术，周围血管外科手术，胃十二指肠手术，阑尾手术，结、直肠手术，肝胆系统手术，胸外科手术、心脏大血管手术，泌尿外科手术，应用人工植入物的骨科手术，妇科手术的预防用药
制剂与规格	注射用头孢西丁钠：①1g；②2g
用法与用量	静脉给药，常规单次剂量：1~2g
注意事项	1. 青霉素过敏者慎用 2. 肾功能损害者及有胃肠疾病史（特别是结肠炎）者慎用 3. 本品与氨基糖苷类抗菌药物配伍时，会增加肾毒性
禁忌	对头孢菌素过敏者及有青霉素过敏性休克史者禁用
不良反应	最常见的为局部反应，静脉注射后可出现血栓性静脉炎，肌内注射后可有局部硬结压痛；偶见变态反应、低血压、腹泻等
特殊人群用药	儿童：3个月以内婴儿不宜使用本药 妊娠与哺乳期妇女：妊娠安全性分级为B级；哺乳妇女应权衡利弊后用药
药典	USP、Eur. P.、Chin. P.
国家处方集	CNF
医保目录	【保（乙）】
基本药物目录	
其他推荐依据	
■ 药品名称	头孢美唑 Cefmetazole
抗菌谱与适应证	第二代头孢菌素，适用于颅脑手术，周围血管外科手术，胃十二指肠手术，阑尾手术，结、直肠手术，肝胆系统手术，胸外科手术、心脏大血管手术，泌尿外科手术，应用人工植入物的骨科手术，妇科手术的预防用药
制剂与规格	注射用头孢美唑钠：①1g；②2g
用法与用量	静脉给药，常规单次剂量：1~2g
注意事项	1. 下述患者慎用：对青霉素类抗菌药物有过敏史者，或双亲、兄弟姐妹等亲属属于过敏体质者，严重肾损害者（有可能出现血药浓度升高、半衰期延长），经口摄食不足患者或非经口维持营养者、全身状态不良者（通过摄食，可能出现维生素K缺乏）等 2. 给药期间及给药后至少1周内避免饮酒
禁忌	对本品有过敏性休克史者禁用
不良反应	过敏反应（如皮疹、瘙痒、荨麻疹、红斑、发热），罕见休克、肝功能异常等

续　表

特殊人群用药	肝、肾功能不全患者：严重肝、肾功能障碍者慎用 儿童：早产儿、新生儿慎用 老年人：慎用 妊娠与哺乳期妇女：慎用
药典	USP、Eur. P.、Chin. P.
国家处方集	CNF
医保目录	【保（乙）】
基本药物目录	
其他推荐依据	

第四节　第三代头孢菌素类

■ 药品名称	头孢曲松　Ceftriaxone
抗菌谱与适应证	第三代头孢菌素，适用于颅脑手术，结、直肠手术，有反复感染史患者的肝胆系统手术，胸外科手术，应用人工植入物的骨科手术，妇科手术的预防用药
制剂与规格	注射用头孢曲松钠：①0.25g；②0.5g；③0.75g；④1.0g；⑤1.5g；⑥2.0g；⑦3.0g；⑧4.0g
用法与用量	静脉给药，成人：每24小时1～2g或每12小时0.5～1g，最高剂量一日4g。小儿常用量，按体重一日20～80mg/kg
注意事项	1. 对青霉素过敏患者应用本品时应根据患者情况充分权衡利弊后决定。有青霉素过敏性休克或即刻反应者，不宜再选用头孢菌素类 2. 有胃肠道疾病史者，特别是溃疡性结肠炎、局限性肠炎或抗菌药物相关性结肠炎（头孢菌素类很少产生抗菌药物相关性肠炎）者应慎用
禁忌	1. 禁用于对本品及其他头孢菌素抗菌药物过敏的患者。有青霉素过敏性休克史的患者避免应用本品 2. 头孢曲松不得用于高胆红素血症的新生儿和早产儿的治疗。体外研究显示头孢曲松可从血清蛋白结合部位取代胆红素，从而引起这些患者的胆红素脑病 3. 在新生儿中，不得与补钙治疗同时进行，否则可能导致头孢曲松的钙盐沉降的危险
不良反应	胃肠道反应、过敏反应等
特殊人群用药	儿童：出生体重<2kg的新生儿使用本药的安全性尚未确定。本药可将胆红素从血清白蛋白上置换下来，患有高胆红素血症的新生儿（尤其是早产儿），应避免使用本药 老年人：除非患者虚弱、营养不良或有重度肾功能损害时，老年人应用头孢曲松一般不需调整剂量 妊娠与哺乳期妇女：妊娠安全性分级为B级；哺乳期妇女权衡利弊后应用
药典	USP、Eur. P.、Chin. P.

国家处方集	CNF
医保目录	【保（甲）】
基本药物目录	【基】
其他推荐依据	

■ 药品名称	头孢噻肟 Cefotaxime
抗菌谱与适应证	第三代头孢菌素，适用于颅脑手术，结、直肠手术，有反复感染史患者的肝胆系统手术，胸外科手术，应用人工植入物的骨科手术，妇科手术的预防用药
制剂与规格	注射用头孢噻肟钠：①0.5g；②1g；③2g
用法与用量	1. 成人静脉给药一日 2~6g，分 2~3 次给药 2. 儿童：静脉给药：新生儿一次 50mg/kg；7 日内新生儿每 12 小时 1 次；7~28 日新生儿每 8 小时 1 次
注意事项	1. 有胃肠道疾病者慎用 2. 用药前须确定是否需进行过敏试验 3. 本品与氨基糖苷类抗菌药物不可同瓶滴注
禁忌	对头孢菌素过敏者及有青霉素过敏性休克史者禁用
不良反应	不良反应发生率低（3%~5%），包括皮疹和药物热、静脉炎、腹泻、恶心、呕吐、食欲缺乏等
特殊人群用药	肝、肾功能不全患者：严重肾功能减退患者应用本药时须根据肌酐清除率调整剂量 儿童：婴幼儿不宜做肌内注射 老年人：老年患者应根据肾功能适当减量 妊娠与哺乳期妇女：妊娠安全性分级为 B 级；哺乳期妇女用药时宜暂停授乳
药典	USP、Eur. P.、Chin. P.
国家处方集	CNF
医保目录	【保（甲）】
基本药物目录	
其他推荐依据	

■ 药品名称	头孢哌酮 Cefoperazone
抗菌谱与适应证	第三代头孢菌素，适用于有反复感染史患者的肝胆系统手术的预防用药
制剂与规格	注射用头孢哌酮钠：①0.5g；②1.0g；③1.5g；④2.0g
用法与用量	1. 成人：一次 1~2g，每 12 小时 1 次 2. 儿童：一日 50~200mg/kg，分 2~3 次给药
注意事项	1. 肝病、胆道梗阻严重或同时有肾功能减退者，用药剂量应予以适当调整 2. 部分患者可引起维生素 K 缺乏和低凝血酶原血症，用药期间应进行出血时间、凝血酶原时间监测
禁忌	对头孢菌素过敏者及有青霉素过敏性休克史者禁用

续 表

不良反应	皮疹较为多见；少数患者尚可发生腹泻、腹痛；嗜酸性粒细胞增多，轻度中性粒细胞减少；暂时导性 AST 及 ALT、碱性磷酸酶、尿素氮或血肌酐升高等
特殊人群用药	儿童：新生儿和早产儿用药须权衡利弊 妊娠与哺乳期妇女：妊娠安全性分级为 B 级；哺乳期妇女用药时宜暂停授乳
药典	USP、Eur. P.、Chin. P.
国家处方集	CNF
医保目录	
基本药物目录	
其他推荐依据	

■ 药品名称	头孢哌酮舒巴坦　Cefoperazone and Sulbactam
抗菌谱与适应证	第三代头孢菌与含 β-内酰胺酶抑制剂适用于有反复感染史患者的肝胆系统手术的预防用药
制剂与规格	注射用头孢哌酮钠舒巴坦钠（1∶1）：①1.0g；②2.0g
用法与用量	成人：一次 2~4g，每 12 小时 1 次
注意事项	接受 β-内酰胺类或头孢菌素类抗菌药物治疗的患者可发生严重的及偶可发生的致死性过敏反应。一旦发生过敏反应，应立即停药并给予适当的治疗
禁忌	对头孢菌素过敏者及有青霉素过敏性休克史者禁用
不良反应	皮疹较为多见；少数患者尚可发生腹泻、腹痛；嗜酸性粒细胞增多，轻度中性粒细胞减少；暂时性 AST 及 ALT、碱性磷酸酶、尿素氮或血肌酐升高等
特殊人群用药	肝、肾功能不全患者：根据患者情况调整用药剂量 儿童：新生儿和早产儿用药须权衡利弊 老年人：老年人呈生理性的肝、肾功能减退，因此应慎用本药并需调整剂量 妊娠与哺乳期妇女：妊娠安全性分级为 B 级；哺乳期妇女用药时宜暂停授乳
药典	USP、Eur. P.、Chin. P.
国家处方集	CNF
医保目录	【保（乙）】
基本药物目录	
其他推荐依据	

第五节　其他类别抗菌药

■ 药品名称	环丙沙星　Ciprofloxacin
抗菌谱与适应证	适用于泌尿外科手术预防用药

续　表

制剂与规格	环丙沙星注射液：100ml：0.2g 环丙沙星葡萄糖注射液：100ml：0.2g 乳酸环丙沙星注射液：①100ml：0.1g；②100ml：0.2g；③250ml：0.25g 乳酸环丙沙星0.9%氯化钠注射液：①100ml：0.2g；②200ml：0.4g 注射用乳酸环丙沙星：①0.2g；②0.4g
用法与用量	一次0.1~0.2g，每12小时1次
注意事项	1. 宜空腹服用 2. 患中枢神经系统疾病者（如癫痫、脑动脉硬化患者）慎用
禁忌	对环丙沙星及任何一种氟喹诺酮类药过敏的患者禁用；孕妇、哺乳期妇女及18岁以下者禁用
不良反应	胃肠道反应较为常见，可表现为腹部不适或疼痛、腹泻、恶心或呕吐；中枢神经系统反应可有头晕、头痛、嗜睡或失眠；过敏反应有皮疹、皮肤瘙痒、面部潮红、胸闷等
特殊人群用药	肝、肾功能不全患者：慎用 儿童：18岁以下患者禁用 老年人：应减量给药 妊娠与哺乳期妇女：禁用
药典	USP、Eur. P.、Chin. P.
国家处方集	CNF
医保目录	【保（甲/乙）】
基本药物目录	【基】
其他推荐依据	
■ 药品名称	甲硝唑　Metronidazole
抗菌谱与适应证	适用于经口咽部黏膜切口的大手术，阑尾手术，结、直肠手术，涉及阴道的妇科手术
制剂与规格	甲硝唑注射液：①20ml：100mg；②100ml：0.2g；③100ml：0.5g；④250ml：0.5g；⑤250ml：1.25g 甲硝唑葡萄糖注射液：250ml，内含甲硝唑0.5g、葡萄糖12.5g 注射用甲硝唑磷酸二钠：0.915g
用法与用量	静脉给药，常规单次剂量：0.5g
注意事项	1. 出现运动失调或其他中枢神经系统症状时应停药 2. 用药期间应戒酒，饮酒后出现腹痛、呕吐、头痛等症状
禁忌	对本药或其他硝基咪唑类药物过敏或有过敏史者、活动性中枢神经系统疾病者、血液病者、孕妇及哺乳期妇女禁用
不良反应	1. 消化系统：恶心、呕吐、食欲缺乏、腹部绞痛，一般不影响治疗 2. 神经系统：头痛、眩晕，偶有感觉异常、肢体麻木、共济失调、多发性神经炎等，大剂量可致抽搐 3. 少数病例发生荨麻疹、面部潮红、瘙痒、膀胱炎、排尿困难、口中金属味及白细胞减少等，均属可逆性，停药后自行恢复
特殊人群用药	肝、肾功能不全患者：肝功能不全患者慎用 老年人：老年患者应注意监测血药浓度并调整剂量 妊娠与哺乳期妇女：孕妇及哺乳期妇女禁用，妊娠安全性分级为B级

续　表

药典	USP、Eur. P. 、Chin. P.
国家处方集	CNF
医保目录	【保（甲/乙）】
基本药物目录	【基】
其他推荐依据	
■ 药品名称	克林霉素　Clindamycin
抗菌谱与适应证	适用于对 β-内酰胺类抗菌药物过敏者，预防葡萄球菌、链球菌感染的外科手术
制剂与规格	盐酸克林霉素注射液：①4ml：0.3g；②8ml：0.6g；③2ml：0.3g 注射用盐酸克林霉素：0.5g 克林霉素磷酸酯注射液：①2ml：0.3g；②4ml：0.6g 注射用克林霉素磷酸酯：①0.3g；②0.6g；③1.2g
用法与用量	静脉给药，常规单次剂量：0.6～0.9g
注意事项	1. 有胃肠疾病或病史者，特别是溃疡性结肠炎、克罗恩病或假膜性肠炎患者、有哮喘或其他过敏史者慎用 2. 本品不能透过血-脑脊液屏障，故不能用于脑膜炎 3. 不同细菌对本品的敏感性可有相当大的差异，故药敏试验有重要意义
禁忌	本品与林可霉素有交叉耐药性，对克林霉素或林可霉素有过敏史者禁用
不良反应	1. 消化系统：恶心、呕吐、食欲缺乏、腹部绞痛，一般不影响治疗 2. 血液系统：偶可发生白细胞减少、中性粒细胞减少、嗜酸性粒细胞增多和血小板减少等 3. 少数病例发生荨麻疹、潮红、瘙痒、膀胱炎、排尿困难、口中金属味及白细胞减少等，均属可逆性，停药后自行恢复
特殊人群用药	肝、肾功能不全患者：肝功能不全者、严重肾功能障碍者慎用 儿童：新生儿禁用，4 岁以内儿童慎用，16 岁以内儿童应用应注意重要器官功能监测 老年人：老年患者用药时需密切观察 妊娠与哺乳期妇女：孕妇应用需充分权衡利弊，FDA 妊娠安全性分级为 B 级；哺乳期妇女慎用，用药时宜暂停授乳
药典	USP、Eur. P. 、Chin. P.
国家处方集	CNF
医保目录	【保（甲）】
基本药物目录	【基】
其他推荐依据	
■ 药品名称	氨曲南　Aztreonam
抗菌谱与适应证	适用于对 β-内酰胺类抗菌药物过敏者，预防革兰阴性杆菌感染的外科手术
制剂与规格	注射用氨曲南：①0.5g；②1.0g；③2.0g
用法与用量	静脉给药，常规单次剂量：1～2g

续　表

注意事项	1. 氨曲南与青霉素之间无交叉过敏反应，但对青霉素、头孢菌素过敏及过敏体质者仍需慎用 2. 有不同程度的抗菌药物相关性肠炎
禁忌	对氨曲南有过敏史者禁用
不良反应	常见为恶心、呕吐、腹泻及皮肤过敏反应等
特殊人群用药	老年人：老年人用药剂量应按其肾功能减退情况酌情减量 妊娠与哺乳期妇女：妊娠安全性分级为 B 级，哺乳期妇女使用时应暂停授乳
药典	USP、Eur. P.、Chin. P.
国家处方集	CNF
医保目录	【保（乙）】
基本药物目录	
其他推荐依据	
■ 药品名称	万古霉素　Vancomycin
抗菌谱与适应证	适用于耐甲氧西林葡萄球菌检出率高的医疗机构进行工人材料植入手术（如人工心脏瓣膜置换、永久性心脏起搏器置入、人工关节置换等）预防感染
制剂与规格	注射用盐酸万古霉素：①0.5g（50 万 U）；②1.0g（100 万 U）
用法与用量	静脉给药，一次 1g，每 12 小时给药 1 次
注意事项	1. 听力减退或有耳聋病史者慎用 2. 不宜肌内注射，静脉滴注时尽量避免药液外漏，且应经常更换注射部位，滴速不宜过快 3. 在治疗过程中应监测血药浓度
禁忌	对万古霉素过敏者，严重肝、肾功能不全者，孕妇及哺乳期妇女禁用
不良反应	休克、过敏样症状、急性肾功能不全等
特殊人群用药	肝、肾功能不全患者：严重肝、肾功能不全者禁用 儿童：儿童（尤其是低体重出生儿、新生儿）应监测血药浓度，慎重给药 老年人：老年患者确有指征使用时必须调整剂量或调整用药间隔 妊娠与哺乳期妇女：禁用
药典	USP、Eur. P.、Chin. P.
国家处方集	CNF
医保目录	【保（乙）】
基本药物目录	
其他推荐依据	
■ 药品名称	去甲万古霉素　Norvancomycin
抗菌谱与适应证	适用于耐甲氧西林葡萄球菌检出率高的医疗机构进行工人材料植入手术（如人工心脏瓣膜置换、永久性心脏起搏器置入、人工关节置换等）预防感染
制剂与规格	注射用盐酸去甲万古霉素：①0.4g（40 万 U）；②0.8g（80 万 U）

续　表

用法与用量	静脉给药，一次 400～800mg，每 12 小时给药 1 次
注意事项	1. 听力减退或有耳聋病史者慎用 2. 不可肌内注射或静脉注射 3. 治疗期间应定期检查听力，检查尿液中蛋白、管型、细胞数及测定尿相对密度等
禁忌	对本药或万古霉素类抗菌药物过敏者禁用
不良反应	可出现皮疹、恶心、静脉炎等；可引致耳鸣、听力减退、肾功能损害等
特殊人群用药	肝、肾功能不全患者：肾功能不全患者慎用，如有应用指征时需在治疗药物浓度监测下，根据肾功能减退程度减量应用 儿童：新生儿、婴幼儿用药必须充分权衡利弊 老年人：用于老年患者有引起耳毒性与肾毒性的危险（听力减退或丧失）。老年患者即使肾功能测定在正常范围内，使用时应采用较小治疗剂量 妊娠与哺乳期妇女：妊娠期患者避免应用；哺乳期妇女慎用
药典	Chin. P.
国家处方集	CNF
医保目录	【保（乙）】
基本药物目录	
其他推荐依据	

注：1. Ⅰ 类切口手术常用预防抗菌药物为一代头孢菌素：头孢唑林或头孢拉定等

2. Ⅰ 类切口手术常用预防抗菌药物单次使用剂量：头孢唑林 1～2g；头孢拉定 1～2g；头孢呋辛 1.5g；头孢曲松 1～2g；甲硝唑 0.5g，其他详见具体药品表单。头孢菌素应在 30 分钟内滴完

3. 对 β-内酰胺类抗菌药物过敏者，可选用克林霉素预防葡萄球菌、链球菌感染，可选用氨曲南预防革兰阴性杆菌感染。必要时可联合使用

4. 耐甲氧西林葡萄球菌检出率高的医疗机构，如进行人工材料置入手术（如人工心脏瓣膜置换、永久性心脏起搏器置入、人工关节置换等），也可选用万古霉素或去甲万古霉素预防感染

第十二章

治疗用抗菌药物

第一节 青霉素类

■ 药品名称	青霉素　Benzylpenicillin
抗菌谱与适应证	适用于溶血性链球菌、肺炎链球菌、不产青霉素酶葡萄球菌的感染；炭疽、破伤风、气性坏疽等梭状芽胞杆菌感染及梅毒、钩端螺旋体病、回归热、白喉。与氨基糖苷类药物联合用于治疗草绿色链球菌心内膜炎。亦可用于流行性脑脊髓膜炎、放线菌病、淋病、樊尚咽峡炎、莱姆病、鼠咬热、李斯特菌病、除脆弱拟杆菌以外的厌氧菌感染。风湿性心脏病或先天性心脏病患者手术前预防用药
制剂与规格	注射用青霉素钠：①0.12g（2万U）；②0.24g（40万U）；③0.48g（80万U）；④0.6g（100万U）；⑤0.96g（160万U）；⑥2.4g（400万U） 注射用青霉素钾：①0.125g（20万U）；②0.25g（40万U）；③0.5g（80万U）；④0.625g（100万U）
用法与用量	1. 肌内注射：成人：一日（80~200）万U，分3~4次给药；小儿：按体重2.5万U/kg，每12小时给药1次 2. 静脉滴注：成人一日（200~2000）万U，分2~4次给药；小儿每日按体重（5~20）万U/kg，分2~4次给药
注意事项	1. 应用前询问药物过敏史并进行青霉素皮肤试验 2. 对一种青霉素过敏者可能对其他青霉素类药物、青霉胺过敏，有哮喘、湿疹、花粉症、荨麻疹等过敏性疾病患者应慎用 3. 大剂量使用时应定期检测电解质
禁忌	有青霉素类药物过敏史或青霉素皮肤试验阳性患者禁用
不良反应	青霉素过敏反应较常见，包括荨麻疹等各类皮疹、白细胞减少、间质性肾炎、哮喘发作等和血清病样反应
特殊人群用药	肝、肾功能不全患者：轻、中度肾功能损害者使用常规剂量不需减量，严重肾功能损害者应延长给药间隔或调整剂量 妊娠与哺乳期妇女：妊娠期妇女给药属FDA妊娠风险B级；哺乳期妇女用药时宜暂停授乳
药典	USP、Eur. P.、Chin. P.
国家处方集	CNF
医保目录	【保（甲）】
基本药物目录	【基】

续　表

其他推荐依据	
■ **药品名称**	**青霉素 V　Phenoxymethylpenicillin**
抗菌谱与适应证	1. 青霉素敏感菌株所致的轻、中度感染，包括链球菌所致的扁桃体炎、咽喉炎、猩红热、丹毒等 2. 肺炎球菌所致的支气管炎、肺炎、中耳炎、鼻窦炎及敏感葡萄球菌所致的皮肤软组织感染等 3. 螺旋体感染和作为风湿热复发和感染性心内膜炎的预防用药
制剂与规格	青霉素 V 钾片：①100 万 U；②60 万 U；③0.25g（40 万 U）；④0.5g（80 万 U）
用法与用量	口服：①成人：链球菌感染：一次 125~250mg，每 6~8 小时 1 次，疗程 10 日。肺炎球菌感染：一次 250~500mg，每 6 小时 1 次，疗程至退热后至少 2 日。葡萄球菌感染、螺旋体感染：一次 250~500mg，每 6~8 小时 1 次。预防风湿热复发：一次 250mg，一日 2 次。预防心内膜炎：在拔牙或上呼吸道手术前 1 小时口服 2g，6 小时后再加服 1g（27kg 以下小儿剂量减半）。②小儿：按体重，一次 2.5~9.3mg/kg，每 4 小时 1 次；或一次 3.75~14mg/kg，每 6 小时 1 次；或一次 5~18.7mg/kg，每 8 小时 1 次
注意事项	1. 对头孢菌素类药物过敏者及有哮喘、湿疹、花粉症、荨麻疹等过敏性疾病患者应慎用 2. 患者一次开始服用前，必须先进行青霉素皮试 3. 长期或大剂量服用者，应定期检查肝、肾、造血系统功能和检测血清钾或钠
禁忌	青霉素皮试阳性反应者、对青霉素类药物过敏者及传染性单核细胞增多症患者禁用
不良反应	常见恶心、呕吐、上腹部不适、腹泻等胃肠道反应及黑毛舌；皮疹、荨麻疹等过敏反应
特殊人群用药	肝、肾功能不全患者：肾功能减退者应根据血浆肌酐清除率调整剂量或给药间期 老年人：老年患者应根据肾功能情况调整用药剂量或用药间期 妊娠与哺乳期妇女：妊娠期妇女给药属 FDA 妊娠风险 B 级；哺乳期妇女慎用或用药时暂停授乳
药典	USP、Eur. P.
国家处方集	CNF
医保目录	【保（甲）】
基本药物目录	
其他推荐依据	
■ **药品名称**	**普鲁卡因青霉素　Procaine Benzylpenicillin**
抗菌谱与适应证	1. 与青霉素相仿，但由于血药浓度较低，故仅限于青霉素高度敏感病原体所致的轻、中度感染，如 A 组链球菌所致的扁桃体炎、猩红热、肺炎链球菌肺炎、青霉素敏感金黄色葡萄球菌所致皮肤软组织感染、樊尚咽峡炎等 2. 可用于治疗钩端螺旋体病、回归热和早期梅毒等
制剂与规格	注射用普鲁卡因青霉素：①40 万 U［普鲁卡因青霉素 30 万 U，青霉素钠（钾）10 万 U］；②80 万 U［普鲁卡因青霉素 60 万 U，青霉素钠（钾）20 万 U］
用法与用量	肌内注射，每次（40~80）万 U，每日 1~2 次

续　表

注意事项	1. 哮喘、湿疹、花粉症、荨麻疹等过敏性疾病患者应慎用本品 2. 应用前需详细询问药物过敏史并进行青霉素、普鲁卡因皮肤试验
禁忌	有青霉素类药物或普鲁卡因过敏史者禁用；青霉素或普鲁卡因皮肤试验阳性患者禁用
不良反应	过敏反应（如荨麻疹、间质性肾炎、白细胞减少等）；赫氏反应和治疗矛盾；二重感染等
特殊人群用药	妊娠与哺乳期妇女：妊娠期妇女给药属 FDA 妊娠风险 B 级；哺乳期妇女用药时宜暂停授乳
药典	USP、Eur. P.、Chin. P.
国家处方集	CNF
医保目录	【保（乙）】
基本药物目录	
其他推荐依据	
■ 药品名称	苄星青霉素　BenzathineBenzylpenicillin
抗菌谱与适应证	用于预防风湿热、治疗各期梅毒也可用于控制链球菌感染的流行
制剂与规格	注射用苄星青霉素：①30 万 U；②60 万 U；③120 万 U
用法与用量	肌内注射：成人，一次（60~120）万 U，2~4 周 1 次；小儿一次（30~60）万 U，2~4 周 1 次
注意事项	参见"青霉素"
禁忌	有青霉素类药物过敏史者或青霉素皮肤试验阳性患者禁用
不良反应	过敏反应（同青霉素）；二重感染等
特殊人群用药	妊娠与哺乳期妇女：妊娠期妇女给药属 FDA 妊娠风险 B 级；哺乳期妇女用药时宜暂停授乳
药典	USP、Eur. P.、Chin. P.
国家处方集	CNF
医保目录	【保（甲）】
基本药物目录	【基】
其他推荐依据	
■ 药品名称	阿莫西林　Amoxicillin
抗菌谱与适应证	适用于治疗敏感菌所致的下列感染：①中耳炎、鼻窦炎、咽炎、扁桃体炎等上呼吸道感染；②急性支气管炎、肺炎等下呼吸道感染；③泌尿、生殖道感染；④皮肤、软组织感染；⑤适用于治疗急性单纯性淋病；⑥尚可用于治疗伤寒、伤寒带菌者及钩端螺旋体病；⑦亦可与克拉霉素、兰索拉唑联合治疗幽门螺杆菌感染
制剂与规格	片剂：①0.125g；②0.25g 胶囊：①0.125g；②0.25g 干混悬剂：袋装，①0.125g；②0.25g。瓶装，①1.25g；②2.5g 颗粒剂：125mg 注射用阿莫西林钠：①0.5g；②2g

续　表

用法与用量	口服：成人一次 0.5g，每 6～8 小时 1 次，日剂量不超过 4g；小儿每日按体重 20～40mg/kg，每 8 小时 1 次；3 个月以下婴儿：一日 30mg/kg，每 12 小时 1 次 肌内注射或稀释后静脉滴注：成人一次 0.5～1g，每 6～8 小时 1 次；小儿一日 50～100mg/kg，分 3～4 次给药 肾功能不全时剂量：肌酐清除率为 10～30ml/min 者，一次 0.25～0.5g，每 12 小时 1 次；肌酐清除率<10ml/min 者，一次 0.25～0.5g，每 24 小时 1 次 透析时剂量：每次血液透析后应补充给予 1g 剂量
注意事项	1. 巨细胞病毒感染、淋巴细胞白血病、淋巴瘤等患者不宜使用 2. 传染性单核细胞增多症患者应避免使用 3. 哮喘、湿疹、花粉症、荨麻疹等过敏性疾病史者慎用
禁忌	有青霉素类药物过敏史者或青霉素皮肤试验阳性患者禁用
不良反应	恶心、呕吐、腹泻及抗菌药物相关性肠炎等胃肠道反应；皮疹、药物热和哮喘等过敏反应；贫血、血小板减少、嗜酸性粒细胞增多等
特殊人群用药	肝、肾功能不全患者：肾功能严重损害者慎用 老年人：老年人用药时可能需要调整剂量 妊娠与哺乳期妇女：妊娠期妇女应仅在确有必要时应用本品；由于乳汁中可分泌少量阿莫西林，哺乳期妇女服用后可能导致婴儿过敏
药典	Eur. P、Chin. P.
国家处方集	CNF
医保目录	【保（甲）】
基本药物目录	【基】
其他推荐依据	

■ 药品名称	磺苄西林　Sulbenicillin
抗菌谱与适应证	适用于敏感的铜绿假单胞菌、某些变形杆菌属以及其他敏感革兰阴性菌所致肺炎、尿路感染、复杂性皮肤软组织感染和败血症等。对本品敏感菌所致腹腔感染、盆腔感染宜与抗厌氧菌药物联合应用
制剂与规格	注射用磺苄西林钠：1.0g：100 万 U
用法与用量	静脉滴注或静脉注射；中度感染成人一日剂量 8g，重症感染或铜绿假单胞菌感染时剂量需增至一日 20g，分 4 次静脉给药；儿童根据病情每日剂量按体重 80～300mg/kg，分 4 次给药
注意事项	1. 使用本品前需详细询问药物过敏史并进行青霉素皮肤试验，呈阳性反应者禁用 2. 对一种青霉素过敏者可能对其他青霉素类药物、青霉胺过敏
禁忌	有青霉素类药物过敏史者或青霉素皮肤试验阳性患者禁用
不良反应	过敏反应较常见，包括皮疹、发热等，偶见过敏性休克，一旦发生须就地抢救，保持气道畅通、吸氧并给予肾上腺素、糖皮质激素等治疗措施；恶心、呕吐等胃肠道反应；实验室检查异常包括白细胞或中性粒细胞减少，ALT 及 AST 一过性增高等
特殊人群用药	肝、肾功能不全患者：严重肝、肾功能不全者慎用 妊娠与哺乳期妇女：妊娠期妇女应仅在确有必要时应用本品

续　表

药典	Chin. P.
国家处方集	CNF
医保目录	【保（乙）】
基本药物目录	
其他推荐依据	
■ **药品名称**	**替卡西林　Ticarcillin**
抗菌谱与适应证	对大肠埃希菌、奇异变形杆菌、普通变形杆菌等肠杆菌属、流感嗜血杆菌、沙门菌属、铜绿假单胞菌等具有良好的抗菌活性。①适用于治疗敏感菌所致的下呼吸道感染、骨和骨关节感染、皮肤及软组织感染、尿路感染及败血症等；②与氨基糖苷类、喹诺酮类等抗菌药联用，可用于治疗铜绿假单胞菌所致感染
制剂与规格	注射用替卡西林钠：①0.5g；②1g；③3g；④6g
用法与用量	成人：肌内注射：泌尿系统感染，一次 1g，一日 4 次；静脉给药：一日 200～300mg/kg，分次给药 儿童：①静脉给药：一日 200～300mg/kg，分次给药；②婴儿：一日 225mg/kg，分次给药；③对7 日龄以下新生儿：一日 150mg/kg，分次给药
注意事项	对头孢菌素过敏者、凝血功能异常者慎用
禁忌	对本品或其他青霉素类过敏者禁用
不良反应	低钾血症及出血时间延长；皮疹、瘙痒、药物热等过敏反应较多见
特殊人群用药	肝、肾功能不全患者：严重肝、肾功能不全者慎用 妊娠与哺乳期妇女：妊娠期妇女慎用，妊娠安全性分级为 B 级；哺乳期妇女慎用
药典	USP、Eur. P.
国家处方集	CNF
医保目录	
基本药物目录	
其他推荐依据	
■ **药品名称**	**注射用哌拉西林　Piperacillin for Injection**
抗菌谱与适应证	1. 治疗铜绿假单胞菌和敏感革兰阴性杆菌所致的各种感染，如败血症、尿路感染、呼吸道感染、胆道感染、腹腔感染、盆腔感染以及皮肤、软组织感染等 2. 与氨基糖苷类药联用治疗粒细胞减少症免疫缺陷患者的感染
制剂与规格	注射用哌拉西林钠（按哌拉西林计）：①0.5g；②1g；③2g
用法与用量	成人：中度感染一日 8g，分 2 次给药；严重感染一次 3～4g，每 6 小时 1 次。一日最大剂量不可超过 24g 儿童：①婴幼儿和12 岁以下儿童：一日 100～200mg/kg；②新生儿：体重<2kg 者：出生后第 1 周内，一次 50mg/kg，每 12 小时 1 次；1 周以上，一次 50mg/kg，每 8 小时 1 次；体重 2kg 以上者：出生后第 1 周内，一次 50mg/kg，每 8 小时 1 次；1 周以上，一次 50mg/kg，每 6 小时 1 次

续　表

注意事项	1. 有出血史者，溃疡性结肠炎、克罗恩病或假膜性肠炎者，体弱者慎用 2. 哌拉西林不可加入碳酸氢钠溶液中静脉滴注
禁忌	对青霉素、头孢菌素或其他 β-内酰胺类抗菌药物过敏或有过敏史者禁用
不良反应	青霉素类药物过敏反应较常见；局部注射部位疼痛、血栓性静脉炎等；腹泻、稀便、恶心、呕吐等
特殊人群用药	肝、肾功能不全患者：慎用 儿童：12 岁以下儿童的用药安全性剂量尚未正式确定，应慎用 老年人：慎用 妊娠与哺乳期妇女：妊娠期妇女应仅在确有必要时才能使用本药，妊娠安全性分级为 B 级；哺乳期妇女用药应权衡利弊或暂停授乳
药典	USP、Eur. P. 、Chin. P.
国家处方集	CNF
医保目录	【保（甲）】
基本药物目录	【基】
其他推荐依据	
■ 药品名称	**注射用美洛西林钠**　Mezlocillin Sodium for Injection
抗菌谱与适应证	用于大肠埃希菌、肠杆菌属、变形杆菌等革兰阴性杆菌中敏感菌株所致的呼吸系统、泌尿系统、消化系统、妇科和生殖器官等感染，如败血症、化脓性脑膜炎、腹膜炎、骨髓炎、皮肤和软组织感染以及眼、耳、鼻、喉科感染
制剂与规格	注射用美洛西林钠：①0.5g；②1.0g；③1.5g；④2.0g；⑤2.5g；⑥3.0g；⑦4.0g
用法与用量	肌内注射、静脉注射或静脉滴注。肌内注射临用前加灭菌注射用水溶解，静脉注射通常加入 3% 葡萄糖氯化钠注射液或 5% ～ 10% 葡萄糖注射液溶解后使用。成人一日 2 ～ 6g，严重感染者可增至 8 ～ 12g，最大可增至 15g。儿童，按体重一日 0.1 ～ 0.2g/kg，严重感染者可增至 0.3g/kg；肌内注射一日 2 ～ 4 次，静脉滴注按需要每 6 ～ 8 小时 1 次，其剂量根据病情而定，严重者可每 4 ～ 6 小时静脉注射 1 次
注意事项	1. 用药前须做青霉素皮肤试验，阳性者禁用 2. 下列情况应慎用：有哮喘、湿疹、花粉症、荨麻疹等过敏性疾病史者 3. 应用大剂量时应定期检测血清钠
禁忌	对青霉素类抗菌药物过敏或有过敏史者禁用
不良反应	食欲缺乏、恶心、呕吐、腹泻、肌内注射局部疼痛和皮疹，且多在给药过程中发生，大多程度较轻，不影响继续用药，重者停药后上述症状迅速减轻或消失
特殊人群用药	肝、肾功能不全患者：肾功能减退患者应适当降低用量 老年人：老年患者肾功能减退，须调整剂量 妊娠与哺乳期妇女：妊娠安全性分级为 B 级；哺乳期妇女应权衡利弊用药
药典	Chin. P.
国家处方集	CNF

续 表

医保目录	【保（乙）】
基本药物目录	
其他推荐依据	
■ 药品名称	**注射用美洛西林钠舒巴坦钠** Mezlocillin Sodium and Sulbactam Sodium for Injection
抗菌谱与适应证	本品含 β-内酰胺酶抑制剂舒巴坦钠，适用于产酶耐药菌引起的中重度下列感染性疾病，包括： 1. 呼吸系统感染：如中耳炎、鼻窦炎、扁桃体炎、咽炎、肺炎、急性支气管炎和慢性支气管炎急性发作、支气管扩张、脓胸、肺脓肿等 2. 泌尿生殖系统感染：如肾盂肾炎、膀胱炎和尿道炎等 3. 腹腔感染：如胆道感染等 4. 皮肤及软组织感染：如蜂窝织炎、伤口感染、疖病、脓性皮炎和脓疱病；性病：淋病等 5. 盆腔感染：妇科感染、产后感染等 6. 严重系统感染：如脑膜炎、细菌性心内膜炎、腹膜炎、败血症、脓毒症等。对于致命的全身性细菌感染、未知微生物或不敏感微生物所致感染、重度感染及混合感染等，如使用本品，建议与其他抗菌药联合用药治疗
制剂与规格	注射用美洛西林钠舒巴坦钠：①0.625g（美洛西林 0.5g 与舒巴坦 0.125g）；②1.25g（美洛西林 1.0g 与舒巴坦 0.25g）；③2.5g（美洛西林 2.0g 与舒巴坦 0.50g）；④3.75g（美洛西林 3.0g 与舒巴坦 0.75g）
用法与用量	静脉滴注，用前用适量注射用水或氯化钠注射液溶解后，再加入 0.9% 氯化钠注射液或 5% 葡萄糖氯化钠注射液或 5% ~10% 葡萄糖注射液 100ml 中静脉滴注，每次滴注时间为 30 ~50 分钟。成人剂量：每次 2.5 ~3.75g（美洛西林 2.0 ~3.0g，舒巴坦 0.5 ~0.75g），每 8 小时或 12 小时 1 次，疗程 7 ~14 天
注意事项	过敏性体质者使用时必须谨慎
禁忌	对青霉素类药物或舒巴坦过敏者禁用
不良反应	青霉素类药物过敏反应较常见；局部注射部位疼痛、血栓性静脉炎等；腹泻、稀便、恶心、呕吐等
特殊人群用药	肝、肾功能不全患者：肝功能不全患者用药应谨慎 儿童：1 ~14 岁儿童及体重超过 3kg 的婴儿，每次给药 75mg/kg，每日 2 ~3 次。体重不足 3kg 者，每次给药 75mg/kg 体重，每日 2 次 老年人：老年用药可参照成人用剂量，但伴有肝、肾功能不良的患者，剂量应调整 妊娠与哺乳期妇女：本品可透过胎盘和进入乳汁，妊娠和哺乳期妇女慎用
药典	
国家处方集	
医保目录	【保（乙）】
基本药物目录	
其他推荐依据	

续 表

■ 药品名称	注射用阿洛西林 Azlocillin for Injection
抗菌谱与适应证	敏感的革兰阳性及革兰阴性菌（包括铜绿假单胞菌）所致的呼吸道、泌尿道、生殖器官、胆道、胃肠道、败血症、脑膜炎、心内膜炎等严重感染，手术、烧伤后感染，骨、皮肤及软组织感染
制剂与规格	注射用阿洛西林钠：①0.5g；②1g；③2g；④3g
用法与用量	成人：一日6~10g，严重病例可增至10~16g，分2~4次滴注。儿童：一次75mg/kg，一日2~4次。婴儿及新生儿：一次100mg/kg，一日2~4次
注意事项	参见"美洛西林"
禁忌	对青霉素类抗菌药物过敏者禁用
不良反应	恶心、呕吐、腹泻及抗菌药物相关性肠炎等胃肠道反应；皮疹，药物热和哮喘等过敏反应
特殊人群用药	肝、肾功能不全患者：肾功能减退患者应适当降低用量 老年人：老年患者肾功能减退，须调整剂量 妊娠与哺乳期妇女：妊娠安全性分级为B级；哺乳期妇女应权衡利弊用药
药典	Pol. P.
国家处方集	CNF
医保目录	【保（乙）】
基本药物目录	
其他推荐依据	

第二节 头孢菌素类

一、第一代头孢菌素类

■ 药品名称	头孢唑林 Cefazolin
□ 其他名称	新泰林
抗菌谱与适应证	第一代头孢菌素。除肠球菌属、耐甲氧西林葡萄球菌属外，对其他革兰阳性球菌均有良好抗菌活性，肺炎链球菌和溶血性链球菌对其高度敏感，对部分大肠埃希菌、奇异变形杆菌和肺炎克雷伯菌有良好抗菌活性。临床用于敏感菌所致的呼吸道感染、尿路感染，皮肤软组织感染、骨和关节感染、肝胆系统感染、感染性心内膜炎、败血症及眼、耳、鼻、咽喉部感染；外科手术预防用药
制剂与规格	1. 注射用头孢唑林钠：①0.5g；②1g；③1.5g；④2g 2. 注射用五水头孢唑林钠：①0.5g；②1g；③1.5g；④2g
用法与用量	成人常用剂量：一次0.5~1g，一日2~4次，严重感染可增至一日6g，分2~4次静脉给予，或遵医嘱

	用于预防外科手术后感染时，一般为术前 0.5 ~ 1 小时肌内注射或静脉给药 1g，手术时间超过 6 小时者术中加用 0.5 ~ 1g，术后每 6 ~ 8 小时给药 0.5 ~ 1g，至手术后 24 小时止 儿童：一日 50 ~ 100mg/kg，分 2 ~ 3 次静脉缓慢推注，静脉滴注或肌内注射
注意事项	1. 交叉过敏反应：对青霉素过敏患者应用本品时应根据患者情况充分权衡利弊后决定。有青霉素过敏性休克或即刻反应者，不宜再选用头孢菌素类 2. 对诊断的干扰：应用本品和其他头孢菌素的患者抗球蛋白（Coombs）试验可出现阳性；孕妇产前应用这类药物，此阳性反应也可出现于新生儿。当应用本品的患者尿中头孢类含量超过 10mg/ml 时，以磺基水杨酸进行尿蛋白测定可出现假阳性反应。以硫酸铜法测定尿糖可呈假阳性反应。血清丙氨酸氨基转移酶、门冬氨酸氨基转移酶、碱性磷酸酶和血尿素氮在应用本品过程中皆可升高。如采用 Jaffe 反应进行血清和尿肌酐值测定时可有假性增高 3. 患者有胃肠道疾病史者，特别是溃疡性结肠炎、局限性肠炎或抗菌药物相关性结肠炎（头孢菌素类很少产生假膜性结肠炎）者和肾功能减退者应慎用头孢菌素类
禁忌	对头孢菌素过敏者及有青霉素过敏性休克或即刻反应史者禁用本品
不良反应	应用头孢唑林的不良反应发生率低，静脉注射发生的血栓性静脉炎和肌肉内注射区域疼痛均较头孢噻吩少而轻。药疹发生率为 1.1%，嗜酸性粒细胞增多的发生率为 1.7%，单独以药物热为表现的过敏反应仅偶有报道；与氨基糖苷类抗菌药物合用是否增加后者的肾毒性尚不能肯定。临床上本品无肝损害现象，但个别患者可出现暂时性血清氨基转移酶、碱性磷酸酶升高。肾功能减退患者应用高剂量（每日 12g）的头孢唑林时可出现脑反应。白色念珠菌二重感染偶见
特殊人群用药	肝、肾功能不全患者：肾功能减退者肌酐清除率≥50ml/min 时，仍可按正常剂量给药 儿童：早产儿及 1 个月以下的新生儿不推荐应用本品 老年人：本品在老年人中清除半衰期较年轻人明显延长，应按肾功能适当减量或延长给药间期 妊娠与哺乳期妇女：哺乳期妇女应用头孢菌素类虽尚无不良事件报道，但其应用仍须权衡利弊后决定
药典	Chin. P.
国家处方集	CNF
医保目录	（1）部分省份【保（乙）】 （2）【保（甲）】
基本药物目录	【基】
推荐依据	《中国国家处方集》编委会. 中国国家处方集 ［M］. 北京：人民军医出版社，2010.
■ 药品名称	头孢拉定 Cefradine
抗菌谱与适应证	第一代头孢菌素。适用于治疗敏感菌所致的轻、中度感染，如：急性咽炎、扁桃体炎、中耳炎、支气管炎急性发作、肺炎等呼吸道感染、泌尿生殖道感染及皮肤软组织感染等
制剂与规格	头孢拉定胶囊：①0.25g；②0.5g 头孢拉定片：①0.25g；②0.5g 头孢拉定颗粒：①0.125g；②0.25g 头孢拉定干混悬剂：①0.125g；②0.25g；③1.5g；④3g 注射用头孢拉定：①0.5g；②1g

续　表

用法与用量	1. 成人：口服给药，一次 0.25 ~ 0.5g，每6小时1次；严重感染时可增至一次1g，一日最高剂量为4g。肌内注射及静脉给药，一次0.5 ~ 1g，每6小时1次。一日最高剂量为8g 2. 儿童：口服给药，一次 6.25 ~ 12.5mg/kg，每6小时1次。肌内注射及静脉给药，1 周岁以上小儿，一次 12.5 ~ 25mg/kg，每6小时1次 3. 肌酐清除率>20ml/min 时，其推荐剂量为每6小时 0.5g；肌酐清除率为 5 ~ 20ml/min 时，其剂量为每6小时 0.25g；肌酐清除率<5ml/min 时，其剂量为每12小时 0.25g
注意事项	应用头孢拉定的患者以硫酸铜法测定尿糖时可出现假阳性反应
禁忌	对头孢菌素过敏者及有青霉素过敏性休克或即刻反应史者禁用
不良反应	恶心、呕吐、腹泻、上腹部不适等胃肠道反应较为常见
特殊人群用药	肝、肾功能不全患者：头孢拉定主要经肾排出，肾功能减退者需减少剂量或延长给药间期 儿童：慎用 老年人：肾功能减退的老年患者应适当减少剂量或延长给药时间 妊娠与哺乳期妇女：慎用。妊娠安全性分级为 B 级，哺乳期妇女应用时需权衡利弊
药典	USP、Eur. P.、Chin. P.
国家处方集	CNF
医保目录	【保（甲/乙）】
基本药物目录	【基】
其他推荐依据	

■ 药品名称	注射用头孢硫脒　Cefathiamidine for Injection
抗菌谱与适应证	第一代头孢菌素。用于敏感菌所引起呼吸系统、肝胆系统、五官、尿路感染及心内膜炎、败血症
制剂与规格	注射用头孢硫脒：①0.5g；②1g；③2g
用法与用量	1. 成人：肌内注射，一次 1.5 ~ 1g，一日4次；静脉滴注，一次2g，一日 2 ~ 4次 2. 儿童：肌内注射，一日 50 ~ 150mg/kg，分 3 ~ 4 次给药；静脉滴注，一日 50 ~ 100mg/kg，分 2 ~ 4 次给药
注意事项	1. 有胃肠道疾病史者，特别是溃疡性结肠炎、局限性肠炎或抗菌药物相关性结肠炎者应慎用 2. 应用本品的患者抗球蛋白试验可出现阳性
禁忌	对头孢菌素类抗菌药物过敏者或对青霉素过敏性休克者禁用
不良反应	偶见荨麻疹、哮喘、瘙痒、寒战、高热、血管神经性水肿、非蛋白氮、ALT 及 AST 升高
特殊人群用药	肝、肾功能不全患者：肾功能减退者须适当减量 老年人：老年患者肾功能减退，应用时须适当减量 妊娠与哺乳期妇女：妊娠早期妇女慎用；哺乳期妇女慎用，用药需权衡利弊
药典	
国家处方集	CNF
医保目录	【保（乙）】

续　表

基本药物目录	
其他推荐依据	
■ 药品名称	**头孢氨苄　Cefalexin**
抗菌谱与适应证	第一代口服头孢菌素。用于金黄色葡萄球菌、大肠埃希菌、肺炎杆菌、流感杆菌等敏感菌所致的下列感染： 1. 扁桃体炎、扁桃体周炎、咽喉炎、支气管炎、肺炎、支气管扩张感染以及手术后胸腔感染 2. 急性及慢性肾盂肾炎、膀胱炎、前列腺炎及泌尿生殖系感染 3. 中耳炎、外耳炎、鼻窦炎 4. 上颌骨周炎、上颌骨骨膜炎、上颌骨骨髓炎、急性腭炎、牙槽脓肿、根尖性牙周炎、智齿周围炎、拔牙后感染 5. 睑腺炎、睑炎、急性泪囊炎 6. 毛囊炎、疖、丹毒、蜂窝织炎、脓疱、痈、痤疮感染、皮下脓肿、创伤感染、乳腺炎、淋巴管炎等
制剂与规格	头孢氨苄胶囊：①125mg；②250mg 头孢氨苄片：①125mg；②250mg 头孢氨苄颗粒：①50mg；②125mg 头孢氨苄干混悬剂：1.5g 头孢氨苄泡腾片：125mg
用法与用量	1. 成人：口服，一般剂量一次250~500mg，每6小时1次。一日最高剂量为4g。单纯性膀胱炎、单纯皮肤软组织感染以及链球菌咽峡炎一次500mg，每12小时1次 2. 儿童：口服，一日25~50mg/kg，一日4次。皮肤软组织感染及链球菌咽峡炎一次12.5~50mg/kg，每12小时1次
注意事项	有胃肠道疾病史者，特别是溃疡性结肠炎、局限性肠炎或抗菌药物相关性结肠炎者应慎用
禁忌	对头孢菌素过敏者及有青霉素过敏性休克或即刻反应史者禁用
不良反应	恶心、呕吐、腹泻和腹部不适较为多见；皮疹、药物热等过敏反应
特殊人群用药	肝、肾功能不全患者：慎用 儿童：6岁以下小儿慎用 老年人：老年患者应根据肾功能情况调整用药剂量或用药间期 妊娠与哺乳期妇女：妊娠早期妇女慎用；哺乳妇女慎用，用药需权衡利弊
药典	USP、Eur. P.、Chin. P.
国家处方集	CNF
医保目录	【保（甲）】
基本药物目录	【基】
其他推荐依据	
■ 药品名称	**头孢羟氨苄　Cefadroxil**
抗菌谱与适应证	第一代口服头孢菌素。主要用于敏感菌所致的尿路感染，呼吸道感染，皮肤软组织感染，骨关节感染

续　表

制剂与规格	头孢羟氨苄胶囊：①0.125g；②0.25g；③0.5g 头孢羟氨苄片：①0.125g；②0.25g 头孢羟氨苄颗粒：①0.125g；②0.25g
用法与用量	1. 成人：口服，一次 0.5～1g，一日 2 次。肾功能不全者首次给予 1g 负荷剂量，然后根据肌酐清除率（Ccr）调整剂量。Ccr 为 25～50ml/min 者，一次 0.5g，每 12 小时 1 次；Ccr 为 10～25ml/min 者，一次 0.5g，每 24 小时 1 次；Ccr 为 0～10ml/min 者，一次 0.5g，每 36 小时 1 次 2. 儿童：口服，一次 15～20mg/kg，一日 2 次。A 组溶血性链球菌咽炎或扁桃体炎：一次 15mg/kg，每 12 小时 1 次，共 10 日
注意事项	有胃肠道疾病史者，特别是溃疡性结肠炎、局限性肠炎或抗菌药物相关性结肠炎者应慎用
禁忌	对头孢菌素过敏者及有青霉素过敏性休克或即刻反应史者禁用
不良反应	以恶心、上腹部不适等胃肠道反应为主；少数患者尚可发生皮疹等过敏反应
特殊人群用药	肝、肾功能不全患者：慎用 老年人：老年患者肾功能减退，用药时需调整剂量 妊娠与哺乳期妇女：妊娠安全性分级为 B 级；哺乳期妇女须权衡利弊后应用
药典	USP
国家处方集	CNF
医保目录	【保（乙）】
基本药物目录	
其他推荐依据	

一、第二代头孢菌素类

■ 药品名称	头孢呋辛　Cefuroxim
抗菌谱与适应证	第二代注射用头孢菌素。对革兰阳性球菌的活性与第一代头孢菌素相似或略差，但对葡萄球菌和革兰阴性杆菌产生的 β-内酰胺酶显得相当稳定。适用于治疗敏感菌或敏感病原体所致的下列感染：①呼吸系统感染；②泌尿生殖系统感染；③骨和关节感染；④皮肤软组织感染；⑤预防手术感染；⑥其他，如败血症、脑膜炎等严重感染
制剂与规格	头孢呋辛酯片：①0.25g；②0.125g 头孢呋辛酯干混悬剂：0.125g 头孢呋辛酯胶囊：0.125g 注射用头孢呋辛钠：①0.25g；②0.5g；③0.75g；④1.0g；⑤1.5g；⑥2.0g；⑦2.25g；⑧2.5g；⑨3.0g
用法与用量	1. 成人：口服，一日 0.5g；下呼吸道感染，一日 1g；泌尿道感染，一日 0.25g；无并发症的淋病，单剂口服 1g 2. 儿童：口服，急性咽炎或扁桃体炎等一般感染，一次 10mg/kg，一日 2 次，一日最大剂量为 0.5g；急性中耳炎、脓疱病等严重感染，一次 15mg/kg，一日 2 次，一日最大剂量为 1g

续 表

注意事项	1. 对青霉素药物过敏者慎用 2. 使用时应注意监测肾功能，特别是对接受高剂量的重症患者
禁忌	对头孢菌素过敏者及有青霉素过敏性休克史者禁用
不良反应	过敏反应（皮疹、瘙痒、荨麻疹等），局部反应（血栓性静脉炎），胃肠道反应（腹泻、恶心、抗菌药物相关性肠炎等）等
特殊人群用药	肝、肾功能不全患者：严重肝、肾功能不全者慎用 儿童：5 岁以下小儿禁用 老年人：老年患者口服本药，不必根据年龄调整剂量 妊娠与哺乳期妇女：妊娠安全性分级为 B 级；哺乳妇女用药应权衡利弊，如需使用，应暂停授乳
药典	USP、Eur. P. 、Chin. P.
国家处方集	CNF
医保目录	【保（甲/乙）】
基本药物目录	【基】
其他推荐依据	
■ 药品名称	注射用头孢替安　Cefotiam for Injection
抗菌谱与适应证	第二代注射用头孢菌素。用于敏感菌所致的肺炎、支气管炎、胆道感染、腹膜炎、尿路感染以及手术和外伤所致的感染和败血症
制剂与规格	注射用盐酸头孢替安：①0.5g；②1g
用法与用量	肌内注射或静脉给药。成人：一日 1~2g，分 2~4 次给予；败血症时可增至一日 4g。儿童：一日 40~80mg/kg，分 3~4 次给予，重症感染时可增至一日 160mg/kg。肌酐清除率≥16.6ml/min 者，不需调整剂量；肌酐清除率<16.6ml/min 者，每 6~8 小时用量应减为常用剂量的 75%
注意事项	1. 有胃肠道疾病史者，特别是溃疡性结肠炎、局限性肠炎或抗菌药物相关性结肠炎者慎用 2. 本品可引起血象改变，严重时应立即停药
禁忌	对头孢菌素过敏者及有青霉素过敏性休克史者禁用
不良反应	偶见过敏、胃肠道反应、血象改变及一过性 AST 及 ALT 升高；可致肠道菌群改变，造成维生素 B 和 K 缺乏；偶可致继发感染；大量静脉注射可致血管和血栓性静脉炎
特殊人群用药	肝、肾功能不全患者：肾功能不全者应减量并慎用 儿童：早产儿和新生儿使用本药的安全性尚未确定 老年人：老年患者用药剂量应按其肾功能减退情况酌情减量 妊娠与哺乳期妇女：孕妇或可能妊娠的妇女、哺乳妇女应权衡利弊后用药
药典	USP、Jpn. P.
国家处方集	CNF
医保目录	【保（乙）】
基本药物目录	

续　表

其他推荐依据	
■ 药品名称	头孢丙烯　Cefprozil
抗菌谱与适应证	第二代口服头孢菌素。用于敏感菌所致的下列轻、中度感染： 1. 呼吸道感染，如化脓性链球菌性咽炎或扁桃体炎；肺炎链球菌、流感嗜血杆菌和卡他莫拉菌引起的中耳炎或急性鼻窦炎、急性支气管炎继发细菌感染和慢性支气管炎急性发作 2. 金黄色葡萄球菌（包括产青霉素酶菌株）和化脓性链球菌等引起的非复杂性皮肤和皮肤软组织感染
制剂与规格	头孢丙烯片：①0.25；②0.5g 头孢丙烯分散片：0.25g 头孢丙烯咀嚼片：0.25g 头孢丙烯胶囊：①0.125g；②0.25g 头孢丙烯颗粒：0.125g 头孢丙烯干混悬剂：①0.125g；②0.75g；③1.5g；④3.0g
用法与用量	口服。成人：呼吸道感染，一次0.5g，一日1~2次；皮肤或皮肤软组织感染，一日0.5g，分1~2次给药；严重病例，一次0.5g，一日2次。儿童：①对0.5~12岁患儿：中耳炎，一次15mg/kg，一日2次；急性鼻窦炎，一次7.5mg/kg，一日2次；严重感染，一次15mg/kg，一日2次。②对2~12岁患儿：急性扁桃体炎、咽炎，一次7.5mg/kg，一日2次；皮肤或皮肤软组织感染，一次20mg/kg，一日1次。肾功能不全时，根据肌酐清除率进行剂量调整。肝功能不全患者无需调整剂量
注意事项	1. 有青霉素过敏史者慎用。对青霉素类药物所致过敏性休克或其他严重过敏反应者不宜使用 2. 如发生过敏反应，应停止用药 3. 长期使用可诱发二重感染，尤其是抗菌药物相关性肠炎 4. 同时服用强利尿药治疗的患者使用头孢菌素应谨慎，因这些药物可能会对肾功能产生有害影响 5. 患有胃肠道疾病，尤其是肠炎患者慎用
禁忌	对头孢丙烯及其头孢菌素类过敏患者禁用
不良反应	1. 胃肠道反应：软便、腹泻、胃部不适、食欲减退、恶心、呕吐、嗳气等 2. 过敏反应，常见为皮疹、荨麻疹、嗜酸性粒细胞增多、药物热等。儿童发生过敏反应较成人多见，多在开始治疗后几天内出现，停药后几天内消失
特殊人群用药	儿童：慎用 老年人：65岁以上老人使用本药，与健康成人志愿者对比，药物浓度-时间曲线下面积增高35%~60%，肌酐清除率下降40% 妊娠与哺乳期妇女：妊娠安全性分级为B级。哺乳妇女应慎用或暂停授乳
药典	USP
国家处方集	CNF
医保目录	【保（乙）】
基本药物目录	
其他推荐依据	

续　表

■ 药品名称	注射用头孢尼西　Cefonicid for Injection
抗菌谱与适应证	适用于敏感菌引起的下列感染：下呼吸道感染、尿路感染、败血症、皮肤软组织感染、骨和关节感染，也可用于手术预防感染。在外科手术前单剂量注射1g头孢尼西可以减少由于手术过程中污染或潜在污染而导致的术后感染发生率。在剖宫产手术中使用头孢尼西（剪断脐带后）可以减少某些术后感染发生率
制剂与规格	注射用头孢尼西钠：①0.5g；②1.0g
用法与用量	肾功能正常患者： 1. 一般轻度至中度感染：成人每日剂量为1g，每24小时1次；在严重感染或危及生命的感染中，可每日2g，每24小时给药1次 2. 无并发症的尿路感染：每日0.5g，每24小时1次 3. 手术预防感染：手术前1小时单剂量给药1g，术中和术后没有必要再用。必要时如关节成形手术或开胸手术可重复给药2天；剖宫产手术中，应脐带结扎后才给予本品。疗程依病情而定 肾功能不全患者：对于肾功能损害患者使用本品必须严格依据患者的肾功能损害程度调整剂量。初始剂量为7.5mg/kg，维持剂量应根据肌酐清除率进行调整，患者在进行透析之后，无需再追加剂量
注意事项	1. 有青霉素过敏史或其他药物过敏病史者应慎用。对麻醉药过敏患者禁止使用利多卡因作为溶剂 2. 本品治疗开始和治疗中可引起肠道紊乱，严重的导致假膜性肠炎，出现腹泻时应引起警惕。一旦出现，轻度停药即可，中、重度患者应给予补充电解质、蛋白质以及适当的抗菌药物（如万古霉素）治疗 3. 重症患者在大剂量给药或合用氨基糖苷类抗菌药物治疗时，必须经常注意肾功能情况
禁忌	对头孢菌素类抗菌药物过敏者禁用
不良反应	1. 对青霉素过敏患者也可能对本品过敏 2. 长期使用任何广谱抗菌药物都可能导致其他非敏感菌过度生长，可诱发二重感染
特殊人群用药	肝、肾功能不全患者：肾脏或肝脏损害患者在使用该药物时，应加倍小心
药典	USP、Eur. P.、Chin. P.
国家处方集	
医保目录	
基本药物目录	
其他推荐依据	
■ 药品名称	头孢克洛　Cefaclor
抗菌谱与适应证	第二代口服头孢菌素。适用于敏感菌所致下列部位的轻、中度感染： 1. 呼吸系统感染 2. 泌尿生殖系统感染 3. 皮肤软组织感染 4. 口腔科感染 5. 眼科感染

续　表

制剂与规格	头孢克洛胶囊：①125mg；②250mg 头孢克洛缓释胶囊：187.5mg 头孢克洛片：250mg 头孢克洛缓释片：375mg 头孢克洛分散片：①125mg；②375mg 头孢克洛颗粒：①100mg；②125mg；③250mg 头孢克洛混悬液：①30ml：0.75g；②60ml：1.5g
用法与用量	1. 成人：口服，一次250mg，每8小时1次；较重的感染或敏感性较差的细菌引起的感染，剂量可加倍，但一日总量不超过4g 2. 儿童：口服，一日20mg/kg，分3次（每8小时1次）给药，宜空腹服用；重症感染可增至一日40mg/kg，但一日总量不超过1g
注意事项	1. 对于有胃肠道病史（特别是结肠炎）的患者、使用抗菌药物（包括头孢菌素）要慎重 2. 长期使用的患者应细心观察，如发生二重感染，必须采取适当措施
禁忌	禁用于已知对头孢菌素类过敏者
不良反应	过敏反应（皮疹、瘙痒、荨麻疹等）；腹泻等胃肠道反应
特殊人群用药	肝、肾功能不全患者：肾功能轻度不全者可不减量；肾功能中度和重度减退者的剂量应分别减为正常剂量的1/2和1/4 儿童：新生儿用药的安全性尚未确定 老年人：老年患者除虚弱、营养不良或严重肾功能损害外，一般不需要调整剂量 妊娠与哺乳期妇女：妊娠安全性分级为B级；哺乳期妇女应慎用或用药时暂停授乳
药典	USP、Eur. P.、Chin. P.
国家处方集	CNF
医保目录	【保（乙）】
基本药物目录	
其他推荐依据	
■ **药品名称**	**头孢呋辛酯　Cefuroxime Axetil**
抗菌谱与适应证	第二代口服头孢菌素。适用于溶血性链球菌、金黄色葡萄球菌（耐甲氧西林株除外）及流感嗜血杆菌、大肠埃希菌、肺炎克雷伯菌、奇异变形杆菌等肠杆菌科细菌敏感菌株所致成人急性咽炎或扁桃体炎、急性中耳炎、上颌窦炎、慢性支气管炎急性发作、急性支气管炎、单纯性尿路感染、皮肤软组织感染及无并发症淋病奈瑟菌性尿道炎和宫颈炎。儿童咽炎或扁桃体炎、急性中耳炎及脓疱病等
制剂与规格	头孢呋辛酯片：①0.125g；②0.25g
用法与用量	口服。①成人：一般一日0.5g；下呼吸道感染患者一日1g；单纯性下尿路感染患者一日0.25g。均分2次服用。单纯性淋球菌尿道炎单剂疗法剂量为1g；②5~12岁小儿：急性咽炎或急性扁桃体炎，按体重一日20mg/kg，分2次服用，一日不超过0.5g；急性中耳炎、脓疱病，按体重一日30mg/kg，分2次服用，一日不超过1g
注意事项	1. 有胃肠道疾病史者，特别是溃疡性结肠炎、局限性肠炎或抗菌药物相关性结肠炎者慎用 2. 应于餐后服用，以增加吸收，提高血药浓度，并减少胃肠道反应

续　表

禁忌	对本品及其他头孢菌素类过敏者、有青霉素过敏性休克或即刻反应史者及胃肠道吸收障碍者禁用
不良反应	常见腹泻、恶心和呕吐等胃肠反应；少见皮疹、药物热等过敏反应
特殊人群用药	肝、肾功能不全患者：肾功能减退及肝功能损害者慎用 儿童：5岁以下小儿禁用胶囊剂、片剂，宜服用头孢呋辛酯干混悬液 老年人：85岁以上的老年患者的血浆消除半衰期可延至约3.5小时，因此应在医师指导下根据肾功能情况调整用药剂量或用药间期 妊娠与哺乳期妇女：仅在有明确指征时，孕妇方可慎用；哺乳期妇女应慎用或暂停授乳
药典	USP、Eur. P.、Chin. P.、Jpn. P.
国家处方集	CNF
医保目录	【保（甲）】
基本药物目录	
其他推荐依据	

三、第三代头孢菌素类

■ 药品名称	注射用头孢唑肟　Ceftizoxime for Injection
抗菌谱与适应证	第三代注射用头孢菌素。用于治疗由敏感菌引起的下呼吸道感染、胆道感染、腹腔感染、盆腔感染。尿路感染、脑膜炎、皮肤软组织感染、骨和关节感染、败血症、感染性心内膜炎及创伤、烧伤、烫伤后的严重感染
制剂与规格	注射用头孢唑肟钠：①0.5g；②1g；③2g
用法与用量	静脉滴注。成人：一次1~2g，每8~12小时1次；严重感染，剂量可增至一次3~4g，每8小时1次。治疗非复杂性尿路感染，一次0.5g，每12小时1次。儿童：6个月及以上的婴儿和儿童常用量，按体重一次50mg/kg，每6~8小时1次。肾功能损害的患者在给予0.5~1g的首次负荷剂量后，需根据其损害程度调整剂量
注意事项	1. 青霉素类过敏史患者，有指征应用本品时，必须充分权衡利弊后在严密观察下慎用 2. 有胃肠道疾病病史者，特别是结肠炎患者慎用
禁忌	对本品及其他头孢菌素过敏者禁用
不良反应	皮疹、瘙痒和药物热等变态反应、腹泻、恶心、呕吐、食欲缺乏等
特殊人群用药	儿童：6个月以下小儿使用本药的安全性和有效性尚未确定 老年人：老年患者常伴有肾功能减退，应适当减少剂量或延长给药时间 妊娠与哺乳期妇女：妊娠期妇女仅在有明确指征时应用，妊娠安全性分级为B级；哺乳期妇女应用本药时应暂停授乳
药典	USP
国家处方集	CNF
医保目录	【保（乙）】

续　表

基本药物目录	
其他推荐依据	
■ 药品名称	注射用头孢噻肟　Cefotaxime for Injection
抗菌谱与适应证	第三代注射用头孢菌素。用于敏感细菌所致的肺炎及其他下呼吸道感染、尿路感染、脑膜炎、败血症、腹腔感染、盆腔感染、皮肤软组织感染、生殖道感染、骨和关节感染等。头孢噻肟可以作为小儿脑膜炎的选用药物
制剂与规格	注射用头孢噻肟钠：①0.5g；②1g；③2g
用法与用量	肌内注射或静脉给药。成人：肌内注射0.5~2g，每8~12小时1次。静脉给药一日2~6g，分2~3次给药；严重感染者，每6~8小时2~3g，一日最高剂量为12g。无并发症的肺炎链球菌肺炎或急性尿路感染，每12小时1g。儿童：静脉给药，新生儿一次50mg/kg，7日内新生儿每12小时1次，7~28日新生儿每8小时1次
注意事项	1. 有胃肠道疾病者慎用 2. 用药前须确定是否需进行过敏试验 3. 本品与氨基糖苷类抗菌药物不可同瓶滴注
禁忌	对头孢菌素过敏者及有青霉素过敏性休克或即刻反应史者禁用
不良反应	不良反应发生率低，3%~5%。有皮疹和药物热、静脉炎、腹泻、恶心、呕吐、食欲缺乏等
特殊人群用药	肝、肾功能不全患者：严重肾功能减退患者应用本药时须根据肌酐清除率调整减量 儿童：婴幼儿不宜做肌内注射 老年人：老年患者应根据肾功能适当减量 妊娠与哺乳期妇女：妊娠安全性分级为B级；哺乳期妇女用药时宜暂停授乳
药典	USP、Eur. P.、Chin. P.
国家处方集	CNF
医保目录	【保（甲）】
基本药物目录	
其他推荐依据	
■ 药品名称	注射用头孢曲松　Ceftriaxone for Injection
抗菌谱与适应证	第三代注射用头孢菌素。用于敏感致病菌所致的下呼吸道感染、尿路、胆道感染，以及腹腔感染、盆腔感染、皮肤软组织感染、骨和关节感染、败血症、脑膜炎等及手术期感染预防。本品单剂可治疗单纯性淋病
制剂与规格	注射用头孢曲松钠：①0.25g；②0.5g；③0.75g；④1g；⑤1.5g；⑥2g；⑦3g；⑧4g
用法与用量	肌内注射或静脉给药。成人：每24小时1~2g或每12小时0.5~1g。最高剂量一日4g。小儿常用量静脉给药，按体重一日20~80mg/kg
注意事项	1. 对青霉素过敏患者应用本品时应根据患者情况充分权衡利弊后决定。有青霉素过敏性休克或即刻反应者，不宜再选用头孢菌素类 2. 有胃肠道疾病史者，特别是溃疡性结肠炎、局限性肠炎或抗菌药物相关性结肠炎（头孢菌素类很少产生抗菌药物相关性肠炎）者应慎用

续　表

禁忌	1. 禁用于对本品及其他头孢菌素抗菌药物过敏的患者。有青霉素过敏性休克史的患者避免应用本品 2. 头孢曲松不得用于高胆红素血症的新生儿和早产儿的治疗。体外研究显示头孢曲松可从血清蛋白结合部位取代胆红素，从而引起这些患者的胆红素脑病 3. 在新生儿中，不得与补钙治疗同时进行，否则可能导致头孢曲松的钙盐沉降的危险
不良反应	胃肠道反应、过敏反应等
特殊人群用药	儿童：出生体重<2kg 的新生儿使用本药的安全性尚未确定。本药可将胆红素从血清白蛋白上置换下来，患有高胆红素血症的新生儿（尤其是早产儿），应避免使用本药
	老年人：除非患者虚弱、营养不良或有重度肾功能损害时，老年人应用头孢曲松一般不需调整剂量 妊娠与哺乳期妇女：妊娠安全性分级为 B 级；哺乳期妇女应权衡利弊后应用
药典	USP、Eur. P.、Chin. P.
国家处方集	CNF
医保目录	【保（甲）】
基本药物目录	【基】
其他推荐依据	
■ 药品名称	**注射用头孢哌酮　Cefoperazone for Injection**
抗菌谱与适应证	第三代注射用头孢菌素。用于治疗敏感菌所致的呼吸道感染、泌尿道感染、胆道感染、皮肤软组织感染、败血症、脑膜炎、创伤及手术后感染。与抗厌氧菌药联用，用于治疗敏感菌所致的腹膜炎、盆腔感染
制剂与规格	注射用头孢哌酮钠：①0.5g；②1g；③1.5g；④2g
用法与用量	肌内注射或静脉给药。成人：一般感染：一次 1~2g，每 12 小时 1 次；严重感染：一次 2~3g，每 8 小时 1 次。一日剂量不宜超过 9g，但免疫缺陷患者伴严重感染时剂量可增至一日 12g。儿童：一日 50~200mg/kg，分 2~3 次给药
注意事项	1. 肝病、胆道梗阻严重或同时有肾功能减退者，用药剂量应予以适当调整 2. 部分患者可引起维生素 K 缺乏和低凝血酶原血症，用药期间应进行出血时间、凝血酶原时间监测
禁忌	对头孢菌素过敏者及有青霉素过敏性休克史者禁用
不良反应	皮疹较为多见；少数患者尚可发生腹泻、腹痛；嗜酸性粒细胞增多，轻度中性粒细胞减少；暂时性 AST 及 ALT、碱性磷酸酶、尿素氮或血肌酐升高等
特殊人群用药	儿童：新生儿和早产儿用药须权衡利弊 妊娠与哺乳期妇女：妊娠安全性分级为 B 级；哺乳期妇女用药时宜暂停授乳
药典	USP、Eur. P.、Chin. P.
国家处方集	CNF
医保目录	
基本药物目录	

续　表

其他推荐依据	
■ 药品名称	**注射用头孢他啶　Ceftazidime for Injection**
抗菌谱与适应证	第三代注射用头孢菌素。用于敏感革兰阴性杆菌所致的败血症、下呼吸道感染、腹腔和胆道感染、复杂性尿路感染和严重皮肤软组织感染等。对于由多种耐药革兰阴性杆菌引起的免疫缺陷者感染、医院内感染以及革兰阴性杆菌或铜绿假单胞菌所致中枢神经系统感染尤为适用
制剂与规格	注射用头孢他啶：①0.25g；②0.5g；③1g；④2g
用法与用量	静脉注射或静脉滴注。①败血症、下呼吸道感染、胆道感染等，一日 4～6g，分 2～3 次静脉滴注或静脉注射；②泌尿系统感染和重度皮肤软组织感染等，一日 2～4g，分 2 次静脉滴注或静脉注射；③对于某些危及生命的感染、严重铜绿假单胞菌感染和中枢神经系统感染，可酌情增量至一日 0.15～0.2g/kg，分 3 次静脉滴注或静脉注射；④婴幼儿常用剂量为一日 30～100mg/kg，分 2～3 次静脉滴注
注意事项	在应用头孢他啶治疗前应仔细询问对头孢菌素类、青霉素类或其他药物的过敏反应史
禁忌	禁用于对本品及其他头孢菌素过敏的患者
不良反应	感染和侵袭性疾病，血液和淋巴系统紊乱，免疫系统紊乱等
特殊人群用药	肝、肾功能不全患者：肾功能不全患者用药时，剂量需根据肾功能的降低程度而相应减少 儿童：早产儿及 2 个月以内新生儿慎用 妊娠与哺乳期妇女：妊娠初期和妊娠早期 3 个月妇女应慎用，妊娠安全性分级为 B 级；哺乳期妇女须权衡利弊后用药
药典	USP、Eur. P.、Chin. P.
国家处方集	CNF
医保目录	【保（乙）】
基本药物目录	【基】
其他推荐依据	
■ 药品名称	**头孢地尼　Cefdinir**
抗菌谱与适应证	第三代口服头孢菌素。用于对本品敏感的葡萄球菌、大肠埃希菌、克雷伯杆菌、奇异变形杆菌等引起的下列感染： 1. 咽喉炎、扁桃体炎、支气管炎急性发作、肺炎 2. 中耳炎、鼻窦炎 3. 肾盂肾炎、膀胱炎、淋菌性尿道炎 4. 附件炎、宫内感染、前庭大腺炎 5. 乳腺炎、肛门周围脓肿、外伤或手术伤口的继发感染 6. 皮肤软组织感染 7. 眼睑炎、睑板腺炎、猩红热
制剂与规格	头孢地尼胶囊：①50mg；②100mg 头孢地尼分散片：①50mg；②100mg

用法与用量	口服：成人一次 100mg，一日 3 次。儿童 9～18mg/kg，分 3 次服用。严重肾功能障碍者应酌减剂量及延长给药间隔时间。血液透析患者，建议剂量为一次 100mg，一日 1 次
注意事项	1. 因有出现休克等过敏反应的可能，应详细询问过敏史 2. 下列患者应慎重使用：对青霉素类抗菌药物有过敏史者；本人或亲属中有易发生支气管哮喘、皮疹、荨麻疹等过敏症状体质者；患有严重基础疾病、不能很好进食或非经口摄取营养者、恶病质等患者
禁忌	对本品有休克史者禁用；对青霉素或头孢菌素有过敏史者慎用
不良反应	常见腹泻、腹痛、皮疹、瘙痒、AST 及 ALT 升高等
特殊人群用药	肝、肾功能不全患者：严重的肾功能障碍者慎用 儿童：新生儿和小于 6 个月婴儿的安全性和疗效尚未确定；可用于儿童急性上颌鼻窦炎 老年人：高龄者慎用；老年患者可能会有出血倾向，应根据对患者的临床观察调整剂量和给药间隔 妊娠与哺乳期妇女：妊娠安全性分级为 B 级；哺乳期妇女仅在利大于弊时，才能使用
药典	Chin. P.
国家处方集	CNF
医保目录	【保（乙）】
基本药物目录	
其他推荐依据	
■ **药品名称**	**头孢克肟**　Cefixime
抗菌谱与适应证	第三代口服头孢菌素。用于敏感菌所致的咽炎、扁桃体炎、急性支气管炎和慢性支气管炎急性发作、中耳炎、尿路感染、单纯性淋病等
制剂与规格	头孢克肟片：①0.05g；②0.1g 头孢克肟分散片：0.1g 头孢克肟咀嚼片：①0.05g；②0.1g 头孢克肟胶囊：①0.05g；②0.1g 头孢克肟颗粒：0.05g
用法与用量	口服。成人：一次 50～100mg，一日 2 次；严重感染时，可增加至一次 200mg，一日 2 次。儿童：体重 30kg 以下一次 1.5～3mg/kg，一日 2 次；严重感染时，一次 6mg/kg，一日 2 次
注意事项	1. 因有出现休克等过敏反应的可能，应详细询问过敏史 2. 下列患者应慎重使用：对青霉素类抗菌药物有过敏史者；本人或亲属中有易发生支气管哮喘、皮疹、荨麻疹等过敏症状体质者；经口给药困难或非经口摄取营养者、恶病质等患者
禁忌	对头孢克肟及其成分或其他头孢菌素类药物过敏者禁用
不良反应	主要不良反应有腹泻等消化道反应、皮疹等皮肤症状、临床检查值异常，包括肝功能指标升高、嗜酸性粒细胞增多等

续　表

特殊人群用药	肝、肾功能不全患者：严重的肾功能障碍者应根据肾功能状况适当减量，给药间隔应适当增大 儿童：6 个月以下儿童使用本药的安全性和有效性尚未确定 老年人：老年人使用本药的血药浓度峰值和 AUC 可较年轻人分别高 26% 和 20%，老年患者可以使用本品 妊娠与哺乳期妇女：妊娠安全性分级为 B 级；哺乳期妇女使用时应暂停授乳
药典	USP、Eur. P.
国家处方集	CNF
医保目录	【保（乙）】
基本药物目录	
其他推荐依据	
■ 药品名称	头孢泊肟酯　Cefpodoxime Proxetil
抗菌谱与适应证	第三代口服头孢菌素。适用于敏感菌引起的下列轻至中度感染：①呼吸系统感染；②泌尿、生殖系统感染；③皮肤及皮肤附件感染：如毛囊炎、疖、痈、丹毒、蜂窝织炎、淋巴管（结）炎、化脓性甲沟（周）炎、皮下脓肿、汗腺炎、感染性粉瘤、肛周脓肿等；④耳鼻喉感染：中耳炎、鼻窦炎等；⑤其他：乳腺炎等
制剂与规格	头孢泊肟酯片：①100mg；②200mg 头孢泊肟酯分散片：100mg 头孢泊肟酯胶囊：100mg 头孢泊肟酯颗粒：40mg 头孢泊肟酯干混悬剂：①50mg；②100mg
用法与用量	餐后口服。成人：上呼吸道感染：一次 0.1g，一日 2 次，疗程 5 ~ 10 天；下呼吸道感染：慢性支气管炎急性发作：一次 0.2g，一日 2 次，疗程 10 天；急性社区获得性肺炎：一次 0.2g，一日 2 次，疗程 14 天；单纯性泌尿道感染：一次 0.1g，一日 2 次，疗程 7 天；急性单纯性淋病：单剂 0.2g；皮肤和皮肤软组织感染：一次 0.4g，一日 2 次，疗程 7 ~ 14 天。儿童：急性中耳炎：每日剂量 10mg/kg，一次 5mg/kg，每 12 小时 1 次，疗程 10 天。每日最大剂量不超过 0.4g。扁桃体炎、鼻窦炎：每日剂量 10mg/kg，一次 5mg/kg，每 12 小时 1 次，疗程 5 ~ 10 天。每日最大剂量不超过 0.2g
注意事项	1. 避免与抗酸药、H_2 受体拮抗剂、质子泵抑制剂同时服用 2. 下列患者应慎重使用：易引起支气管哮喘、荨麻疹、湿疹等过敏症状体质的患者，全身营养状态不佳者
禁忌	对头孢菌素过敏者及有青霉素过敏性休克或即刻反应史者禁用
不良反应	严重不良反应包括休克、严重肠炎等，其他不良反应包括腹泻等消化道反应、皮疹等过敏反应等
特殊人群用药	肝、肾功能不全患者：严重的肾功能损害者应慎用，如必须使用时，应调节给药剂量和给药间隔 老年人：老年患者多见生理功能降低，易出现不良反应及维生素 K 缺乏引起的出血倾向，应慎用 妊娠与哺乳期妇女：妊娠安全性分级为 B 级；哺乳期妇女使用时应停止授乳或换用其他药物

续　表

药典	USP、Jpn. P.
国家处方集	CNF
医保目录	
基本药物目录	
其他推荐依据	

四、第四代头孢菌素类

■ 药品名称	注射用头孢吡肟　Cefepime for Injection
抗菌谱与适应证	第四代头孢菌素。用于治疗敏感菌所致的下列中、重度感染： 1. 下呼吸道感染，如肺炎、支气管炎等 2. 泌尿系统感染 3. 非复杂性皮肤或皮肤软组织感染 4. 复杂性腹腔内感染 5. 妇产科感染 6. 其他，如败血症、儿童脑脊髓膜炎及中性粒细胞减少性发热患者的经验治疗
制剂与规格	注射用盐酸头孢吡肟：①0.5g；②1g
用法与用量	肌内注射或静脉滴注。成人：一次 1~2g，每 12 小时 1 次；轻、中度感染：一次 0.5~1g，每 12 小时 1 次；重度泌尿道感染：一次 2g，每 12 小时 1 次；严重感染、中性粒细胞减少性发热的经验治疗：一次 2g，每 8 小时 1 次。儿童：对 2 月龄至 12 岁儿童或体重＜40kg 的患儿：最大剂量不可超过成人剂量，按体重一次 40mg/kg，每 12 小时 1 次，疗程 7~14 日
注意事项	1. 可诱发抗菌药物相关性肠炎 2. 有胃肠道疾患，尤其是肠炎患者慎用
禁忌	禁用于对头孢吡肟或 L-精氨酸，头孢菌素类药物，青霉素或其他 β-内酰胺类抗菌药物有过敏反应的患者
不良反应	常见腹泻，皮疹和注射局部反应，如静脉炎，注射部位疼痛和炎症；其他可见呕吐、恶心、过敏、瘙痒等
特殊人群用药	肝、肾功能不全患者：肝、肾功能不全患者应监测凝血酶原时间；对肾功能不全的患者，用量应根据肾功能调整 儿童：对 13 岁以下儿童的疗效尚不明确，须慎用 老年人：老年患者使用本药的半衰期延长，且 65 岁及以上老年患者的药物总清除率下降 妊娠与哺乳期妇女：妊娠安全性分级为 B 级；哺乳期妇女应慎用或用药时暂停授乳
药典	USP、Jpn. P.
国家处方集	CNF
医保目录	【保（乙）】
基本药物目录	

续　表

其他推荐依据	
■ 药品名称	**注射用头孢匹罗　Cefpirome for Injection**
抗菌谱与适应证	第四代头孢菌素。适用于治疗敏感菌引起的下列严重感染： 1. 严重的下呼吸道感染（如大叶性肺炎、肺脓肿、支气管扩张合并感染等） 2. 严重的泌尿道感染（如复杂性尿路感染） 3. 严重的皮肤及软组织感染 4. 中性粒细胞减少患者所患严重感染 5. 败血症、化脓性脑膜炎、腹腔内感染、肝胆系统感染、盆腔内感染
制剂与规格	注射用头孢匹罗：①0.25g；②0.5g；③1g；④2.0g
用法与用量	静脉给药。成人：上、下泌尿道合并感染，严重皮肤及软组织感染：一次1g，每12小时1次；严重下呼吸道感染：一次1~2g，每12小时1次；败血症：一次2g，每12小时1次；中性粒细胞减少患者所患严重感染：一次2g，每12小时1次。肾功能不全时剂量：先给予1~2g负荷剂量，再根据肌酐清除率进行剂量调整。血液透析患者（肌酐清除率<5ml/min），一次0.5~1g，一日1次，透析后再给予0.25~0.5g的补充剂量
注意事项	1. 本品与氨基糖苷类或祥利尿药合用时应监测肾功能 2. 一旦发生假膜性结肠炎，应立即停止用药并开始特异性的抗菌药物治疗 3. 应事先询问患者是否有β-内酰胺抗菌药物过敏史 4. 疗程超过10日，应监测血象
禁忌	对头孢菌素过敏者、儿童、妊娠及哺乳期妇女禁用
不良反应	1. 超敏反应：过敏性皮肤反应如皮疹、荨麻疹、瘙痒、药物热；有可能发生严重的急性过敏反应；血管性水肿、支气管痉挛 2. 胃肠道反应：恶心、呕吐、腹泻 3. 局部反应：静脉壁炎性刺激及注射部位疼痛
特殊人群用药	儿童：小于12岁儿童用药的有效性及安全性尚未确定。不推荐在该年龄组使用本药 妊娠与哺乳期妇女：妊娠期间用药应权衡利弊。哺乳妇女用药应权衡利弊
药典	Jpn. P.
国家处方集	CNF
医保目录	【保（乙）】
基本药物目录	
其他推荐依据	

第三节　其他β-内酰胺类

■ 药品名称	**注射用头孢美唑　Cefmetazole for Injection**
抗菌谱与适应证	第二代注射用头霉素类，抗菌活性与第二代头孢菌素相近。适用于葡萄球菌、大肠埃希菌、

	克雷伯杆菌、变形杆菌、脆弱拟杆菌、消化球菌等所致的下列感染：①呼吸道感染；②尿路感染；③胆管炎、胆囊炎；④腹膜炎；⑤女性生殖系统感染；⑥败血症；⑦颌骨周围蜂窝织炎、颌炎
制剂与规格	注射用头孢美唑钠：①1g；②2g
用法与用量	静脉给药。成人：一日 1~2g，分 2 次给药；重度感染剂量可至一日 4g，分 2~4 次静脉滴注。儿童：一日 25~100mg/kg，分 2~4 次给药；重度感染一日 150mg/kg，分 2~4 次静脉滴注。肾功能不全者本药血药浓度升高，半衰期延长，应调整用量
注意事项	1. 下述患者慎用：对青霉素类抗菌药物有过敏史者，或双亲、兄弟姐妹等亲属属于过敏体质者，严重肾损害者（有可能出现血药浓度升高、半衰期延长），经口摄食不足患者或非经口维持营养者、全身状态不良者（通过摄食，可能出现维生素 K 缺乏）等 2. 给药期间及给药后至少 1 周内避免饮酒
禁忌	对本品有过敏性休克史者禁用
不良反应	过敏反应（如皮疹、瘙痒、荨麻疹、红斑、发热），罕见休克，肝功能异常等
特殊人群用药	儿童：早产儿、新生儿慎用 老年人：慎用 妊娠与哺乳期妇女：妊娠安全性分级为 B 级。哺乳期妇女慎用
药典	USP
国家处方集	CNF
医保目录	【保（乙）】
基本药物目录	
其他推荐依据	
■ 药品名称	**注射用头孢西丁** Cefoxitin for Injection
抗菌谱与适应证	第二代注射用头霉素类。适用于治疗敏感菌所致的下呼吸道、泌尿生殖系统、骨、关节、皮肤软组织、心内膜感染以及败血症。尤适用于需氧菌和厌氧菌混合感染导致的吸入性肺炎、糖尿病患者下肢感染及腹腔或盆腔感染
制剂与规格	注射用头孢西丁钠：①1g；②2g
用法与用量	肌内注射或静脉给药。成人，一次 1~2g，每 6~8 小时 1 次。①单纯感染：每 6~8 小时 1g，一日总量3~4g；②中、重度感染：每 4 小时1g 或每 6~8 小时 2g，一日总量 6~8g；③严重感染：每 4 小时 2g 或每 6 小时 3g，一日总量 12g；④肾功能不全者首次剂量为 1~2g，此后按其肌酐清除率制订给药方案
注意事项	1. 青霉素过敏者慎用 2. 有胃肠疾病史（特别是结肠炎）者慎用 3. 本品与氨基糖苷类抗菌药物配伍时，会增加肾毒性
禁忌	对本品及头孢菌素类抗菌药物过敏者禁用
不良反应	最常见的为局部反应，静脉注射后可出现血栓性静脉炎，肌内注射后可有局部硬结压痛；偶见变态反应、低血压、腹泻等

续　表

特殊人群用药	肝、肾功能不全患者：肾功能损害者慎用 儿童：3 个月以内婴儿不宜使用本药 妊娠与哺乳期妇女：妊娠安全性分级为 B 级；哺乳妇女应权衡利弊后用药
药典	USP、Eur. P.
国家处方集	CNF
医保目录	【保（乙）】
基本药物目录	
其他推荐依据	
■ 药品名称	**注射用头孢米诺　Cefminox for Injection**
抗菌谱与适应证	第三代头霉素类，抗菌活性与第三代头孢菌素相近。用于治疗敏感菌所致的下列感染：①呼吸系统感染；②腹腔感染；③泌尿生殖系统感染：肾盂肾炎、膀胱炎、盆腔腹膜炎、子宫附件炎、子宫内感染、子宫旁组织炎；④其他：败血症等
制剂与规格	注射用头孢米诺钠：①0.5g；②1g；③1.5g；④2g
用法与用量	静脉给药。成人：一次 1g，一日 2 次。败血症和重症感染，一日 6g，分 3～4 次给药。儿童：一次 20mg/kg，一日 3～4 次
注意事项	1. 对 β-内酰胺类抗菌药物有过敏史的患者慎用 2. 本人或双亲、兄弟为支气管哮喘、皮疹、荨麻疹等过敏体质者慎用 3. 用药期间及用药后至少 1 周避免饮酒
禁忌	对头孢米诺或头孢烯类抗菌药物过敏的患者禁用
不良反应	严重不良反应包括休克、全血细胞减少症、假膜性肠炎、重症多形红斑（史-约综合征）、中毒性表皮坏死症、急性肾衰竭、溶血性贫血、间质性肺炎、肺嗜酸性粒细胞浸润症、变态反应（如皮疹、发红、瘙痒、发热等）等
特殊人群用药	肝、肾功能不全患者：肾功能不全者可调整剂量使用，严重肾功能损害患者慎用 儿童：新生儿、早产儿的用药安全尚未确定，满月后的小儿可参照体重用药 老年人：老年患者有可能出现维生素 K 缺乏引起的出血倾向 妊娠与哺乳期妇女：孕妇、哺乳妇女用药应权衡利弊
药典	Jpn. P.
国家处方集	CNF
医保目录	【保（乙）】
基本药物目录	
其他推荐依据	
■ 药品名称	**注射用拉氧头孢　Latamoxef for Injection**
抗菌谱与适应证	第三代注射用头霉素类，抗菌性能与第三代头孢菌素相近。适用于治疗敏感菌所致的下列感染： 1. 呼吸系统感染，如肺炎、支气管炎、支气管扩张症继发感染、肺脓肿、脓胸等

续　表

	2. 消化系统感染，如胆囊炎、胆管炎等
	3. 腹腔内感染，如肝脓肿、腹膜炎等
	4. 泌尿生殖系统感染
	5. 骨、关节、皮肤和软组织感染等
	6. 其他严重感染，如败血症、脑膜炎等
制剂与规格	注射用拉氧头孢钠：①1g；②2g
用法与用量	静脉给药。成人：一次 0.5～1g，一日 2 次。重度感染，一日剂量可增加至 4g。儿童：一日 60～80mg/kg，分 3～4 次给药。危重病例剂量可递增至一日 150mg/kg
注意事项	1. 对青霉素有过敏史者、胆道阻塞患者慎用 2. 大量静脉注射应选择合适部位，缓慢注射，以减轻对管壁的刺激及减少静脉炎的发生
禁忌	对本品过敏者禁用
不良反应	常见皮疹、荨麻疹、瘙痒、恶心、呕吐、腹泻、腹痛等；少见过敏性休克，偶见 AST 及 ALT 升高，停药后均可自行消失
特殊人群用药	肝、肾功能不全患者：严重肾功能不全者慎用 儿童：新生儿、早产儿慎用 妊娠与哺乳期妇女：妊娠安全性分级为 C 级；哺乳期妇女慎用
药典	Jpn. P.
国家处方集	CNF
医保目录	【保（乙）】
基本药物目录	
其他推荐依据	
■ 药品名称	**注射用舒巴坦　Sulbactam for Injection**
抗菌谱与适应证	β-内酰胺酶抑制剂，与青霉素类或头孢菌素类药合用，治疗敏感菌所致的尿路感染、肺部感染、支气管感染、胆道感染、腹腔和盆腔感染、耳鼻喉科感染、皮肤软组织感染、骨和关节感染、周围感染、败血症等
制剂与规格	注射用舒巴坦：①0.25g；②0.5g；③1.0g
用法与用量	舒巴坦与氨苄青霉素以 1∶2 剂量比应用。一般感染，成人剂量为舒巴坦每日 1～2g，氨苄西林每日 2～4g，一日量分 2～3 次，静脉滴注或肌内注射；轻度感染可舒巴坦每日 0.5g，氨苄青霉素 1g，分 2 次，静脉滴注或肌内注射；重度感染可增大剂量至每日舒巴坦 3～4g，氨苄青霉素 6～8g，一日量分 3～4 次，静脉滴注
注意事项	1. 本品必须和 β-内酰胺类抗菌药物联合使用，单独使用无效 2. 本品配成溶液后必须及时使用，不宜久置 3. 当与青霉素类药物合用时，用药前须做青霉素皮肤试验，阳性者禁用
禁忌	对青霉素类药物过敏者禁用
不良反应	注射部位疼痛、皮疹、静脉炎、腹泻、恶心等反应偶有发生。偶见一过性嗜酸性粒细胞增多，血清 ALT、AST 升高等。极个别患者发生剥脱性皮炎、过敏性休克

续　表

特殊人群用药	肝、肾功能不全患者：肾功能减退者，根据血浆肌酐清除率调整用药 老年人：老年患者肾功能减退，须调整剂量 妊娠与哺乳期妇女：妊娠及哺乳期妇女应用仍须权衡利弊
药典	USP、Eur. P.、Chin. P.、Jpn. P.
国家处方集	CNF
医保目录	【保（乙）】
基本药物目录	
其他推荐依据	
■ 药品名称	注射用氨曲南　Aztreonam for Injection
抗菌谱与适应证	单环β-内酰胺类，适用于治疗敏感需氧革兰阴性菌所致的多种感染，如败血症、下呼吸道感染、尿路感染、腹腔内感染、子宫内膜炎、盆腔炎、术后伤口及烧伤、溃疡等皮肤软组织感染等
制剂与规格	注射用氨曲南：①0.5g；②1.0g；③2.0g
用法与用量	肌内注射或静脉给药。成人：泌尿道感染，一次0.5~1g，每8~12小时1次；中度感染，一次1~2g，每8~12小时1次；危重患者或由铜绿假单胞菌所致的严重感染，一次2g，每6~8小时1次，一日最大剂量不宜超过8g。肾功能不全时剂量：应根据肌酐清除率调整剂量；每次血液透析后，除维持量外，应另给予起始量的1/8
注意事项	1. 氨曲南与青霉素之间无交叉过敏反应，但对青霉素、头孢菌素过敏及过敏体质者仍需慎用 2. 有不同程度的抗菌药物相关性肠炎
禁忌	对氨曲南有过敏史者禁用
不良反应	常见为恶心、呕吐、腹泻及皮肤过敏反应等
特殊人群用药	儿童：婴幼儿的安全性尚未确立应慎用 老年人：老年人用药剂量应按其肾功能减退情况酌情减量 妊娠与哺乳期妇女：妊娠安全性分级为B级，哺乳期妇女使用时应暂停授乳
药典	USP、Jpn. P.
国家处方集	CNF
医保目录	【保（乙）】
基本药物目录	
其他推荐依据	

第四节　碳青霉烯类

■ 药品名称	注射用亚胺培南西司他丁　Imipenem and Cilastatin for Injection
抗菌谱与适应证	对大多数革兰阳性、革兰阴性的需氧菌和厌氧菌有抗菌作用。适用于治疗敏感革兰阳性菌

	及革兰阴性杆菌所致的严重感染（如败血症、感染性心内膜炎、下呼吸道感染、腹腔感染、盆腔感染、皮肤软组织感染、骨和关节感染、尿路感染）以及多种细菌引起的混合感染
制剂与规格	注射用亚胺培南西司他丁钠（1∶1）：①0.5g；②1g；③2g
用法与用量	静脉滴注。成人：轻度感染，每 6 小时 0.25g；中度感染，一次 1g，一日 2 次；严重感染，每 8 小时 1g。日最高剂量不超过 4g。儿童：体重<40kg，一次 15mg/kg，每 6 小时 1 次。一日总剂量不超过 2g。肾功能不全时剂量：肌酐清除率为 30～70ml/min 者，每 6～8 小时用 0.5g；肌酐清除率为 20～30ml/min 者，每 8～12 小时用 0.25～0.5g；肌酐清除率<20ml/min 者，每 12 小时用 0.25g。透析时建议血液透析后补充 1 次用量
注意事项	1. 患过胃肠道疾病尤其是结肠炎的患者，需慎用 2. 有癫痫史或中枢神经系统功能障碍者发生痉挛、意识障碍等不良反应增加
禁忌	本品禁用于对本品任何成分过敏的患者
不良反应	局部反应（红斑、局部疼痛和硬结、血栓性静脉炎）；过敏反应/皮肤（皮疹、瘙痒、荨麻疹、多形性红斑、史-约综合征等）；胃肠道反应（恶心、呕吐、腹泻等）等
特殊人群用药	肝、肾功能不全患者：严重肾功能不全患者应根据肌酐清除率调节用量 儿童：婴儿及肾功能不全的儿童使用本药须权衡利弊 妊娠与哺乳期妇女：妊娠安全性分级为 C 级，哺乳期妇女使用时应暂停授乳
药典	USP、Eur. P.、Jpn. P.
国家处方集	CNF
医保目录	【保（乙）】
基本药物目录	
其他推荐依据	
■ 药品名称	注射用美罗培南　Meropenem for Injection
抗菌谱与适应证	1. 对大多数革兰阳性、革兰阴性需氧菌和厌氧菌有抗菌活性。比同类产品增加了脑膜炎的适应证。适用于由单一或多种敏感细菌引起的成人及儿童的严重感染、混合感染和耐药菌感染，包括：肺炎及院内获得性肺炎，败血症，腹腔内感染，尿路感染，妇科感染，皮肤及软组织感染和脑膜炎 2. 对于被推断患有感染的中性粒细胞减低的发热患者，可用本药作为单方经验治疗
制剂与规格	注射用美罗培南：①0.25g；②0.5g
用法与用量	静脉给药：成人：每 8 小时 1 次，一次 0.5～1g；脑膜炎，每 8 小时 1 次，一次 2g；中性粒细胞减少伴发热的癌症患者、腹膜炎，每 8 小时 1 次，一次 1g；皮肤和软组织感染、尿路感染，每 8 小时 1 次，一次 0.5g。儿童：3 个月～12 岁的患儿，一次 10～20mg/kg，每 8 小时 1 次；体重超过 50kg 的患儿，按成人剂量给药；脑膜炎，一次 40mg/kg，每 8 小时 1 次治疗的剂量和疗程需根据感染的类型和严重程度及患者的情况决定，最大可用到每日 6g
注意事项	1. 美罗培南与其他碳青霉烯类和 β-内酰胺类抗菌药物、青霉素和头孢菌素局部交叉过敏反应 2. 严重肾功能障碍的患者，需根据其肌酐清除率调节用量；严重肝功能障碍的患者，有可能加重肝功能障碍 3. 进食不良或全身状况不良的患者，有可能引起维生素 K 缺乏症状

续　表

	4. 有癫痫史或中枢神经系统功能障碍的患者，发生痉挛、意识障碍等中枢神经系统症状的可能性增加
禁忌	1. 对本品及其他碳青霉烯类抗菌药物有过敏史的患者 2. 使用丙戊酸钠的患者
不良反应	1. 严重不良反应（发生率<0.1%）：可能有过敏性休克，急性肾衰竭等严重肾功能障碍，抗菌药物相关性肠炎，间质性肺炎、肺嗜酸性粒细胞浸润症，痉挛、意识障碍等中枢神经系统症状 2. 其他不良反应：过敏反应，如皮疹、荨麻疹、红斑、瘙痒等；血液系统，如粒细胞减少、嗜酸性粒细胞增多、血小板增多或减少等；消化系统，如腹泻、恶心、呕吐、腹痛、食欲减退；二重感染，如口腔黏膜炎、念珠菌感染
特殊人群用药	肝、肾功能不全患者：严重肾功能不全的患者应根据肌酐清除率调节用量 儿童：3个月以下婴幼儿使用本药的有效性和安全性尚未确定 妊娠与哺乳期妇女：妊娠安全性分级为 B 级。哺乳期妇女用药应权衡利弊
药典	USP、Eur. P.、Chin. P.
国家处方集	CNF
医保目录	【保（乙）】
基本药物目录	
其他推荐依据	
■ 药品名称	注射用比阿培南　Biapenem for Injection
抗菌谱与适应证	用于治疗由敏感细菌所引起的败血症、肺炎、肺部脓肿、慢性呼吸道疾病引起的二次感染、难治性膀胱炎、肾盂肾炎、腹膜炎、妇科附件炎等
制剂与规格	注射用比阿培南：0.3g
用法与用量	静脉滴注。成人：一次 0.3g，滴注 30～60 分钟，一日 2 次。一日的最大给药量不得超过 1.2g。缩短给药间隔时间至每 8 小时一次或延长静脉滴注时间至 1～3 小时可以增加疗效。由于老年患者生理功能下降，需注意调整用药剂量及用药间隔时间
注意事项	1. 对青霉素、碳青霉烯类及头孢类抗菌药物过敏者慎用 2. 本人或直系亲属有易诱发支气管哮喘、皮疹、荨麻疹等症状的过敏性体质者慎用 3. 有癫痫史者及中枢神经系统疾病患者慎用
禁忌	对本品过敏者禁用
不良反应	常见皮疹、瘙痒、恶心、呕吐及腹泻等
特殊人群用药	肝、肾功能不全患者：严重肾功能不全的患者应根据肌酐清除率调节用量 儿童：用药的安全性尚不明确 老年人：慎用 妊娠与哺乳期妇女：用药安全性尚不明确
药典	USP、Eur. P.、Jpn. P.
国家处方集	CNF
医保目录	【保（乙）】

续　表

基本药物目录	
其他推荐依据	
■ 药品名称	注射用帕尼培南倍他米隆　Panipenem Betamipron for Injection
抗菌谱与适应证	用于敏感的金黄色葡萄球菌、表皮葡萄球菌、大肠杆菌、肺炎杆菌、流感杆菌、阴沟杆菌、变形杆菌、枸橼酸杆菌、类杆菌属、对铜绿假单胞菌等所致的下列感染：①呼吸系统感染；②腹腔感染；③泌尿、生殖系统感染；④眼科感染、皮肤、软组织感染；⑤耳、鼻、喉感染；⑥骨、关节感染；⑦其他严重感染，如败血症、感染性心内膜炎等
制剂与规格	注射用帕尼培南倍他米隆（1∶1）：①250mg（以帕尼培南计）；②500mg（以帕尼培南计）
用法与用量	静脉滴注：成人，一日1g，分2次给药；重症或顽固性感染疾病，剂量可增至一日2g，分2次静脉滴注。儿童，一日30~60mg/kg，分3次静脉滴注；重症或顽固性感染疾病，剂量可增至一日100mg/kg，分3~4次静脉滴注。一日总量不超过2g
注意事项	1. 既往对碳青霉烯类、青霉素类及头孢菌素类等抗菌药物有过敏体质者，经口摄食品不足患者或非经口维持营养患者，全身状态不良者需慎用 2. 推荐使用前需进行皮试 3. 本品禁止与丙戊酸钠合并使用
禁忌	既往对本品的成分发生过休克反应或正在使用丙戊酸钠的患者
不良反应	腹泻、恶心、呕吐，肝功能损害，皮疹，抽搐等；临床检验值异常，如ALT及AST上升，嗜酸性粒细胞增多等
特殊人群用药	肝、肾功能不全患者：严重肾功能损害患者慎用 儿童：用药的安全性尚未确定，早产儿、新生儿不宜使用 老年人：慎用 妊娠与哺乳期妇女：孕妇用药的安全性尚未确定，用药应权衡利弊；对哺乳的影响尚不明确
药典	Jpn. P.
国家处方集	CNF
医保目录	【保（乙）】
基本药物目录	
其他推荐依据	
■ 药品名称	注射用厄他培南　Ertapenem for Injection
抗菌谱与适应证	用于敏感菌引起的下列感染： 1. 社区获得性肺炎 2. 复杂性皮肤和（或）皮下组织感染 3. 复杂性腹部感染 4. 复杂性泌尿道感染 5. 急性盆腔感染
制剂与规格	注射用厄他培南：1g

续　表

用法与用量	13 岁及以上患者中的常用剂量为 1g，每日 1 次。3 个月至 12 岁患者中的剂量是 15mg/kg，每日 2 次（每天不超过 1g）。静脉输注给药，最长可使用 14 天；肌内注射给药，最长可使用 7 天
注意事项	1. 治疗以前必须向患者仔细询问有关对青霉素、头孢菌素、其他 β-内酰胺类抗菌药物及其他过敏原的过敏情况 2. 肌内注射本品时应避免误将药物注入血管 3. 已知或怀疑中枢神经系统障碍（包括）癫痫病史者慎用
禁忌	1. 对本品中任何成分或对同类的其他药物过敏者 2. 由于使用盐酸利多卡因作为稀释剂，所以对酰胺类局部麻醉药过敏的患者、伴有严重休克或心脏传导阻滞的患者禁止肌内注射本品
不良反应	最常见的有腹泻、输药静脉的并发症、恶心和头痛；常见的有头痛、静脉炎、血栓性静脉炎、腹泻、恶心、呕吐、皮疹、阴道炎；偶见的有头晕、嗜睡、失眠、癫痫发作等
特殊人群用药	儿童：不推荐用于儿童脑膜炎患者 妊娠与哺乳期妇女：妊娠安全性分级为 B 级；哺乳期妇女使用时应权衡利弊
药典	USP、Eur. P. 、Jpn. P.
国家处方集	CNF
医保目录	
基本药物目录	
其他推荐依据	
■ 药品名称	法罗培南　Faropenem
抗菌谱与适应证	用于由葡萄球菌、链球菌、肺炎球菌、肠球菌、柠檬酸杆菌、肠杆菌、消化链球菌、拟杆菌等所致的下列感染：①泌尿系统感染；②呼吸系统感染；③子宫附件炎、子宫内感染、前庭大腺炎；④浅表性皮肤感染症、深层皮肤感染症、痤疮；⑤淋巴管炎、淋巴结炎、乳腺炎、肛周脓肿、外伤、烫伤和手术创伤等继发性感染
制剂与规格	法罗培南钠片：①0.15g；②0.2g 法罗培南钠胶囊：0.1g
用法与用量	口服。成人：①浅表性皮肤感染症、深层皮肤感染症等轻度感染：一次 150～200mg，一日 3 次。②肺炎、肺脓肿、肾盂肾炎、膀胱炎、前列腺炎、睾丸炎、中耳炎、鼻窦炎：一次 200～300mg，一日 3 次。老年人剂量：老年患者应从一次 150mg 开始用药
注意事项	1. 对青霉素类、头孢菌素类或碳青霉烯类药有过敏史者慎用 2. 本人或亲属为易于发生支气管哮喘、皮疹、荨麻疹等过敏反应体质者慎用 3. 经口摄取不良的患者或正接受非口服营养疗法患者、全身状态不良患者（有时会出现维生素 K 缺乏症）慎用
禁忌	对本品过敏者禁用
不良反应	常见腹泻、腹痛、稀便、皮疹、恶心、ALT 及 AST 升高、嗜酸性粒细胞增多；偶见休克、过敏样症状、急性肾功能不全、假膜性肠炎、重症多形经斑（史-约综合征）、中毒性表皮坏死症、间质性肺炎、肝功能不全、黄疸、粒细胞缺乏症、横纹肌溶解症

续 表

特殊人群用药	儿童：儿童的安全性尚未确立 老年人：老年患者用药可能因维生素 K 缺乏而发生出血倾向，应慎用 妊娠与哺乳期妇女：孕妇用药应权衡利弊；哺乳期用药应避免授乳
药典	Jpn. P.
国家处方集	CNF
医保目录	【保（乙）】
基本药物目录	
其他推荐依据	

第五节 β-内酰胺类复方制剂

■ 药品名称	阿莫西林克拉维酸钾 Amoxicillin and Clavulanate Potassium
抗菌谱与适应证	1. 上呼吸道感染：鼻窦炎、扁桃体炎、咽炎等 2. 下呼吸道感染：急性支气管炎、慢性支气管炎急性发作、肺炎、肺脓肿和支气管合并感染等 3. 泌尿系统感染：膀胱炎、尿道炎、肾盂肾炎、前列腺炎、盆腔炎、淋病奈瑟菌尿路感染 4. 皮肤和软组织感染：疖、脓肿、蜂窝织炎、伤口感染、腹内脓毒症等 5. 其他感染：中耳炎、骨髓炎、败血症、腹膜炎和手术后感染等
制剂与规格	阿莫西林克拉维酸钾片：①375mg；②1g 阿莫西林克拉维酸钾分散片：①156.25 mg；②228.5mg 阿莫西林克拉维酸钾咀嚼片：228.5mg 阿莫西林克拉维酸钾颗粒：①156.25 mg；②187.5mg；③228.5 mg 阿莫西林克拉维酸钾干混悬剂：①1g：156.25mg；②1.5g：228.5mg；③2g：156.25mg 阿莫西林克拉维酸钾混悬液：①5ml：228mg；②5ml：312.5mg 注射用阿莫西林钠克拉维酸钾：①0.6g；②1.2g
用法与用量	1. 口服。成人：轻至中度感染，一次375mg，每8小时1次，疗程7~10日；肺炎及其他中度严重感染，一次625mg，每8小时1次，疗程7~10日。3个月以下婴儿：每12小时15mg/kg。儿童（40kg以下）：一般感染，每12小时25mg/kg，或每8小时20mg/kg；严重感染，每12小时45mg/kg，或每8小时40mg/kg，疗程7~10日。儿童（40kg以上）：可按成人剂量给药 2. 静脉滴注。成人及12岁以上儿童：一次1.2g，一日2~3次，疗程7~14日；严重感染者可增加至一日4次。3个月以下婴儿：一次30mg/kg，每12小时1次，随后加至每8小时1次。3个月至12岁儿童：一次30mg/kg，一日2~3次，疗程7~14日
注意事项	1. 对头孢菌素类药物过敏者及有哮喘、湿疹、花粉症、荨麻疹等过敏性疾病史者慎用 2. 长期使用本品，应定期检查肝、肾、造血系统功能和检测血清钾或钠
禁忌	青霉素皮试阳性反应者、对本品及其他青霉素类药物过敏者及传染性单核细胞增多症患者禁用；孕妇禁用

续　表

不良反应	少数患者可见恶心、呕吐、腹泻等胃肠道反应；偶见荨麻疹、皮疹；可见过敏性休克、药物热和哮喘等
特殊人群用药	肝、肾功能不全患者：严重肝功能障碍者、中度或中度肾功能障碍者慎用，肾功能减退者应根据肌酐清除率调整剂量 老年人：老年患者应根据肾功能情况调整剂量 妊娠与哺乳期妇女：孕妇禁用；哺乳期妇女慎用或用药期间暂停授乳
药典	USP、Eur. P.、Chin. P.、Jpn. P.
国家处方集	CNF
医保目录	【保（甲/乙）】
基本药物目录	【基】
其他推荐依据	
■ 药品名称	**注射用氨苄西林钠舒巴坦钠**　Ampicillin Sodium and Sulbactam Sodium for Injection
抗菌谱与适应证	1. 用于治疗敏感菌（包括产 β-内酰胺酶菌株）所致的呼吸道感染、肝胆系统感染、泌尿系统感染、皮肤软组织感染 2. 用于治疗需氧菌与厌氧菌混合感染（特别是腹腔感染和盆腔感染）
制剂与规格	注射用氨苄西林钠舒巴坦钠：①0.75g（氨苄西林钠0.5g、舒巴坦钠0.25g）；②1.5g（氨苄西林钠1g、舒巴坦钠0.5g）；③2.25g（氨苄西林1.5g、舒巴坦0.75g）；④3g（氨苄西林钠2g、舒巴坦钠1g）
用法与用量	深部肌内注射、静脉注射或静脉滴注。成人一次1.5~3g，每6小时1次。肌内注射一日剂量不超过6g，静脉用药一日剂量不超过12g（舒巴坦一日剂量最高不超过4g）。儿童按体重一日100~200mg/kg，分次给药
注意事项	1. 传染性单核细胞增多症、巨细胞病毒感染、淋巴细胞白血病、淋巴瘤等患者不宜应用 2. 下列患者应慎用：有哮喘、湿疹、花粉症、荨麻疹等过敏性疾病史者
禁忌	禁用于对任何青霉素类抗菌药物有过敏反应史的患者
不良反应	注射部位疼痛，过敏性反应和过敏性休克，胃肠道反应（恶心、呕吐、腹泻等），皮肤反应（瘙痒、皮疹）等
特殊人群用药	肝、肾功能不全患者：肾功能减退者应根据血浆肌酐清除率调整剂量 老年人：老年患者肾功能减退，须调整剂量 妊娠与哺乳期妇女：孕妇及哺乳期妇女应用仍须权衡利弊
药典	USP、Eur. P.、Chin. P.、Jpn. P.
国家处方集	CNF
医保目录	【保（乙）】
基本药物目录	
其他推荐依据	

续 表

■ 药品名称	注射用替卡西林钠克拉维酸钾 Ticarcillin Disodium and Clavulanate Potassium for Injection
抗菌谱与适应证	适用于治疗敏感菌所致的败血症、腹膜炎、呼吸道感染、胆道感染、泌尿系统感染、骨和关节感染、术后感染、皮肤和软组织感染、耳鼻喉感染等
制剂与规格	注射用替卡西林钠克拉维酸钾：①1.6g（替卡西林钠1.5g、克拉维酸钾0.1g）；②3.2g（替卡西林钠3g、克拉维酸钾0.2g）
用法与用量	1. 成人：静脉滴注，一次1.6~3.2g，每6~8小时1次；最大剂量，一次3.2g，每4小时1次 2. 肾功能不全时剂量：肌酐清除率>30ml/min者，每8小时3.2g；肌酐清除率为10~30ml/min者，每8小时1.6g；肌酐清除率<10ml/min者，每16小时1.6g 3. 儿童：小儿用量，一次80mg/kg，每6~8小时1次 4. 早产儿及足月新生儿：一次80mg/kg，每12小时1次
注意事项	1. 对头孢菌素过敏者、凝血功能异常者慎用 2. 注射用溶液应随用随配，配制好的注射液立即使用 3. 与氨基糖苷类抗菌药物合用治疗，两种药物应分别给药
禁忌	对β-内酰胺类抗菌药物过敏者禁用
不良反应	低钾血症及出血时间延长；皮疹、瘙痒、药物热等过敏反应较多见；可发生胃肠道反应
特殊人群用药	肝、肾功能不全患者：严重肝、肾功能不全者慎用 老年人：老年患者肾功能减退，须调整剂量 妊娠与哺乳期妇女：孕妇用药应权衡利弊；可用于哺乳期妇女
药典	USP、Eur. P.、Jpn. P.
国家处方集	CNF
医保目录	【保（乙）】
基本药物目录	
其他推荐依据	
■ 药品名称	注射用哌拉西林舒巴坦 Piperacillinand Sulbactam for Injection
抗菌谱与适应证	用于对哌拉西林耐药对本品敏感的产β-内酰胺酶致病菌引起的感染： 1. 呼吸系统感染（如急性支气管炎、肺炎、慢性支气管炎急性发作、支气管扩张伴感染等） 2. 泌尿生殖系统感染（如单纯型泌尿系感染、复杂型泌尿系感染等）
制剂与规格	注射用哌拉西林钠舒巴坦钠：①1.25g；②2.5g
用法与用量	1. 成人：静脉滴注一次2.5~5g，每12小时1次；严重或难治性感染时，每8小时1次。一日最大用量不得超过20g（舒巴坦最大剂量为一日4g）。疗程通常为7~14日 2. 肾功能不全时应酌情调整剂量 3. 老年患者剂量酌减
注意事项	1. 用前需做青霉素皮肤试验 2. 哌拉西林可能引起出血，有出血倾向的患者应检查凝血时间、血小板聚集时间和凝血酶原时间

续　表

	3. 哌拉西林钠与溶栓药合用时可能发生严重出血，不宜同时使用
禁忌	对青霉素类、头孢菌素类或 β-内酰胺酶抑制药过敏或对上述药物有过敏史者禁用
不良反应	仅少数患者可能发生，包括胃肠道反应、皮肤反应、变态反应等
特殊人群用药	肝、肾功能不全患者：肾功能不全者慎用 老年人：老年患者（>65 岁）由于肾功能减退，用药剂量宜酌减 妊娠与哺乳期妇女：用药应权衡利弊
药典	USP、Eur. P.、Chin. P.
国家处方集	CNF
医保目录	【保（乙）】
基本药物目录	
其他推荐依据	
■ 药品名称	**注射用哌拉西林钠他唑巴坦钠**　Piperacillin Sodium and Tazobactam Sodium for Injection
抗菌谱与适应证	用于对哌拉西林耐药，但对哌拉西林他唑巴坦敏感的产 β-内酰胺酶的细菌引起的中、重度感染： 1. 大肠埃希菌和拟杆菌属所致的阑尾炎、腹膜炎 2. 金黄色葡萄球菌所致的中、重度医院获得性肺炎、非复杂性和复杂性皮肤软组织感染 3. 大肠埃希菌所致的产后子宫内膜炎或盆腔炎性疾病 4. 流感嗜血杆菌所致的社区获得性肺炎
制剂与规格	注射用哌拉西林钠他唑巴坦钠：①1.125g（哌拉西林钠 1g、他唑巴坦钠 0.125g）；②2.25g（哌拉西林钠 2g、他唑巴坦钠 0.25g）；③3.375g（哌拉西林钠 3g、他唑巴坦钠 0.375g）；④4.5g（哌拉西林钠 4g、他唑巴坦钠 0.5g）
用法与用量	1. 成人：静脉滴注。一般感染，一次 3.375g，每 6 小时 1 次，或 4.5g，每 8 小时 1 次，疗程 7～10 日。医院获得性肺炎，起始量 3.375g，每 4 小时 1 次，疗程 7～14 日，也可根据病情及细菌学检查结果进行调整 2. 肾功能不全者应根据肌酐清除率调整剂量 3. 血液透析者一次最大剂量为 2.25g，每 8 小时 1 次，并在每次血液透析后可追加 0.75g
注意事项	1. 有出血史，溃疡性结肠炎、克罗恩病或假膜性肠炎慎用 2. 用药期间应定期检查血清电解质水平、造血功能等
禁忌	对青霉素类、头孢菌素类抗菌药物或 β-内酰胺酶抑制药过敏者禁用
不良反应	皮肤反应（皮疹、瘙痒等）；消化道反应（腹泻、恶心、呕吐等）；过敏反应；局部反应（注射局部刺激反应、疼痛等）
特殊人群用药	肝、肾功能不全患者：严重肝、肾功能障碍者慎用 妊娠与哺乳期妇女：妊娠安全性分级为 B 级；哺乳期妇女慎用
药典	USP、Eur. P.、Chin. P.
国家处方集	CNF

续　表

医保目录	【保（乙）】
基本药物目录	
其他推荐依据	

■ 药品名称	注射用头孢哌酮舒巴坦　Cefoperazone and Sulbactam for Injection
抗菌谱与适应证	用于治疗敏感细菌所致的下列感染： 1. 呼吸系统感染 2. 腹内感染，如腹膜炎、胆囊炎、胆管炎 3. 泌尿、生殖系统感染，如尿路感染、盆腔炎、子宫内膜炎、淋病等 4. 皮肤、软组织感染 5. 骨、关节感染 6. 其他严重感染，如败血症、脑膜炎等
制剂与规格	注射用头孢哌酮钠/舒巴坦钠（1∶1）：①1g（头孢哌酮钠0.5g、舒巴坦钠0.5g）；②2g（头孢哌酮钠1g、舒巴坦钠1g） 注射用头孢哌酮钠/舒巴坦钠（2∶1）：①1.5g（头孢哌酮钠1g、舒巴坦钠0.5g）；②3g（头孢哌酮钠2g、舒巴坦钠1g）
用法与用量	静脉滴注： 1. 成人：一日2～4g，严重或难治性感染可增至一日8g。分等量每12小时静脉滴注1次。舒巴坦每日最高剂量不超过4g 2. 儿童：常用量一日40～80mg/kg，等分2～4次滴注。严重或难治性感染可增至一日160mg/kg。等分2～4次滴注。新生儿出生第一周内，应每隔12小时给药1次。舒巴坦每日最高剂量不超过80mg/kg
注意事项	接受β-内酰胺类或头孢菌素类抗菌药物治疗的患者可发生严重的及偶可发生的致死性过敏反应。一旦发生过敏反应，应立即停药并给予适当的治疗
禁忌	已知对青霉素类，舒巴坦、头孢哌酮及其他头孢菌素类抗菌药物过敏者禁用
不良反应	皮疹较为多见；少数患者尚可发生腹泻、腹痛；一过性嗜酸性粒细胞增多，轻度中性粒细胞减少；暂时性AST及ALT、碱性磷酸酶、尿素氮或血肌酐升高等
特殊人群用药	肝、肾功能不全患者：根据患者情况调整用药剂量 儿童：新生儿和早产儿用药须权衡利弊 老年人：老年人呈生理性的肝、肾功能减退，因此应慎用本药并需调整剂量 妊娠与哺乳期妇女：妊娠安全性分级为B级；哺乳期妇女用药时宜暂停授乳
药典	USP、Eur. P.、Chin. P.
国家处方集	CNF
医保目录	【保（乙）】
基本药物目录	
其他推荐依据	

第六节 氨基糖苷类

■ 药品名称	**注射用链霉素** Streptomycin for Injection
抗菌谱与适应证	1. 与其他抗结核药联合用于治疗结核分枝杆菌所致的各种结核病或其他分枝杆菌感染 2. 用于治疗土拉病，或与其他抗菌药联合用于治疗鼠疫、腹股沟肉芽肿、布鲁杆菌病、鼠咬热 3. 与青霉素联合用于预防或治疗草绿色链球菌或肠球菌所致的心内膜炎
制剂与规格	注射用硫酸链霉素：①0.75g（75 万 U）；②1g（100 万 U）；③2g（200 万 U）；④5g（500 万 U）
用法与用量	肌内注射。成人：①结核病：一次 0.5g，每 12 小时 1 次；或一次 0.75g，一日 1 次；②草绿色链球菌心内膜炎：一次 1g，每 12 小时 1 次，连续用药 1 周；然后一次 0.5g，每 12 小时 1 次，连续用药 1 周；③肠球菌心内膜炎：一次 1g，每 12 小时 1 次，连续用药 2 周；然后一次 0.5g，每 12 小时 1 次，连续用药 4 周；④土拉菌病、鼠疫：一次 0.5~1g，每 12 小时 1 次；⑤布鲁菌病：一日 1~2g，分 2 次给药
注意事项	下列情况应慎用链霉素：①脱水，可使血药浓度增高，易产生毒性反应；②第Ⅷ对脑神经损害，因本品可导致前庭神经和听神经损害；③重症肌无力或帕金森病，因本品可引起神经肌肉阻滞作用，导致骨骼肌软弱；④肾功能损害，因本品具有肾毒性
禁忌	对链霉素或其他氨基糖苷类过敏的患者禁用
不良反应	血尿、排尿次数减少或尿量减少、食欲减退、口渴等肾毒性症状，少数可产生血液中尿素氮及肌酐值增高。影响前庭功能时可有步履不稳、眩晕等症状；影响听神经出现听力减退、耳鸣、耳部饱满感
特殊人群用药	肝、肾功能不全患者：肾功能不全患者慎用 儿童：慎用 老年人：老年患者应采用较小治疗量，并且尽可能在疗程中监测血药浓度 妊娠与哺乳期妇女：妊娠安全性分级为 D 级；哺乳期妇女用药期间暂停授乳
药典	USP、Eur. P.、Chin. P.、Jpn. P.
国家处方集	CNF
医保目录	【保（甲）】
基本药物目录	【基】
其他推荐依据	
■ 药品名称	**庆大霉素** Gentamicin
抗菌谱与适应证	1. 适用于治疗敏感革兰阴性杆菌，如大肠埃希菌、克雷伯菌属、肠杆菌属、铜绿假单胞菌以及甲氧西林敏感的葡萄球菌所致的严重感染，如败血症、下呼吸道感染、肠道感染、盆腔感染、腹腔感染、皮肤软组织感染、复杂性尿路感染等。治疗腹腔感染及盆腔感染应与抗厌氧菌药物合用。与青霉素（或氨苄西林）合用治疗肠球菌属感染 2. 用于敏感细菌所致中枢神经系统感染，可鞘内注射作为辅助治疗

续　表

制剂与规格	硫酸庆大霉素片（每 10mg 相当于 1 万 U）：①20mg；②40mg 硫酸庆大霉素注射液：①1ml：20mg；②1ml：40mg；③2ml：80mg 硫酸庆大霉素颗粒：10mg
用法与用量	1. 肌内注射、静脉滴注：①成人，一次 80mg，或按体重一次 1～1.7mg/kg，每 8 小时 1 次；体重<60kg 者，一日 1 次给药 3mg/kg；体重>60kg 者，总量不超过 160mg，每 24 小时 1 次。疗程为 7～10 日。②小儿，一次 2.5mg/kg，每 12 小时 1 次；或一次 1.7mg/kg，每 8 小时 1 次。疗程为 7～10 日 2. 鞘内及脑室内给药：成人一次 4～8mg，小儿（3 个月以上）一次 1～2mg，每 2～3 日 1 次 3. 肾功能减退患者根据肌酐清除率调整剂量
注意事项	1. 下列情况应慎用：①脱水，可使血药浓度增高，易产生毒性反应；②第Ⅷ对脑神经损害，因本品可导致前庭神经和听神经损害；③重症肌无力或帕金森病，因本品可引起神经肌肉阻滞作用，导致骨骼肌软弱；④肾功能损害，因本品具有肾毒性 2. 长期应用可能导致耐药菌过度生长 3. 不宜用于皮下注射；本品有抑制呼吸作用，不得静脉注射
禁忌	对本品或其他氨基糖苷类过敏者禁用
不良反应	用药过程中可能引起听力减退、耳鸣或耳部饱满感等耳毒性反应，影响前庭功能时可发生步态不稳、眩晕。也可能发生血尿、排尿次数显著减少或尿量减少、食欲减退、极度口渴等肾毒性反应。发生率较低者有因神经肌肉阻滞或肾毒性引起的呼吸困难、嗜睡、软弱无力等。偶有皮疹、恶心、呕吐、肝功能减退、白细胞减少、粒细胞减少、贫血、低血压等
特殊人群用药	肝、肾功能不全患者：肾功能不全患者慎用 儿童：慎用 老年人：应采用较小治疗量且尽可能在疗程中监测血药浓度 妊娠与哺乳期妇女：妊娠安全性分级为 D 级；哺乳期妇女用药期间暂停授乳
药典	USP、Eur. P.
国家处方集	CNF
医保目录	【保（甲/乙）】
基本药物目录	【基】
其他推荐依据	
■ 药品名称	**妥布霉素　Tobramycin**
抗菌谱与适应证	1. 适用于铜绿假单胞菌、大肠埃希菌、克雷伯菌属、沙雷菌属所致的新生儿脓毒血症、败血症、中枢神经系统感染、泌尿生殖系统感染、肺部感染、胆道感染、腹腔感染及腹膜炎、骨骼感染、烧伤感染、皮肤软组织感染、急性及慢性中耳炎、鼻窦炎等 2. 与其他抗菌药物联合应用于治疗葡萄球菌所致感染（耐甲氧西林菌株感染除外）
制剂与规格	硫酸妥布霉素注射液（每 10mg 相当于 1 万 U）：2ml：80mg
用法与用量	肌内注射或静脉滴注。成人：一次 1～1.7mg/kg，每 8 小时 1 次，疗程 7～14 日。儿童：早产儿或 0～7 日小儿，一次 2mg/kg，每 12～24 小时 1 次；大于 7 日小儿，一次 2mg/kg，每 8 小时 1 次

续　表

注意事项	1. 前庭功能或听力减退者、脱水、重症肌无力或帕金森病慎用 2. 本品不宜皮下注射；不能静脉注射
禁忌	对本品或其他氨基糖苷类过敏者、本人或家族中有人因使用链霉素引起耳聋或其他耳聋者禁用；肾衰竭者禁用；孕妇禁用
不良反应	发生率较多者有听力减退、耳鸣或耳部饱满感（耳毒性）、血尿、排尿次数显著减少或尿量减少、食欲减退、极度口渴（肾毒性）、步态不稳、眩晕（耳毒性、影响前庭、肾毒性）。发生率较低者有呼吸困难、嗜睡、极度软弱无力（神经肌肉阻滞或肾毒性）。本品引起肾功能减退的发生率较庆大霉素低
特殊人群用药	肝、肾功能不全患者：肾功能不全、肝功能异常患者慎用 儿童：儿童慎用 老年人：慎用，老年患者应采用较小治疗量且尽可能在疗程中监测血药浓度 妊娠与哺乳期妇女：孕妇禁用；哺乳期妇女慎用或用药期间暂停授乳
药典	USP
国家处方集	CNF
医保目录	【保（乙）】
基本药物目录	
其他推荐依据	
■ 药品名称	阿米卡星　Amikacin
抗菌谱与适应证	1. 对大肠埃希菌、铜绿假单胞菌及其他假单胞菌、变形杆菌、克雷伯杆菌、不动杆菌、沙雷杆菌和肠杆菌等敏感革兰阴性杆菌与葡萄球菌属所致严重感染，如下呼吸道感染，腹腔感染，胆道感染，骨、关节、皮肤及软组织感染，泌尿系统感染，细菌性心内膜炎，菌血症或败血症等 2. 对庆大霉素、妥布霉素和卡那霉素耐药菌株所致的严重感染
制剂与规格	硫酸阿米卡星注射液：①1ml：100mg（10万U）；②2ml：200mg（20万U） 注射用硫酸阿米卡星：200mg
用法与用量	肌内注射或静脉滴注。①成人：单纯性尿路感染：每12小时200mg；其他全身感染：每8小时5mg/kg，或每12小时7.5mg/kg，一日不超过1.5g；烧伤合并感染：一次5～7.5mg/kg，每6小时1次。②肾功能不全者根据肌酐清除率调整剂量。③儿童：首剂10mg/kg，然后每12小时7.5mg/kg
注意事项	脱水患者、重症肌无力或帕金森患者慎用。其他参见"链霉素"
禁忌	对阿米卡星或其他氨基糖苷类过敏的患者禁用
不良反应	患者可发生听力减退、耳鸣或耳部饱满感，少数患者亦可发生眩晕、步态不稳等症状。听力减退一般于停药后症状不再加重，但个别在停药后可能继续发展至耳聋
特殊人群用药	肝、肾功能不全患者：肾功能损害患者慎用 儿童：慎用 老年人：老年患者应用本药后较易产生各种毒性反应 妊娠与哺乳期妇女：孕妇使用前应充分权衡利弊，妊娠安全性分级为D级；哺乳期妇女在用药期间暂停授乳

续　表

药典	USP、Eur. P.、Chin. P.
国家处方集	CNF
医保目录	【保（甲）】
基本药物目录	【基】
其他推荐依据	
■ 药品名称	**注射用奈替米星　Netilmicin for Injection**
抗菌谱与适应证	1. 主要适用于治疗敏感革兰阴性杆菌所致的严重感染。如大肠埃希菌、肠杆菌属、变形杆菌、铜绿假单胞菌等所致的下呼吸道感染、复杂性尿路感染、腹腔感染、胃肠感染、骨及关节感染、皮肤软组织感染、烧伤或创伤感染、手术感染、败血症等 2. 与其他抗菌药物联合用于治疗葡萄球菌感染（耐甲氧西林葡萄球菌除外） 3. 某些耐庆大霉素菌株所致严重感染
制剂与规格	注射用硫酸奈替米星：①1ml（5 万 U）；②2ml（10 万 U）
用法与用量	肌内注射或静脉滴注。成人 1.3 ~ 2.2mg/（kg·8h）或 2 ~ 3.25mg/（kg·12h），疗程 7 ~ 14 日。一日最高剂量不超过 7.5mg/kg；复杂性尿路感染：一次 1.5 ~ 2mg/kg，每 12 小时 1 次，疗程 7 ~ 14 日。一日最高剂量不超过 7.5mg/kg；肾功能不全者：按照血药浓度进行调整，或根据肌酐清除率计算调整剂量
注意事项	脱水、第Ⅷ对脑神经损害、重症肌无力或帕金森病患者慎用
禁忌	对奈替米星或任何一种氨基糖苷类抗菌药物过敏或有严重毒性反应者禁用；孕妇和新生儿禁用
不良反应	1. 肾毒性轻微并较少见。常发生于原有肾功能损害者，或应用剂量超过一般常用剂量的感染患者 2. 神经系统毒性：可发生第Ⅷ对脑神经的毒性反应，但本品的毒性发生率较低，程度亦较轻，易发生在原有肾功能损害者，或治疗剂量过高、疗程过长的感染患者，表现为前庭及听力受损的症状，如出现头晕、眩晕、听觉异常等 3. 其他：偶可出现头痛、全身不适、视觉障碍、心悸、皮疹、发热、呕吐及腹泻等
特殊人群用药	肝、肾功能不全患者：肝、肾功能损害者慎用 儿童：儿童（尤其是早产儿及新生儿）慎用。新生儿禁用 老年人：老年患者使用时按轻度肾功能减退者减量用药，且尽可能在疗程中监测血药浓度 妊娠与哺乳期妇女：妊娠安全性分级为 D 级，孕妇禁用；哺乳期妇女在用药期间暂停授乳
药典	USP、Eur. P.、Chin. P.
国家处方集	CNF
医保目录	【保（乙）】
基本药物目录	
其他推荐依据	
■ 药品名称	**注射用依替米星　Etimicin for Injection**
抗菌谱与适应证	用于敏感菌所致的感染： 1. 呼吸系统感染：如急性支气管炎、慢性支气管炎急性发作、社区肺部感染、支气管扩张并发肺部感染等

续　表

	2. 泌尿生殖系统感染：如急性肾盂肾炎、膀胱炎、前列腺炎、慢性肾盂肾炎或慢性膀胱炎急性发作等 3. 皮肤软组织感染 4. 创伤和手术后感染
制剂与规格	注射用硫酸依替米星：①50mg（5万U）；②100mg（10万U）
用法与用量	静脉滴注：一次100～150mg，每12小时1次，疗程为5～10日；肾功能不全者：应调整剂量，并应监测本药血药浓度
注意事项	1. 在用本品治疗过程中应密切观察肾功能和第Ⅷ对脑神经功能的变化，并尽可能进行血药浓度检测 2. 本品可能发生神经肌肉阻滞现象 3. 大面积烧伤患者、脱水患者慎用
禁忌	对本品及其他氨基糖苷类抗菌药物过敏者禁用
不良反应	不良反应为耳、肾的毒性，发生率和严重程度与奈替米星相似
特殊人群用药	肝、肾功能不全患者：肾功能不全患者慎用 儿童：用药须权衡利弊 老年人：老人需调整给药剂量与用药间期 妊娠与哺乳期妇女：孕妇用药须权衡利弊；哺乳期妇女在用药期间暂停授乳
药典	
国家处方集	CNF
医保目录	【保（乙）】
基本药物目录	
其他推荐依据	
■ 药品名称	新霉素　Neomycin
抗菌谱与适应证	1. 敏感菌所致肠道感染 2. 用于肠道感染和结肠手术前准备
制剂与规格	硫酸新霉素片（以新霉素计）：①100mg（10万U）；②250mg（25万U）
用法与用量	口服给药。①成人：常用剂量一次250～500mg，一日4次；感染性腹泻，一次8.75mg/kg，每6小时1次，疗程2～3日；结肠手术前准备，每小时700mg，用药4小时；继以每4小时700mg，共24小时；肝性脑病的辅助治疗，一次500～1000mg，每6小时1次，疗程5～6日；②儿童：一日25～50mg/kg，分4次服用
注意事项	下列情况应慎用：脱水、第Ⅷ对脑神经损害、重症肌无力、帕金森病、溃疡性结肠炎及有口腔牙病患者（新霉素可引起口腔刺激或疼痛）
禁忌	对本品及其他氨基糖苷类抗菌药物过敏者、肠梗阻者禁用
不良反应	1. 可引起食欲减退、恶心、腹泻等 2. 较少发现听力缺乏、耳鸣或耳部饱满感；头晕或步态不稳；尿量或排尿次数显著减少或极度口渴 3. 偶可引起肠黏膜萎缩而导致吸收不良综合征及脂肪性腹泻，甚至抗菌药物相关性肠炎

续　表

特殊人群用药	肝、肾功能不全患者：肾功能损害患者慎用 儿童：慎用 老年人：应采用较小治疗量且尽可能在疗程中监测血药浓度 妊娠与哺乳期妇女：妊娠安全性分级为 D 级；哺乳期妇女用药期间暂停授乳
药典	USP、Eur. P.、Chin. P.、Jpn. P.
国家处方集	CNF
医保目录	【保（乙）】
基本药物目录	
其他推荐依据	
■ 药品名称	异帕米星　Isepamicin
抗菌谱与适应证	用于治疗敏感菌所致肺炎、支气管炎、肾盂肾炎、膀胱炎、腹膜炎、败血症、外伤或烧伤创口感染
制剂与规格	硫酸异帕米星注射液：①2ml：200mg（20 万 U）；②2ml：400mg（40 万 U）
用法与用量	肌内注射或静脉滴注。成人：一日 400mg，分 1～2 次注射。静脉滴注时一日 400mg，分 1～2 次滴注
注意事项	1. 前庭功能或听力减退者、脱水、依靠静脉高营养维持生命的体质衰弱者、重症肌无力或帕金森病患者慎用 2. 本品不能静脉注射
禁忌	对本品或其他氨基糖苷类及杆菌肽过敏者、本人或家族中有人因使用其他氨基糖苷类抗菌药物引起耳聋者禁用；肾衰竭者及妊娠期妇女禁用；早产儿、新生儿和婴幼儿禁用
不良反应	常见听力减退、耳鸣或耳部饱满感（耳毒性）、血尿、排尿次数显著减少或尿量减少、食欲减退、极度口渴（肾毒性）、步态不稳、眩晕（耳毒性，影响前庭）、恶心或呕吐（耳毒性，影响前庭；肾毒性）
特殊人群用药	肝、肾功能不全患者：严重肝、肾功能不全者慎用，肾衰竭者禁用 儿童：儿童慎用。早产儿、新生儿和婴幼儿禁用 老年人：年老体弱者慎用 妊娠与哺乳期妇女：孕妇禁用；哺乳期妇女应慎用或暂停授乳
药典	Jpn. P.
国家处方集	CNF
医保目录	【保（乙）】
基本药物目录	
其他推荐依据	

第七节　四环素类

■ 药品名称	四环素　Tetracycline
抗菌谱与适应证	1. 立克次体病，包括流行性斑疹伤寒、地方性斑疹伤寒、落基山斑疹热、恙虫病和 Q 热 2. 支原体属感染 3. 回归热 4. 布鲁菌病（与氨基糖苷类联合应用） 5. 霍乱 6. 鼠疫（与氨基糖苷类联合应用） 7. 兔热病
制剂与规格	盐酸四环素片：①0.125g；② 0.25g 盐酸四环素胶囊：0.25g 注射用盐酸四环素：①0.125g；② 0.25g；③0.5g
用法与用量	1. 口服给药：成人一次 0.25～0.5g，每 6 小时 1 次；8 岁以上小儿一日 25～50mg/kg，分 4 　次服用，疗程一般为 7～14 日 2. 静脉滴注：成人一日 1～1.5g，分 2～3 次给药；8 岁以上小儿一日 10～20mg/kg，分 2 次 　给药，一日剂量不超过 1g 3. 支原体肺炎、布鲁菌病需 3 周左右
注意事项	长期用药期间应定期随访检查血常规及肾功能
禁忌	有四环素类药物过敏史者禁用
不良反应	胃肠道症状如恶心、呕吐、上腹不适、腹胀、腹泻等，偶可发生胰腺炎等；可致肝毒性； 变态反应，多为斑丘疹和红斑等
特殊人群用药	肝、肾功能不全患者：肝、肾功能不全者慎用 儿童：8 岁以下儿童不宜使用 老年人：慎用 妊娠与哺乳期妇女：孕妇应避免使用本药，如确有指征应用时每日静脉滴注剂量以 1g 为宜， 不应超过 1.5g，其血药浓度应保持在 15μg/ml 以下；妊娠安全性分级为 D 级。哺乳期妇女 用药须权衡利弊或暂停授乳
药典	USP、Eur. P.
国家处方集	CNF
医保目录	【保（甲/乙）】
基本药物目录	
其他推荐依据	
■ 药品名称	土霉素　Oxytetracycline
抗菌谱与适应证	1. 立克次体病，包括流行性斑疹伤寒、地方性斑疹伤寒、落基山斑疹热、恙虫病和 Q 热 2. 支原体属感染

	3. 衣原体属感染，包括鹦鹉热、性病淋巴肉芽肿、非特异性尿道炎、输卵管炎、宫颈炎及沙眼 4. 回归热 5. 布鲁菌病（与氨基糖苷类药联用） 6. 霍乱 7. 鼠疫（与氨基糖苷类药联用） 8. 兔热病 9. 软下疳
制剂与规格	土霉素片：0.25g
用法与用量	口服给药：①成人：一次250~500mg，每6小时1次；②儿童：8岁以上患儿，一次6.25~12.5mg/kg，每6小时1次
注意事项	1. 长期用药期间应定期随访检查血常规及肝肾功能 2. 口服本品时，宜饮用足量水（约240ml） 3. 本品宜空腹口服，即餐前1小时或餐后2小时服用
禁忌	有四环素类药物过敏史者禁用；本品可导致恒牙黄染，牙釉质发育不良和骨生长抑制，8岁以下小儿禁用；妊娠及哺乳期妇女禁用
不良反应	胃肠道症状如恶心、呕吐、上腹不适、腹胀、腹泻等，偶可发生胰腺炎等；可致肝毒性；变态反应，多为斑丘疹和红斑等；偶可引起溶血性贫血、血小板减少等
特殊人群用药	肝、肾功能不全患者：慎用 儿童：8岁以下小儿禁用 老年人：慎用 妊娠与哺乳期妇女：孕妇应避免使用本药，妊娠安全性分级为D级；哺乳期妇女禁用
药典	USP、Eur. P.
国家处方集	CNF
医保目录	
基本药物目录	
其他推荐依据	
■ 药品名称	**多西环素 Doxycycline**
抗菌谱与适应证	1. 首选药用于：立克次体病、支原体属感染、衣原体属感染、回归热、布鲁菌病（与氨基糖苷类药联用）、霍乱、鼠疫（与氨基糖苷类药联用）、兔热病、软下疳 2. 可用于治疗对青霉素类过敏患者的破伤风、气性坏疽、梅毒、淋病和钩端螺旋体病 3. 中、重度痤疮患者的辅助治疗
制剂与规格	盐酸多西环素片：①50mg；②100mg 盐酸多西环素胶囊：①250mg；②100mg
用法与用量	口服给药，成人：一般感染，首次200mg，以后一次100mg，一日1~2次，疗程为3~7日；抗寄生虫感染，第1日，一次100mg，每12小时1次；以后一次100~200mg，一日1次（或一次50~100mg，每12小时1次）；淋病奈瑟菌性尿道炎和宫颈炎、沙眼衣原体所致的单纯性尿道炎、宫颈炎或直肠感染，一次100mg，一日2次，疗程至少7日；梅毒，一次150mg，每12小时1次，疗程至少10日

续　表

注意事项	1. 应用本品时可能发生耐药菌的过度繁殖。一旦发生二重感染，即停用本品并予以相应治疗 2. 长期用药时应定期随访检查血常规及肝功能
禁忌	有四环素类药物过敏史者禁用
不良反应	胃肠道症状如恶心、呕吐、上腹不适、腹胀、腹泻等，偶可发生胰腺炎等；可致肝毒性；变态反应，多为斑丘疹和红斑等；偶可引起溶血性贫血、血小板减少等
特殊人群用药	肝、肾功能不全患者：原有肝病患者慎用；肾功能减退患者可以应用，不必调整剂量，应用时通常亦不引起血尿素氮的升高 儿童：8 岁以下小儿禁用 妊娠与哺乳期妇女：孕妇不宜使用本药，妊娠安全性分级为 D 级；本药可分泌入乳汁，哺乳期妇女应用时应暂停授乳
药典	USP、Eur. P.
国家处方集	CNF
医保目录	【保（甲）】
基本药物目录	【基】
其他推荐依据	
■ 药品名称	米诺环素　Minocycline
抗菌谱与适应证	用于对本品敏感的葡萄球菌、链球菌、肺炎球菌、淋病奈瑟菌、大肠埃希菌、克雷伯菌、变形杆菌、衣原体、梅毒螺旋体等引起的感染： 1. 浅表性化脓性感染 2. 深部化脓性疾病：乳腺炎、淋巴管（结）炎、骨髓炎、骨炎等 3. 呼吸道感染 4. 痢疾、肠炎、感染性食物中毒、胆管炎、胆囊炎等 5. 泌尿生殖道感染等 6. 败血症、菌血症
制剂与规格	盐酸米诺环素片：①50mg（5 万 U）；②100mg（10 万 U） 盐酸米诺环素胶囊：①50mg（5 万 U）；②100mg（10 万 U）
用法与用量	口服给药： 1. 成人：每 12 小时 100mg；或每 6 小时 50mg 2. 儿童：8 岁以上儿童，每日 2～4mg/kg，分 1～2 次口服，首剂量 4mg/kg
注意事项	1. 食管通过障碍者、口服吸收不良或不能进食者及全身状态恶化患者（因易引发维生素 K 缺乏症）慎用 2. 用药期间应定期检查肝、肾功能
禁忌	对本品及其他四环素类药物过敏者禁用
不良反应	米诺环素引起菌群失调较为多见；消化道反应如食欲减退、恶心、呕吐、腹痛、腹泻、口腔炎、舌炎、肛门周围炎等；影响牙齿和骨发育等
特殊人群用药	肝、肾功能不全患者：肝、肾功能不全者慎用 儿童：8 岁以下小儿禁用

续　表

	老年人：老年患者慎用本药，对有肾功能障碍者，推荐减少给药剂量 妊娠与哺乳期妇女：妊娠安全性分级为 D 级；哺乳期妇女须权衡利弊后用药或暂停授乳
药典	USP、Eur. P.、Jpn. P.
国家处方集	CNF
医保目录	【保（乙）】
基本药物目录	
其他推荐依据	

第八节　大环内酯类

■ 药品名称	红霉素　Erythromycin
抗菌谱与适应证	1. 作为青霉素过敏患者治疗下列感染的替代用药：溶血性链球菌、肺炎链球菌所致的急性扁桃体炎、急性咽炎、鼻窦炎；溶血性链球菌所致的猩红热、蜂窝织炎；白喉及白喉带菌者；气性坏疽、炭疽、破伤风；放线菌病；梅毒；李斯特菌病等 2. 肺炎支原体肺炎、肺炎衣原体肺炎 3. 军团菌病 4. 百日咳 5. 泌尿生殖系统感染 6. 沙眼衣原体结膜炎 7. 空肠弯曲菌肠炎 8. 厌氧菌所致口腔感染
制剂与规格	红霉素片：①0.125g；②0.25g 红霉素软膏：①1%；②0.5% 红霉素栓：①0.1g；②0.2g 硬脂酸红霉素片：①0.05g；②0.125g；③0.25g 硬脂酸红霉素胶囊：①0.1g；②0.125g 硬脂酸红霉素颗粒：50mg 注射用乳糖酸红霉素：①0.25g；②0.3g
用法与用量	口服给药： 1. 成人：一日 0.75~2g，分 3~4 次；军团菌病，一日 1~4g，分 3 次服用；风湿热复发的预防，一次 250mg，一日 2 次；感染性心内膜炎的预防，术前 1 小时口服 1g，术后 6 小时再服用 500mg 2. 儿童：一日 20~40mg/kg，分 3~4 次服用 静脉滴注： 1. 成人：一次 0.5~1.0g，一日 2~3 次。军团菌病，一日 3~4g，分 4 次 2. 儿童：一日 20~30mg/kg，分 2~3 次 栓剂直肠给药：成人一次 0.1g，一日 2 次；儿童一日 20~30mg/kg
注意事项	用药期间定期随访肝功能

续　表

禁忌	对红霉素类药物过敏者禁用
不良反应	胃肠道反应多见，有腹泻、恶心、呕吐、中上腹痛、口舌疼痛等；肝毒性少见，偶见黄疸；过敏性反应表现为药物热、皮疹等
特殊人群用药	肝、肾功能不全患者：慎用 妊娠与哺乳期妇女：孕妇用药应权衡利弊，妊娠安全性分级为 B 级；哺乳期妇女应慎用
药典	USP、Eur. P.、Chin. P.、Jpn. P.
国家处方集	CNF
医保目录	【保（甲）】
基本药物目录	【基】
其他推荐依据	
■ 药品名称	阿奇霉素　Azithromycin
抗菌谱与适应证	1. 用于化脓性链球菌引起的急性咽炎、急性扁桃体炎以及敏感细菌引起的鼻窦炎、急性中耳炎、急性支气管炎、慢性支气管炎急性发作 2. 用于肺炎链球菌、流感杆菌以及肺炎支原体所致的肺炎 3. 用于衣原体及非多种耐药淋病奈瑟菌所致的尿道炎、宫颈炎及盆腔炎 4. 用于敏感菌所致的皮肤软组织感染
制剂与规格	阿奇霉素片（每100mg相当于10万U）：①250mg；②500mg 阿奇霉素分散片：①125mg；②250mg 阿奇霉素胶囊：①125mg；②250mg 阿奇霉素颗粒：①100mg；②250mg；③500mg 阿奇霉素干混悬剂：2g：0.1g 阿奇霉素混悬剂：①0.125g；②0.25g 阿奇霉素糖浆：25ml：500mg 注射用乳糖酸阿奇霉素（以阿奇霉素计）：①125mg；②250mg；③500mg 阿奇霉素注射液：①2ml：125mg；②2ml：250mg；③5ml：500mg 阿奇霉素葡萄糖注射液：①100ml（阿奇霉素125mg、葡萄糖5g）；②100ml（阿奇霉素200mg、葡萄糖5g）
用法与用量	口服：饭前1小时或餐后2小时服用。成人：沙眼衣原体、杜克嗜血杆菌或敏感淋球菌所致的性传播疾病，仅需单次口服1g；其他感染的治疗，第一日，0.5g顿服，第2～5日，一日0.25g顿服；或一日0.5g顿服，连服3日；儿童：中耳炎、肺炎，第1日10mg/kg顿服，一日最大量不超过500mg；第2～5日，一日5mg/kg顿服，一日最大量不超过250mg；咽炎、扁桃体炎，一日12mg/kg顿服（一日最大量不超过0.5g），连用5日 静脉滴注：成人社区获得性肺炎，静脉滴注至少2日后转为口服给药，一次500mg，一日1次，7～10日为一疗程；盆腔炎，静脉滴注1～2日后转为口服给药，一次250mg，一日1次，7日为一疗程
注意事项	1. 用药期间如果发生过敏反应（如血管神经性水肿、皮肤反应、史-约综合征及中毒性表皮坏死松解症等），应立即停药，并采取适当措施 2. 进食可影响阿奇霉素的吸收，口服用药需在饭前1小时或餐后2小时服用
禁忌	对阿奇霉素、红霉素或其他任何一种大环内酯类药物过敏者禁用

续　表

不良反应	常见反应为胃肠道反应如腹泻、腹痛、稀便、恶心、呕吐等；局部反应如注射部位疼痛、局部炎症等；皮肤反应如皮疹、瘙痒；其他反应如畏食、头晕或呼吸困难等
特殊人群用药	肝、肾功能不全患者：严重肝功能不全者、严重肾功能不全者不应使用 儿童：用于6个月以下幼儿中耳炎或社区获得性肺炎及2岁以下小儿咽炎或扁桃体炎的疗效与安全性尚未确定 妊娠与哺乳期妇女：孕妇须充分权衡利弊后用药，妊娠安全性分级为B级；哺乳期妇女须充分权衡利弊后用药
药典	USP、Eur. P.、Chin. P.
国家处方集	CNF
医保目录	【保（甲/乙）】
基本药物目录	【基】
其他推荐依据	

■ 药品名称	地红霉素　Dirithromycin
抗菌谱与适应证	用于12岁以上患者，对本品敏感菌所致的轻、中度感染：慢性阻塞性肺疾病急性加重或慢性支气管炎急性发作、急性支气管炎、社区获得性肺炎、咽炎和扁桃体炎、单纯性皮肤和软组织感染
制剂与规格	地红霉素肠溶胶囊：250mg
用法与用量	口服给药： 1. 慢性支气管炎急性发作：一次500mg，一日1次，疗程5~7日 2. 急性支气管炎：一次500mg，一日1次，疗程7日 3. 社区获得性肺炎：一次500mg，一日1次，疗程14日 4. 咽炎和扁桃体炎：一次500mg，一日1次，疗程10日 5. 单纯性皮肤和软组织感染：一次500mg，一日1次，疗程5~7日
注意事项	可能产生假膜性结肠炎。轻度者停药即能奏效，对于中度至严重病例，应采取适当的治疗措施
禁忌	对地红霉素、红霉素和其他大环内酯类抗菌药物严重过敏的患者禁用；可疑或潜在菌血症患者禁用
不良反应	常见的有头痛、腹痛、腹泻、恶心、消化不良、眩晕/头晕、皮疹、呕吐等
特殊人群用药	肝、肾功能不全患者：轻度肝损伤、肾功能不全者，不必调整剂量。肝功能不全者慎用 妊娠与哺乳期妇女：孕妇慎用，妊娠安全性分级为C级；哺乳期妇女用药应权衡利弊后
药典	USP、Eur. P.
国家处方集	CNF
医保目录	【保（甲）】
基本药物目录	【基】
其他推荐依据	

续 表

■ 药品名称	琥乙红霉素 Erythromycin Ethylsuccinate
抗菌谱与适应证	适用于治疗敏感菌或敏感病原体引起的下列感染性疾病： 1. 呼吸系统感染：轻、中度呼吸道感染；肺炎支原体及肺炎衣原体所致的肺炎；白喉（辅助抗毒素作用）；军团菌病；李斯特菌病；百日咳 2. 泌尿生殖系统感染：淋球菌引起的急性盆腔炎；梅毒；沙眼衣原体、衣原体引起的孕期泌尿生殖器感染及成人无并发症的尿道、宫颈或直肠感染等 3. 轻、中度皮肤和软组织感染 4. 其他：肠阿米巴病；空肠弯曲菌肠炎；厌氧菌所致口腔感染；沙眼衣原体结膜炎；放线菌病；猩红热；气性坏疽、炭疽；破伤风。预防风湿热初发或复发；细菌性心内膜炎
制剂与规格	琥乙红霉素片：①200mg；②400mg
用法与用量	口服给药： 1. 成人：一般用量，每6小时400mg；预防链球菌感染，一次400mg，一日2次；军团菌，一次400~1000mg，一日4次；沙眼衣原体和解脲脲原体引起的尿道炎，一次800mg，一日3次，连服7日 2. 儿童：一般感染，一日30~50mg/kg，分4次服用，每6小时服1次；可每12小时服药1次，一次服日剂量的一半；也可每8小时服药1次，一次服日剂量的1/3；对于更严重的感染，剂量可加倍；百日咳，一次10~12.5mg/kg，一日4次，疗程14日；肠阿米巴，一日40~50mg/kg，分4次服，连服5~14日
注意事项	用药期间定期检查肝功能
禁忌	对本品或其他红霉素制剂过敏者、慢性肝病患者、肝功能损害者及孕妇禁用
不良反应	服药数日或1~2周后患者可出现乏力、恶心、呕吐、腹痛、皮疹、发热等，有时出现黄疸，停药后常可恢复；胃肠道反应有腹泻、恶心、呕吐、中上腹痛、口舌疼痛、胃纳减退等
特殊人群用药	肝、肾功能不全患者：轻度肝功能不全者慎用，严重肝功能不全者禁用 妊娠与哺乳期妇女：孕妇用药应权衡利弊，妊娠安全性分级为B级；哺乳期妇女慎用或暂停授乳
药典	USP、Eur. P.、Chin. P.、Jpn. P.
国家处方集	CNF
医保目录	【保（乙）】
基本药物目录	
其他推荐依据	
■ 药品名称	罗红霉素 Roxithromycin
抗菌谱与适应证	1. 呼吸道感染：化脓性链球菌引起的咽炎及扁桃体炎；敏感菌所致的鼻窦炎、中耳炎、急性支气管炎、慢性支气管炎急性发作；肺炎支原体或肺炎衣原体所致的肺炎 2. 泌尿生殖系统感染：沙眼衣原体引起的尿道炎和宫颈炎 3. 皮肤软组织感染
制剂与规格	罗红霉素片：150mg 罗红霉素胶囊：50mg；150mg 罗红霉素细粒剂：50mg

续　表

用法与用量	口服给药： 1. 成人一次 150mg，一日 2 次；或一次 300mg，一日 1 次。疗程一般为 5～12 日 2. 肾功能不全者可发生累计效应，肾功能轻度减退者不需调整剂量，严重肾功能不全者给药时间延长 1 倍（一次 150mg，一日 1 次） 3. 严重肝硬化者的半衰期延长至正常水平 2 倍以上，如确实需要使用，则 150mg 一日 1 次给药 4. 儿童一次 2.5～5mg/kg，一日 2 次
注意事项	1. 进食后服药会减少吸收，与牛奶同服可增加吸收 2. 服用本品后可影响驾驶及机械操作
禁忌	对本药过敏者禁用
不良反应	常见腹痛、腹泻、呕吐等胃肠道反应；偶见皮疹、头晕、头痛等
特殊人群用药	肝、肾功能不全患者：慎用 妊娠与哺乳期妇女：慎用
药典	Eur. P.、Chin. P.、Jpn. P.
国家处方集	CNF
医保目录	【保（乙）】
基本药物目录	
其他推荐依据	
■ 药品名称	乙酰螺旋霉素　Acetylspiramycin
抗菌谱与适应证	1. 适用于治疗敏感菌所致的呼吸系统感染和皮肤软组织感染，包括：咽炎、扁桃体炎、急性支气管炎、慢性支气管炎急性发作、肺炎、脓皮病、丹毒和猩红热等 2. 适用于治疗敏感菌所致的口腔及耳鼻咽喉科感染，如中耳炎、牙周炎、急性鼻窦炎等 3. 可作为治疗隐孢子虫病以及弓形虫病的选用药物
制剂与规格	乙酰螺旋霉素片：100mg（10 万 U）
用法与用量	口服给药。成人：一日 800～1200mg，分 3～4 次服；重症一日可用至 1600～2000mg；儿童：一日量为 20～30mg/kg，分 2～4 次给药
注意事项	如有变态反应，立即停药
禁忌	对本品、红霉素及其他大环内酯类药物过敏的患者禁用
不良反应	腹痛、恶心、呕吐等胃肠道反应，常发生于大剂量用药时，程度大多轻微，停药后可自行消失。变态反应极少，主要为药疹
特殊人群用药	肝、肾功能不全患者：严重肝、肾功能不全者慎用 妊娠与哺乳期妇女：本品可透过胎盘屏障，故孕妇慎用，妊娠安全性分级为 C 级；哺乳期妇女应用时应暂停授乳
药典	Eur. P.、Jpn. P.
国家处方集	CNF

续　表

医保目录	【保（乙）】
基本药物目录	
其他推荐依据	

■ 药品名称	克拉霉素　Clarithromycin
抗菌谱与适应证	适用于敏感菌所致下列感染：①耳鼻咽喉感染：急性中耳炎、扁桃体炎、咽炎、鼻窦炎；②下呼吸道感染：急性支气管炎、慢性支气管炎急性发作、肺炎；③皮肤软组织感染：脓疱病、丹毒、蜂窝织炎、毛囊炎、疖及伤口感染；④沙眼衣原体感染的尿道炎及宫颈炎；⑤与其他药物联用，可根除幽门螺杆菌，减低十二指肠溃疡复发率
制剂与规格	克拉霉素片：①125mg；②250mg 克拉霉素分散片：①50mg；②125mg；③250mg 克拉霉素缓释片：500mg 克拉霉素胶囊：①125mg；②250mg 克拉霉素颗粒：①2g：125mg；②2g：100mg 克拉霉素干混悬剂：①1g：125mg；②2g：125mg；③2g：250mg
用法与用量	口服给药。①成人：轻症一次 250mg，一日 2 次；重症，一次 500mg，一日 2 次。疗程 5 ~ 14 日；②儿童：6 个月以上的小儿，一般感染可一次 7.5mg/kg，一日 2 次。根据感染的严重程度应连续服用 5 ~ 10 日
注意事项	1. 与红霉素及其他大环内酯类药物之间有交叉过敏和交叉耐药性 2. 可能出现真菌或耐药细菌导致的严重感染 3. 可空腹口服，也可与食物或牛奶同服，与食物同服不影响其吸收
禁忌	对克拉霉素或大环内酯类药物过敏者禁用；孕妇、哺乳期妇女禁用；严重肝功能损害者、水电解质紊乱患者、服用特非那丁者禁用；某些心脏病（包括心律失常、心动过缓、QT 间期延长、缺血性心脏病、充血性心力衰竭等）患者禁用
不良反应	主要有口腔异味，腹痛、腹泻、恶心、呕吐等胃肠道反应，头痛，AST 及 ALT 短暂升高
特殊人群用药	肝、肾功能不全患者：肝功能不全者、中度至重度肾功能不全者慎用 儿童：6 个月以下小儿中的疗效和安全性尚未确定 妊娠与哺乳期妇女：妊娠安全性分级为 C 级，孕妇禁用；可分泌入乳汁，哺乳期妇女使用应暂停授乳
药典	USP、Eur. P.、Chin. P.、Jpn. P.
国家处方集	CNF
医保目录	【保（乙）】
基本药物目录	【基】
其他推荐依据	

第九节　酰胺醇类

■ 药品名称	氯霉素　Chloramphenicol
抗菌谱与适应证	1. 用于敏感菌所致伤寒、副伤寒 2. 用于沙门菌属感染的胃肠炎合并败血症 3. 用于耐氨苄西林的 B 型流感杆菌脑膜炎、青霉素过敏者的肺炎链球菌脑膜炎、脑膜炎球菌脑膜炎及敏感的革兰阴性杆菌脑膜炎 4. 用于需氧菌和厌氧菌混合感染的耳源性脑脓肿 5. 可与氨基糖苷类药联用治疗腹腔感染、盆腔感染以及敏感菌所致的其他严重感染，如败血症及肺部感染 6. 用于 Q 热、落基山斑疹热、地方性斑疹伤寒和立克次体病
制剂与规格	氯霉素片：0.25g 棕榈氯霉素片：0.05g 氯霉素胶囊：0.25g 棕榈氯霉素颗粒：0.1g 棕榈氯霉素混悬液：1ml：25mg 氯霉素注射液：①1ml：0.125g；②2ml：0.25g 注射用琥珀氯霉素：①0.125g；② 0.25g；③ 0.5g 氯霉素甘油滴耳液：10ml：0.25g
用法与用量	1. 成人：口服给药一日 1.5～3.0g，分 3～4 次给药；静脉滴注一次0.5～1g，一日 2 次 2. 儿童：口服给药一日 25～50mg/kg，分 3～4 次给药；新生儿必需用药时，一日不能超过 25mg/kg，分 4 次给药；静脉滴注一日 25～50mg/kg，分次给药
注意事项	1. 可能发生不可逆性骨髓抑制，应避免重复疗程使用 2. 体弱患者慎用
禁忌	对本品过敏者禁用；精神病患者禁用；孕妇和哺乳期妇女禁用
不良反应	血液系统反应如贫血、淤点、淤斑、鼻出血等；灰婴综合征；周围神经炎和视神经炎；过敏反应较少见；消化道反应如腹泻、恶心及呕吐等
特殊人群用药	肝、肾功能不全患者：肝、肾功能损害者慎用 儿童：新生儿（尤其早产儿）不宜应用本药，确有指征必须用药时应在监测血药浓度条件下使用 老年人：慎用 妊娠与哺乳期妇女：妊娠期尤其是妊娠末期或分娩期禁用，妊娠安全性分级为 C 级；禁用于哺乳期妇女，必须应用时应暂停授乳
药典	USP、Eur. P. 、Chin. P.、Jpn. P.
国家处方集	CNF
医保目录	【保（甲/乙）】
基本药物目录	
其他推荐依据	

第十节　林可霉素类

■ 药品名称	林可霉素　Lincomycin
抗菌谱与适应证	1. 适用于治疗敏感葡萄球菌属、链球菌属、肺炎球菌及厌氧菌所致的呼吸道感染、腹腔感染、女性生殖道感染、盆腔感染、皮肤软组织感染等 2. 用于对青霉素过敏的或不适于用青霉素类药物的感染性疾病的治疗
制剂与规格	盐酸林可霉素片：①0.25g；②0.5g 盐酸林可霉素胶囊：①0.25g；②0.5g 盐酸林可霉素口服溶液：①10ml：0.5g；②100ml：5g 盐酸林可霉素注射液：①1ml：0.2g；②2ml：0.6g
用法与用量	1. 成人：口服给药，一日1.5~2g，分3~4次给药；肌内注射，一日0.6~1.2g，分次注射；静脉滴注，严重感染时一次0.6~1g，每8~12小时1次 2. 儿童：口服给药，一日30~60mg/kg，分3~4次给药；肌内注射，一日10~20mg/kg，分次注射；静脉滴注，剂量同肌内注射，分2~3次给药
注意事项	肠道疾病或有既往史者（特别如溃疡性结肠炎、局限性肠炎或抗菌药物相关肠炎）、既往有哮喘或其他过敏史者慎用，白色念珠菌阴道炎和鹅口疮患者慎用。用药期间需密切注意抗菌药物相关性肠炎的可能
禁忌	对林可霉素和克林霉素有过敏史的患者禁用；新生儿、深部真菌感染者禁用
不良反应	消化系统反应如恶心、呕吐、腹痛、腹泻等症状，严重者有腹绞痛、腹部压痛、严重腹泻等；偶可发生白细胞减少、中性粒细胞减少等；过敏反应可见皮疹、瘙痒等；静脉给药可引起血栓性静脉炎，快速滴注可能发生低血压、心电图变化甚至心跳、呼吸停止
特殊人群用药	肝、肾功能不全患者：肝功能减退和肾功能严重减退者慎用 儿童：新生儿禁用 老年人：患有严重基础疾病的老年人用药时需密切观察 妊娠与哺乳期妇女：妊娠安全性分级为C级；哺乳期妇女用药时应暂停授乳
药典	USP、Eur. P.、Chin. P.、Jpn. P.
国家处方集	CNF
医保目录	【保（甲/乙）】
基本药物目录	
其他推荐依据	
■ 药品名称	克林霉素　Clindamycin
抗菌谱与适应证	用于革兰阳性菌和厌氧菌引起的感染： 1. 呼吸系统感染 2. 泌尿系统感染

	3. 厌氧菌所致的妇产科感染如子宫内膜炎、非淋病奈瑟球菌性卵巢-输卵管脓肿、盆腔炎等 4. 皮肤软组织感染 5. 骨、关节感染，如骨髓炎（是金黄色葡萄球菌性骨髓炎的首选治疗药物）、化脓性关节炎 6. 腹腔内感染 7. 其他如心内膜炎、败血症、扁桃体炎和口腔感染等
制剂与规格	盐酸克林霉素胶囊：①75mg；②150mg 注射用盐酸克林霉素：0.5g 盐酸克林霉素注射液：①2ml：0.3g；②4ml：0.3g；③8ml：0.6g 注射用克林霉素磷酸酯：①0.3g；②0.6g；③1.2g 克林霉素磷酸酯注射液：①2ml：0.3g；②4ml：0.6g；③1ml：0.15g 盐酸克林霉素棕榈酸酯颗粒：①1g：37.5mg；②2g：75mg；③24g：0.9g 盐酸克林霉素棕榈酸酯分散片：75mg
用法与用量	1. 成人：肌内注射或静脉滴注，一次量不宜超过600mg；中度感染或革兰阳性需氧菌感染，一日0.6~1.2g，分2~4次给药，每12或8或6小时1次；严重感染或厌氧菌感染，一日1.2~2.4g，分2~4次给药，每12或8或6小时1次 2. 轻中度肾功能损害的患者不需调整剂量，无尿及重度肾功能损害患者的剂量应减至正常剂量的一半 3. 中度以上肝功能损害患者应避免使用本药，如确有指征使用时应减量 4. 儿童：用于4周及4周以上患儿。静脉滴注，一日15~25mg/kg，分3~4次给药，每8或6小时1次；重度感染，一日25~40mg/kg，分3~4次给药，每8或6小时1次
注意事项	有胃肠疾病或病史者，特别是溃疡性结肠炎、克罗恩病或假膜性肠炎患者，有哮喘或其他过敏史者慎用
禁忌	本品与林可霉素、克林霉素有交叉耐药性，对克林霉素或林可霉素有过敏史者禁用
不良反应	消化系统反应如恶心、呕吐、腹痛、腹泻等症状，严重者有腹绞痛、腹部压痛、严重腹泻等；偶可发生白细胞减少、中性粒细胞减少等；过敏反应可见皮疹、瘙痒等；肝肾功能异常；静脉滴注可能引起静脉炎，肌内注射局部可能出现疼痛、硬结和无菌性脓肿；其他如耳鸣、眩晕、念珠菌感染等
特殊人群用药	肝、肾功能不全患者：肝功能不全者、严重肾功能障碍者慎用 儿童：新生儿禁用，4岁以内儿童慎用，16岁以内儿童应用时应注意重要器官功能监测 老年人：用药时需密切观察 妊娠与哺乳期妇女：孕妇用药须充分权衡利弊，妊娠安全性分级为B级；哺乳妇女慎用，用药时宜暂停授乳
药典	USP、Eur. P.、Chin. P.、Jpn. P.
国家处方集	CNF
医保目录	【保（甲/乙）】
基本药物目录	【基】
其他推荐依据	

第十一节　多肽类抗菌药物

■ 药品名称	万古霉素　Vancomycin
抗菌谱与适应证	1. 用于耐甲氧西林金黄色葡萄球菌、肠球菌所致严重感染（如心内膜炎、脑膜炎、骨髓炎、肺炎、败血症或软组织感染等）；亦用于对 β-内酰胺类抗菌药物过敏者的上述严重感染 2. 用于血液透析患者发生葡萄球菌属所致的动静脉分流感染 3. 口服适用于对甲硝唑无效的难辨梭状芽胞杆菌相关性肠炎或葡萄球菌性肠炎
制剂与规格	注射用盐酸万古霉素：①500mg（50 万 U）；②1000mg（100 万 U） 盐酸万古霉素胶囊：①125mg（12.5 万 U）；②250mg（25 万 U）
用法与用量	1. 成人：口服给药，难辨梭状芽胞杆菌引起的假膜性结肠炎，经甲硝唑治疗无效者一次 125～500mg，每 6 小时 1 次，治疗 5～10 日，每日剂量不宜超过 4g；静脉滴注，通常用盐酸万古霉素每天 2g（效价），可分为每 6 小时 500mg 或每 12 小时 1g，每次静脉滴注在 60 分钟以上，可根据年龄、体重、症状适量增减。老年人每 12 小时 500mg 或每 24 小时 1g，每次静脉滴注在 60 分钟以上 2. 儿童：口服给药，肠道感染一次 10mg/kg，每 6 小时 1 次，治疗 5～10 日。静脉滴注，一次 10mg/kg，每 6 小时 1 次；或一次 20mg/kg，每 12 小时 1 次
注意事项	1. 听力减退或有耳聋病史者慎用 2. 不宜肌内注射，静脉滴注时尽量避免药液外漏，且应经常更换注射部位，滴速不宜过快 3. 在治疗过程中应监测血药浓度 4. 治疗葡萄球菌性心内膜炎，疗程应不少于 4 周
禁忌	对万古霉素过敏者，严重肝、肾功能不全者，孕妇及哺乳期妇女禁用
不良反应	休克、过敏样症状、急性肾功能不全等
特殊人群用药	肝、肾功能不全患者：严重肝、肾功能不全者禁用 儿童：儿童（尤其是低体重出生儿、新生儿）应监测血药浓度，慎重给药 老年人：老年患者确有指征使用时必须调整剂量或调整用药间隔 妊娠与哺乳期妇女：应充分权衡利弊
药典	USP、Eur. P.、Jpn. P.
国家处方集	CNF
医保目录	【保（乙）】
基本药物目录	
其他推荐依据	
■ 药品名称	去甲万古霉素　Norvancomycin
抗菌谱与适应证	1. 可用于对青霉素过敏的肠球菌、棒状杆菌属心内膜炎患者的治疗 2. 可用于对青霉素类或头孢菌素类药物过敏，或经上述抗菌药物治疗无效的严重葡萄球菌所致心内膜炎、骨髓炎、肺炎、败血症或软组织感染患者的治疗 3. 可用于治疗血液透析患者发生葡萄球菌属所致动静脉分流感染

续　表

制剂与规格	注射用盐酸去甲万古霉素：①400mg（40万U）；②800mg（80万U）
用法与用量	1. 成人：静脉滴注一日800～1600mg，分2～3次给药 2. 肾功能减退者需减少维持剂量。可延长给药间期，每次剂量不变，或减少每次剂量，给药间期不变 3. 儿童：静脉滴注一日16～24mg/kg，一次或分次给药
注意事项	1. 听力减退或有耳聋病史者慎用 2. 不可肌内注射或静脉注射 3. 治疗期间应定期检查听力、尿液中蛋白、管型、细胞数及测定尿相对密度等
禁忌	对万古霉素类抗菌药物过敏者禁用
不良反应	可出现皮疹、恶心、静脉炎等；可引致耳鸣、听力减退，肾功能损害等
特殊人群用药	肝、肾功能不全患者：肾功能不全患者慎用，如有应用指征时需在治疗药物浓度监测下，根据肾功能减退程度减量应用 儿童：新生儿、婴幼儿用药必须充分权衡利弊 老年人：用于老年患者有引起耳毒性与肾毒性的危险（听力减退或丧失）。老年患者即使肾功能测定在正常范围内，使用时应采用较小治疗剂量 妊娠与哺乳期妇女：妊娠期患者避免应用；哺乳期妇女慎用
药典	Chin. P.
国家处方集	CNF
医保目录	【保（乙）】
基本药物目录	
其他推荐依据	
■ 药品名称	替考拉宁　Teicoplanin
抗菌谱与适应证	1. 用于治疗严重的革兰阳性菌感染，尤其是不能用青霉素类及头孢菌素类抗菌药物治疗或用上述抗菌药物治疗失败的严重葡萄球菌感染，或对其他抗菌药物耐药的葡萄球菌感染。皮肤和软组织感染、泌尿道感染、呼吸道感染、骨和关节感染、败血症、心内膜炎及持续不卧床腹膜透析相关性腹膜炎 2. 作为万古霉素和甲硝唑的替代药
制剂与规格	注射用替考拉宁：200mg
用法与用量	1. 成人肌内、静脉滴注或静脉注射：中度感染，负荷量为第1日单次给药400mg；维持量为一次200mg，一日1次；严重感染，负荷量为一次400mg，每12小时1次，共给药3次；维持量为一次400mg，一日1次；严重烧伤感染或金黄色葡萄球菌心内膜炎，维持量可能需达一日12mg/kg 2. 儿童肌内、静脉滴注或静脉注射：中度感染，推荐前3次剂量为10mg/kg，每12小时1次，随后剂量为6mg/kg，一日1次；严重感染和中性粒细胞减少的患儿（2个月以上），推荐前3次剂量为10mg/kg，每12小时1次，随后维持量为一次10mg/kg，一日1次；严重感染和中性粒细胞减少的新生儿，第1日的推荐剂量为16mg/kg，只用1剂；以后维持剂量为一次8mg/kg，一日1次
注意事项	治疗期间定期做血液及肝、肾功能的检查

续　表

禁忌	对本药过敏者，对万古霉素、去甲万古霉素等糖肽类抗菌药物过敏者禁用
不良反应	局部反应可见注射部位疼痛、血栓性静脉炎；过敏反应可见皮疹、瘙痒、支气管痉挛、药物热等；胃肠道反应可见恶心、呕吐、腹泻等；神经系统反应可见头痛、嗜睡等
特殊人群用药	肝、肾功能不全患者：肾功能不全患者慎用 儿童：可用于2个月以上儿童的革兰阳性菌感染 老年人：除非有肾损害，否则老年患者无需调整剂量 妊娠与哺乳期妇女：本药一般不应用于妊娠期或可能妊娠的妇女，除非权衡利弊后必须使用；建议哺乳期妇女用药时暂停授乳
药典	Jpn. P.
国家处方集	CNF
医保目录	【保（乙）】
基本药物目录	
其他推荐依据	
■ 药品名称	黏菌素　Colistin
抗菌谱与适应证	用于肠道手术前准备，用于大肠埃希菌性肠炎和对其他药物耐药的菌痢
制剂与规格	硫酸黏菌素片：①50万U；②100万U；③300万U 硫酸黏菌素颗粒：1g：100万U 注射用黏菌素：50mg
用法与用量	1. 成人：口服一日（100～150）万U，分2～3次服用；肌内注射或静脉滴注，一日（100～150）万U 2. 儿童：口服一日（2～3）万U/kg，分2～3次服用。肌内注射或静脉滴注一日（2～3）万U/kg
注意事项	不宜与其他肾毒性药物合用
禁忌	对黏菌素过敏者禁用
不良反应	食欲减退、恶心和呕吐等胃肠道反应和皮疹、瘙痒等过敏反应
特殊人群用药	肝、肾功能不全患者：肾功能不全患者慎用 妊娠与哺乳期妇女：孕妇用药应权衡利弊，妊娠安全性分级为B级
药典	USP、Eur. P.、Chin. P.、Jpn. P.
国家处方集	CNF
医保目录	
基本药物目录	
其他推荐依据	

第十二节　其他抗菌药物

■ 药品名称	呋喃妥因　Nitrofurantoin
抗菌谱与适应证	1. 用于治疗敏感菌如大肠埃希菌、肠球菌属以及克雷伯菌属、肠杆菌属所致的急性单纯性下尿路感染 2. 也可用于尿路感染的预防
制剂与规格	呋喃妥因片：50mg 呋喃妥因肠溶胶囊：50mg 呋喃妥因栓：①50mg；②100mg
用法与用量	口服给药。①成人：尿路感染，一次 50 ~ 100mg，一日 3 ~ 4 次；单纯性下尿路感染用低剂量，疗程不低于 1 周，或用至尿培养阴性后至少 3 日，不宜超过 14 日；预防尿路感染，对尿路感染反复发作者，可一日 50 ~ 100mg 作预防应用，临睡前服用。②儿童：尿路感染，1 个月以上儿童，一日 5 ~ 7mg/kg，分 4 次服；疗程不低于 1 周，或用至尿培养阴性后至少 3 日；预防尿路感染，一日 1mg/kg，临睡前服用
注意事项	1. 宜与食物同服，以减少对胃肠道的刺激 2. 疗程至少 7 日，或继续用药至尿液中细菌清除 3 日以上 3. 葡萄糖-6-磷酸脱氢酶缺乏症患者、周围神经病变者、肺部疾病患者慎用
禁忌	新生儿、孕妇、哺乳期妇女、肾功能减退及对硝基呋喃类药过敏者禁用
不良反应	常见恶心、呕吐、食欲减退和腹泻；少见药物热、皮疹、粒细胞减少等变态反应；偶见头痛、头晕、嗜睡、肌肉疼痛等
特殊人群用药	肝、肾功能不全患者：肾功能减退者禁用 儿童：新生儿禁用 老年人：慎用，必须使用时宜根据肾功能调整给药剂量。老年患者的前列腺感染不宜使用本药 妊娠与哺乳期妇女：孕妇不宜应用，妊娠晚期妇女禁用，妊娠安全性分级为 B 级；哺乳期妇女用药期间应暂停授乳
药典	Eur. P. 、Chin. P.
国家处方集	CNF
医保目录	【保（甲）】
基本药物目录	【基】
其他推荐依据	
■ 药品名称	呋喃唑酮　Furazolidone
抗菌谱与适应证	主要用于治疗细菌性痢疾、肠炎、霍乱。也可用于治疗伤寒、副伤寒、梨形鞭毛虫病和阴道滴虫病。还可与制酸剂等药物合用于治疗幽门螺杆菌所致的胃窦炎
制剂与规格	呋喃唑酮片：①10mg；②30mg；③100mg

续　表

用法与用量	口服给药：肠道感染疗程为 5~7 日，梨形鞭毛虫病疗程为 7~10 日。成人一次 100mg，一日 3~4 次；儿童一日 5~10mg/kg，分 4 次服用
注意事项	1. 不宜用于溃疡病或支气管哮喘患者 2. 用药期间和停药后 5 日内禁止饮酒 3. 葡萄糖-6-磷酸脱氢酶缺乏症患者、溃疡病患者、支气管哮喘患者慎用
禁忌	对本药或其他硝基呋喃类药过敏者、新生儿、哺乳妇女禁用
不良反应	主要有恶心、呕吐、腹泻、头痛、头晕、药物热、皮疹、肛门瘙痒、哮喘、直立性低血压、低血糖、肺浸润等，偶可出现溶血性贫血、黄疸及多发性神经炎
特殊人群用药	肝、肾功能不全患者：肾功能不全者慎用 儿童：新生儿禁用 妊娠与哺乳期妇女：妊娠安全性分级为 C 级；哺乳期妇女禁用
药典	USP、BP、Fr. P.
国家处方集	CNF
医保目录	【保（甲）】
基本药物目录	
其他推荐依据	
■ 药品名称	甲硝唑　Metronidazole
抗菌谱与适应证	1. 用于治疗阴道滴虫病 2. 可用于治疗肠道及组织内阿米巴病 3. 可用于治疗小袋虫病和皮肤利什曼病、麦地那龙线虫感染、贾第虫病等 4. 适用于治疗各种厌氧菌感染
制剂与规格	甲硝唑注射液：①20ml：100mg；②100ml：200mg；③100ml：500mg；④250ml：500mg；⑤250ml：1250mg 甲硝唑葡萄糖注射液：250ml（甲硝唑 0.5g、葡萄糖 12.5g） 甲硝唑片：0.2g 甲硝唑胶囊：0.2g 甲硝唑阴道泡腾片：0.5g 甲硝唑栓：①0.5g；②1g 甲硝唑口含片：①2.5mg；②3mg
用法与用量	1. 成人口服给药：滴虫病，一次 0.2g，一日 4 次，疗程 7 日，可同时使用栓剂。厌氧菌感染，一次 0.5g，一日 3 次，疗程不低于 7 日。一日最大剂量不宜超过 4g 2. 成人静脉滴注：厌氧菌感染，首次剂量为 15mg/kg，继以 7.5mg/kg 维持，一次最大剂量不超过 1g，每 6~8 小时 1 次，疗程不低于 7 日 3. 成人阴道栓剂：用于滴虫病，每晚 0.5g 置入阴道内，连用 7~10 日 4. 儿童口服给药：滴虫病，一日 15~25mg/kg，分 3 次给药，服用 7~10 日。厌氧菌感染，一日 20~50mg/kg 5. 儿童静脉滴注剂量同成人
注意事项	1. 出现运动失调或其他中枢神经系统症状时应停药 2. 用药期间应戒酒，饮酒后出现腹痛、呕吐、头痛等症状

续　表

禁忌	对本药或其他硝基咪唑类药物过敏或有过敏史者、活动性中枢神经系统疾病者、血液病者、孕妇及哺乳期妇女禁用
不良反应	1. 消化系统：恶心、呕吐、食欲缺乏、腹部绞痛，一般不影响治疗 2. 神经系统：头痛、眩晕，偶有感觉异常、肢体麻木、共济失调、多发性神经炎等，大剂量可致抽搐 3. 少数病例发生荨麻疹、潮红、瘙痒、膀胱炎、排尿困难、口中金属味及白细胞减少等，均属可逆性，停药后自行恢复
特殊人群用药	肝、肾功能不全患者：肝功能不全患者慎用 老年人：应注意监测血药浓度并调整剂量 妊娠与哺乳期妇女：禁用，妊娠安全性分级为 B 级
药典	USP、Eur. P.、Chin. P.
国家处方集	CNF
医保目录	【保（甲/乙）】
基本药物目录	【基】
其他推荐依据	
■ 药品名称	替硝唑　Tinidazole
抗菌谱与适应证	1. 用于治疗多种厌氧菌感染，如败血症、骨髓炎、腹腔感染、盆腔感染、鼻窦炎、支气管感染、肺炎、皮肤蜂窝织炎、口腔感染及术后伤口感染 2. 用于结肠或直肠手术、妇产科手术及口腔手术的术前预防用药 3. 也可用于肠道及肠道外阿米巴病、阴道滴虫病、贾第虫病的治疗 4. 还可作为甲硝唑的替代药，用于治疗幽门螺杆菌所致的胃窦炎及消化性溃疡
制剂与规格	替硝唑片：0.5g 替硝唑注射液：①100ml∶0.4g；②200ml∶0.8g 替硝唑葡萄糖注射液：①100ml∶0.2g；②100ml∶0.4g；③200ml∶0.4g 替硝唑栓：0.2g
用法与用量	成人：口服给药：厌氧菌感染，常用量为一次 1g，一日 1 次，首剂加倍，疗程多为 5～6 日，口腔感染时疗程 3 日；外科预防用药，一次 2g，术前 12 小时单次服用。阴道滴虫病、贾第虫病，一次 2g，单次服用。必要时 3～5 日可重复 1 次。滴虫感染时也可一次 1g，一日 1 次，首剂加倍，连服 3 日。静脉滴注：厌氧菌感染，一次 0.8g，一日 1 次。疗程为 5～6 日。外科预防用药，总量为 1.6g，分 1～2 次给药，第一次于术前 2 小时，第二次于术中或术后 12～24 小时内给药。阴道给药：一次 0.2g，一日 2 次
注意事项	1. 如疗程中发生中枢神经系统不良反应，应及时停药 2. 用药期间不应饮用含乙醇的饮料，因可引起体内乙醇蓄积，干扰乙醇的氧化过程，导致双硫仑样反应，患者可出现腹部痉挛、恶心、呕吐、头痛、面部潮红等 3. 念珠菌感染者应用本品，其症状会加重，需同时抗真菌治疗 4. 治疗阴道滴虫病时，需同时治疗其性伴侣
禁忌	1. 对替硝唑或吡咯类药物过敏患者 2. 有活动性中枢神经疾病和血液病者

续 表

不良反应	1. 不良反应少见而轻微，主要为恶心、呕吐、上腹痛、食欲下降及口腔金属味，可有头痛、眩晕、皮肤瘙痒、皮疹、便秘及全身不适 2. 高剂量时也可引起癫痫发作和周围神经病变
特殊人群用药	肝、肾功能不全患者：肝功能不全者慎用 儿童：12 岁以下禁用 老年人：用药时应注意监测血药浓度并调整剂量 妊娠与哺乳期妇女：妊娠早期禁用本药，妊娠中、晚期应充分权衡利弊后谨慎使用。FDA 妊娠安全性分级为 C 级。哺乳妇女暂停授乳，治疗结束 3 日后方可重新授乳
药典	USP、Eur. P.、Chin. P.
国家处方集	CNF
医保目录	【保（甲/乙）】
基本药物目录	【基】
其他推荐依据	
■ 药品名称	奥硝唑　Ornidazole
抗菌谱与适应证	1. 用于由厌氧菌感染引起的多种疾病 2. 用于男女泌尿生殖道毛滴虫、贾第鞭毛虫感染引起的疾病（如阴道滴虫病） 3. 用于肠、肝阿米巴病（如阿米巴痢疾、阿米巴肝脓肿） 4. 用于手术前预防感染和手术后厌氧菌感染的治疗 5. 阴道栓用于细菌性阴道病、滴虫性阴道炎
制剂与规格	奥硝唑注射液：5ml∶500mg 注射用奥硝唑：250mg 奥硝唑氯化钠注射液：100ml（奥硝唑 250mg、氯化钠 825mg） 奥硝唑葡萄糖注射液：100ml（奥硝唑 500mg、葡萄糖 5g）
用法与用量	成人：静脉滴注：①厌氧菌感染：手术前后预防感染，术前 1~2 小时滴注 1000mg，术后 12 小时滴注 500mg，术后 24 小时滴注 500mg。治疗厌氧菌引起的感染，初始剂量为 500~1000mg。然后每 12 小时滴注 500mg，连用 3~6 日。②治疗严重阿米巴病：初始剂量为 500~1000mg，以后每 12 小时滴注 500mg，连用 3~6 日。阴道给药：一次 500mg，每晚 1 次，连续 5~7 日。儿童：静脉滴注，一日 20~30mg/kg，每 12 小时滴注 1 次，时间为 30 分钟
注意事项	中枢神经系统疾病患者、肝脏疾病患者、多毛性硬化症患者、酗酒者慎用
禁忌	对本药或其他硝基咪唑类药物过敏者、各种器官硬化症、造血功能低下、慢性酒精中毒患者、有脑和脊髓病变的患者禁用
不良反应	1. 消化系统：胃部不适、胃痛、口腔异味 2. 神经系统：头痛及困倦、眩晕、颤抖、运动失调、周围神经病、癫痫发作、痉挛等 3. 过敏反应：皮疹、瘙痒等 4. 局部反应：刺感、疼痛等
特殊人群用药	儿童：慎用，建议 3 岁以下儿童不用 妊娠与哺乳期妇女：建议孕妇（特别是妊娠早期）、哺乳期妇女慎用本药

续 表

药典	USP、Eur. P. 、Chin. P.
国家处方集	CNF
医保目录	【保（乙）】
基本药物目录	
其他推荐依据	
■ 药品名称	磷霉素　Fosfomycin
抗菌谱与适应证	1. 口服制剂适用于治疗敏感菌所致的单纯性下尿路感染、肠道感染（包括细菌性痢疾）、呼吸道感染、皮肤软组织感染、眼科感染及妇科感染等 2. 注射制剂适用于治疗敏感菌所致的呼吸道感染、尿路感染、皮肤软组织感染等。也可与其他抗菌药联合用于治疗敏感菌所致的严重感染（如败血症、腹膜炎、骨髓炎等）
制剂与规格	磷霉素钙片：①0.1g；②0.2g；③0.5g 磷霉素钙胶囊：0.1g 磷霉素钙颗粒：0.5g 注射用磷霉素钠：①1.0g；②2.0g；③4.0g
用法与用量	成人：口服给药，治疗尿路感染等轻症感染，一日2~4g，分3~4次服用。静脉给药，治疗中度或重度系统感染，一日4~12g，严重感染可增至16g，分2~3次静脉滴注或缓慢静脉推注。肌内注射，一日2~8g，分3~4次肌内注射。儿童：口服给药，一日0.05~0.1g/kg，分3~4次服用。静脉滴注，一日0.1~0.3g/kg，分2~3次静脉滴注。肌内注射，一日0.05~0.2g/kg，分3~4次肌内注射
注意事项	1. 静脉滴注速度宜缓慢，静脉滴注时间1~2小时 2. 应用较大剂量时应监测肝功能
禁忌	对磷霉素过敏者、妊娠及哺乳期妇女、5岁以下儿童
不良反应	主要有恶心、食欲减退、腹部不适、稀便或轻度腹泻；偶见皮疹，嗜酸性粒细胞增多，红细胞、血小板、白细胞降低，头晕、头痛等反应；注射部位静脉炎等
特殊人群用药	肝、肾功能不全者：肝、肾功能减退者慎用 儿童：5岁以上儿童应减量及慎用 老年人：应酌减剂量并慎用 妊娠与哺乳期妇女：建可透过胎盘屏障，迅速进入胎儿循环，但对胎儿的影响尚无足够和严密的对照观察，妊娠安全性分级为B级；哺乳期妇女应避免使用，必须用药时应暂停授乳
药典	Eur. P. 、Chin. P. 、Jpn. P.
国家处方集	CNF
医保目录	【保（甲/乙）】
基本药物目录	【基】
其他推荐依据	
■ 药品名称	夫西地酸　Fusidic Acid
抗菌谱与适应证	1. 用于敏感菌所致的骨髓炎或皮肤、软组织感染 2. 用于其他抗菌药物治疗失败的深部感染，如败血症、肺炎、心内膜炎等

续　表

制剂与规格	夫西地酸片：250mg 注射用夫西地酸：①0.125g；②0.5g 夫西地酸混悬液：5ml：250mg 夫西地酸乳膏：15g：0.3g
用法与用量	口服给药：成人：一次500mg，一日3次；重症加倍。对1岁以下患儿：一日50mg/kg，分3次给药。对1~5岁患儿：一次250mg，一日3次。对5~12岁患儿：用法与用量同成人 局部给药：一日2~3次，涂于患处，疗程为7日。治疗疥疮时可根据病情需要延长疗程 静脉注射：成人一次500mg，一日3次；儿童及婴儿一日按体重20mg/kg，分3次给药
注意事项	1. 早产儿、黄疸、酸中毒及严重病弱的新生儿使用时需留意有无胆红素脑病症状 2. 静脉注射时不能与卡那霉素、庆大霉素、万古霉素、头孢噻啶或阿莫西林混合；亦不可与全血、氨基酸溶液或含钙溶液混合
禁忌	对夫西地酸过敏者禁用；妊娠初始3个月内禁用
不良反应	静脉滴注可能导致血栓性静脉炎和静脉痉挛等
特殊人群用药	肝、肾功能不全者：肝功能不全者慎用 儿童：早产儿、严重病弱的新生儿使用时需留意有无胆红素脑病症状 妊娠与哺乳期妇女：在动物实验中有致胎仔畸形的报道，但目前尚无临床对照研究；可经皮肤吸收，哺乳期妇女禁止局部用于乳房部位的皮肤感染
药典	Eur. P.
国家处方集	CNF
医保目录	【保（乙）】
基本药物目录	
其他推荐依据	
■ 药品名称	利奈唑胺　Linezolid
抗菌谱与适应证	1. 用于由肺炎链球菌（包括多重耐药株）或金黄色葡萄球菌（甲氧西林敏感株）引起的社区获得性肺炎 2. 用于由肺炎链球菌（包括多重耐药株）或金黄色葡萄球菌（甲氧西林敏感和耐药株）引起的医院内获得性肺炎 3. 用于由金黄色葡萄球菌、化脓性链球菌或无乳链球菌引起的复杂性皮肤和皮肤组织感染 4. 用于由金黄色葡萄球菌或化脓性链球菌引起的非复杂性皮肤和皮肤组织感染 5. 用于耐万古霉素的粪肠球菌感染
制剂与规格	利奈唑胺注射液：①100ml：200mg；②300ml：600mg 利奈唑胺片：①200mg；②600mg 利奈唑胺口服混悬液：5ml：100mg
用法与用量	口服或静脉滴注。①复杂性皮肤或皮肤软组织感染、社区获得性肺炎，包括伴发的菌血症、院内获得性肺炎、甲氧西林耐药金葡菌感染：成人和青少年（12岁及以上）每12小时，600mg。儿童患者（出生至11岁）每8小时，10mg/kg。②万古霉素耐药的屎肠球菌感染，包括伴发的菌血症，成人和青少年（12岁及以上）每8小时，10mg/kg。儿童患者（出生至11岁）每8小时，10mg/kg。③非复杂性皮肤和皮肤软组织感染，成人每12小时口服

	400mg，青少年每 12 小时口服 600mg；<5 岁，每 8 小时，10mg/kg 口服；5 ~ 11 岁，每 12 小时，10mg/kg 口服
注意事项	有骨髓抑制病史者、苯丙酮尿症患者、类癌综合征患者、未控制的高血压患者、嗜铬细胞瘤患者、未治疗的甲状腺功能亢进患者慎用
禁忌	对本药过敏者禁用
不良反应	常见失眠、头晕、头痛、腹泻、恶心、呕吐、便秘、皮疹、瘙痒、发热、口腔念珠菌病、阴道念珠菌病、真菌感染等
特殊人群用药	肝、肾功能不全者：肾功能不全者慎用 儿童：不推荐本品经验性用于儿童患者的中枢神经系统感染 妊娠与哺乳期妇女：孕妇慎用，妊娠安全性分级为 C 级；哺乳期妇女慎用
药典	
国家处方集	CNF
医保目录	【保（乙）】
基本药物目录	
其他推荐依据	
■ 药品名称	小檗碱　Berberine
抗菌谱与适应证	主要用于治疗敏感病原菌所致的胃肠炎、细菌性痢疾等胃肠道感染
制剂与规格	盐酸小檗碱片：①50mg；②100mg
用法与用量	成人：口服，胃肠道感染，一次0.1 ~ 0.3g，一日 3 次
注意事项	本品静脉注射后可发生严重溶血性贫血和循环障碍，严格禁止静脉给药
禁忌	对本药过敏者禁用；溶血性贫血患者禁用；对葡萄糖-6-磷酸脱氢酶缺乏儿童禁用
不良反应	口服给药时有令人不快的鱼腥味，也偶见皮疹等过敏反应症状，但停药后可自行消退；静脉给药时有出现呼吸困难、过敏性休克的报道
特殊人群用药	妊娠与哺乳期妇女：慎用
药典	Chin. P.、Jpn. P.
国家处方集	CNF
医保目录	【保（甲）】
基本药物目录	【基】
其他推荐依据	
■ 药品名称	利福昔明　Rifaximin
抗菌谱与适应证	治疗由敏感菌所致的肠道感染，包括急慢性肠道感染、腹泻综合征、夏季腹泻、旅行者腹泻和小肠结肠炎等
制剂与规格	利福昔明胶囊：100mg

续　表

用法与用量	口服给药。①成人：一次200mg，一日3~4次；②儿童：6~12岁，一次100~200mg，一日4次；12岁以上儿童，剂量同成人。一般连续用药不宜超过7日
注意事项	长期大剂量用药或肠黏膜受损时，会有极少量（<1%）被吸收，导致尿液呈粉红色
禁忌	对本药或其他利福霉素类药过敏者、肠梗阻者、严重的肠道溃疡性病变者禁用
不良反应	常见恶心、呕吐、腹胀、腹痛；少见荨麻疹、足部水肿等
特殊人群用药	儿童：连续服用本药不能超过7日；6岁以下儿童不要服用本药 妊娠与哺乳期妇女：妊娠期妇女需权衡利弊后用药；哺乳期妇女可在有适当医疗监测的情况下服用本药
药典	USP、Eur. P.、Chin. P.、Jpn. P.
国家处方集	CNF
医保目录	【保（乙）】
基本药物目录	
其他推荐依据	

第十三节　磺胺类与甲氧苄啶

■ 药品名称	磺胺甲噁唑　Sulfamethoxazole
抗菌谱与适应证	1. 治疗敏感菌所致的急性单纯性尿路感染 2. 与甲氧苄啶联用，治疗对其敏感的流感杆菌、肺炎链球菌和其他链球菌所致的中耳炎 3. 与乙胺嘧啶联用，治疗鼠弓形虫引起的弓形虫病 4. 治疗星形奴卡菌病 5. 作为治疗沙眼衣原体所致宫颈炎、尿道炎、新生儿包含体结膜炎的次选药物 6. 作为治疗杜克雷嗜血杆菌所致软下疳的可选药物 7. 预防敏感脑膜炎球菌所致的流行性脑脊髓膜炎 8. 作为对氯喹耐药的恶性疟疾治疗的辅助用药
制剂与规格	磺胺甲噁唑片：0.5g 复方磺胺甲噁唑片：磺胺甲噁唑0.4g和甲氧苄啶80mg
用法与用量	口服给药： 1. 成人：一般感染，首次剂量为2g，以后一日2g，分2次服用。治疗尿路感染时疗程至少为7~10日 2. 肾功能不全患者用量应调整为常用量的1/2 3. 儿童：2个月以上患儿的一般感染，首次剂量为50~60mg/kg（总量不超过2g），以后一日50~60mg/kg，分2次服用
注意事项	1. 葡萄糖-6-磷酸脱氢酶缺乏者、血卟啉病患者、艾滋病患者、休克患者慎用 2. 治疗中须注意检查：全血象，尿液，肝、肾功能

禁忌	对磺胺类药过敏者、巨幼红细胞性贫血患者、孕妇、哺乳期妇女、小于 2 个月的婴儿和重度肝肾功能损害者禁用
不良反应	过敏反应较为常见，可表现为药疹、剥脱性皮炎等；中性粒细胞减少或缺乏症、血小板减少症及再生障碍性贫血等
特殊人群用药	肝、肾功能不全患者：肝、肾功能损害者慎用 儿童：2 个月以下婴儿禁用 老年人：慎用 妊娠与哺乳期妇女：妊娠安全性分级为 C 级，孕妇、哺乳妇女禁用
药典	USP、Eur. P. 、Chin. P. 、Jpn. P.
国家处方集	CNF
医保目录	【保（甲）】
基本药物目录	【基】
其他推荐依据	
■ 药品名称	磺胺嘧啶　Sulfadiazine
抗菌谱与适应证	1. 用于预防、治疗敏感脑膜炎球菌所致的流行性脑膜炎 2. 用于治疗敏感菌所致的急性支气管炎、轻症肺炎、中耳炎及皮肤软组织等感染 3. 用于治疗星形诺卡菌病 4. 作为治疗沙眼衣原体所致宫颈炎和尿道炎的次选药物 5. 作为治疗由沙眼衣原体所致的新生儿包含体结膜炎的次选药物 6. 可作为对氯喹耐药的恶性疟疾治疗的辅助用药 7. 与乙胺嘧啶联合用药治疗鼠弓形虫引起的弓形虫病
制剂与规格	磺胺嘧啶片：0.5g 注射用磺胺嘧啶钠：①0.4g；②1g 磺胺嘧啶混悬液：10%（g/ml）
用法与用量	成人：①口服给药：一般感染，首剂量为 2g，以后一次 1g，一日 2 次。治疗流行性脑膜炎，首次量为 2g，维持量一次 1g，一日 4 次。②静脉给药：一般感染，一次 1～1.5g，一日 3 次。治疗流行性脑膜炎，首剂量为 50mg/kg，维持量一日 100mg/kg，分 3～4 次静脉滴注或缓慢静脉注射。儿童：①口服给药：2 个月以上婴儿及儿童的一般感染，首次剂量为 50～60mg/kg（总量不超过 2g），以后一次 25～30mg/kg，一日 2 次。②静脉给药：一般感染，一日 50～75mg/kg，分 2 次静脉滴注或缓慢静脉注射。流行性脑膜炎，一日 100～150mg/kg，分 3～4 次静脉滴注或缓慢静脉注射
注意事项	葡萄糖-6-磷酸脱氢酶缺乏者、血卟啉病患者、艾滋病患者、休克患者慎用
禁忌	对本药或其他磺胺类药过敏者、严重肝肾功能不全者、孕妇、哺乳期妇女、小于 2 个月的婴儿禁用
不良反应	过敏反应较为常见，可表现为药疹、剥脱性皮炎等；中性粒细胞减少或缺乏症、血小板减少症及再生障碍性贫血等；溶血性贫血及血红蛋白尿；高胆红素血症和新生儿胆红素脑病
特殊人群用药	肝、肾功能不全患者：轻、中度肝肾功能损害者慎用 儿童：2 个月以下婴儿禁用

续 表

	老年人：慎用 妊娠与哺乳期妇女：孕妇、哺乳妇女禁用，妊娠安全性分级为 B 级（妊娠早、中期）、D 级（妊娠晚期）
药典	USP、Eur. P.、Chin. P.
国家处方集	CNF
医保目录	【保（甲）】
基本药物目录	【基】
其他推荐依据	
■ 药品名称	甲氧苄啶　Trimethoprim
抗菌谱与适应证	1. 可单独用于治疗敏感菌所致的急性单纯性尿路感染和细菌性前列腺炎 2. 与磺胺甲噁唑或磺胺嘧啶联用，可用于治疗敏感菌所致的败血症、脑膜炎、中耳炎、肺部感染、急慢性支气管炎、菌痢、尿路感染、肾盂肾炎、肠炎、伤寒等 3. 与磺胺-2,6-二甲氧嘧啶联用，还可用于治疗对氯喹耐药的疟疾
制剂与规格	甲氧苄啶片：100mg 甲氧苄啶颗粒：1g∶50mg
用法与用量	口服给药。①成人：治疗急性单纯性尿路感染，一次 0.1g，每 12 小时 1 次；或一次 0.2g，每 12 小时 1 次。疗程为 7～10 日。预防尿路感染，一次 0.1g，一日 1 次。②肾功能不全者根据肌酐清除率调整剂量。肌酐清除率<15ml/min，不宜使用。③儿童：对 6 个月至 5 岁患儿，甲氧苄啶颗粒一次 1g（含甲氧苄啶 50mg）；一日 2 次；对 6～12 岁患儿，甲氧苄啶颗粒一次 2g（含甲氧苄啶 100mg）；一日 2 次
注意事项	1. 由于叶酸缺乏的巨幼细胞贫血或其他血液系统疾病患者慎用 2. 用药期间应定期进行周围血象检查
禁忌	对本药过敏者、早产儿、新生儿、严重肝肾疾病患者、严重血液病患者禁用
不良反应	可出现白细胞减少，血小板减少或高铁血红蛋白性贫血等；过敏反应：可发生瘙痒、皮疹，偶可呈严重的渗出性多形红斑；恶心、呕吐、腹泻等胃肠道反应等
特殊人群用药	肝、肾功能不全患者：轻、中度肝肾功能损害者慎用 儿童：早产儿、新生儿、2 个月以下婴儿禁用 老年人：老年患者应减少用量 妊娠与哺乳期妇女：妊娠期间应权衡利弊后用药，妊娠安全性分级为 C 级；哺乳期妇女用药应权衡利弊
药典	USP、Eur. P.、Chin. P.
国家处方集	CNF
医保目录	【保（乙）】
基本药物目录	
其他推荐依据	

第十四节　氟喹诺酮类

■ 药品名称	吡哌酸　Pipemidic Acid
抗菌谱与适应证	用于治疗敏感菌所致的尿路感染及肠道感染
制剂与规格	吡哌酸片：①0.25g；②0.5g 吡哌酸胶囊：0.25g
用法与用量	口服给药：成人一次0.5g，一日总量1~2g，疗程不宜超过10日
注意事项	1. 本品可与饮食同服，以减少胃肠道反应 2. 长期应用，宜定期监测血常规和肝、肾功能 3. 有中枢神经系统疾病患者慎用
禁忌	禁用于对本品和萘啶酸过敏的患者；孕妇、哺乳期妇女禁用；18岁以下小儿及青少年禁用
不良反应	主要为恶心、嗳气、上腹不适、食欲减退、稀便或便秘等胃肠道反应；皮疹或全身瘙痒少见，偶见眩晕、头痛等。停药后可自行恢复
特殊人群用药	肝、肾功能不全患者：严重肝、肾功能损害者慎用 儿童：婴幼儿及18岁以下青少年不宜使用 老年人：应减少用量 妊娠与哺乳期妇女：禁用
药典	USP、Chin. P.、Jpn. P.
国家处方集	CNF
医保目录	【保（甲）】
基本药物目录	
其他推荐依据	
■ 药品名称	诺氟沙星　Norfloxacin
抗菌谱与适应证	主要用于敏感菌所致的下列感染：泌尿生殖道感染，消化系统感染，呼吸道感染如急性支气管炎、慢性支气管炎急性发作、肺炎，急慢性肾盂肾炎，膀胱炎，伤寒等
制剂与规格	诺氟沙星片：100mg 诺氟沙星胶囊：100mg 诺氟沙星注射液：100ml：200mg 诺氟沙星葡萄糖注射液：100ml（诺氟沙星200mg、葡萄糖5g） 诺氟沙星栓：200mg 诺氟沙星药膜：20mg
用法与用量	成人口服给药：①一般用法：一次100~200mg，一日3~4次；②下尿路感染：一次400mg，一日2次；③复杂性尿路感染：剂量同上，疗程10~21日；④单纯性淋菌性尿道炎：单次800~1200mg；⑤急、慢性前列腺炎：一次400mg，一日2次，疗程28日；⑥一般肠道感染：一次300~400mg，一日2次，疗程5~7日。成人静脉滴注：一日200mg，分2次，急性感染7~14日为一疗程，慢性感染14~21日为一疗程

续　表

注意事项	1. 不宜静脉注射，静脉滴注速度不宜过快 2. 本类药物可引起中、重度光敏反应，应避免过度暴露于阳光，发生后需停药 3. 有癫痫病史者、有胃溃疡史者、重症肌无力患者慎用
禁忌	对本药及其他喹诺酮类药过敏者、糖尿病患者、孕妇、哺乳期妇女、18 岁以下儿童禁用
不良反应	胃肠道反应较为常见，可表现为腹部不适或疼痛、腹泻、恶心或呕吐；中枢神经系统反应可有头晕、头痛、嗜睡或失眠；过敏反应有皮疹、皮肤瘙痒、面部潮红、胸闷等
特殊人群用药	肝、肾功能不全患者：肝、肾功能减退者慎用 儿童：不宜用于 18 岁以下患者。如感染由多重耐药菌引起者，细菌仅对喹诺酮类药呈敏感时，可在充分权衡利弊后应用 老年人：老年患者常有肾功能减退，因本品部分经肾排出，须减量应用 妊娠与哺乳期妇女：妊娠安全性分级为 C 级；哺乳期妇女应用时应停止授乳
药典	USP、Eur. P. 、Chin. P. 、Jpn. P.
国家处方集	CNF
医保目录	【保（甲/乙）】
基本药物目录	【基】
其他推荐依据	
■ 药品名称	氧氟沙星　Ofloxacin
抗菌谱与适应证	用于敏感菌所致的下列感染： 1. 泌尿生殖系统感染，包括单纯性及复杂性尿路感染、细菌性前列腺炎、淋球菌尿道炎、宫颈炎（包括产酶株所致者）等 2. 呼吸系统感染，包括急性支气管炎、慢性支气管炎急性发作、肺炎及其他肺部感染等 3. 消化系统感染，包括胃肠道、胆道、腹腔的沙门菌属感染等 4. 骨、关节、皮肤软组织感染及败血症 5. 结核病，作为抗结核病的二线药物，多与异烟肼、利福平等合用
制剂与规格	氧氟沙星片：0.1g 氧氟沙星颗粒：0.1g 氧氟沙星注射液：100ml∶200mg 氧氟沙星氯化钠注射液：100ml（氧氟沙星 200mg、氯化钠 900mg）
用法与用量	口服或静脉给药。成人： 1. 下呼吸道感染：一次 300mg，一日 2 次，疗程 7~14 日 2. 急性单纯性下尿路感染：一次 200mg，一日 2 次，疗程 5~7 日 3. 复杂性尿路感染：一次 200mg，一日 2 次，疗程 10~14 日。缓释片，一次 400mg，一日 1 次，疗程 10 日 4. 细菌性前列腺炎：一次 300mg，一日 2 次，疗程 6 周 5. 衣原体宫颈炎或尿道炎：一次 300mg，一日 2 次，疗程 7~14 日 6. 单纯性淋病：单次口服 400mg 7. 铜绿假单胞菌感染或重度感染：一次 400mg，一日 2 次 8. 抗结核：一日 300mg，一日 1 次
注意事项	患有中枢神经系统疾病者（如癫痫、脑动脉硬化者）慎用

续　表

禁忌	对本药及其他喹诺酮类药过敏者、妊娠期及哺乳期妇女、18 岁以下儿童禁用
不良反应	胃肠道反应较为常见，可表现为腹部不适或疼痛、腹泻、恶心或呕吐；中枢神经系统反应可有头晕、头痛、嗜睡或失眠；过敏反应有皮疹、皮肤瘙痒、面部潮红、胸闷等
特殊人群用药	肝、肾功能不全患者：严重肝功能减退者、严重肾功能不全者慎用 儿童：18 岁以下患者用药的安全性尚未确立，不宜使用 老年人：老年患者多有肾功能减退，应减量给药 妊娠与哺乳期妇女：妊娠安全性分级为 C 级；哺乳期妇女全身用药时，应暂停授乳
药典	USP、Eur. P.、Chin. P.、Jpn. P.
国家处方集	CNF
医保目录	【保（甲/乙）】
基本药物目录	
其他推荐依据	
■ 药品名称	环丙沙星　Ciprofloxacin
抗菌谱与适应证	可用于敏感菌所致的下列感染： 1. 泌尿生殖系统感染：包括单纯性或复杂性尿路感染、细菌性前列腺炎、淋球菌尿道炎、肾盂肾炎、宫颈炎（包括产酶株所致者）等 2. 呼吸系统感染：包括扁桃体炎、咽炎、急性支气管炎及肺部感染等 3. 消化系统感染：包括胃肠道感染、胆囊炎、肛周脓肿等 4. 其他：还可用于骨关节感染、皮肤软组织感染及败血症等
制剂与规格	盐酸环丙沙星片：0.25g 盐酸环丙沙星胶囊：0.25g 乳酸环丙沙星注射液：①100ml∶0.1g；②100ml∶0.2g；③250ml∶0.25g 注射用乳酸环丙沙星：0.2g 盐酸环丙沙星栓：0.2g 乳酸环丙沙星阴道泡腾片：0.1g
用法与用量	成人：口服，①常用量：一日 0.5~1.5g，分 2~3 次口服；②骨、关节感染：一日 1~1.5g，分 2~3 次服，疗程不低于 4~6 周；③肺炎、皮肤软组织感染：一日 1~1.5g，分 2~3 次服，疗程 7~14 日；④肠道感染：一日 1g，分 2 次服，疗程 5~7 日；⑤伤寒：一日 1.5g，分 2~3 次服，疗程 10~14 日；⑥急性单纯性下尿路感染：一日 0.5g，分 2 次服，疗程 5~7 日；复杂性尿路感染：一日 1g，分 2 次服，疗程 7~14 日。静脉滴注，常用量：一次 0.1~0.2g，每 12 小时 1 次。严重感染或铜绿假单胞菌感染可加大剂量至一次 0.4g，一日 2~3 次
注意事项	1. 宜空腹服用 2. 患中枢神经系统疾病者（如癫痫、脑动脉硬化患者）慎用
禁忌	对环丙沙星及任何一种氟喹诺酮类药过敏的患者禁用；孕妇、哺乳期妇女及 18 岁以下者禁用
不良反应	胃肠道反应较为常见，可表现为腹部不适或疼痛、腹泻、恶心或呕吐；中枢神经系统反应可有头晕、头痛、嗜睡或失眠；过敏反应有皮疹、皮肤瘙痒、面部潮红、胸闷等

续　表

特殊人群用药	肝、肾功能不全患者：慎用 儿童：18 岁以下患者禁用 老年人：应减量给药 妊娠与哺乳期妇女：禁用
药典	USP、Eur. P.、Chin. P.
国家处方集	CNF
医保目录	【保（甲/乙）】
基本药物目录	【基】
其他推荐依据	
■ 药品名称	左氧氟沙星　Levofloxacin
抗菌谱与适应证	用于敏感细菌引起的下列中、重度感染：①呼吸系统感染；②泌尿系统感染；③生殖系统感染：急性前列腺炎、急性附睾炎、宫腔感染、子宫附件炎、盆腔炎（疑有厌氧菌感染时可合用甲硝唑）；④皮肤软组织感染；⑤肠道感染；⑥败血症、粒细胞减少及免疫功能低下患者的各种感染；⑦其他感染：乳腺炎、外伤、烧伤及手术后伤口感染、腹腔感染（必要时合用甲硝唑）、胆囊炎、胆管炎、骨与关节感染以及五官科感染等
制剂与规格	左氧氟沙星片：①0.1g；②0.2g；③0.5g 甲磺酸左氧氟沙星片：100mg 盐酸左氧氟沙星片：100mg 盐酸左氧氟沙星分散片：100mg 盐酸左氧氟沙星胶囊：0.1g 盐酸左氧氟沙星注射液：①2ml：0.1g；②2ml：0.2g；③3ml：0.3g；④100ml：0.1g；⑤100ml：0.2g；⑥100ml：0.3g 左氧氟沙星注射液：100ml 乳酸左氧氟沙星注射液：①100ml：100mg；②100ml：200mg 乳酸左氧氟沙星氯化钠注射液：100ml 甲磺酸左氧氟沙星注射液：100ml：200mg 甲磺酸左氧氟沙星氯化钠注射液：250ml：500mg 注射用盐酸左氧氟沙星：①100mg；②200mg
用法与用量	成人：口服，一日 300~400mg，分 2~3 次服用，如感染较重或感染病原敏感性较差者剂量可增至一日 600mg，分 3 次服用。①呼吸道感染：一次 200mg，一日 2 次；或一次 100mg，一日 3 次，疗程为 7~14 日；②急性单纯性下尿路感染：一次 100mg，一日 2 次，疗程 5~7 日；③复杂性尿路感染：一次 200mg，一日 2 次；或一次 100mg，一日 3 次，疗程 10~14 日；④细菌性前列腺炎：一次 200mg，一日 2 次，疗程 6 周。静脉滴注，一次 100~200mg，一日 2 次。重度感染患者或病原菌对本药敏感性较差者，一日剂量可增至 600mg，分 2 次静脉滴注
注意事项	1. 癫痫史者、低钾血症或心肌病患者避免使用 2. 皮肤有药物过敏使者禁用本药软膏 3. 有中枢神经系统疾病史者慎用
禁忌	对左氧氟沙星及氟喹诺酮类药过敏者、妊娠及哺乳期妇女、18 岁以下儿童禁用

续 表

不良反应	胃肠道反应较为常见，可表现为腹部不适或疼痛、腹泻、恶心或呕吐；中枢神经系统反应可有头晕、头痛、嗜睡或失眠；过敏反应有皮疹、皮肤瘙痒、面部潮红、胸闷等
特殊人群用药	肝、肾功能不全患者：肝、肾功能受损者慎用 儿童：18 岁以下儿童禁用 老年人：应减量给药 妊娠与哺乳期妇女：禁用，妊娠安全性分级为 C 级
药典	USP、Eur. P. 、Chin. P.
国家处方集	CNF
医保目录	【保（甲/乙）】
基本药物目录	【基】
其他推荐依据	
■ 药品名称	氟罗沙星 Fleroxacin
抗菌谱与适应证	用于敏感菌所致的下列感染： 1. 呼吸系统感染：急性支气管炎，慢性支气管炎急性发作及肺炎等 2. 泌尿生殖系统感染：膀胱炎、肾盂肾炎、前列腺炎、附睾炎、淋病奈瑟菌性尿道炎等 3. 消化系统感染：伤寒沙门菌感染、细菌性痢疾等 4. 其他：皮肤软组织、骨、关节、耳鼻喉、腹腔及盆腔感染
制剂与规格	氟罗沙星片 ①100mg；②150mg；③200mg
用法与用量	口服。成人，一次 200mg，一日 1～2 次，一般疗程为 7～14 日。重症患者一次 300～400mg，3～5 日后剂量减至常用量
注意事项	有中枢神经系统疾病（包括脑动脉硬化或抽搐及癫痫史）者慎用
禁忌	对本品或喹诺酮类药物过敏者禁用；妊娠、哺乳期妇女及 18 岁以下儿童禁用
不良反应	胃肠道反应较为常见，可表现为腹部不适或疼痛、腹泻、恶心呕吐、食欲缺乏等；中枢神经系统反应可有头晕、头痛、兴奋、嗜睡或失眠；变态反应有皮疹、皮肤瘙痒等
特殊人群用药	肝、肾功能不全患者：肝、肾功能损害者慎用 儿童：18 岁以下儿童禁用 老年人：高龄患者慎用 妊娠与哺乳期妇女：禁用
药典	Chin. P.
国家处方集	CNF
医保目录	
基本药物目录	
其他推荐依据	
■ 药品名称	吉米沙星 Gemifloxacin
抗菌谱与适应证	1. 慢性支气管炎急性发作

续　表

	2. 社区获得性肺炎 3. 急性鼻窦炎
制剂与规格	甲磺酸吉米沙星片：320mg
用法与用量	口服。成人：一次 320mg，一日 1 次，慢性支气管炎急性发作、社区获得性肺炎和急性鼻窦炎的疗程分别为 5 日、7 日和 5 日。不应超过推荐的剂量和疗程
注意事项	1. 以下情况慎用：QT 间期延长、心动过缓、急性心肌缺血等心脏病患者，葡萄糖-6-磷酸脱氢酶缺乏症患者，患中枢神经系统疾病者，未治疗的电解质紊乱（低血钾或低血镁）者 2. 用药前后及用药时应当检查或监测：全血细胞计数及白细胞分类、细菌培养及药敏试验、血药浓度监测、尿液分析
禁忌	对本品或其他氟喹诺酮类抗菌药物过敏者，妊娠及哺乳期妇女，18 岁以下患者禁用
不良反应	可引起头痛、眩晕等中枢神经系统反应；腹泻、恶心、腹痛、呕吐等胃肠道症状；ALT、AST 升高，皮疹等
特殊人群用药	儿童：18 岁以下患者用药的安全性及有效性未确定 妊娠与哺乳期妇女：妊娠安全性分级为 C 级；哺乳期妇女用药应权衡利弊
药典	USP
国家处方集	CNF
医保目录	【保（乙）】
基本药物目录	
其他推荐依据	
■ 药品名称	洛美沙星　Lomefloxacin
抗菌谱与适应证	用于敏感菌所致的下列感染： 1. 泌尿生殖系统感染 2. 呼吸系统感染 3. 消化系统感染，包括肠炎、胆囊炎、肛周脓肿等 4. 如结膜炎、角膜炎、角膜溃疡、泪囊炎等 5. 中耳炎、外耳道炎、鼓膜炎 6. 其他：伤寒、骨和关节、皮肤软组织感染以及败血症等全身感染
制剂与规格	盐酸洛美沙星片：①0.1g；②0.2g；③0.3g；④0.4g 盐酸洛美沙星胶囊：①0.1g；②0.2g 盐酸洛美沙星注射液：①2ml：100mg；②10ml：100mg；③10ml：200mg；④100ml：200mg；⑤250ml：200mg
用法与用量	口服：成人一次 400mg，一日 1 次；或一次 300mg，一日 2 次；急性单纯性尿路感染：一次 400mg，一日 1 次；单纯性淋病：一次 300mg，一日 2 次。静脉滴注：一次 200mg，一日 2 次；尿路感染：一次 100mg，每 12 小时 1 次
注意事项	1. 中枢神经系统疾病患者（包括脑动脉硬化或癫痫病史者）慎用 2. 本品每次滴注时间不少于 60 分钟 3. 本品可引起光敏反应 4. 当出现皮肤灼热、发红、肿胀、水疱、皮疹、瘙痒及皮炎时应停药

续　表

禁忌	对本品或其他氟喹诺酮类抗菌药物过敏者，妊娠及哺乳期妇女，18 岁以下患者
不良反应	口服时个别患者可出现中上腹部不适、食欲缺乏、恶心、口干、轻微头痛、头晕等症状，偶可出现皮疹、皮肤瘙痒等过敏反应和心悸、胸闷等，偶有 ALT、AST 或尿素氮（BUN）值升高
特殊人群用药	肝、肾功能不全患者：肝功能不全者、肾功能减退者慎用 儿童：18 岁以下患者禁用 妊娠与哺乳期妇女：禁用。妊娠安全性分级为 C 级
药典	USP、Eur. P. 、Chin. P.
国家处方集	CNF
医保目录	【保（乙）】
基本药物目录	
其他推荐依据	
■ 药品名称	莫西沙星　Moxifloxacin
抗菌谱与适应证	用于敏感菌所致的呼吸道感染，如慢性支气管炎急性发作、社区获得性肺炎（包括青霉素耐药的社区获得性肺炎）、急性鼻窦炎等。也可用于皮肤及软组织感染
制剂与规格	盐酸莫西沙星片：0.4g 盐酸莫西沙星氯化钠注射液：250ml（莫西沙星 0.4g，氯化钠 2.25g）
用法与用量	成人：口服给药：一次 0.4g，一日 1 次。慢性支气管炎急性发作疗程为 5 日；急性鼻窦炎、皮肤及软组织感染的疗程为 7 日；社区获得性肺炎的疗程为 10 日。静脉滴注：推荐剂量为一次 0.4g，一日 1 次，滴注时间为 90 分钟。慢性支气管炎急性发作疗程为 5 日；急性鼻窦炎、皮肤及软组织感染的疗程为 7 日；社区获得性肺炎采用序贯治疗，疗程为 7～14 日
注意事项	1. 避免用于 QT 间期延长的患者、患有低钾血症及接受Ⅰa 类（如奎尼丁、普鲁卡因胺）或Ⅲ类（如胺碘酮、索托洛尔）抗心律失常药物治疗的患者 2. 转氨酶高于正常值上限 5 倍以上者禁用 3. 在致心律失常的条件（如严重的心动过缓或急性心肌缺血）存在时慎用 4. 有或怀疑有可导致癫痫发作或降低癫痫发作阈值的中枢神经系统疾病的患者慎用
禁忌	对莫西沙星任何成分或其他喹诺酮类或任何辅料过敏者；妊娠和哺乳期妇女；18 岁以下儿童禁用
不良反应	常见腹痛、头痛、恶心、腹泻、呕吐、消化不良、肝功能实验室检查异常、眩晕等；少见乏力、口干、胃肠失调、便秘等
特殊人群用药	肝、肾功能不全患者：严重肝功能损害者禁用 儿童：18 岁以下儿童禁用 妊娠与哺乳期妇女：禁用。妊娠安全性分级为 C 级
药典	USP、Eur. P. 、Chin. P.
国家处方集	CNF
医保目录	【保（乙）】

续 表

基本药物目录	
其他推荐依据	

■ 药品名称	帕珠沙星　pazufloxacinctam
抗菌谱与适应证	本品适用于敏感细菌引起的下列感染： 1. 慢性呼吸道疾病继发性感染，如慢性支气管炎、弥漫性细支气管炎、支气管扩张、肺气肿、肺间质纤维化、支气管哮喘、陈旧性肺结核、肺炎、肺脓肿 2. 肾盂肾炎、复杂性膀胱炎、前列腺炎 3. 烧伤创面感染，外科伤口感染 4. 胆囊炎、胆管炎、肝脓肿 5. 腹腔内脓肿、腹膜炎 6. 生殖器官感染，如子宫附件炎、子宫内膜炎、盆腔炎
制剂与规格	甲磺酸帕珠沙星注射液：①100ml：0.3g；②100ml：0.5g
用法与用量	静脉滴注。①（100ml：0.3g）一次 0.3g，一日 2 次，静脉滴注时间为 30 ~ 60 分钟，疗程为 7 ~ 14 天。可根据患者的年龄和病情酌情调整剂量；②（100ml：0.5g）一次 0.5g，一日 2 次，静脉滴注时间为 30 ~ 60 分钟。可根据患者的年龄和病情酌情减量，如一次 0.3g，一日 2 次。疗程为 7 ~ 14 天
注意事项	下列情况下慎用：支气管哮喘、皮疹、荨麻疹等过敏性疾病家族史的患者，心脏或循环系统功能异常者，有抽搐或癫痫等中枢神经系统疾病的患者，葡萄糖-6-磷酸脱氢酶缺乏患者，有休克病史者
禁忌	对帕珠沙星及喹诺酮类药物有过敏史的患者禁用
不良反应	腹泻、皮疹、恶心、呕吐，实验室检查可见 ALT、AST、ALP、r-GTP 升高，嗜酸性粒细胞增加等
特殊人群用药	肝、肾功能不全患者：肾功能不全患者慎用或调整剂量 儿童：用药的安全性尚未确立，建议儿童禁用本品 老年人：应用本品时应注意剂量 妊娠与哺乳期妇女：孕妇及有可能怀孕的妇女禁用；因药物可通过乳汁分泌，哺乳期妇女应用时应停止授乳
药典	USP、Eur. P.、Chin. P.
国家处方集	
医保目录	
基本药物目录	
其他推荐依据	

第十五节　抗 结 核 药

■ 药品名称	利福平　Rifampicin
抗菌谱与适应证	1. 与其他抗结核药联用于结核病初治与复治，包括结核性脑膜炎的治疗 2. 可与其他药物联合用于麻风、非结核分枝杆菌感染的治疗 3. 与万古霉素可联合用于耐甲氧西林金黄色葡萄球菌（MRSA）所致的感染 4. 可与红霉素合用治疗军团菌感染 5. 可用于无症状脑膜炎球菌带菌者，以消除鼻咽部奈瑟脑膜炎球菌
制剂与规格	利福平片：150mg 利福平胶囊：①150mg；②300mg 利福平注射液：5ml∶0.3g 注射用利福平：①0.15g；②0.45g；③0.6g
用法与用量	1. 成人口服给药：抗结核，与其他抗结核药合用，一日450～600mg，早餐前顿服；脑膜炎球菌带菌者（无症状），成人5mg/kg，每12小时1次，连续2日；其他感染，一日600～1000mg，分2～3次，餐前1小时服用 2. 肝功能不全：一日不超过8mg/kg。严重肝功能不全者禁用 3. 老年人一日口服10mg/kg，顿服 4. 儿童口服给药：抗结核，1个月以上患儿，一日10～20mg/kg，顿服；新生儿，一次5mg/kg，一日2次；脑膜炎球菌带菌者（无症状），1个月以上患儿一日10mg/kg，每12小时1次，连服4次
注意事项	1. 酒精中毒者慎用 2. 可能引起白细胞和血小板减少，并导致齿龈出血和感染、伤口愈合延迟等。用药期间应避免拔牙等手术，并注意口腔卫生、刷牙及剔牙。用药期间应定期检查周围血象 3. 应于餐前1小时或餐后2小时服用，最好清晨空腹一次服用，因进食影响吸收
禁忌	对本药及其他利福霉素类药物过敏者、严重肝功能不全者、胆道阻塞者、3个月以内孕妇禁用
不良反应	1. 多见消化道反应，如厌食、恶心、呕吐、上腹部不适、腹泻等胃肠道反应，但均能耐受 2. 肝毒性为主要不良反应 3. 变态反应
特殊人群用药	肝、肾功能不全患者：肝功能不全者慎用，肾功能减退者不需减量 儿童：婴儿慎用，5岁以下小儿慎用 老年人：老年患者肝功能有所减退用药应酌减 妊娠与哺乳期妇女：妊娠早期妇女禁用，妊娠中、晚期妇女应慎用，妊娠安全性分级为C级；哺乳期妇女慎用
药典	USP、Eur. P.、Chin. P.、Jpn. P.
国家处方集	CNF
医保目录	【保（甲）】

续 表

基本药物目录	【基】
其他推荐依据	
■ 药品名称	异烟肼　Isoniazid
抗菌谱与适应证	1. 与其他抗结核药联合用于治疗重症或不能口服给药的多型结核病，包括结核性脑膜炎以及部分非结核分枝杆菌感染 2. 单用或与其他抗结核药联合用于预防结核病
制剂与规格	异烟肼片：①50mg；②100mg；③300mg 异烟肼注射液：①2ml：50mg；②2ml：100mg 异福片（胶囊）：0.25g 异福酰胺片（胶囊）：0.45g 异烟肼/利福平片：用于结核病的治疗。①利福平150mg，异烟肼75mg；体重<50kg，一日3片。②利福平300mg，异烟肼150mg
用法与用量	成人：口服治疗，结核病：①预防：一日300mg，顿服。②治疗：与其他抗结核药合用时，一日5mg/kg，最高日剂量为300mg。或一次15mg/kg，最高900mg，一周2～3次。③急性粟粒型肺结核、结核性脑膜炎：适当增加剂量，一日400～600mg。④间歇疗法：一日最高剂量为900mg或10～15mg/kg，一周2～3次，用前亦可先用正规剂量1～3个月。肌内注射，结核病：一日5mg/kg，最高日剂量为300mg；或一日15mg/kg，最高900mg，一周2～3次。静脉滴注：一日300～400mg，或5～10mg/kg。儿童：口服给药，一日10～20mg/kg，最高日剂量为300mg，顿服。肌内注射和静脉滴注，治疗剂量为一日10～20mg/kg，最高日剂量为300mg；某些严重结核病患儿，一日剂量可增加至30mg/kg，但最高日剂量为500mg
注意事项	1. 有精神病史者、癫痫病史者、嗜酒者慎用本品或剂量酌减 2. 如疗程中出现视神经炎症状，需立即进行眼部检查，并定期复查 3. 慢乙酰化患者较易产生不良反应，故宜用较低剂量
禁忌	对本药及乙硫异烟胺、吡嗪酰胺、烟酸及其他化学结构相关的药物过敏者，精神病患者，癫痫患者，有本药引起肝炎病史者禁用
不良反应	常用剂量的不良反应发生率低。剂量加大至6mg/kg时，不良反应发生率显著增加，主要为周围神经炎及肝脏毒性，加用维生素 B_6 虽可减少毒性反应，但也可影响疗效
特殊人群用药	肝、肾功能不全患者：有严重肾功能损害者慎用 儿童：新生儿用药时应密切观察不良反应 老年人：50岁以上患者使用本药肝炎的发生率较高 妊娠与哺乳期妇女：本品可透过胎盘，导致胎儿血药浓度高于母体血药浓度；孕妇应用时须权衡利弊，妊娠安全性分级为C级。在乳汁中浓度可达12μg/ml，与血药浓度相近，哺乳期妇女用药须权衡利弊，如需使用应暂停授乳
药典	USP、Eur. P.、Chin. P.、Jpn. P.
国家处方集	CNF
医保目录	【保（甲）】
基本药物目录	【基】
其他推荐依据	

■ 药品名称	利福霉素　Rifamycin
抗菌谱与适应证	1. 用于治疗结核杆菌感染 2. 用于治疗耐甲氧西林的金黄色葡萄球菌、表皮葡萄球菌的重症感染 3. 用于难治性军团菌感染的联合治疗
制剂与规格	利福霉素钠注射液：5ml：0.25g（25万U，以利福霉素计）
用法与用量	1. 成人：静脉滴注：轻度感染，一次500mg，用5%葡萄糖注射液250ml溶解，一日2次； 　　中、重度感染，一次1000mg，一日2次。静脉注射：一次500mg，一日2～3次 2. 儿童：静脉滴注：一日10～30mg/kg，一日2次
注意事项	1. 胆道阻塞者、慢性酒精中毒者慎用 2. 用药期间应监测肝功能 3. 本品不宜与其他药物混合使用，以免药物析出 4. 用药后患者尿液呈红色，属于正常现象
禁忌	对本药过敏者、肝病或严重肝损害者禁用
不良反应	滴注过快时可出现暂时性巩膜或皮肤黄染；少数患者可出现一过性肝脏损害、黄疸及肾损害；其他不良反应有恶心、食欲缺乏及眩晕，偶见耳鸣及听力下降、过敏性皮炎等
特殊人群用药	肝、肾功能不全患者：肝功能不全者慎用，肝病或严重肝损害者禁用 妊娠与哺乳期妇女：用药应权衡利弊
药典	Eur. P.
国家处方集	CNF
医保目录	【保（乙）】
基本药物目录	
其他推荐依据	
■ 药品名称	乙胺丁醇　Ethambutol
抗菌谱与适应证	1. 与其他抗结核药联合治疗结核分枝杆菌所致的肺结核和肺外结核，也适用于不能耐受链霉素注射的患者 2. 可用于治疗结核性脑膜炎及非典型结核分枝杆菌感染
制剂与规格	盐酸乙胺丁醇片：0.25g 盐酸乙胺丁醇胶囊：0.25g
用法与用量	成人：口服给药 1. 结核初治：①一次0.015g/kg，一日1次，顿服；②一次0.025～0.03g/kg，最高2.5g，一周3次；③一次0.05g/kg，最高2.5g，一周2次 2. 结核复治：一次0.025g/kg，一日1次，连续60日，继以一次0.015g/kg，一日1次，顿服 3. 非结核分枝杆菌感染：一日0.015～0.025g/kg，顿服 儿童：口服，13岁以上用量与成人相同，13岁以下不宜应用本药
注意事项	1. 痛风患者、视神经炎患者、糖尿病已发生眼底病变者慎用 2. 治疗期间应检查眼部，如视野、视力、红绿鉴别力等，以及血清尿酸浓度 3. 单用时可迅速产生耐药性，必须与其他抗结核药联合应用

续　表

禁忌	对本药过敏者、已知视神经炎患者、酒精中毒者禁用
不良反应	常见视物模糊、眼痛、红绿色盲或视力减退、视野缩小等；少见畏寒、关节肿痛等
特殊人群用药	肝、肾功能不全患者：肝、肾功能减退患者慎用 儿童：13 岁以下儿童禁用 老年人：老年患者因生理性肾功能减退，应按肾功能调整用量 妊娠与哺乳期妇女：妊娠安全性分级为 B 级；哺乳期妇女用药时须权衡利弊
药典	USP、Eur. P. 、Chin. P. 、Jpn. P.
国家处方集	CNF
医保目录	【保（甲）】
基本药物目录	【基】
其他推荐依据	
■ 药品名称	吡嗪酰胺　Pyrazinamide
抗菌谱与适应证	本药对人型结核杆菌有较好的抗菌作用，而对其他非结核分枝杆菌不敏感。与其他抗结核药（如链霉素、异烟肼、利福平及乙胺丁醇）联合用于治疗结核病，也可用于结核性脑膜炎
制剂与规格	吡嗪酰胺片：①0.25g；②0.5g 吡嗪酰胺胶囊：0.25g
用法与用量	成人：口服，与其他抗结核药联合，一日 15～30mg/kg，顿服，或者一次 50～70mg/kg，每周 2～3 次。每日服用者最大剂量为一日 3g，每周服 2 次者最大剂量为一次 4g。亦可采用间歇给药法，一周用药 2 次，一次 50mg/kg
注意事项	糖尿病患者、痛风患者、血卟啉病患者、慢性肝病患者慎用
禁忌	对本药及乙硫异烟胺、异烟肼、烟酸或其他与本药化学机构相似的药物过敏者不宜使用，急性痛风患者、高尿酸血症患者、儿童禁用
不良反应	常见肝损害、关节痛，偶见过敏反应
特殊人群用药	肝、肾功能不全患者：慢性肝病及严重肝功能减退者、肾功能不全患者慎用 儿童：禁用 妊娠与哺乳期妇女：妊娠安全性分级为 C 级
药典	USP、Eur. P. 、Chin. P. 、Jpn. P.
国家处方集	CNF
医保目录	【保（甲）】
基本药物目录	【基】
其他推荐依据	
■ 药品名称	利福喷汀　Rifapentine
抗菌谱与适应证	1. 与其他抗结核药联合用于治疗各类型、各系统初治与复治的结核病；对骨关节结核疗效较好，但不宜用于治疗结核性脑膜炎

	2. 可用于治疗非结核性分枝杆菌感染 3. 可与其他抗麻风药联合治疗麻风病 4. 也可用于对其他抗金黄色葡萄球菌抗菌药物耐药的重症金黄色葡萄球菌感染
制剂与规格	利福喷汀胶囊：①100mg；②150mg；③200mg；④300mg
用法与用量	成人口服给药，抗结核：一次600mg，一日1次，空腹时用水送服（体重<55kg者应酌减）；一周服药1~2次。需与其他抗结核药物联合应用，疗程6~9个月
注意事项	1. 嗜酒者及酒精中毒者慎用 2. 应用过程中，应经常检查血象和肝功能的变化情况 3. 应在空腹时（餐前1小时）用水送服；服利福平出现胃肠道刺激症状时患者可改服利福喷汀 4. 单独用于治疗结核病可能迅速产生细菌耐药性，必须与其他抗结核药合用
禁忌	对本药或其他利福霉素类抗菌药过敏者、胆道阻塞者、肝病及肝功能异常者（尤其是黄疸患者）、血细胞显著减少者、孕妇禁用
不良反应	少数病例可出现白细胞、血小板减少；AST及ALT升高；皮疹、头晕、失眠等。少见胃肠道反应
特殊人群用药	儿童：5岁以下小儿应用的安全性尚未确定 老年人：老年患者肝功能有所减退，用药量应酌减 妊娠与哺乳期妇女：孕妇禁用，妊娠安全性分级为C级；哺乳期妇女使用时须权衡利弊后决定，用药应暂停授乳
药典	
国家处方集	CNF
医保目录	【保（甲）】
基本药物目录	
其他推荐依据	
■ 药品名称	利福布汀　Rifabutin
抗菌谱与适应证	1. 用于耐药、复发性结核病治疗 2. 用于鸟复合型分枝杆菌（MAC）感染 3. 用于预防及治疗早期HIV感染患者中的MAC复合体疾病
制剂与规格	利福布汀胶囊：150mg
用法与用量	成人：口服给药，抗结核：一日150~300mg，一日1次。抗鸟复合型分枝杆菌：一日300mg，一日1次
注意事项	1. 中性粒细胞减少或血小板减少患者，肌炎或眼葡萄膜炎患者慎用 2. 胆管梗阻、慢性酒精中毒患者应适当减量
禁忌	对本药或其他利福霉素类药物过敏者、用药后出现过血小板减少性紫癜的患者禁用
不良反应	常见皮疹、胃肠道反应、中性粒细胞减少症等

续　表

特殊人群用药	肝、肾功能不全患者：肝功能不全患者慎用 妊娠与哺乳期妇女：慎用。妊娠初始 3 个月内应避免使用
药典	USP、Eur. P.
国家处方集	CNF
医保目录	【保（乙）】
基本药物目录	
其他推荐依据	
■ 药品名称	对氨基水杨酸钠　Sodium Aminosalicylate
抗菌谱与适应证	适用于结核分枝杆菌所致的肺及肺外结核病。静脉滴注可用于治疗结核性脑膜炎及急性血行播散型结核病
制剂与规格	对氨水杨酸钠片：0.5g 对氨水杨酸钠肠溶片：0.5g 注射用对氨水杨酸钠：①2g；②4g
用法与用量	成人：口服给药，结核病一日8～12g，分4次服。静脉滴注，结核性脑膜炎及急性血行播散型结核病一日 4～12g。儿童：口服给药，一日 0.2～0.3g/kg，分 3～4 次服，一日剂量不超过12g。静脉滴注，一日 0.2～0.3g/kg
注意事项	充血性心力衰竭患者、消化性溃疡患者、葡萄糖-6-磷酸脱氢酶缺乏者慎用
禁忌	对本药及其他水杨酸类药过敏者禁用
不良反应	常见食欲缺乏、恶心、呕吐、腹痛、腹泻；过敏反应有瘙痒、皮疹、药物热、哮喘、嗜酸性粒细胞增多
特殊人群用药	肝、肾功能不全患者：严重肝、肾功能损害者慎用 妊娠与哺乳期妇女：妊娠安全性分级为 C 级；哺乳期妇女使用时须权衡利弊
药典	USP
国家处方集	CNF
医保目录	【保（甲）】
基本药物目录	【基】
其他推荐依据	
■ 药品名称	帕司烟肼　Pasiniazid
抗菌谱与适应证	1. 常与其他抗结核药合用于治疗结核病 2. 可作为与结核相关手术的预防用药
制剂与规格	帕司烟肼片：①100mg；②140mg 帕司烟肼胶囊：100mg
用法与用量	成人：与其他抗结核药合用，一日 10～20mg/kg，顿服。儿童：一日20～40mg/kg，顿服。预防：一日按体重 10～15mg/kg，顿服

续　表

注意事项	1. 精神病及癫痫患者、充血性心力衰竭患者、消化性溃疡患者、葡萄糖-6-磷酸脱氢酶缺乏者慎用 2. 用药期间应定期进行肝功能检查 3. 如疗程中出现视神经炎症状，需立即进行眼部检查，并定期复查
禁忌	对本药过敏者、曾因使用异烟肼而致肝炎的患者禁用
不良反应	偶见头晕、头痛、失眠、发热、皮疹、恶心、乏力、黄疸、周围神经炎、视神经炎及血细胞减少等不良反应发生
特殊人群用药	肝、肾功能不全患者：慢性肝病及肾功能不全患者慎用 儿童：12岁以下儿童慎用 妊娠与哺乳期妇女：孕妇使用应权衡利弊；哺乳期妇女应暂停授乳
药典	
国家处方集	CNF
医保目录	【保（乙）】
基本药物目录	
其他推荐依据	
■ 药品名称	**卷曲霉素**　Capreomycin
抗菌谱与适应证	主要用于经一线抗结核药（如链霉素、异烟肼、利福平和乙胺丁醇等）治疗失败者，或用于因药物毒性或细菌产生耐药性而不适用上述一线抗结核药者
制剂与规格	注射用硫酸卷曲霉素：①0.5g（50万U）；②0.75g（75万U）
用法与用量	成人：肌内注射，一日1g，连用60~120日，然后改为一次1g，每周2~3次。现多推荐一次0.75g，一日1次
注意事项	1. 脱水患者、听力减退者、重症肌无力患者、帕金森病患者慎用 2. 用药期间应注意检查：听力、前庭功能、肝肾功能、血钾浓度 3. 卷曲霉素单用时细菌可迅速产生耐药，故只能与其他抗菌药物联合用于结核病的治疗 4. 注射时需作深部肌内注射，注射过浅可加重疼痛并发生无菌性脓肿
禁忌	对本药过敏者、孕妇、哺乳期妇女禁用
不良反应	具有肾毒性、对第Ⅷ对脑神经有损害、有一定神经肌肉阻滞作用等
特殊人群用药	肝、肾功能不全患者：肾功能不全患者慎用 儿童：不推荐在儿童患者中使用 老年人：需根据肾功能调整剂量 妊娠与哺乳期妇女：禁用
药典	USP、Chin. P.
国家处方集	CNF
医保目录	【保（乙）】
基本药物目录	

续　表

其他推荐依据	
■ 药品名称	丙硫异烟胺　Protionamide
抗菌谱与适应证	与其他抗结核药联合用于结核病经一线药物（如链霉素、异烟肼、利福平和乙胺丁醇）治疗无效者。本药仅对分枝杆菌有效
制剂与规格	丙硫异烟胺肠溶片：100mg
用法与用量	成人：口服给药，与其他抗结核药合用，一次250mg，每8～12小时1次；儿童：口服给药，与其他抗结核药合用，一次4～5mg/kg，每8小时1次
注意事项	1. 糖尿病患者、营养不良者、酗酒者、卟啉病患者慎用 2. 治疗期间须进行丙氨酸氨基转移酶、天冬氨酸氨基转移酶及眼部检查
禁忌	对本药及异烟肼、吡嗪酰胺、烟酸或其他与本化学结构相近的药物过敏者禁用
不良反应	精神忧郁、步态不稳或麻木、针刺感、烧灼感等
特殊人群用药	肝、肾功能不全患者：严重肝功能减退者慎用 儿童：12岁以下儿童不宜服用 妊娠与哺乳期妇女：本药可致畸胎，孕妇禁用
药典	Jpn. P.、Chin. P.
国家处方集	CNF
医保目录	【保（乙）】
基本药物目录	
其他推荐依据	

第十六节　抗 病 毒 药

■ 药品名称	阿德福韦酯　Adefovir Dipivoxil
抗菌谱与适应证	用于治疗乙型肝炎病毒活动复制并伴有ALT或AST持续升高的肝功能代偿的成年慢性乙型肝炎患者
制剂与规格	阿德福韦酯片：10mg
用法与用量	用法：口服，饭前或饭后均可。用量：成人（18～65岁）推荐剂量为每日1粒，每粒10mg
注意事项	1. 患者停止治疗会发生急性加重，停止治疗的患者应密切监测肝功能，若必要，应重新进行抗乙型肝炎治疗 2. 使用前应进行人类免疫缺陷病毒（HIV）抗体检查。使用药物，可能出现HIV耐药 3. 单用核苷类似物或合用其他抗反转录病毒药物会导致乳酸性酸中毒和严重的伴有脂肪变性的肝大，包括致命事件 4. 建议用阿德福韦酯治疗的育龄妇女要采取有效的避孕措施

续　表

禁忌	对阿德福韦酯过敏者禁用
不良反应	常见虚弱、头痛、恶心、腹痛、腹胀、腹泻和消化不良
特殊人群用药	肝、肾功能不全患者：肾功能不全者慎用 儿童：不宜使用本药 老年人：65 岁以上患者用药的安全及有效性尚未确定 妊娠与哺乳期妇女：妊娠安全性分级为 C 级；哺乳妇女用药期间应暂停授乳
药典	
国家处方集	CNF
医保目录	【保（乙）】
基本药物目录	
其他推荐依据	
■ 药品名称	拉米夫定　Lamivudine
抗菌谱与适应证	1. 用于乙型肝炎病毒（HBV）感染：治疗伴有 HBV 复制的慢性乙型肝炎；用于慢性肝硬化活动期 2. 与其他抗反转录病毒药联用于治疗人类免疫缺陷病毒（HIV）感染
制剂与规格	拉米夫定片：100mg
用法与用量	用于治疗 HBV：每日口服 1 次，每次 100mg。儿童剂量每日 3mg/kg。艾滋病患者合并慢性乙型肝炎时剂量需加大至每日口服 2 次，每次 150mg；并需与其他抗 HIV 药联合应用。拉米夫定–齐多夫定片：齐多夫定 300mg，拉米夫定 150mg。用于治疗 HIV 感染。口服：12 岁以上患者，一次 1 片，一日 2 次
注意事项	1. 治疗期间应对患者的临床情况及病毒学指标进行定期检查 2. 少数患者停止使用后，肝炎病情可能加重。因此如果停用，需对患者进行严密观察，若肝炎恶化，应考虑重新使用拉米夫定治疗 3. 肌酐清除率<30ml/min 者，不建议使用。肝脏损害者不影响拉米夫定的药物代谢过程 4. 拉米夫定治疗期间不能防止患者感染他人，故应采取适当保护措施
禁忌	对拉米夫定或制剂中任何成分过敏者及妊娠早期 3 个月内的患者禁用
不良反应	常见上呼吸道感染样症状、头痛、恶心、身体不适、腹痛和腹泻，症状一般较轻并可自行缓解
特殊人群用药	肝、肾功能不全患者：严重肝大和肝脏脂肪变性者慎用 妊娠与哺乳期妇女：妊娠早期 3 个月内禁用；哺乳期妇女用药期间应暂停授乳；妊娠安全性分级为 C 级
药典	USP、Eur. P.
国家处方集	CNF
医保目录	【保（乙）】
基本药物目录	
其他推荐依据	

续　表

■ 药品名称	恩夫韦地　Enfuvirtide
抗菌谱与适应证	本药为 HIV 融合抑制药，为 HIV-1 跨膜融合蛋白 gp41 内高度保守序列衍生而来的一种合成肽类物质，可防止病毒融合及进入细胞内。用于 HIV 感染，常与其他抗反转录病毒药联用
制剂与规格	注射用恩夫韦地：每瓶内含恩夫韦肽 108mg
用法与用量	成人：恩夫韦地的推荐剂量为每次 90mg，每日 2 次。注射于上臂、前股部或腹部皮下。每次注射的部位应与前次不同，并且此部位当时没有局部注射反应。儿童：对 6~16 岁儿童患者推荐剂量为一次 2mg/kg，最大剂量为一次 90mg，一日 2 次
注意事项	1. 与其他抗反转录病毒药物一样，本品必须作为联合方案中的一部分使用 2. 对非 HIV-1 感染个体（如用于暴露后预防）使用可能会诱导产生抗恩夫韦肽抗体，可能导致抗 HIV ELISA 测试出现假阳性结果
禁忌	已知对本品或所含成分过敏的患者禁用
不良反应	注射部位轻至中度疼痛或不适，不影响日常活动。少量引起的过敏反应，包括皮疹、发热、恶心呕吐、颤抖、僵直、低血压和血清 ALT 及 AST 升高等
特殊人群用药	肝、肾功能不全患者：慎用 儿童：6 岁以下儿童用药的安全性及有效性尚未确定 妊娠与哺乳期妇女：妊娠安全性分级为 B 级。正在使用本品者停止母乳喂养
药典	
国家处方集	CNF
医保目录	
基本药物目录	
其他推荐依据	
■ 药品名称	恩曲他滨　Emtricitabine
抗菌谱与适应证	1. 用于成人人类免疫缺陷病毒 1 型（HIV-1）感染，常与其他抗反转录病毒药联用 2. 用于慢性乙型肝炎
制剂与规格	恩曲他滨胶囊：200mg
用法与用量	成人：口服给药，一次 200mg，一日 1 次或 2 次，空腹或餐后服用
注意事项	心功能不全者慎用
禁忌	对本品过敏者禁用
不良反应	常见有恶心、呕吐、腹泻、嗜睡、咽炎、疲乏、无力、感染、咳嗽、鼻炎等反应
特殊人群用药	肝、肾功能不全患者：肾功能不全者慎用 儿童：不推荐使用 老年人：慎用 妊娠与哺乳期妇女：妊娠安全性分级为 B 级；哺乳期妇女用药期间应避免授乳
药典	

国家处方集	CNF
医保目录	【保（乙）】
基本药物目录	
其他推荐依据	
■ 药品名称	恩替卡韦　Entecavir
抗菌谱与适应证	用于治疗病毒复制活跃、血清丙氨酸氨基转移酶（ALT）持续升高或肝脏组织学显示有活动性病变的慢性成人乙型肝炎
制剂与规格	恩替卡韦片：0.5mg
用法与用量	口服给药，一次0.5mg，一日1次，餐前或餐后至少2小时空腹服用。拉米夫定治疗时发生病毒血症或出现耐药突变者，一次1mg，一日1次
注意事项	1. 有慢性乙型肝炎患者停止治疗后，出现重度急性肝炎发作的报道。应在医师的指导下改变治疗方法 2. 核苷类药物在单独或与其他抗反转录病毒药物联合使用时，已经有乳酸型酸中毒和重度的脂肪性肝大，包括死亡病例的报道 3. 使用恩替卡韦治疗并不能降低经性接触或污染血源传播HBV的危险性。因此，需要采取适当的防护措施
禁忌	对恩替卡韦或制剂中任何成分过敏者禁用
不良反应	常见ALT升高、疲乏、眩晕、恶心、腹痛、腹部不适、肝区不适、肌肉疼痛、失眠和皮疹
特殊人群用药	肝、肾功能不全患者：接受肝移植者，脂肪性肝大者，肾功能损害者慎用 儿童：16岁以下患儿用药的安全性和有效性尚未建立 妊娠与哺乳期妇女：妊娠安全性分级为C级；不推荐哺乳期妇女使用
药典	
国家处方集	CNF
医保目录	【保（乙）】
基本药物目录	
其他推荐依据	
■ 药品名称	替比夫定　Telbivudine
抗菌谱与适应证	本药用于有病毒复制证据以及有血清氨基转移酶（ALT或AST）持续升高或肝组织活动性病变证据的慢性乙型肝炎成人患者
制剂与规格	替比夫定片：600mg
用法与用量	口服给药：推荐剂量为一次600mg，一日1次。本品可用于有肾功能受损的慢性乙型肝炎患者。对于肌酐清除率≥50ml/min的患者，无须调整推荐剂量。对于肌酐清除率<50ml/min的患者及正接受血透治疗的终末期肾病（ESRD）患者需要调整给药间隔。对于终末期肾病患者，应在血透后服用本品

续 表

	替比夫定在肾功能不全患者中的给药间隔调整：肌酐清除率≥50ml/min，600 mg，每天 1 次；肌酐清除率 30 ~ 49ml/min，600 mg，每 48 小时 1 次；肌酐清除率<30ml/min（无须透析），600mg，每 72 小时 1 次；终末期肾疾病患者，600mg，每 96 小时 1 次
注意事项	1. 停止治疗可能发生肝炎急性加重，停止治疗时应密切监测肝功能，若必要，应重新进行抗乙型肝炎治疗 2. 单用核苷类药物或合用其他抗反转录病毒药物会导致乳酸性酸中毒和严重的伴有脂肪变性的肝大，包括致命事件 3. 在治疗过程中可出现肌无力、触痛或疼痛，应及时报告医师 4. 使用替比夫定治疗并不能降低经性接触或污染血源传播 HBV 的危险性，需要采取适当的防护措施 5. 服用本品期间，应当定期监测乙型肝炎生化指标、病毒学指标和血清标志物，至少每 6 个月 1 次
禁忌	对替比夫定及本品的其他任何成分过敏的患者禁用
不良反应	常见恶心、腹泻、腹胀、消化不良、头晕、头痛、皮疹、血淀粉酶升高、脂肪酶升高、ALT 升高、CK 升高等
特殊人群用药	肝、肾功能不全患者：在肾功能障碍或潜在肾功能障碍风险的患者，使用时应调整给药间隔，并密切监测肾功能 儿童：不推荐儿童使用本药 老年人：慎用 妊娠与哺乳期妇女：妊娠安全性分级为 B 级。对妊娠妇女只有在利益大于风险时，方可使用。建议用药时停止授乳
药典	
国家处方集	CNF
医保目录	【保（乙）】
基本药物目录	
其他推荐依据	
■ 药品名称	奥司他韦　Oseltamivir
抗菌谱与适应证	1. 用于治疗成人和 1 岁及以上儿童的甲型和乙型流行性感冒 2. 用于预防成人和 13 岁及以上青少年的甲型和乙型流行性感冒
制剂与规格	磷酸奥司他韦胶囊：75mg
用法与用量	成人和青少年（13 岁以上）：口服给药，①预防：推荐用量为一次 75mg，一日 1 次。与感染者密切接触后，预防用药的时间不少于 7 日，流感流行期间则应为 6 周。②治疗：推荐用量为一次 75mg，一日 2 次，连用 5 日。儿童（1 岁以上）治疗用药：体重≤15kg，一次 30ml，一日 2 次，共 5 日。体重23 ~ 40kg，一次 60ml，一日 2 次，共 5 日。体重>40kg，一次 75mg，一日 2 次，共 5 日
注意事项	1. 奥司他韦不能取代流感疫苗；其使用不应影响每年接种流感疫苗；只有在可靠的流行病学资料显示社区出现了流感病毒感染后才考虑用于治疗和预防

	2. 对肌酐清除率 10~30ml/min 的患者，用于治疗和预防的推荐剂量应做调整。不推荐用于肌酐清除率<10ml/min 的患者和严重肾衰竭需定期进行血液透析和持续腹膜透析的患者 3. 应对患者自我伤害和谵妄事件进行密切监测
禁忌	对奥司他韦及其制剂中任何成分过敏者禁用
不良反应	极少见皮肤发红、皮疹、皮炎和大疱疹、肝炎和 AST 及 ALT 升高、胰腺炎、血管性水肿、喉部水肿、支气管痉挛、面部水肿、嗜酸性粒细胞增多、白细胞减少和血尿
特殊人群用药	肝、肾功能不全患者：肌酐清除率（Ccr）<10ml/min 或严重肾衰竭需定期血液透析或持续腹膜透析者不推荐使用，肾功能不全者（Ccr 为 10~30ml/min）慎用 儿童：慎用 妊娠与哺乳期妇女：妊娠安全性分级为 C 级；哺乳期妇女应权衡利弊后使用
药典	
国家处方集	CNF
医保目录	【保（乙）】
基本药物目录	
其他推荐依据	
■ 药品名称	利巴韦林　Ribavirin
抗菌谱与适应证	1. 主要用于呼吸道合胞病毒（RSV）引起的病毒性肺炎与支气管炎 2. 用于流感病毒感染 3. 用于皮肤疱疹病毒感染 4. 局部用于单纯疱疹病毒性角膜炎 5. 与干扰素 α-2b 联用，用于治疗慢性丙型肝炎
制剂与规格	利巴韦林片：①20mg；②50mg；③100mg 利巴韦林含片：①20mg；②100mg 利巴韦林分散片：100mg 利巴韦林胶囊：①100mg；②150mg 利巴韦林颗粒：①50mg；②100mg；③150mg 利巴韦林泡腾颗粒：①50mg；②150mg 利巴韦林口服液：5ml：150mg 利巴韦林滴眼液：0.1%（8ml：8mg） 利巴韦林眼膏：①2g：8mg；②2.5g：12.5mg
用法与用量	利巴韦林眼膏：①2g：8ml；②2.5g：12.5mg 成人：口服，①体重<65kg 者，一次 400mg，一日 2 次；②体重 65~85kg 者早 400mg，晚 600mg；③体重>85kg 者一次 600mg，一日 2 次 外用，①滴眼液：滴眼，一次 1 滴，一小时 1 次，病情好转后每 2 小时 1 次；②眼膏：涂于患眼结膜囊内，一次适量，一日 2~4 次
注意事项	长期或大剂量服用对肝功能、血象有不良反应。有严重贫血、肝功能异常者慎用
禁忌	对本药过敏者，有心脏病史或心脏病患者，肌酐清除率<50ml/min 的患者，有胰腺炎症状或胰腺炎患者，自身免疫性肝炎患者，活动性结核患者，地中海贫血和镰状细胞贫血患者，孕妇和可能妊娠的妇女，计划妊娠妇女的男性配偶禁用
不良反应	常见贫血、乏力等，停药后即消失。少见疲倦、头痛、失眠、食欲减退、恶心、呕吐、轻度腹泻、便秘等

续　表

特殊人群用药	肝、肾功能不全患者：肝、肾功能异常者慎用 老年人：不推荐使用 妊娠与哺乳期妇女：妊娠安全性分级为 X 级。孕妇及可能妊娠的妇女禁用，不推荐哺乳期妇女使用
药典	USP、Eur. P. 、Chin. P.
国家处方集	CNF
医保目录	【保（甲）】
基本药物目录	【基】
其他推荐依据	

■ 药品名称	金刚烷胺　Amantadine
抗菌谱与适应证	1. 用于原发性帕金森病，脑炎、一氧化碳中毒、老年人合并脑动脉硬化所致的帕金森叠加综合征及药物诱发的锥体外系反应 2. 也用于预防或治疗亚洲 A-Ⅱ型流感病毒引起的呼吸道感染
制剂与规格	盐酸金刚烷胺片：100mg 盐酸金刚烷胺胶囊：100mg
用法与用量	成人：口服给药，抗帕金森病：一次 100mg，一日 1～2 次。一日最大剂量为 400mg；抗病毒，一次 200mg，一日 1 次；或一次 100mg，每 12 小时 1 次。儿童：口服给药，①1～9 岁儿童，抗病毒，每 8 小时用 1.5～3mg/kg，或每 12 小时用 2.2～4.4mg/kg，也有推荐每 12 小时用 1.5mg/kg。一日最大量不宜超过 150mg。疗程 3～5 日，不宜超过 10 日。②9～12 岁儿童，抗病毒，每 12 小时口服 100mg。③12 岁或 12 岁以上儿童，抗病毒，同成人用量
注意事项	1. 有癫痫史、精神错乱、幻觉、充血性心力衰竭、肾功能不全、外周血管性水肿或直立性低血压的患者应在严密监护下使用 2. 治疗帕金森病时不应突然停药 3. 用药期间不宜驾驶车辆、操纵机械或高空作业 4. 每日最后一次服药时间应在下午 4 时前，以避免失眠
禁忌	对金刚烷胺过敏、新生儿和 1 岁以下婴儿、哺乳期妇女禁用
不良反应	常见眩晕、失眠和神经质，恶心、呕吐、畏食、口干、便秘
特殊人群用药	肝、肾功能不全患者：肾功能不全者，肝脏疾病患者慎用 老年人：慎用 妊娠与哺乳期妇女：妊娠安全性分级为 C 级；孕妇慎用；哺乳妇女禁用
药典	USP、Eur. P. 、Chin. P. 、Jpn. P.
国家处方集	CNF
医保目录	【保（甲）】
基本药物目录	【基】
其他推荐依据	

续　表

■ 药品名称	金刚乙胺　Rimantadine
抗菌谱与适应证	1. 本药适用于预防成人 A 型（包括 H1N1、H2N2、H3N2）流感病毒感染 2. 本药适用于预防儿童 A 型流感病毒感染
制剂与规格	盐酸金刚乙胺片：0.1g 盐酸金刚乙胺口服颗粒：2g∶50mg
用法与用量	成人及 10 岁以上儿童：口服给药，①预防：一次 100mg，一日 2 次。②治疗：一次 100mg，一日 2 次。从症状开始连续治疗约 7 日。肾功能不全时剂量：对于肾衰竭（Ccr≤10ml/min）患者，推荐剂量为一日 100mg。肝功能不全时剂量：对于严重的肝功能不全患者，推荐剂量为一日 100mg。老年人剂量：对于中老年家庭护理患者，推荐剂量为一日 100mg。儿童（10 岁以下）：口服给药用于预防：5mg/kg，一日 1 次，但总量不超过 150mg
注意事项	癫痫患者慎用。金刚烷类药物可改变患者的注意力和反应性
禁忌	对金刚烷类药物过敏者及严重肝功能不全者禁用
不良反应	1. 胃肠道反应：恶心、呕吐、腹痛、食欲缺乏、腹泻 2. 神经系统障碍：神经过敏、失眠、集中力差、头晕、头痛、老年人步态失调 3. 其他：无力、口干
特殊人群用药	肝、肾功能不全者：慎用 儿童：本药用于 1 岁以下儿童的有效性和安全性尚不明确 老年人：慎用 妊娠与哺乳期妇女：妊娠安全性分级为 C 级；哺乳期妇女用药应权衡利弊
药典	USP
国家处方集	CNF
医保目录	【保（乙）】
基本药物目录	
其他推荐依据	
■ 药品名称	伐昔洛韦　Valaciclovir
抗菌谱与适应证	1. 主要用于带状疱疹 2. 用于治疗单纯疱疹病毒感染及预防复发，包括生殖器疱疹的初发和复发
制剂与规格	盐酸伐昔洛韦片：①150mg；②300mg
用法与用量	口服给药：1 次 0.3g，一日 2 次，饭前空腹服用。带状疱疹连续服药 10 日。单纯性疱疹连续服药 7 日
注意事项	1. 严重免疫功能缺陷者长期或多次应用本品治疗后可能引起单纯疱疹和带状疱疹病毒对本品耐药 2. 服药期间应给予患者充分的水，防止药物在肾小管内沉淀 3. 生殖器复发性疱疹感染以间歇短程疗法给药有效。生殖器复发性疱疹的长期疗法也不应超过 6 个月
禁忌	对本品及阿昔洛韦过敏者禁用

续　表

不良反应	偶有头晕、头痛、关节痛、恶心、呕吐、腹泻、胃部不适、食欲减退、口渴、白细胞减少、蛋白尿及尿素氮轻度升高、皮肤瘙痒等
特殊人群用药	肝、肾功能不全患者：慎用 儿童：2 岁以下儿童禁用，2 岁以上儿童慎用 老年人：老年患者由于生理性肾功能衰退，剂量与用药间期需调整 妊娠与哺乳期妇女：孕妇禁用。妊娠安全性分级为 B 级；哺乳妇女应慎用
药典	Chin. P.
国家处方集	CNF
医保目录	【保（乙）】
基本药物目录	
其他推荐依据	
■ 药品名称	沙奎那韦　Saquinavir
抗菌谱与适应证	与其他抗反转录病毒药物联用，治疗 HIV-1 感染
制剂与规格	甲磺酸沙奎那韦片：600mg
用法与用量	口服给药：一次 600mg，一日 3 次，饭后服用
注意事项	糖尿病或高血糖症患者，A 型和 B 型血友病患者慎用
禁忌	对本药过敏者，严重肝功能受损者禁用
不良反应	腹泻、恶心和腹部不适
特殊人群用药	肝、肾功能不全患者：严重肝功能受损者禁用；中度肝功能受损者，严重肾功能不全者慎用 儿童：16 岁以下患者使用本药的安全性及有效性尚不明确 老年人：60 岁以上老年患者用药研究尚不充分 妊娠与哺乳期妇女：妊娠安全性分级为 B 级；用药妇女应暂停授乳
药典	USP
国家处方集	CNF
医保目录	【保（乙）】
基本药物目录	
其他推荐依据	
■ 药品名称	阿昔洛韦　Aciclovir
抗菌谱与适应证	1. 单纯疱疹病毒（HSV）感染：①口服用于生殖器疱疹病毒感染初发和复发患者；对反复发作患者可用作预防。②静脉制剂用于免疫缺陷者初发和复发性皮肤黏膜 HSV 感染的治疗以及反复发作者的预防；也用于单纯疱疹性脑炎的治疗。③外用可用于 HSV 引起的皮肤和黏膜感染

续　表

	2. 带状疱疹病毒（HZV）感染：①口服用于免疫功能正常者带状疱疹和免疫缺陷轻症患者的治疗；②静脉制剂用于免疫缺陷者严重带状疱疹或免疫功能正常者弥散型带状疱疹的治疗；③外用可用于 HZV 引起的皮肤和黏膜感染 3. 免疫缺陷者水痘的治疗 4. 眼部疾病：①结膜下注射或全身用药（口服或静脉滴注）：用于急性视网膜坏死综合征（ARN）、视网膜脉络膜炎、HSV 性葡萄膜炎；②局部用药：滴眼液或眼膏，用于 HZV 性角膜炎、结膜炎、眼睑皮炎及 HSV 性角膜炎
制剂与规格	阿昔洛韦片：①100mg；②200mg；③400mg 阿昔洛韦咀嚼片：①400mg；②800mg 阿昔洛韦胶囊：①100mg；②200mg 注射用阿昔洛韦：①250mg；②500mg 阿昔洛韦氯化钠注射液：①100ml（阿昔洛韦 100mg、氯化钠 900mg）；②250ml（阿昔洛韦 250mg、氯化钠 2.25g） 阿昔洛韦眼膏：2g：60mg 阿昔洛韦滴眼液：8ml：8mg
用法与用量	口服给药： 1. 急性带状疱疹：①片剂、分散片、咀嚼片：一次 200～800mg，每 4 小时 1 次，一日 5 次，连用 7～10 日；②缓释片：一次 1600mg，每 8 小时 1 次，连用 10 日 2. 生殖器疱疹： 　（1）初发：①片剂、分散片、咀嚼片：一次 200mg，每 4 小时 1 次，一日 5 次，连用 10 日；②缓释片、缓释胶囊：一次 400mg，每 8 小时 1 次，连用 10 日 　（2）慢性复发：①片剂、分散片、咀嚼片：一次 200～400mg，一日 2 次，持续治疗 4～6 个月或 12 个月，然后进行再评价。根据再评价结果，选择一次 200mg，一日 3 次，或一次 200mg，一日 5 次的治疗方案。在症状初期，可及时给予间歇性治疗：一次 200mg，每 4 小时 1 次，一日 5 次，连用 5 日以上。②缓释片、缓释胶囊：一次 200～400mg，一日 3 次，持续治疗 6～12 个月，然后进行再评价。根据再评价结果，选择适宜的治疗方案 3. 水痘：①片剂、分散片、咀嚼片：一次 800mg，一日 4 次，连用 5 日。②缓释片：一次 1600mg，一日 2 次，连用 5 日 静脉滴注：一日最大剂量为 30mg/kg 1. 重症生殖器疱疹初治：一次 5mg/kg，每 8 小时 1 次，共 5 日 2. 免疫缺陷者皮肤黏膜单纯疱疹或严重带状疱疹：一次 5～10mg/kg，每 8 小时 1 次，滴注 1 小时以上，共 7～10 日 3. 单纯疱疹性脑炎：一次 10mg/kg，每 8 小时 1 次，共 10 日 4. 急性视网膜坏死综合征：一次 5～10mg/kg，每 8 小时 1 次，滴注 1 小时以上，连用 7～10 日，然后改为口服给药，一次 800mg，一日 5 次，连续用药 6～14 周 外用：①滴眼液：滴眼，一次 1 滴，每 2 小时 1 次；②眼膏：涂于结膜囊内，一次适量，一日 4～6 次
注意事项	1. 对本品不能耐受者，精神异常或对细胞毒性药出现精神反应者（因静脉应用本药易产生精神症状），脱水者慎用 2. 宜缓慢静脉滴注，以避免本品在肾小管内沉淀，导致肾功能损害，并应防止药液漏至血管外，以免引起疼痛及静脉炎
禁忌	对阿昔洛韦过敏者禁用
不良反应	常见注射部位的炎症或静脉炎、皮肤瘙痒或荨麻疹、皮疹、发热、轻度头痛、恶心、呕吐、腹泻、蛋白尿、血液尿素氮和血清肌酐值升高、肝功能异常如 AST、ALT、碱性磷酸酶、乳酸脱氢酶、总胆红素轻度升高等

续　表

特殊人群用药	肝、肾功能不全者：慎用 儿童：儿童用药尚未发现特殊不良反应，但仍应慎用 老年人：无充分的研究资料表明对 65 岁以上老人用药和年轻人用药有明显不同，但老年人用药仍应谨慎 妊娠与哺乳期妇女：能透过胎盘，孕妇用药应权衡利弊，妊娠安全性分级为 B 级；哺乳妇女用药应权衡利弊
药典	USP、Eur. P.、Chin. P.
国家处方集	CNF
医保目录	【保（甲/乙）】
基本药物目录	【基】
其他推荐依据	
■ 药品名称	泛昔洛韦　Famciclovir
抗菌谱与适应证	用于治疗带状疱疹和原发性生殖器疱疹
制剂与规格	泛昔洛韦片：①125mg；②250mg 泛昔洛韦胶囊：125mg
用法与用量	口服给药：一次 250mg，每 8 小时 1 次。治疗带状疱疹的疗程为 7 日，治疗急性原发性生殖器疱疹的疗程为 5 日
注意事项	乏昔洛韦不能治愈生殖器疱疹，是否能够防止疾病传播尚不清楚
禁忌	对泛昔洛韦及喷昔洛韦过敏者禁用
不良反应	常见头痛、恶心。此外尚可见头晕、失眠、嗜睡、感觉异常、腹泻、腹痛、消化不良、疲劳、发热、寒战、皮疹、皮肤瘙痒等
特殊人群用药	肝、肾功能不全患者：肾功能不全者慎用 儿童：不推荐使用 老年人：需注意调整剂量 妊娠与哺乳期妇女：本药的妊娠安全性分级为 B 级；哺乳期妇女用药时应暂停授乳
药典	Chin. P.
国家处方集	CNF
医保目录	【保（乙）】
基本药物目录	
其他推荐依据	
■ 药品名称	喷昔洛韦　Penciclovir
抗菌谱与适应证	用于口唇及面部单纯疱疹、生殖器疱疹等
制剂与规格	喷昔洛韦乳膏：①2g：20mg；②5g：50mg；③10g：100mg 注射用喷昔洛韦：250mg

续 表

用法与用量	局部给药：外涂患处，一日 4~5 次，应尽早（有先兆或损害出现时）开始治疗。静脉滴注：一次 5mg/kg，每 12 小时 1 次
注意事项	1. 仅用静脉滴注给药，且应缓慢（1 小时以上），防止局部浓度过高，引起疼痛及炎症 2. 溶液配制后应立即使用，不能冷藏，用剩溶液应废弃，稀释药液时出现白色浑浊或结晶则不能使用 3. 软膏不用于黏膜，因刺激作用，勿用于眼内及眼周
禁忌	对喷昔洛韦及泛昔洛韦过敏者禁用
不良反应	注射后可见头痛、头晕、肌酐清除率少量增加，血压轻度下降等。外用时偶见头痛、用药局部灼热感、疼痛、瘙痒等
特殊人群用药	儿童：12 岁以下儿童用药的安全性和有效性尚未确立 妊娠与哺乳期妇女：妊娠安全性分级为 B 级
药典	
国家处方集	CNF
医保目录	【保（乙）】
基本药物目录	
其他推荐依据	
■ 药品名称	更昔洛韦 Ganciclovir
抗菌谱与适应证	1. 主要用于免疫缺陷患者（包括艾滋病患者）并发巨细胞病毒（CMV）视网膜炎的诱导期和维持期治疗 2. 也用于接受器官移植的患者预防 CMV 感染 3. 用于单纯疱疹病毒性角膜炎
制剂与规格	更昔洛韦胶囊：250mg 更昔洛韦注射液：①10ml：500mg；②5ml：250mg 注射用更昔洛韦：①50mg；②150mg；③250mg；④500mg 更昔洛韦滴眼液：8ml：8mg 更昔洛韦眼膏：2g：20mg 更昔洛韦眼用凝胶：5g：7.5mg
用法与用量	静脉滴注： 1. 治疗 CMV 视网膜炎：①初始剂量：5mg/kg，每 12 小时 1 次，连用 14~21 日；②维持剂量：5mg/kg，一日 1 次，一周 5 日；或 6mg/kg，一日 1 次，一周 5 日 2. 预防器官移植受者的 CMV 感染：①初始剂量：5mg/kg，每 12 小时 1 次，连用 7~14 日；②维持剂量：5mg/kg，一日 1 次，一周 7 日；或 6mg/kg，一日 1 次，一周 5 日 口服给药： 1. CMV 视网膜炎的维持治疗：在诱导治疗后，推荐维持量为一次 1000mg，一日 3 次。也可在非睡眠时一次服 500mg，每 3 小时 1 次，一日 6 次。维持治疗时若 CMV 视网膜炎有发展，则应重新进行诱导治疗 2. 晚期 HIV 感染患者 CMV 感染的预防：预防剂量为一次 1000mg，一日 3 次 3. 器官移植受者 CMV 感染的预防：预防剂量为一次 1000mg，一日 3 次。用药疗程根据免疫抑制的时间和程度确定。经眼给药：一次 1 滴，一日 4 次，疗程 3 周

续　表

注意事项	1. 本品可引起中性粒细胞减少、血小板减少，并易引起出血和感染，用药期间应注意口腔卫生 2. 用药期间应每2周进行血清肌酐或肌酐清除率的测定
禁忌	对本药或阿昔洛韦过敏者，严重中性粒细胞减少（$<0.5\times10^9/L$）或严重血小板减少（$<25\times10^9/L$）的患者禁用
不良反应	1. 常见的为骨髓抑制 2. 可出现中枢神经系统症状，如精神异常、紧张、震颤等 3. 可出现皮疹、瘙痒、药物热、头痛、头晕、呼吸困难等
特殊人群用药	儿童：由于本药有致癌和影响生殖能力的远期毒性，在儿童中静脉或口服使用本药应充分权衡利弊后再决定是否用药 妊娠与哺乳期妇女：孕妇应充分权衡利弊后再决定是否用药。妊娠安全性分级为C级；哺乳妇女在用药期间应停止授乳
药典	USP、Chin. P.
国家处方集	CNF
医保目录	【保（乙）】
基本药物目录	
其他推荐依据	

■ 药品名称	碘苷　Idoxuridine
抗菌谱与适应证	用于治疗带状疱疹病毒感染、单纯疱疹性角膜炎和牛痘病毒性角膜炎
制剂与规格	碘苷滴眼液：①8ml：8mg；②10ml：10mg
用法与用量	经眼给药：滴于患侧结膜囊内，一次1~2滴，每1~2小时1次
注意事项	1. 碘苷对单纯疱疹病毒Ⅱ型感染无效 2. 可与睫状肌麻痹药、抗菌药物及肾上腺皮质激素合用。激素能促使病毒感染扩散，故禁用于浅层角膜炎，但可用于基质性角膜炎、角膜水肿或虹膜炎
禁忌	眼外科手术创伤愈合期，对本药及碘制剂过敏的患者禁用
不良反应	有畏光、局部充血、水肿、痒或疼痛等不良反应；也可发生过敏反应眼睑水肿。长期滴用，可引起接触性皮炎、点状角膜病变、滤泡性结膜炎、泪点闭塞等
特殊人群用药	儿童：儿童用药尚缺乏资料，一般不用于婴幼儿 妊娠与哺乳期妇女：孕妇不宜使用；哺乳期妇女不宜使用
药典	USP、Eur. P.、Chin. P.、Jpn. P.
国家处方集	CNF
医保目录	
基本药物目录	
其他推荐依据	

续　表

■ 药品名称	阿糖腺苷　Vidarabine
抗菌谱与适应证	用于治疗疱疹病毒感染所致的口炎、皮疹、脑炎及巨细胞病毒感染
制剂与规格	注射用阿糖腺苷：200mg 注射用单磷酸阿糖腺苷：①100mg；②200mg
用法与用量	肌内注射或缓慢静脉注射：成人，按体重一次 5～10mg/kg，一日 1 次
注意事项	如注射部位疼痛，必要时可加盐酸利多卡因注射液解除疼痛症状
禁忌	妊娠与哺乳期妇女禁用
不良反应	可见注射部位疼痛
特殊人群用药	肝、肾功能不全患者：慎用 妊娠与哺乳期妇女：孕妇禁用。妊娠安全性分级为 C 级；哺乳妇女禁用
药典	USP
国家处方集	CNF
医保目录	
基本药物目录	
其他推荐依据	
■ 药品名称	酞丁安　Ftibamzone
抗菌谱与适应证	1. 用于各型沙眼 2. 用于单纯疱疹、带状疱疹 3. 用于尖锐湿疣、扁平疣 4. 用于浅部真菌感染，如体癣、股癣、手足癣等
制剂与规格	酞丁安滴眼液：0.1%（8ml：8mg） 酞丁安搽剂：5ml：25mg 酞丁安软膏：①10g：100mg；②10g：300mg
用法与用量	经眼给药：摇匀后滴眼，一次 1 滴，一日 2～4 次。局部给药：①单纯疱疹、带状疱疹：涂于患处，一日 3 次；②尖锐湿疣、扁平疣：涂于患处，一日 3 次；③浅部真菌感染：涂于患处，早晚各 1 次，体癣、股癣连用 3 周，手足癣连用 4 周
注意事项	1. 软膏剂、搽剂使用时注意勿入口内和眼内 2. 涂布部位有灼烧感、瘙痒、红肿等，应停止用药，洗净
禁忌	对制剂药品中任何成分过敏者禁用
不良反应	少数病例有局部瘙痒刺激反应，如皮肤红斑、丘疹及刺痒感
特殊人群用药	儿童：儿童用药尚缺乏资料，一般不用于婴幼儿 妊娠与哺乳期妇女：哺乳期妇女不宜使用；孕妇禁用，育龄妇女慎用
药典	
国家处方集	CNF

续　表

医保目录	
基本药物目录	
其他推荐依据	
■ 药品名称	膦甲酸钠　Foscarnet Sodium
抗菌谱与适应证	1. 主要用于免疫缺陷者（如艾滋病患者）的巨细胞病毒性视网膜炎 2. 免疫功能损害患者耐阿昔洛韦单纯疱疹病毒性皮肤黏膜感染
制剂与规格	膦甲酸钠注射液：①100ml：2.4g；②250ml：3g；③250m：6g；④500ml：6g 膦甲酸钠氯化钠注射液：①100ml：2.4g；②250ml：3g 膦甲酸钠乳膏：①5g：150mg；②10g：300mg
用法与用量	静脉滴注： 1. 艾滋病患者巨细胞病毒性视网膜炎：①诱导期，推荐初始剂量60mg/kg，每8小时1次，连用2~3周，视治疗后的效果而定，也可每12小时90mg/kg；②维持期，维持剂量一日90~120mg/kg，滴注时间不得少于2小时。如患者在维持期视网膜炎症状加重时，应仍恢复诱导期剂量 2. 艾滋病患者巨细胞病毒性鼻炎：初始剂量60mg/kg，每8小时1次，滴注时间至少1小时，连用2~3周。根据患者肾功能和耐受程度调整剂量和给药时间。维持量一日90~120mg/kg，滴注2小时 3. 耐阿昔洛韦的皮肤黏膜单纯疱疹病毒感染和带状疱疹病毒感染：推荐剂量一次40mg/kg，每8小时（或12小时）1次，滴注时间不得少于1小时，连用2~3周或直至治愈。外用：耐阿昔洛韦的皮肤黏膜单纯疱疹病毒感染：乳膏，一日3~4次，连用5日为一疗程
注意事项	1. 用药期间必须密切监测肾功能，根据肾功能情况调整剂量 2. 不能与其他肾毒性药物同时使用，不能与喷他脒联合静脉滴注，以免发生低钙血症 3. 注射剂避免与皮肤、眼接触，若不慎接触，应立即用清水洗净 4. 乳膏剂严格限用于免疫功能损害患者耐阿昔洛韦的单纯疱疹病毒性皮肤、黏膜感染
禁忌	对膦甲酸钠过敏者禁用
不良反应	肾功能损害、电解质紊乱、惊厥、贫血或血红蛋白降低、注射部位静脉炎、生殖泌尿道刺激症状或溃疡等
特殊人群用药	肝、肾功能不全患者：肌酐清除率<0.4ml/min者（以kg计）禁用。肝肾功能不全者慎用 儿童：用药应权衡利弊 老年人：老年患者的肾小球滤过率下降，故用药前及用药期间应检查肾功能 妊娠与哺乳期妇女：妊娠安全性分级为C级；哺乳期妇女用药期间应暂停授乳
药典	Eur. P.
国家处方集	CNF
医保目录	【保（乙）】
基本药物目录	
其他推荐依据	

第十七节　抗真菌药

■ 药品名称	两性霉素 B　AmphotericinB
抗菌谱与适应证	1. 用于治疗隐球菌病、北美芽生菌病、播散性念珠菌病、球孢子菌病、组织胞质菌病 2. 用于治疗由毛霉菌、根霉属、犁头霉菌属、内胞霉属和蛙粪霉属等所致的毛霉病 3. 用于治疗由申克孢子丝菌引起的孢子丝菌病 4. 用于治疗由烟曲菌所致的曲菌病 5. 外用制剂适用于着色真菌病、烧伤后皮肤真菌感染、呼吸道念珠菌、曲菌或隐球菌感染、真菌性角膜溃疡
制剂与规格	注射用两性霉素 B：①5mg（5000U）；②25mg（2.5 万 U）；③50mg（5 万 U） 注射用两性霉素 B 脂质体：①2mg（2000U）；②10mg（1 万 U）；③50mg（5 万 U）；④100mg（10 万 U）
用法与用量	静脉滴注：①起始剂量为 1～5mg 或按体重一次 0.02～0.1mg/kg，以后根据患者耐受情况每日或隔日增加 5mg，当增加至一次 0.6～0.7mg/kg 时即可暂停增加剂量。②最高单次剂量不超过 1mg/kg，每日或隔 1～2 日给药 1 次，总累积量 1.5～3g，疗程 1～3 个月，视患者病情也可延长至 6 个月。治疗鼻脑毛霉病时，累积治疗量至少 3～4g，治疗白色念珠菌感染，疗程总量约为 1g；治疗隐球菌脑膜炎，疗程总量约为 3g。③对敏感真菌所致的感染宜采用较小剂量，即一次 20～30mg，疗程也宜较长。鞘内注射对隐球菌脑膜炎，除静脉滴注外尚需鞘内给药。首次剂量为 0.05～0.1mg，以后逐渐增至一次 0.5mg，最大量一次不超过 1mg，每周 2～3 次，总量 15mg 左右。雾化吸入：5～10mg，一日分 2 次喷雾，疗程 1 个月。两性霉素 B 脂质体：静脉注射，起始剂量一日 0.1mg/kg，如无不良反应，第 2 日开始增加一日 0.25～0.5mg/kg，剂量逐日递增至维持剂量一日 1～3mg/kg。输液速度以不大于 0.15mg/ml 为宜
注意事项	1. 治疗期间定期严密随访血、尿常规，肝肾功能，血钾，心电图等，如血尿素氮或血肌酐明显升高时，则需减量或暂停治疗，直至肾功能恢复 2. 为减少不良反应，给药前可给非类固醇抗炎药和抗组胺药 3. 本品宜缓慢避光滴注，每剂滴注时间至少 6 小时 4. 药液静脉滴注时应避免外漏，因其可致局部刺激
禁忌	对两性霉素 B 过敏及严重肝病患者禁用
不良反应	1. 静脉滴注过程中或静脉滴注后发生寒战、高热、严重头痛、食欲缺乏、恶心、呕吐，有时可出现血压下降、眩晕等 2. 几乎所有患者在疗程中均可出现不同程度的肾功能损害，尿中可出现红细胞、白细胞、蛋白和管型、血尿素氮和肌酐增高，肌酐清除率降低，也可引起肾小管性酸中毒 3. 低钾血症 4. 血液系统毒性反应有正常红细胞性贫血，偶有白细胞或血小板减少
特殊人群用药	肝、肾功能不全患者：肝病患者，肾功能损害者慎用。严重肝病患者禁用 老年人：减量慎用 妊娠与哺乳期妇女：妊娠安全性分级为 B 级。哺乳期妇女应避免应用本药或用药时暂停授乳
药典	USP、Eur. P.、Chin. P.、Jpn. P.

续　表

国家处方集	CNF
医保目录	【保（乙）】
基本药物目录	
其他推荐依据	

■ 药品名称	氟康唑　Fluconazol
抗菌谱与适应证	1. 念珠菌病：①全身性念珠菌病：如念珠菌败血症、播散性念珠菌病及其他非浅表性念珠菌感染等，包括腹膜、心内膜、肺部、尿路的感染；②黏膜念珠菌病：包括口咽部及食管感染、非侵入性肺及支气管感染、念珠菌尿症等；③阴道念珠菌病 2. 隐球菌病：用于治疗脑膜以外的新型隐球菌病；也用于两性霉素 B 与氟胞嘧啶联用初治后的维持治疗 3. 皮肤真菌病：如体癣、手癣、足癣、头癣、指（趾）甲癣、花斑癣等，还可用于皮肤着色真菌病 4. 用于真菌感染所引起的睑缘炎、结膜炎、角膜炎等 5. 预防真菌感染的发生，常见于恶性肿瘤、免疫抑制、骨髓移植、接受细胞毒类药化疗或放疗等患者 6. 球孢子菌病、芽生菌病、组织胞质菌病等
制剂与规格	氟康唑片：①50mg；②100mg；③150mg；④200mg 氟康唑胶囊：①50mg；②100mg；③150mg 氟康唑注射液：①50ml∶100mg；②100ml∶200mg
用法与用量	静脉滴注： 1. 念珠菌败血症、播散性念珠菌病及其他非浅表性念珠菌感染：常用剂量为第 1 日 400mg，以后一日 200mg。根据临床症状，可将日剂量增至 400mg 2. 口咽部念珠菌病：常用剂量为一次 50mg，一日 1 次，连用 7~14 日 3. 食管感染、非侵入性肺及支气管感染、念珠菌尿症等：剂量为一次 50mg，一日 1 次，连用 14~30 日。对异常难以治愈的黏膜念珠菌感染，剂量可增至一次 100mg，一日 1 次 4. 阴道念珠菌病：单剂 150mg 5. 隐球菌性脑膜炎及其他部位隐球菌感染：常用剂量为第 1 日 400mg，以后一日 200~400mg，疗程根据临床症状而定，但对隐球菌性脑膜炎，疗程至少为 6~8 周。为防止艾滋病患者的隐球菌性脑膜炎的复发，在完成基本疗程治疗后，可继续给予维持量，一日 200mg 6. 预防真菌感染（如恶性肿瘤患者等）：患者在接受化疗或放疗时，一次 50mg，一日 1 次
注意事项	1. 需定期监测肝肾功能，用于肝肾功能减退者需减量应用 2. 在免疫缺陷者中的长期预防用药，已导致念珠菌属等对氟康唑等吡咯类抗真菌药耐药性的增加，应避免无指征预防用药 3. 与肝毒性药物合用、需服用氟康唑 2 周以上或接受多倍于常用剂量的本品时，可使肝毒性的发生率增高，需严密观察
禁忌	对氟康唑或其他吡咯类药物有过敏史者禁用
不良反应	1. 常见恶心、呕吐、腹痛或腹泻等 2. 过敏反应，可表现为皮疹，偶可发生严重的剥脱性皮炎、渗出性多形红斑 3. 肝毒性，治疗过程中可发生轻度一过性 AST 及 ALT 升高 4. 可见头晕、头痛

续　表

特殊人群用药	肝、肾功能不全患者：肝、肾功能损害者慎用 儿童：本药对小儿的影响缺乏充足的研究资料，用药需谨慎 妊娠与哺乳期妇女：孕妇用药须权衡利弊。妊娠安全性分级为 C 级；不推荐哺乳期妇女使用
药典	USP、Chin. P.
国家处方集	CNF
医保目录	【保（乙）】
基本药物目录	【基】
其他推荐依据	
■ 药品名称	**伊曲康唑　Itraconazole**
抗菌谱与适应证	1. 注射液：用于全身性真菌感染，如曲霉病、念珠菌病、隐球菌病（包括隐球菌性脑膜炎）、组织胞质菌病、孢子丝菌病、巴西副球孢子菌病、芽生菌病和其他多种少见的全身性或热带真菌病。用于口腔、咽部、食管、阴道念珠菌感染以及真菌性结膜炎、真菌性角膜炎 2. 胶囊剂：适用于治疗肺部及肺外芽生菌病；组织胞质菌病，包括慢性空洞性肺部疾病和非脑膜组织胞质菌病，以及不能耐受两性霉素 B 或两性霉素 B 治疗无效的肺部或肺外曲霉病。浅部真菌感染，如手足癣、体癣、股癣、花斑癣等。口腔、咽部、食管、阴道念珠菌感染，以及真菌性结膜炎、真菌性角膜炎。用于皮肤癣菌和（或）酵母菌所致甲真菌病 3. 口服液：适用于粒细胞缺乏患者怀疑真菌感染的经验治疗，口咽部和食管念珠菌病的治疗 4. 静脉注射液：适用于粒细胞缺乏患者怀疑真菌感染的经验治疗，还适用于治疗肺部及肺外芽生菌病；组织胞质菌病，包括慢性空洞性肺部疾病和非脑膜组织胞质菌病；以及不能耐受两性霉素 B 或两性霉素 B 治疗无效的肺部或肺外曲霉病
制剂与规格	伊曲康唑胶囊：100mg 伊曲康唑口服液：150ml：1.5g 伊曲康唑注射液：25ml：250mg
用法与用量	口服给药： 1. 体癣、股癣：一日 100mg，疗程 15 日；手足癣：一次 200mg，一日 2 次，疗程 7 日，或一日 100mg，疗程 30 日 2. 花斑癣：一次 200mg，一日 1 次，疗程 7 日 3. 甲真菌病：①冲击疗法：一次 200mg，一日 2 次，连服 1 周。指（趾）甲感染分别需要 2 个和 3 个冲击疗程，每个疗程间隔 3 周。②连续治疗：一次 200mg，一日 1 次，连用 3 个月 4. 真菌性角膜炎：一次 200mg，一日 1 次，疗程 21 日 5. 曲霉病：一次 200mg，一日 1 次，疗程 2~5 个月；对侵袭性或播散性感染者，可增加剂量至一次 200mg，一日 2 次 6. 念珠菌病：①常用量一次 100~200mg，一日 1 次，疗程 3 周至 7 个月；②口腔念珠菌病：一次 100mg，一日 1 次，疗程 15 日；③念珠菌性阴道炎：一次 200mg，一日 1 次，疗程 3 日 7. 非隐球菌性脑膜炎：一次 200mg，一日 1 次，疗程 2 个月至 1 年 8. 隐球菌性脑膜炎：一次 200mg，一日 2 次，疗程 2 个月至 1 年。维持量一日 1 次

续 表

注意事项	1. 对持续用药超过1个月者，及治疗过程中出现畏食、恶心、呕吐、疲劳、腹痛或尿色加深的患者，建议检查肝功能。如出现异常，应停止用药 2. 发生神经系统症状时应终止治疗 3. 对有充血性心力衰竭危险因素的患者，应谨慎用药，并严密监测
禁忌	1. 禁用于已知对伊曲康唑及辅料过敏的患者 2. 注射液禁用于不能注射0.9%氯化钠注射液的患者 3. 注射液禁用于肾功能损伤患者肌酐清除率<30ml/min者 4. 禁止与特非那定、阿司咪唑、咪唑斯汀、西沙比利、多非利特、奎尼丁等合作
不良反应	1. 常见畏食、恶心、腹痛和便秘 2. 已有潜在病理改变并同时接受多种药物治疗的大多数患者，长疗程治疗时可见低钾血症、水肿、肝炎和脱发等症状
特殊人群用药	肝、肾功能不全患者：肝、肾功能不全者，肝酶升高、活动性肝病或有其他药物所致肝毒性史者不宜使用本药 儿童：用药应权衡利弊 老年人：慎用 妊娠与哺乳期妇女：孕妇用药应权衡利弊。本药的妊娠安全性分级为C级；哺乳期妇女用药应权衡利弊
药典	Eur. P.
国家处方集	CNF
医保目录	【保（乙）】
基本药物目录	
其他推荐依据	
■ 药品名称	伏立康唑　Voriconazole
抗菌谱与适应证	1. 侵袭性曲霉病 2. 对氟康唑耐药的念珠菌（包括克柔念珠菌）引起的严重侵袭性感染 3. 由足放线病菌属和镰刀菌属引起的严重感染 4. 非中性粒细胞减少患者的念珠菌血症 5. 应主要用于治疗免疫功能减退患者的进展性、可能威胁生命的感染
制剂与规格	伏立康唑薄膜衣片：①50mg；②200mg 伏立康唑干混悬剂：40mg/ml 注射用伏立康唑：200mg
用法与用量	口服给药： 1. 患者体重≥40kg：①用药第1日给予负荷剂量：一次400mg，每12小时1次；②开始用药24小时后给予维持剂量：一次200mg，一日2次 2. 患者体重<40kg：①用药第1日给予负荷剂量：一次200mg，每12小时1次；②开始用药24小时后给予维持剂量：一次100mg，一日2次 静脉给药： 1. 用药第1日给予负荷剂量：一次6mg/kg，每12小时1次 2. 开始用药24小时后给予维持剂量：一次4mg/kg，一日2次 3. 如果患者不能耐受维持剂量，可减为一次3mg/kg，一日2次

续　表

注意事项	1. 治疗前或治疗期间应监测血电解质，如有电解质紊乱应及时纠正 2. 连续治疗超过 28 日者，需监测视觉功能 3. 片剂应在餐后或餐前至少 1 小时服用，其中含有乳糖成分，先天性的半乳糖不能耐受者、Lapp 乳糖酶缺乏或葡萄糖–半乳糖吸收障碍者不宜应用片剂 4. 在治疗中患者出现皮疹需严密观察，如皮损进一步加重则需停药。用药期间应避免强烈的、直接的阳光照射
禁忌	已知对伏立康唑或任何一种赋形剂有过敏史者、孕妇禁用
不良反应	常见视觉障碍、发热、皮疹、恶心、呕吐、腹泻、头痛、败血症、周围性水肿、腹痛及呼吸功能紊乱、肝功能试验值增高
特殊人群用药	肝、肾功能不全患者：严重肝功能减退患者慎用 儿童：12 岁以下儿童的用药安全性和有效性尚未建立 妊娠与哺乳期妇女：孕妇用药应权衡利弊。妊娠安全性分级为 D 级。哺乳期妇女用药应权衡利弊
药典	
国家处方集	CNF
医保目录	【保（乙）】
基本药物目录	
其他推荐依据	
■ 药品名称	卡泊芬净　Caspofungin
抗菌谱与适应证	1. 用于对其他药物治疗无效或不能耐受的侵袭性曲霉菌病 2. 用于念珠菌所致的食管炎、菌血症、腹腔内脓肿、腹膜炎及胸膜腔感染 3. 用于考虑系真菌感染引起的发热、中性粒细胞减少患者的经验治疗
制剂与规格	注射用醋酸卡泊芬净：①50mg；②70mg
用法与用量	静脉滴注：首日给予单次 70mg 的负荷剂量；之后给予一日 50mg 的维持剂量。对疗效欠佳且对本药耐受较好的患者，可将维持剂量加至一日 70mg
注意事项	与环孢素同时使用，需权衡利弊
禁忌	对本品任何成分过敏者、哺乳期及妊娠期妇女禁用
不良反应	常见发热、头痛、腹痛、疼痛、恶心、腹泻、呕吐、AST 升高、ALT 升高、贫血、静脉炎/血栓性静脉炎。静脉输注并发症、皮肤皮疹、瘙痒等
特殊人群用药	肝、肾功能不全患者：肝功能不全或肝脏疾病患者，肾功能不全患者慎用 儿童：不推荐 18 岁以下的患者使用本药 妊娠与哺乳期妇女：除非必要，孕妇不得使用本药。妊娠安全性分级为 C 级；用药期间不宜授乳
药典	
国家处方集	CNF
医保目录	【保（乙）】

续　表

基本药物目录	
其他推荐依据	
■ 药品名称	米卡芬净　Micafungin
抗菌谱与适应证	由曲霉菌和念珠菌引起的下列感染：真菌血症、呼吸道真菌病、胃肠道真菌病
制剂与规格	注射用米卡芬净钠：50mg
用法与用量	静脉给药：成人一次 50～150mg，一日 1 次，严重或难治性患者，可增加至一日 300mg。切勿使用注射用水溶解本品。剂量增加至一日 300mg 用以治疗严重或难治性感染的安全性尚未完全确立。体重为 50kg 或以下的患者，一日剂量不应超过 6mg/kg
注意事项	1. 可能出现肝功能异常或黄疸，应严密监测患者的肝功能 2. 溶解本品时勿用力摇晃输液袋，因易起泡，且泡沫不易消失 3. 本品在光线下可慢慢分解，给药时应避免阳光直射
禁忌	禁用于对本品任何成分有过敏史的患者
不良反应	1. 血液学异常：中性粒细胞减少症、血小板减少或溶血性贫血 2. 可能发生休克、过敏样反应 3. 可能出现肝功能异常或黄疸 4. 可能发生严重的肾功能不全如急性肾衰竭
特殊人群用药	儿童：儿童静脉使用本药的安全性和有效性尚未建立 妊娠与哺乳期妇女：妊娠安全性分级为 C 级；哺乳妇女用药需权衡利弊
药典	
国家处方集	CNF
医保目录	【保（乙）】
基本药物目录	
其他推荐依据	
■ 药品名称	特比萘芬　Terbinafine
抗菌谱与适应证	1. 口服给药：①由毛癣菌、小孢子菌和絮状表皮癣菌等所致皮肤、头发和指（趾）甲的感染；由念珠菌所致皮肤酵母菌感染。②多种癣病，如体癣、股癣、手癣、足癣和头癣等。③由丝状真菌引起的甲癣 2. 局部给药：由皮肤真菌、酵母菌及其他真菌所致体癣、股癣、手癣、足癣、头癣、花斑癣
制剂与规格	盐酸特比萘芬片：①125mg；②250mg 特比萘芬乳膏：①1g：10mg（1%）；②10g：100mg（1%） 盐酸特比萘芬软膏：①10g：100mg；②15g：150mg 特比萘芬溶液剂：30ml：300mg（1%） 盐酸特比萘芬搽剂：15ml：150mg 盐酸特比萘芬喷雾剂：15ml：150mg 盐酸特比萘芬散：10g：100mg

续　表

用法与用量	口服给药：一次 125mg ~ 250mg，一日 1 次。疗程视感染程度及不同的临床应用而定：体、股癣2 ~ 4 周；手、足癣2 ~ 6 周；皮肤念珠菌病2 ~ 4 周；头癣4 周；甲癣6 ~ 12 周。局部给药：涂（或喷）于患处及其周围。①乳膏、搽剂、散剂：一日 1 ~ 2 次。一般疗程：体癣、股癣1 ~ 2 周；花斑癣 2 周；足癣 2 ~ 4 周。②溶液剂：用于体癣、股癣，一日 2 次，连用 1 ~ 2 周；用于手癣、足癣、花斑癣，一日 2 次，连用 2 ~ 4 周。③喷雾剂：一日 2 ~ 3 次，1 ~ 2 周为一疗程，喷于患处
注意事项	1. 口服对花斑癣无效 2. 使用过程中如出现不良反应症状，应停止用药 3. 软膏、凝胶及擦剂仅供局部皮肤使用皮肤涂敷后，可不必包扎。不宜用于开放性伤口，不能用于眼内，避免接触鼻、口腔及其他黏膜
禁忌	对特比萘芬或萘替芬及本药制剂中其他成分过敏者禁用
不良反应	1. 最常见胃肠道症状（腹满感、食欲减退、恶心、轻度腹痛及腹泻）或轻型的皮肤反应（皮疹、荨麻疹等） 2. 个别严重的有皮肤反应病例，如史-约综合征、中毒性表皮坏死松解症
特殊人群用药	肝、肾功能不全患者：肝、肾功能不全者慎用；严重肝、肾功能不全者禁用 儿童：不推荐用于 2 岁以下的儿童 老年人：适当调整给药剂量 妊娠与哺乳期妇女：孕妇用药应权衡利弊。本药的妊娠安全性分级为 B 级；哺乳期妇女用药期间应暂停授乳
药典	Eur. P.
国家处方集	CNF
医保目录	【保（乙）】
基本药物目录	
其他推荐依据	
■ 药品名称	氟胞嘧啶　Flucytosine
抗菌谱与适应证	用于治疗念珠菌属心内膜炎、隐球菌属脑膜炎、念珠菌属或隐球菌属真菌败血症、肺部感染和尿路感染
制剂与规格	氟胞嘧啶片：①250mg；②500mg 氟胞嘧啶注射液：250ml∶2.5g
用法与用量	口服给药：一次 1000 ~ 1500mg，一日 4 次，用药疗程为数周至数月。为避免或减少恶心、呕吐，一次服药时间持续 15 分钟 静脉注射：一日 50 ~ 150mg/kg，分 2 ~ 3 次给药 静脉滴注：一日100 ~ 150mg/kg，分 2 ~ 3 次给药，静脉滴注速度为 4 ~ 10ml/min
注意事项	1. 单用氟胞嘧啶在短期内可产生真菌对本品的耐药菌株。治疗播散性真菌病时通常与两性霉素 B 联合应用 2. 骨髓抑制、血液系统疾病或同时接受骨髓移植药物者慎用 3. 用药期间应检查周围血象、肝肾功能，肾功能减退者需监测血药浓度
禁忌	对本品过敏者禁用

续　表

不良反应	1. 可致恶心、呕吐、畏食、腹痛、腹泻等胃肠道反应 2. 皮疹、嗜酸性粒细胞增多等变态反应 3. 可发生肝毒性反应，一般表现为 ALT 及 AST 一过性升高，偶见血清胆红素升高 4. 可致白细胞或血小板减少，偶可发生全血细胞减少，骨髓抑制和再生障碍性贫血
特殊人群用药	肝、肾功能不全患者：肝、肾功能损害者，尤其是同时应用两性霉素 B 或其他肾毒性药物时慎用；严重肝、肾功能不全者禁用 儿童：不宜使用 老年人：需减量 妊娠与哺乳期妇女：孕妇用药应权衡利弊。妊娠安全性分级为 C 级；哺乳期妇女用药应暂停授乳
药典	USP、Eur. P. 、Chin. P. 、Jpn. P.
国家处方集	CNF
医保目录	【保（乙）】
基本药物目录	
其他推荐依据	
■ 药品名称	**制霉菌素**　Nystatin
抗菌谱与适应证	用于念珠菌属引起的消化道、口腔、阴道、皮肤等念珠菌感染
制剂与规格	制霉菌素片：①10 万 U；②25 万 U；③50 万 U 制霉菌素阴道片：10 万 U 制霉菌素阴道泡腾片：10 万 U 制霉菌素阴道栓：10 万 U 制霉菌素口含片：10 万 U 制霉菌素软膏：①1g：10 万 U；②1g：20 万 U
用法与用量	口服给药：①消化道念珠菌病：一次（50～100）万 U，一日 3 次，连用 7～10 日。小儿按体重一日（5～10）万 U/kg。②口腔念珠菌病：取适量糊剂涂抹，2～3 小时一次；口含片一次 1～2 片，一日 3 次。 外用：皮肤念珠菌病，应用软膏，一日 1～2 次，一次 1～2g 或适量涂抹于患处 阴道给药：①阴道片或栓剂：阴道念珠菌病，一次 10 万 U，一日 1～2 次；②阴道泡腾片：一次 10 万 U，一日 1～2 次，置于阴道深处，疗程 2 周或更久
注意事项	1. 本品对全身真菌感染无治疗作用 2. 本品混悬剂在室温中不稳定，临用前宜新鲜配制并于短期用完
禁忌	对本品过敏者禁用
不良反应	只服较大剂量时可发生腹泻、恶心、呕吐和上腹疼痛等消化道反应，减量或停药后迅速消失。局部应用可引起过敏性接触性皮炎
特殊人群用药	儿童：5 岁以下儿童慎用 妊娠与哺乳期妇女：妊娠安全性分级为 C 级。孕妇慎用；哺乳期妇女慎用
药典	USP、Eur. P. 、Jpn. P.
国家处方集	CNF

医保目录	【保（甲）】
基本药物目录	【基】
其他推荐依据	

药品名称索引（汉英对照）

W

X

名词缩略语

AA	再生障碍性贫血	HSCT	造血干细胞移植
AHSCT	自体造血干细胞移植	IgH	免疫球蛋白重链
AML	急性髓系白血病	IMWG	国际骨髓瘤工作组
ANC	中性粒细胞绝对值	Int. P.	国际药典（第 4 版及 2008 补充本 1）
APL	急性早幼粒细胞白血病	IPSS	国际预后评分系统
APTT	活化的部分凝血活酶时间	It. P.	意大利药典（2002 版）
ATG	人胸腺细胞球蛋白	ITP	特发性血小板减少性紫癜
ATRA	全反式维 A 酸	Jpn. P.	日本药典（2006 版及补充本 1）
BCR	B 细胞受体	LDH	血清乳酸脱氢酶
BNF	英国国家处方集	LPL	淋巴浆细胞淋巴瘤
BNFC	英国国家儿童处方集	MBL	单克隆 B 淋巴细胞增多症
BP	英国药典（未特殊标明系指 2010 版）	MCL	套细胞淋巴瘤
BPC	英国药方集	MDS–	骨髓增生异常综合征–难治性贫血伴
CAS	冷凝集素综合征	RAEB	原始细胞过多
CAT	冷凝集素试验	MPN	骨髓增殖性肿瘤
Chin. P.	中国药典（2005 版）	MTX	氨甲蝶呤
CLL	慢性淋巴细胞白血病	MZL	边缘区淋巴瘤
CML	慢性髓细胞白血病	NAP	中性粒细胞碱性磷酸酶
CNF	中国国家处方集（2010 版）	NCCN	美国国立综合癌症网络
CNFC	中国国家处方集（儿童版）2013	OF	红细胞盐水渗透脆性试验
	年版	PCH	阵发性冷性血红蛋白尿症
CNSL	中枢神经白血病	Pol. P.	波兰药典（2002 版及补充本 2005）
CT	电子计算机 X 射线断层扫描技术	PT	凝血酶原时间
CTPA	CT 肺动脉造影	rhTPO	重组人血小板生成素
DIC	弥散性血管内凝血	SF	血清铁蛋白
DNR	柔红霉素	SLE	系统性红斑狼疮
DXM	地塞米松	Span. P.	西班牙药典（2002 版及补充本 2.1）
EPO	红细胞生成素	Swiss. P.	瑞士药典
Eur. P.	欧洲药典（2008 版及补充本 6.1 ~	TCR	ν 细胞受体
	6.8）	T-PLL	T 幼稚淋巴细胞白血病
FISH	荧光原位杂交	TT	凝血酶时间
FL	滤泡淋巴瘤	USNF	美国国家处方集（2010 及补充本 1）
Fr. P.	法国药典（1982 版及 2003 现版）	USP	美国药典（2006 版及补充本 1）
G6PD	葡萄糖 6 磷酸脱氢酶	Viet. P.	越南药典（2002 版）
Ger. P.	德国药典（2007 版）	WPSS	基于 WHO 分类的预后评分系统
HCL	毛细胞白血病		

参考文献

［1］Arber DA, Orazi A, Hasserjian R, et al. The 2016 revision to the World Health Organization classification of myeloid neoplasms and acute leukemia. Blood, 2016, 127 (20): 2391-2405.

［2］Burger JA, Keating MJ, Wierda WG, et al. Safety and activity of ibrutinib plus rituximab for patients with high-risk chronic lymphocytic leukaemia: a single-arm, phase 2 study. Lancet Oncol, 2014, 15 (10): 1090-1099.

［3］Burger JA, Tedeschi A, Barr PM, et al. Ibrutinib as Initial Therapy for Patients with Chronic Lymphocytic Leukemia. N Engl J Med, 2015, 373 (25): 2425-2437.

［4］Bauer K, Skoetz N, Monsef I, et al. Comparison of chemotherapy including escalated BEACOPP versus chemotherapy including ABVD for patients with early unfavourable or advanced stage Hodgkin lymphoma. Cochrane Database Syst Rev, 2011.

［5］Ballova V, Rüffer JU, Haverkamp H, et al. A prospectively randomized trial carried out by the German Hodgkin Study Group (GHSG) for elderly patients with advanced Hodgkin's disease comparing BEACOPP baseline and COPP-ABVD (study HD9elderly). Ann Oncol, 2005, 16 (1): 124.

［6］Chng WJ, Dispenzieri A, Cbim CS, et al. IMWG consensus on risk stratification in multiple myeloma. Leukemia, 2014, 28 (2): 269-277.

［7］Chen W, Miao Y, Wang R, et al. t (14; 18) (q32; q21) in chronic lymphocytic leukemia patients: Report of two cases and a literature review. Oncol Lett, 2016, 12 (6): 4351-4356.

［8］Cao X, Medeiros LJ, Xia Y, et al. Clinicopathologic features and outcomes of lymphoplasmacytic lymphoma patients with monoclonal IgG or IgA paraprotein expression. Leuk Lymphoma, 2016, 57 (5): 1104-1113.

［9］Cheson BD, Fisher RI, Barrington SF, et al. Recommendations for initial evaluation, staging, and response assessment of Hodgkin and non-Hodgkin lymphoma: the Lugano classification. J Clin Oncol, 2014, 32 (27): 3059-3068.

［10］Cheson BD. Staging and response assessment in lymphomas: the new Lugano classification. Chin Clin Oncol, 2015, 4 (1): 5.

［11］Dunleavy K, Shovlin M, Pittaluga S, et al. DA-EPOCH chemotherapy is highly effective in ALK-positive and ALK-negative ALCL: Results of a prospective study of PTCL subtypes in adults. Blood 2011, 118: (Abstract) 1618.

［12］Dingli D, Ailawadhi S, Bergsagel PL, et al. Therapy for Relapsed Multiple Myeloma: Guidelines From the Mayo Stratification for Myeloma and Risk-Adapted Therapy, 2017, 92 (4): 578-598.

［13］Deeks ED. Ibrutinib: A Review in Chronic Lymphocytic Leukaemia. Drugs, 2017, 77 (2): 225-236.

［14］Eichhorst B, Fink AM, Bahlo J, et al. First-line chemoimmunotherapy with bendamustine and rituximab versus fludarabine, cyclophosphamide, and rituximab in patients with advanced chronic lymphocytic leukaemia (CLL10): an international, open-label, randomised, phase 3, non-inferiority trial. Lancet Oncol, 2016, 17 (7): 928-942.

［15］Fan L, Miao Y, Wu YJ, et al. Expression patterns of CD200 and CD148 in leukemic B-cell chronic lymphoproliferative disorders and their potential value in differential diagnosis. Leuk Lymphoma, 2015, 56 (12): 3329-3335.

［16］Falchi L, Keating MJ, Marom EM, et al. Correlation between FDG/PET, histology, characteristics, and survival in 332 patients with chronic lymphoid leukemia. Blood, 2014, 123 (18): 2783-2790.

[17] Francesco Passamonti and Margherita Maffioli. Update from the latest WHO classification of MPNs: a user's manual. Hematology, 2016, 534-542.

[18] FerméC, Eghbali H, Meerwaldt JH, et al. Chemotherapy plus involved-field radiation in early-stage Hodgkin's disease. N Engl J Med, 2007, 357 (19): 1916.

[19] Greenberg PL, Tuechler H, Schanz J, et al. Revised International Prognostic Scoring System (IPSS-R) for myelodysplastic syndromes. Blood, 2012, 120: 2454-2465.

[20] Hoppe RT. Hodgkin's disease--the role of radiation therapy in advanced disease. Ann Oncol, 1996, 7 (Suppl 4): 99.

[21] Heerema NA, Byrd JC, Dal Cin PS, et al. Stimulation of chronic lymphocytic leukemia cells with CpG oligodeoxynucleotide gives consistent karyotypic results among laboratories: a CLL Research Consortium (CRC) Study. Cancer Genet Cytogenet, 2010, 203 (2): 134-140.

[22] International scoring system for evaluation prognosis in myelodysplastic syndromes. Blood, 1997, 89: 2079-2088.

[23] Kumar S, Paiva B, Anderson KC, et al. International Myeloma Working Group consensus criteria for response and minimal residual disease assessment in multiple myeloma. Lancet Oncol, 2016, 17 (8): e328-346.

[24] Kim SJ, Yoon DH, Jaccard A, et al. A prognostic index for natural killer cell lymphoma after non-anthracycline-based treatment: a multicentre, retrospective analysis. Lancet Oncol, 2016, 17: 389-400.

[25] Li JY, Gaillard F, Moreau A, et al. Detection of translocation t (11; 14) (q13; q32) in mantle cell lymphoma by fluorescence in situ hybridization. Am J Pathol, 1999, 154 (5): 1449-1452.

[26] Malcovati L, Germing U, Kuendgen A, et al. Time-dependent prognostic scoring system for prediction survival and leukemic evolution in myelodysplastic syndromes. J Clin Oncol, 2007, 25: 3503-3510.

[27] Murphy SB. Classification, staging and end results of treatment of childhood non-Hodgkin's lymphomas: dissimilarities from lymphomas in adults. Semin Oncol, 1980, 7 (3): 332-339.

[28] Matutes E, Oscier D, Montalban C, et al. Splenic marginal zone lymphoma proposals for a revision of diagnostic, staging and therapeutic criteria. Leukemia, 2008, 22 (3): 487-495.

[29] Menter T, Dirnhofer S and Tzankov A. LEF1: a highly specific marker for the diagnosis of chronic lymphocytic B cell leukaemia/small lymphocytic B cell lymphoma. J Clin Pathol, 2015, 68 (6): 473-478.

[30] Miettinen M, Franssila KO, Saxén E. Hodgkin's disease, lymphocytic predominance nodular. Increased risk for subsequent non-Hodgkin's lymphomas. Cancer, 1983, 51 (12): 2293.

[31] NCCN guidelines Version 2. B-cell Lymphomas, 2017.

[32] NCCN Clinical Practice Guidelines in Oncology. Non-Hodgkin's Lymphomas Version 2, 2016.

[33] NCCN Clinical Practice Guidelines in Oncology. T-cell Lymphomas Version 1, 2017.

[34] O'Brien S, Jones JA, Coutre SE, et al. Ibrutinib for patients with relapsed or refractory chronic lymphocytic leukaemia with 17p deletion (RESONATE-17): a phase 2, open-label, multicentre study. Lancet Oncol, 2016, 17 (10): 1409-1418.

[35] Parrilla Castellar ER, Jaffe ES, Said JW, et al. ALK-negative anaplastic large cell lymphoma is a genetically heterogeneous disease with widely disparate clinical outcomes. Blood, 2014, 124: 1473-1480.

[36] Palumbo A, Avet-Loiseau H, Oliva S, et al. Revised international staging system for multiple myeloma: a report from International Myeloma Working Group. J Clin Oncal, 2015, 33 (26): 2863-2869.

[37] Rajkumar SV, Dimopoulos MA, Palumbo A, et al. International Myeloma Working Group updated criteria for the diagnosis of multiple myeloma. Lancet Oncol, 2014, 15 (12): e538-548.

[38] Steven H, Swerdlow. Ellas Campo, et al. WHO Classification of Tumours of Haematopoietic and

Lymphoid Tissues（2008）. ISBN 978-92-832-2431-0.

［39］ Sparano JA, Lee JY, Kaplan LD, et al. Rituximab plus concurrent infusional EPOCH chemotherapy is highly effective in HIV-associated B-cell non-Hodgkin lymphoma. Blood, 2010, 115: 3008.

［40］ Swerdlow SH, Campo E, Pileri SA, et al. The 2016 revision of the World Health Organization classification of lymphoid neoplasms. Blood, 2016, 127（20）: 2375-2390.

［41］ Stilgenbauer S, Schnaiter A, Paschka P, et al. Gene mutations and treatment outcome in chronic lymphocytic leukemia: results from the CLL8 trial. Blood, 2014, 123（21）: 3247-3254.

［42］ Salvi F, Miller MD, Grilli A, et al. A manual of guidelines to score the modified cumulative illness rating scale and its validation in acute hospitalized elderly patients. J Am Geriatr Soc, 2008, 56（10）: 1926-1931.

［43］ Schmitz N, Zeynalova S, Nickelsen M, et al. CNS International Prognostic Index: A Risk Model for CNS Relapse in Patients With Diffuse Large B-Cell Lymphoma Treated With R-CHOP. J Clin Oncol, 2016, 34（26）: 3150-3156.

［44］ Swerdlow SH, Campo E, Pileri SA, et al. The 2016 revision of the World Health Organization classification of lymphoid neoplasms. Blood, 2016, 127（20）: 2375- 2390.

［45］ Sieniawski M, Angamuthu N, Boyd K, et al. Evaluation of enteropathy-associated T-cell lymphoma comparing standard therapies with a novel regimen including autologous stem cell transplantation. Blood, 2010, 115: 3664-3670.

［46］ Tiacci E, Pettirossi V, Schiavoni G and Falini B. Genomics of Hairy Cell Leukemia. J Clin Oncol, 2017, 35（9）: 1002-1010.

［47］ Treon SP, Xu L, Yang G, et al. MYD88 L265P somatic mutation in Waldenstrom's macroglobulinemia. N Engl J Med, 2012, 367（9）: 826-833.

［48］ Te Raa GD and Kater AP. TP53 dysfunction in CLL: Implications for prognosis and treatment. Best Pract Res Clin Haematol, 2016, 29（1）: 90-99.

［49］ The International Non-hodgkin's Lymphoma Prognostic Factors Project. A predictive model for aggressive non-hodgkin's lymphoma. N Engl J Med, 1993, 329: 987-994.

［50］ Vannucchi AM, Barbui T, Cervantes F, et al. Philadelphia chromosome - negative chronic myeloproliferative neoplasms: ESMO Clinical Practice Guidelines for diagnosis, treatment and follow-up. Annals of Oncology, 2015,（Supplement）5: v85-v99.

［51］ Wirth A, Yuen K, Barton M, et al. Long-term outcome after radiotherapy alone for lymphocyte-predominant Hodgkin lymphoma: a retrospective multicenter study of the Australasian Radiation Oncology Lymphoma Group. Cancer, 2005, 104（6）: 1221.

［52］ Zhang LN, Cao X, Lu TX, et al. Polyclonal antibody targeting SOX11 cannot differentiate mantle cell lymphoma from B-cell non-Hodgkin lymphomas. Am J Clin Pathol, 2013, 140（6）: 795-800.

［53］ Andrew D. Zelenetz, Leo I. Gordon, William G. Wierda, et al. NCCN Clinical Practice Guideline in Oncology: Diffuse Large B-Cell Lymphomas. National Comprehensive Cancer Network. 2014.

［54］ Coiffier B1, Thieblemont C, Van Den Neste E, et al. Long-term outcome of patients in the LNH-98. 5 trial, the first randomized study comparing rituximab-CHOP to standard CHOP chemotherapy in DLBCL patients: a study by the Groupe d'Etudes des Lymphomes de l'Adulte. Blood. 2010; 116（12）: 2040-2045.

［55］ Dighiero G, Hamblin TJ. Chronic lymphocytic leukaemia. Lancet. 2008, 371（9617）: 1017-1029.

［56］ Garrett F. Bass, Emily T. Tuscano, Joseph M. Tuscano. Diagnosis and classification of autoimmune hemolytic anemia. Autoimmunity Reviews, 2014, 13: 560-564.

［57］ George B. Segel, Marshall A. Lichtman. Direct antiglobulin（"Coombs"）test_ negative autoimmune hemolytic anemia: A Review. Blood Cells, Molecules and Diseases, 2014, 52: 152-160.

［58］ Greenberg P，Cox C，LeBeau MM，et al. International scoring system for evaluation prognosis in myelodysplastic syndromes. Blood 1997；89：2079-2088.

［59］ Greenberg PL，Tuechler H，Schanz J，et al. Revised International Prognostic Scoring System（IPSS-R）for myelodysplastic syndromes. Blood 2012；120：2454-2465.

［60］ Hallek M，Cheson BD，Catovsky D，et al. International Workshop on Chronic Lymphocytic Leukemia. Guidelines for the diagnosis and treatment of chronic lymphocytic leukemia：a report from the International Workshop on Chronic Lymphocytic Leukemia updating the National Cancer Institute-Working Group 1996 guidelines. Blood. 2008，111（12）：5446-5456.

［61］ J. C. Jaime_ Perez，M. Rodriguez_ Martinez，A. Gomez_ de_ Leon，et al. Current Approaches for the Treatment of Autoimmune Hemolytic Anemia. Anemia. Arch. Immunol. Ther. Exp.，2013，61：385-395.

［62］ Malcovati L，Germing U，Kuendgen A，et al. Time-dependent prognostic scoring system for prediction survival and leukemic evolution in myelodysplastic syndromes. J Clin Oncol，2007，25：3503-3510.

［63］ Mikhael JR，Dingli D，Roy V，et al. Management of newly diagnosed symptomatic multiple myeloma：updated Mayo Stratification of Myeloma and Risk-Adapted Therapy（mSMART）consensus guidelines 2013. Mayo Clin Proc. 2013，88（4）：360-376.

［64］ Morgan GJ，Kaiser MF. How to use new biology to guide therapy in multiple myeloma. Hematology Am Soc Hematol Educ Program. 2012；2012：342-349.

［65］ Neunert C，Lim W，Crowther M，Cohen A，Solberg L Jr，Crowther MA. The American Society of Hematology 2011 evidence-based practice guideline for immune thrombocytopenia. Blood 2011；117：4190-4207.

［66］ Pfreundschuh M1，Trümper L，Osterborg A，et al. CHOP-like chemotherapy plus rituximab versus CHOP-like chemotherapy alone in young patients with good-prognosis diffuse large-B-cell lymphoma：a randomised controlled trial by the MabThera International Trial（MInT）Group. Lancet Oncol. 2006；7（5）：379-391.

［67］ Steven H. Swerdlow，Elias Campo，Nancy Lee Harris，et al. World Health Organization Classification of Tumors of Haematopoietic and Lymphoid Tissue. 3rd edition. Lyon：IARC Press. 2008.

［68］ Tiacci E，Trifonov V，Schiavoni G. BRAF mutations in hairy-cell leukemia. N Engl J Med. 2011，364（24）：2305-2315.

［69］ Tilly H，Vitolo U，Walewski J，et al. Diffuse large B-cell non-Hodgkin′s lymphoma：ESMO Clinical Practice Guidelines for diagnosis，treatment and follow-up. Ann Oncol. 2012；23 Suppl 7：vii78-82.

［70］ T Zenz，B Eichhorst，R Busch，et al. TP53 mutation and survival in chronic lymphocytic leukemia. J Clin Oncol. 2010，28（29）：4473-4479.

［71］ 黄晓军，吴德沛，刘代红. 实用造血干细胞移植. 北京：人民卫生出版社，2014.

［72］ 黄晓军. 血液内科诊疗常规. 北京：中国协和医科大学出版社，2012.

［73］ 侯明，秦平. 成人原发免疫性血小板减少症诊断与治疗. 中华血液学杂志，2016，37（02）：89-93.

［74］ 王建祥. 血液病诊疗规范. 北京：中国协和医科大学出版社，2014.

［75］ 徐卫，易树华，李建勇，邱录贵. 中国B细胞慢性淋巴增殖性疾病诊断专家共识. 中华血液学杂志，2014，35（4）：367-370.

［76］ 徐卫，李增军，李建勇，邱录贵. 中国慢性淋巴细胞白血病/小淋巴细胞淋巴瘤的诊断与治疗指南. 中华血液学杂志，2015，36（10）：809-813.

［77］ 徐卫，李建勇. 血液学临床处方手册. 第4版. 南京：江苏凤凰科技出版社，2016，139-145.

［78］ 葛均波，徐永健. 内科学. 第8版. 北京：人民卫生出版社，2013.

［79］ 肖志坚. 骨髓增生异常综合征诊断与治疗专家共识（解读）. 临床内科杂志，2014，31：210-211.

［80］ 杨仁池，王鸿利. 血友病. 第2版. 上海：上海科学技术出版社，2017.

［81］张之南，郝玉书，赵永强，等．血液病学（第2版）（上册）．人民卫生出版社，2011.

［82］张之南，沈悌主编．血液病诊断和疗效标准．第3版．北京：科学出版社，2008.

［83］中国多发性骨髓瘤工作组，中国多发性骨髓瘤诊治指南．中华内科杂志，2015，54（12）：1066-1070.

［84］中国抗癌协会血液肿瘤专业委员会，中华医学会血液学分会白血病淋巴瘤学组．中国成人急性淋巴细胞白血病诊断与治疗指南．中华血液学杂志，2016，37（10）：837-849.

［85］中华医学会．临床诊疗指南-血液病学分册．北京：人民卫生出版社，2006.

［86］中华医学会血液学分会．骨髓增生异常综合征诊断与治疗专家共识．中华血液学杂志，2012，33：347-352.

［87］中华医学会血液学分会白血病淋巴瘤学组．原发性血小板增多症诊断与治疗中国专家共识．中华血液学杂志，2016，37（10）：833-836.

［88］中华医学会血液学分会．急性髓系白血病治疗的专家共识．中华血液学杂志，2009，30（6）：429-431.

［89］中华医学会血液学分会，中国医师协会血液科医师分会．中国中性粒细胞缺乏伴发热患者抗菌药物临床应用指南．中华血液学杂志，2012，33（8）：693-696.

［90］中国侵袭性真菌感染工作组，血液病/恶性肿瘤患者侵袭性真菌感染的诊断标准与治疗原则（第3次修订）．中华内科杂志，2010，49（5）：451-456.

［91］中华医学会血液学分会白血病淋巴瘤学组．原发性骨髓纤维化诊断与治疗中国专家共识．中华血液学杂志，2015，36（9）：721-725.

［92］中华医学会围产医学分会．妊娠期铁缺乏和缺铁性贫血诊治指南．中华围产医学杂志，2014，14（7）：451-454.

［93］中华医学会血液学分会红细胞疾病（贫血）学组．再生障碍性贫血诊断与治疗专家共识（2017年版）．中华血液学杂志，2017，38（1）：1-5.

［94］中华医学会血液学分会红细胞疾病（贫血）学组．获得性纯红细胞再生障碍诊断与治疗中国专家共识（2015年版），中华血液学杂志，2015，36（5）：363-366.

［95］中华医学会儿科学分会血液学组，《中华儿科杂志》编辑委员会．重型β地中海贫血的诊断和治疗指南．中华儿科杂志，2010，48（03）：186-189.

［96］中华医学会血液学分会，中国医师协会血液科医师分会．中国急性早幼粒细胞白血病诊疗指南．中华血液学杂志，2014，35（5）：475-477.

［97］钟南山．抗菌药物临床应用指导原则（2015版）（国卫办医发〔2015〕43号附件）.

［98］中华医学会血液学分会，中国医师协会血液科医师分会．中国中性粒细胞缺乏伴发热患者抗菌药物临床应用指南．中华血液学杂志，2016，37（5）：353-359.

［99］中国侵袭性真菌感染工作组．血液病/恶性肿瘤患者侵袭性真菌感染的诊断标准与治疗原则（第4次修订版）．中华内科杂志，2013，52（8）：704-709.

［100］中国临床肿瘤学会，中华医学会血液学分会．蒽环类药物心脏毒性防治指南．临床肿瘤学杂志，2013，18（10）：925-933.

［101］中国抗癌协会血液肿瘤专业委员会，中华医学会血液学分会白血病淋巴瘤学组．中国成人急性淋巴细胞白血病诊断与治疗指南．中华血液学杂志，2016，37（10）：837-845.

［102］中华医学会血液学分会白血病淋巴瘤学组．真性红细胞增多症诊断与治疗中国专家共识．中华血液学杂志，2016，4（37），265-267.

［103］中华医学会血液学分会血栓与止血学组．成人原发免疫性血小板减少症诊断与治疗中国专家共识（2012年版）．中华血液学杂志，2012，33（11）：975-977.

［104］陈新谦，金有豫，等．新编药物学．第15版．北京：人民卫生出版社，2004.

［105］邓家栋．邓家栋临床血液学．第1版．上海：上海科学技术出版社，2001.

［106］国家药典委员会．中国药典．北京：中国医药科技出版社，2010.

［107］津岛雄二．韩国抗生物质医药品基准（韩抗基）．东京：厚生省，1990．

［108］美国药典委员会．美国药典/国家处方集．第31版．沪西书店，2013．

［109］欧洲药典委员会．欧洲药典（中文版）．北京：中国医药科技出版社，2010．

［110］日本抗生物质学术协议会．日本抗生物质医药品基准（日抗基）．东京：药业时报社，1998．

［111］日本要局方编辑委员会．日本药典．第16版．东京：厚生省，2011．

［112］世界卫生组织专家委员会．国际药典．世界卫生组织，2011．

［113］世界血友病联合会．世界血友病联合会指南——血友病处理指南．蒙特利尔：世界血友病联合会，2008．

［114］希恩．C. 斯威曼（Sean C Sweetman）编，李大魁，金有豫，汤光，等译．马丁代尔大药典．第35版．北京：化学工业出版社，2008．

［115］许桓忠，张健．抗菌药合理临床应用指南．北京：化学工业出版社，2008．

［116］血友病诊断与治疗中国专家共识．中华血液学杂志，2011，32（3）：212-213．

［117］张之南，沈悌．血液病诊断和疗效标准．第3版．北京：科学出版社，2008．

［118］张之南，郝玉书．血液病学．第2版．北京：人民卫生出版社，2011．

［119］中国多发性骨髓瘤工作组．中国多发性骨髓瘤诊治指南．中华内科杂志，2013，52（9）：791-795．

［120］中国国家处方集编委会．中国国家处方集．北京：人民军医出版社，2010．

［121］中华医学会血液学分会．多发性骨髓瘤骨病诊治指南．中华血液学杂志，2011，32（10）：721-723．

［122］中华医学会血液学分会．骨髓增生异常综合征诊断与治疗专家共识．中华血液学杂志，2012，33：347-352．

［123］中华医学会血液学分会．中国慢性淋巴细胞白血病的诊断与治疗指南（2011年版）．中华血液学杂志，2011，32（7）：497-501．

［124］中华医学会血液学分会．中国慢性髓性白血病诊断与治疗指南（2013年版）．中华血液学杂志，2013，34（5）：464-470．

［125］中华医学会血液学分会红细胞疾病（贫血）学组．再生障碍性贫血诊断治疗专家共识．中华血液学杂志，2010，31（11）：790-792．

致读者

　　本系列图书中介绍的药物剂量和用法是编委专家根据当前医疗观点和临床经验并参考本书附录中的相关文献资料慎重制定的，并与通用标准保持一致，编校人员也尽了最大努力来保证书中所推荐药物剂量的准确性。但必须强调的是，临床医师开出的每一个医嘱都必须以自己的理论知识、临床实践为基础，以高度的责任心对患者负责。本书列举的药物用法和用量主要供临床医师参考，并且主要针对疾病诊断明确、临床表现典型的患者。读者在选用药物时，还应该认真研读药品说明书中所列出的适应证、禁忌证、用法、用量、不良反应等，并参考《中华人民共和国药典》《中国国家处方集》等权威著作为据。此书仅为参考，我社不对使用此书所造成的医疗后果负责。

中国协和医科大学出版社

《临床路径治疗药物释义》编辑室